县域医院管理制度建设丛书

县域医院行政后勤管理制度

高州市人民医院　主编

清华大学出版社
北京

图书在版编目（CIP）数据

县域医院行政后勤管理制度 / 高州市人民医院主编. —北京：清华大学出版社，2024.4
（县域医院管理制度建设丛书）
ISBN 978-7-302-65509-1

Ⅰ. ①县… Ⅱ. ①高… Ⅲ. ①县－医院－行政管理－制度 ②县-医院-后勤管理-制度
Ⅳ. ①R197.32

中国国家版本馆CIP数据核字（2024）第044977号

责任编辑：孙　宇
封面设计：钟　达
责任校对：李建庄
责任印制：丛怀宇

出版发行：清华大学出版社
网　　址：https://www.tup.com.cn，https://www.wqxuetang.com
地　　址：北京清华大学学研大厦A座　　**邮　　编：**100084
社 总 机：010-83470000　　**邮　　购：**010-62786544
投稿与读者服务：010-62776969，c-service@tup.tsinghua.edu.cn
质量反馈：010-62772015，zhiliang@tup.tsinghua.edu.cn
印 装 者：三河市铭诚印务有限公司
经　　销：全国新华书店
开　　本：185mm×260mm　　**印　　张：**43　　**字　　数：**1015千字
版　　次：2024年4月第1版　　**印　　次：**2024年4月第1次印刷
定　　价：298.00元

产品编号：101448-01

前　言

无规矩不成方圆。规章制度是医院管理工作的准绳和基础，是全体员工共同遵守和履行的规范和责任。高州市人民医院（本院）历来重视制度建设，将建章立制与医疗业务高度融合，形成了一批既符合国家医改发展方向又具有地方医疗行业特点的行之有效的制度体系，让全体人员在工作中有章可循、有规可依，使各项工作走上“四靠两管（发展靠管理、管理靠制度、制度靠执行、执行靠考核，制度管人、流程管事）”良性循环路径。

新的历史使命呼唤新的担当、新的作为。2018年12月20日，国家卫健委、国家发改委等六部委确定了北京医院等148家医院为建立健全现代医院管理制度的国家试点医院，本院是粤东西北地区唯一的试点医院。2021年4月，本院正式获评“广东省高水平医院”。2022年医院通过“三甲”复审，获评国家博士后科研工作站、广东省公立医院改革与高质量发展示范医院。为进一步开展建立健全现代医院管理制度试点工作，本院通过不断摸索、反复实践，最终制定了更为全面、严谨、实用的管理制度。修订后的工作制度内容更科学，更具有可操作性，为进一步提高医院的综合管理水平，促进人性化、精细化管理，实现医院高质量发展奠定了良好基础。

《县域医院管理制度建设丛书》（以下简称《丛书》）分为四册，分别为《县域医院医疗管理制度》《县域医院护理管理制度》《县域医院行政后勤管理制度》及《县域医院药事管理与感染监控管理制度》。其中，《县域医院行政后勤管理制度》共十九章，涵盖行政、党工团、财务、人力资源、总务后勤等制度内容，积极探索符合新时期高质量发展下的现代医院管理模式，推动行政后勤管理持续制度化、规范化、科学化，为各县域医院日常管理提供参考。

《丛书》在编辑过程中，得到了医院领导、全院各科室的大力支持，在此致以衷心的感谢。《丛书》紧密结合本院改革和发展的实际，细化了工作职责和工作制度。但由于时间仓促、编写水平有限，本书所汇集的制度，仅仅是本院制度建设的一隅。距离真正形成医院高质量发展管理制度体系，还任重道远。存在疏漏和不当之处，敬请批评指正，多提宝贵建议，以便不断补充和完善。

编　者

2024年2月

目　录

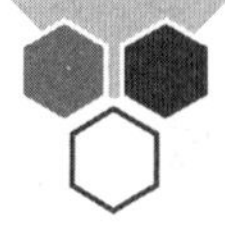

第一章　医院办公室管理制度

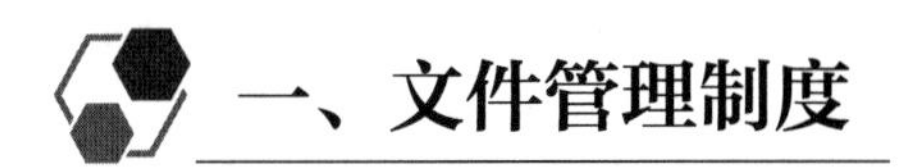

一、文件管理制度

1 目的

规范医院文件的起草、审批、发布、落实、修订及废止等汇编环节的全过程。

2 通用范围

全院。

3 定义

3.1 文件

医院或科室名义颁发的管理性文件。本文件不包括医院行政公文，即法定机关与组织在公务活动中，按照特定的体式、经过一定的处理程序形成和使用的书面材料，如通知、决定、意见、工作方案等，一般不属于本制度所指文件范畴。根据执行范围，分为院级文件和科室文件。

3.2 院级文件

全院或者某一业务领域的科室或人员都应执行的文件，即2个及以上科室需要共同执行的文件。

3.3 科室文件

在院级文件框架内，仅在专科或单一职能后勤部门内执行的文件。

3.4 文件类别

共分为四类：

1类文件：医院方针政策、医院制度汇编手册、医院发展规划、医疗质量手册等；

2类文件：为达成医院业务活动目标要求所规定的方法、步骤，如制度、办法、规定、预案；

3类文件：指导人们按技术规范（标准）完成一项工作的流程说明，如操作规程、SOP、作业指导书、指南、标准、流程等；

4类文件：进行工作记录所使用的表格、单据，如记录表单、检查表、审批表等。

4 内容

4.1 文件编写要求

4.1.1 院级文件起草

4.1.1.1 主责科室根据国家法律法规、上级部门的政策规定及现代医院管理制度试点、高水平医院建设、等级医院评审等要求，结合医院实际，起草形成初稿，征求相关科室意见，形成送审稿。

4.1.1.2 院级文件初稿征求意见的方式

通过医院OA系统下发至相关科室征求意见；通过多部门联席会议讨论。

4.1.2 科室文件起草

4.1.2.1 结合院级文件要求，科室指定人员起草，形成初稿，征求科内人员意见，形成送审稿。

4.1.2.2 科室文件初稿征求意见的方式

纸质版打印由科室人员会签；科室会议讨论通过。

4.2 文件起草格式

4.2.1 文件起草统一参照公文标准格式要素编排规则，要求如下：

4.2.1.1 页边距：上3.5cm，下3.3cm，左、右均2.7cm。页眉1.5cm、页脚2.5cm。

4.2.1.2 标题及序数设置：文件标题用二号方正小标宋，文中结构层次序数依次可以用“一、”“(一)”“1.”“(1)”标注；一般第一层用黑体字、第二层用楷体字、第三层和第四层用仿宋字体。

4.2.1.3 行距：标题行距36磅，正文行距29.5磅。

4.2.1.4 字距：全部字距加宽0.5磅。

4.2.2 各类文件编写时力求“表达清楚、准确全面、简单扼要”，无歧义，不能针对某一事项有相互矛盾的不同制度同时出现或使用。

4.2.3 所有文件的规定都应适用于实际工作，一旦发现文件不适用，应立即按规定要求程序修改。

4.3 文件的审批发布

4.3.1 院级文件

科主任审核→专业委员会讨论通过→分管领导审核→院长办公会审核批准→审批通过后，主责科室经OA提交至医院办公室，由医院办公室按照公文印发流程发布（管理制度一般以通知+附件的形式进行审批发布，凡标明“试行、暂行”文件必须在1年内修订为正式文件）。

4.3.2 科室文件

科主任审核（建议通过OA审批，如有特殊情况可纸质版打印，科主任签字审批留

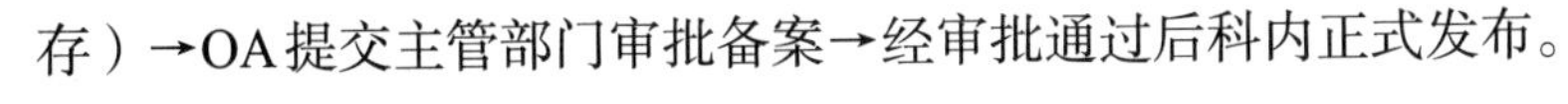

存）→OA提交主管部门审批备案→经审批通过后科内正式发布。

4.4　文件修订及废止

4.4.1　文件修订

4.4.1.1　主责科室依据落实情况、国家法律法规的变更及时更新、修改，修改后按审批、发布、落实的流程执行。线上OA审批或线下纸质版签字审批程序，保留修改和审批痕迹。

4.4.1.2　管理性文件的回顾时间为3年。各部门/科室每年度或根据实际工作需要对相关文件进行审核更新，至少每3年对本部门/科室（牵头）制定的所有文件进行全面的复审或修订，文件修订后应注明修订日期并更改版次号。

4.4.1.3　现有管理性文件需要大规模修订时，医院可通过成立专门的管理性文件修订机构，制定专门的工作流程完成修订工作。

4.4.2　文件废止

4.4.2.1　院级文件

根据上级文件要求与工作实际不符的，由主责科室拟文件废止通知并填写《文件废止申请表》→科主任审核→专业委员会审核→分管院领导审核→院长办公会审核批准→主责科室经OA提交废止通知至医院办公室，由医院办公室按照公文印发流程发布。

4.4.2.2　科级文件

根据上级文件要求与工作实际不符的，由主责科室填写《文件废止申请表》→科主任审核→主管部门审批同意→科内发布废止通知，主管部门及科室做好废止文件备案。

4.4.2.3　各部门负责人应根据工作运行情况检查各类在用文件的有效性，避免使用作废文件。

4.5　文件保存及汇编

4.5.1　文件保存

4.5.1.1　各类文件材料的归档范围和保管期限参照医院档案管理相关规定执行。

4.5.1.2　4级文件由各执行部门保存备查，保存期限可根据实际工作需求自行设定，但不得低于3年。

4.5.1.3　废止或改版的旧版文件仍需要留存备查，并在文件右上角注明“作废留存”。

4.5.2　文件汇编

4.5.2.1　院级文件

文件经院办OA审批发文后，科室根据医院安排，统一按照文件汇编格式编辑排版，发现代医院管理制度试点办公室收录汇编、印制。

4.5.2.2　科室文件

文件经主管部门审批后，科室根据医院安排，统一按照文件汇编格式编辑、排版、印制。

5 附件

5.1 文件汇编格式及释义

5.1.1 文件汇编格式

5.1.1.1 文头部分

<table>
<tr><td rowspan="3">医院LOGO</td><td>名称</td><td colspan="3">①</td><td>编号</td><td>②</td></tr>
<tr><td>责任科室</td><td colspan="3">③</td><td>版次</td><td>④</td></tr>
<tr><td>首发日期</td><td>⑤</td><td>修订日期</td><td>⑥</td><td>总页码</td><td>⑦</td></tr>
</table>

正文部分

×××管理制度⑧

1 目的⑨

××。

2 通用范围⑩

××。

3 定义⑪

××。

4 内容⑫

××。

5 参考资料⑬

5.1 《×××××××××××××》

6 附件⑭

6.1 ××××××××××

6.2 ××××××××××××××××

6.3 ××××××××××××××××

6.1.1 文件文尾要求

院级文件文尾部分

历次修订日期： 年 月 日， 年 月 日。⑮

制定部门	审核部门	批准人
⑯	⑰	⑱

科室文件文尾部分

历次修订日期：　　　年　　月　　日，　　　年　　月　　日。⑮

制定人	审核人	批准部门及部门负责人
⑯	⑰	⑲

6.1.2　格式释义

① 应书写“名称”，即文件的全称，如员工健康管理制度，员工休假管理办法。

② 应书写“编号”，即文件的编码，如院级文件编码为“GZRY-院办-2类-0001”；科室文件编码为“新生儿-2类-0001”。

GZRY-院办-2类-0001：GZRY代表医院名称拼音简称，院办代表科室简写名称（仅限使用一级科室简称），2类代表文件类别（共4类），0001代表文件序列号。

一级文件：用“1类”表示；

二级文件：用“2类”表示；

三级文件：用“3类”表示；

四级文件：用“4类”表示。

××××—××—××—××××

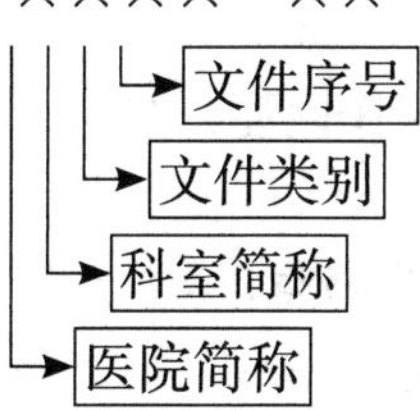

文件编码为该文件的终身码，一个文件只允许一个编号，文件修订后，修改版次即可，编码不变；文件废除后。文件的编码随之废除，不再重复使用。

③ 应书写“责任科室”，即起草、制定、管理文件的科室，如医院办公室、医务部。

④ 应书写“版次”，即文件现用的版本号，第1次制定发布的文件版本号为第1版，第二次制定发布的文件版本号为第2 版本，以此类推，如第1版、第2版。

⑤ 应书写“首发日期”，即文件第1次正式发布实施的日期，如2018-4-3。

⑥ 应书写“修订日期”，即目前使用版本文件的最新修订发布的日期，如2019-5-13 。

⑦ 应书写“总页码”，即文件的总页码数。

⑧ 应书写“文件标题”，即文件标题全称，与①相呼应，为4号黑体，如制度文件管理规定。

⑨ 应书写“目的”，即文件制定和修订目的。如规范医院文件的制定、审批、发布、修订、管理及废止。

⑩ 应书写“范围”，即文件使用范围，如全院人员、临床科室人员。

⑪ 应书写“定义”，即文件名或者其他关键名词的定义，如文件是指医院或科室名义

颁发的管理性文件。

⑫ 应书写“内容”，即工作业务流程。合同审批流程、文件制修流程。

⑬ 应书写“依据”，即制定文件的依据、参考资料，如国家医疗质量管理条例。

⑭ 应书写“附件”，即文件包含的附件，如文件标准格式、文件制修流程图。

⑮ 应书写“历次修订日期”，即历次修订文件的时间，如2019年12月3日、2021年6月22日。

⑯ 院级文件应书写“制定部门”，即起草、制定文件的部门名称，如医务部、护理部；科室文件应书写“制定人”，即起草、制定文件者，如张三、李四。

⑰ 院级文件应书写“审核部门”，如医疗质量管理委员会、院长办公会；科室文件应书写“审核人”，即科室负责人；

⑱ 院级文件书写“批准人”，即医院院长；

⑲ 科室文件书写“批准部门及部门负责人”，即批准发布的主管部门及其负责人，如医务部×××。

6.1.3 文件编辑要求

6.1.3.1 文头向下空一行书写文件标题，为4号黑体，标题向下空一行书写正文内容，正文内容一级标题为黑体5号加粗（顶格），二级标题为宋体加粗，其他标题、内容均为宋体5号不加粗。修改、添加的文字要以蓝色字体红色下划线标识。

6.1.3.2 正文内容按照SOP撰写准则编辑，要求简洁明了，可操作性强，“写我所做，做我所写”。

6.1.3.3 文件书写要求，1～2类文件格式按照文件汇编标准格式书写；3类文件格式共分2种，一种是文字版程序文件，另一种是操作流程图格式；4类文件不需要文头，只需要在文件的右上角标注文件编码，编码格式为GZRY-院办-4类-000l-01，在文件汇编格式编码基础上增加版次，01即为第一版，02为第二版，以此类推。文件编码为该文件的终身码，一个文件只允许一个编号。该文件废除后，该文件的填码仍保留，新的文件使用新的编码。

6.1.3.4 文件标题序号格式：一级用“1.”，二级用“1.1”，三级用“1.1.1”，四级用“1.1.1.1”，最高不超过四级。

6.1.3.5 文件页面设置：上下左右页边距均为2.5cm，行间距为18磅，首行缩进2个字符（流程图除外）。

6.1.3.6 “附件”二字为黑体5号不加粗，“附件”二字下空一行后方可书写附件内容。

6.1.3.7 文件有多个附件的。每个附件均应另起一页放置。两个附件不得同时出现在一个页面。

5.2 文件汇编流程图（图1-1-1）

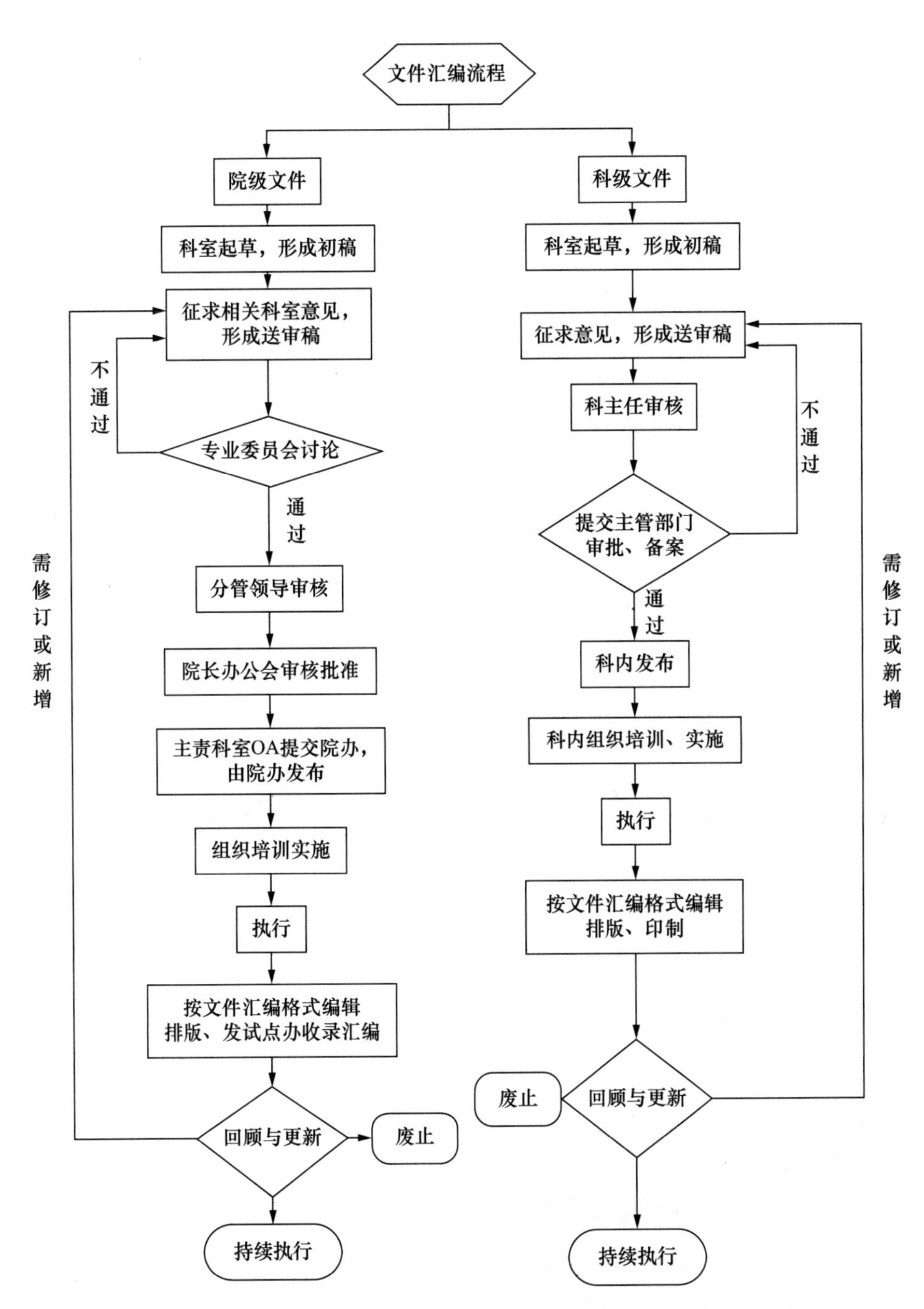

图1-1-1　文件汇编流程图

5.3 文件废止申请表（表1-1-1）

表1-1-1 文件废止申请表

文件名							
编号							
制（修）定日期	年	月	日	废止日期	年	月	日
通用范围							
废止原因说明							
申请科室				申请人			
主管部门/专业委员会初审意见							
分管院领导审核							

二、公务出差和公务接待管理制度

1 目的

进一步规范全院公务接待管理工作，加强党风廉政建设。

2 通用范围

全院。

3 内容

3.1 医院职工公务出差或到各单位开展工作

全院职工公务出差或到各单位开展工作需要安排接待的，必须携带公务接待函到接待单位。公务接待函必须到医院办公室开具。

3.2 上级单位或外地有关单位人员到全院开展公务活动

上级单位或外地有关单位人员到医院开展公务活动需要安排接待的，各科室必须要求来人单位提供公函（没有公函的，要求提供有关通知），作为公务接待报账依据。到医院开展公务活动的，各相关科室负责把来人单位提供的公函或通知通过OA接待工作申请表，上传至医院办公室备案，后方可安排接待工作相关事宜。

3.3　公务接待函和公务邀请函由医院办公室统一制作、统一开具，并加盖公章方可生效。

3.4　启用公务接待函和公务邀请函（见附件5.1、5.2）。

3.5　请各科室严格执行上级有关公务出差和公务接待管理的有关规定，按照相关标准进行接待。

4　参考资料

4.1　高州市卫生和计划生育局《关于进一步规范公务接待函管理的通知》（高卫计函〔2018〕236号）

4.2　中共高州市委办公室《高州市人民政府办公室关于规范党政机关国内公务接待管理的意见》（高办发〔2014〕17号）

5　附件

5.1　××医院公务接待函

××医院

公务接待函

〔　　　〕　号（存根）______：

拟安排 __________________ 等 _____ 位同志前往联系 ________________ 工作。

________ 年 ___ 月 ___ 日

....

××医院

公务接待函

〔　　　〕　号 ______：

因工作需要，兹安排我单位 _________________ 等 _____ 位同志，于 ________ 年 ____ 月 ____ 日日前往贵单位联系 ______________________________ 工作，请予接洽。

××医院

________ 年 ____ 月 ____ 日

附：公务活动人员名单

姓名	工作单位	职务

5.2 ××医院公务邀请函

××医院
公务邀请函

〔　　　〕 号（存根）______：

兹邀请____________________等______位同志到我院__________________工作。

________年____月____日

....

××医院
公务邀请函

〔　　　〕 号______：

因工作需要，兹邀请__________________等______位同志，于________年____月____日到我院____工作，请予批准。

××医院

________年____月____日

附：公务活动人员名单

姓名	工作单位	职务

三、职工外出报批报告制度

1 目的

进一步规范并完善全院职工外出请示报批报告制度。

2 通用范围

全院。

3 定义

外出审批是指本院职工因公或因私离开本市辖区，均要通过OA系统向上级报批报告。

4　内容

4.1　外出审批范围

4.1.1　因公外出包括外出学习、进修、参加会议等。

4.1.2　因私外出包括探亲、旅游、休周假、节假日、休病假、事假、公休假、探亲假、婚假、产假、丧假等外出。

4.2　外出审批流程

4.2.1　中层干部、副院长外出审批流程

4.2.1.1　因私外出

通过OA提交《因私外出审批表》，如需要附件的，上传附件；如使用周假外出的人员，上传相应时间段的科室排班表。

4.2.1.2　因公外出

A．参加学术会议。通过OA提交《申请外出参加学术会议审批表》，并上传经领导审批同意外出的附件材料、外出参加学术会议等文件；副高职称及以上人员，外出参加学术会议，必须通过上述流程审批。

B．参加行政会议、会诊、公事和经领导特批外出参加的会议。通过OA提交《因公出差审批表》，并上传相关文件和经领导审批同意外出的附件材料。

4.2.1.3　审批程序

A．科副主任、科正副护士长外出：本人提出申请→科主任审批→主管职能部门审批→分管副院长审批→纪委办公室备案；

B．科正主任外出：本人提出申请→主管职能部门审批→分管副院长审批→院长审批→院办、纪委办公室备案；

C．副院长外出：本人提出申请→院办复核→院长审批→院办、纪委办公室备案。

4.2.2　普通职工外出审批流程

4.2.2.1　因私外出

必须向科室负责人报告，批准后方可外出。

4.2.2.2　因公外出（涉及三公经费的支出）

通过OA提交《因公外出审批表》，并上传经领导审批同意外出的附件材料。审批流程：本人提出申请→科主任审批→主管职能部门→分管副院长→院长审批，并通过OA流程上传有关证明文件。

4.3　外出报批要求

4.3.1　所有外出请示报告需要提前1个星期通过OA流程报批，未经批准擅自外出者视为旷工，由此产生的所有责任由其本人和相关负责人承担。

4.3.2　特殊紧急情况需要外出的，OA流程报批的同时，需要当面或电话通过院办向院领导报告，领导同意后方可外出，否则以旷工处理。

4.3.3　同科室的中层管理干部原则上不得同时外出，同科室人员不得多人同时外出，确因特殊情况必须同时外出的，按程序报告主管职能科、分管副院长和院长批准。正职主任外出要明确科室临时负责人。

4.3.4　外出期间必须随时保持通信畅通。

4.3.5　因特殊情况需要延期的，必须按上述程序提前报告审批，返院后补办相关手续。

4.4　其他规定

各科室主任、护士长必须认真核实申请人的外出时间、理由、假期来源等情况，并附加具体意见。经查实与事实不符的，科室负责人承担相应的管理责任。

4.4.1　如属参加学术会议、因公出差的，审核后加具“情况属实”意见；

4.4.2　如属使用其本人假期因私外出的，核实后加具“假期已核”意见，再提交相应职能部门审批。

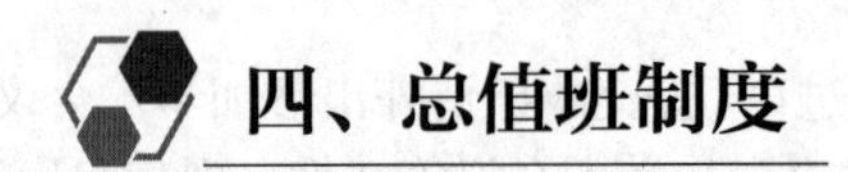

四、总值班制度

1　目的

加强行政总值班工作，规范值班行为，提高工作效率，保障医院工作安全、有序地持续运行。

2　通用范围

全院。

3　定义

医院总值班是医院临时最高行政指挥，负责处理医务、行政和其他临时事宜，及时传达、处理上级指示和紧急通知，签收机密文件，承办未办事项，以保证医院工作的连续运行。

4　内容

4.1　值班安排排

4.1.1　带班

院分管领导轮流带班。

4.1.2　值班人员

总值班由院长直接领导，医院办公室（以下简称“院办”）负责排班，实行院领导带班，各行政职能后勤科室的全体中层管理人员（正职科主任或科负责人）参加轮值，实行每天轮班，24小时值班制，负责对医院的各项工作进行总监控、总调度和报告。

4.1.3　值班

4.1.3.1　行政工作日白班（08：00～17：30），夜班（17：30～次日08：00）

4.1.3.2　地点：6号楼4楼总值班室

4.1.3.3　总值班电话：189××××××××

4.1.3.4　法定节假日，由院办另行统一安排，加强值班力量。

4.1.3.5　值班期间必须24小时随身佩戴值班手机，并保持随时正常联系。

4.1.4　除医院总值班外，单独设置医疗总值班和护理总值班（由医务部和护理部负责）。

4.1.5　当日值班人员于次日补休，遇节假日顺延。

4.2　值班人员的培训和考核

院办负责对总值班人员进行岗前培训，每年组织职能部门管理人员综合培训1次，结合典型案例事件警示，学习了解行政总值班的职责任务和要求，熟悉相关法律法规和工作制度，掌握突发事件应急处置预案，交流工作经验，提高值班人员工作能力和素质。培训结束后由院办对总值班人员进行考核，考核及格后上岗。

4.3　工作职责

总值班人员全面负责处理、解决全院医疗、行政及其他方面的事宜。

4.3.1　接听值班电话。值班人员应及时、认真接听值班电话，语言文明，礼貌应答，对所反映的问题要认真按有关程序报告处理，不得推诿拖延。重要来电或来电事项需要办理的，值班人员要认真做好电话记录，按程序报批。一般情况下，涉及业务咨询的来电，应告知其与相关业务科室联系；涉及新闻采访事宜、群众信访问题的来电，应告知其与办公室联系；涉及举报、投诉的来电，应告知其与纪委办公室联系。

4.3.2　必须严守岗位，细致观察了解医院各个部门的工作情况和在岗人员情况。

4.3.3　总值班人员必须主动了解当天入院、住院患者人数和门诊患者人数等情况。处理下班后的对内对外联系工作，接待来访人员，及时处理和传达上级指示和紧急通知，承接未办事项。

4.3.4　总值班人员夜间对临床科室进行巡查，每晚不少于2个科室，协调处理各科室人员不能处理解决的问题。

4.3.5　执行交接班制度。要求每天上午8：00交接班，必须交接值班期间所有工作情况，并将值班情况通过手机短信报送至医院办公室，如因故无法按时交接班，应与当班人员联系，保证无缝交接，防止值班空白期。

4.4　应急管理

4.4.1　在值班中发现危、急、重大情况（如大型急诊急救、发现重大传染病疫情、重大医疗纠纷、重大安全生产事件、损坏或丢失贵重设备或药品以及其他重大事件等），实行“双轨制”汇报，既向相关部门报告的同时，也及时向带班领导和分管院领导报告。做到及时发现情况，根据领导的指示，按照医院专项应急预案处置及时组织处理问题。

4.4.2 行政总值班人员必须在接到电话后即时赶到现场协调处理，在紧急、重大事件处置过程中，值班人员要积极主动协助有关科室做好联系工作，并做出详细记录（包括时间、地点、人员、事件内容、处理结果等）。

4.5 工作要求

4.5.1 坚守值班岗位，佩戴值班胸牌，行政总值班人员必须坚持在院内值班，严禁在院外电话听班。

4.5.2 认真履行岗位职责，按时巡查科室，及时协调相关科室解决问题，处置突发事件。

4.5.3 坚持请示报告，值班工作中不能协调解决的问题，要及时请示相关职能部门负责人及带班领导，遇有上级指令（文件、通知）、投诉、参观、采访及突发事件等，应立即报告带班领导。

4.5.4 必须按总值班轮班表进行值班，不得随便不参加值班，禁止随意换班或他人顶替，特殊情况不能履职时应提前1天向院办提出申请，说明原因，院办批准后方可调班。

4.5.5 保持值班手机联络畅通，随时接收工作信息，值班手机电量低于1/3时必须及时充电，禁止设置静音、呼吸转移、呼叫禁止等功能，不得利用值班电话聊天，值班员上岗时要检查值班手机状况，发生问题立即联系院办解决。

4.5.6 做好值班记录。总值处理每个问题都要有跟进落实、有结果，有完整记录。值班人员应及时、准确、完整地填写《××医院总值班记录表》（表1-4-1），注明巡查情况、处理问题及移交事项、突发事件应急处置情况等，并于次日上午（公休日、节假日顺延）报院办负责人，及时处理相关问题。

4.5.7 履行值班工作交接手续，值班人员必须当面交代未办结事项，说明需要跟踪督查的工作及要求，清点移交行政总值班工作记录、值班手机及充电器、照明电筒等值班物品，并在记录本上签字确认。

4.5.8 院办定期总结总值班处理问题情况，分析、反馈并检查处理问题落实情况。值班情况通报，院办每周星期一上午收集行政总值班记录本，清理工作落实情况，整理汇总，对问题提出整改措施，并报告分管行政的院领导，在院长办公会上通报。

4.5.9 值班人员要严格遵守各项保密规定，不得向无关人员透露泄密信息，不得擅自披露重大突发事件信息。不得在值班室会客、闲谈，不得将无关人员带入值班室。

4.5.10 值班人员不得酒后值班或在值班期间饮酒，要注意防火和电器安全，保持值班室的整洁卫生。

4.5.11 值班人员在值班期间因出现脱岗、漏岗、值班电话无人接听等现象而导致严重后果的，将根据有关规定予以处理。

4.6 监督检查

由医院纪委办公室不定期对总值班人员在岗、工作落实等情况进行督查，对值班问题提出考核意见，做好督查记录。督查情况与星级服务考评挂钩。

5 附件

5.1　××医院总值班记录表（表1-4-1）

表1-4-1　××医院总值班记录表

带班领导：______ 值班人员：______ 值班时间：___ 年 __ 月 __ 日

<table>
<tr><td rowspan="3">全院病人情况</td><td>住院病人数</td><td colspan="2"></td><td colspan="2">入院病人总数</td><td></td></tr>
<tr><td>出院病人数</td><td colspan="2"></td><td colspan="2">门诊病人数</td><td></td></tr>
<tr><td>危重病人数</td><td colspan="5"></td></tr>
<tr><td colspan="6">巡查情况</td></tr>
<tr><td>查岗具体时间</td><td>被查科室</td><td>当班医护人员</td><td>是否在岗</td><td>离岗时间</td><td>其他情况</td></tr>
<tr><td></td><td></td><td></td><td></td><td></td><td></td></tr>
<tr><td></td><td></td><td></td><td></td><td></td><td></td></tr>
<tr><td></td><td></td><td></td><td></td><td></td><td></td></tr>
<tr><td></td><td></td><td></td><td></td><td></td><td></td></tr>
<tr><td></td><td></td><td></td><td></td><td></td><td></td></tr>
<tr><td colspan="2">总值接听重要来电记录</td><td colspan="4"></td></tr>
<tr><td colspan="2">应急事务、重大事项及处理情况</td><td colspan="4"></td></tr>
<tr><td colspan="2">其他问题及处理情况</td><td colspan="4"></td></tr>
</table>

值班人员签名：_______ 接班人员签名：______ 院办人员签名：______

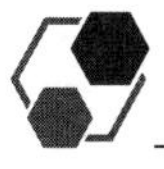

五、计划管理制度（试行）

1 目的

进一步健全院科两级计划管理体系，全面统筹医院年度计划工作，高效推进年度目标任务的落实，促进医院发展和规模与功能任务相一致，实现高质量、高水平有序发展。

2 通用范围

全院。

3 内容

3.1 组织机构

3.1.1 成立计划管理领导小组

组 长：院长

常务副组长：分管副院长

副组长：副院长

成 员：职能后勤科主任

3.1.2 领导小组下设办公室

主 任：分管副院长

副主任：院办主任

成 员：职能后勤科主任及部分干事

办公室主要职责：

3.1.2.1 负责医院计划相关组织工作，不断优化年度计划管理全流程。完善相关流程制度，按临床、医技、职能科室制订计划、规划模板，下发通知收集各科室年度计划、规划及执行情况报告，收集各科室提出的问题并汇总反馈等；

3.1.2.2 全面推进院科计划管理，重点加强年度计划自查、督查和分析总结。牵头组织检查各项目内容推进计划和执行情况（进度安排），督促各部门和各重大项目加强运作，定期跟踪协调问题进展情况，协同各有关部门作出分析整改。

3.1.3 牵头科室和执行科室

医院计划按任务清单分工或结合职责确定牵头科室进行开展，全院各相关科室配合执行。各科室负责执行本科计划并落实。

3.2 计划管理

3.2.1 计划体系

3.2.1.1 按层级划分

分为院级计划、科级计划。

3.2.1.2 按时间划分

分为年度计划、中长期规划（主要为五年规划）。

3.2.2 管理体系

3.2.2.1 计划编制

由医院办公室牵头组织，对标高质量发展、高水平医院、“国考”“三甲”等要求，结合实际制定医院中长期规划（内容包括目标、实施方法、实施步骤、工作分工、相关预算以及年度安排等）和年度计划，征求员工意见，并经职工代表大会讨论通过。按规范和相关标准，制订科室计划、规划模板，完善科室计划要素。科室根据医院计划规划，制定和完善本科计划规划，上交院办收集汇总。

3.2.2.2 计划执行

医院计划实施按任务分工和职责，确定牵头部门和执行科室。各科室是本科计划执行的责任者。各司其职、各负其责，共同确保院科两级计划按步骤有序执行。规划期内，各年度计划的实现应当视为规划的实现。在年度计划中，常态化出现的具体业务经营指标和质量安全指标，应由相关组织架构和承办部门进行执行落实。

院科两级计划按时间任务分解至季度和月度执行落实，列出计划任务清单，明确重点工作在每个时间的节点控制。按责任划分具体项目的牵头部门或个人，明确各部门或个人在年度计划执行过程应承担的直接责任和协作配合责任。

3.2.2.3 计划检查、分析和总结

全面加强院科计划管理，重点加强年度计划自查、督查和落实。通过定期收集汇总医院计划项目各牵头部门书面汇报材料、利用查验表检阅科室执行本科计划情况、抽检若干岗位进行询问考察任务落实情况、调取查阅有关台账资料等方式，检查计划重点项目推进计划和执行情况（进度安排），注重构建与医院规模和任务相适应的计划体系。

对年度计划实施总体评价控制。实行“五个一”跟踪督办协调机制（时间节点可据实际调整），即“执行情况一月一检查（收集）、存在问题一月一分析、解决进展一月一总结、进度落后项目一月一督办、难点一季度一协调、工作成效半年一汇报”。

对计划执行过程中出现重大问题进行协调解决。科级计划执行存在问题的，一般提交相关分析情况至相关职能部门汇总协调解决并总结；院级计划执行过程存在问题的，由各牵头部门分析、协调、总结，对重大问题协调不果的，提交领导小组或院长办公会审议决定。

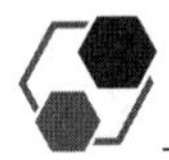

六、院务公开管理制度

1 目的

进一步推动和规范医院院务公开工作。

2 通用范围

全院各科室。

3 定义

本制度所称的院务信息指医院在提供社会公共服务过程中制作或者获取的，以一定形式记录、保存的信息。

4 内容

院务公开应当坚持合法合规、真实准确、便民实用、及时主动的原则。

4.1 院务公开的范围和方式

4.1.1 医院主动公开信息包括向社会、患者公开及向职工公开。

4.1.1.1 向社会、患者公开：机构基本概况、公共服务职能；机构科室分布、人员标识、标识导引；机构的服务内容、重点学科及医疗技术准入、服务流程及须知等；涉及公共卫生、疾病应急处置相关服务流程信息；医保、价格、收费等服务信息；健康科普宣传教育相关信息；招标采购信息；党风行风廉政建设情况；咨询及投诉方式；其他法律法规、规章等规定的应当主动公开的内容。

4.1.1.2 向职工公开：三重一大制度落实情况；业务管理；党风行风廉政建设情况；职工权益、人力资源管理等职工关注事项。

4.1.2 医院不得公开下列信息：

4.1.2.1 涉及国家秘密的；

4.1.2.2 涉及商业秘密的；

4.1.2.3 涉及自然人个人信息保护的；

4.1.2.4 公开后可能危及国家安全、公共安全、经济安全、执业安全、社会稳定及正常医疗秩序的；

4.1.2.5 违反《中华人民共和国广告法》等法律法规规定或涉嫌夸大、虚假宣传等内容的；

4.1.2.6 法律法规、规章等规定的不予公开的信息。

4.1.3 医院内部管理等相关信息，可不予公开。法律法规、规章另有规定的，从其规定。

4.1.4 院务公开办公室根据各职能部门提供的具体公开信息内容，编制院务公开信息目录，并根据实际情况更新调整。

4.1.5 医院信息公开采取主动公开为主、提供咨询服务为辅的方式。

4.1.6 医院结合已有条件，采取现场咨询、网站交流平台、热线电话等方便交流的途径，及时提供人性化咨询服务，满足社会公众信息需求。

4.1.7 医院根据实际情况将主动公开的信息通过下列一种或多种方式予以公开：

4.1.7.1 办公和服务场所的公开栏、公告牌、电子显示屏、触摸屏；

4.1.7.2 咨询电话、行风热线；

4.1.7.3 人员岗位标识；

4.1.7.4 省政府网站集约化平台（以下简称政府网站）的院务公开栏目；

4.1.7.5 医院门户网站；

4.1.7.6 医院报、医院公众号；

4.1.7.7 服务手册、便民卡片、信息须知；

4.1.7.8 职工代表大会、科室晨会等相关会议；

4.1.7.9 OA办公系统文件发布、电子公告；

4.1.7.10 其他便于公众知晓的方式。

4.1.8 公民、法人或者其他组织通过医院设置的咨询窗口获取医疗服务信息，医院提供复制、复印等服务的依照有关规定执行收费。

4.2 院务公开工作机构及责任

4.2.1 成立医院院务公开领导小组，院长是医院院务公开第一责任人。领导小组主要

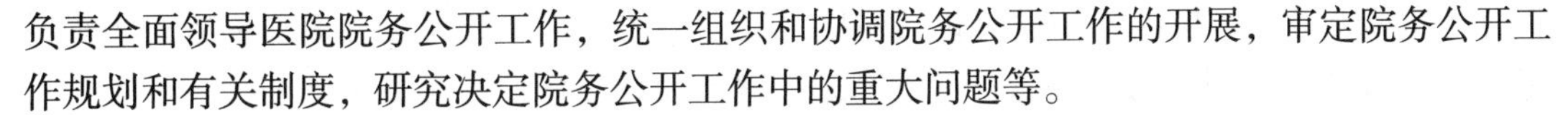

负责全面领导医院院务公开工作，统一组织和协调院务公开工作的开展，审定院务公开工作规划和有关制度，研究决定院务公开工作中的重大问题等。

4.2.2　领导小组下设院务公开办公室，挂靠医院办公室。院办主任任办公室主任；党委办主任、工会办主任任副主任；成员由相关部门负责人组成。具体职责是：

4.2.2.1　负责院务公开的日常组织和协调工作。

4.2.2.2　拟定院务公开工作的规章制度并组织相关培训，建立健全工作机制。

4.2.2.3　编制院务公开目录，经领导小组批准后及时公布和更新。

4.2.2.4　负责资料的收集，做好档案的留存。

4.2.2.5　受理、处理和答复向医院提出的院务公开申请。

4.2.2.6　承担与医院院务公开有关的其他职责。

4.2.3　各职能部门、临床科室主要负责人是本科室院务公开第一责任人，负责监督、管理本科室的院务公开工作。

4.2.4　各职能部门设一名院务公开管理员，负责与医院院务公开机构的具体联系与协调工作，维护医院院务公开专栏的内容，按医院要求做好本部门已公开信息材料的台账管理等工作。

4.2.5　责任部门必须对拟公开发布信息的时效性、真实性、准确性、完整性和安全性负责，并确保信息来源渠道合法、正规。

4.2.6　成立院务公开监督小组，挂靠纪委办公室。纪委办公室主任担任组长，小组成员由相关部门工作人员组成。主要职责：

4.2.6.1　定期对各部门（科室）院务公开的执行情况进行监督检查，并通报检查情况。

4.2.6.2　监督医院网站和政府网站院务公开栏目的建设、维护更新情况。

4.2.6.3　收集职工及患者的意见建议，受理职工、患者的投诉举报，并及时核实汇报。

4.3　院务公开审批程序

4.3.1　责任部门通过医院OA发起申请或纸质填写《××医院院务公开审查表》，附上拟公开的信息文件提交分管院领导审核，分管院领导审核通过后提交院务公开办公室审批，审批通过后由责任部门按指定形式予以公开。已公开的相关文件、照片及审查记录由责任部门、院务公开办公室归档保存。

4.3.2　信息公开前，医院必须依照国家保密法律法规和有关规定对拟公开的信息进行保密审查。

4.3.3　主动公开信息内容发生变化的，医院应当自该信息形成或者变更之日起20个工作日内予以调整。法律法规、规章对更新期限另有规定的，从其规定。

4.3.4　规范医院网站和政府网站信息发布管理机制。

4.3.4.1　党委宣传部承担医院网站的建设、管理、信息更新发布的主体责任。各职能部门应根据工作需要，及时向党委宣传部提交供网站发布的信息。党委宣传部采编稿件需要相关数据及内容时，全院各科室要全力配合，及时提供。

4.3.4.2　政府网站的院务公开栏目分设“医疗机构概况、医疗机构环境、医疗服务概况、党风廉政建设”四个方面内容，由院办、党委办、工会办共同承担信息公开发布工作，并分别指定1名科内管理员负责政府网站的账号管理、系统操作、对口内容发布等任务。全院各科室必须全力配合做好政府网站的院务公开工作。

4.3.4.3 网站信息审核。各部门在网站公开的信息、稿件公开严格落实“三审三校”制度。

A．拟稿人负责初审初校。重点负责把好信息（稿件）的语言文字关和图像关，核对清除语法修辞、逻辑上的差错并避免使用违规图像，保障信息内容的真实性、准确性。

B．主责部门负责人二审二校。主要对信息稿件的文字规范、政策依据、发布价值以及信息安全性进行全面审核。

C．分管院领导负责三审三校。重点负责把好政治导向关，对稿件的政治导向、社会效应、政策法规、信息安全进行终审。

D．涉及医院重大事项或敏感的信息、稿件需要经医院主职领导审定，确保内容准确、数据可靠。

4.3.4.4 网站信息发布的台账管理。发布在医院网站、政府网站的信息，均需要通过医院OA按流程审核或纸质填写《××医院网站信息公开审查表》进行审核。院办、党委办、工会办及党委宣传部对各自已发布的信息稿件、审查记录及网页截图做好台账管理，并每季度提交上述资料至院务公开办公室存档备份。

4.3.4.5 网站管理员必须增强密码保护意识，做好网站维护终端计算机的安全防护工作，妥善保管登录医院网站和政府网站的账号密码，不得在公共场所和互联网上泄露管理密码。政府网站的账号安全管理严格按市政府网站管理文件相关规定执行。

4.3.4.6 严格落实网站信息复查。负责部门应及时开展上网信息的复查工作，发现问题应及时更正，及时撤除不符合规定的上网信息。对于造成严重负面影响的相关人员，医院予追究责任。

4.3.4.7 各部门必须保证发布信息内容的真实性、准确性、完整性、有效性和安全性，确保政治立场正确，主题积极向上，符合国家政策要求。

4.4 监督管理

4.4.1 院务公开监督小组至少每半年检查1次各部门院务公开工作开展情况，采取实地检查、综合评议等多种方式，也可与其他督导检查合并进行。对于责任部门工作不到位、公开内容不真实、程序不规范、公开更新不及时的，责成其限期整改。

4.4.2 医院通过设立投诉举报电话、投诉信箱或邮箱、院务公开栏、聘请社会监督员等多种方式主动接受社会公众监督。

4.5 附则

4.5.1 本制度自发文之日起施行。过去所发文与本制度不一致的，以本制度为准。

4.5.2 医院职工个人在各种媒介对外公开发布涉及医院信息的按《医院职工个人在媒介对外发布医院信息的规定》执行。

4.5.3 各部门（科室）通过微信公众号公开宣传发布的内容不得违反本制度第六条规定，并根据本院《微信公众号管理办法》由医院指定部门具体监管实施。

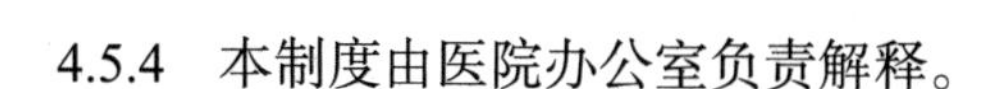

4.5.4　本制度由医院办公室负责解释。

5　参考资料

《关于印发医疗卫生机构信息公开管理办法的通知》(国卫办发〔2021〕43号)

6　附件

6.1　××医院院务公开信息审查表(表1-6-1)

6.2　××医院网站信息公开审查表(表1-6-2)

表1-6-1　××医院院务公开信息审查表

编号:

责任部门		拟稿人		申请日期	
拟公开信息	标题				
	内容概述				
公开形式		□院务公开栏　□OA办公系统　□宣传栏　□电子显示屏 □其他形式:			
公开的具体时间及时限					
责任部门负责人意见		签名:			
分管院领导意见		签名:			
院务公开办公室负责人意见		签名:			

注:各部门在审签完成后,本表和相关文件提交至院务公开办公室扫描存档备份后公开。

表1-6-2　××医院网站信息公开审查表

编号:

责任部门		申请日期	
拟公开信息	标题		
	内容概述		
公开形式	□医院网站　□政府网站		
一审意见(拟稿人)	签名:		

续表

二审意见（责任部门负责人）	签名：
三审意见（分管院领导）	签名：
已发布信息复查情况	

注：相关信息稿件、网页截图及本表需要提交至院务公开办公室扫描存档备份。

七、综合档案室档案管理制度

1 目的

加强档案管理，健全规范化、标准化、程序化档案管理工作机制，妥善、完整地保存各类重要文件、资料，反映医院历年经营和管理工作。

2 通用范围

全院。

3 内容

3.1 综合档案室职责

3.1.1 贯彻执行党和国家及上级档案部门有关方针、政策和规章制度。

3.1.2 建立和健全本院档案工作的各项规章制度，制订档案工作计划、管理办法等。

3.1.3 档案管理人员对各职能部门移交医院办公室的文件资料认真整理，对医院办公室日常工作形成的各种文件材料进行积累、收集、立卷、归档。原则上，档案管理员在每年6月底前完成医院上年度的档案立卷归档任务。

3.1.4 积极做好档案的提供、利用工作，为领导的科学决策和本院各项工作服务。同时，做好档案室的接待与阅览工作，做到提供档案迅速准确，以满足利用者的需要。

3.1.5 严格执行档案的借阅制度，坚持必要的借阅手续，保证档案在流动过程中的安全。

3.1.6 认真完成上级领导交办的其他工作。

3.2 档案类型与档案保管权限

3.2.1 营业执照正、副本，复印件、事业单位法人证书、法定代表人证、母婴保健许可证等各类证件；

3.2.2　房屋产权证、土地证等固定资产档案；

3.2.3　院级会议的会议纪要、决议；

3.2.4　各类文书档案；

3.2.5　各部门（含医疗、护理、财务）现行的各项规章制度、规定、流程等；

3.2.6　各项重要活动的组织流程、声像图片等相关资料；

3.2.7　医院年度、季、月工作报表、医院年度工作计划、工作总结；

3.2.8　对外签订的各类购买（租赁、服务）性质的合同文件；

3.2.9　其他应归档保管的文件、资料。

3.3　综合档案室安全保密和管理制度

3.3.1　档案室是机要部门，非本室人员未经许可不得入内。

3.3.2　未经批准，不得将档案带出档案室，档案内容不得私自摘抄、复印和随意传播。

3.3.3　经常检查库房和档案的安全，发现问题及时向领导报告，认真处理。

3.3.4　认真落实档案库房防光、防尘、防火、防盗、防潮、防霉、防高温等“八防”设施，确保档案的安全。

3.3.5　定期检查库藏档案资料，发现有破损的档案，要及时进行修裱，有霉菌的要及时进行消毒、灭菌。

3.3.6　注意库藏档案资料防虫害，要定期放置防虫药。

3.3.7　档案库房箱柜排列整齐有序，安全排列有规可循，便于管理和利用。

3.3.8　调卷时要做到轻拿轻放，尽量减少对档案的机械磨损。

3.4　综合档案室档案借阅制度

3.4.1　院内各部门人员需要借阅档案，必须在医院档案室负责人员处进行借阅登记。

3.4.2　为了保证档案的完整与安全，利用者一般应在档案室阅览，少数特殊需要者，经批准可暂时借出使用。

3.4.3　因工作需要借出档案时，需要办理借阅手续，用完后按期归还，不得转借他人使用。对所借的档案资料要妥善保管，不得私自拆毁、涂改和对外传播，如需要复制，必须经档案管理员同意，重要内容必须经院办公室主任批准。在借阅期间发生的一切问题，由借阅人负责。

3.4.4　借阅党委会议记录、院长办公会等会议记录、绝密档案材料，有秘密级的上级文件以及超越原文件规定的阅读范围的档案，应由分管领导审批，必要时报请党委书记或院长审批后，方可借阅，不得摘抄。

3.4.5　查阅和归还档案时，应严格履行签字、登记、注销等手续，档案人员对查阅归还的档案，应仔细清点，核查无误后方可签字注销，如发现有损坏、丢失情况，应立即追究责任。

3.4.6　上级机关和院外有关单位需要借阅档案，必须持该单位介绍信，经审批同意方可查阅；如有特殊原因需要借出者，必须经院办公室负责人或院领导批准。

3.4.7　借阅者应承担所借阅档案材料的安全，保密责任；不得撕卷或撕去其中文件；

不得在文件上划线、圈点、折叠、涂改、写眉批；不得随意摘抄无关的档案资料；未经同意不得摄制、复制、转借档案材料。违者则根据有关规定给予当事人严肃处理或经济处罚。

3.5 档案的鉴定与销毁制度

3.5.1 档案的鉴定工作，由分管院长、办公室主任、档案员和有关人员组成鉴定小组，对保管期限届满的档案，逐卷进行鉴定，对仍有继续保存价值的档案，适当提高档次，继续保存。确无保存价值或保管期满的档案，可确定销毁。

3.5.2 经过鉴定，需要销毁的档案，必须编造销毁清册，经分管领导批准后，方可销毁。

3.5.3 销毁档案时，必须由2人以上在指定地点监销，监销人员必须在销毁清册上签名盖章，并注明销毁方式和日期。销毁档案清册要妥善保管，并将所销毁档案在目录中注销。

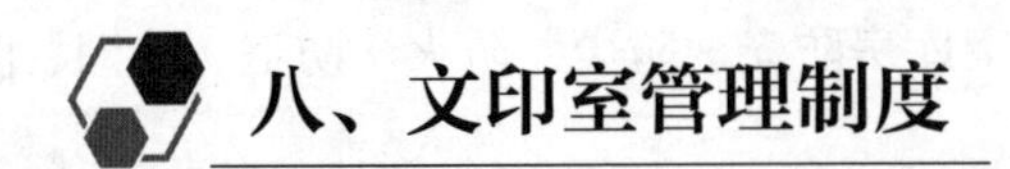

八、文印室管理制度

1 目的

加强文印室管理，使打印工作更加规范、有序、高效，更好地为医院服务，充分发挥现有设备作用，防止资源浪费，节约经费开支。

2 通用范围

全院。

3 内容

3.1 文印室职责

3.1.1 贯彻执行党和国家及上级部门有关方针、政策和规章制度；文印室由医院办公室管理，负责医院有关职能部门文件，资料的打印或复印。

3.1.2 建立和健全文印室的各项规章制度，包括打字、打印、复印登记制度。送文科室必须将打印或复印日期、数量、文件标题、签发人、用文科室详细登记。

3.1.3 严格遵守国家及医院规定的保密制度，机要文件打印完毕后，版面及时进行保密处理，防止泄密，机要文件要及时销毁，文印室不得保留原稿文件，印后的原稿应及时通知相关科室领回。

3.1.4 文印室配置的扫描仪、复印机等均属贵重的精密设备，无关人员不得进入文印室，非工作人员不准上机。

3.1.5 严格执行文印室的登记制度，打印、复印的文件材料要进行认真的登记，文印耗材由专人保管，严格验收、登记、领用手续。

3.1.6 认真完成上级领导交办的其他工作。

3.2　文印室的打印范围

3.2.1　以本院制发的各种文件（材料）；阅（办）文中需要复制的文件（材料）；经医院办公室主任批准方可打印（复印）。

3.2.2　医院开展活动中经过医院办公室主任批准需要印刷的材料。

3.2.3　凡不以本院名义制发的文件材料，原则上由各科室（部门）自行打印，遇特殊情况，需要经过医院办公室主任批准，报分管领导签字同意后交由文印室打印。

3.2.4　以医院党委或医院行政名义的文件，由主管正、副书记或正、副院长阅批后交院办公室安排打印。

3.2.5　严禁将私人材料、信件、证件、文书等在文印室打印、复印。

3.2.6　凡需要在院内文印室打印、复印的文件、资料，应经院办公室主任批准。

3.2.7　院领导交办的其他文印事项。

3.3　文印室的复印打印程序

3.3.1　文印范围内的文件（材料），经医院办公室主任同意后，由医院办公室统一安排复印、打印，认真做好文印登记手续；印刷数量较大的材料可到医院其他指定部门中心制作。

3.3.2　凡送交打印的文稿，字迹要清楚，并写明起草科室、时间及文稿的保密程度和打印数量。

3.3.3　文稿的校对、装订由承办科室负责，校对要认真、细致，防止出现错误。

3.3.4　注意节约用纸和其他文印用品，爱护机器、用具。全院性文件资料用纸由文印室统一领用，其他用纸由各职能部门自备。

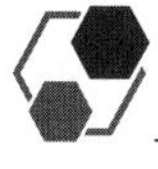

九、关于加强保密工作若干规定

1　目的

筑牢医院保密工作防线，确保国家秘密、工作秘密和内部敏感信息安全。

2　通用范围

全院。

3　内容

3.1　切实加强保密法律法规学习教育

各职工认真组织学习保密方面的法律法规和保密工作责任制的相关条规，切实增强保密意识、责任意识和敬畏法纪的意识。各科室要广泛开展涉密与非涉密方面的知识学习教育，使职工深刻认识到决策类、事件类、案件类、事故类、灾情疫情类、舆情类等均为敏感事项类别，其相关文件、资料、信息在权威机关未公开或未经核实公布前均属工作秘密，任何人不得拍照，不得抄录，不得泄露扩散。要警钟长鸣，强化保密纪律，各科主任切实监督好本科室的工作人员。全院职工要加强自我学习、自我鉴别、自我保护，严密防止无意识泄密、传密等状况的发生。

3.2 层层压实保密工作责任

各科主任为保密工作第一责任人，对本科室保密工作负主要责任，分管保密工作的领导对保密工作负具体领导责任，主职领导和定密责任人对保密工作负直接领导责任。各科室要建立完善的保密工作机制，健全保密工作制度，配足工作力量，狠抓工作落实。

3.3 严格规范定密办密行为

各科室起草需要保密的文件，必须按医院审批程序办理。对不属于国家秘密的内部敏感信息，要将其确定为工作秘密，在文稿左上角标明“内部文件”或“内部资料”字样，方便接触或知悉者在文件流转过程中采取相应的保密措施。要进一步规范涉密工作文件办理的手续，凡是接触或知悉涉密文件的均要在文件呈批表上签名。

3.4 加强科室办公设备的保密管理

对设立确认的涉密计算机、内部计算机，涉密复印机、打印机，禁止连接互联网、普通电话网和使用普通U盘。禁止在非涉密电脑处理密件。禁止通过手机和政务外网办公系统（如OA系统、会务系统、公文交换系统）、电子邮箱、即时通信软件（如QQ、微信）等存储、处理、传递国家秘密、工作秘密和医院内部敏感信息。禁止将手机带入保密要害部门和重要涉密会议场所。加强工作邮箱管理，严防遭受恶意入侵。

3.5 加强保密考核工作

医院将保密工作列为各科室社会意识形态考核的重要内容，并将保守国家秘密、医院秘密、工作秘密和内部敏感信息，列为各科室年度考核内容，与年度考核评定挂钩。医院对保密工作实施“一票否决”，责任者所在科室不得参加本年度各类先进评选。

3.6 严肃执纪问责

凡出现泄露国家秘密、医院秘密、工作秘密和内部敏感信息，造成不良后果的，由医院和相关职能部门问责，依据保密工作责任，逐级追责，按照党纪、政纪条规严肃处理。涉嫌犯罪的，移送司法机关依法处理。

4 参考资料

4.1 《中华人民共和国保守国家秘密法》

十、印章管理制度

1 目的

进一步加强医院印章管理，规范印章的保管和使用。

2 通用范围

全院。

3 内容

3.1 印章的使用

3.1.1　医院印章

3.1.1.1　以医院名义上报下发的各种文件、材料、报表、公函等，可用院章；

3.1.1.2　以医院名义外出联系工作的介绍信、证明信可用院章；

3.1.1.3　使用院章需要填写《印章使用审批表》（表1-10-1），由科室审核后，根据实际情况，经院办公室主任、分管院长、院长同意批准。

3.1.2　医院办公室印章

3.1.2.1　由院办公室本身业务形成的文件、材料及以院办名义在院内联系工作，可用院办公室印章；

3.1.2.2　使用院办公室印章，应填写《印章使用审批表》，由科室审核后，必须经院办公室负责人同意。

3.1.3　正、副院长私章

3.1.3.1　必须经院领导个人签字上报下发的文件、报表、材料用正、副院长私章；

3.1.3.2　使用院领导私章，应填写《印章使用审批表》，必须经本人同意。

3.1.4　科室业务用章

科室业务用章包括医院各临床、医技科室、各行政职能部门的印章，用章必须经本科室负责人同意。

3.1.5　印章使用基本要求

3.1.5.1　每次用章必须做好台账登记，不允许在空白纸面上盖印章。

3.1.5.2　涉及有错误的文件材料需要重新盖章的，必须归还旧文件作销毁处理。

3.2 印章的保管

3.2.1　医院、院办公室印章、院领导私章、科室业务用章，必须专人管理、不得随意交给他人代管；

3.2.2　印章每日用完要存放指定保险柜内，保证安全；

3.2.3　印章要经常清洗，保证字体清晰；

3.2.4　对非法使用印章者，应根据情节轻重给予相应处理。

3.3　印章的刻制和销毁

3.3.1　医院公章由办公室妥善保管，如因实际情况需要更换时，必须经院领导同意后报相关主管部门备案；

3.3.2　院办公室印章、院领导私章、科室业务章均必须经院领导批准，由院办公室负责备案、制发与更换；

3.3.3　各科室的印章如因机构变动停止使用时，一律交回院办公室封存或销毁；

3.3.4　需要销毁的印章，必须经院领导同意后方可销毁；销毁前应留下印模，销毁时应有两名同志具体负责，并在销毁印章的文件上签字。

4　附件

4.1　××医院印章使用审批表（表1-10-1）

4.2　××医院印章统计表（表1-10-2）

4.3　××医院印章统计表（表1-10-3）

表1-10-1　××医院印章使用审批表

时间	年　月　日	印章类型	
用途			
申请人			
科室审批			
医院办公室审批			
分管院长审批			
经办人			

注：印章类型：①医院公章；②院办印章；③领导私章

表1-10-2　××医院印章统计表

印章类型	印章数量	印章归属科室	印章名称	印章标识	印章有效性 正常/停用	备注

表1-10-3　××印章使用登记表

日期	使用事项	批准人	使用人	备注

十一、行政查房制度

1 目的

为确保医院各项管理工作自上而下规范执行，院长到各科室调查研究、协调工作、强化执行力，通过现场办公，不断提高医院综合管理水平，制定医院行政查房制度。

2 通用范围

全院。

3 定义

行政查房是指院长带领职能、后勤科室到医院任何一个部门或科室调研情况、听取意见及协调工作的一种现场办公形态，是有效的行政管理手段。

4 内容

由院长带领相关职能、后勤科室，对全院科室进行现场调查研究各自分管领域的运营情况，对全院的医疗服务与质量、行政管理、后勤服务、部门协作等方面工作进行全面检查与督导，听取各职能、后勤科室或临床科室意见，现场办公，协调各部门、科室工作，解决实际问题，强化医院政策的执行力，提升医院的综合管理能力及营运效率。

4.1 院长行政查房安排

4.1.1　牵头组织科室

三甲复评办公室、医院办公室。

4.1.2　参加对象

院长、副院长及相关职能后勤科室。每次参加的科室根据工作需要做调整，参加前由牵头组织科室提前通知。

4.1.3 查房时间

每月至少开展1次。

4.1.4 查房步骤

4.1.4.1 由院长根据医院工作的实际情况指定，或根据近期医疗、护理、行政、后勤等科室业务查房的反馈情况，由牵头组织科室对急需要解决的问题进行收集整理，提交院长审阅后，按照缓急程度来安排查房计划。

4.1.4.2 为高效开展查房工作，由牵头组织科室组织相关职能、后勤科室统一提前1周对被查科室进行全面检查，检查提前1天通知受检科室，职能、后勤科室第2天下午集中到科室现场检查，检查时长为1—3小时左右，受检科室全科人员需要回到科室配合检查工作。

4.1.4.3 检查结果由职能、后勤科室形成督查反馈课件，1周后院长带队到受检科室召开行政查房反馈沟通会。职能、后勤科室根据检查情况，对受检科室工作进行点评，并提出合理化整改建议和具体要求；受检科室汇报科室管理、运营工作，反映所面临的问题及工作困难等情况，相关职能、后勤科室和院长听取受检科室主任、负责人汇报并进行现场办公，对科室提出需要医院协调解决的一般性问题，由院长协调处理，所属职能、后勤科室现场落实办理；需要研究解决的事项，指定相关职能、后勤科室提交院长办公会，讨论决定后形成决议，由归属主管部门执行落实。

4.2 副院长行政查房安排

4.2.1 牵头组织科室

副院长指定的职能、后勤科室。

4.2.2 参加对象

副院长及相关职能、后勤科室。每次参加的职能、后勤科室根据工作需要由副院长指定一至多个科室，并指定一个职能、后勤科室作为查房的牵头组织科室，负责组织落实查房具体工作及台账记录。

4.2.3 查房时间

每月至少开展1次，具体时间由副院长指定。

4.2.4 查房步骤

4.2.4.1 由每位副院长根据各自分管领域工作的实际情况指定；或根据近期医疗、护理、行政后勤等部门的业务查房反馈情况，由各职能、后勤科室对急需要解决的问题进行收集整理，提交副院长审阅后，按照缓急程度来制订各自副院长查房计划。

4.2.4.2 为高效开展查房工作，检查提前1天由牵头组织科室通知受检科室。

4.2.4.3 检查当天副院长带领一至多个职能、后勤科室到受检科室进行行政查房，受检科室人员需要回到科室配合查房工作。副院长现场视察了解受检科室基本情况，职能、后勤科室根据检查情况，对科室工作进行点评，并提出合理化整改建议以及具体要求；受检科室汇报科室管理、运营工作，反映所面临的问题及工作困难等情况，副院长、职能、后勤科室听取受检科室主任、负责人汇报并进行现场办公，副院长对被查房科室提出行政管理意见，对于科室提出需要医院协调解决的一般性问题，由副院长协调职能、后勤科室现场落实办理；重大、负责事项需要研究解决的，由副院长指定相关职能、后勤科室提交院长办公会，讨论决定后形成决议，由归属主管部门执行落实。

4.2.4.4　副院长行政查房结果需要向院长作汇报。

4.3　行政查房检查方法

4.3.1　现场检查。

4.3.2　查阅病历、科室管理台账资料。

4.3.3　调取科室相关质量与安全监控指标及营运数据。

4.3.4　听取科室人员汇报，访谈相关人员。

4.4　行政查房内容

包括但不限于以下内容：科室医疗质量、行政管理、医疗核心制度、合理用药、专科患者管理、院感防控、设备耗材、临床教学、医疗保险、劳动纪律、星级服务、环境卫生、物资供应、安全保卫，科室反映的其他需现场解决的内容等。

4.4.1　检查各科室对医院各项规章制度的执行情况；对医院制定的各项政策的贯彻执行情况等，是否做到政令畅通，贯彻执行。

4.4.2　检查科室行风建设情况、医德医风及调查员工对医院的评价情况。进行明察暗访，深入到病室、患者床头，详细了解患者对医院及医务人员工作是否满意，以及对医院和医务工作的意见和建议。

4.4.3　检查医疗核心制度执行情况及医疗、护理工作开展情况；医疗文书书写情况；合理规范用药，危重患者抢救情况及医疗安全防范措施执行情况。

4.4.4　检查环境卫生、水电和消防安全及后勤保障情况；主要医疗仪器设备、急救药品供应及使用管理情况。

4.4.5　检查医保政策落实情况，质量与安全监控指标及经营状况。

4.5　行政查房基本要求

4.5.1　各职能、后勤科室准备好各种检查表格和记录本。

4.5.2　各检查的职能、后勤科室人员原则上是科室主任带队。

4.5.3　查房工作避免泛泛地走过场，重点工作要仔细检查，避免避重就轻。

4.5.4　参加总查房必须衣冠整齐，佩戴胸卡，严格遵守劳动纪律，中途不得擅自离开；因故不能参加查房者，应提前向牵头组织科室请假。

4.6　查房后续工作

4.6.1　行政查房要和现场办公结合起来，凡能立即解决的问题就地解决，需要研究解决的事项，提交院长办公会，讨论形成决议，由主管部门执行，对暂时不能解决的要讲明原因或责成有关部门限期解决。每次查房清晰告知本次检查科室好的变化、存在的问题、改善措施等，使受检科室清楚优点和不足，形成每个科室稳定的全面管理PDCA循环。

4.6.2　凡在查房中，院领导确定有关职能、后勤科室办理的事项，职能、后勤科室要积极办理，并将办理结果7天之内向牵头组织科室书面报备。

4.6.3　凡在查房中发现的缺陷，科室要按医院有关规定限期整改。

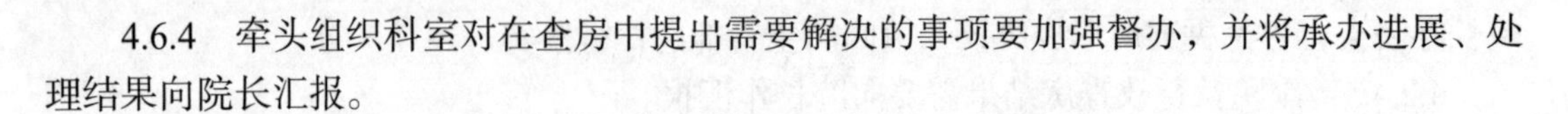

4.6.4 牵头组织科室对在查房中提出需要解决的事项要加强督办，并将承办进展、处理结果向院长汇报。

5 参考资料

5.1 《医院实施优质护理服务工作标准（试行）》（卫医政发〔2010〕108号）

5.2 《医疗质量管理办法》

5.3 《三级医院评审标准（2022年版）广东省综合医院实施细则》

6 附件

6.1 行政查房工作流程（图1-11-1至图1-11-5）

6.2 行政查房反馈沟通会议记录表（表1-11-1）

6.3 工作质量持续改进督导表（表1-11-2）

6.4 行政查房记录表（表1-11-3）

6.5 行政查房督办整改通知书（图1-11-6）

6.6 院长行政查房全流程图（图1-11-7）

6.7 副院长行政查房全流程图（图1-11-8）

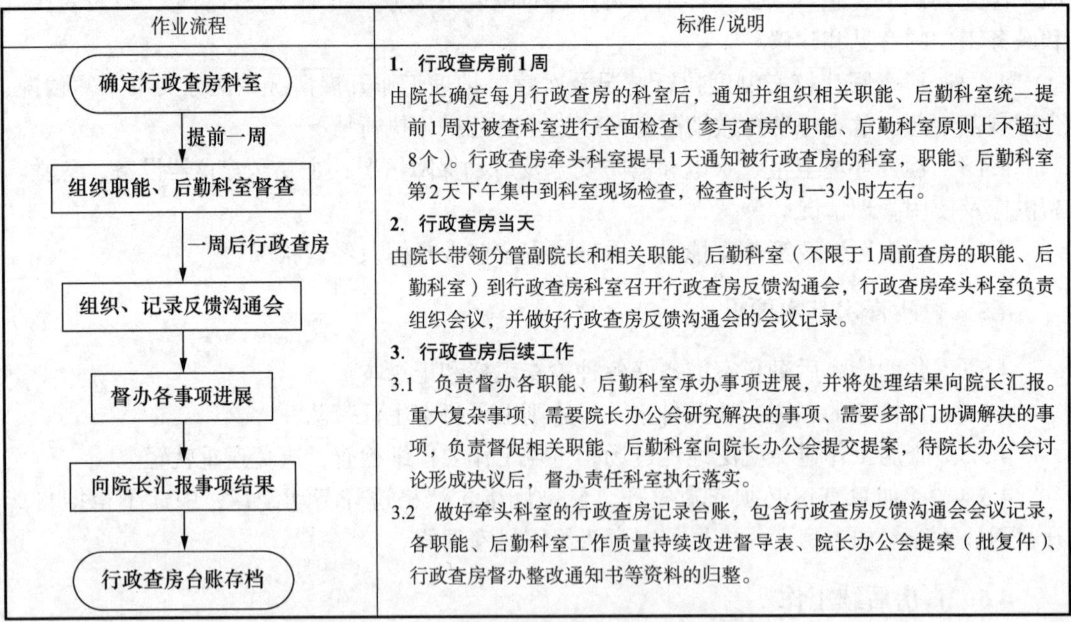

图1-11-1 行政查房—牵头职能科室工作流程图

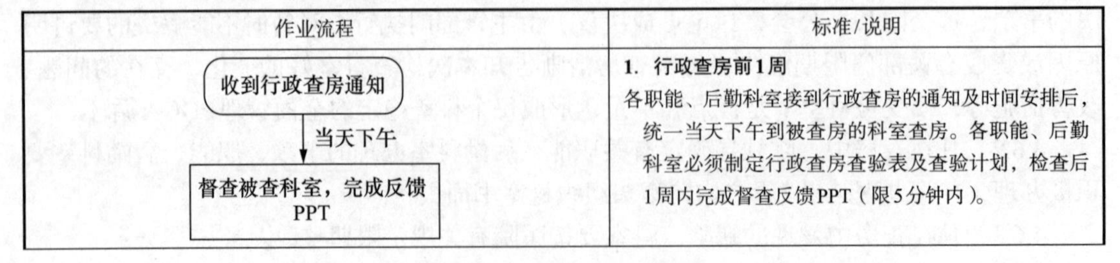

图1-11-2 行政查房—职能、后勤科室工作流程图

作业流程	标准/说明
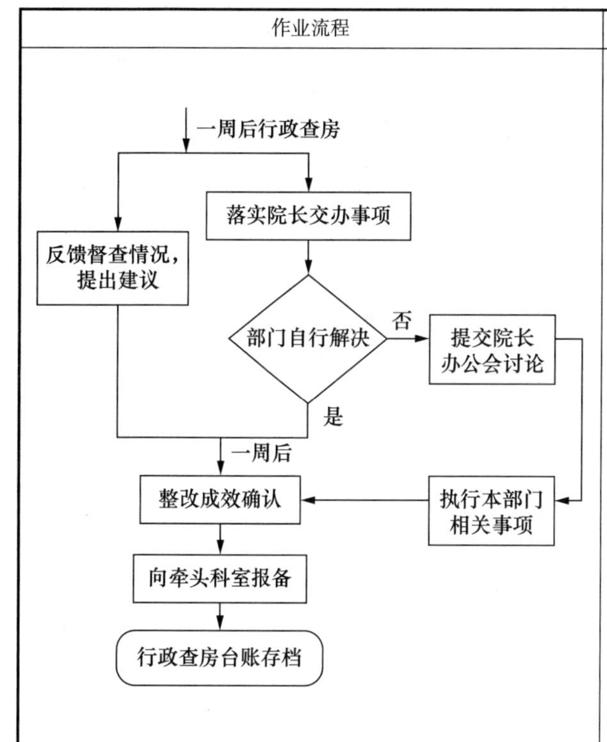	**2. 行政查房当天** 2.1 职能、后勤科室主任参加由牵头科室通知召开的行政查房反馈沟通会（原则上是科室主任1个人参加），并在会上以PPT形式反馈督查情况（反馈内容不限于检查当天的情况），并提出合理化整改建议以及具体要求，并发放工作质量持续改进督导表（一式两份）。 2.2 落实行政查房院长现场交办的相关事项。 2.3 如特殊事项未能当场解决，需要研究解决的事项，相关职能、后勤科室提交提案至院长办公会讨论，讨论形成决议后由相关科室执行落实。 **3. 行政查房后续工作** 3.1 职能、后勤科室对被行政查房科室整改成效进行跟踪确认，限期（1周内）被查科室上交并在工作质量持续改进督导表上签字确认，督导表返还一份给临床科室形成科室整改台账，另一份保存在本科室行政查房台账，并复印一份将办理结果向牵头科室报备。特殊、复杂事项允许1周后做整改成效确认再向牵头科室报备。 3.2 职能、后勤科室做好各自行政查房台账，包含：行政查房反馈沟通会会议记录、职能部门工作质量持续改进督导表等相关整改督导资料。

图1-11-2 （续）

作业流程	标准/说明
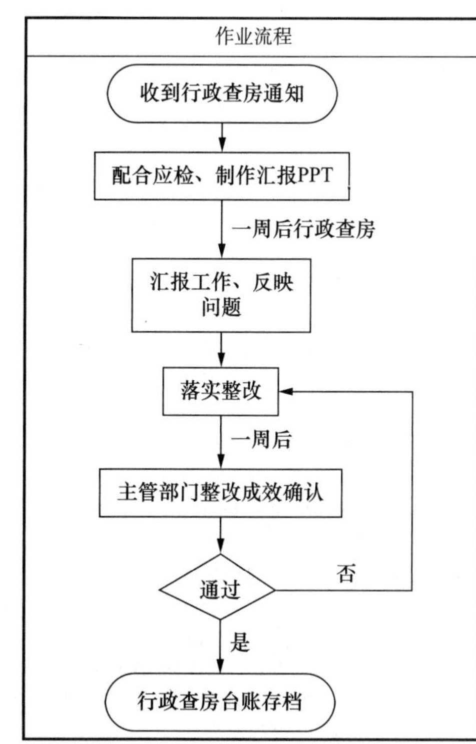	**1. 行政查房前1周** 牵头科室组织相关职能、后勤科室提前对受检科室进行全面检查，检查前1天通知受检科室。受检科室负责人组织科室人员配合职能、后勤科室检查，并提前做好PPT在行政查房反馈沟通会上作汇报。 **2. 行政查房当天** 科室主任或负责人以PPT（限10分钟内）形式汇报本科室管理、医疗质量、服务质量、技术水平、运营情况、发展方向等科室综合工作情况，并提出需要职能、后勤科室协调解决事项及医院层面支持事项。 **3. 行政查房后** 1周内对照各职能、后勤科室工作质量持续改进督导表进行自查自纠、落实整改，限期内向主管科室进行整改后效果确认，上交工作质量持续改进督导表至主管部门（一式两份），并形成科室行政查房台账。台账包含：行政查房反馈沟通会会议记录、工作质量持续改进督导表等相关整改资料等。

图1-11-3　行政查房—受检科室工作流程图

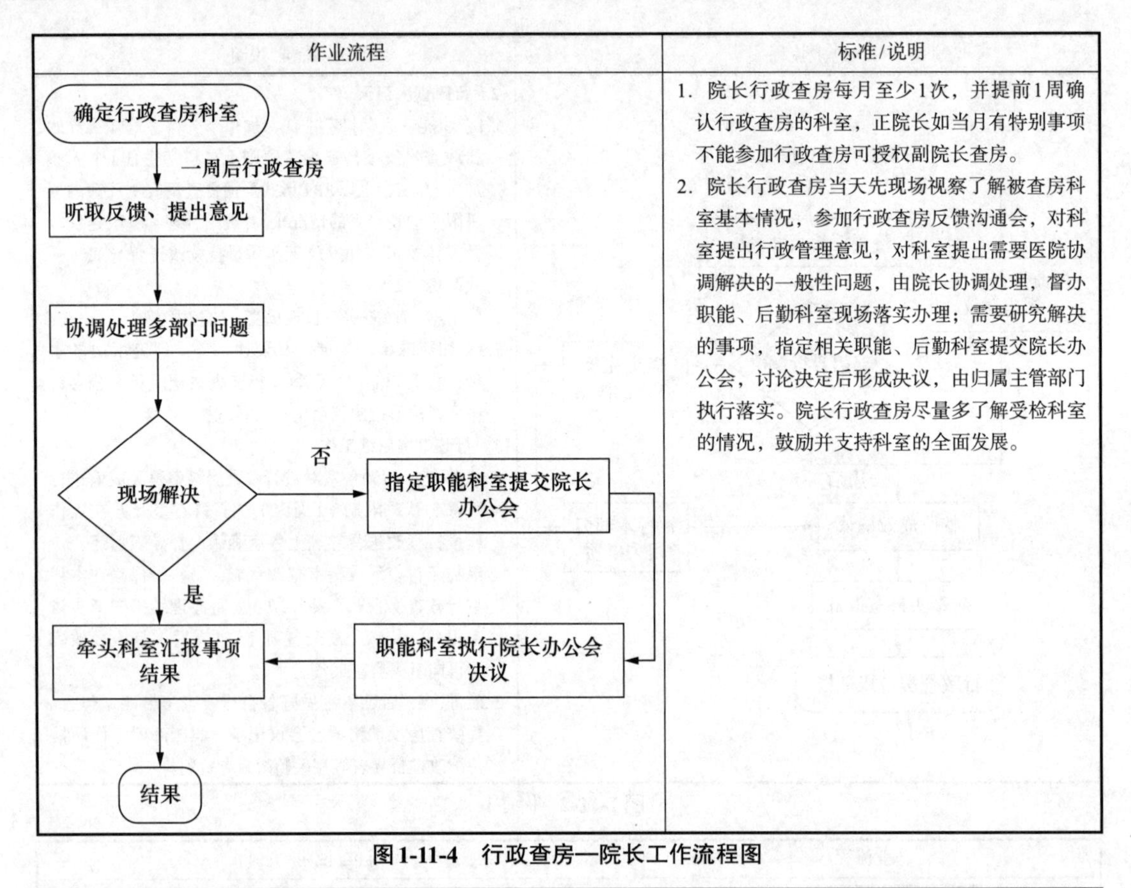

标准/说明

1. 院长行政查房每月至少1次，并提前1周确认行政查房的科室，正院长如当月有特别事项不能参加行政查房可授权副院长查房。
2. 院长行政查房当天先现场视察了解被查房科室基本情况，参加行政查房反馈沟通会，对科室提出行政管理意见，对科室提出需要医院协调解决的一般性问题，由院长协调处理，督办职能、后勤科室现场落实办理；需要研究解决的事项，指定相关职能、后勤科室提交院长办公会，讨论决定后形成决议，由归属主管部门执行落实。院长行政查房尽量多了解受检科室的情况，鼓励并支持科室的全面发展。

图1-11-4 行政查房—院长工作流程图

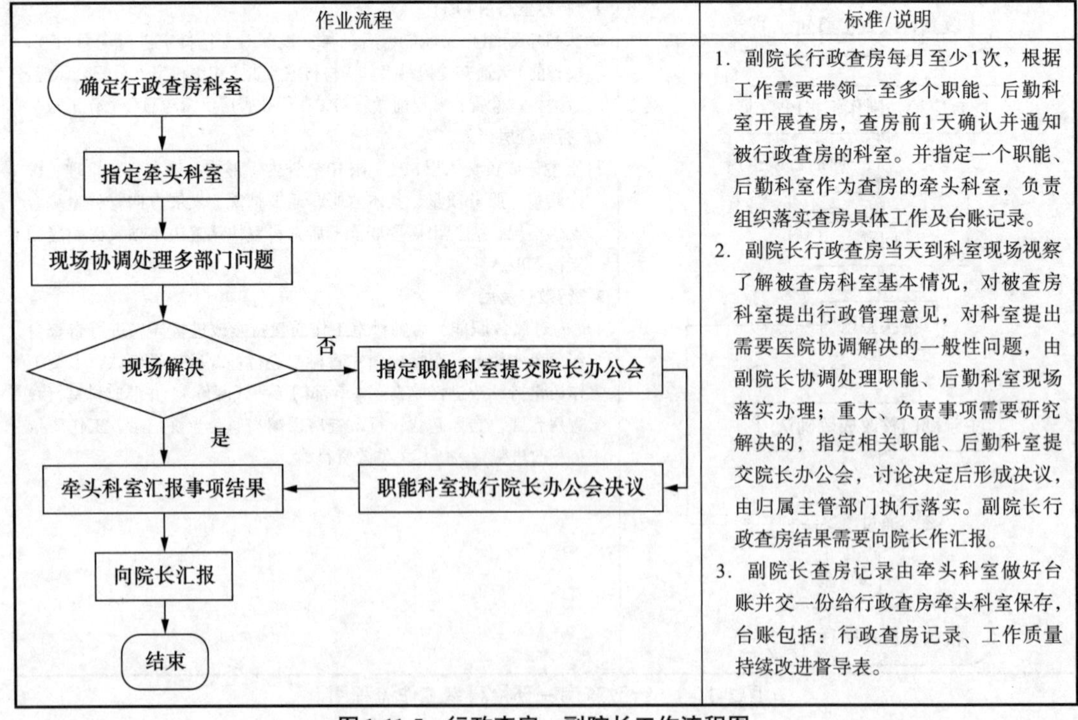

标准/说明

1. 副院长行政查房每月至少1次，根据工作需要带领一至多个职能、后勤科室开展查房，查房前1天确认并通知被行政查房的科室。并指定一个职能、后勤科室作为查房的牵头科室，负责组织落实查房具体工作及台账记录。
2. 副院长行政查房当天到科室现场视察了解被查房科室基本情况，对被查房科室提出行政管理意见，对科室提出需要医院协调解决的一般性问题，由副院长协调处理职能、后勤科室现场落实办理；重大、负责事项需要研究解决的，指定相关职能、后勤科室提交院长办公会，讨论决定后形成决议，由归属主管部门执行落实。副院长行政查房结果需要向院长作汇报。
3. 副院长查房记录由牵头科室做好台账并交一份给行政查房牵头科室保存，台账包括：行政查房记录、工作质量持续改进督导表。

图1-11-5 行政查房—副院长工作流程图

表1-11-1　行政查房反馈沟通会会议记录表

<table>
<tr><td>时间</td><td></td><td>地点</td><td></td><td>主持人</td><td></td></tr>
<tr><td>查房院长</td><td colspan="3"></td><td>记录人</td><td></td></tr>
<tr><td colspan="6">一．参加人员：（部门、姓名）</td></tr>
<tr><td colspan="6">二．会议内容：</td></tr>
<tr><td colspan="6">三．会议督办事项：</td></tr>
<tr><td>序号</td><td colspan="3">督办事项</td><td>负责科室</td><td>其他</td></tr>
<tr><td></td><td></td><td></td><td></td><td></td><td></td></tr>
<tr><td></td><td></td><td></td><td></td><td></td><td></td></tr>
<tr><td></td><td></td><td></td><td></td><td></td><td></td></tr>
<tr><td></td><td></td><td></td><td></td><td></td><td></td></tr>
<tr><td></td><td></td><td></td><td></td><td></td><td></td></tr>
<tr><td></td><td></td><td></td><td></td><td></td><td></td></tr>
<tr><td colspan="6">行政查房反馈会会议签到表</td></tr>
<tr><td>时间</td><td></td><td>行政查房科室</td><td></td><td>查房院长</td><td></td></tr>
<tr><td>序号</td><td>科室</td><td colspan="3">姓名</td><td>备注</td></tr>
<tr><td>1</td><td></td><td></td><td></td><td></td><td></td></tr>
<tr><td>2</td><td></td><td></td><td></td><td></td><td></td></tr>
<tr><td>3</td><td></td><td></td><td></td><td></td><td></td></tr>
<tr><td>4</td><td></td><td></td><td></td><td></td><td></td></tr>
<tr><td>5</td><td></td><td></td><td></td><td></td><td></td></tr>
<tr><td>6</td><td></td><td></td><td></td><td></td><td></td></tr>
<tr><td>7</td><td></td><td></td><td></td><td></td><td></td></tr>
<tr><td>8</td><td></td><td></td><td></td><td></td><td></td></tr>
<tr><td>9</td><td></td><td></td><td></td><td></td><td></td></tr>
<tr><td>10</td><td></td><td></td><td></td><td></td><td></td></tr>
<tr><td>11</td><td></td><td></td><td></td><td></td><td></td></tr>
<tr><td>12</td><td></td><td></td><td></td><td></td><td></td></tr>
<tr><td>13</td><td></td><td></td><td></td><td></td><td></td></tr>
<tr><td>14</td><td></td><td></td><td></td><td></td><td></td></tr>
<tr><td>15</td><td></td><td></td><td></td><td></td><td></td></tr>
</table>

续表

行政查房反馈会会议签到表					
序号	科室	姓名			备注
16					
17					
18					
19					
20					
21					
22					

表1-11-2　××医院工作质量持续改进督导表

督查部门：　　督查时间：　　受督查科室：　　签收人：

项目	内容
存在问题 （督查部门填写）	反馈时间：
原因分析 （科室填写）	
整改措施 （科室填写，未能在7天内整改完成的，注明完成计划及时限）	
效果评价 （科室填写，需提供整改前后数据对比）	签字（科主任/护士长）： 日期：
追踪落实 （督查/落实部门填写）	签 字： 日期：

备注：本表一式两份，由主管部门整改成效确认后，一份临床科室存档，一份主管部门存档。

表 1-11-3 行政查房记录表

时间		地点		主持人	
查房院长				记录人	
一. 参加人员:(部门、姓名)					
二. 查房内容:					
三. 查房督办事项:					

序号	督办事项	负责科室	其他

行政查房签到表

时间		行政查房科室		查房院长	
序号	科室	姓名			备注
1					
2					
3					
4					
5					
6					
7					
8					
9					
10					
11					
12					
13					

续表

行政查房签到表			
序号	科室	姓名	备注
14			
15			
16			
17			
18			
19			
20			
21			
22			

行政查房督办整改通知书

______________：

根据____月____日对________________科进行行政查房时发现存在的问题，请您科室接到通知后按照要求整改落实并及时完成，并于规定期限内回复________部门。

部门：

________年____月____日

图1-11-6 行政查房督办整改通知书

确定行政查房科室

提前1天

通知相关科室

职能、后勤科室现场检查

1周后行政查房

主管部门现场反馈

院长现场办公

被查科室现场汇报工作

现场解决

是

否

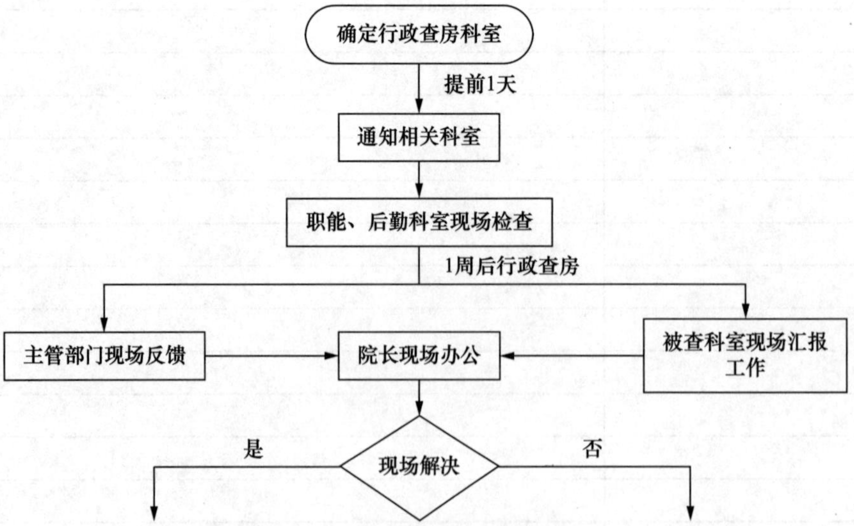

图1-11-7 院长行政查房全流程图

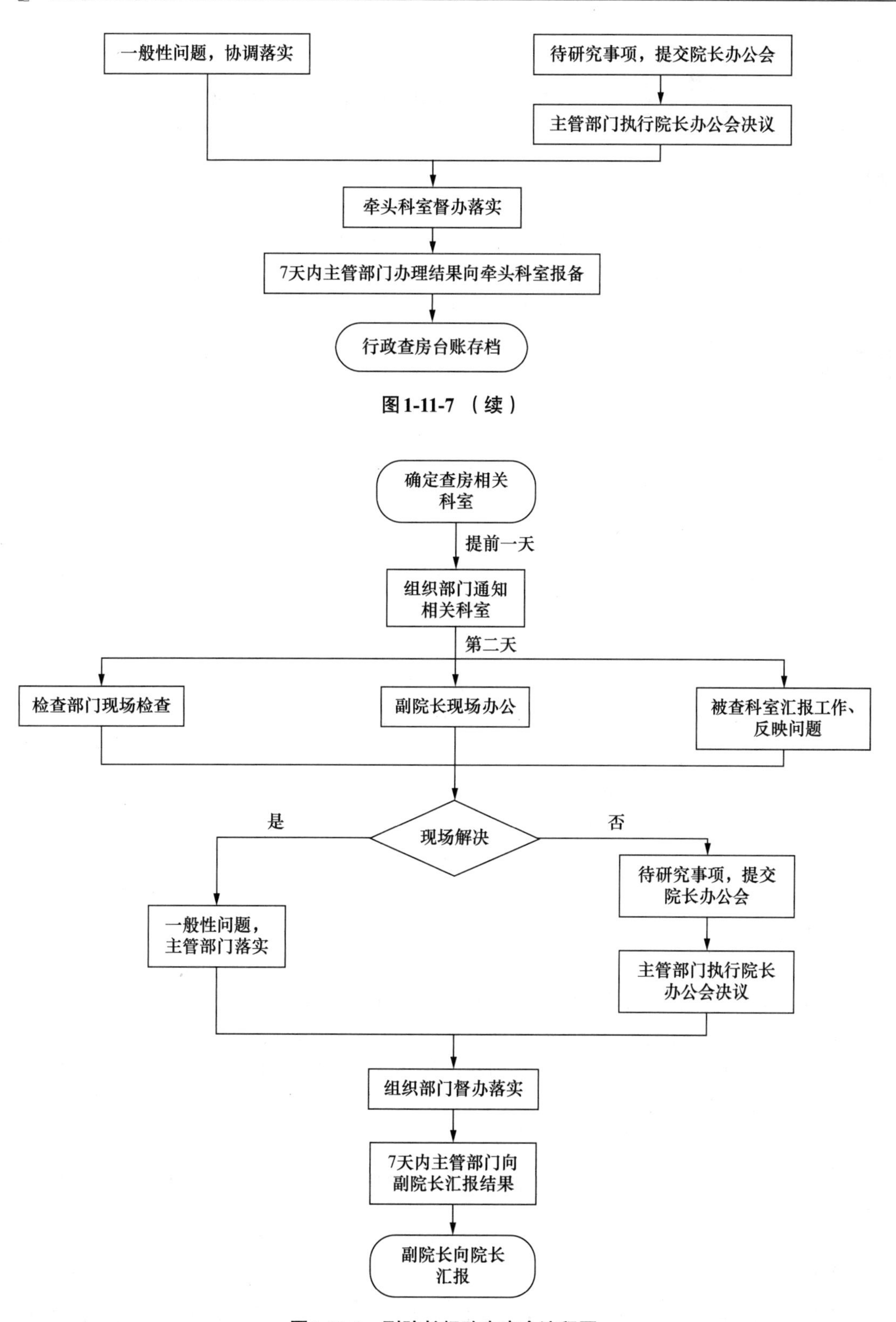

图1-11-7（续）

图1-11-8　副院长行政查房全流程图

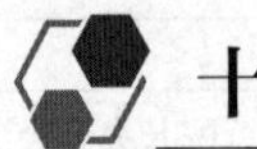

十二、多部门沟通协调制度（试行）

1 目的

进一步规范医院各项工作流程、加强部门或科室之间的横向联系，方便医院内部各部门、科室之间进行工作交流与沟通，建立医院各部门间信息传达和沟通协调机制，从而减少人力、物力、时间等资源的浪费，提高工作效率。

2 通用范围

全院。

3 内容

3.1 通用范围

应用于跨部门的工作，医院指定某一部门牵头负责，建立联席工作机制，其他相关部门参与共同完成，及时沟通信息，解决工作问题。

3.1.1 分管层面牵头协调

不同分管领导之间、其分管科室之间的工作沟通和协调。对涉及多个科室共同完成的工作事项，由牵头部门提出工作方案，对工作事项进行具体分解和安排。过程遇有分歧或不同意见，部门之间若沟通无效，往上提交由分管该工作的领导牵头协调。根据情况可组织相关分管领导会谈共同沟通解决。

3.1.2 科室层面的日常协调

指对多部门之间（职能－临床－护理－医技－后勤）一般性日常工作事务进行的工作沟通和协调。由各科室负责人解决需由其他科室协作的日常工作事项，或磋商解决一般性工作事项问题。

3.1.2.1 两个或以上部门在重大事项/日常工作需要相互协助共同完成的；

3.1.2.2 涉及两个或以上部门需要明确界定职责分工的；

3.1.2.3 两个或以上部门对同一事项存在职责前后衔接的；

3.1.2.4 两个或以上部门对同一事项在工作环节、流程、执行存在意见不统一的；

3.1.2.5 其他需沟通协调的。

3.1.3 专业事项层面的协调

专业程度高的工作事项需要通过专业委员会沟通协调、讨论决定（依各专业委员会制度开展）。

3.2 形式

会议协调是最重要的形式，一般以线下为主、线上为辅。同时也可根据事项性质和内容，采取口头协调和电话协调等方式。

3.3　组织机构

3.3.1　领导机制

设立工作领导小组，由院长任组长，各部门分管领导为副组长，各职能部门负责人为成员。

3.3.2　主管部门

下设办公室，办公地点设在医院办公室，负责多部门沟通的总统筹、总协调工作。主要职能有：明确沟通协调工作事项牵头部门；协调需要不同分管沟通处理的会议安排；协调联席会议相关事项；定期对重要的多部门联席会议纪要、签到表、照片等会议资料进行收集、整理和归档；定期对重要的多部门联席会议讨论通过事项执行情况及院长办公会决定通过事项落实情况，进行督导检查、分析、反馈，并检查整改落实情况。

3.3.3　相关牵头部门

根据实际工作需要，由医院职能部门牵头，召开多部门工作协调会议，进行职能部门间、职能—临床—护理—医技辅助—后勤、院－科等沟通协调。会议成员一般由分管部门工作的院领导、相关职能、临床、护理、医技辅助、后勤科室的主要负责人、护士长组成。

牵头职能部门主要职能有：负责会议具体筹备工作、拟定会议议题、会议通知、督办函件、工作报告等各种文字材料；记录会议内容、编制会议纪要；研究各部门请示会议的问题，提出相应处理意见，报相关院领导审批；与各部门进行联络沟通，跟进和督促会议协商事项的落实；对会议文件、资料等进行收集、整理和归档。

3.4　程序

多部门联席沟通协调会，由牵头职能部门根据实际工作组织召开，每季度至少召开1～2次，遇到迫切工作问题或需求，特殊情况可以随时召开。会议必须有明确议题，会前负责议题的牵头职能部门应向分管院领导汇报议题。会中必须做好会议台账资料，在指定的范围内传达或传阅。经多部门联席会议协商后形成的决议、决定等，由牵头部门形成会议纪要下发至参会部门，各参会部门按照会议纪要贯彻执行。会后编制《多部门工作协调会（专业委员会）会议记录表》《多部门沟通协调工作会议查检落实情况表》定期交医院办公室备案。遇到不能解决的重大问题、涉及“三重一大”和医务人员切身利益等重要问题的议题，通过多部门联席会议（专业委员会会议）后，报医院办公室按院长办公会流程进行收集、汇总，上报医院领导班子讨论决定。

3.5　反馈督办机制

各部门及有关责任科室对一般性联席会议纪要的落实情况应及时向牵头职能部门报告，由牵头部门做好相关台账工作。重要的多部门联席会议的贯彻落实情况，由医院办公室协同相关部门，进行督导检查、分析、反馈，并及时报送工作领导小组。

对于超过合理期限仍未落实的，应以督办函形式通知承办部门限期落实，由承办部门办理并按时报告结果。承办单位在指定期限内，无合理理由未报告办理进展情况或办理结果的，在联席会议上予以通报，并按规定做进一步处理。

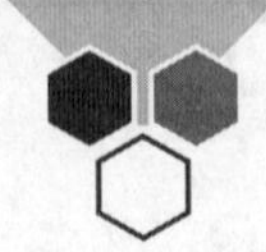

第二章　党委办公室管理制度

一、“三会一课”制度

1 目的

规范“三会一课”的内容。

2 通用范围

全院。

3 定义

党支部“三会一课”制度是党的组织生活的基本制度，是党的基层党组织应该长期坚持的重要制度，也是健全党的组织生活，严格党员管理，加强党员教育的重要制度，是我党经过长期实践证明的一种行之有效的党组织生活制度。“三会”是：定期召开支部党员大会、支部委员会、党小组会；“一课”是：按时上好党课。

4 内容

4.1 党员大会制度

4.1.1　党员大会一般每季度召开1次。

4.1.2　党员大会由支部书记主持召开。

4.1.3　党员大会的主要内容

听取和审查支部委员会的工作报告；研究贯彻上级组织的决议、指示；讨论接收新党员和预备党员转正；评选优秀党员；讨论对犯错误党员的处分和处置不合格的党员；选举支部委员会；选举出席上级党代会的代表。

4.1.4　党员大会的议题应事先通知党员。会议要充分发扬民主，对需要决议的事项，应按民主集中制的原则形成决议。

4.2 党支部委员会制度

4.2.1　党支部委员会一般每月召开1次。

4.2.2　党支部委员会由支部书记主持。

4.2.3　党支部委员会的主要内容是：研究贯彻上级党组织的指示、决定和工作部署；

研究支部工作计划和总结；讨论和研究思想政治工作和党员教育工作；听取支部委员和党小组的工作汇报，分析党员和群众的思想状况；讨论发展党员和预备党员转正；讨论对党员的奖惩。

4.2.4　党支部委员会要发扬民主，贯彻民主集中制的原则，坚持集体领导。对需要决议的事项，要经过广泛讨论形成决议，并做好记录。

4.3　党小组会制度

4.3.1　党小组会每月召开1次。

4.3.2　党小组会由党小组长主持。

4.3.3　党小组会的主要内容是传达贯彻上级党组织的指示、决议，研究落实措施；组织党员学习政治理论和党的基本知识；讨论对入党积极分子的培养教育和发展党员、预备党员的转正；评选优秀党员，讨论对违纪党员的处分；开展以批评与自我批评为主要内容的谈心活动。

4.4　党课制度

每季度上1次党课。由党支部成员或聘请人员讲课。内容根据上级党委部署和形式发展确定。

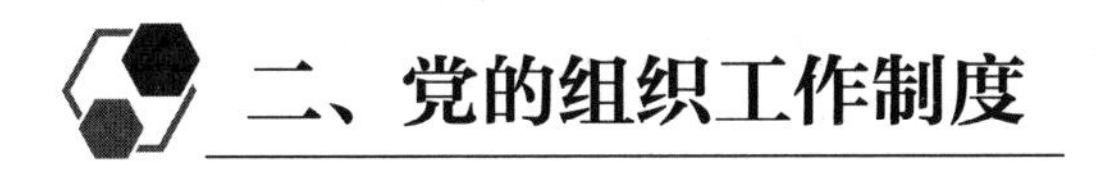

二、党的组织工作制度

1　目的

规范党的组织工作。

2　通用范围

全院。

3　内容

3.1　加强党委、党支部自身建设，认真学习党章，开好民主生活会和组织生活会，开展批评和自我批评，相互帮助，增强团结，改进工作。

3.2　认真贯彻执行“控制总量、优化结构、提高质量、发挥作用”的方针，认真做好积极分子的教育培养工作，严格履行入党手续，及时做好发展党员工作，加强对于预备党员的教育和考察，按期讨论他们的转正。

3.3　党委每半年召开1次听取关于党支部班子和党员考察情况汇报，讨论和研究组织工作中的重大问题。

3.4　党支部每年组织1次群众评议党员座谈会，并将了解的情况进行核实并与党员见面，以教育党员发展成绩，改正缺点、错误。

3.5 认真做好在职党员联络和组织工作，开展好党员志愿者活动，充分发挥党员的先锋模范作用。

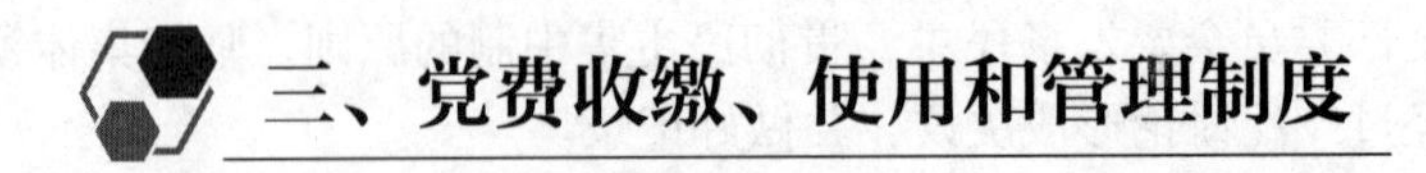

三、党费收缴、使用和管理制度

1 目的

进一步加强和规范医院党费收缴、使用和管理工作。

2 通用范围

全院。

3 内容

3.1 党费收缴

3.1.1 医院党费收缴工作指定专人负责，按季度收缴，登记造册。党委办每季度汇总1次，并适时通报。

3.1.2 医院党委每年3月前向市委组织部上报1次党员缴交党费基数表。每年按辖内党员实缴党费总数的80%上缴市委组织部；实行每季度上缴1次，且每年12月31日前全部缴清本年度应缴党费。

3.2 党费管理

3.2.1 党费必须以医院党委的名义单独在中国银行、中国农业银行、中国邮政储蓄银行、中国建设银行、中国工商银行设立专用银行账户。

3.2.2 医院党费的具体财务工作由专业财务岗负责，业务岗和财务岗分设在不同科室。其中，业务岗主要负责编制预算、使用支出项目审核等，财务岗主要负责银行对账、会计核算、党费划拨及使用开支出纳等。实行会计与出纳分设，会计负责做好总账、党支部缴纳党费明细账、党费支出明细账、每月支部党费情况月报表、资金平衡表、党费支出明细账。出纳负责做好银行账及出纳现金账、保管库存现金（一般不留库存现金）及支票，保管好出纳私章。医院党费财务专用章由党委办主任保管，专用章必须登记。

3.2.3 使用、划拨医院党费必须经党委会会议集体讨论研究（转账或账户管理产生的费用除外），同意后，原则上通过银行电汇或支票转账形式进行，如确需要提取备用金时必须填写提取备用金申请表，按程序报批同意后方可提取。

3.2.4 党费管理工作人员变动时，要严格按照党费管理的有关规定和财务制度办好交接手续，交接时间一般在1个月内完成。

3.3 党费使用

3.3.1 党费下拨。医院党委下拨的党费，必须专款专用，不得挤占、挪作他用。

3.3.2 党费审批。严格履行党费使用审批手续，坚持勤俭节约原则，精细合理使用党费。医院党委收到党费使用申请后，党费审议小组（由党委办主任和有关人员组成，审议小组会议一般由党委办主任召集）集体讨论并提出拟办意见，提交党委会会议研究决定。

3.3.3 党费划拨。医院党费使用申请经党委会会议研究通过后，医院党委书记签名。原则上由党委办草拟党费划拨通知（一般属1万元以上的，注明使用单位、金额、用途等）呈批印发，再由党费财务人员根据审批表和会议记录复印件凭证，依程序划拨款项。划拨后要及时回收电汇单据、银行回单、发票、行政往来收据等资料归档。

3.3.4 党费开支所有票证和单据，需要经手人和证明人签字，证明具体用途方可入账。不符合使用范围的一律不予开支。

3.3.5 用党费购买的办公设备要做固定资产登记入账（使用单位设置账簿登记）。

3.3.6 党费必须用于党的活动，主要作为党员教育经费的补充，其具体使用范围为：

3.3.6.1 培训党员；

3.3.6.2 订阅或购买用于开展党员教育的报刊、资料、音像制品和设备；

3.3.6.3 表彰先进基层党组织、优秀共产党员和优秀党务工作者；

3.3.6.4 补助生活困难的党员；

3.3.6.5 补助遭受严重自然灾害的党员和修缮因灾受损的基层党员教育设施。

3.3.7 在遵循党费使用五项基本用途的前提下，以下具体使用项目可以从党费中列支：

3.3.7.1 教育培训党员和入党积极分子、基层党务工作者所产生的住宿费、伙食费、交通费、师资费、场地费、资料费、门票费、讲解费等；

3.3.7.2 开展“三会一课”、创先争优、党组织换届以及党内集中学习教育所产生的会议费等；

3.3.7.3 党内表彰所需费用；

3.3.7.4 修缮、新建基层党组织活动场所、为活动场所配置必要设施等所产生的相关费用；

3.3.7.5 编印党员教育培训教材、党员证明信、流动党员活动证、党费证、党员档案等所产生的工本费，以及购买党徽党旗等费用；

3.3.7.6 党费财务管理中发生的购买支票、转账手续费等相关费用。

3.3.8 每年1月做好上年度党费的收支情况，递交党委会会议审核。每年年初研究制定当年度党费收支预算方案，做好预算计划（侧重补充基层党组织开展党建工作和党员教育活动经费），提交党委会会议审批后执行，并报市委组织部备案。

3.4 党费的监督检查

3.4.1 党费出纳每月15日前要将上个月党费账户银行明细对账单原件及收支情况送党委办主任、分管领导和党委书记传阅，大项收支随时报告。

3.4.2 每年要对党费管理单位的党费收缴、使用和管理情况进行1次检查，发现问题，及时纠正。每季度将上季度党费收支情况（附银行对账单）送市委组织部审查。

3.4.3 每年向市委组织部、医院党委报告1次市管党费收缴、使用和管理工作情况。按规定向医院党代表大会报告党费收缴、使用和管理情况，并按规定公开。

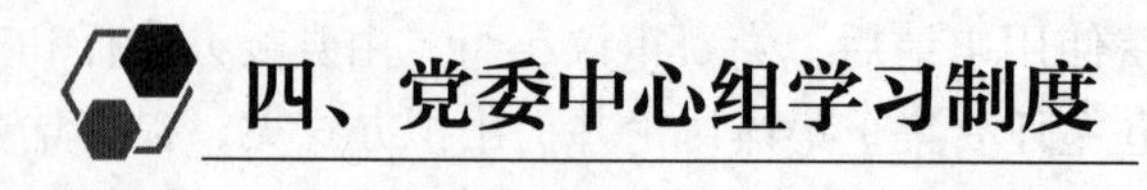

四、党委中心组学习制度

1 目的

进一步规范医院党委中心组的学习，建设“学习型党组织”，提高医院领导班子和干部的思想政治素质和理论水平，以及解决实际问题的能力，推进医院改革和发展。

2 通用范围

全院。

3 内容

3.1 学习组织

3.1.1 党委中心组由院党委班子成员组成，医院党委书记任中心组组长，党委专职副书记任副组长。党委中心组组长的职责是负责总体安排，审定学习计划，确定研讨专题，提出学习要求，主持中心组学习，指导、检查和督促中心组成员的学习。副组长协助组长做好有关工作。党委中心组配备学习秘书，由党委办主任担任，职责是做好学习的服务保障和有关管理工作。

3.1.2 根据学习内容和工作需要，视情况可召开党委中心组扩大学习会议，吸收其他同志参加学习讨论。

3.2 学习内容

3.2.1 马列主义、毛泽东思想、邓小平理论、“三个代表”重要思想、科学发展观、习近平新时代中国特色社会主义思想以及党的一系列理论创新成果和方针政策。

3.2.2 党和国家的重大方针、政策以及中央和省市委重要会议精神。

3.2.3 上级主管部门重大工作部署、重要会议精神。

3.2.4 中央和省市委关于医疗改革的新政策和新举措，上级卫生行政部门有关医院管理和医疗业务的新规定和新要求，以及其他医院管理的新思路、新方法和先进经验。

3.2.5 拓展知识面的有关内容，包括法律知识、科学技术知识、医院管理知识、国内国际政治和经济形势、文化知识等。

3.3 学习时间

根据医院党委的安排和部署，每月1次，安排在每月最后1周的周五下午，必要时可根据实际情况随时展开学习，每次学习不少于2小时。

3.4 学习方式

阅读原文、中心发言、看录像、实地考察、专题研讨等多种方式进行学习。

3.5 具体要求

3.5.1 党委中心组每年年初应研究制订本年度学习计划，学习计划要具体到每月，并明确学习内容和学习方法以及学习参考书目等。

3.5.2 每次学习要有学习主题，有中心发言人，发言人要准备发言材料。

3.5.3 每位参加理论学习组学习的人员都要有专门的学习记录本。每次学习（包括集中学习和自学）都要有学习记录，学习记录要认真，不能只记标题而不记录学习内容和体会。

3.5.4 党委中心组成员要按时参加学习，不能迟到、早退，并执行考勤制度。有事必须履行请假手续，事后要根据学习内容补记学习笔记。

3.5.5 要建立中心组成员集中学习考勤制度，学习秘书要认真填写考勤表，缺勤原因要写清楚。

3.5.6 中心组成员要根据中心组学习计划，结合工作需要和本人实际，制订个人理论学习计划，并认真做好学习笔记。

3.5.7 坚持自学与集中学习相结合，每个人都要建立读书学习笔记，撰写心得体会。

3.5.8 建立中心组学习档案。记录学习计划、学习资料、考勤记录、个人学习笔记、集体研讨发言和中心组学习成果等资料。具体由中心组学习秘书负责。

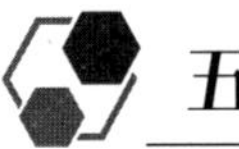

五、党员监督员工作制度

1 目的

规范党员监督员工作。

2 通用范围

全院。

3 内容

3.1 党员监督员岗位设立要求

3.1.1 全院每个科室都将设立党员监督员，担任人员必须为共产党员，统一由该科室护士长担任，如护士长非共产党员则由年资高的党员护士担任。监督员向医院党委负责，受党委监督。

3.2 党员监督员基本要求

3.2.1 自觉加强党章、法律法规、廉政理论等学习，关注医院发展方针，把握好医院党建工作目标方向。

3.2.2 带头遵守国家的法律法规和医院的规章制度，起到党员模范带头作用，积极参与党建工作。

3.2.3 有较强的责任感，坚持实事求是、客观公正、依纪依法的基本原则，认真履行职责。

3.3 党员监督员工作职责

3.3.1 对科室内党员干部、职工贯彻执行党的路线、方针，执行国家法律法规、政策和遵守党纪政纪及其他各项规章制度的落实情况进行监督。

3.3.2 积极向科室宣传党建的形势和任务以及医院党委和党支部的有关决议。

3.3.3 每月至少组织两次科内集中学习，党员和非党员都参加，包括学习党建工作任务、医院文件和科内业务学习。

3.3.4 积极配合医院党委、党支部建立健全党的组织和制度，搞好党员发展和教育管理工作，严格党的生活，保障党员民主权利，保证科室的团结稳定和集中统一。

3.3.5 积极配合医院团委、团支部建立健全共青团组织，落实团的组织生活和工作制度，发挥共青团的党的助手作用和联系广大青年的桥梁作用。围绕医院中心任务，开展适合青年特点的教育和活动，鼓励和支持青年学习成才。

3.3.6 及时关注科室的动态，搜集科内医务人员的意见和建议，直接向医院党委汇报。

3.3.7 反映、传递医院职工对党组织、职能后勤部门，党政干部及各类工作人员的违法违纪行为的检举、投诉。

3.3.8 对群众反映的本科室问题，包括发现服务态度差、滥检查、乱用药等不良现象，可直接向医院党委汇报，并协助解决问题。

3.3.9 监督科室医疗、护理不良事件上报，杜绝瞒报、漏报。

3.3.10 及时向科室宣传党风行风廉政建设和预防职务犯罪的形势和任务，发现医疗工作中有违纪违规的苗头，应及时进行举报监督。

3.3.11 反映、监督科室内的党员领导干部、职工是否落实“中央八项规定”“六项禁令”“九项准则”以及廉洁自律、实行党务院务公开，自觉执行不准赠送和收受“红包”、有价证券、礼品等的规定。

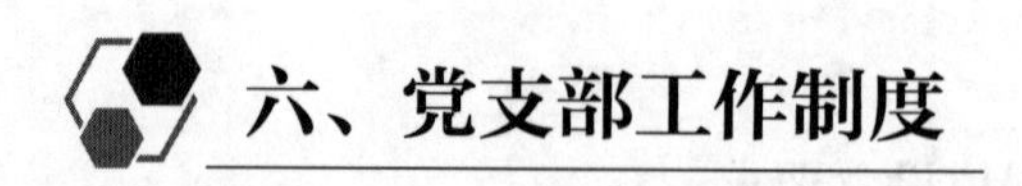

六、党支部工作制度

1 目的

规范党支部工作。

2 通用范围

全院。

3 内容

3.1 贯彻执行党的路线、方针和政策，国家的法律法规，以及医院党委的决议、决定；组织开展政治、业务学习。加强党支部自身建设；充分发挥党组织的战斗堡垒作用和党员的先锋模范作用，按时完成上级党组织交给的各项任务。

3.2　组织党员认真学习马列主义、毛泽东思想、邓小平理论，“三个代表”重要思想，科学发展观，习近平新时代中国特色社会主义思想，学习党的路线、方针和政策及党的基本知识，学习科学文化知识和业务知识。

3.3　对党员进行严格的教育、管理，提高党员素质，增强党性，严格党的组织生活制度，教育党员切实履行党员的义务。

3.4　联系群众制度。支部要建立联系群众的制度，经常听取和征求群众对党的工作的意见和建议。

3.5　做好组织发展工作，对确定为重点培养对象的申请人进行认真的培养和严格的考察，保证新党员的质量。

3.6　加强精神文明建设，贯彻医院党委的有关精神，促进医院精神文明建设的健康发展。

3.7　“三会一课”制度。支部大会每季度召开1次，支部委员会工作会议每月1次。并坚持每1～2个月上1次党课。

3.8　组织生活会制度。支部委员会的组织生活会每年召开1次；党组织生活每月1次，支部书记和支部委员要参加双重组织生活。组织生活会要提高质量、讲求实效、内容集中，认真开展批评与自我批评，切实解决自身矛盾。

3.9　民主评议党员制度。民主评议党员是全面从严治党，提高党员素质的一项重要措施，是对党员进行经常性教育、管理和监督的有效方法。民主评议党员一般每年进行1次。

3.10　报告工作制度。支部委员会应将自己工作的情况定期向党委汇报。

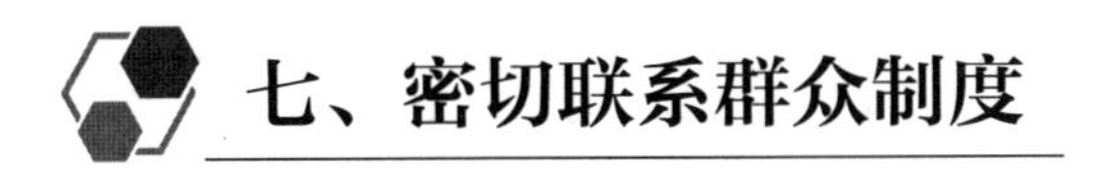

七、密切联系群众制度

1　目的

规范密切联系群众的内容和范围。

2　通用范围

全院。

3　内容

3.1　联系群众的内容

3.1.1　积极宣传并带领群众认真贯彻执行党的路线、方针、政策，模范遵守国家的法律法规，维护群众的正当权益。

3.1.2　妥善处理群众中的矛盾，做好群众的思想疏导工作，搞好同志间的团结。

3.1.3　经常听取并及时向党组织反映群众对党组织和党员的意见和要求。

3.1.4 引导群众树立主人翁思想，帮助群众解决工作中的困难和问题，正确处理好国家、集体、个人三者利益的关系。

3.1.5 关心和改善人民群众生活，在条件允许的情况下，尽量帮助群众解决生活中的实际困难。

3.2 联系群众的范围

3.2.1 入党积极分子。主要是帮助他们提高对党的认识，考察对党的方针政策的理解和执行情况。

3.2.2 一般的群众。主要是关心他们的工作和生活，与他们结对子，开展帮扶活动。

3.3 联系群众的途径

3.3.1 党支部每半年召开1次群众座谈会，听取群众对党支部、党员干部和普通党员的民主评议，听取群众对本支部工作的意见和要求。

3.3.2 领导干部应坚持深入科室密切党群、干群关系。

3.3.3 党员联系群众可采取个别走访、谈心和召开座谈会等形式，了解群众的意见和要求，关心并尽可能帮助群众解决实际困难和问题。

3.4 汇报、检查和指导

3.4.1 各党支部每季度应将联系群众的情况和群众的反映问题逐级向院党委汇报，院党委应将群众反映的困难和问题尽量解决。

3.4.2 支部书记、支部委员和党员联系群众要责任明确，落实到人，定期检查。

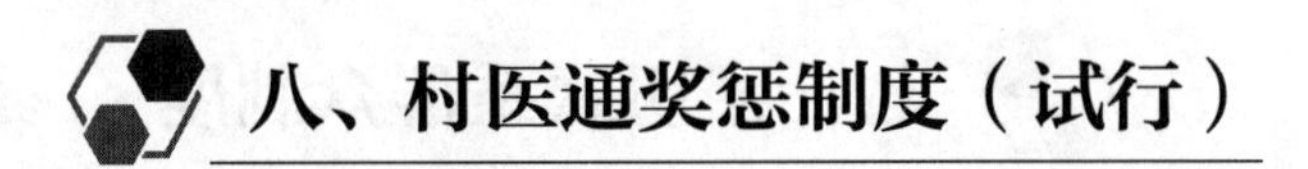

八、村医通奖惩制度（试行）

1 目的

为了进一步推进村医通工作规范化、标准化、合理化、科学化，进一步完善健康服务体系。

2 通用范围

全院。

3 内容

3.1 发布内容

每天至少要发送一条医院各科室制作的健康知识，每月至少要发1次微信群管理规定，提醒村民不要发与健康无关的内容，凡有村民发送与健康无关的内容，要及时提醒，对经多次提醒拒不改正的发帖人，应及时移出微信群。涉及攻击党和政府，或者损害党和政府形象，以及黄色信息的，实行零容忍，直接将发布者移出群。没有按规定发布内容或没有及时提醒的微信群1次扣10分，出现零容忍情况没有及时管理的微信群1次扣50分。

3.2　友情问候

每天早上“村医通”群要有问候，新入群成员也要有问候。缺少1次扣10分。

3.3　回复问题

村民当天的咨询保证当天回复，超过晚上22：00的问题，第2天上班后及时回复，没有按要求回复的微信群，扣20分。村民咨询的问题涉及某个专科，而这个专科在群医生没有及时回复的，扣该医生所在村医通群20分。

3.4　入群户数

入群户数少于村委会户数的90%微信群，扣10分，少于70%的微信群，扣30分，少于30%的扣60分。

3.5　支部下乡

对于少于50%入户率的村医通，每月至少要下乡1次开展村医通活动，并且要进村入户到村民家里，没有按要求下去的村医通群1次扣20分，下去但没有取得成效的扣30分（村医通人数没有10个以上的新人进群）。

3.6　报送故事

为了加强村医通宣传，每个支部要设立一名宣传员，负责报送村医通小故事，每个支部每个季度至少要报送一个小故事，上交到党委办，故事要有详细的文字描述和照片或者截图（两张以上照片或截图）。每缺1次，扣支部书记和宣传员所在微信群20分。

3.7　周报进展

按照医院党委要求，每周需要统计1次村医通开展情况。各个支部需要在每周的星期五17：00前按规定格式报送村医通开展情况，逾期不报的，每次扣支部书记所在群20分。

3.8　动态考核

每半年考核1次，即每年的6月下旬和12月下旬进行考核。

3.9　参评资格

支部所管村医通入群率90%的村医通比例要超过50%，才能参与今年村医通评优。

各个扣分项累积起来的扣分数为各个村医通群最后扣的总分，如果这个总分不超过100分的，就评为优秀村医通，奖励600元，其中300元用于支部开展村医通活动，另外300元由帮扶该村医通工作的组长根据工作情况进行合理分配。

将村医通工作列入年终科室绩效考核，对合计扣分超过500分的，扣村医通管理员所在科室的年终绩效1.0分，不超过500分的，按相应比例计算扣分数，由几个科室组成的支部，则支部内每个科室都扣相同的分数（如影像科第一党支部扣了400分，那么按比例计算：400/500×1.0＝0.8（分），影像支部包含的所有科室都扣0.8分）。

对村医通排名在后30名的管理员，并且入户数少于50%，实行更换，管理员2年内不能评优评先。做得不好的组长和支部书记年终考核不能评优，情节严重的上报党委会，同时参加医院组织的后进党员整改培训班。

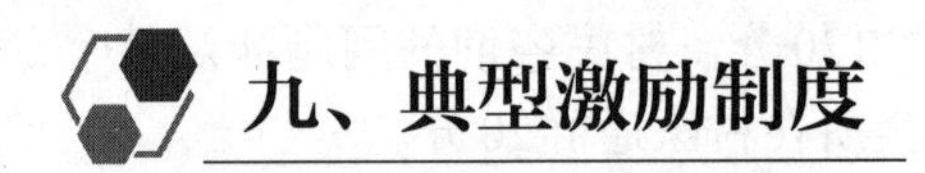

九、典型激励制度

1 目的

充分体现医院党委对人才的关心和关爱，进一步激励广大职工积极弘扬并践行白求恩精神，始终坚持一切为了人民健康服务宗旨，紧紧围绕办有序有情怀的公立医院愿景，不断创新，努力提高服务质量和服务水平，全面提升患者就医获得感。

2 通用范围

被评为省级及以上先进个人（由行政管理部门发文）和“高医楷模”，称为医院典型，享受以下激励政策，其中“高医楷模”仅享受1次。

3 定义

典型激励是指对获得荣誉的个人给予相应的措施激励。

4 内容

4.1 激励措施

4.1.1 医院每年组织典型出外省参观见学，开阔典型视野，提高典型的知识水平；

4.1.2 为体现尊重人才、尊重创造的良好氛围，结合市委组织部关于拔尖人才考察疗养的相关规定，凡是符合条件且身体条件允许的员工，医院每年组织1次出省疗养，时间为1周；

4.1.3 医院典型年度考评直接评为优秀，星级服务评定为五星级，年终直接评为特殊贡献奖和高医楷模；是党员的同时评为优秀党员；不是党员的，在自愿的前提下，优先进行推优入党；

4.1.4 典型是党员的，结合支部实际情况，可以增选进医院党支部或团委，担任相应职务；

4.1.5 医院典型可以参加医院党委或上级行政部门组织的红色教育活动，激励典型的“光荣感”“使命感”和“责任感”；

4.1.6　每个典型都要做出模范承诺，利用影响力带动其他员工奋发有为。

4.2　相关说明

4.2.1　出现以下情况之一的，应立即取消典型荣誉，并同时停止享受相关待遇：

4.2.2　被同事或患者及家属投诉导致降星；

4.2.3　在工作中出现重大失误，导致被患者投诉；

4.2.4　在日常生活中违反相关规定，被医院或上级单位通报批评的；

4.2.5　其他违反医院章程或相关规定及相关法律法规情况。

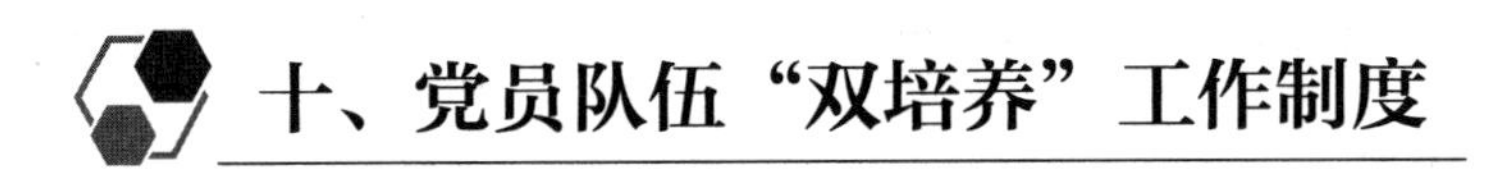

十、党员队伍“双培养”工作制度

1　目的

积极探索医院业务骨干至党员、党员至医院业务骨干的方式方法，全面发挥党员的先锋模范作用和典型人才的引领作用，大力推动支部的堡垒建设。

2　通用范围

业务骨干（群众）培养对象主要包括“后备人才、五星级医务人员、医院楷模、医院杰出青年、获市级以上荣誉者”；党员培训对象主要包括三星级党员，以及经党委讨论需要参加培训人员。

3　定义

“双培养”是指把符合党员条件的优秀临床骨干吸收入党，提高发展党员质量，优化党员结构；同时，把党员培养成临床一线业务好手和专家，整体提升医务人员的政治素质和业务能力。

4　内容

4.1　培养方式

由党委办负责“双培养”工作，制定相应的制度，对纳入“双培养”的对象进行跟踪培养。要根据“双培养”目标和年度党员发展计划，建立党员干部、业务骨干和“双培养”对象帮带关系，将帮带责任落实到人。建立党总支抓支部、支部管党员、党员干部带领群众的“一抓一管一带”机制，通过支部委员与党员、非党业务骨干结对子，形成业务骨干积极向党组织靠拢，党员争做业务骨干的良好“双培养”氛围。要为每一位“双培养”对象指定至少1名培养人，培养人必须是党员干部或优秀业务骨干，要担负起对“双培养”对象情况分析、谈话教育、业务指导、促其进步的责任。要优先安排“双培养”对象参加各种研修培训、承担专业课题研究等活动，为他们搭建锻炼成长的平台。

4.2 培养内容

坚持把提升“双培养”对象素质放在教育培训的首要位置，把提高党员和非党员优秀业务骨干的业务水平和思想政治素质作为“双培养”工作重点。对于“双培养”对象中的非党员骨干医务人员要开展党的基础知识专题培训，不断加强思想政治教育。通过组织“双培养”对象党课、列席接收新党员的支部大会、参加新党员入党宣誓仪式等形式，增强政治责任感和使命感，不断提高思想政治觉悟。要加大对党员“双培养”对象的业务培训力度，通过举办专题讲座、业务专题培训等方式，对党员“双培养”对象进行针对性教育培训，不断提高临床专业水平和业务能力。要增强教育培训的针对性，根据“双培养”对象具体情况，制定个体培训规划，包括培训形式、培训内容、培训时间及预期效果。

4.3 培养成果

通过实施“双培养”计划，把符合党员条件的优秀临床骨干吸收入党，提高发展党员质量，优化党员结构；同时，注重发挥党员医务人员先锋模范作用，把党员培养成临床一线业务好手和专家，逐渐形成工作长效机制。

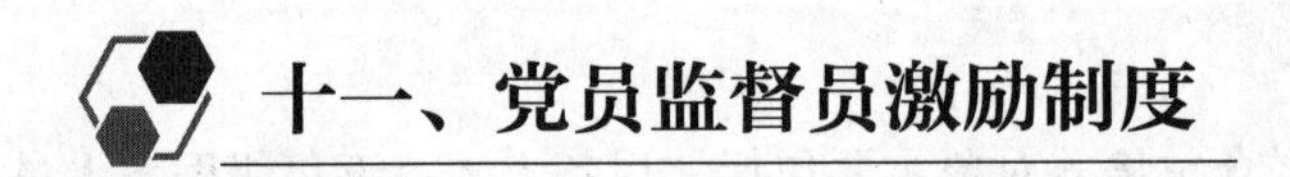

十一、党员监督员激励制度

1 目的

进一步深化党员监督员工作，强化典型引领和示范作用。

2 通用范围

全院党员监督员。

3 定义

党员监督员激励制度是规范考核党员监督员工作的有效措施。

4 内容

4.1 积极在科室宣传党风廉政、行风建设和预防职务犯罪的形势和任务，对科室内党员干部、职工遵守党纪政纪和行风建设等情况进行认真监督，及时反映、传递科室员工对医院或职能后勤部门的意见和建议；

4.2 勇于指出科室工作人员的违法违纪行为，对科室内的党员干部、职工违反中央“八项规定”“六项禁令”“九项准则”以及赠送和收受“红包”、有价证券、礼品等行为大胆进行检举，并敢于与违法违纪作斗争；

4.3 每月积极协助支部书记组织科内职工集中学习党建工作任务、医院文件和科内业务等不少于2次；

4.4 围绕医院中心任务，协助组织开展适合青年特点的教育和活动；

4.5　及时关注科室的动态，每个季度搜集科内医务人员的意见和建议，积极向医院党委汇报，按时上交每个季度工作总结，总结质量好；

4.6　对群众反映的本科室问题，包括发现服务态度差、滥检查、乱用药等不良现象，主动向医院党委汇报，并积极协助解决问题并取得明显成效；

4.7　科室服务满意度明显提升，医患、医护之间和谐。医院每年“七一”组织优秀党员监督员评选，评选比例不超过监督员总数的10%，优秀党员监督员将作为优秀党支部考核的重要指标，被评为优秀党员监督员的直接评定为优秀共产党员，星级服务奖励一颗星（已经是五星级的，可以保留到下季度），对个人评先评优、职称晋升及职务提拔等，在同等条件下享有优先权。

十二、书记议事制度

1　目的

进一步落实党委领导下的院长负责制，健全和完善医院党委主要领导沟通交流、协调配合机制，提升重要决策和重大工作推进的质量与效率，积极推动“四有”工程建设。

2　通用范围

医院党委书记、副书记、纪委书记。

3　定义

议事制度是规范书记沟通的有效措施。

4　内容

4.1　健全完善医院党委书记、党委专职副书记和纪委书记经常性沟通机制，是进一步落实党委领导下的院长负责制的具体措施，应持依法依纪依规的原则，各司其职、各负其责、相互支持相互配合。

4.2　党委专职副书记要成为执行民主集中的表率，作风民主、善于集中、知人善任、敢于担当，支持党委书记依法行使职权，主动做好团结协调工作，党委书记要自觉维护党委权威，带头贯彻执行党委决议，纪委书记要定期向党委请示报告工作，按时完成党委的各项部署任务。各书记要增强全局观念和责任意识，团结共事，相互补台，在研究工作时，应充分发表意见，决策形成后一抓到底。

4.3　党委书记、副书记和纪委书记在党委会议研究、制定部署和落实重大事项、重要决定、重要政策和重要工作前，必须及时进行沟通，取得相互理解支持。

4.3.1　党委会议研究有关业务工作、科研、行政管理工作等重要议题，应当先由院长办公会议充分讨论后，再提交党委会议决定，党委书记、副书记和纪委书记应在会议召开前1至2天进行沟通，意见不一致的议题暂缓上会，待取得共识后再提交会议讨论决定。

4.3.2　院长办公会议的重要议题，应在会议召开前1～2天前向党委书记汇报，党委书记首先组织召开书记会议，意见不一致时，应暂缓提交会议讨论研究，待达成一致后再提交会议讨论。

4.3.3 对干部任免事项的建议方案，在提交党委会讨论决定前应征求分管领导的意见，并由党委书记、党委专职副书记、纪委书记和分管干部人事工作的班子成员组成的人事酝酿小组进行充分酝酿。

4.3.4 党委书记、专职副书记和纪委书记应发扬民主，涉及重大事项、敏感事项、事关全局的问题应充分听取班子成员的意见，班子成员应相互理解、相互支持，对职责分工交叉的工作注意协调配合。

4.4 党委书记、专职副书记和纪委书记需要及时沟通的事项

4.4.1 贯彻落实全面从严治党，加强和改进党的建设工作，加强干部队伍建设重大事项，深化作风建设和党风廉政建设重要工作部署；

4.4.2 医院办院思路、中长期发展规划、年度工作计划、重要管理制度的制定；

4.4.3 讨论医院重点工作任务的贯彻落实情况，指导检查督促重点工作任务；

4.4.4 涉及医院“三重一大”事项的研究部署和督促检查；

4.4.5 职工考核评优、职称晋升、工资晋级、目标绩效考核等；

4.4.6 已涉及医院安全稳定等重大敏感事件；

4.4.7 党委书记、副书记和纪委书记认为需要加强沟通的其他事项。

4.5 党委书记、专职副书记和纪委书记之间采取定期和不定期两种方式进行经常性沟通，定期沟通原则上1个月不少于1次，同时，做好沟通情况的记录。对涉及医院突发事件、重要工作部署、上级交办重要事项等随时会商沟通。

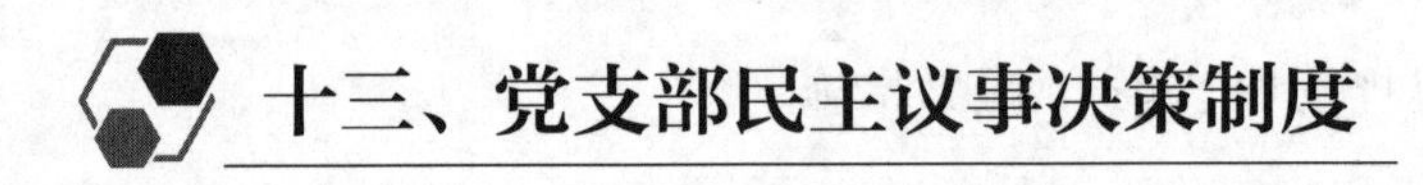

十三、党支部民主议事决策制度

1 目的

全面贯彻落实全国现代医院管理制度试点医院要求，进一步加强医院党支部建设，突出党支部在科室发展中的领导地位，充分发挥党建在业务发展中的引领作用。

2 通用范围

全院。

3 内容

3.1 议事决策范围

3.1.1 根据医院党委要求，讨论制定贯彻落实中央、国家，省委、省政府，市委、市政府和医院各项方针、政策的意见和措施；完成医院党委下达的工作任务和措施。

3.1.2 讨论制定党支部工作规划、年度计划以及所含科室业务发展规划。

3.1.3 党支部对所含的科室布置的工作任务，各科室要严格按要求完成，党支部可对

执行落实情况进行集体讨论，开展督促检查。

3.1.4　支部所含科室每年要向支委会述职，汇报落实年度工作情况。支委会每季度研究1次所含科室的业务发展状况，监督落实相关工作进展情况。

3.1.5　研究确定党支部成员工作分工、调整等。

3.1.6　研究加强党的建设、党风廉政建设和思想政治工作的重点及安排意见。

3.1.7　研究确定支部所含科室所需耗材物资、药品和设备采购计划等。

3.1.8　研究确定所含科室人才培养计划，人才晋升、提拔等有关人才方面的工作。

3.1.9　研究确定所含科室年度财政预算方案。

3.1.10　研究所含科室干部职工切身利益等重大问题。

3.1.11　根据医院党委开展公益等活动要求，统筹安排所含科室工作人员参加。

3.1.12　各科室制定的制度或方案，必须由所属支部审定同意后，方可递交院长办公会或党委会讨论通过。

3.1.13　研究决定党支部向上级报告的重要事项。

3.1.14　其他需党支部会议研究决定的事项。

3.2　议事决策的程序

3.2.1　支委会议一般每月召开1次，根据需要可随时召开，议题由党支部书记提出。

3.2.2　会议议题由党支部书记审定后提前两天通知支委，围绕研究的事项作必要准备。会议的有关材料应同时送出席会议人员。特殊原因或不宜提前送达的，可在会场分发。

3.2.3　党支部书记根据议题适时主持召开支委会议，非紧急情况不搞临时会议。党支部书记较长时间离开单位，支委会议由受委托的委员主持，会后向党支部书记汇报，重大问题要及时汇报。

3.2.4　会议议题按急缓和重要程度排列，研究的问题需要科室参加时，该科室负责人届时列席会议。

3.2.5　支委会议必须有半数以上委员到会方可进行。

3.2.6　支委会议研究决定事项时，赞成者超过应到会成员的半数为通过。

3.2.7　支委会议讨论多个事项，应逐项进行；推荐、提名干部和决定人员奖惩事项，应逐个进行。

3.2.8　会议应有专人记录，并将记录存档作为依据。经会议讨论通过的，以党支部名义上报医院党委审批。

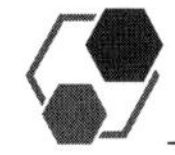

十四、医务人员职业道德教育制度

1　目的

加强医德医风建设，努力提高医务人员的职业道德修养，坚持以患者为中心，开展文明优质服务，不断改善和提高医疗服务质量。

2 通用范围

全院。

3 定义

医务人员的职业道德，是医务人员应具备的思想品质，是医务人员与患者、社会以及医务人员之间关系的总和。医德规范是指导医务人员进行医疗活动的思想和行为准则。

4 内容

4.1 医德规范的内容

4.1.1 救死扶伤，实行社会主义的人道主义，时刻为患者着想，千方百计为患者缓解病痛。

4.1.2 尊重患者的人格和权利，对待患者不分民族、性别、职业、地位、财产状况，都应一视同仁。

4.1.3 文明礼貌服务。举止端庄，语言文明，态度和蔼，同情、关心和体贴患者。

4.1.4 廉洁奉公。遵纪守法，不以医谋私。

4.1.5 为患者保守医密。实行保护性医疗，不泄露患者隐私与秘密。

4.1.6 互学互尊，团结协作。正确处理同行、同事之间的关系。

4.1.7 严谨求实，奋发进取，钻研医术，精益求精。不断更新知识，提高技术水平。

4.2 院领导要高度重视，切实加强医德医风建设，大力开展文明优质服务，坚持“行医以德为先，服务以诚为本”的核心价值观，牢记“一切为了人民健康”的宗旨，在全院上下形成一个抓行风、促院风的良好氛围。

4.3 深入持久地开展医德医风教育，教育医务人员认真践行“一切为了人民健康”的宗旨和“行医以德为先，服务以诚为本”的核心价值观，做有理想、有道德、有文化、有纪律的医务工作者，严格遵守国家的法律法规和医院各项规章制度、诊疗护理常规及技术操作规程，做遵纪守法的医务工作者，刻苦钻研业务，培养严谨的科学作风和精湛的专业技术，做有本领的医务工作者，以先进人物为榜样，找出差距，自我评价，不断完善自我，做合格的医务工作者。

4.4 开展弘扬社会主义核心价值观和新时代医疗卫生职业精神的实践活动，并在践行过程中对先进典型事迹进行宣传，医务人员要知晓职业道德规范要求、社会主义核心价值观及新时代医疗卫生职业精神内涵。

4.5 医德医风教育应以正面教育为主，理论联系实际，注重实效，长期坚持不懈地抓，要把新聘、借调、进修、实习人员及临时工的上岗前教育形成制度，未经上岗前培训者不得上岗。

4.6 建立医德医风考评制度，明确医德医风建设的指导思想，组织机构、工作目标、主要措施、考核标准、奖惩办法及基本要求，将其作为目标管理和考核的重要内容，定期或随时进行检查、考评、评价，并建立医德医风考核档案。

4.7　医德医风考核与评价方法可分为自我评价、社会评价、科室考核和医院考核。特别要注重社会评价，经常听取患者和群众的意见，公开接受监督。

4.8　建立完善、有效的激励和约束机制，对医务人员的医德医风考评结果，要作为专业技术职务评聘和评先、评优的重要条件。

4.9　实行奖优罚劣，对严格遵守医德规范，医德高尚的医务人员，应予以表彰和奖励；对违反医德规范者，应对其提出批评教育，并处以罚款，情节严重者给予停止执业、待岗处理。

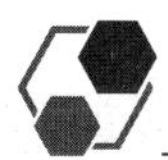

十五、党支部组织党员外出开展活动制度

1　目的

深入贯彻落实“党要管党、从严治党”的要求，全面加强和改进新形势下的党员教育管理工作，不断推动基层党组织活动正常化、规范化、制度化，切实增强基层党组织的凝聚力、创造力和战斗力。

2　通用范围

全院。

3　内容

3.1　经费来源

组织党员外出开展活动所需经费主要从各党支部党员活动经费中开支。

3.2　审批手续

各党支部外出开展党员活动必须提前做好行程安排，党支部书记必须严格把好活动初审关口，并至少提前5个工作日向医院党委办提交关于组织党员外出活动的请示。

3.3　相关要求

各党支部组织外出开展党员活动，必须符合以下5项要求：

3.3.1　有明确的目的和主题，注重活动实效，突出思想性、政治性。开展学习教育必须紧紧围绕重温党的光辉历程、缅怀革命先烈、学习革命斗争精神、传承党的优良传统等主题。开展义诊、慢性病管理、村医通推广等惠民公益活动，要力求实效，让更多老百姓真正参与到活动中来并因此受惠。

3.3.2　慎重选择活动地点。开展党员教育活动坚持就地、就近原则，选择市内革命传统教育基地、爱国主义教育基地、红色教育基地等适合党员参观学习的场所。开展义诊、慢性病管理、村医通推广等活动，根据医院党委统一部署和支部实际情况慎重选择活动地点。

3.3.3 确保活动参与人员的人身、财产、交通、饮食等安全。活动前要对参与人员进行出行安全教育，制定周密的活动计划和必要的安全防范措施，参与人员必须严格服从安排，自觉维护医院和党员的良好形象。

3.3.4 坚持勤俭节约、拒绝浪费。党员活动经费使用要始终本着勤俭、节约、规范的原则，工作餐不超过医院公务接待午餐标准，其他费用支出必须符合医院财务管理相关规定。

3.3.5 合理紧凑安排行程，严格控制在外活动的时间，原则上安排在节假日进行，不得影响正常工作。

3.4 注意事项

各党支部组织党员外出开展活动，必须严格遵守上级有关规定和本制度的各项要求。

3.4.1 不得违反“中央八项规定”精神和“六项禁令”等相关规定，不得用公款购买纪念品、土特产等。严禁提高用餐标准，不得上酒和高档菜肴。

3.4.2 不得任意改变活动行程、随意增加外出人员、增加与外出活动无关的地点、延长在外停留时间。不得前往风景名胜区，不得安排与活动无关的娱乐活动。

3.4.3 不得先开展活动后补办活动审批手续。

3.4.4 不得借教育活动参观学习名义变相公款旅游。

各党支部组织党员外出开展活动好的经验做法要及时总结、宣传报道，并向医院党委办反馈。

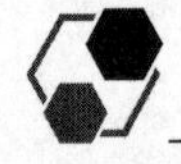

十六、微信公众号管理办法

1 目的

规范和加强医院微信公众号管理，有效发挥微信公众号在对外宣传、增强医患沟通、传播健康知识等方面的积极作用。

2 通用范围

以医院和医院科室为主体认证的订阅号、服务号、企业号等。

3 内容

3.1 基本原则

微信公众号是医院对外宣传、增强医患沟通、传播健康知识的重要阵地，必须坚持立德树人，弘扬社会主义核心价值观，弘扬新时代医疗卫生职业精神，弘扬“行医以德为先，服务以诚为本”的医院价值观，服务医院中心工作和综合改革，服务百姓健康，传播医院知名度、美誉度，传递网络正能量。

3.1.1 政治原则

坚持党性原则，牢固树立“四个意识”，坚定“四个自信”，做到“两个维护”。

3.1.2 隐私原则

不得发布涉及患者隐私的图片、视频、病情资料以及新闻报道。对于内容中涉及患者隐私的文字、图片、视频等信息应当进行相应处理后方可发布。

3.1.3 原创原则

各个科室公开推送的信息，应根据专科特色及专科患者的需求，自主创作内容发布。严禁未经原作者许可就转载他人文章，引用他人文章内容不得超过推送信息全文的20%。

3.1.4 真实原则

发布的信息必须真实、客观，严禁虚假报道。

3.2 管理要求

3.2.1 各科室负责本科室微信公众号的建设和管理，科室主任是本科室微信公众号的第一负责人，微信公众号管理员是本科室微信公众号的直接责任人。科主任应指定1～2名政治觉悟高、善于沟通交流、懂得微信编辑和熟悉科室情况的专人负责管理微信公众号。

3.2.2 医院办公室、党委宣传部负责全院微信公众号推送内容的审查，党委办负责对全院微信公众号的监督和年度考核。

3.3 信息发布审查流程

3.3.1 预审

由各科室主任、获得科主任授权的护士长对本科室拟发布信息先行预审。

3.3.2 初审

预审通过后，提交信息发布至“医院科室信息发布审查群”，由党委宣传部线上初审。各科室按照初审意见修改稿件。

3.3.3 复审

初审通过后，由医院办公室在审查群进行线上复审。各科室按复审意见修改稿件。

3.3.4 发布

复审通过后，各科室当日或次日打印纸质版的“科室信息公开审查表”及正式稿件上交党委宣传部存档，经党委宣传部、医院办公室逐级签审之后，稿件方可正式对外发布。

3.4 发布信息内容要求

3.4.1 发布内容可涉及科室简介、业务技术、专科特色、优质服务、科普知识、健康资讯。

3.4.2 发布内容必须符合国家法律和法规，不得含有下列内容：

3.4.2.1 违反宪法所确定的基本原则；

3.4.2.2 危害国家安全，泄露国家秘密，煽动颠覆国家政权，破坏国家统一；

3.4.2.3 损害国家的荣誉和利益；

3.4.2.4 煽动民族仇恨、民族歧视，破坏民族团结；

3.4.2.5 破坏国家宗教政策，宣扬邪教，宣扬封建迷信；

3.4.2.6 散布谣言，编造和传播假新闻，扰乱社会秩序，破坏社会稳定；

3.4.2.7 散布淫秽、色情、赌博、暴力、恐怖或者教唆犯罪；

3.4.2.8 侮辱或者诽谤他人，侵害他人合法权益；

3.4.2.9 《中华人民共和国广告法》《医疗广告管理办法》等法律法规禁止的其他内容；

3.4.2.10 涉密的内容。

3.5 微信公众号的考核评优

医院党委办负责制定年度考核方案，对全院微信公众号运营情况每年进行1次考评，对优秀微信公众号予以表彰和奖励，对违反公众号管理规定的科室，按医院相关规定对第一责任人和直接责任人进行处理，涉嫌违纪违法的将依法移送司法机关。

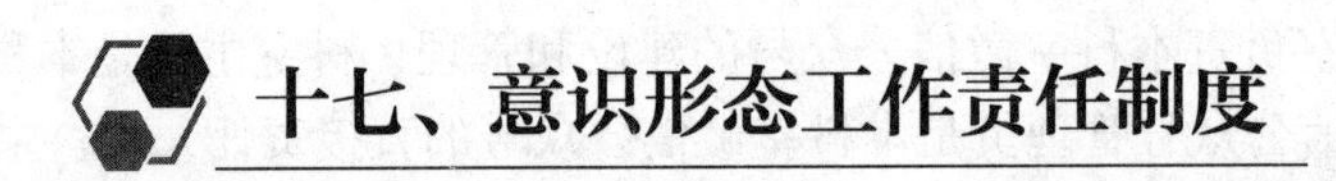

十七、意识形态工作责任制度

1 目的

进一步做好医院的意识形态工作，推动主体责任落实落细、落地生根。

2 通用范围

全院。

3 定义

意识形态工作是党的一项极端重要的工作，关乎旗帜、关乎道路、关乎国家政治安全，也关乎医院的健康发展。做好意识形态工作，是巩固马克思主义在意识形态领域的指导地位，是牢固树立“四个意识”、增强“四个自信”，做到“两个维护”的重要保障，对凝聚全体党员干部职工的智慧和力量、推动医院健康发展都具有十分重要的意义。

4 内容

4.1 意识形态工作机制

4.1.1 意识形态工作主体责任定期报告机制：每年向院党委专题汇报意识形态工作，党委委员、党支部成员要把意识形态工作作为民主生活会和述职报告的重要内容。

4.1.2 意识形态领域情况分析研判机制：成立由党委书记任组长，党委委员任副组长，各职能科主任为成员的领导小组，组长和副组长要结合成员反映情况每年开展2次以上专题研判。综合分析医院舆情和干部职工思想动态，准确把握本单位意识形态领域形势，对苗头性、倾向性的问题及时提出处理意见和解决措施。

4.1.3 建立意识形态舆情风险评估机制：对可能影响社会稳定的因素开展系统的调查，科学地预测、分析和评估，制定舆情风险应对策略和预案。

4.1.4 意识形态领域重大问题处置机制：当出现重大负面舆情或意识形态事件时，组长第一时间召开意识形态领域情况分析研判小组会议，研究部署应对之策，及时采取有效

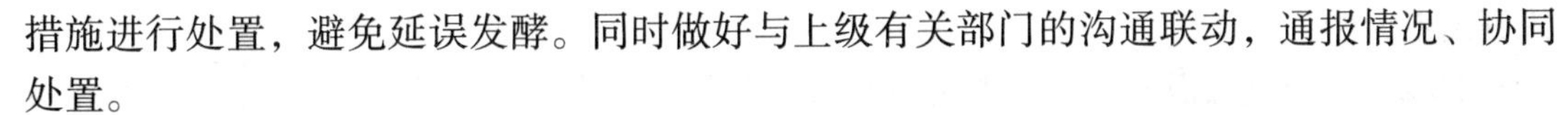

措施进行处置，避免延误发酵。同时做好与上级有关部门的沟通联动，通报情况、协同处置。

4.1.5 意识形态工作教育培训机制：把意识形态工作纳入支部学习的重要内容，纳入党员干部培训的重要内容，积极选派从事意识形态工作的人员参加上级有关部门组织的相关培训。

4.1.6 意识形态工作问责机制：在意识形态方面造成不良影响的，视情节轻重，应当追究责任。情节较轻的，给予批评教育，书面检查，诫勉谈话；情节较重的，给予通报批评，责令公开检讨或公开道歉，停职检查，调离岗位；情节特别严重的，给予引咎辞职或责令辞职，免职，辞退。

4.2 建立意识形态阵地管理制度

建立健全新闻舆论阵地、网络阵地管理制度，坚决反对邪教，有效防范邪教在意识形态领域的渗透。

4.2.1 新闻网络阵地

4.2.1.1 突发事件新闻应急处置制度

突发事件发生后，应在第一时间介入，做好信息报送、应急响应、后勤保障、舆情会商、舆情监控等工作。办公室具体负责信息报送等工作。

4.2.1.2 重大网络舆情应急处置制度

发生重大舆情时，经医院党委同意后，统一由负责舆情的领导组织举行新闻发布会或约见新闻记者，发布相关新闻或阐述医院的观点立场。

4.2.1.3 “信息三审发布制度”

网站、微信公众号、QQ群、微信群严格把好信息内容关，发布、转载信息必须遵循政治性、真实性、引导性原则和“谁发布、谁负责”的原则，所有对外发布的信息必须经所在科室审核、分管科室审核，再经过宣传科审核后方能发布。严禁在QQ群、微信群发布转载反党、反社会、反人民和涉及敏感话题的言论、图片和视频。

4.2.1.4 督查制度

医院网站、微信公众号、QQ群、微信群、论坛等新媒体发布平台，由专门人员定期每天及时查看信息发布有无错误，是否有网络舆情发生等情况。

4.3 意识形态责任追查制度

严格追查问责是落实领导班子和领导干部意识形态工作责任的关键。必须坚持有错必纠、有责必问，强化问责刚性和“硬约束”，既查失职、渎职，也查不作为、慢作为，对导致意识形态工作出现不良后果的，要严肃追究相关责任人责任。领导班子、领导干部有下列情形之一，造成不良影响的，视情节轻重，报请市纪委追究责任（一般干部职工参照执行）。情节较轻的，给予批评教育，书面检查，诫勉谈话；情节较重的，给予通报批评，责令公开检讨或公开道歉，停职检查，调离岗位；情节特别严重的，给予引咎辞职或责令辞职、免职、降职、辞退。以上问责方式可以单独使用，也可同时使用。

4.3.1 对党中央或者上级党组织安排部署的重大宣传教育任务、重大思想舆论斗争组织开展不力的；

4.3.2 在处置意识形态领域重大问题上，主要领导没有站在第一线、没有带头与错误观点和错误倾向作斗争的；

4.3.3 管辖范围内发生因意识形态领域问题引发群体性事件的；

4.3.4 对重大敏感问题和突发事件处置和引导不力，引起思想混乱，造成严重影响的；

4.3.5 对党员干部公开发表违背党章、党的决定决议和政策的言论放任不管、处置不力的；

4.3.6 所属舆论阵地出现严重错误导向的；

4.3.7 管辖范围内的报告会、研讨会、讲座、论坛、微信群有发表否定党的领导、攻击中国特色社会主义制度的言论，造成不良影响的；

4.3.8 对管辖范围内意识形态工作出现严重问题隐瞒不报的；

4.3.9 党员领导干部通过信息网络、广播电视、报刊书籍、论坛讲座、微信群等公开发表违背中央精神言论、妄议中央大政方针的；

4.3.10 党员领导干部组织、利用宗教活动反对党的路线、方针、政策和决议，破坏民族团结的；

4.3.11 党员领导干部在涉外活动中，因言行不当在政治上造成恶劣影响，损害党和国家形象的；

4.3.12 其他未能切实履行工作职责，造成不良后果的。

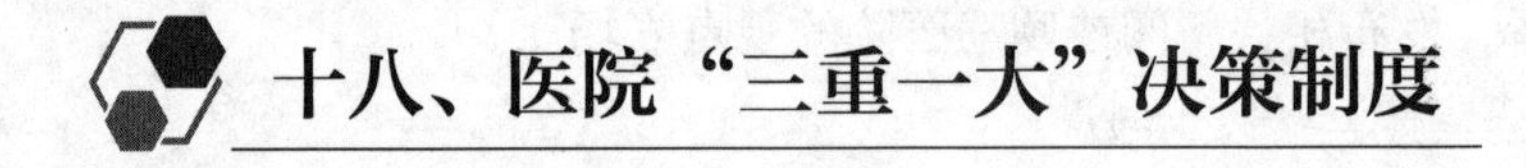

十八、医院“三重一大”决策制度

1 目的

进一步落实好党委领导下的院长负责制，严格决策程序，加强党风廉政建设，强化医院重大决策、重要人事任免、重大项目安排及大额度资金使用方面的监督和管理。

2 通用范围

全院。

3 定义

“三重一大”是指重大决策、重要人事任免、重大项目安排和大额度资金使用。

4 内容

4.1 “三重一大”事项

4.1.1 重大决策事项

4.1.1.1 贯彻落实党的路线方针政策、党内重要法规和国家重要法律法规以及执行上级的重大决策、重要会议、重要指示精神、重要工作部署等方面的重要事项；

4.1.1.2　涉及医院中长期发展规划、年度计划、重点工作安排、重要工作方案等重要事项；

4.1.1.3　事关医院改革发展稳定、奖金分配方案和职工切身利益及有关民生问题等重要事项；

4.1.1.4　医德医风及医院在加强党的建设、意识形态、思想政治建设、党风廉政建设、制度建设等重要工作中涉及全局性需集体决策的重要事项；

4.1.1.5　涉及影响正常医疗秩序的医闹事件和医疗纠纷、造成一定影响的安全生产事件和非正常公共卫生事件处置及应对方案等重要事项；

4.1.1.6　事关医院科室、岗位设置、人员编制使用调整、绩效分配及其他重大改革方案等重要事项；

4.1.1.7　其他需集体决策的重要事项。

4.1.2　重要人事任免

4.1.2.1　按照干部管理权限和规定程序，讨论决定干部选拔任用、员工的职称聘任、交流轮岗等，后备人才的推荐、使用意见以及人员的招录、辞退、调进、调出、教育、培训等重要管理措施；

4.1.2.2　单位内市级及以上党代会代表、人大代表、政协委员及各民主党派委员候选人的推荐和提名，需报请上级组织审批的其他人事事项；

4.1.2.3　涉及医院中层干部的考核评优、处分等奖惩事项；

4.1.2.4　申报医院、市级及以上各类先进个人或先进集体等审批事项；

4.1.2.5　其他需集体决策的重要人事事项。

4.1.3　重大项目安排

4.1.3.1　国家各级各类重点建设项目，国内国（境）外交流与合作重要项目的计划、组织和实施方案；

4.1.3.2　单次或批量金额20万元（含20万元）以上的基本建设项目、不动产的购置、大额度基建修缮、改造或搬迁项目、大宗物资、设备采购等；

4.1.3.3　出国（境）参团考察、交流及培训等活动；

4.1.3.4　大型医疗设备、大宗医院耗材、器械物资采购和购买服务单次或批量金额20万元（含20万元）采购安排、组织和实施；

4.1.3.5　重点学科人才建设项目、各类人才选拔、人才引进鼓励办法等事项；

4.1.3.6　上报市委、市政府或卫健委的重大项目方案；

4.1.3.7　其他需集体决策的重大项目。

4.1.4　大额度资金使用

4.1.4.1　医院年度财务预算方案及决算情况；

4.1.4.2　融资项目、融资规模和偿还计划；

4.1.4.3　320万元（含20万元）以上的资金使用；

4.1.4.4　在年度预算外的采购金额1000万元（含1000万元）以上的大额度资金使用，必须经职代会审议通过；

4.1.4.5　经济责任审计结果及有关问题的整改方案；

4.1.4.6 其他需集体决策的大额度资金使用。

4.2 “三重一大”的决策形式及程序

4.2.1 重大决策

涉及重大决策问题，应根据具体情况，经科主任、分管领导和党委主要领导充分酝酿，提出初步设想，在认真听取各方面意见的基础上，由院长办公会讨论通过，再递交党委会集体讨论后作出决策。

4.2.2 重要人事任免

根据《党政领导干部选拔任用工作条例》的规定，中层干部的任免，首先由书记院长充分沟通（党委书记、院长、党委专职副书记、纪委书记），再由院长办公会讨论酝酿，然后上党委会动议，再由人力资源部牵头组织推荐考察，最后直接上党委集体讨论做出任免决定。

4.2.3 重大项目安排

重大项目的安排必须由承办科室在充分调查研究或论证的基础上提出方案或报告，经党委主要领导审阅同意后，按照审批权限，提交院长办公会讨论通过，然后递交党委会集体讨论作出决策。

4.2.4 大额度资金使用

4.2.4.1 大额资金使用必须由使用科室拟定支出计划或报告，经党委主要领导审阅同意后，按照审批权限提交院长办公会讨论通过，然后递交党委会集体讨论作出决定。

4.2.4.2 不超过5万元（含5万元）经费的开支由分管领导和主要领导共同审批，超过5万经费的开支由院长办公会讨论决定；大额资金（超过20万元）支出由院长办公会讨论通过，然后递交党委会集体讨论决定。

4.2.4.3 预算变动在5万元以内（含5万元）的，由分管领导和院长商议决定。变动在5万元以上20万元以内的，需要经院长办公会讨论决定。变动超过20万元的，报党委会讨论决定。

4.2.4.4 凡属于政府采购目录内的物品，必须按照《中华人民共和国政府采购法》规定，统一进行采购。

4.3 “三重一大”的监督管理

4.3.1 集体决定的事项，由领导班子成员按照分工组织实施，个人不得擅自改变或拒绝执行。医院领导干部要严格按照党风廉政建设责任制的要求，带头执行“三重一大”的有关规定。

4.3.2 凡涉及分步骤或分环节实施的“三重一大”项目，每个步骤或环节开始前都要向党委会汇报，经党委会同意后才能实施。

4.3.3 凡涉及“三重一大”问题的工作会议、院长办公会议和党委会议，必须有翔实的会议记录。会议记录存档备查。

4.3.4 对于凡未按规定程序审批或未按规定要求签字的，医院办公室或党委办公室有权拒绝加盖公章，涉及资金支出的财务部门拒绝拨款报账。

4.3.5　严格实行政务、财务公开制度，干部任免、奖惩及财务支出等事项，按规定进行公示或公布，接受群众监督。

十九、医院“三重一大”制度实施办法

1　目的

落实医院党委领导下的院长负责制，切实贯彻民主集中制，进一步健全和完善党内监督制度。

2　通用范围

全院。

3　内容

3.1　基本原则

3.1.1　积极改革和完善领导方式，坚持和健全民主集中制，实行集体领导与个人分工负责相结合，充分发扬党内民主，努力提高科学决策、民主决策、依法决策的能力和水平。

3.1.2　坚持按照集体领导、民主集中、个别酝酿、会议决定的原则议事决策，凡属职责范围内的“三重一大”事项，都应集体讨论决定，保证党的路线方针政策和上级决议决定得到正确贯彻执行。

3.1.3　医院党委成员尤其是主要负责人应正确处理民主与集中的关系，带头执行民主集中制，保证权力正确行使，防止权力被滥用。

3.2　事项范围

需要经医院党委集体决策的“三重一大”事项主要包括：

3.2.1　重大决策

3.2.1.1　贯彻落实党的路线方针政策、党内重要法规和国家重要法律法规以及执行上级的重大决策、重要会议、重要指示精神、重要工作部署等方面的重要事项；

3.2.1.2　涉及医院中长期发展规划、年度计划、重点工作安排、重要工作方案等重要事项；

3.2.1.3　事关医院改革发展稳定、奖金分配方案和职工切身利益及有关民生问题等重要事项；

3.2.1.4　医德医风及医院在加强党的思想建设、组织建设、作风建设、反腐倡廉建设、制度建设中涉及全局性，需集体决策的重要事项；

3.2.1.5　涉及影响正常医疗秩序的医闹事件和医疗纠纷、造成一定影响的安全生产事件和非正常公共卫生事件处置及应对方案等重要事项；

3.2.1.6　事关医院科室、岗位设置、人员编制使用调整、绩效分配及其他重大改革方案等重要事项；

3.2.1.7 其他需集体决策的重要事项。

3.2.2 重要人事任免

3.2.2.1 按照干部管理权限和规定程序，讨论决定干部选拔任用、员工的职称聘任、交流轮岗等，后备人才的推荐、使用意见以及人员的招录、辞退、调进、调出、教育、培训等重要管理措施；

3.2.2.2 单位内市级及以上党代会代表、人大代表、政协委员及各民主党派委员候选人的推荐和提名，需报请上级组织审批的其他人事事项；

3.2.2.3 涉及医院中层干部的考核评优、处分等奖惩事项；

3.2.2.4 申报医院、市级及以上各类先进个人或先进集体等审批事项；

3.2.2.5 其他需集体决策的重要人事事项。

3.2.3 重大项目安排

3.2.3.1 国家各级各类重点建设项目，国内国（境）外交流与合作重要项目的计划、组织和实施方案；

3.2.3.2 单次或批量金额20万元（含20万元）以上的基本建设项目、不动产的购置、大额度基建修缮、改造或搬迁项目、大宗物资、设备采购等；

3.2.3.3 出国（境）参团考察、交流及培训等活动；

3.2.3.4 大型医疗设备、大宗医院耗材、器械物资采购和购买服务单次或批量金额20万元（含20万元）采购安排、组织和实施；

3.2.3.5 重点学科人才建设项目、各类人才选拔、人才引进鼓励办法等事项；

3.2.3.6 上报市委、市政府或卫健委的重大项目方案；

3.2.3.7 其他需集体决策的重大项目。

3.2.4 大额度资金使用

3.2.4.1 医院年度财务预算方案及决算情况；

3.2.4.2 融资项目、融资规模和偿还计划；

3.2.4.3 20万元（含20万元）以上的资金使用；

3.2.4.4 在年度预算外的采购金额1000万元（含1000万元）以上的大额度资金使用，必须经职代会审议通过；

3.2.4.5 经济责任审计结果及有关问题的整改方案；

3.2.4.6 其他需集体决策的大额度资金使用。

3.3 主要程序

凡属“三重一大”事项，除遇重大突发事件和紧急情况外，均应由医院党委会讨论决定，不得以传阅会签或个别征求意见等方式代替集体决策。决策“三重一大”事项，要做到规范化、制度化、程序化，以保证决策过程的科学民主和结果的公正合理。

医院党委会决策过程应包括以下主要阶段：

3.3.1　酝酿决策

3.3.1.1　充分征求意见

“三重一大”事项决策前，应进行广泛深入的调查研究，充分听取各方面意见。专业性、技术性较强的事项，应进行专家论证、技术咨询、决策评估：涉及面广、影响较大、与群众密切相关的决策事项，应通过举行座谈会、论证会等形式听取意见，扩大民主，集中民智。选拔任用干部，应事先征求党支部意见，保证纪检监督职能的履行和必要的组织程序。

3.3.1.2　充分进行沟通

“三重一大”事项决策前，党委书记和院长要进行充分沟通，达成一致才可上会，如果存在较大分歧意见的议题，一般不提交党委会议讨论决策。

3.3.1.3　按照程序提议

提请党委会议审议的“三重一大”事项议题，需要经“三重一大”事项申报科室的分管领导同意后，再经院长办公会讨论通过后，然后提交党委会议讨论决定。除遇重大突发事件和紧急情况外，不得临时动议。

3.3.1.4　注意保密工作

事关涉密内容的事项，在未作出决策前，酝酿时应注意保密，防止跑风漏气。

3.3.2　集体决策

3.3.2.1　保证出席人数

审议“三重一大”事项的会议，必须保证三分之二以上党委班子成员到会方能召开。决策事项应以应到会成员超过半数同意才能形成决定。班子成员因故不能参加会议时，应在会前请假，其意见可用书面形式表达。但未到会班子成员的书面意见不能计入表决。

3.3.2.2　充分发表意见

在审议“三重一大”事项的会议上，一般先由分管领导或有关科室介绍上会内容，然后安排足够的时间进行讨论。对决策建议，由班子成员逐个明确表示同意、不同意或缓议的意见，并说明理由。党委主要负责人应在其他班子成员充分发表意见的基础上，最后汇总讨论情况，再发表意见。

3.3.2.3　逐项作出决策

会议决定多个事项时，应在逐项表决的基础上，按照少数服从多数的原则作出决策。表决可根据讨论事项的不同内容，采取口头、举手、无记名投票或其他方式进行。凡属推荐、提名干部和决定干部任免、奖惩事项，应按规定进行表（票）决。对意见分歧较大或发现有重大问题尚不清楚的，除在紧急情况下按多数意见执行外，应暂缓决策，待进一步调查研究后再作决策。特殊情况下，可将争论情况报告上级组织，请求裁决。

3.3.2.4　形成会议记录

审议决定“三重一大”事项，应形成清晰的会议记录。会议记录要详细记载具体讨论事项、班子成员讨论意见和决策形成的结果，明确负责落实的科室、责任人。每次召开审议“三重一大”事项的会议必须做到相关材料齐全归档，内容包括：议题事项、会议通知、提请讨论议题的相关附件材料、会议原始记录等。

3.3.2.5 组织列席旁听

领导班子可根据议题内容，视情况组织有关职能科室、党员代表、职工代表、民主党派代表或服务对象等列席会议。列席人员可就讨论的议题发表意见和建议，但没有表决权。

3.3.3 执行决策

3.3.3.1 分工组织落实

“三重一大”事项经领导班子决策后，由班子成员按分工和职责组织实施。遇有分工和职责交叉的，由领导班子明确一名班子成员牵头。执行情况应及时向党委会议报告。

3.3.3.2 严格执行决策

个人对集体决策有不同意见的，可以保留，但在没有作出新的决策前，应无条件执行。同时，可按组织程序向上级组织反映意见。个人不得擅自改变集体决策，确需要变更的，应由领导班子重新作出决策，如遇重大突发事件和紧急情况作出临时处置的，应在事后及时向领导班子报告，未完成事项如需要领导班子重新做出决策的，经再次决策后，按新的决策执行。

3.3.3.3 加强督查反馈

党委办公室应对领导班子决策的“三重一大”事项加强督查，负责跟踪督查决策的执行情况，并向班子主要负责人和领导班子报告。

3.4 监督检查

党委办公室要切实加强对“三重一大”事项决策、执行情况的监督检查，不断提高监督的有效性。党委领导要严格议事决策规则，切实维护“三重一大”制度真正落到实处。

3.4.1 建立报告制度

医院党委对医院制定、执行“三重一大”事项集体决策制度工作负总责。每年年底，结合党风廉政建设责任制工作，向上级党组织报告本单位“三重一大”事项集体决策制度落实情况。班子成员应根据分工和职责，及时报告“三重一大”事项集体决策后的执行情况，并将其列入民主生活会和述职述廉重要内容。

3.4.2 完善督查制度

医院党委应加强对集体决策制度执行情况的监督检查，并将决策事项、决策程序、决策执行等情况作为检查内容，纳入监督检查范围。上级组织对医院“三重一大”集体决策制度督查、党风廉政建设责任制检查中存在问题提出的督查意见和建议，应及时进行整改落实。

3.4.3 形成纠错制度

医院党委对自查中发现的问题，应及时纠正，并督促落实整改。

3.4.4 实践公开制度

“三重一大”决策事项除依法保密外，按照党务公开、政务公开、事务公开等要求，应分层分类在一定范围内予以公开。与公共利益、公共安全密切相关的决策事项，应当主动接受社会和舆论的监督。

3.5　责任追究

3.5.1　对个人或少数人决定“三重一大”事项的，拒不执行或擅自改变集体决策的，集体决策执行不力或错误执行并造成严重损失的，根据《中国共产党章程》和中央关于党风廉政建设党组织主体责任要求，依据《中国共产党纪律处分条例》和《关于实行党政领导干部问责的暂行规定》及党风廉政建设责任制追究办法等规定，追究有关责任人的责任。

3.5.2　领导班子决策失误或涉嫌违纪违法的，应在查明情况、分清责任的基础上，分别追究班子主要负责人、分管负责人和其他责任人的相应责任。

3.5.3　责任追究的方式有批评教育、诫勉谈话、责令作出书面检查、通报批评、给予党纪政纪处分等组织处理；涉嫌重大违规违纪的，移送上级纪检部门处理；涉嫌犯罪的，移送司法机关依法处理等。

4　参考资料

4.1　《中国共产党章程》

4.2　《中国共产党党内监督条例》

4.3　中共中央办公厅印发《关于加强公立医院党的建设工作的意见》

4.4　广东省委《关于加强我省公立医院党的建设工作的实施意见》

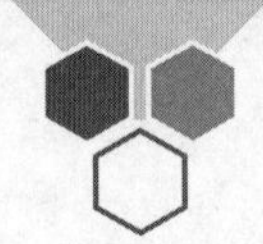

第三章　纪委办公室管理制度

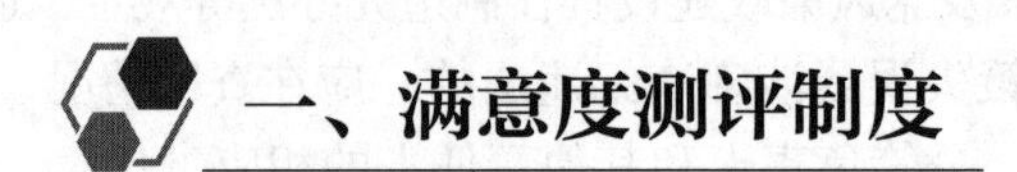

一、满意度测评制度

1 目的

通过开展满意度调查工作，发现医院对就诊患者的服务和内部科室协调工作中存在的问题及不足，及时落实整改，推动医院服务质量与水平提升。

2 通用范围

适用于患者/家属、职工对医疗服务、医疗质量、环境设施、后勤保障、流程制度方面开展满意度调查工作。

3 定义

开展患者及员工满意度测评，了解患者/家属和员工对医疗护理服务和医院管理的评价，提高医院服务水平。

4 内容

4.1　满意度测评

4.1.1　医院满意度调查工作

由纪委办公室负责，负责满意度调查工作的开展和调查结果数据进行监测、管理、应用，并落实奖惩措施。

4.1.2　满意度测评方式

各科室常态化自查，医院每月测评，第三方每季度测评。

4.1.3　医院测评

信息中心随机抽选一定比例患者进行测评，患者通过填写网络问卷完成测评。

4.1.4　第三方测评

医院委托的测评机构每季度1次开展现场测评。

4.2　计算评分方法

4.2.1　满意度测评分为五档："非常满意"＝100分、"比较满意"＝80分、"一般"＝60分、"不太满意"＝40分、"很不满意"＝20分，满意度越高，分值越高，患者对该指标越不满意，分值越低。

4.2.2　满意度结果每季度进行实时统计，各个科室的分数，按排名先后在院内进行公布。

4.2.3　对问卷中评价“不满意”的，电话联系具体问题，进行原因分析，相关部门落实整改，跟踪评价效果。形成台账。

4.3　满意度结果反馈

4.3.1　第三方每季度测评后，对本季度门诊患者、住院患者、员工满意度测评结果形成报告。反馈存在问题、意见和建议，提出整改的意见。

4.3.2　各科室满意度排名放进医院网络信息共享供查阅，存在问题全院公示学习，满意度测评中反映的问题整理后形成台账，反馈给相关部门落实整改。

4.4　医院满意度测评数据库的建立和维护

专职部门负责医院满意度评价系统管理，以满意度统计表和意见表为基础，每次测评后的数据归档保存，以保证数据的安全和方便查阅调取。

4.5　满意度测评结果应用

各科室满意度优劣与绩效工资挂钩，满意度指标与年终考核挂钩。

4.6　建立满意度评价体系

纪委办公室负责医院社会满意度数据管理，测评资料由第三方代为保管，医院纪委办公室储存测评报告，分析整改资料汇总，负责数据的安全和方便查阅调取。

4.7　满意度测评督查总结

完善第三方开展满意度调查工作时，全院对其工作过程的监管资料。每季度有小结，年度有总结。对调查反馈低分项目和意见、建议，星级服务考评办公室组织相关职能科室进行讨论，提出整改方案，由星级服务考评办公室分发到相关科室落实整改，并跟踪整改效果。

5　参考资料

5.1 《进一步改善医疗服务行动计划（2018—2020年）》

5.2 《医疗机构管理条例》

5.3 《三级医院评审标准（2022年版）》/《三级医院评审标准细则（2022年版）》

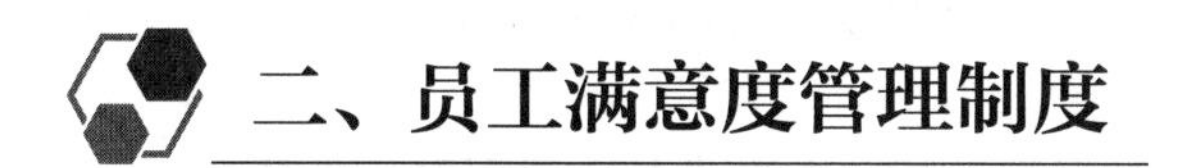

二、员工满意度管理制度

1　目的

加强做好医院员工的管理，提高员工的获得感和幸福感，为患者提供良好的就医环境，促进医院持续发展。

2 通用范围

适用于全院所有员工。

3 定义

是指员工的工作、待遇、晋升等对所在单位的真实感受与其期望值相比较后的评价。

4 内容

4.1 工作职责

4.1.1 员工满意度调查工作由纪委办公室负责，通过第三方满意度调查公司负责开展满意度调查工作。

4.1.2 员工满意度调查每季度1次，对调查中员工反映的问题，分类整理反馈给相应部门核实处理。

4.1.3 员工参与调查率要求≥95%，满意度调查结果每季度进行排名公示，科室针对问题持续改进。

4.2 测评方式

4.2.1 根据医院实际制订员工满意度测评计划，聘请第三方满意度测评公司按计划每季度进行1次员工满意度测评，员工个人信息必须保密。

4.2.2 员工必须客观、真实、公平、公正填写测评表。

4.2.3 统计员工满意度，对员工反映强烈的问题有针对性处理。

4.3 测评内容要求

4.3.1 根据工作情况设计《员工满意度测评表》。原则上包括6个维度：薪酬福利、晋升机会、工作内容、人际沟通、忠诚度、工作环境。

4.3.2 测评的内容设计要适用于医院员工。

4.4 测评流程

4.4.1 第三方测评机构每季度开展1次员工满意度测评工作。

4.4.2 测评前由纪委办公室通过OA、微信等渠道发放通知，指引员工参与满意度测评工作。

4.4.3 通过手机短信发送账号、密码及问卷链接给每一位员工，员工自行登录链接完成满意度测评工作。

4.4.4 开放答卷时间是1周，测评结束整理问卷，形成员工满意度分析报告。

4.5 员工满意度分析

4.5.1 根据测评项目进行分类统计、分析，《员工满意度分析报告》包括：测评工作的背景、测评的时间和对象、测评的方法、存在的问题、改善建议、整改要求等内容。

4.5.2　满意度测评分为五档："非常满意"＝100分、"比较满意"＝80分、"一般"＝60分、"不太满意"＝40分、"很不满意"＝20分，满意度越高，分值越高，员工对该指标越不满意，分值越低。

4.5.3　第三方满意度测评公司对满意度测评结果进行统计，员工满意度结果纵向、横向对比，分析满意度升降原因。

4.6　满意度结果反馈

4.6.1　每季度经员工满意度测评后，形成测评报告，分析本季度员工反映的问题。

4.6.2　分类落实责任整改，形成台账。

4.7　建立满意度评价体系

纪委办公室负责医院员工满意度数据管理，测评资料由第三方代为保管，医院纪委办公室储存测评报告，分析整改资料汇总，负责数据的安全和方便查阅调取。

4.8　满意度测评督查总结

完善第三方开展满意度调查工作时，全院对其工作过程的监管资料。每季度有小结，年度有总结。对调查反馈低分项目和意见、建议，星级服务考评办公室组织相关职能科室进行讨论，提出整改方案，由星级服务考评办公室分发到相关科室落实整改，并跟踪整改效果。

5　参考资料

5.1　《进一步改善医疗服务行动计划（2018—2020年）》

5.2　《医疗机构管理条例》

5.3　《三级医院评审标准（2022年版）》/《三级医院评审标准细则（2022年版）》

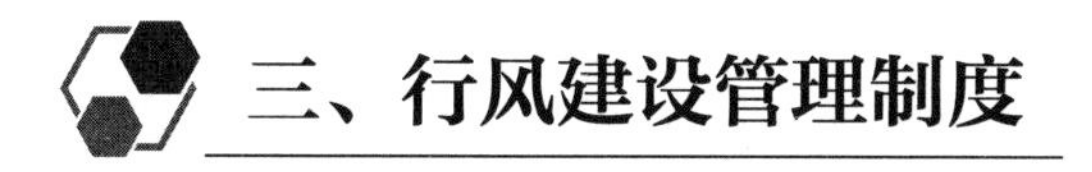

三、行风建设管理制度

1　目的

为加强医疗行业作风建设，规范行业作风建设，促进从严治院。开展行业作风建设考核、公示和奖惩等流程，制定本管理制度。

2　通用范围

全院。

3　定义

医疗行业作风建设是维护人民群众的根本利益，促进医院的健康发展。

4 内容

4.1 行风建设管理办公室设在纪委办公室。负责建立健全行风建设组织体系和工作机制，加强医院行风工作领导，建立医院行风建设工作领导小组，落实医院领导“一岗双责”管行业必须管行风。各科室主任护士长在抓业务的同时要抓好行风。党员监督员兼任行风监督员。

4.2 落实国家卫生健康委、国家医保局、国家中医药局联合印发的《医疗机构工作人员廉洁从业九项准则》，全院员工自觉遵守行业纪律。

4.3 加强职业道德教育，定期开展典型案例剖析，不断增强干部职工遵纪守法、依法执业的意识，自觉遵守国家法律法规，遵守医疗卫生行业规章和纪律，严格遵循临床诊疗和技术规范，严格遵循医疗机构从业人员行为规范。

4.4 加强敏感岗位人员监督，规范医药购销行为，严格落实药品、医用耗材等规范采购和合理使用。

4.5 落实行业作风、医德医风及星级服务考核。通过满意度调查、设置意见箱和公开投诉电话接受群众的投诉等收集意见，了解患者和群众对医院或工作人员行风方面的问题，对存在的突出问题及时分析反馈和整改。

4.6 重大问题及时向院领导汇报，加大监督执纪问责力度。不定期开展行风工作检查，重点查处违反行风纪律或医疗机构工作人员廉洁从业“九项准则”的问题。发现有收受服务对象的红包或收受医疗设备、药品、耗材等生产、经营企业回扣等的人员，除责令退还、上交外，按医院相关的管理制度处理，情节严重者给予党纪和政纪处分或移送司法机关追究法律责任。

4.7 将行风建设工作考核纳入全院各科室年度工作目标任务，年终进行行风工作考核，压实工作责任，确保行风、医德医风等工作落到实处。针对行风建设发现的问题，不断完善内部监控机制，完善相关的管理制度。增强风险防范意识，避免行风问题的发生。

4.8 各科室负责人定期对本科室的行风建设进行监督检查，及时发现并纠正工作中存在的问题。

5 参考资料

5.1 《进一步改善医疗服务行动计划（2018—2020年）》

5.2 《医疗机构工作人员廉洁从业九项准则》

5.3 《三级医院评审标准（2022年版）》/《三级医院评审标准细则（2022年版）》

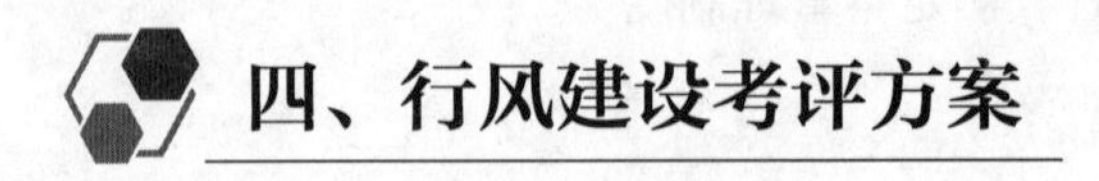

四、行风建设考评方案

1 目的

为加强医院行风建设，落实医疗卫生行风建设“九项准则”，促进廉洁行医从严治院工作的开展。医院行风是纠正损害群众利益的不正之风，杜绝在医疗活动中的“红包”回扣、乱收费、滥检查、大处方等违规违纪行为，维护好人民群众的根本利益，促进医疗秩序健康发展。特制订本方案。

2 通用范围

适用于医疗行业作风管理考评工作。

3 定义

由纪委办公室负责组织开展，制定考评标准、奖惩方法，经专业委员会审核通过，组织考核，公示考核结果等，推进医疗行业作风建设工作落实。

4 内容

4.1 成立医院行风建设领导小组和行风建设考评小组

主要由医院领导班子及相关职能科室人员组成，同时行风建设领导小组下设专职行风建设管理办公室，并配备专职行风建设人员，具体组成分别如下：

4.1.1　领导小组

组　长：党委书记

副组长：院长

成　员：党委专职副书记、纪委书记、副院长、党委委员、院长助理、总会计师

4.1.2　考评小组

组　长：纪委书记

副组长：纪委办公室主任

成　员：人力资源部主任、医务部主任、医疗质量科主任、病案室主任、护理部主任、财务与资产管理部主任、医保物价部主任、总务办公室主任、医学装备科主任、高值医用耗材管理办公室主任、党委宣传部主任、药剂科主任、保卫办公室主任、纪委办公室副主任、纪委办公室干事

4.1.3　行风建设领导小组下设办公室，办公室设在纪委办公室，办公室主任由纪委办公室主任兼任，具体负责行风建设的日常工作。各科室党员监督员兼任行风监督员：

4.1.3.1　行风建设管理办公室

主　任：纪委办公室主任（兼）

副主任：纪委办公室副主任（兼）

成　员：纪委办公室干事（兼）

（各科室党员监督员兼任行风监督员）

4.2 领导小组职责

4.2.1　组长为全院行风建设的第一责任人，对行风建设负总责。带头学习领会国家和上级党委、政府关于行风建设的法律法规和政策。

4.2.2 副组长及成员按照班子成员的分工，遵循管业务必管行风建设的要求，实行院领导对分管科室的行风建设负责。

4.2.3 领导全院行风建设工作，组织落实医德医风教育，督促检查各科室贯彻落实情况。领导小组成员要定期或不定期地对所分管的科室进行帮助和指导。

4.2.4 经常深入医疗工作第一线，调查了解患者对医院行风建设相关情况反映和要求，广泛了解院内外群众意见，定期召开领导小组会议，专题分析行风建设状况，研究制定行风建设工作措施。

4.2.5 负责迎接上级对行风建设工作的检查考评活动之组织协调及汇报工作。

4.2.6 各科室主任为本科室行风建设的第一责任人，负责本科室行风工作的开展和落实。

4.3 考评小组职责

4.3.1 在医院行风建设领导小组的指导下，完成下列工作任务。

4.3.2 负责行风建设相关文件的起草、学习资料等发放。

4.3.3 负责行风建设相关资料和信息的收集、整理工作，为院领导决策提供参考。

4.3.4 负责编写、印发简报。

4.3.5 负责行风评价工作，进行行风建设考核，建立行风考评档案。

4.3.6 协调院领导做好迎接上级检查的接待工作。

4.3.7 完成院领导交办的临时工作任务。

4.4 行风建设管理办公室职责

4.4.1 在医院行风建设领导小组的指导下，承担、推进行风工作小组各项具体任务的落实和督促检查工作。

4.4.2 协助建立健全行风建设组织体系和工作机制，加强医院行风工作开展，拟定医院行风建设工作计划、实施方案、保障制度和处罚机制。

4.4.3 根据领导小组的部署，开展行风建设相关工作，协调、解决具体问题，常态化监督有关部门、各临床科室日常行风建设工作，发现重大问题及时向院领导汇报。

4.4.4 落实行业作风、医德医风、服务规范，开展行业作风、医德医风及星级服务考核。多渠道收集群众意见，接受群众的投诉、举报等意见，并收集归纳汇总，及时反馈到有关科室，督促分析原因并落实整改，做好立卷、归档工作。

4.4.5 协助领导小组及考评小组落实行风评价工作，负责行风建设考核的档案收集汇总及审核，负责行风考核结果的公示。

4.4.6 对违反行风建设规定的人员执行调查、审理，并提出监督建议。

4.4.7 工作小组各成员严格履行职责，定期向领导小组汇报行风建设的工作情况，接受领导小组的检查与指导，研究落实各项工作的具体措施。

4.5 职责分工

4.5.1 行风建设管理办公室组织医院相关职能科室共同参与行风建设工作，相关职能

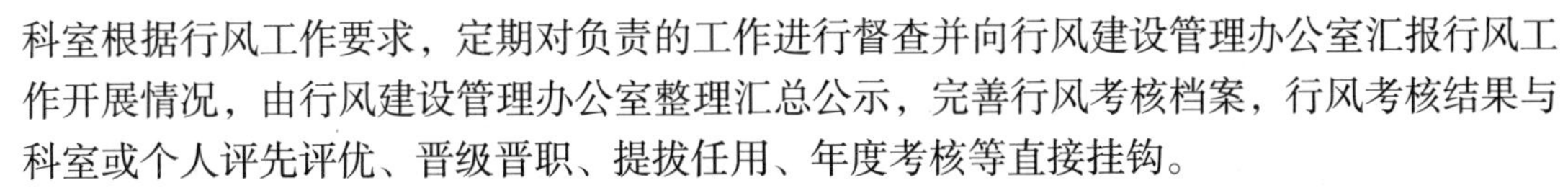

科室根据行风工作要求，定期对负责的工作进行督查并向行风建设管理办公室汇报行风工作开展情况，由行风建设管理办公室整理汇总公示，完善行风考核档案，行风考核结果与科室或个人评先评优、晋级晋职、提拔任用、年度考核等直接挂钩。

4.5.2 大力弘扬树立医务人员正面形象，加大医疗行风建设培训力度，开展好医德医风评优树先活动，宣传医疗卫生优秀医务工作者典型事迹，引导医务人员廉洁行医，构建风清气正的医疗行业工作氛围，塑造和维护良好的行业形象（责任科室：党委宣传部、党委办公室）。

4.5.3 加强医疗卫生机构及从业人员执业行为监管，倡导廉洁从医。通过满意度调查、信箱、投诉电话等途径全面深入排查线索，重点检查各科室从业人员（含医师、护士、医技人员、行政人员等）利用职务便利，在医疗活动中（包括在介绍入院、检查、治疗、手术等环节）索取或收受患者及其家属以各种名义赠送的“红包”礼金或者牟取其他不正当利益的违法违纪行为。根据违法违纪行为的严重程度给予相应处理。建立和完善医疗机构从业人员考评体系，将其纳入年度行风评议重要内容，将拒收红包、收表扬信、锦旗等行为作为加分事项列入个人医德医风考核，对于收受“红包”回扣等，视情节轻重分别严肃处理（责任科室：医务部、护理部、医学装备科、药剂科、高值医用耗材管理办公室、党委办公室、纪委办公室）。

4.5.4 严厉打击医疗机构从业人员收取回扣的违法行为。开展打击专项治理，查处利用执业之便谋取不正当利益行为。重点检查接受药品、医疗器械、医用卫生材料等医药产品生产、经营企业或经销人员以各种名义、形式给予回扣的行为；医务人员接受医药企业为其安排、组织或支付费用的营业性娱乐场所娱乐活动行为；医务人员通过介绍患者到其他医疗卫生机构检查、治疗或购买医药产品等收取提成的行为；医务人员为商业目的，利用任何途径或方式统计医师个人及临床科室有关药品、医用耗材的用量信息，为医药营销人员统计提供便利的行为；医务人员违反规定私自采购，销售、使用药品、医疗器械、医用卫生材料等医药产品的行为（责任科室：医务部、药剂科、医学装备科、高值医用耗材管理办公室、党委办公室、纪委办公室）。

4.5.5 坚决查处诱导消费和不合理诊疗行为。加强对医务人员规范检查、规范治疗、合理用药等执业行为的监督检查，加强高值医用耗材、辅助性用药等领域的监管。围绕处方（医嘱）权限、知情同意、批准程序、外购药品院内使用和用药安全保障等方面，完善医疗机构药品使用监管，将不合理诊疗行为纳入医务人员绩效考核体系进行监督评价，对违反诊疗规范、诱导医疗和过度医疗等严重违规行为，依法依规严肃处理（责任科室：医务部、药剂科、医疗质量科、高值医用耗材管理办公室、党委办公室、纪委办公室）。

4.5.6 严肃查处医药产品生产、经营企业的经销人员在医疗卫生机构内的违规营销行为。严禁医院门诊、住院部、药房等区域出现医药产品生产、经营企业或经销人员违规向医务人员推销药品、医疗器械，进行商业洽谈的行为。医药代表违规出现医院诊疗场所要及时驱离（责任科室：保卫办公室、纪委办公室）。

4.5.7 各相关职能科室按照任务分工开展行风建设管理工作，每半年集中汇报行风工作开展情况，按要求填写好《行风建设工作登记表》报行风建设管理办公室。

4.6 考评方法

4.6.1 行风建设以个人为单位考评。按照《医务人员行风建设考评标准》进行考评，考评结果分为优秀、良好、一般、较差4个等次，按下列条件划分：

优秀：考评得分在90分以上（含90分），且没有扣分。

良好：考评得分在80分以上（含80分），且扣分不超过10分。

一般：考评得分在60分以上（含60分），且扣分不超过30分。

较差：考评得分在60分以下或扣分20分以上（含20分）。

4.6.2 基本要求（基础分80分）

4.6.2.1 定期参与医院党纪法规教育，科内及时传达落实相关政策，无违规违纪（3分）。

4.6.2.2 树立正面典型，未出现影响医院形象及声誉的情况（5分）。

4.6.2.3 按要求签订各项廉洁承诺书情况（2分）。

4.6.2.4 定期更新医院考勤排班表（5分）。

4.6.2.5 按要求落实医院布置的工作任务（5分）。

4.6.2.6 按科室排班到岗离岗，无迟到早退、无故缺勤（5分）。

4.6.2.7 仪表规范，正确佩戴工作牌（5分）。

4.6.2.8 共建和谐关系，不收受患方“红包”（5分）。

4.6.2.9 依据规范行医，不实施过度诊疗，不牟利转介患者，不参与欺诈骗保（5分）。

4.6.2.10 医院第三方满意度调查达标，未发现违规违纪行为（5分）。

4.6.2.11 合法按劳取酬，不接受商业提成；恪守交往底线，不收受企业回扣（5分）。

4.6.2.12 不违规统方，临床合理使用药物（5分）。

4.6.2.13 落实医院服务行为规范，文明礼貌，优质服务，构建和谐医患关系（5分）。

4.6.2.14 恪守保密准则，不泄露患者隐私（2分）。

4.6.2.15 维护诊疗秩序，不影响就医公平（3分）。

4.6.2.16 团结同事，按要求履行工作职责，与上级及同事和谐共处（5分）。

4.6.2.17 以患者为中心，严格履行医务人员相关职责，工作认真负责，严格执行诊疗规范（5分）。

4.6.2.18 遵纪守法，严格落实医院管理规定，无违规违纪行为（5分）。

4.6.3 扣分规定

4.6.3.1 在医疗活动中（包括在介绍入院、检查、治疗、手术等环节）索取或收受患者及其家属以各种名义赠送的“红包”礼金或者牟取其他不正当利益的行为（扣30分）。

4.6.3.2 利用职务之便，接受药品、医疗器械、医用卫生材料等医药产品生产、经营企业或经销人员以各种名义、形式给予的回扣行为（扣30分）。

4.6.3.3 接受医药企业安排、组织或支付费用的营业性娱乐场所的娱乐活动行为（扣30分）。

4.6.3.4 通过介绍患者到其他医疗机构检查、治疗或购买医药产品等收取提成的行为

（扣20分）。

4.6.3.5 违反规定发布医疗广告，参与医药产品食品、保健品等商品推销活动的行为（扣20分）。

4.6.3.6 利用任何途径和方式为商业目的统计医师个人及临床科室有关药品、医用耗材的用量信息，为医药营销人员统计提供便利的行为（扣20分）。

4.6.3.7 违反规定私自采购、销售、使用药品、医疗器械、医用卫生材料等医药产品行为（扣20分）。

4.6.3.8 违反诊疗常规、诱导医疗和过度医疗等严重违规行为（扣10分）。

4.6.3.9 与医药产品生产、经营企业或经销人员进行推销药品、医疗器械商业洽谈的行为（扣10分）。

4.6.4 加分规定

4.6.4.1 拒收红包、回扣、财物、有价证券、不接受患者宴请或拾金不昧等好人好事，并有依据的加10分。

4.6.4.2 收到患者及家属表扬的个人加10分，表扬集体的，有关人员各加1分。

4.6.4.3 同违法违纪行为作斗争，检举他人腐败行为和不正之风的，检举情况属实的加10分。

4.6.4.4 在工作中，责任心强，工作负责而避免他人出现医疗差错或责任事故的加10分。

4.6.4.5 突发事件中表现突出，受到表彰的加10分；获市级表彰的加20分；获省级以上表彰的加30分。

4.7 考评步骤

4.7.1 医院各职工行风建设考评结果分为优秀、良好、一般、较差4个等次，按照《医务人员行风建设考评标准表》内容进行评分，填写《医务人员行风建设考评表》，提交至医院行风管理部门进行审核，最后确定等次。

4.7.2 由医院行风考评部门实施，汇总各职能科室年度行风开展情况数据，根据考评表内容对员工当年行风工作开展情况进行考评，得出考评结果并公示无异议。

4.8 奖惩办法

4.8.1 行风考评结果与科室年终综合目标考核等挂钩，作为本人晋职晋级、评先评优的首要条件。每年科室及个人评先评优以行风考评“良好”以上档次为先决条件；对行风考评“一般”者进行通报，该年度不得评先评优，并限期整改。被评为“较差”的，停发个人次年的奖励工资（包括星级服务奖和医疗质量、服务质量单项奖），当事人年度考核定为不合格，不得晋升工资及推迟晋升职称，根据情节轻重调整工作岗位、缓聘或解聘等。

4.8.2 对违反行风建设规定的人员，经查实，除按医院相关规定处罚当事人外，取消科室行风责任人本季度的星级服务奖励。

4.8.3 对积极举报行风建设或医德医风违规方面问题，经查属实的，给予举报人当季度星级考评奖星鼓励。

4.9 考评结果应用和公示

4.9.1 行风建设考评结果通过医院OA或院务会议在医院范围内进行公示。

4.9.2 行风建设考评结果与医务人员的晋升晋级、提拔任用、评先评优、绩效工资、年度考核等直接挂钩。

4.9.3 行风建设考评等次为“良好”及以上的人员，年度考核才能评为“优秀”，评先评优或中层干部提拔必须在行风考核“良好”等次及以上。

4.9.4 行风考核为“一般”档次的，当年不得申报晋升专业技术职称资格，专业技术职称晋升延迟1年。

4.9.5 行风考核为“较差”档次的，其任职年度考核等次直接确定为不称职（或不合格），当年不得申报晋升专业技术职称资格和晋升薪级工资，专业技术职称晋升年限必须延迟2年。视情节可作缓聘、低聘或解聘的处理；有行政职务的医务人员，按干部管理权限，报请有关部门免除其行政职务。

5 参考资料

5.1 《进一步改善医疗服务行动计划（2018—2020年）》

5.2 《医疗机构工作人员廉洁从业九项准则》

5.3 《三级医院评审标准（2022年版）》/《三级医院评审标准细则（2022年版）》

6 附件

6.1 医务人员行风建设考评标准表（表3-4-1）

6.2 医务人员行风建设考评表（表3-4-2）

6.3 行风建设工作登记表（表3-4-3）

表3-4-1 医务人员行风建设考评标准表

日期：20××年×月×日 科室： 姓名： 工号：					
项目分类	考评项目	考评内容及分值	自评	科评	院评
基础项目（80分）	职业道德教育（10分）	定期参与医院党纪法规教育，科内及时传达落实相关政策，无违规违纪（3分）			
		树立正面典型，未出现影响医院形象及声誉的情况（5分）			
		按要求签订各项廉洁承诺书情况（2分）			
	行业纪律（20分）	按科室考勤排班表出勤（5分）			
		按要求落实医院布置的工作任务（5分）			
		按科室排班到岗离岗，无迟到早退、无故缺勤（5分）			
		仪表规范，正确佩戴工作牌（5分）			

续表

项目分类	考评项目	考评内容及分值	自评	科评	院评
基础项目（80分）	廉洁从业（25分）	共建和谐关系，不收受患方“红包”（5分）			
		依据规范行医，不实施过度诊疗，不牟利转介患者，不参与欺诈骗保（5分）			
		医院第三方满意度调查达标，未发现违规违纪行为（5分）			
		合法按劳取酬，不接受商业提成；恪守交往底线，不收受企业回扣（5分）			
		不违规统方，临床合理使用药物（5分）			
	医德医风（25分）	落实医院服务行为规范，文明礼貌，优质服务，构建和谐医患关系（5分）			
		恪守保密准则，不泄露患者隐私（2分）			
		维护诊疗秩序，不破坏就医公平（3分）			
		团结同事，按要求履行工作职责，与上级及同事和谐共处（5分）			
		以患者为中心，严格履行医务人员相关职责，工作认真负责，严格执行诊疗规范（5分）			
		遵纪守法，严格落实医院管理规定，无违规违纪行为（5分）			
加分及扣分项目	加分项	拒收红包、回扣、财物、有价证券、不接受患者宴请或拾金不昧等好人好事，并有依据（加10分）			
		收到患者及家属表扬的个人（加10分），表扬集体的，有关人员各（加1分）			
		同违法违纪行为作斗争，检举他人腐败行为和不正之风的，检举情况属实（加10分）			
		在工作中，责任心强，工作负责而避免他人出现医疗差错或责任事故（加10分）			
		突发事件中表现突出，受到表彰的（加10分）；获市级表彰的（加20分）；获省级以上表彰的（加30分）			
	扣分项	在医疗活动中（包括在介绍入院、检查、治疗、手术等环节）索取或收受患者及其家属以各种名义赠送的“红包”礼金或者牟取其他不正当利益的行为（扣30分）			
		利用职务之便，接受药品、医疗器械、医用卫生材料等医药产品生产、经营企业或经销人员以各种名义、形式给予的回扣行为（扣30分）			
		接受医药企业安排、组织或支付费用的营业性娱乐场所的娱乐活动行为（扣30分）			

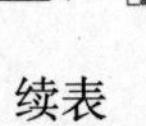

续表

项目分类	考评项目	考评内容及分值	自评	科评	院评
加分及扣分项目	扣分项	通过介绍患者到其他医疗机构检查、治疗或购买医药产品等收取提成的行为（扣20分）			
		违反规定发布医疗广告，参与医药产品食品、保健品等商品推销活动的行为（扣10分）			
		利用任何途径和方式为商业目的统计医师个人及临床科室有关药品、医用耗材的用量信息，为医药营销人员统计提供便利的行为（扣20分）			
		违反规定私自采购、销售、使用药品、医疗器械、医用卫生材料等医药产品行为（扣20分）			
		违反诊疗常规、诱导医疗和过度医疗等严重违规行为（扣10分）			
		与医药产品生产、经营企业或经销人员进行推销药品、医疗器械商业洽谈的行为（扣10分）			
总分合计					
考评等次					

表3-4-2　医务人员行风建设考评表

<table>
<tr><td colspan="6">医务人员行风建设考评表（一）（2021年）
科别：　　　工号：</td></tr>
<tr><td>姓名</td><td></td><td>性别</td><td></td><td>出生年月</td><td></td></tr>
<tr><td>政治面貌</td><td></td><td>文化程度</td><td></td><td>职务/职称</td><td></td></tr>
<tr><td>工作总结</td><td colspan="5">

自评等次：　　签名：　　年　月　日</td></tr>
<tr><td>科室评价</td><td colspan="5">

科室评等次：　　负责人签名：　　年　月　日</td></tr>
</table>

续表

医务人员行风建设考评表（二）							
考评得分							
考评内容	职业道德教育（10分）	行业纪律（20分）	廉洁从业（25分）	医德医风（25分）	加分	扣分	合计得分
自评分							
科室评分							
医院评分							
加分说明							
扣分说明							
考评组评价	建议考评等次：　　组长（签名）盖章						
单位评价	医德考评等次： 单位盖章：						

表3-4-3　行风建设工作登记表

次序	工作任务	工作频次	工作内容	责任科室	上报内容
1	廉洁培训	每年1次	对新入职人员进行廉洁自律、医德医风教育	纪委办公室	
2	锦旗、拒收红包、感谢信统计	每月1次	将统计信息纳入行风建设考评	纪委办公室	

续表

次序	工作任务	工作频次	工作内容	责任科室	上报内容
3	监督院内药品使用情况	每月1次	监督医生是否合理用药，用药是否超标，是否按要求对药品超标人员进行处罚	药剂科	
4	防统方管理	每季度1次	利用任何途径或方式统计医师个人及临床科室有关药品、医用耗材的用量信息，为医药营销人员统计提供便利的行为	纪委办公室	
5	医保基金使用监管	每季度1次	加强对医务人员诱导消费和不合理诊疗行为监管，打击医务人员利用职务便利协助骗保的行为	医保物价部	
6	依法执业	每季度1次	依法执业，医务人员规范检查、规范治疗、合理用药等执业行为，严禁超范围、超执业科目或非准入技术项目等违规执业行为	医务部、护理部	
7	医患双方廉洁协议	每季度1次	医患双方签署不收不送“红包”协议书，并纳入病案管理	病案室	
8	整治医药产品、医用卫生耗材在购销领域之中的不正之风	每季度1次	《廉洁购销协议书》；对涉及行风问题，包括贿赂、“红包”、回扣等违规行为。建立不良企业黑名单登记，禁止与黑名单上的企业进行商业往来	高值医用耗材管理办公室、医学装备科、药剂科	
9	严肃查处医药、器械代表在院内的违规营销行为	每季度1次	禁止医药、器械经销人员私下接触医务人员；由相应部门（设备、耗材、药剂等）负责接待	保卫办公室	
10	开展行风建设、医德医风教育	每半年1次	通过多种方式组织医院职工开展教育	纪委办公室、党委办公室	
11	行风建设宣传工作	每半年1次	采用多种形式对外宣传行风建设	党委宣传部	
12	聘请社会监督员，定期召开监督员会议	每半年1次	召开会议收集意见，将意见信息整理后下发相关科室整改	党委办公室	
13	行风建设考评表	每年1次	医务人员填写行风建设考评表，科、院两级考核，完成行风考评档案	纪委办公室	

五、巡察暗访工作制度

1 目的

加强医院医德医风及行业作风建设，规范医疗服务行为，确保医务人员廉洁行医。

2 通用范围

适用于全院医务人员。

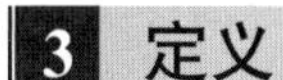

3 定义

通过职能部门监督全院员工落实国家的法律法规，行政部门和医疗机构的规章制度，促使医疗服务有序开展，保障医疗质量安全。

4 内容

4.1 巡察暗访内容

主要是针对各科室及全院职工贯彻落实中央“八项规定、六项禁令”和国家卫生健康委、国家医保局、国家中医药局共同制定发布的《医疗机构工作人员廉洁从业九项准则》等规定以及医德医风、行业作风方面存在的突出问题进行巡察暗访。主要内容包括如下几方面：

4.1.1 收受药品、医疗器械、医用耗材回扣以及有价证券、支付凭证等行为；

4.1.2 收受患者及家属的“红包”、礼品等行为；

4.1.3 参加患者及药品、医疗器械、卫生材料等经销人员和供应商安排、组织或支付费用的宴请和营业性娱乐场所的娱乐活动；

4.1.4 违反规定私自采购、销售、使用药品、医疗器械、医用卫生材料等行为；

4.1.5 进行各种商业目的统方行为，或为医药营销人员统计医药信息提供便利；

4.1.6 多收费、少收费、错收费、乱收费及收费走私等行为；

4.1.7 违反本市公职人员禁酒控酒规定的行为；

4.1.8 违反医院管理制度、劳动纪律和星级服务所规定的行为。

4.2 巡察暗访工作要求

4.2.1 全院职工必须严格遵守中央“八项规定、六项禁令”和国家卫生健康委、国家医保局、国家中医药局共同制定发布的《医疗机构工作人员廉洁从业九项准则》“医德医风”“行业作风”等方面的相关规定，落实诊疗护理规范和医院各项规章制度和服务言行规范等。

4.2.2 共产党员要带头遵纪守法，廉洁自律、以身作则。各党支部党风行风监督员对本支部党员和职工进行监督情况。

4.2.3 全院职工必须恪守医德、廉洁从业、严格自律，拒绝与医药代表接触，发现有疑似医药代表等闲杂人员进入医院，立即劝其离开或报告医院纪委办公室。

4.3 巡察发现问题处理办法

4.3.1 发现苗头性问题，谈话提醒及时制止，做警示教育，用身边的事来教育身边的人。

4.3.2 对查实有违规违纪行为，及对医院造成影响的，给予制止，并按相关规定、流程从严从重处理。

4.3.3 如涉嫌违反国家法律法规的，移送司法机关依法处理。

4.3.4 科主任为科室行业作风建设第一责任人，如管理不善造成不良后果的，严肃追究管理者责任。

5 参考资料

5.1 《进一步改善医疗服务行动计划（2018—2020年）》

5.2 《医疗机构工作人员廉洁从业九项准则》

5.3 《三级医院评审标准（2022年版）》/《三级医院评审标准细则（2022年版）》

六、医德医风考评管理制度

1 目的

进一步加强医德医风建设，提高全院医务人员职业道德素质和医疗水平，建立规范有效的激励和约束机制。

2 通用范围

医院的医师、护士及其他卫生专业技术人员；管理人员中执行卫生技术人员。

3 定义

医德医风是医务人员的职业道德品质，行业里应有的良好的行业风气，也是医务人员之间、医务人员与社会、患者发生联系过程中的行为规范。

4 内容

4.1 考评标准

医务人员医德医风考评按百分制进行评定，基础分为80分，满分为100分。

4.2 考评步骤

4.2.1 个人自评

被考评的医务人员对照考评标准的基本要求、加分和扣分依据，结合自己的实际工作表现，进行总结和自我评价，填写《医务人员医德医风考评登记表》。

4.2.2 科室初评

在个人自评基础上，以科室为单位，由科室考评小组根据每个人日常的医德医风行为进行评价。

4.2.3 单位总评

由医院医德医风考评机构组织实施，根据个人自评、科室初评的结果，以日常检查、问卷调查、患者反映、投诉举报、表扬奖励等记录反映出来的具体情况为主要参考依据，对每个医务人员进行评价，作出医德医风考评结论，填写综合评语。

4.3　考评等次

4.3.1　医务人员医德医风考评结果分为优秀、良好、一般、较差4个等次，并按下列条件确定：

优秀：考评得分在90分以上（含90分），且没有扣分。

良好：考评得分在80分以上（含80分），且扣分不超过15分。

一般：考评得分在60分以上（含60分），且扣分不超过30分。

较差：考评得分在60分以下或扣分超过30分或有“一票否决”行为。

4.3.2　被确定为医德医风考评优秀等次的人数一般控制在医院实际参加考评总人数的15%以内（考评得分在90分以上，且没有扣分的人数超过优秀等次控制数的，按考评分数从高到低排序至控制数；达不到优秀等次控制数的，按实际得分在90分以上，且没有扣分的人数计算）。优秀等次名额将根据科室实际情况在医院内部合理分配。

4.4　医德医风档案

4.4.1　本人接受职业道德规范和医学伦理知识培训、考核情况；

4.4.2　医院或上级有关部门对文明规范服务、改善服务态度、尊重患者权益等检查涉及本人方面的情况；

4.4.3　医院通过日常对病历、处方的检查分析和上级有关部门的抽查反映本人在合理检查、合理治疗、合理用药、医疗服务收费（收费清单）方面的情况；

4.4.4　本人获得各种奖励荣誉、新闻媒体先进事迹报道和患者表扬；

4.4.5　本人受到患者及其家属投诉（问卷调查）及调查处理情况；

4.4.6　本人违反职业道德或行业纪律受到医院或上级有关部门调查处理或诫勉谈话的情况；

4.4.7　本人参加义诊、基层卫生帮扶、卫生对口支援、突发事件的医疗抢救工作和社会公益活动等情况；

4.4.8　其他能够反映本人在医德医风考评中需要加分或扣分的材料；

4.4.9　参照《医务人员医德医风考评标准表》，本人完成医务人员医德医风考评表。

4.5　考评结果应用

4.5.1　医德医风考评结果在医院范围内进行公示，并与医务人员的晋职晋级、岗位聘用、评先评优、绩效工资、定期考核等直接挂钩，对考评结果有异议的可向纪委办公室提出意见。晋职晋级、岗位聘用、评先评优和任职等，医德医风考评等次必须在“良好”及以上。

4.5.2　医德医风考评等次确定为一般的人员，当年不得申报晋升专业技术职务任职资格，专业技术职务任职年限必须延迟1年。医德医风考评等次确定为较差的人员，其任职年度考核等次直接确定为不称职（或不合格），不计算考核年限，当年不得申报晋升专业技术职务任职资格和晋升薪级工资，专业技术职务任职年限必须延迟2年。医师定期考核中的职业道德评定，以医德医风考评结果为依据。

4.5.3 考核周期内有1次以上医德医风考评结果为“较差”的，认定为考核不合格，按照有关法律法规和规章的规定处理。对医德医风考评“较差”等次的人员进行批评教育，对连续2年被评为“较差”等次的人员，可作缓聘、低聘或解聘处理；有行政职务的医务人员，按干部管理权限，报请有关部门免除其行政职务。

4.6 一票否决依据

4.6.1 因工作不认真造成医疗事故，负完全责任或主要责任的当事人；

4.6.2 出具虚假医学证明文件或参与虚假医疗广告宣传和药品医疗器械促销活动的；

4.6.3 隐匿、伪造或者擅自销毁医学文书及有关资料的；

4.6.4 违规使用药品、医用耗材和医疗器械等；

4.6.5 未经患者或者其家属同意，对患者进行实验性临床医疗的；

4.6.6 非医学需要，对胎儿作性别鉴定的；

4.6.7 收受回扣及贵重物品的；

4.6.8 违反卫生管理法律法规、规章开展诊疗活动（包括超范围执业）或者违反技术操作规范的；

4.6.9 违反国家卫健委《医疗卫生机构接受社会捐赠资助管理暂行办法》，擅自接受药品、医用器械、医用耗材、试剂等生产、销售企业或经销人员的资助，外出参加学术活动、交流、考察、旅游等活动的；

4.6.10 发生自然灾害、传染病流行、突发重大伤亡事故以及其他严重威胁人民生命健康的紧急情况时，不服从医院和卫生行政部门调遣的；

4.6.11 因与职务行为有关的错误而受党内严重警告或行政记大过及其以上处分的。

5 参考资料

5.1 《中华人民共和国医师法》

5.2 《护士条例》

5.3 《医师定期考核管理办法》

5.4 《关于建立医务人员医德考评制度的指导意见（试行）》

6 附件

6.1 医务人员医德医风考评标准表（表3-6-1）

表3-6-1 医务人员医德医风考评标准表

考评内容	基本要求
一、救死扶伤，全心全意为人民服务（10分）	1. 加强政治理论和职业道德学习，树立救死扶伤、以患者为中心、全心全意为人民服务的宗旨意识和服务意识，大力弘扬白求恩精神，贯彻落实医院新时期新精神
	2. 工作责任心强，热爱本职工作，坚守岗位，尽职尽责
二、尊重患者的权利，为患者保守医疗秘密（10分）	1. 对患者不分民族、性别、职业、地位、贫富都平等对待，不得歧视
	2. 维护患者的合法权益，尊重患者的知情权、选择权和隐私权，为患者保守医疗秘密
	3. 在开展临床药物或医疗器械试验、应用新技术和有创诊疗活动中，遵守医学伦理道德，尊重患者的知情同意权

续表

考评内容	基本要求
三、文明礼貌，优质服务，构建和谐医患关系（10分）	1. 关心、体贴患者，做到热心、耐心、爱心、细心
	2. 着装整齐，举止端庄，服务用语文明规范，服务态度好，无“生、冷、硬、顶、推、拖”现象
	3. 认真践行医疗服务承诺，加强与患者的交流和沟通，自觉接受监督，构建和谐医患关系
四、遵纪守法，廉洁行医（15分）	1. 严格遵守卫生法律法规、卫生行政规章制度和医学伦理道德，严格执行各项医疗护理工作制度，坚持依法执业，廉洁行医，保证医疗质量和安全
	2. 在医疗服务活动中，不收受、不索要患者及其亲友的财物
	3. 不利用工作之便谋取私利，不收受药品、医用设备、医用耗材等生产、经营企业或经销人员给予的财物、回扣以及其他不正当利益，不以介绍患者到其他单位检查、治疗和购买药品、医疗器械等为由，从中牟取不正当利益
	4. 不开具虚假医学证明，不参与虚假医疗广告宣传和药品医疗器械促销，不隐匿、伪造或违反规定涂改、销毁医学文书及有关资料
	5. 不违反规定外出行医和鉴定胎儿性别
五、因病施治，规范医疗服务行为（15分）	1. 严格执行诊疗规范和用药指南，坚持合理检查、合理治疗、合理用药
	2. 认真落实有关控制医药费用的制度和措施
	3. 严格执行医疗服务和药品价格政策，不多收、乱收和私自收取费用
六、顾全大局，团结协作，和谐共事（10分）	1. 积极参加上级安排的指令性医疗任务和社会公益性的扶贫、义诊、助残、支农、援外等医疗活动
	2. 正确处理同行、同事间的关系，互相尊重，互相配合，取长补短，共同进步
七、严谨求实，努力提高专业技术水平（10分）	1. 积极参加在职培训，刻苦钻研业务技术，努力学习新知识、新技术，提高专业技术水平
	2. 增强责任意识，防范医疗差错、医疗事故的发生
基础分共计80分	
加分依据	
1. 参加单位组织的义诊、志愿者和各项倡议等公益活动，每次加0.5分，无偿献血每次加1分	
2. 参加基层医疗机构对口帮扶项目（不包括因晋升专业技术职务需要而参加基层卫生帮扶的），一天加0.5分，每人最多加5分；因工作表现突出，受到卫生行政部门表彰的，另加2分	
3. 收到患者及家属表扬信、锦旗给个人的，每次加0.5分，给集体的，有关人员各加0.2分，每人最多加5分	
4. 先进事迹、典型正面事迹在省级、设区市级和县级新闻媒体报道属个人的，每次分别加3分、2分、1分，每人最多加5分；属集体的，有关人员每次各加2分、1分、0.5分，每人最多加5分。同一事例重复报道的，以加分高的1次计算，不重复累计	
5. 坚决抵制商业贿赂，自觉拒收任何形式的回扣（经医院纪委办公室核实），或按规定把难以拒收的财物全部及时上缴医院有关部门的，每次加1分，每人最多加5分	
6. 检举他人收受各种回扣、开单提成、擅自接受资助，经查属实的，加5分	
7. 在工作中责任心强、认真细致，及时发现、纠正他人的工作差错，从而避免出现医疗差错或医疗事故的，经职能部门核实，每次加0.5分，每人最多加3分	
8. 纠正他人因违反医学保密规定和保护性医疗制度而挽回不良影响的，每次加0.5分，每人最多加3分	

续表

加分依据
9. 积极参加各种公共卫生突发事件的医疗抢救工作的，每次加2分，每人最多加5分；因工作表现突出，受到上级部门表彰的，加2分
10. 见义勇为，为维护医疗秩序勇于同违法行为作斗争，受到医院或上级有关部门表扬的，加5分；拾金不昧和助人为乐等，受到医院表彰的，每次加0.5分，每人最多加3分
11. 被评为医院突出贡献奖的，加3分，优秀奖的加1.5分；被上级部门评为先进的，加3分；获得县市级奖项的，加10分；获得省级奖项的，加15分；获得国家级奖项的，加20分（包括被评为全省或全国卫生系统先进工作者、劳动模范的分别按设区市级或省级奖项加分）
12. 科室被评为医院最佳团队的，科室主任加4分，副主任和护士长各加3分，其他每人奖励2分，科室评为医院其他集体奖励的，科室主任加2分，副主任和护士长加1.5分，其他每人奖励1分；被评为市、县级先进集体的，按照医院最佳团队进行加分；被评为省级先进集体的，科主任加6分，副主任和护士长加4分，其他每人各加3分；被评为国家级先进集体的，主任护士长加10分，副主任和护士长加7分，其他每人各加5分
13. 一个季度被评为五星级的医务人员，每人加1分，全年被评为五星级的医务人员，每人加5分
扣分依据
1. 未经批准，不参加医院组织的各项学习、活动的，每次扣2分
2. 迟到、早退每次扣1分；旷工每次扣3分
3. 上班时擅自离岗、串岗的，每次扣2分。从事与本职工作无关的活动的，每次扣1分
4. 上班仪表不规范、不佩戴胸牌上岗、语言不文明的，每次扣2分
5. 不落实首问负责制的，每次扣2分
6. 对患者及其家属的疑问，不能耐心做好解释和调查处理，激化矛盾纠纷，导致被患者或家属实名投诉到医院有关部门的，每例扣2分；被投诉到同级行政机关或新闻媒体的，每例扣3分；被投诉到上级行政机关或新闻媒体的，每例扣5分
7. 医务人员在医疗服务过程中有缺陷或差错，经相关职能部门核实，每次酌情扣2～5分
8. 泄露患者隐私或医学秘密的，每次扣5分；造成不良影响的，每次扣10分
9. 违反《处方管理办法》和《抗菌药物临床应用指导原则》及其他药物指导原则、指南使用药品的，每次扣5分
10. 不执行诊疗规范给患者做检查或治疗的，每次扣5分
11. 科室间或同事间闹不团结，工作受到影响的，科主任扣3分，其他每人扣2分；工作受到严重影响的，科主任扣8分，其他每人扣5分
12. 工作拖拉，不按时完成任务，每次扣3分；不服从科室工作安排的，每次扣5分
13. 在国家规定的收费项目和标准之外，经查核实，有多收、漏收或少收的，对当事人扣5分
14. 因与职务行为有关的错误而受党内警告或行政记过处分的，扣5分

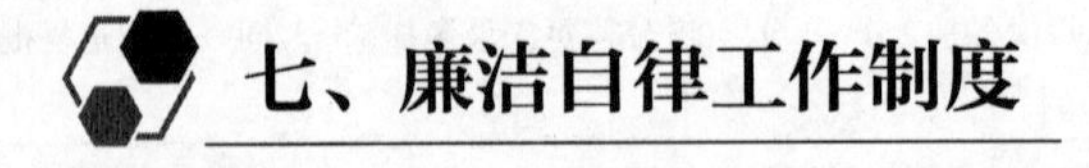

七、廉洁自律工作制度

1 目的

规范医院职工的日常行为，增强职工廉洁自律自觉性，推进医院反腐倡廉建设。

2 通用范围

适用于全院员工。

3 定义

落实医院员工廉洁自律工作规范。

4 内容

4.1 领导干部要严格执行《中国共产党廉洁自律准则》，廉洁自律，永葆党的先进性和纯洁性。领导干部对分管的科室和部门中的廉政建设负责，率先垂范，凡要求下属干部做到的，自己必须首先做到，凡禁止别人做的，自己坚决不做。要加强对责任范围内人员的教育和督促，管好自己的配偶、子女、亲属及身边工作人员，不得对违法违纪行为袒护、包庇。

4.2 院内工作人员严格落实医疗卫生行业“九项准则”要求，依法依规履行医疗服务行为规范，杜绝医疗服务中的不正之风，净化医疗环境。严格遵守中央“八项规定”，做到不以权谋私，不铺张浪费、不公款私用，自觉奉公守法。

4.3 推行“三重一大”“民主集中制”决策制度，院内重大事项和涉及群众切身利益的重大问题的决策，要经过领导班子、职工代表、工会等集体讨论并依法依规执行，对容易滋生腐败的领域加大工作透明度，加强监督管理，推行院务公开。

4.4 院内工作人员在日常的工作生活中，自觉做到廉洁自律、奉公守法，严于律己，禁止收受“红包”，禁止利用工作及职务便利，接受、索要服务对象的钱、物及宴请。禁止接受医疗器械、药品、试剂等工作人员以各种名义、形式给予的回扣、提成和其他不正当的利益。

4.5 医务人员日常工作中坚持廉洁行医，遵纪守法，保持良好的医德医风行为标准，做到合理检查、合理治疗、合理用药，自觉抵制“大处方”。禁止利用自身工作便利，开具人情处方、虚假医疗文件证明和窃探、传播患者隐私。

4.6 严格执行国家物价政策，遵守物价纪律，不得擅自立项定价，自立、分解项目收费或提高标准加收费用。院内公开收费标准，接受群众监督。

4.7 全院员工，均要与医院签署廉洁自律承诺书。对重点及敏感等高风险岗位人员开展廉政谈话，对新提拔人员任职前进行廉政谈话，同时签署廉洁自律承诺书。

4.8 把个人医德医风、廉洁自律作为干部选拔任用的一项重要内容，并将廉洁自律考核与评先、评优、工作绩效、职称晋升等相挂钩。每年年终医务人员需要完善医德医风总结，医院班子成员需要作述廉述职、完善个人廉洁自律总结。

4.9 纪检部门和各支部党员监督员对医院工作人员廉洁自律行为进行监督，广泛收集群众意见，了解医务人员廉洁自律情况。

4.10 全院工作人员违反廉洁自律工作制度的，视情节轻重，按相关规定处理，予批评教育、取消相关待遇发放、取消当年评先、评优、职称晋升，缓聘、降级或解聘等。其中涉及追究党纪、政纪处分的，由医院纪委办公室按照相关调查处理程序办理；涉嫌犯罪的，移送司法机关依法处理。

5 参考资料

5.1 《建立健全教育、制度、监督并重的惩治和预防腐败体系实施纲要》

5.2 《医疗机构工作人员廉洁从业九项准则》

5.3 《三级医院评审标准（2022年版）》/《三级医院评审标准细则（2022年版）》

八、星级服务考评方案（试行）

1 目的

贯彻医院“行医以德为先、服务以诚为本”的核心价值观，增强医院作为广东省高水平医院的人文建设内涵，为群众提供高质量的医疗服务保障。

2 通用范围

2.1 医院各科室，以科室为考评单位。

2.2 全院正式职工、日工，以个人为考核单位。

3 定义

星级服务是医院工作人员在服务过程中，严格按照流程、规范，确保医疗质量安全，减少服务投诉，不断提升服务质量，为患者提供安全、和谐、舒适的就医环境。

4 内容

4.1 指导思想

坚持“一切为了人民健康”的办院宗旨以及“办有序有情怀的公立医院”的愿景，按照“发展靠管理、管理靠制度、制度靠执行、执行靠考核以及制度管人、流程管事”的“四靠两管”理念，在全院推行以患者需求至上的人性化星级服务，持续改进医疗服务质量，增强医院的服务竞争力。

4.2 领导小组

组　长：党委书记、院长

副组长：纪委书记

成　员：党委专职副书记、副院长、党委委员、院长助理、总会计师

4.3 考评小组

组　长：纪委办公室主任

副组长：工会办公室主任

成　员：人力资源部主任、三级公立医院绩效考核办公室主任、医务部主任、护理部

主任、医疗质量科主任、医院感染管理科主任、病案室主任、预防保健科主任、科教部主任、总务办公室主任、财务与资产管理部主任、医保物价部主任、保卫办公室主任、医患关系协调办公室主任、纪委办公室副主任、纪委办公室干事。

下设星级服务考评办公室，设在纪委办公室，办公室主任由纪委办公室主任兼任，负责星级服务日常工作。

4.4 考评对象

4.4.1 各科室。

4.4.2 全院在职员工。

4.5 考评依据

根据《医疗机构从业人员行为规范》《医疗机构工作人员廉洁从业九项准则》《服务言行规范》及相关制度等。星级服务以第三方满意度调查结果为依据，结合日常监督检查情况进行考评。

4.6 考评程序

4.6.1 *考评周期*

4.6.1.1 每季度考评1次。

4.6.1.2 在每季度后第1个月的10日前，由各支部将所管辖的科室（组）的考评结果提交至相应职能部门。

A．全院中层干部，依据《中层干部岗位管理办法》和参与所在科室进行考评。

B．医、药、护、技人员，各科主任/护士长组织考评，考评结果交所属党支部，支部考评签名后，医、药、技人员提交到医务部，护理人员提交到护理部。

C．行政、后勤等人员：由各科（组）主任/护士长、主管（组长）组织考评，考评结果交所属党支部，支部考评签名后提交人力资源部。

4.6.1.3 星级服务考评办公室组织星级考评小组对全院员工进行考核。并于每季度后第1个月的15日内，将全院员工的考评结果提交星级领导小组审核。

4.6.2 *考评范围*

包括九项准则、行业作风、医德医风、服务规范、工作能力和工作质量等方面。

4.6.3 *考评步骤*

4.6.3.1 科室初评：各科室（组）主任护士长按照考评标准，组织科室员工自评、互评，科室考评结果提交所在支部。

4.6.3.2 支部考评：由支部书记组织，成立支部考评小组，由支部委员、科主任、护士长、党员监督员、业务骨干等人员组成，设置5或7个人的考评小组，负责本支部各科室人员的星级考评。

4.6.3.3 职能部门考评：由星级服务考评办公室组织考评小组人员，考核支部上报的评星结果，考核通过后，由星级服务考评办公室提交领导小组。

4.6.3.4 领导小组审核通过：由星级服务考评办公室将考评结果通过OA发至各科室

进行公示，公示无异议后发文执行，财务与资产管理部落实奖惩。

4.7 奖惩办法

4.7.1 奖惩的条件

根据科室满意度、员工满意度结果及员工个人考核，达到设定目标值：科室满意度≥95%、员工满意度≥90%或者科室满意度≥90%、员工满意度≥85%的科室给予相应的奖励。比例按人员类别或各科（组）总人数计算。

4.7.1.1 奖惩条件

A. 科室满意度≥95%、员工满意度≥90%的科室，比例设定：五星≤60%；四星≤40%；三星以下不设比例。

B. 符合第A条的按A条计算，不符合第A条而科室满意度≥90%、员工满意度≥85%的科室，比例设定：五星≤40%；四星≤60%；三星以下不设比例。

C. 不符合第A、B条或科室满意度<90%、员工满意度<85%的科室，比例设定：不设五星、四星；三星≤80%，二星以下不设比例（科室中层干部是二星以下）。

4.7.1.2 未享受绩效奖金的职工，按相应类别给予50%的奖或惩。

4.7.1.3 休法定假、年假、放射假、周假、工伤假、奖励假，不影响星级服务奖励发放；产假、病假、事假等其他假期，星级服务奖励参照绩效奖金计算方法。

4.7.1.4 因各种原因被降星的，按实际降的星数执行。

4.7.1.5 科室满意度连续2个季度不达标，科室满意度<90%、员工满意度<85%的科室，取消科室中层干部1个月的管理绩效奖，并责令整改，仍无效果的，参照医院相关管理规定处理。

4.7.2 奖惩规定

分职工或日工类别，以三星为界，评定为三星的不奖不罚，每增一颗星按发文金额奖励，每减一颗星，按发文金额处罚。

4.7.3 奖星规定

4.7.3.1 工作人员较好地完成政府指令性任务或所做的事情，受到新闻媒体报道或书面表彰，对医院的形象和声誉造成较大正面影响的给予奖励。

4.7.3.2 好人好事或乐于助人的事迹，对医院形象受到正面影响较好的，根据实际给予奖励。

4.7.3.3 志愿者利用静息时间做志愿服务，一个评审周期内参加志愿者活动达到12小时及以上的，奖励一颗星。

4.7.3.4 在院内突发事件中（如火灾、医闹、偷盗等），不惧危险，表现突出，使医院、患者或医务人员免受更大的损失的，根据实际奖励一至二颗星。特殊情况由领导小组讨论决定奖励。

4.7.3.5 一个考评周期内超出五颗星以外的奖、降星，最多不超过二颗。

4.7.4 降星规定

4.7.4.1 如员工日常行为，对医院的形象和声誉造成一定负面影响的，视情节轻重给予降星。

4.7.4.2　仪表不规范1次警告，二次降一颗星，三次降至零星。

4.7.4.3　监督检查发现患者或服务对象反映不满意，经查属实，视情节轻重给予适当降星。

4.7.4.4　因服务不当，服务对象通过任何途径投诉的，经查情况属实的，视情节轻重给予当事人降星。

4.7.4.5　违反规章制度和相关规定的：

A. 一个考评周期内无故迟到、早退、离岗或上班时间吃早餐的，检查发现1次降一颗星；二次降二颗星，三次降五颗星。

B. 无故缺席医院、职能部门、科室组织的会议、考试、培训等，发现1次给予降一颗星，二次降二颗星，三次降五颗星。

C. 不按请、休假制度规定休假的，按旷工处理，旷工半天降二颗星，旷工1天降三颗星，旷工2天降五颗星。

D. 分解收费、重复收费、套用项目收费、串换项目收费等违规收费；不规范用药、不合理检查检验、不合理入院等被查实的，违规收取的费用全额从科室的绩效中扣除。违规收取的费用＜2000元的，当事人及相关管理责任人各降一颗星；违规收取的费用在2000～10000元的，当事人及相关管理责任人各降二颗星；违规收取的费用＞10000元的，当事人及相关管理责任人均降五颗星。

E. 少收漏收费造成医院经济损失的。一经查实，漏收的费用全额从科室的绩效中扣除。漏收金额＜500元的，全院通报；漏收金额在500～2000元的，当事人及相关管理责任人各降一颗星；漏收金额在2000～5000元（不含2000元）的，当事人及相关管理责任人各降二颗星；漏收金额＞5000元的，当事人及相关管理责任人均降五颗星。

F. 监督检查等发现因违反规章制度、操作规程、诊疗规范等，造成影响但未产生不良后果的降一颗星；产生不良后果的，降五颗星。

G. 违反《微信公众号管理办法》规定发布1次，科主任和当事人各降一颗星，违规发布二次降二颗星，违规发布三次或情节严重损害医院形象的，科主任和当事人均降五颗星。

H. 全院在职职工不按要求学习的，抽查发现1次对当事人降一颗星；抽查发现二次对当事人降二颗星；抽查发现三次，当事人降五颗星。抽查发现科室有三人次的，科主任、护士长各降一颗星，依此类推，直至降到零星。

I. 全院职工必须按照要求在规定时间内完成学法考试，不参加学习考试或考试成绩在医院要求的分数以下的当事人，第1次降一颗星，第二次降五颗星。

J. 出现2份乙级病历降一颗星；3份乙级病历或者1份丙级病历的降五颗星。

K. 输血前、后不评估或输血前不完善必要检查的，给予责任人降星，一个考评周期内累计3次降一颗星，累计4次降二颗星，累计5次降五颗星。

L. 无指征输血或输血出现不良反应漏报，经相关职能科室查实给予责任人降星，1次降一颗星，2次降二颗星，3次降五颗星。

M. 传染病报卡3次不规范、迟报3例及以上，以及漏报1例的，责任报告人给予降一颗星；漏报2例降五颗星，漏报3例及以上的，按相关规定做进一步处理。

N. 死亡病例报卡不规范、迟报3例或漏报2例，责任人降一颗星。报卡不规范、迟报超过3例或漏报超过2例，责任人降二颗星。

O. 出现漏报院感病例1次、多重耐药菌感染或定植病例2次的降一颗星，漏报院感病例2次、多重耐药菌感染或定植病例3次的降二颗星，依此类推，直到降至零星。

P. 全院员工在医院内抽烟或者上班期间在医院外抽烟，第1次降一颗星；第二次降二颗星，三次及以上降至五颗星，并按相关规定取消当年的戒烟奖。

Q. 因责任心不强发生违反部门规章及核心制度而造成负面影响的事件，根据事件级别降星，对主动上报者酌情处理。

R. 对不按要求落实三甲日常化工作，被黄牌处理的科室负责人及相关人员各降一颗星；被红牌处理的科室负责人及相关人员各降二颗星；对情节严重，经院长办公会、党委会讨论决定给予处理。

4.7.4.6 中层及以上干部降星规定

A. 科室内工作人员违反服务规范及各项规章制度，与管理不到位有关的，视情节轻重给予科室主要负责人作相应降星。

B. 不积极配合星级服务管理的，追究科主任/护士长的管理责任，视情节轻重给予降星。

C. 科室内按照星级服务考评方案开展自查，发现问题主动给予降星的，不作为科室累计降星和不影响科室中层干部降星。

D. 在1个评星周期内，如全科人员降星累计超过10%，科主任（负责人或享受相应待遇的）降一颗星，依此类推，直到降至零星。

E. 在1个评星周期内，如科室医生降星累计超过20%，科主任、副主任（享受相应待遇的）降一颗星，依此类推，直到降至零星。

F. 职能后勤管理部门降星，按管理范畴，在1个评星周期内所管辖科室第一责任人降星累计超过 10%，相关职能后勤科正、副主任（护士长）各降一颗星，依此类推，直到降至零星。

G. 副院长降星，在1个评星周期内，所分管的科室主任（第一责任人）降星累计超过 10%，分管副院长降一颗星；依此类推，直到降至零星。

H. 党委书记降星，凡是有党委委员被降星，党委书记相应降星，所降星数与降星最多的党委委员相同。

I. 院长降星，凡是有副院长被降星，院长相应降星，所降星数与降星最多的副院长相同。

4.7.5 处理程序

违反九项准则、行业作风、医德医风、服务规范、工作能力低效率差或违反各项规章制度的，按以下程序进行处理：

4.7.5.1 在1个考评周期内，降星是从考评所得的星数开始（院级发文降星不在科室计算），降星累计超出获得的星数时，超出的星数按降星同等金额在绩效奖金中扣除。同一事件降星按最高的处罚，不同一件事降星叠加处罚。

4.7.5.2 还需要进一步处理的，按医疗质量、服务质量单项奖相关规定取消相应的奖励；

4.7.5.3 如取消完医疗质量、服务质量单项奖后，还需要进一步处理的，扣发绩效奖金；

4.7.5.4 情节严重的，经院长办公会、党委会讨论决定给予处理。

4.8 一票否决

员工发生下列情况之一实行一票否决，定为零星：

4.8.1 违反国家法律法规；违反九项准则、违反医德医风和行风建设管理规范情节严重的；

4.8.2 因违反规章制度、操作规程、诊疗规范产生不良后果引发纠纷的当事人及科负责人；

4.8.3 出具虚假诊断证明或虚构病历资料等，被认定属骗保行为的；

4.8.4 严重违背医院核心价值观的行为（班子讨论确定）。

5 参考资料

5.1 《进一步改善医疗服务行动计划（2018—2020年）》

5.2 《三级医院评审标准（2022年版）》/《三级医院评审标准细则（2022年版）》

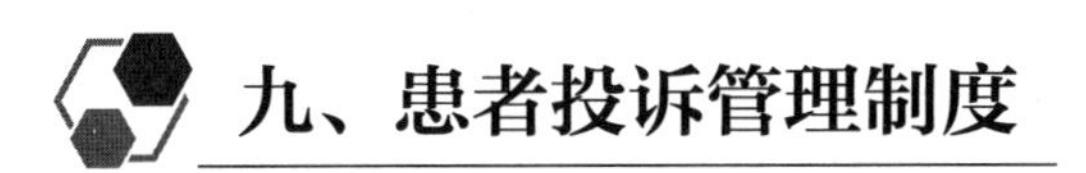

九、患者投诉管理制度

1 目的

为加强医院投诉管理，规范投诉处理程序，维护医院正常医疗秩序，保护医患双方的合法权益，构建和谐医患关系，特制定此制度。医疗机构主要负责人是医疗机构投诉管理的第一责任人，患者投诉管理由医患关系协调办公室负责。

2 通用范围

适用于医院投诉管理工作。

3 定义

投诉是指患者及其家属对医院及其工作人员所提供的医疗、护理及内部工作方面等不满意，以来信、来电、来访、网络等各种方式向医院反映问题，提出意见、建议和要求的行为。

4 内容

4.1 处理原则

4.1.1 医院投诉的处理。是“以患者为中心”的理念，遵循合法、公正、及时、便民的原则，做到投诉有接待、处理有程序、结果有反馈、责任有落实。

4.1.2 在显要地点公示投诉处理相关信息：

4.1.2.1 投诉管理部门：医患关系协调办公室。

4.1.2.2 投诉接待地点：医患关系协调办公室、一站式服务中心。

4.1.2.3 接待时间：工作日上午8：00至12：00，下午2：30至5：30。

4.1.2.4 投诉联系电话：工作时间：××××-×××××××；非工作时间：××××××××××；卫健局医政股：××××-××××××××。

4.1.3 医院工作人员在日常工作和医疗护理活动中应当严格遵守各类行政法规及医院的规章制度、诊疗、护理规范，尽量避免发生投诉、纠纷，甚至事故。

4.1.4 如出现威胁医院工作人员人身安全，干扰医院正常工作等超出正常投诉范围的行为时，应立即通知医院保卫办公室和当地公安部门进行处理。

4.2 协调处置机制

4.2.1 医患关系协调办公室为医患关系问题投诉的管理部门。

4.2.2 投诉上升为医疗纠纷、事故由医患关系协调办公室按《医疗纠纷管理制度》处理，其他投诉问题由医患关系协调办公室转相关归口部门处理。

4.2.3 医院各部门、科室及工作人员必须积极配合医患关系协调办公室做好投诉处理工作。

4.3 处理程序

4.3.1 通过到访院内任何部门进行投诉时，应当按照本程序及时妥善处理。

4.3.2 投诉人向工作人员表明要投诉时，首次接待人为首诉责任人，实行“首诉负责制”，任何部门及工作人员不得以任何理由推诿投诉人。

4.3.3 首诉责任人必须热情接待，确保科室工作不受影响情况下耐心倾听投诉者的意见，力所能及情况下解决投诉者的合理诉求，不在自己能力范围内能够解决的，安抚投诉者，切勿激发矛盾的发生。并指引到投诉管理部门医患关系协调办公室处理。

4.3.4 投诉管理部门接待投诉者，先要了解来意，记录投诉人的一般情况（姓名、性别、年龄、职业、住址、与患者关系、联系电话等）、投诉事由及要求解决的问题。

4.3.5 能够现场协调处理的投诉，立即解决，并记录投诉及处理情况。不能够当场协调处理的，根据投诉问题由医患关系协调办公室分发给相应归口部门协调处理。

4.3.6 各相关科室接到转办的投诉，要及时并在处理时限内完成调查回复工作，包括回复投诉人及上级转办部门的书面回复件。需要多部门协调处理的，各相关科室要积极配合。

4.3.7 投诉必须在处理期限内尽早处理，没有设定处理期限的投诉，原则上5个工作日内回复，需要延长时间的要提前沟通，一般最长时间不超过15个工作日。特别复杂不能如期办结的，经院领导审批同意后可延长1个周期，并电话告知投诉方。

4.3.8 投诉资料整理归档由医患关系协调办公室负责。

4.3.9 通过来信或上级转办等形式进行投诉或举报的，由医院办公室负责登记，报医院领导审批，分派到医患关系协调办公室落实处理，处理结果经分管领导审批同意后，交院办回复，交医患关系协调办公室存档。

4.3.10 通过多种形式（如意见箱、意见簿等）收集意见，定期进行资料登记整理，反馈相应科室，对存在问题进行分析、落实整改。

4.3.11 通过投诉热线进行投诉的，能够当场处理答复的，当场处理并做好登记；不能当场答复解决的，将投诉问题做好记录，由相关职能部门组织调查核实回复。

4.3.12 遇到如下情况立即启用应急预案：如限制人身自由、威胁恐吓工作人员、损害物品等过激行为。除启动应急报警系统外，要及时采取自我保护措施。

4.3.13 所有投诉回复件必须经调查处理科室主任及分管的院领导审批才能回复，并统一提交医患关系协调办公室归档备案。对医院工作人员在服务工作过程中存在问题的，提出处理意见。

4.4 归口部门管理

4.4.1 沟通服务和医德医风投诉及收集意见箱意见等事项由纪委办公室、党委办协助处理。

4.4.2 医疗质量投诉由医务部协助处理。

4.4.3 医疗纠纷投诉由医患关系协调办公室负责处理。

4.4.4 护理质量问题或主要当事人是护士、护工、陪护人员的投诉由护理部协助处理。

4.4.5 收费投诉由医保物价部、财务与资产管理部协助处理。

4.4.6 医疗器械、设备类投诉由医学装备科协助处理。

4.4.7 环境、饮食、电梯、水、电等后勤保障投诉由总务办公室协助处理。

4.4.8 安全、消防、保卫、车库等事项由保卫办公室协助处理。

4.5 内容分类

4.5.1 医疗纠纷

医患关系的双方针对医疗活动发生争议，患方要求进行经济索赔的行为。

4.5.2 医疗质量

对治疗/护理效果不满引起的投诉。

4.5.3 制度执行

工作人员不按工作流程、制度、规范执行引起的投诉。

4.5.4 便利程度

对医院相关设施、设备或流程等便民措施不够引起的投诉。

4.5.5 沟通服务

医务人员因沟通、服务不当引起的投诉。

4.5.6 费用收取

由于多收、错收、重复收费等引起的投诉。

4.5.7 无效投诉

为获取利益或出于其他不正当目的，通过歪曲事实的投诉。

4.5.8 其他

以上类别除外引起的投诉。

4.6 改进与问责

4.6.1 医患关系协调办公室每季度对投诉情况进行归纳分类和分析，发现医院管理薄弱环节提出改进意见或建议，督促相关部门、科室及时整改。

4.6.2 医患关系协调办公室每月汇总投诉事件，有效投诉的当事人视情节轻重按《星级服务考评方案（试行）》《医院内转正定级、职称聘任、转聘等考核的规定》等文件考核，与星级服务奖励、绩效奖金、评优、评先、晋升职称等挂钩。同时与科室年终考核挂钩。

5 参考资料

5.1 《医疗机构投诉管理办法》

5.2 《三级医院评审标准（2022年版）广东省综合医院实施细则》

6 附件

6.1 投诉处理流程图（图3-9-1）

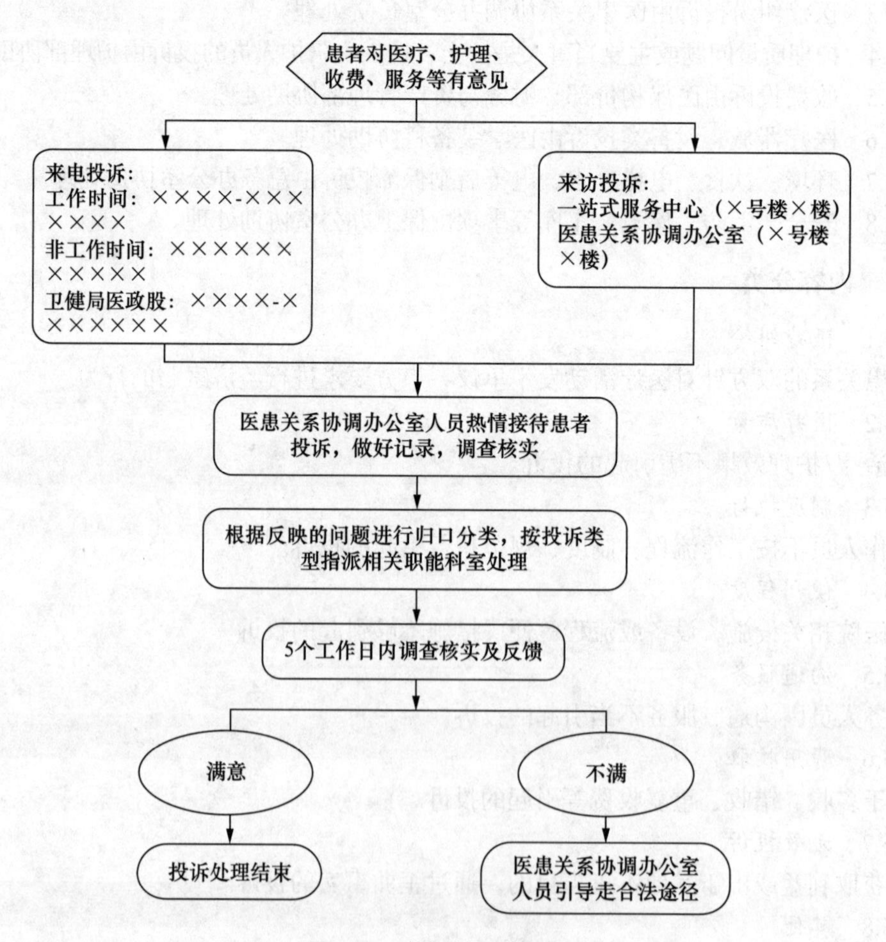

图3-9-1 投诉处理流程图

十、员工投诉管理制度

1 目的

加强医院员工投诉管理，规范员工投诉处理程序，维护医院和员工合法利益，构建和谐同事关系、维护医院良好的工作环境。

2 通用范围

适用于医院开展员工投诉管理工作。

3 定义

员工投诉是指医院内部职工以来信、来电、来访等方式对医院、科室或工作人员进行投诉，对医院管理、设施、员工工作环境等方面提出的意见、建议或要求。对违法违纪提供线索、反映情况的行为。

4 内容

4.1 员工投诉处理规定

4.1.1 员工投诉由医院纪委办公室负责，员工投诉是指医院内部职工以来信、来电、来访等方式对医院、科室或工作人员进行投诉，对医院管理、设施、员工工作环境等方面提出的意见、建议或要求。对违法违纪提供线索、反映情况的行为。

4.1.2 医院员工投诉处理遵循合法、公正、及时、便民的原则，做到投诉有接待、处理有程序、结果有反馈、责任有落实。

4.1.3 医院工作人员在日常工作中，应当严格遵守各类行政法规及医院的各项规章制度、诊疗、护理规范，落实星级服务行为规范，员工之间和谐共处，尽量避免发生投诉。

4.1.4 投诉实行“首诉负责制”，任何部门及工作人员不得以任何理由推诿投诉人。

4.1.5 对于能够当场协调处理的投诉，应尽量当场协调解决，不能当场解决的投诉，指引到员工投诉管理部门纪委办公室受理解决。

4.1.6 对投诉涉及的部门及工作人员必须积极配合调查处理。

4.1.7 医院工作人员人身安全受到威胁或医院正常工作受到干扰或出现有过激行为时，工作人员应及时采取自我保护措施，并及时启动应急报警系统。应立即通知医院保卫办公室、当地公安部门介入处理。

4.2 处理程序

4.2.1 员工进行投诉时，应当按照本程序及时妥善处理。

4.2.2 投诉人员到有关部门投诉，首次接待人为首诉责任人。实行“首诉负责制”，任何部门及工作人员不得以任何理由推诿投诉人。对于能够当场协调处理的投诉，应尽量当场协调解决。不能当场解决的，安抚投诉者稳定情绪。并指引到员工投诉管理部门纪委办公室处理。

4.2.3 投诉管理部门接待投诉者，先要让座递水，了解来意，记录投诉人的一般情况（所在科室、姓名、职业、住址、联系电话等）、被投诉的部门（科室）、涉及的人员、事由及要求解决的问题。

4.2.4 员工投诉接待，认真听取对方的意见，合理解释稳定投诉人情绪，如实记录投诉人反映的问题。表明对员工反映问题的重视，劝其先回去等消息，表示会尽快调查核实回复。

4.2.5 根据投诉的问题进行调查核实，需要多部门协调处理的，由纪委办公室组织核查，投诉一般是尽快调查回复，原则上不超过5个工作日，如问题复杂短时间内未能答复的，在5个工作日内联系投诉人说明理由，一般不超过15个工作日。特别复杂不能如期办结的，经院领导审批同意后可延长到1个月。

4.2.6 投诉要按时办理及时反馈；对于超出处理权限的问题，要及时报请领导批示处理。

4.2.7 员工投诉资料整理归档由纪委办公室负责，各职能科室处理的员工投诉每月汇总，于当月的最后1天通过OA发给纪委办公室。

4.3 内容分类

4.3.1 工作认知

现有的工作岗位不能发挥个人业务技术特长。

4.3.2 制度执行

对现有的规章、规定、制度有异议。

4.3.3 奖惩质疑

不满意医院或科室给予的处罚或奖励。

4.3.4 管理质疑

对医院或科室的管理有意见的。

4.3.5 待遇福利

认为现有的工作环境、工资制度、福利待遇不合理。

4.3.6 举报投诉

对科室或个人违规违纪的行为进行举报投诉的。

4.4 改进与问责

4.4.1 员工投诉的问题，进行原因分析，反馈整改，并跟踪整改效果。

4.4.2 对信访、投诉、举报的问题，经调查核实是医院工作人员存在违反规章制度或违反规定的，按规定给予处罚。

4.4.3 每月总结信访、投诉、举报事件，对违规违纪人员落实科室和个人考核，与星级考评、评优评先、晋职晋级、提拔任用等挂钩。

5 参考资料

5.1 《进一步改善医疗服务行动计划（2018—2020年）》

5.2 《医疗机构管理条例》

5.3 《三级医院评审标准（2022年版）》/《三级医院评审标准细则（2022年版）》

6 附件

6.1 员工投诉处理流程图（图3-10-1）

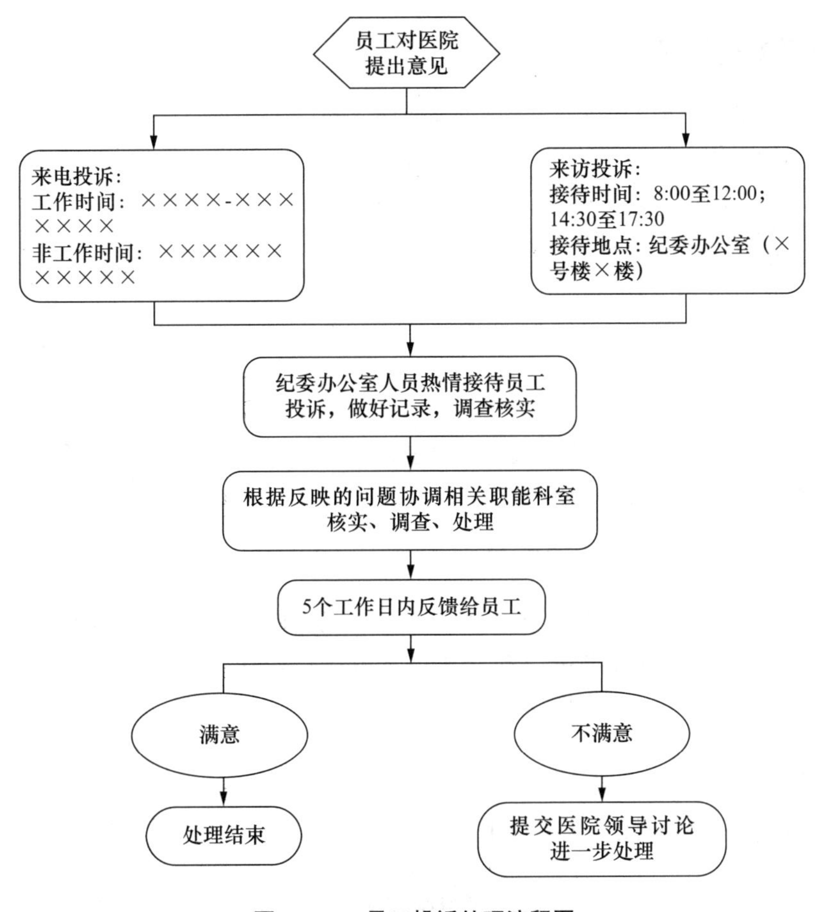

图3-10-1　员工投诉处理流程图

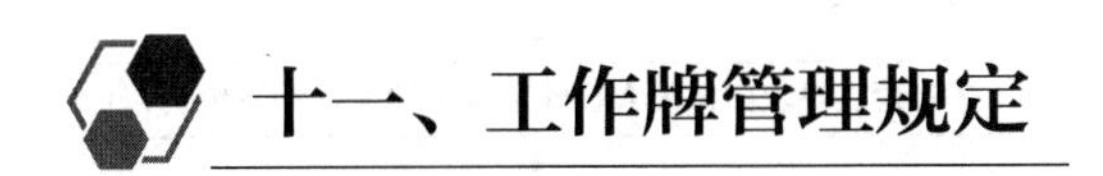

十一、工作牌管理规定

1 目的

进一步规范医院管理及树立医院良好形象，提高全院员工工作责任感和荣誉感，规范工作牌的管理和使用。

2 通用范围

全院各科室。

3 定义

规范医院工作牌佩戴，落实医院星级服务行为规范，提升医务人员仪表仪容，精神面貌。

4 内容

4.1 工作牌的使用

4.1.1 全院员工工作时间应按规定正确佩戴工作牌及戴星上岗；医药护技、保洁、护工及饭堂人员的工作牌佩戴在左上衣口袋；行政职能后勤部门人员的工作牌挂在胸前。

4.1.2 非工作时间出入院区员工通道，必须出示工作牌，方可通行。

4.1.3 工作牌只限本人使用，不得外借。

4.1.4 工作牌应妥善保管，如有遗失或损坏，请及时向纪委办公室报失及补办，遗失或人为损坏补办费用自理。

4.2 工作牌的管理

4.2.1 各科室人员由科室负责人负责管理，职能科室对所管人员负责管理，纪委办公室负责对全院员工的监督和违规的处理。

4.3 违反工作牌管理规定的处理

4.3.1 发现未按规定正确佩戴工作牌或不按星级考评结果佩戴星上岗者，根据《星级服务考评方案（试行）》中的规定，按仪表不规范进行处理，第1次给予警告，第二次降一颗星，第三次降二颗星，第四次降至零星。

5 附件

5.1 工作牌补办流程图（图3-11-1）

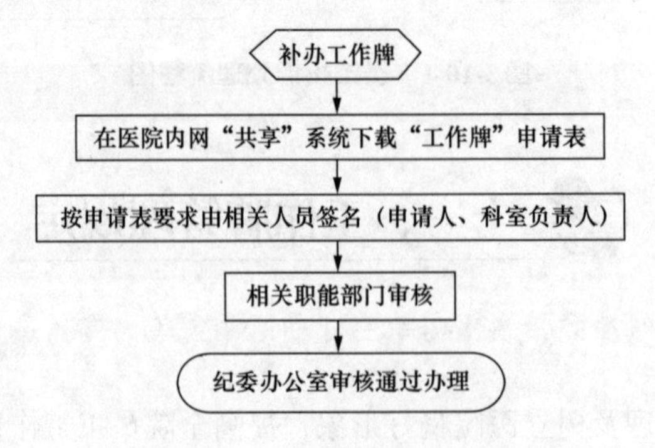

图3-11-1 工作牌补办流程图

十二、信访工作制度

1 目的

使信访问题得到及时处理，妥善化解信访人对医院、工作人员的矛盾，减少越级信访和重复上访的发生。

2 通用范围

适用于有关医院问题的信访工作。

3 定义

在医疗服务过程中，服务对象对医院或工作人员不满，通过任何途径转来的信访问题，给予及时调查处理，解决投诉人的问题。

4 内容

4.1　工作职责

4.1.1　信访分来信、来电、来访、上级转办等多种形式。对于上级部门转办的信访，由医院办公室负责登记，报医院领导审批，分派到相关职能部门落实，向信访人反馈并做好资料由专职部门纪委办公室存档。

4.1.2　信访件要按时办理及时反馈；对于超出处理权限的问题，要及时报请领导批示或请相关科室协助处理。

4.1.3　对涉及多个部门承办的信访件，各承办部门密切配合完成信访工作。

4.1.4　接访部门由纪委办公室负责，能够当场处理答复的，当场处理，不能当场解决的，由信访人填写《信访登记单》，并于收到信访件之日起15个工作日内完成该项工作，并反馈给信访人。因特殊情况未在规定期限内完成的信访，必须说明理由申请延迟，原则上延迟不超过2个月。

4.2　工作流程

4.2.1　登记

接到来电、来信、来访时，立即做好相关内容登记，记录信访人的个人基本信息、信访问题及诉求，现场信访，收下信访件，信访人填写《信访登记单》并签名确认。

4.2.2　审批

由接访部门提交申请，按流程审批转办。

4.2.3　调查处理

相关部门接到转办信访，组织调查核实，汇报反馈，将结果完成台账交信访管理办公室存档。

4.2.4 报结

查处结果经确认后要及时向信访人作出答复。上级批转要求上报结果的，形成报告并经分管领导审批同意后，交院办回复。

4.3 工作要求

4.3.1 自觉执行国家法律法规，合理合法、秉公办事，实事求是，公平、公正，不得推诿、敷衍、拖延。

4.3.2 热情接待，耐心倾听来访者的陈述，详细做好记录信访人反映的问题，耐心做好相关政策法律法规的解释和疏导工作。

4.3.3 做好调查核实，不偏听偏信，对于不符合规定提出过高要求的信访人员，要做好引导、解释工作。

4.3.4 合理处理信访，遵守保密工作纪律。对相关材料、记录、文件等，要专人专案整理归档，不得将检举揭发材料及有关情况透露给被检举、揭发人员或相关科室。

4.3.5 对上级部门交办的信访工作，必须在15日内办理完毕。特别复杂的应在对方规定的时限内办结，并注意及时地沟通，汇报进展情况，做好函复。

5 参考资料

5.1 《信访工作条例》

5.2 《三级医院评审标准（2022年版）》/《三级医院评审标准细则（2022年版）》

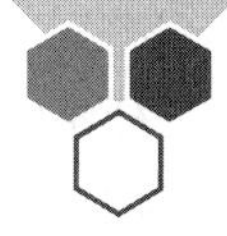

第四章　工会办公室管理制度

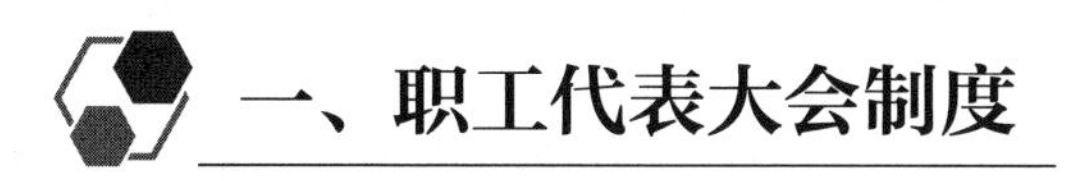

一、职工代表大会制度

1 目的

保障职工的民主管理和监督权利，维护职工合法权益，充分发挥职工的积极性和创造力。

2 通用范围

全院。

3 定义

职工代表大会制度是指管理者与全体职工通过职工代表大会，实行民主管理所必须共同遵守的一整套运行规程和活动准则。

4 内容

4.1　职工代表大会的组织原则是民主集中制。

4.2　实行职工代表大会与工会组织相结合的组织形式，医院工会委员会是职工代表大会的组织机构，负责职工代表大会的日常工作。

4.3　职工代表大会是医院民主管理的基本形式，是职工行使民主管理和监督权力的机构。

4.4　职工代表大会在医院党委的领导下，遵循党的基本路线，贯彻执行党和国家的方针、政策，正确处理国家、医院和职工三者的关系，在法律规定的范围内行使职权。

4.5　职工代表大会应当尊重和支持院长行使职权，维护行政系统的集中领导和指挥，教育全院职工遵守医院规章制度，以主人翁的责任感，努力完成任务。

4.6　职工代表由职工直接民主选举产生，职工代表应包括医、护、药、技、行政、后勤等各方面人员。

4.7　召开职工代表大会时，由工会与有关部门协商提出大会主席团成员初步名单，经职工代表大会预备会通过后组成主席团主持会议。主席团成员应由医院各方面人员组成，其中包括党政工团主要领导干部。

4.8　职工代表大会每五年为一届，每年至少召开1次职工代表大会，每次必须有三分之二代表出席，大会表决必须有全体职工代表半数以上通过方为有效。

4.9　遇有重大事项，经医院党、政领导班子，工会或三分之一以上职工代表的提议，可以召开临时会议，或推迟召开全体代表大会。

4.10 职工代表大会提案，是提请职工代表大会讨论、决定、处理的方案和建议，是职工代表行使民主权利，参与医院管理的一种重要方式。提案由职工代表组或职工代表向职工征集，也可以由几名职工或职工代表联合提出。

4.11 职工代表大会议题，应围绕医院的中心工作和群众迫切关心的重要问题，经职工代表大会预备会审议，通过后作为职工代表大会正式议题和议案，提交职工代表大会审议、表决。

4.12 职工代表大会决议，是经职工代表大会讨论、通过的决定，对医院和全体职工均具有约束力，非经职工代表大会同意不得变更或撤销。

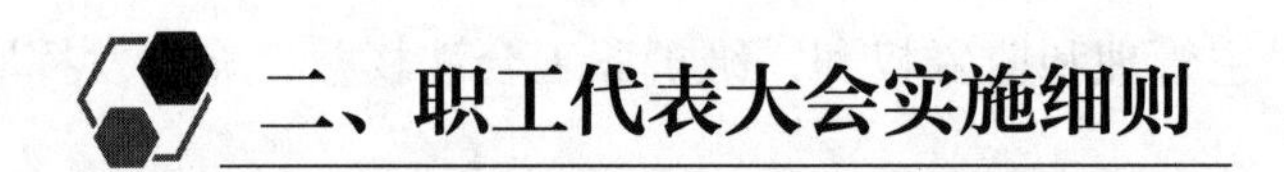

二、职工代表大会实施细则

1 目的

加强医院的民主管理，充分发挥职工主人翁精神，保障职工的民主和监督权利。

2 通用范围

全院。

3 内容

3.1 总则

3.1.1 为了充分发挥职工主人翁精神，保障医院职工的民主权利，建立和健全职工代表大会制度，特制定本细则。

3.1.2 职工代表大会是医院实行民主管理的基本形式，是职工行使民主管理、监督权力的机构。

3.1.3 职工代表大会在医院党委的领导下，以马克思列宁主义、毛泽东思想、邓小平理论、“三个代表”重要思想、科学发展观、习近平新时代中国特色社会主义思想为指导，贯彻执行党的基本路线、方针、政策和国家法律法规，正确处理国家、医院和职工三者之间的关系，调动广大职工的积极性，培养医德高尚、服务优质、业务过硬的职工队伍，保证医院各项任务的完成。在法律规定的范围内行使职权。

3.1.4 职工代表大会的组织原则是民主集中制，工作机构是工会委员会。

3.1.5 职工代表大会的基本任务是审议医院重大决策、监督行政领导，收集职工的合理建议，维护职工的合法权益。

3.2 职工代表大会的职权

3.2.1 审议建议权

定期听取院长工作报告，审议医院工作方针、长远发展规划、年度计划、“三重一大”、基本建设方案、奖金分配方案、集体合同草案、经济综合目标管理责任制方案和职工队伍建设等重大问题，并提出意见和建议，并就上述方案的实施作出决议。

3.2.2　审议通过权

审议通过职工奖惩办法、劳动保护措施、住房分配方案、职工福利和其他与职工有关的重要规章制度，由院长批准公布施行。

3.2.3　评议、监督权

对院领导的评议结果，分别转告本人。对中层干部的评议结果，按党政系统分别报组织、人事部门。对政绩显著的干部，建议有关部门给予奖励，包括晋升、提职、授予荣誉称号；对不称职的干部，建议有关部门免职或降职或调动工作；对以权谋私或因官僚主义造成严重后果的干部，建议给予处分，直至撤销职务。

3.3　职工代表

3.3.1　职工代表必须由职工民主选举产生。以科室为单位，按职工总数10%，由职工直接选举产生。代表的构成要照顾到各方面人员，从医、护、药、技、行政、后勤等组成人员中按比例选出。

3.3.2　职工代表实行常任制，任期五年，到期改选，可连选连任，任期与职工代表大会届期相同。

3.3.3　职工代表对选举单位的职工负责。选举单位的职工有权监督和罢免本单位的职工代表。

3.3.4　职工代表有下列的权利

3.3.4.1　在职工代表大会上，有选举权、被选举权和表决权。

3.3.4.2　在职工代表大会前，有权按照规定的程序，提出提案。

3.3.4.3　在职工代表大会上，有权对大会的各项议程充分发表意见，参加表决，对职工代表大会的工作提出批评和建议。

3.3.4.4　有权参加职工代表大会及其工作机构组织的活动，闭会期间对执行职工代表大会决议和落实提案情况进行监督。

3.3.4.5　因参加职工代表大会组织的各项活动而占用工作时间，有权按照正常出勤享受应得的待遇。

3.3.4.6　职工代表依法行使民主权利，任何组织和个人不得压制、阻挠和打击报复。

3.3.5　职工代表履行下列义务

3.3.5.1　努力学习有关法律法规、政策，不断提高政治、文化、技术业务素质和参与管理的水平。

3.3.5.2　密切联系群众，代表职工合法利益，如实反映职工的意见和要求，认真执行职工代表大会的决议，做好职工代表大会交办的各项工作。

3.3.5.3　遵守法律法规和医院规章制度，做好本职工作。

3.4　职工代表大会的组织制度

3.4.1　按医院正式职工人数的10%确定代表人数。

3.4.2 职工代表大会每届任期5年，每年至少召开1次会议，每次会议必须有三分之二以上的职工代表出席。

3.4.3 职工代表大会由会议选举的主席团主持。

3.4.4 职工代表大会闭会期间，遇有重大事项，由医院党、政、工会或者三分之一以上职工代表提议，应当召开职工代表大会临时会议。

3.4.5 职工代表大会根据需要可以设立若干职工代表组、专门委员会或者专门小组，负责办理职工代表大会交办的事项。

3.4.6 职工代表大会闭会期间需要临时解决的重要事项由工会组织召集职工代表组长和专门委员会或者专门小组负责人联席会议协商处理，并提请下一次职工代表大会确认。

3.4.7 职工代表大会决议和职工代表提案的落实情况应当向下一次职工代表大会报告。

3.4.8 职工代表大会选举和审议通过重大事项，采用无记名投票方式表决，一般事项也可以采用其他方式表决，均必须经全体职工代表半数以上通过。

3.5 职工代表大会主席团

3.5.1 职工代表大会主席团是职工代表大会开会期间的领导机构。主席团成员必须在职工代表大会代表中提名，经职工代表大会预备会充分酝酿，由全体职工代表通过产生。

3.5.2 职工代表大会主席团的职责

3.5.2.1 主持召开职工代表大会，领导大会期间的各项活动。

3.5.2.2 听取和综合各代表组对各项议题审议的意见。

3.5.2.3 研究大会议题中需要通过和决定的事项，草拟大会决议。

3.5.2.4 主持选举。

3.5.2.5 处理大会期间发生的问题。

3.6 职工代表大会与工会

3.6.1 工会为职工代表大会的工作机构。

3.6.2 工会承担以下与职工代表大会相关的工作职责。

3.6.2.1 做好职工代表大会的筹备工作和会务工作，组织选举职工代表大会代表，征集和整理提案，提出会议议题、方案和主席团建议人选。

3.6.2.2 职工代表大会闭会期间，组织传达贯彻职工代表大会精神，督促检查职工代表大会决议的落实，组织各代表组及专门委员会的活动，主持召开职工代表组长、专门委员会负责人联席会议。

3.6.2.3 组织职工代表大会代表的培训，接受和处理职工代表大会代表的建议和申诉。

3.6.2.4 就医院民主管理工作向医院党组织汇报，与医院沟通。

3.6.2.5 完成职工代表大会委托的其他任务。

4 参考资料

4.1 《中国工会章程》

4.2 《广东省民主管理工作手册》

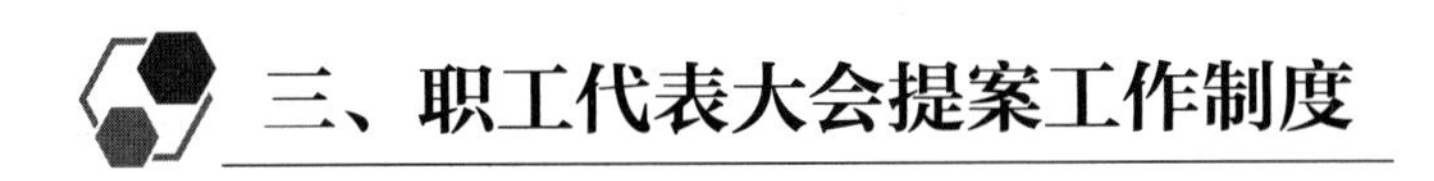

三、职工代表大会提案工作制度

1 目的

促进职工积极参与医院民主管理，提升医院民主管理水平。

2 通用范围

全院。

3 定义

职工代表大会提案是提请职工代表大会讨论、决定、处理的方案和建议，是职工代表行使民主权利，参与医院管理的一种重要方式。

4 内容

4.1 提案工作委员会

4.1.1 提案工作委员会是职工代表大会下设的专门机构，在职工代表大会主席团领导下，负责提案工作。提案工作委员会成员应为本届职工代表大会代表。提案工作委员会设主任1名，副主任2名，提案工作委员会办公室设在工会办公室。

4.1.2 提案工作委员会由职工代表大会通过后，召开委员会议，推选主任、副主任。若届内委员因工作变动等原因需要调整，应提交单位职工代表大会或主席团确认。

4.1.3 提案工作委员会的职责

4.1.3.1 组织征集代表提案。

4.1.3.2 根据实际需要，组织提案人座谈或实地考察。

4.1.3.3 对提案进行审查、汇总。

4.1.3.4 检查督促提案的办理情况。

4.1.3.5 向提案人反馈提案办理结果并征求提案人的意见。

4.1.3.6 向职代会报告提案的征集情况和落实情况。

4.2 提案的要求

4.2.1 职工代表大会代表必须以严肃负责的态度行使提案权，拟定提案前应进行认真的调查研究，以保证提案质量，提案应该注重科学性和可行性，实事求是，反映医院重要事项。

4.2.2 提案由职工代表组或职工代表向职工征集，也可以由几名职工或职工代表联合提出。

4.2.3　提案内容

4.2.3.1　凡属医院管理、重大事项决策、涉及职工切身利益等各方面的意见建议，均可作为提案。

4.2.3.2　提案应在提案工作小组统一印发的提案表格上书写，允许另附页补充。

4.2.3.3　提案是否立案由提案工作委员会负责审查认定。

4.2.4　提案格式

4.2.4.1　提案必须为“一事一案”。

4.2.4.2　提案应在提案工作小组统一印发的提案表格上书写，允许另附页补充。

4.2.4.3　提案三大要素：提案题目，即要求解决什么问题。情况分析，即提出提案的理由、原因或根据。具体建议，即提出解决问题的建议和办法。

4.2.4.4　提案书写必须字迹工整，符合规范。

4.2.4.5　每个提案人都必须亲自签名。

4.2.5　提案时间

4.2.5.1　每年（或每届）召开职工代表大会前征集1次提案，次年（或届满）召开的职工代表大会召开前答复提案。

4.2.5.2　提案工作委员会小组以书面形式发布提案征集的启动和截止期限。提案征集的启动时间一般应在职工代表大会召开的1～2个月之前，征集的截止时间一般应在职工代表大会召开前的2个星期，以便有充分时间准备与审查汇总提案。

4.2.5.3　超过截止日期收到的提案，只作一般性意见和建议处理。

4.2.5.4　临时突发的影响面较大的热点问题，可提交职工代表大会代表组组长会议研究解决，提出议案。

4.3　提案征集与整理

4.3.1　提案征集的准备工作

4.3.1.1　召开职工代表大会代表组组长会议，发出提案征集通知。

4.3.1.2　规定提案征集的截止期限。

4.3.1.3　发提案表。

4.3.2　提案的收集

各代表组召集人召集本组代表开会讨论征集书写提案，填写好《提案表》，及时报送至工会办，由工会办统一整理、提交提案工作委员会审查。提案工作委员会收到职工代表提案后，应进行审核：

4.3.2.1　是否“一事一案”。

4.3.2.2　每位提案人是否是职代会的正式代表。

4.3.2.3　提案中是否含有“情况分析”与“具体建议”部分。

4.3.2.4　是否符合其他规范要求，对不合规范的退回重写。

4.3.3　提案的整理

对形式符合要求的提案内容进行审查和分类。对内容相同的提案进行并案处理；对涉

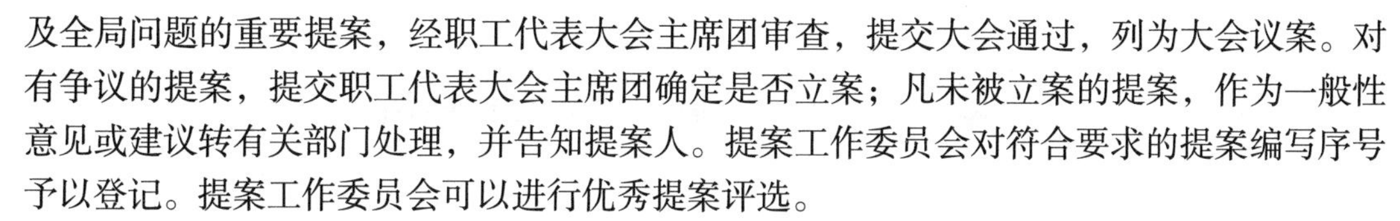
及全局问题的重要提案，经职工代表大会主席团审查，提交大会通过，列为大会议案。对有争议的提案，提交职工代表大会主席团确定是否立案；凡未被立案的提案，作为一般性意见或建议转有关部门处理，并告知提案人。提案工作委员会对符合要求的提案编写序号予以登记。提案工作委员会可以进行优秀提案评选。

4.3.4　职工代表履行下列义务

4.3.4.1　学习有关法律法规、政策，提高政治、文化、技术业务素质和参与管理的水平。

4.3.4.2　代表职工合法利益，反映职工的意见和要求，认真执行职工代表大会的决议，做好职工代表大会交办的各项工作。

4.3.4.3　遵守法律法规和医院规章制度，做好本职工作。

4.3.4.4　职工代表对选举单位的职工负责。选举单位的职工有权监督和罢免本单位的职工代表。

4.4　提案的办理和反馈

4.4.1　提案办理工作程序和要求

4.4.1.1　提案工作委员会将提案处理表通过医院领导班子会议签署意见后，交有关职能部门提出解决方案。

4.4.1.2　承办科室在接到提案处理表1周内对提案作出书面答复。能够解决的要提出解决方案和落实期限；暂缓解决或无法解决的要说明情况和原因，并告知提案工作委员会和提案人。

4.4.2　各承办要重视职工代表大会提案，保证提案办理质量，认真执行下列要求：

4.4.2.1　承办科室要有领导分管，专人负责，健全制度，严格程序。

4.4.2.2　对涉及两个或两个以上科室协同办理的提案，承办科室与协办科室应积极配合，主动协商解决。

4.4.2.3　提案处理要认真负责，注重实效、提高处理效率。凡有条件解决的，要及时落实；因条件所限一时不能解决的，要列入规划，创造条件，逐步落实；确实无法解决的，要实事求是地说明理由，解释清楚。

4.4.3　提案工作委员会应认真检查、督促提案的落实工作，汇总落实情况和反馈意见，并做好存档工作。

4.4.4　对提案不积极落实，导致提案搁置的承办科室，由提案工作委员会提出，报职工代表大会主席团批准，在适当范围内进行通报批评。

4.4.5　提案征集、审查、立案和办理情况，由提案工作委员会向职工代表大会主席团汇报，形成专题报告向职工代表大会报告。

5　参考资料

5.1　《广东省民主管理工作手册》

四、工会委员会工作制度

1 目的

为加强和改进工会工作，发挥工会组织、团结职工、维护职工权益、促进医院发展的重要作用，进一步完善工作机制，提高运作质量，认真负责地依法独立自主开展工作，推进基层民主政治建设、建立稳定和谐的劳动关系，切实发挥党联系职工的桥梁和纽带作用，制定本工作制度。

2 通用范围

全院。

3 内容

3.1 组织工会委员认真学习党的各项方针、政策，提高工会干部的理想、政策水平和实际工作能力。

3.2 会议制度

3.2.1 根据医院实际每年召开职工、会员代表大会，每5年召开1次会员代表大会进行换届选举。

3.2.2 每年进行工会工作总结，评比表彰先进。

3.2.3 定期召开工会委员会议，讨论工会有关事务。

3.3 建立和完善会员会籍管理，及时办理会员转办工作，做到档案齐全，资料完备。

3.4 文体器材、娱乐设施有专人管理，定期清算。

3.5 做好来信、来访的接待工作，认真听取意见和建议，及时向有关部门汇报，力所能及地为职工群众排忧解难。

3.6 积极组织安排重要节日活动，定期开展劳动竞赛、读书活动，活跃职工文化生活。

3.7 抓好职工的教育工作，定期开展思想政治工作研讨会和经验交流会。

3.8 每季度向党委汇报1次工作，重要工作及时汇报，做到有计划、有布置、有总结。

3.9 建立和健全各种文件、资料登记归档制度，严格手续，明确责任。

4 参考资料

4.1 《中华人民共和国工会法》

4.2 《中国工会章程》

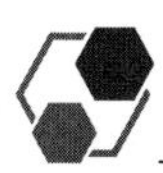

五、“工会积极分子”“优秀工会干部”评选办法

1 目的

推动新时期工会工作，全面落实工会法赋予的职能，推进医院民主政治建设，切实维护医院员工的合法权益，增强医院工会组织的团队精神，弘扬工会会员和工会干部将工会工作视为己任、开拓进取、勇于担当、攻坚克难的精神。

2 通用范围

全院。

3 内容

3.1 评选条件

3.1.1 工会积极分子评选条件

3.1.1.1 全院在岗正式职工，入会满1周年以上（含1周年）工会会员。

3.1.1.2 认真学习党的方针、政策和国家法律法规，遵章守纪，爱岗敬业。

3.1.1.3 正确行使民主权利，积极参政议政，维护医院员工权益，积极推进院务公开工作。

3.1.1.4 积极参加工会组织的文艺体育活动，并有较好表现。

3.1.1.5 在各自的工作岗位上，在医疗、教学、科研、管理、服务工作和医德医风建设中表现突出，并在年度考核合格者。

3.1.1.6 团结同事，遵守纪律，文明礼貌，廉洁从医，自觉抵制各种不正之风。

3.1.1.7 全年无差错事故、投诉及医疗纠纷，无降星处理。

3.1.1.8 年度内休病假、事假不超过7天。

3.1.2 优秀工会干部评选条件

3.1.2.1 评选对象是医院工会委员会委员、医院工会小组长及科室工会小组长。

3.1.2.2 认真学习并贯彻执行党的方针、政策和国家法律法规，遵章守纪，为医院思想建党文化建院作出一定的贡献。

3.1.2.3 积极参政议政，认真听取并通过正当渠道，及时反映医院员工对医院工作的正确意见和合理建议，依法维护会员的合法权益。

3.1.2.4 热心工会工作，积极组织工会安排部署的文艺体育活动及其他活动。

3.1.2.5 在各自的工作岗位上，医疗、教学、科研、管理、服务工作和医德医风建设中表现突出，年度考核合格者。

3.1.2.6 积极参与政府以及上级部门和医院内组织的各项活动；督促院务公开工作，推进民主政治建设。

3.1.2.7 按时、认真完成工会交办的各项任务和分管的工会职责范围内的工作。

3.1.2.8　全年无差错事故、投诉及医疗纠纷，无降星处理。

3.1.2.9　年度内休病假、事假不超过7天。

3.2　评选办法

3.2.1　工会积极分子

3.2.1.1　医院工会小组按本小组工会会员人数15%评选出医院工会积极分子。

3.2.1.2　由医院工会小组长组织本小组会员评选。

3.2.1.3　工会审核后公示5个工作日。

3.2.2　优秀工会干部

3.2.2.1　“优秀工会干部”评选名额为医院工会委员会委员、医院工会小组长、科室工会小组长总人数的30%。

3.2.2.2　由工会办公室组织工会委员会委员、医院工会小组长、科室工会小组长对全院工会干部进行无记名投票。按票数从高到低依次选取，报医院领导班子讨论决定。

3.3　评选时间

每年的5月1日前评选1次。

3.4　一票否决

年内发生以下事件之一的，取消评选资格。

3.4.1　出现重大医疗事故或人为因素造成的安全生产、消防事故等。

3.4.2　发生医德医风行风重大违法违纪案件或被上级部门通报批评的。

3.4.3　违反“八项规定”“九项准则”等有关规定的。

3.4.4　违反计划生育有关政策和规定的。

4　参考资料

4.1 《中国工会章程》

4.2 《广东省总工会关于印发〈广东省基层工会经费收支管理实施细则〉（试行）的通知》（粤工总〔2018〕5号）

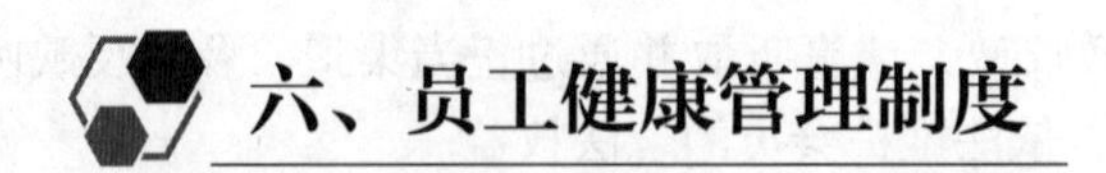

六、员工健康管理制度

1　目的

贯彻执行国家相关法律法规要求，保障本单位员工身心健康。

2　通用范围

适用于本医院全体员工。

3 内容

3.1　严格进行员工上岗前体检。

3.2　每年由体检科组织员工免费健康体检1次，体检项目由员工按需要自选，并建立员工健康档案及健康状况数据库，健康档案及健康状况数据库由体检科负责管理。

3.3　放射科、饭堂等特殊岗位员工按规定进行职业健康体检，由预防保健科负责管理。

3.4　关注员工身体健康状况，为不同健康状况员工提供个性化饮食和运动指导，由预防保健科、体检科、营养科跟进落实。

3.5　神经内科三区、工会办联合组织开展以关注员工心理健康为主题的讲座、培训、团体辅导等活动。根据不同个体的需要，为员工提供个体心理咨询、心理治疗服务。

3.6　统一为医院员工购买职工医疗保险。

3.7　按国家规定落实公休假制度。

3.8　定期开展丰富多彩的文体活动，调整员工心态、舒缓工作压力、增强体质，提高团队凝聚力。

3.9　工会办每半年检查各项工作开展、落实情况。

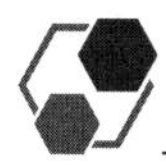

七、工会福利发放的管理规定

1 目的

全面落实工会福利，让每位职工切实感受到医院大家庭的温暖，增强职工归属感、向心力和凝聚力。

2 通用范围

全院在职在岗工会会员。

3 内容

3.1　福利项目与标准

3.1.1　元旦、清明节、劳动节、端午节、国庆节、中秋节、春节等七大传统节日慰问。

3.1.2　职工生日慰问。

3.1.3　女职工生育慰问。

3.1.4　职工生病住院慰问。

3.1.5　职工退休慰问，召开职工退休座谈会。

3.1.6　职工本人去世慰问，职工的直系亲属（父母、子女、配偶）去世慰问。

3.2 福利发放流程与要求

3.2.1 节日慰问品

医院工会根据在职职工人数在过节前组织购买，纪委办公室监督。职工凭供货商开具的提货单到指定地点领取。过节慰问品只能购买过节用品，严禁发放现金或购物卡等有价证券，违者按有关规定追责。

3.2.2 生日慰问

医院工会在年初向职工发放生日蛋糕券。

3.2.3 退休慰问

由医院工会办协同人力资源部负责申领，在职工退休离岗时发到退休职工手中并代表医院表示祝贺和祝福，组织座谈会。

3.3 有关情况说明

3.3.1 未加入工会的职工不享受过节福利。

3.3.2 职工退休（退休返聘除外）、调离、辞职后，不再享受工会福利。

3.3.3 因违法犯罪受到刑事处分被工会开除会籍的，不再享受医院工会福利。

3.3.4 涉嫌违纪违法被立案调查的，被调查期间停发会员福利。结案后未受到刑事处分的，补发工会福利。

3.3.5 本规定由医院工会办负责解释。

4 参考资料

4.1 《广东省基层工会经费收支管理实施细则（试行）》

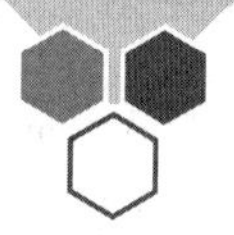

第五章　党委宣传部管理制度

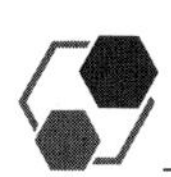

一、医院职工个人在媒介对外发布医院信息的规定

1 目的

贯彻落实党的二十大报告“推动形成良好网络生态”及对宣传工作的新部署新要求，切实维护医院的良好社会形象，传播医院正能量，防范网络舆情风险，以进一步加强本院职工个人在各种媒介对外发布涉及本院信息的管理。

2 通用范围

本规定适用于本院全部在职职工及其个人在媒介对外发布涉及医院信息的行为，该行为须经医院审查批准。

3 定义

本规定所指媒介包括但不限于报纸、杂志、电视广播、网站以及个人的微信（公众号、朋友圈）、抖音、快手、视频号等新媒体。

4 内容

4.1　发布审查流程

职工个人在媒介对外发布涉及医院的信息，须经医院审查批准之后才能对外发布。发布审查流程如下：

4.1.1　预审。由各科室主任对本科室职工个人拟发布的信息先行预审。

4.1.2　初审。预审通过后，由各科室提交信息发布至“医院科室信息发布审查群”，由党委宣传部线上初审。各科室监督科内职工按照初审意见修改稿件。

4.1.3　复审。初审通过后，由医院办公室在审查群进行线上复审。各科室监督科内职工按复审意见修改稿件。

4.1.4　终审。复审通过后，由医院党委办公室在审查群进行线上终审。各科室监督科内职工按终审意见修改稿件。

4.1.5　发布。终审通过后，各科室在OA“发起申请”中的行政版块“科室信息公开审查流程”发起申请，在申请页面填写拟发布信息的标题、文号（科室推文发布顺序号）、内容摘要，并在“附件管理”处上传微信审查群审核通过的截图和拟发布内容word文档。经逐级审核通过后，职工个人方可在媒介正式对外发布涉及医院的信息。完成审核的审查表及正式稿件由医院办公室存档。

4.1.6 对于医院官方网站、官方微信公众号、医院党委办公室微信公众号和上级新闻媒体等官方媒介发布的医院正面报道，各科室的职工个人在积极对外转发原文时无需再次审查。

4.1.7 未获医院授权的任何科室和职工个人，不得以本院的名义对外宣传，不得对外发布涉及医院的信息。

4.2 监督管理

医院党委办公室与纪委办公室密切联动，充分发挥各科党员监督员的管控作用，对各科室及个人发布的内容要进行常态化督查。对医院声誉造成恶劣影响的科室和职工个人，医院将根据相关规定予严肃追责。

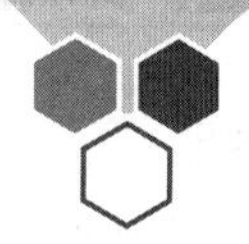

第六章　财务与资产管理制度

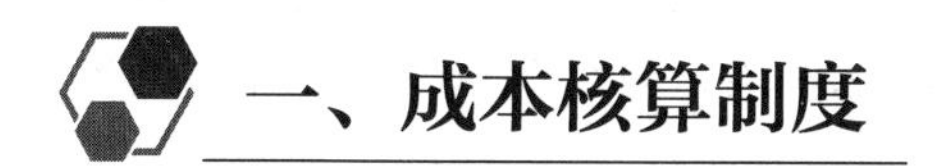

一、成本核算制度

1 目的

健全现代医院管理制度，优化资源配置，规范公立医院成本核算工作，发挥成本核算在医疗服务定价、公立医院成本控制和绩效评价中的作用，提升单位内部管理水平和运营效率，推进公立医院高质量发展。

2 通用范围

全院。

3 定义

本制度的医院成本核算是指医院对其业务活动中实际发生的各种耗费，按照确定的成本核算对象和成本项目进行归集、分配，计算确定各成本核算对象的总成本、单位成本等，并向有关使用者提供成本信息的活动。医院成本是指医院特定的成本核算对象所发生的资源耗费，包括人力资源耗费，房屋及建筑物、设备、材料、产品等有形资产耗费，知识产权等无形资产耗费，以及其他耗费。

4 内容

4.1 总则

4.1.1　医院进行成本核算应当遵循的原则

4.1.1.1　相关性原则

医院选择成本核算对象、归集分配成本、提供成本信息等应当与满足成本信息需求相关，有助于使用者依据成本信息作出评价或决策。

4.1.1.2　真实性原则

医院应当以实际发生经济业务或事项为依据进行成本核算，确保成本信息真实可靠、内容完整。

4.1.1.3　适应性原则

医院进行成本核算应当与卫生健康行业特点、特定的成本信息需求相适应。

4.1.1.4　及时性原则

医院应当及时收集、处理、传递和报告成本信息，便于信息使用者及时作出评价或决策。

4.1.1.5 可比性原则

相同行政区域内不同医院，或者同一医院不同时期，对相同或相似的成本核算对象进行成本核算所采用的方法和依据等应当保持连续性和一致性，确保成本信息相互可比。

4.1.1.6 重要性原则

医院选择成本核算对象、开展成本核算应当区分重要程度，对于重要的成本核算对象和成本项目应当力求成本信息精确，对于非重要的成本核算对象和成本项目可以适当简化核算。

4.1.2 医院进行成本核算应当满足内部管理和外部管理的需求，包括但不限于以下方面：

4.1.2.1 成本控制

医院应当完整、准确核算特定成本核算对象的成本，揭示成本的发生和形成过程，以便对影响成本的各种因素、条件施加影响或管控，将实际成本控制在预期目标内。

4.1.2.2 医疗服务定价

医院应当在统一核算原则和方法的基础上准确核算医疗服务成本，为政府有关部门制定医疗服务相关价格或收费标准提供依据和参考。

4.1.2.3 绩效评价

医院应当设置与成本相关的绩效指标，衡量医院整体和内部各部门的运行效率、核心业务实施效果、政策项目资金实施效益。

4.1.3 医院可根据相关部门对成本信息的需求以及成本管理的要求确定成本核算周期，并根据工作需要定期编制成本报告，全面反映医院成本核算情况。原则上，成本核算周期应当与会计核算周期保持一致。

4.1.4 医院应当以权责发生制为基础，以财务会计数据为准进行成本核算，财务会计有关明细科目设置和辅助核算应当满足成本核算需要。

4.1.5 医院应当确保成本数据原始记录真实完整，加强收集、记录、传递、整理和汇总等工作，为成本核算提供必要的数据基础。

4.2 组织机构与职责

4.2.1 为保证医院成本核算工作正常有序开展，医院应当成立成本核算工作领导小组，明确承担成本核算工作的职能部门。

4.2.2 成本核算工作领导小组应当由医院主要负责人担任组长，总会计师或分管财务的副院长担任副组长，成员包括财务、医保、物价、运营管理、医务、药剂、护理、信息、人事、后勤、设备、资产、病案统计等相关职能部门负责人以及部分临床科室负责人。成本核算工作领导小组主要负责审议医院成本核算工作方案及相关制度，明确各部门职责，协调解决成本核算相关问题，组织开展成本核算，加强成本管控，制定相匹配的绩效考核方案，提升运营效率。

4.2.3 承担成本核算的职能部门（以下简称“成本核算部门”）是开展成本核算工作的日常机构。医院根据规模和业务量大小设置成本核算岗位。成本核算部门主要职责是：

制定医院成本核算工作方案及相关工作制度等；确定成本核算对象和方法，开展成本核算；按照相关政府主管部门的规定定期编制、报送成本报表；开展成本分析，提出成本控制建议，为医院决策与运营管理提供支持和参考。

4.2.4　医院各部门均应当设立兼职成本核算员，按照成本核算要求，及时、完整报送本部门成本核算相关数据，并确保数据的真实性和准确性，做好本部门成本管理和控制。

4.2.5　医院各部门在成本核算过程中应当提供的数据信息资料主要包括：

4.2.5.1　财务部门

各部门应发工资总额，邮电费、差旅费等在财务部门直接报销并应当计入各部门的费用；门诊和住院医疗收入明细数据。

4.2.5.2　人事部门

各部门人员信息、待遇标准（包括职工薪酬、社会保障等）、考勤和人员变动情况。

4.2.5.3　医保部门

与医保相关的工作量和费用。

4.2.5.4　后勤部门

各部门水、电、气等能源耗用量及费用；相关部门物业、保安、保洁、配送、维修、食堂、洗衣、污水处理等工作量和服务费用。

4.2.5.5　资产管理部门

各部门固定资产和无形资产数量、使用分布与变动情况，设备折旧和维修保养、内部服务工作量和费用。

4.2.5.6　物资管理部门

各部门卫生材料、低值易耗品等用量、存量和费用。

4.2.5.7　药剂部门

各部门药品用量、存量和费用。

4.2.5.8　供应室、血库、氧气站等部门：各部门实际领用或发生费用及内部服务工作量。

4.2.5.9　病案统计部门

门诊、住院工作量，病案首页及成本核算相关数据。

4.2.5.10　信息部门

负责医院成本核算系统的开发与完善，并确保其与相关信息系统之间信息的统一与衔接，协助提供其他成本相关数据。

4.2.5.11　其他部门

其他与成本核算有关的数据。

4.2.5.12　医院应当根据自身实际情况确定提供成本核算数据的部门。

4.3　成本项目、范围和分类

4.3.1　按照成本核算的不同对象，可分为科室成本、诊次成本、床日成本、医疗服务项目成本、病种成本、按疾病诊断相关分组（diagnosis related groups，DRG）成本。

4.3.2　医院应当根据国家规定的成本核算口径设置成本项目，并对每个成本核算对象按照成本项目进行数据归集。成本项目是指将归集到成本核算对象的按照一定标准划分的反映成本构成的具体项目。医院成本项目包括人员经费、卫生材料费、药品费、固定资产折旧费、无形资产摊销费、提取医疗风险基金、其他运行费用等七大类。

4.3.3 成本项目核算数据应当与政府会计准则制度中“业务活动费用”“单位管理费用”等科目的有关明细科目数据保持衔接，并确保与财务报表数据的同源性和一致性。

4.3.4 不属于成本核算对象的耗费，不计入成本核算对象的成本。主要包括：

4.3.4.1 不属于医院成本核算范围的其他核算主体及经济活动发生的费用；

4.3.4.2 在各类基金中列支的费用；

4.3.4.3 国家规定不得列入成本的费用。

4.3.5 按照医院管理的不同需求，对成本进行分类：

4.3.5.1 按照计入成本核算对象的方式分为直接成本和间接成本。①直接成本：是指确定由某一成本核算对象负担的费用，包括直接计入和计算计入的成本；②间接成本：是指不能直接计入成本核算对象的费用，应当由医院根据医疗服务业务特点，选择合理的分配标准或方法分配计入各个成本核算对象。间接成本分配标准或方法一般遵循因果关系和受益原则，将资源耗费根据动因（工作量占比、耗用资源占比、收入占比等）分项目追溯或分配至相关的成本核算对象。同一成本核算对象的间接成本分配标准或方法一旦确定，在各核算期间应当保持一致，不得随意变动。

4.3.5.2 按照成本属性分为固定成本和变动成本。①固定成本：是指在一定期间和一定业务范围内，成本总额相对固定，不受业务量变化影响的成本；②变动成本：是指成本总额随着业务量的变动而呈相应比例变化的成本。

4.3.5.3 按照资本流动性分为资本性成本和非资本性成本。①资本性成本：是指医院长期使用的，其经济寿命将经历多个会计年度的固定资产和无形资产的成本，包括固定资产折旧和无形资产摊销费用；②非资本性成本：是指某一会计年度内医院运营中发生的人员经费、卫生材料费、药品费、提取医疗风险基金和其他运行费用。

4.3.6 按照成本核算的不同目的，医院的成本可分为医疗业务成本、医疗成本、医疗全成本和医院全成本。

4.3.6.1 医疗业务成本是指医院业务科室开展医疗服务业务活动发生的各种耗费，不包括医院行政后勤类科室的耗费及财政项目拨款经费、非同级财政拨款项目经费和科教经费形成的各项费用。医疗业务成本＝临床服务类科室直接成本＋医疗技术类科室直接成本＋医疗辅助类科室直接成本。

4.3.6.2 医疗成本是指为开展医疗服务业务活动，医院各业务科室、行政后勤类科室发生的各种耗费，不包括财政项目拨款经费、非同级财政拨款项目经费和科教经费形成的各项费用。医疗成本＝医疗业务成本＋行政后勤类科室成本。

4.3.6.3 医疗全成本是指为开展医疗服务业务活动，医院各部门发生的各种耗费，以及财政项目拨款经费、非同级财政拨款项目经费形成的各项费用。

4.3.6.4 医院全成本是指医疗全成本的各种耗费，以及科教经费形成的各项费用、资产处置费用、上缴上级费用、对附属单位补助费用、其他费用等各项费用。

4.3.7 医院成本核算单元应当按照科室单元和服务单元进行设置。成本核算单元是成本核算的基础，根据不同的核算目的和服务性质进行归集和分类。

4.3.7.1　科室单元是指根据医院管理和学科建设的需要而设置的成本核算单元。例如胸外科住院、呼吸门诊、手术室、检验科、供应室、医务部等。主要用于科室成本核算、医疗服务项目成本核算、诊次成本核算、床日成本核算等。

4.3.7.2　服务单元是指以医院为患者提供的医疗服务内容类别为基础而设置的成本核算单元，例如重症监护、手术、药品、耗材等服务单元。服务单元根据功能可细化为病房服务单元、病理服务单元、检验服务单元、影像服务单元、诊断服务单元、治疗服务单元、麻醉服务单元、手术服务单元、药品供应服务单元、耗材供应服务单元等。主要用于病种成本核算、DRG成本核算等。

4.4　科室成本核算

4.4.1　科室成本核算是指以科室为核算对象，按照一定流程和方法归集相关费用、计算科室成本的过程。科室成本核算的对象是按照医院管理需要设置的各类科室单元。

4.4.2　医院应当按照服务性质将科室划分为临床服务类、医疗技术类、医疗辅助类、行政后勤类。

4.4.2.1　临床服务类科室是指直接为患者提供医疗服务，并能体现最终医疗结果、完整反映医疗成本的科室。

4.4.2.2　医疗技术类科室是指为临床服务类科室及患者提供医疗技术服务的科室。

4.4.2.3　医疗辅助类科室是指服务于临床服务类和医疗技术类科室，为其提供动力、生产、加工、消毒等辅助服务的科室。

4.4.2.4　行政后勤类科室是指除临床服务类、医疗技术类和医疗辅助类科室之外，从事行政管理和后勤保障工作科室。

4.4.3　医院原则上应当按照《科室单元分类名称及编码》设置科室单元。

4.4.3.1　临床服务类科室设置的专业实验室或检查室，其发生的人员经费、房屋水电费等耗费若由所属临床科室承担，则该实验室或检查室的收入和成本计入所属临床科室。

4.4.3.2　各临床服务类、医疗技术类、医疗辅助类科室下设的办公室，其成本计入所属科室。

4.4.4　医院开展科室核算时，应当将提供医疗服务所发生的全部费用，按照成本项目归集到科室单元。通过“业务活动费用”“单位管理费用”等会计科目，按照成本项目归集实际发生的各种费用，据此计算确定各科室的成本，包括直接成本和间接成本。

4.4.5　科室直接成本分为直接计入成本与计算计入成本。

4.4.5.1　直接计入成本是指在会计核算中能够直接计入科室单元的费用。包括人员经费、卫生材料费、药品费、固定资产折旧费、无形资产摊销费，以及其他运行费用中可以直接计入的费用。

4.4.5.2　计算计入成本是指由于受计量条件所限无法直接计入科室单元的费用。医院应当根据重要性和可操作性等原则，将需要计算计入的科室直接成本按照确定的标准进行分配，计算计入相关科室单元。对于耗费较多的科室，医院可先行计算其成本，其余的耗费再采用人员、面积比例等作为分配参数，计算计入其他科室。

4.4.6 科室间接成本应当本着相关性、成本效益关系及重要性等原则，采用阶梯分摊法，按照分项逐级分步结转的方式进行三级分摊，最终将所有科室间接成本分摊到临床服务类科室。具体步骤为：

4.4.6.1 一级分摊

行政后勤类科室费用分摊。

将行政后勤类科室费用采用人员比例、工作量比重等分摊参数向临床服务类、医疗技术类和医疗辅助类科室分摊，并实行分项结转。

4.4.6.2 二级分摊

医疗辅助类科室费用分摊。

将医疗辅助类科室费用采用收入比重、工作量比重、占用面积比重等分摊参数向临床服务类和医疗技术类科室分摊，并实行分项结转。

4.4.6.3 三级分摊

医疗技术类科室费用分摊。

4.4.7 将医疗技术类科室费用采用收入比重等分摊参数向临床服务类科室分摊，分摊后形成门诊、住院临床服务类科室的成本。

4.5 诊次成本核算

4.5.1 诊次成本核算是指以诊次为核算对象，将科室成本进一步分摊到门急诊人次中，计算出诊次成本的过程。采用三级分摊后的临床门急诊科室总成本，计算出诊次成本。

4.5.1.1 全院平均诊次成本＝（∑全院各门急诊科室成本）/全院总门急诊人次。

4.5.1.2 某临床科室诊次成本＝某临床科室门急诊成本/该临床科室门急诊人次。

4.6 床日成本核算

4.6.1 床日成本核算是指以床日为核算对象，将科室成本进一步分摊到住院床日中，计算出床日成本的过程。采用三级分摊后的临床住院科室总成本，计算出床日成本。

4.6.1.1 全院平均实际占用床日成本＝（∑全院各住院科室成本）/全院实际占用总床日数。

4.6.1.2 某临床科室实际占用床日成本＝某临床住院科室成本/该临床住院科室实际占用床日数。

4.7 医疗服务项目成本核算

4.7.1 医疗服务项目成本核算

指以各科室开展的医疗服务项目为对象，归集和分配各项费用，计算出各项目单位成本的过程。医疗服务项目成本核算对象是指各地医疗服务价格主管部门和卫生健康行政部门、中医药主管部门印发的医疗服务收费项目，不包括药品和可以单独收费的卫生材料。医疗服务项目应当执行国家规范的医疗服务项目名称和编码。

4.7.2 医疗服务项目成本核算分两步开展

首先确定医疗服务项目总成本，其次计算单个医疗服务项目成本。应当以临床服务类

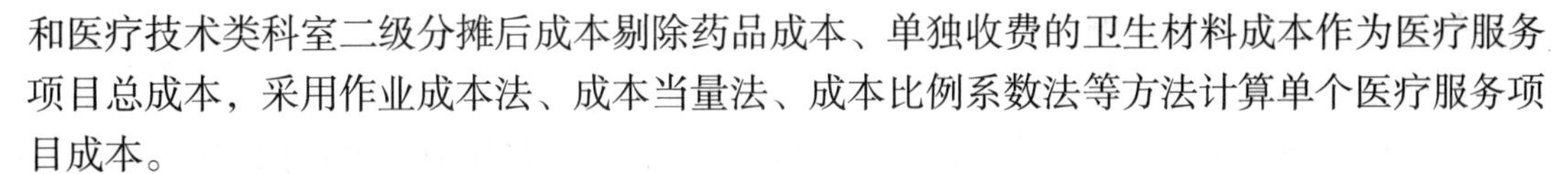

和医疗技术类科室二级分摊后成本剔除药品成本、单独收费的卫生材料成本作为医疗服务项目总成本，采用作业成本法、成本当量法、成本比例系数法等方法计算单个医疗服务项目成本。

4.7.3　作业成本法

指通过对某医疗服务项目所有作业活动的追踪和记录，计量作业业绩和资源利用情况的一种成本计算方法。该方法以作业为中心，以成本动因为分配要素，体现“服务消耗作业，作业消耗资源”的原则。提供某医疗服务项目过程中的各道工序或环节均可视为一项作业。成本动因分为资源动因和作业动因，主要包括人员数量、房屋面积、工作量、工时、医疗服务项目技术难度等参数。作业成本法按照以下步骤开展核算：

4.7.3.1　划分作业

在梳理医院临床服务类科室和医疗技术类科室医疗业务流程基础上，将医疗服务过程划分为若干作业。各作业应当相对独立、不得重复，形成医院统一、规范的作业库。

4.7.3.2　直接成本归集

将能够直接计入或者计算计入某医疗服务项目的成本直接归集到医疗服务项目。

4.7.3.3　间接成本分摊

将无法直接计入或者计算计入某医疗服务项目的成本，首先按照资源动因将其分配至受益的作业，再按照医疗服务项目消耗作业的原则，采用作业动因将作业成本分配至受益的医疗服务项目。

4.7.4　成本当量法

指在确定的核算期内，以科室单元为核算基础，遴选典型的医疗服务项目作为代表项目，其成本当量数为“1”，作为标准当量，其他项目与代表项目进行比较，进而得到其他项目各自的成本当量值，再计算出各项目成本的方法。成本当量法按照以下步骤开展核算。

4.7.4.1　选取代表项目

确定各科室单元典型项目作为代表项目，将其成本当量数设为“1”。

4.7.4.2　计算科室单元的总当量值；以代表项目单次操作的资源耗费为标准，将该科室单元当期完成的所有医疗服务项目单次操作的资源耗费分别与代表项目相比，得出每个项目的成本当量值。每个项目的成本当量值乘以其操作数量，得出该项目的总成本当量值。各项目总成本当量值累加得到该科室单元的成本当量总值。

4.7.4.3　计算当量系数的单位成本

当量系数的单位成本＝（该科室单元当期总成本－药品成本－单独收费的卫生材料成本）/该科室单元的成本当量总值

4.7.4.4　计算项目单位成本

项目单位成本＝当量系数的单位成本×该项目的成本当量值。

4.7.5　成本比例系数法是指将归集到各科室单元的成本，通过设定某一种分配参数，将科室单元的成本最终分配到医疗服务项目的计算方法。核算方法主要有收入分配系数法、操作时间分配系数法、工作量分配系数法。

4.7.5.1　收入分配系数法

将各医疗服务项目收入占科室单元总收入（不含药品收入和单独收费卫生材料收入）

的比例作为分配成本的比例。

4.7.5.2 操作时间分配系数法

将各医疗服务项目操作时间占科室单元总操作时间的比例作为分配成本的比例。

4.7.5.3 工作量分配系数法

将各医疗服务项目工作量占科室单元总工作量的比例作为分配成本的比例。

4.7.6 不同科室单元开展的同一个医疗服务项目成本的确定方法：将各科室单元该医疗服务项目的核算成本通过加权平均法形成该医疗服务项目院内的平均成本。

4.7.6.1 计算各个科室单元该医疗服务项目总成本

用该科室单元医疗服务项目的核算成本乘以其操作数量，得出该科室单元医疗服务项目总成本。

4.7.6.2 计算医院内该医疗服务项目的成本

将各个科室单元该医疗服务项目总成本除以当期内该医疗服务项目操作总数，得到项目成本。

4.8 病种成本核算

4.8.1 病种成本核算是指以病种为核算对象，按照一定流程和方法归集相关费用，计算病种成本的过程。医院开展的病种可参照临床路径和国家推荐病种的有关规定执行。

4.8.2 病种成本核算方法主要有自上而下法（Top-Down Costing）、自下而上法（Bottom-Up Costing）和成本收入比法（Cost-to-Charge Ratio，CCR）。

4.8.2.1 自上而下法

自上而下法以成本核算单元成本为基础计算病种成本。按照以下步骤开展核算：①步骤一：统计每名患者的药品和单独收费的卫生材料费用，形成每名患者的药耗成本；②步骤二：将成本核算单元的成本剔除所有计入患者的药品和单独收费的卫生材料费用后，采用住院天数、诊疗时间等作为分配参数分摊到每名患者；③步骤三：将步骤一和步骤二成本累加形成每名患者的病种成本；④步骤四：将同病种患者归为一组，然后将组内每名患者的成本累加形成病种总成本，采用平均数等方法计算病种单位成本。

病种总成本＝∑该病种每名患者成本

某病种单位成本＝该病种总成本/该病种出院患者总数

4.8.2.2 自下而上法

自下而上法以医疗服务项目成本为基础计算病种成本。按照以下步骤开展核算：将医疗服务项目成本、药品成本、单独收费的卫生材料成本对应到每名患者后，形成每名患者的病种成本。

某患者病种成本＝∑（该患者核算期间内某医疗服务项目工作量×该医疗服务项目单位成本）＋∑药品成本＋∑单独收费的卫生材料成本

将同病种患者归为一组，然后将组内每名患者的成本累加形成病种总成本，采用平均数等方法计算病种单位成本。

病种总成本＝∑该病种每名患者成本

某病种单位成本＝该病种总成本/该病种出院患者总数

4.8.2.3　成本收入比法

成本收入比法以服务单元的收入和成本为基础计算病种成本，通过计算医院为患者提供的各服务单元的成本收入比值，利用该比值将患者层面的收入转换为成本。按照以下步骤开展核算：

计算各服务单元的成本收入比值。

某服务单元成本收入比＝该服务单元成本/该服务单元收入

计算患者病种成本。

某患者病种成本＝∑该患者某服务单元收入×该服务单元成本收入比

将同病种患者归为一组，然后将组内每名患者的成本累加形成病种总成本，采用平均数等方法计算病种单位成本。

病种总成本＝∑该病种每名患者成本

某病种单位成本＝该病种总成本/该病种出院患者总数

4.9　DRG成本核算

4.9.1　DRG成本核算是指以DRG组为核算对象，按照一定流程和方法归集相关费用计算DRG组成本的过程。DRG成本核算方法主要有自上而下法、自下而上法和成本收入比法。

4.9.2　自上而下法

自上而下法以成本核算单元成本为基础计算DRG组成本。按照以下步骤开展核算：

4.9.2.1　统计每名患者的药品和单独收费的卫生材料费用，形成每名患者的药耗成本。

4.9.2.2　将成本核算单元的成本剔除所有计入患者的药品和单独收费的卫生材料费用后，采用住院天数、诊疗时间等作为分配参数分摊到每名患者。

4.9.2.3　将步骤1和步骤2成本累加形成每名患者的成本。

4.9.2.4　将每名患者归入相应的DRG组，然后将组内每名患者的成本累加形成该DRG组总成本，采用平均数等方法计算该DRG组单位成本。

DRG组总成本＝∑该DRG组每名患者成本

某DRG组单位成本＝该DRG组总成本/该DRG组出院患者总数自下而上法

4.9.3　自下而上法以医疗服务项目成本基础计算DRG组成本。按照以下步骤开展核算：

4.9.3.1　将医疗服务项目成本、药品成本、单独收费的卫生材料成本对应到每名患者后，形成每名患者的成本。

某患者成本＝∑（患者核算期间内某医疗服务项目工作量×该医疗服务项目单位成本）＋∑药品成本＋∑单独收费的卫生材料成本

4.9.3.2　将每名患者归入相应的DRG组，然后将组内每名患者的成本累加形成该DRG组总成本，采用平均数等方法计算该DRG组单位成本。

DRG组总成本＝∑该DRG组每名患者成本

某DRG组单位成本＝该DRG组总成本/该DRG组出院患者总数

4.9.4　成本收入比法

成本收入比法以服务单元的收入和成本为基础计算DRG成本，通过计算医院为患者提供的各服务单元的成本收入比值，利用该比值将患者层面的收入转换为成本。按照以下步骤开展核算：

4.9.4.1 计算各服务单元的成本收入比值

某服务单元成本收入比＝该服务单元成本/该服务单元收入

4.9.4.2 计算患者成本

某患者成本＝∑该患者某服务单元收入×该服务单元成本收入比

4.9.4.3 将每名患者归入相应的DRG组，然后将组内每名患者的成本累加形成该DRG组总成本，采用平均数等方法计算该DRG组单位成本。

DRG组总成本＝∑该DRG组每名患者成本

某DRG组单位成本＝该DRG组总成本/该DRG组出院患者总数

4.10 成本报表

4.10.1 为保证成本信息质量，开展成本核算的医院应当按照要求定期形成成本报表和成本核算报告，并对成本核算结果和成本控制情况作出详细说明。医院应当按照月度或年度编制报表，也可以按照季度编制。成本报表数据应当真实、准确。医院应当至少每年产出年度成本核算报告。

4.10.2 成本报表按照不同的管理需要进行分类。

4.10.2.1 按照使用者不同可分为对内报表和对外报表：对内报表指医院为满足内部管理需要而编制的成本报表；对外报表指医院按照相关政府主管部门要求报送的成本报表。

4.10.2.2 按照核算对象不同分为科室成本报表、诊次成本报表、床日成本报表、医疗服务项目成本报表、病种成本报表、DRG成本报表。科室成本报表主要包括直接成本表、全成本表、成本分摊汇总表等；诊次成本报表主要包括院级诊次成本构成表、科室诊次成本表等；床日成本报表主要包括院级床日成本构成表、科室床日成本表等；医疗服务项目成本报表主要包括项目成本汇总表、项目成本明细表等；病种成本报表主要包括病种成本明细表、病种成本构成明细表等；DRG成本报表主要包括DRG成本明细表、DRG成本构成明细表等。

4.11 成本分析

4.11.1 医院要结合经济运行等相关信息，开展成本核算结果分析，重点分析成本构成、成本变动的影响因素，制定成本控制措施，提出改进建议。

4.11.2 医院开展成本分析主要方法包括：

4.11.2.1 按照分析目的和要求不同，可分为全面分析、局部分析、专题分析等。

4.11.2.2 按照指标比较方法不同，可分为比较分析法、结构分析法、趋势分析法、因素分析法等。

4.11.2.3 本量利分析：医院通过对保本点的研究分析，确定医疗服务正常开展所达到的保本点业务量和保本收入总额，反映出业务量与成本之间的变动关系。

4.11.3 各级卫生健康行政部门、中医药主管部门应当加强地区间、医院间成本数据的分析比较，服务于政策的制定和完善，优化卫生资源配置，提高资源利用效率。医院应当加强成本数据和分析结果的应用，促进业务管理与经济管理相融合，提升运营管理水平，推进医院高质量发展。

5 参考资料

5.1 《政府会计制度》
5.2 《公立医院成本核算规范》
5.3 《事业单位成本核算基本指引》
5.4 《关于医院执行〈政府会计制度——行政事业单位会计科目和报表〉的补充规定》
5.5 《医院财务制度》

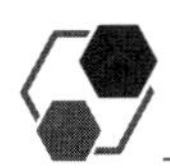

二、严禁设立“小金库”的管理规定

1 目的

贯彻执行国家财经法律法规以及规章制度，坚持“统一领导、集中管理”的财务管理原则，加强医院经济管理，提高医院管理效益，预防违法违规行为发生。

2 通用范围

全院。

3 定义

医院的一切收入、支出及核算工作都必须纳入财务与资产管理部统一管理，其他任何部门、科室不得设立“账外账”和“小金库”。凡违反国家财经法规和其他有关规定，侵占、截留、隐匿各种应缴收入，或以虚列支出、资金返还等方式转移资金、私存私放，未列入医院财务管理的各项资金，均属“小金库”。

4 内容

4.1 各科室主任、职能部门负责人是本科室、部门预防和制止“小金库”行为的第一责任人，对预防和严禁设立“小金库”负总责任。各科室、部门必须严格按照规定要求，切实加强资金管理，杜绝“小金库”行为。

4.2 各业务科室开展的各项医疗服务项目应按照物价部门批准的价格收取费用，不得自定收费标准，不得擅自提高收费标准或扩大收费范围。

4.3 对科室、部门发生的培训费、进修费、会务费、参观费、复印费、管理费、课题协作费、捐赠资助费等，必须如实上交医院财务管理部门，由财务与资产管理部按照国家相关规定进行处理，科室和个人不得截留和收受供应商给予的优惠、折扣、回扣等，严禁科室以各种名义私存私放，设立“账外账”和“小金库”。

4.4 设备报损处置，医学装备科和总务办公室应建立备查簿，残值变价收入要及时全额上缴财务与资产管理部。

4.5 各科室的废品必须全部上缴总务办公室，由总务办公室集中处置，处置废品收入应及时全额上缴财务与资产管理部。

4.6 科室人员的工资、奖金、福利、加班费、补贴等的发放，由财务与资产管理部编册，经院领导审批后，汇入职工个人工资卡中。

4.7 由纪委办公室牵头，联合财务与资产管理部定期或不定期地组织人员进行检查，如发现问题应及时向分管副院长汇报。经调查核实后，将按有关规定追究相关责任人的责任。

5 参考资料

5.1 《政府会计制度》

5.2 《医疗机构财务会计内部控制规定》

5.3 《关于加强医疗机构财务部门管理职能、规范经济核算与分配管理的规定》

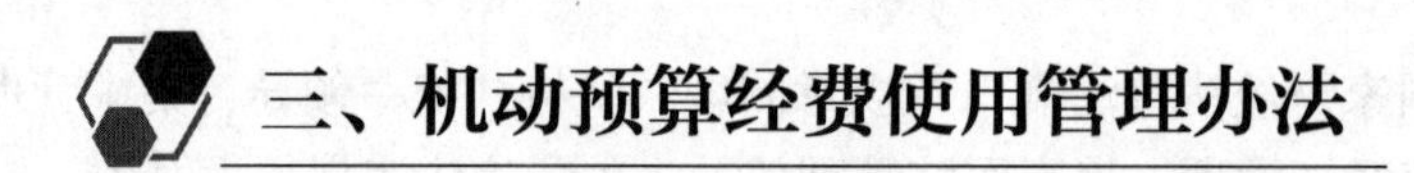

三、机动预算经费使用管理办法

1 目的

规范机动预算经费管理，充分发挥机动预算经费调节作用，提高资金使用效益。

2 通用范围

各职能科室。

3 定义

机动预算经费是指医院预算中为解决年度预算执行过程中的新增的、突发性和不可预见性开支而设立的项目经费。申报部门优先调剂使用归口部门其他项目经费，不足部分再申请使用机动预算经费。

4 内容

4.1 机动预算经费未经批准不得用于弥补各部门的公用经费缺口，不得用于提高人员待遇标准，不得用于安排“三公经费”支出。

4.2 实行项目预算管理，当年经论证同意立项却因不可预见因素未确定执行方案的项目，列入机动预算。项目实际支付使用时必须严格按照“三重一大”要求办理报批手续。

4.3 为解决不可预见的支出，在年初预算中可安排占总预算支出的1%为机动预算经费。

4.4 机动预算经费的使用范围。

4.4.1 用于解决医院新增、突发、不可预见的项目执行中出现的资金缺口。

4.4.2　用于自然灾害或突发事件造成财产损失、人员伤亡支出、应急处置费用。

4.4.3　如申报事项需要跨年完成，申请机动预算经费只保证当年支出，当年如有结余，不再结转下年使用，剩余资金需求由归口部门在下一年度提出预算申请，纳入下一年度预算安排。

4.5　机动预算经费申请报销程序。

4.5.1　机动预算经费≥10万元的，先由相关部门进行立项论证，上院长办公会前，由归口部门通过OA填写《机动预算经费申请表》（表6-3-1），由财务与资产管理部审核加具意见、分管副院长、预算委员审核后，连同本申请表及院长办公会议提案申请表一起交医院办公室，院长办公会讨论通过后，由归口部门将院长办公会议纪要及本申请表交财务与资产管理部备案，纳入当年正常预算开支。

4.5.2　机动预算经费<10万元的，由归口部门通过OA填写《机动预算经费申请表》（表6-3-2），经财务与资产管理部审核加具意见、分管副院长审核、院长审核后交财务与资产管理部备案并编入当年正常预算开支。

4.5.3　申报经费批准后，财务与资产管理部将根据经费性质核定是否设置专项，如需要设置专项，编号列入正常预算；如不需要设置专项，以机动预算经费申请表作为签字附件报账。

4.6　使用机动预算经费的部门要按照财务管理的有关规定，加强经费管理，严格按照预算批复范围专款专用、不得挪用，并接受纪委办公室、审计的监督检查。

4.7　本办法由预算委员会负责解释。

4.8　本办法自发文之日起施行。

5　参考资料

5.1《中华人民共和国预算法》

5.2《公立医院全面预算管理制度实施办法》

6　附件

6.1　机动预算经费申请表（预算金额≥10万元）（表6-3-1）

6.2　机动预算经费申请表（预算金额<10万元）（表6-3-2）

表6-3-1　机动预算经费申请表（预算金额≥10万元）

编号：

申请部门：　　　　　　　　年　　月　　日

申请项目：	
项目总金额：	申请当年金额：
是否立项：是□　否□（请填√）	是否有论证报告：是□　否□（请填√）
是否经专委会通过：是□　否□（请填√）	
申请事由：	

续表

归口部门意见：
财务与资产管理部意见：
分管副院长意见：
预算委员意见：

注意事项：

1. 本表由归口部门在上院长办公会前填写。

2. 机动预算经费通过后，凭本表及院长办公会议提案申请表、院长办公会议纪要一并交财务与资产管理部备案，并编入当年正常预算开支。

3. 如属跨年度项目，本表仅申请当年需要支付的资金经费，跨年支付部分资金在下一年提出预算申请，纳入下年度预算。

表 6-3-2 机动预算经费申请表（预算金额＜10 万元）

编号：

申请部门： 年 月 日

申请项目：	
项目总金额：	申请当年金额：
是否立项：是□ 否□（请填√）	是否有论证报告：是□ 否□（请填√）
是否经专委会通过：是□ 否□（请填√）	
申请事由：	
归口部门意见：	
财务与资产管理部意见：	
分管副院长意见：	
院长意见：	

注意事项：

1. 本表审核通过交财务与资产管理部备案，并编入当年正常预算开支。

2. 如属跨年度项目，本表仅申请当年需要支付的资金经费，跨年支付部分资金在下一年提出预算申请，纳入下年度预算。

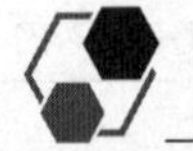

四、财政专项资金管理制度

1 目的

进一步加强和规范财政专项资金管理，提高资金使用效益，合理、有效、规范使用财政专项资金，完善财政专项资金管理流程，确保财政专项资金的安全合理使用。

2 通用范围

全院。

3 定义

财政专项资金指中央、省、市级财政为保障群众健康，促进卫生事业发展，安排的有专门用途的经费。

4 内容

4.1 财政专项资金按项目进行管理（以下简称项目资金）。

4.2 财政专项资金根据项目用途，按照统一分配，分级管理，专款专用，追踪问效的原则进行分配、管理、使用和考核。按照“谁分配，谁负责；谁使用，谁负责”“钱随事走，权责一致”的管理原则，实行资金分配责任制和资金使用责任制。

4.3 财政专项资金应纳入医院财务统一管理，实行专户或专账核算。

4.4 医院统一负责项目实施和资金使用，主要领导负主要责任，分管领导负直接责任。明确项目执行人员（包括负责人、经办人），项目执行人员应全面执行项目实施方案，完成项目任务，实现工作目标；定期报送项目实施和资金使用进度统计报表，按照项目实施方案规范使用资金，提供的经费报账资料应真实、有效；负责项目绩效考评。

4.5 使用财政专项资金应编制项目实施方案和资金分配使用方案。编制项目实施方案应明确项目目标、范围、内容、任务、执行时间、资金管理、组织管理措施和监督评估要求。编制资金分配使用方案应提出资金分配原则，明确资金使用方向。不得在实施中改变资金用途。项目实施方案和资金分配方案应报送市财政局和卫生局审定、备案。

4.6 加强对项目资金的审核，规范使用项目资金，保障项目资金安全和合理有效使用；遵循“专款专用、单独核算”的原则，对项目资金单独设立账户或专账，按年度、项目、资金类别等进行总分类核算和明细分类核算；应明确项目财务管理人员（包括负责人、审核人、经办人），财务人员变动时，应及时办理交接手续，保证项目经费支出有效和财务管理的连续性。

4.7 项目财务人员应遵照《会计法》《事业单位会计准则》《事业单位会计制度》《医院财务制度》和《医院会计制度》等规定，根据财政专项资金财务管理要求，进行会计核算和会计监督，记录、核算和反映项目资金收支活动，按时编报财务报真实表；应根据项目实施方案，严格审核经费报销凭据，进行会计核算，做到方法正确、记账准确、内容完整、符合时限，对违反国家财经法律法规和规章制度的违规行为有权制止或纠正；协同项目执行人开展项目资金绩效考评。

4.8 项目资金应用于项目实施方案规定的用途，主要是与项目活动直接相关的设备和药品费、耗材试剂费、培训费、宣教费、管理费、人工费、工作补助、救治补助和其他等支出。项目经费支出应控制在项目资金预算额度内，严格开支标准和审批程序。

4.9 项目经费使用支付应明确项目方案名称、年度、下达资金文号、资金用途和支付额度等；提供的原始凭证必须是国家统一正式收据或发票，且内容完整、清楚；劳务费、讲课费、人员费用、工作补助等发放给个人的自制原始凭证，必须有领款人签字和相关信息；培训经费开支必须有培训记录清单及相关证明文件等；报账凭据，应有经办人、审核人、负责人的签名和签署日期，负责人签名应当明确表示是否同意报账。

4.10 财政专项资金形成的国有资产应纳入单位资产管理，严格按照规定执行，严禁变为私有财产。

4.11 项目资金必须专款专用，任何单位和个人不得以任何理由和方式截留、挤占和挪用，严禁用项目资金支付各种罚款、捐款、赞助、投资和基建等，严禁用于发放各种福利支出。

4.12 项目完成后结余资金使用，应按规定的程序办理。

4.13 项目完成后，应对项目执行过程及完成结果进行综合性考核与评价。考评应以国家有关法律法规、政策、项目管理方案和项目资金管理制度等为依据进行，主要内容包括：

4.13.1 项目任务完成情况：包括项目管理方案中规定的工作任务数量和质量等完成情况；

4.13.2 项目组织管理情况：包括各级政府及相关部门对项目的重视程度、组织协调力度、项目管理实施方案的制订与落实等；

4.13.3 项目资金使用和财务管理情况：包括项目资金到位、使用情况，项目资金财务管理制度建设与落实、资金使用的合规性等；

4.13.4 项目实施的效果：包括项目实施所带来的社会效益、经济效益以及项目持续影响等；

4.13.5 其他。

4.14 项目执行单位应按要求开展自评和考评工作，定期对本单位项目执行进度、完成质量、项目组织管理、财务状况及项目成效进行考核、分析；项目完成后，对项目实施情况进行全面绩效考评，并提交考评报告。

4.15 医院应自觉接受审计、纪检、监察等部门的监督检查。

4.16 对项目资金使用不合规、弄虚作假，截留、挪用、挤占项目资金的，一经发现，应追究有关人员责任，构成犯罪的，移交司法机关追究刑事责任。

4.17 本规定由财务与资产管理部负责解释。

5 参考资料

5.1 《广东省省级财政专项资金管理办法（修订）》

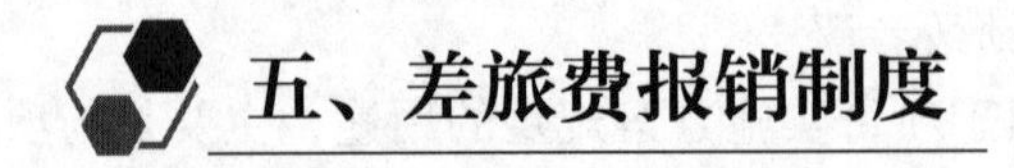

五、差旅费报销制度

1 目的

进一步加强和改进医院差旅费管理，推进厉行节约反对浪费。

2　通用范围

全院。

3　定义

本办法所指的差旅费是指工作人员因公到常驻地以外地区出差期间所发生的费用，包括城市间交通费、住宿费、伙食补助费和市内交通费，但不包括因公出国（境）所发生的费用。

4　内容

4.1　各职能科室必须按规定履行报批手续，从严控制出差人数和天数，严禁无实质内容、无明确公务目的的学习、交流、考察调研等活动，严禁以公务差旅为名变相旅游。

4.2　各职能应当将差旅费纳入经费预（决）算管理，在保障公务活动正常开展前提下，严格控制差旅费在医院运行经费预算总额中的规模和比例，不得以任何方式转嫁差旅费。

4.3　财务与资产管理部根据国家和省、市有关政策以及经济社会发展水平制定差旅费开支标准，并根据市场物价及消费水平变动情况适时调整，报医院院长办公会审批。

4.4　城市间交通费

4.4.1　城市间交通费是指工作人员因公到常驻地以外地区出差乘坐公共汽车、火车、轮船、飞机等交通工具所发生的费用。

4.4.2　出差人员在不影响公务、确保安全的前提下按照经济、便捷原则选择合适的交通工具，按规定等级乘坐，凭据报销。未按规定等级乘坐交通工具的，超支部分自理。

4.4.3　乘坐交通工具的规定等级如下：

级别	火车：含高铁、动车、全列软席列车	轮船：不包括游车	飞机	其他交通工具（不包括出租小汽车）
副主任医师以上	硬席（硬座、硬卧），高铁/动车二等座、全列软席列车二等软座	三等舱	经济舱	凭据报销
其他人员	硬席（硬座、硬卧），高铁/动车二等座、全列软席列车二等软座	三等舱		凭据报销

4.4.3.1　中级职称及以下人员原则上不乘坐飞机，因出差旅途较远或出差任务紧急需要乘坐飞机要从严控制，必须经院长批准方可乘坐飞机。

4.4.3.2　乘坐公共汽车、火车、轮船、飞机等交通工具的，每人每次可以购买交通意外保险一份。若医院已统一购买交通意外保险，不再重复购买。

4.4.3.3　乘坐飞机的，机场往返市区接驳专线费用民航发展基金、燃油附加费可以凭据报销。

4.4.3.4　出差人员原则上乘坐公共交通工具，如乘坐出租小汽车的，凭正式车票按××市交通运输集团××分公司售票窗口票价金额报销，超过部分不予报销，如果单位有3人及以上人员同时出差的，单位无法安排公务车，经单位主要领导批准，可以通过购买社会服务方式解决交通出行。凡派公务车或通过购买社会服务方式解决公务交通出行的，不再享受城市间交通补助。经院长批准，自驾车出差的，凭汽油票及过路费按××市交通运输集团××分公司售票窗口票价金额内报销，不再报销市内交通费（因交通安全问题，不提倡自驾车出差）。

4.5 市内交通费

4.5.1 市内交通费是指工作人员因公出差到目的地期间发生的市内交通费用，按出差自然（日历）天数实行定额包干。出差到本市以外地区的，每人每天80元；出差到本市区及相邻县（市、区）的，每人每天补助40元。市区至各镇、各镇至市区、镇与镇之间发生的交通费用，以出差目的地为中心范围，半径10公里以外地区的，往返交通费实行里程包干补助，补助标准如下：

里程数（公里）	补助金额（单程·元/人）	里程数（公里）	补助金额（单程·元/人）
10～30	15	≥51	35
31～50	25		

4.5.1.1 单位派公务车或通过购买社会服务方式解决公务交通出行且全程服务的，不再给予市内交通费补助；如只解决往返城市间交通的，按标准享受市内交通费补助。

4.6 住宿费

4.6.1 住宿费是指工作人员因公出差期间入住宾馆（包括饭店、招待所，下同）所发生的房租费用。

4.6.2 出差到本市以外地区的，出差人员住宿以单间或标准间为主。住宿费限额标准：副处级及相当职称以上人员每人每天450元，其他人员每人每天400元，如特殊情况无法提供住宿发票的，按照住宿费限额标准的50%发放补助，副处级及相当职称以上人员每人每天225元，其他人员每人每天200元。

4.6.3 出差到广州市如春、秋季中国进出口商品交易会期间，住宿费在限额标准范围内上浮100%。对于住宿价格季节性变化明显的城市，住宿费限额标准在旺季可适当上浮一定比例。具体依照财政部发布的有关规定办理。

4.6.4 出差到本市及相邻县（市、区）的，住宿费标准上限为：副处级及相当职称以上人员每人每天300元，其他人员每人每天250元。在标准内据实报销，超过部分自理。

4.6.5 出差人员应当在职务级别对应的住宿费限额标准以内，选择安全、经济、便捷的宾馆住宿，凭据报销。

4.7 伙食补助费

4.7.1 伙食补助费

指对工作人员因公出差期间伙食费用给予的适当补偿。按出差自然（日历）天数实行定额包干，出差至本市区以外地区，每人每天100元，每人半天50元。

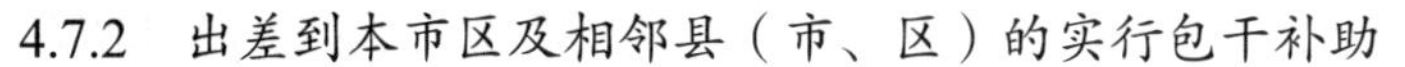

4.7.2 出差到本市区及相邻县（市、区）的实行包干补助

按自然（日历）天数，每人每天80元。若有单位接待的不得领取伙食补助费。市区至各镇（街道，下同）、各镇至市区、镇与镇之间，没有单位接待，并且已达到用餐时间的，实行包干补助，每人半天40元，全天80元（市区出差要超过10公里）。若有单位接待的不得领取伙食补助费。

4.7.3 出差人员应当自行解决用餐

凡由接待单位统一安排用餐或提供交通工具的，出差人员应当按实际标准向接待单位缴纳相关费用。参加会议和培训期间由举办方按规定统一安排的除外。出差途中的餐费报销，原则上不能既享受补助又报销餐费。

4.8 与会、外派等的差旅费

4.8.1 工作人员到本市区以外参加会议，市内交通费和报到或返程在途期间发生的城市间交通费、住宿费、伙食补助费回所在单位按照前款有关规定报销。会议期间的住宿费、伙食费及其他费用，由举办方按照会议费管理规定统一开支，并凭会议通知、审批文件及食宿费发票回所在医院报销差旅费，但不能再领取伙食补助费和市内交通补助费。会议没有安排伙食的按规定领取伙食补助。

4.8.2 到本市地区以外进修学习的人员，在途期间的住宿费、伙食补助费和市内交通费按照差旅费规定执行，进修1年的，在进修期间中途可以报销1次探亲路费；在进修学习期间，住宿费由进修单位安排的，据实报销，进修单位不安排住宿的按不超过1500元/月凭票据实报销，不再报销市内交通费。省卫生健康委组织的学科带头人1个月学习，按医院院长办公会决议实行住宿费及车费等总额6000元包干。

4.9 工作人员被选调（抽调）扶贫或开展专项工作的，按以下规定报销差旅费：

4.9.1 本市以外的报到或返程在途期间的城市间交通费、住宿费、伙食补助费，按差旅费补助标准回医院报销，上级有专项文件规定的，从其规定（例如扶贫××县人民医院、×××人民医院）。

4.9.2 本市以内的下乡扶贫或到分院专项工作按医院原规定执行。

4.10 报销管理

4.10.1 各单位财务部门应当严格按规定审核差旅费开支，对未经批准以及超范围、超标准开支的费用不予报销。

4.10.2 城市间交通费按乘坐交通工具的等级凭据报销，订票费、经批准发生的签转或退票费、乘坐交通工具的交通意外保险费凭据报销。

4.10.3 住宿费在标准限额之内凭发票据实报销，如遇特殊情况无住宿发票的，按本办法第十六条规定的标准发放住宿补助。

4.10.4 伙食补助费和市内交通费按规定标准包干使用，不能既领取伙食补助费又报销伙食费，不能既领取市内交通补助又报销市内交通费。

4.10.5 未按规定标准开支差旅费的，超支部分由个人自理。

4.10.6 经单位主要领导批准，通过购买社会服务方式解决公务出行的，凭票据实报销。出差人员差旅活动结束后（1个月内）应当及时办理报销手续。差旅费报销时应当提供出差审批单、机/车船票、住宿费发票等凭证。

4.11 监督问责

4.11.1 各科室加强对工作人员差旅活动和经费报销的内控管理，对本单位差旅审批制度、差旅费预算及规模控制负责，相关领导、财务人员等对差旅费报销进行审批把关，确保票据来源合法，内容真实完整、合规。对未经批准擅自出差、不按规定开支和报销差旅费的人员进行严肃处理。

4.11.2 工作人员出差期间，因游览或非工作需要的参观而开支的费用，均由个人自理。出差人员不得向接待单位提出正常公务活动以外的要求，不得在出差期间接受违反规定用公款支付的宴请、游览和非工作需要的参观，不得接受礼品、礼金和土特产品等。

4.11.3 违反本办法规定，有下列行为之一的，由医院责令改正，依法依规追究相关人员的责任，对违反规定资金予以追回，并视情况予以通报。对直接责任人和相关负责人，按规定处理。涉嫌违法的，移送司法机关处理。

4.11.4 单位无差旅审批制度或差旅审批控制不严的；

4.11.5 弄虚作假，虚报冒领差旅费的；

4.11.6 违规扩大差旅费开支范围，擅自提高开支标准的；

4.11.7 不按规定报销差旅费的；

4.11.8 转嫁差旅费的；

4.11.9 违反差旅费管理规定的其他行为。

4.12 附则

4.12.1 本办法由财务与资产管理部负责解释。

4.12.2 本办法自印发之日起执行。本办法发文前印发有关差旅费的管理规定与本文有抵触的，按本办法执行。

5 参考资料

5.1 《省直党政机关和事业单位差旅费管理办法》

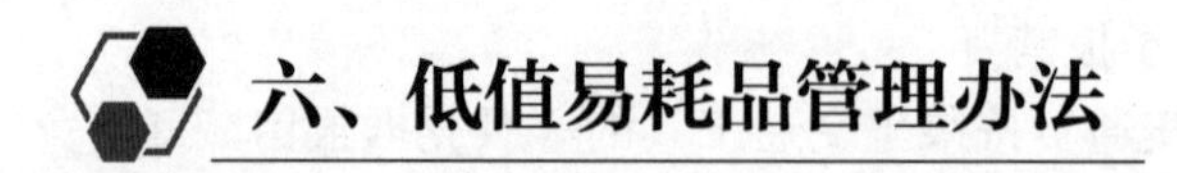

六、低值易耗品管理办法

1 目的

加强医院低值易耗品管理，科学合理购置、分配、使用和处置医院低值易耗品，控制医院的成本费用。

2 通用范围

全院。

3　定义

本制度所指的低值易耗品是指医院为满足自身开展医疗活动或其他活动需要控制的，并且使用期限在1年以上，单位价值低于固定资产价值以下的小型设备及医疗器械（或价值需要超过固定资产，同类小型设备及器械）；一般包括医疗器械、器具、办公用品、家具等。

4　内容

4.1　低值易耗品管理实行定额管理、定期核销原则，参照固定资产管理办法管理。

4.2　管理部门、科室核算同时设立实物账，管理部门要同科室定期对账，保证物账相符。

4.3　医院医学装备科、总务办公室是医院低值易耗品的统一管理部门。

4.3.1　医学装备科负责医疗器械、器具的管理。

4.3.2　总务办公室负责一般办公用品、家具等的管理。

4.3.3　财务与资产管理部负责本院低值易耗品的财务监督和会计核算工作。

4.3.4　低值易耗品的占有或使用部门负责本部门的低值易耗品管理工作。

4.4　低值易耗品分类

4.4.1　低值易耗品按制度规定，医院低值易耗品可分为以下几类：①医疗用品，如听诊器、治疗车、手术刀等；②办公用品，如计算器、装订机等；③家具；④其他用品，所有不属于上述范围的其他低值易耗品等。

4.5　低值易耗品采购

4.5.1　采购部门应随时了解和掌握常用低值易耗品的市场价格信息和市场物资供应量情况，预测市场供应变化，为医院采购提供合理化建议。

4.5.2　按照科室申购计划制订采购计划，通知中标供应商送货上门，对于不在招标目录里的物资，应充分了解市场价格，按质优价廉的原则进行采购。

4.5.3　对各科室经常使用的常用低值易耗品，采购部门应根据使用情况计算出每月的耗用量，并根据物资消耗时间的长短确定库存量，在接近最低库存量时提出申购计划。

4.6　低值易耗品领用

4.6.1　医院低值易耗品领用实行定额管理、“以旧换新”的管理办法，科室申请物资时，要参照定额管理办法申领，不得超范围超标准申领。

4.6.2　各科室需要新的低值易耗品，物资仓库应对照定额管理办法，核实科室申领的数量及标准。不得超范围超标准发出。

4.7　低值易耗品管理和盘点

4.7.1　医院参照固定资产管理办法管理，编制低值易耗品目录，建立科室分户账。低值易耗品仓库做好采购、验收、入库、保管、出库等工作。

4.7.2　科室设立专人管理低值易耗品，负责保管、登记、记录其分布、使用消耗及报废管理工作，对无故损坏的，应由当事人按原价赔偿。各使用部门切实做好防火、防盗、防爆、防潮、防尘、防锈、防蛀等工作。

4.7.3 管理部门要每年联合相关部门对低值易耗品进行盘点。盘点结果和差异应由低值易耗品管理员、会计和低值易耗品使用部门三方签字确认；差异表一式两份，分别由资产管理部门和财务与资产管理部归档保存。

4.7.4 对医院低值易耗品的盘盈和盘亏，应由资产管理部和使用部门分析差异原因，及时形成处理意见，落实责任人，并上报财务与资产管理部审核。

4.7.5 财务与资产管理部负责人对低值易耗品盘点差异表和处理意见进行审核，交分管副院长审核批准，对盘盈、盘亏的低值易耗品应及时查明原因，厘清责任，按医院的相关的规定做出处理。

4.8 低值易耗品处置和调剂

4.8.1 医院低值易耗品处置是指医院对使用的低值易耗品进行报废、报损、对外捐赠等。

4.8.2 申请报废的低值易耗品应符合下列条件之一。

4.8.2.1 客观原因造成物品无使用价值的。

4.8.2.2 其他合理原因需要报废的。

4.8.3 低值易耗品报废程序

4.8.3.1 低值易耗品的报废由使用部门在OA填写提交医院低值易耗品报废申请，申请表应包括低值易耗品名称，单价，数量以及报废原因等。

4.8.3.2 资产管理员提出报废意见，低值易耗品相关科室进行实物技术鉴定并提出意见；由管理部门负责人、监督小组、分管副院长审批后；财产会计才能办理相关报废手续。

4.8.3.3 财务与资产管理部根据各部门审批的低值易耗品报废申请表进行资产报废账务处理；各科室要严格履行报废手续，未经批准报废前，不得拆卸和挪用零部件，要保持原有的资产状况。

4.8.3.4 总务办公室设立专门的报废库房，妥善保管报废资产，并对报废低值易耗品入、出库登记，并由移送人相关签字。

4.8.3.5 报废低值易耗品应按审批要求及时处理，报废所得残值收入应交财务与资产管理部做账务处理，任何部门和个人不得截留挪用。

4.8.4 低值易耗品报废清理之后，低值易耗品管理部门要注销报废低值易耗品的记录资料。

4.8.5 当低值易耗品破损或丢失时，低值易耗品使用部门填写《低值易耗品报损（报失）申请表》，交资产管理部审核。

4.8.6 资产管理部门对低值易耗品报损或报失情况进行核实后，在《低值易耗品报损（报失）申请表》内填写调查意见，并签字确认，并将《低值易耗品报损（报失）申请表》送财务与资产管理部审核。

4.8.7 低值易耗品捐赠是无偿转让，应严格履行报批手续，资产管理部门填写《低值易耗品捐赠申请表》，报财务与资产管理部负责人、分管副院长、院长审批后方可办理捐赠手续。

4.8.8　医院办理低值易耗品捐赠手续，必须取得低值易耗品捐赠接收方的相关接收凭证，并作为医院备案登记凭证。

4.8.9　低值易耗品调剂：医院内部之间进行低值易耗品调剂，由低值易耗品使用部门填写低值易耗品调剂申请（参与调剂科室负责人签字），经低值易耗品管理部门审批后办理内部转账手续（无价调拨）。

5　参考资料

5.1　《政府会计准则——基本准则》

5.2　《政府会计制度》

七、负债管理制度

1　目的

规范医院负债管理，规避财务风险。

2　通用范围

财务与资产管理部。

3　定义

医院负债是指医院过去的经济业务或事项形成的，预期会导致经济资源流出医院的现时债务。

4　内容

4.1　借款融资管理

4.1.1　医院应建立借债集体决策机制，借入流动负债必须经医院内部集体决策。医院原则上不得借入非流动负债，确需要借入或融资租赁的，必须经卫生主管部门审核后报同级财政部门审批。医院应充分考虑资产构成、还款能力等因素，严格控制借债规模。

4.2　预收医疗款管理

4.2.1　医院必须建立患者预交金管理制度，预交金额度应根据患者病情和治疗的需要合理确定。

4.2.2　完善内部管理和财务会计内部控制。应按照门诊患者、住院患者等分类对预收医疗款项进行管理。

4.3 应付账款的管理

4.3.1 财务部门应及时合理地清理和支付应付账款，建立健全供应商的信用记录，逐步完善公司的市场资信。

4.3.2 医院购买药品、设备、卫材及其他物资时，应尽量选取货到付款期较长的付款方式，以缓解医院资金付款压力，同时降低资金风险。对固定资产及工程支出应预留足够质量保证金。

4.3.3 应付账款的入账时间，应以所购买物资的所有权转移或接受劳务已发生为标志：

4.3.3.1 物资和发票账单同时到达的情况下，一般应在物资验收入库后按发票账单登记入账；

4.3.3.2 在物资和账单不能同时到达的情况下，货物已到发票账单未到可采用暂估入账方式，等下月初用红字冲回的办法，应付账款按实际应付金额入账。

4.3.4 财务部门负责应付账款的管理，并定期组织采购部门与供应商对账。

4.3.5 因债权人特殊原因确实无法偿还的负债，按规定计入其他收入。负债转为其他收入应具备以下条件：

4.3.5.1 因债权人的特殊原因；

4.3.5.2 债权人确实无法偿还；

4.3.5.3 具备相关证明材料。

5 参考资料

5.1 《政府会计制度》

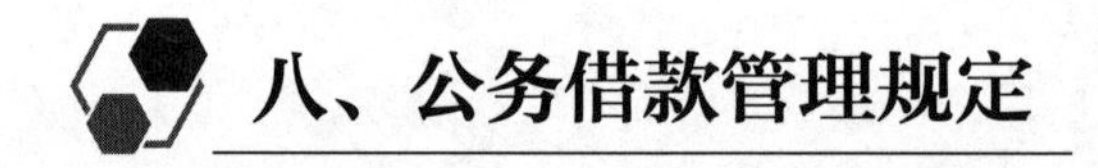

八、公务借款管理规定

1 目的

保证医院临床、教学、科研和其他各项工作的正常进行，加速资金周转，保障医院资金的合理流动和安全，提高资金使用效益，避免出现呆账、坏账，造成医院资产流失。

2 通用范围

全院。

3 定义

公务借款是指因公务需要，单位职工临时在单位财务部门借取，用于预付给有关单位或个人的各种业务款项。

4 内容

4.1　公务借款范围

4.1.1　出差、进修。

4.1.2　零星采购物资和设备。

4.1.3　预订书刊。

4.1.4　设备和房屋维修及基建项目。

4.1.5　医疗纠纷借款。

4.1.6　周转金、备用金。

4.1.7　其他。

4.2　借款人作为医院经济活动的债务人，必须是医院在职职工。学生、临时工、非本院职工不得办理借款。

4.3　医院财务与资产管理部是借款的直接管理、执行和监督部门。

4.4　借款严格实行“一事一借、一借一清、不清不借”的管理原则，对不具备必要的签批手续、不符合开支规定、无资金来源、无经费预算或超预算的借款以及尚有欠款，财务人员可不予受理。在保证借款人业务需要的前提下，财务人员有权核减借款金额。

4.5　严格执行“公款公用原则”，借款只能用于临床、教学、科研、行政、后勤等各项相关的公用性开支，不得改变用途或私存私用，严禁套借公款，一经发现将严肃处理。

4.6　借款的程序

4.6.1　借款人申请借款必须填写《医院借款单》。

4.6.2　外出进修、学习培训、会议等公事出差，必须经部门负责人同意并经院长审签。会议借款必须有会议邀请函。由本人借款，本人报销，特殊情况可委托他人办理借款或者委托他人报销（本院在职职工）。对外出进修超期未回院报账的，科教部应书面向主管部门提出处理意见及时处理。

4.6.3　零星采购物资和设备等借款，必须经院长审签，由职能部门指定专人负责借款及报账。

4.6.4　医疗纠纷借款，应由医患办人员指定专人办理，应有相关协议书或法院调解书或判决书，如该项目在保险范围内，应及时向保险公司提供相关材料，及时索回保险赔款。原则上当年借款当年还清，如此款不在保险范围内由医院承担部分应在1个月内报账冲账。

4.6.5　科研课题经费借款，首先应有科研经费来源，由课题本人或指定的本院在职职工办理借款，并在借款单上注明报账时间。

4.7　借款报销的时限

4.7.1　差旅费借款，应在返院后15日内（按返程车、机票日期推算）办理报账核销手续。

4.7.2　购置货物借款，以发票签发日期，本市在7日内、外地在15日内办理报账核销手续。

4.7.3 各类会议性支出借款和接待费借款，在会议结束或活动结束后7日内办理报账核销手续。

4.7.4 其他借款由会计人员根据实际情况核定报销冲账期限。

4.8 借款报销的流程

4.8.1 各种因公借取的款项，在办理完有关结算手续，完成工作任务后，一律由借款人或经办人负责索取报销凭证。

4.8.2 借款人报账冲销借款必须填写《差旅费报销单》《借款结算单》，由经费负责人审签字并经相关分管副院长、院长签字后到财务与资产管理部办理报账手续。

4.9 有特殊情况暂时不能冲账的，借款人在借款到期前必须书面说明理由，经部门负责人或项目负责人签字同意并加盖部门公章报会计科同意后将说明与财务资料一同备查存档，数额较大超过10 000元的需经院长签字同意后方可延缓核销。

4.10 退休、调离、辞职人员必须核销借款后方能办理离院手续，职工未结清借款已离开本院的，其借款由原所在部门借款审批人和办理离院手续人员负责追回或偿还。办理退休手续的人员，应按规定办理借款的报账手续，否则按照有关规定从其退休金中扣还。

4.11 借款人已经在财务与资产管理部办理借款而由于计划变更或延迟不能及时使用的，借款人应及时退回借款。

4.12 借款坏账的确认和核销

4.12.1 借款人或经办人前期已尽追索义务，出现以下情况由相关部门报财务与资产管理部审查后上报医院审批确认为坏账：

4.12.1.1 因债务人破产，依照法律清偿后，确实无法收回的借款。

4.12.1.2 债务人死亡，既无遗产可供清偿，又无义务承担人，确实无法收回的暂付款。

4.12.1.3 医院认定的其他情形。

4.12.2 对确认为坏账的借款，由借款人或经办人提出申请，说明原因并取得相关的证明材料，报所在部门审核后报财务与资产管理部审查，再报院长审批。最后由财务与资产管理部将院长审批同意核销的借款进行账务处理。

4.12.3 未经财务科审核和医院院长批准，任何部门和个人不得自行将借款项确认为坏账。

4.12.4 已确认为坏账并已核销的借款，医院仍然保持追索权，职能部门应予以协助，一旦有重新收回的可能，应积极追索。

4.13 财务与资产管理部应加强对借款的清理工作。清理工作包括专项清理、日常清理、定期清理。在清理借款时对大额的较长时间挂账的借款应重点清理。

4.14 部门负责人或经费项目审批人对借款的安全、使用、报账或归还负监督责任，应配合财务与资产管理部做好对逾期未报账或未还清借款人员的扣还工作。

4.15 对于个别无视医院财经纪律，无正当理由长期拖延欠款，对催款单无动于衷的，财务与资产管理部将从借款人工资或有关收入中分次或一次性扣还，直至扣足借款金额或办理冲销手续为止，同时视具体情况暂停借款人所在部门公用经费开支，对未按规定期限内报账的，经院长同意后，向工资核算岗位提供扣款名单，从借款人工资内扣除。

4.16 借款的经济责任人有：借款人或经办人、部门负责人、财务与资产管理部、分管副院长、院长。

4.17 由于部门或工作人员失误造成的，不得确认为坏账，应追究有关部门和责任人的经济责任。

5 参考资料

5.1 《政府会计制度》

5.2 《医院财务制度》

5.3 《中华人民共和国会计法》

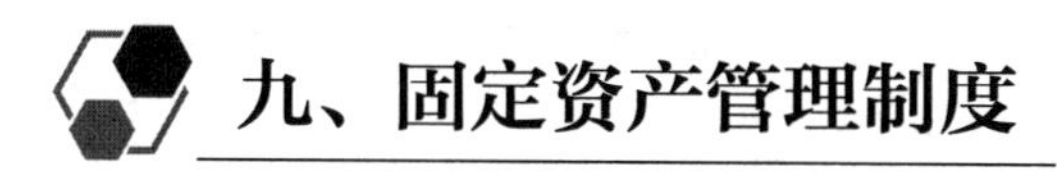

九、固定资产管理制度

1 目的

加强医院固定资产管理，规范和加强各科室、职能部门固定资产管理行为，维护国有资产的安全完整，科学合理购置、分配、使用医院固定资产，进一步促进医院固定资产使用效能的发挥。

2 通用范围

全院。

3 定义

本制度所指的固定资产是指医院为满足自身开展业务活动或其他活动需要而控制的，使用年限超过1年（不含1年）、单位价值在规定标准以上，并在使用过程中基本保持原有物质形态的资产，一般包括房屋及构筑物、专用设备、通用设备等。单位价值虽未达到规定标准，但是使用年限超过1年（不含1年）的大批同类物资，如图书、家具、用具、装具等，应当确认为固定资产。

4 内容

4.1 医院固定资产实行三账一卡管理，即财务部门负责总账和一级明细分类账，固定资产管理部门负责二级明细分类账，使用部门负责建卡（台账）。

4.2 固定资产管理的主要内容是：固定资产管理机构及职责分工；固定资产的分类；固定资产的计量；固定资产账务处理；固定资产日常管理；固定资产清查盘点；固定资产报废；固定资产调剂等。

4.3 医院固定资产管理的主要任务是：完善固定资产管理体制；合理配置和有效地使用固定资产；健全管理制度，落实管理责任，确保固定资产的安全与完整，防止资产流失，实现资产的保值增值。

4.4 医院固定资产管理实行归口管理、分级负责、责任到人的管理体制。

4.5 医学装备科、总务办公室是医院固定资产的统一管理部门

其主要职责包括：

4.5.1 负责医院的工业房屋及建筑物、医疗设备、动力设备、运输设备、家用设备、消防装备及其他有关的仪器、仪表、工具器具等固定资产管理工作；

4.5.2 贯彻落实固定资产管理制度，检查、指导各科室的固定资产管理工作；

4.5.3 负责固定资产报废鉴定及审查批准工作；

4.5.4 负责调拨各科室多余及利用率不高的固定资产；

4.5.5 负责固定资产对外调剂、捐赠的管理工作，如对调剂的固定资产性能、价格进行评估，并办理对外调剂、捐赠手续等；

4.5.6 负责汇总医院固定资产各种报表，包括固定资产年报、闲置设备、封存设备、备用设备备等报表。

4.6 固定资产归口管理部门是本单位固定资产管理的主管部门

总务办公室负责一般设备的管理，计算机中心负责电脑设备管理、保卫办公室负责监控、消防等安全设备管理、基建办公室负责房屋建筑物等工程类固定资产管理，医学装备科负责专用医疗设备管理，其主要职责包括：

4.6.1 建立完整的固定资产档案，理顺管理流程、填报投资计划规范资产添置、资产调拨、资产维护、资产盘点以及资产处置等相关手续，负责组织设备等采购的可行性论证、招标、验收等工作；

4.6.2 负责固定资产实物的分类统计、明细账、卡片管理及条形码的粘贴，确保明细账与实物相符；

4.6.3 监督、检查各使用部门的固定资产管理工作；

4.6.4 统一规划实物资产的资源配置，提高固定资产的使用效率；

4.6.5 根据使用部门申请，组织固定资产处置的技术鉴定及定价评估，提出处理意见，并会同相关部门编报有关资产的变动情况；

4.6.6 对归属本部门管理的固定资产进行清查盘点、维护跟踪和统计工作；

4.6.7 负责固定资产编号的管理、固定资产盘点调拨处置、固定资产报表等日常统一管理工作。

4.7 财务与资产管理部负责本院固定资产的投资计划管理、财务监督和会计核算工作，其主要职责包括：

4.7.1 贯彻执行国家有关固定资产管理的法律法规、政策，建立健全医院固定资产管理制度；

4.7.2 加强本单位固定资产投资预算管理。每年第四季度组织各部门填报投资预算，经预算委员同意，汇总上报院领导班子，按照领导班子审核下达的投资计划对各部门进行考核。各部门必须按照上级及医院下达的固定资产投资预算进行采购，如特殊情况追加固定资产投资，需要提前逐级打报告追加计划，经领导班子批准下达后方可采购；

4.7.3 负责医院固定资产的财务监督和会计核算工作，设置固定资产总分类账，确保固定资产总账与实物账相一致；

4.7.4 协助本单位固定资产管理部门做好固定资产实物管理工作，加强对实物管理的监督和控制；

4.7.5 会同相关部门对有关资产的处置情况进行上报，并根据上级部门审核结果进行账务处理。

4.8 固定资产的占有或使用部门负责本部门的固定资产管理工作，其主要职责包括：

4.8.1 贯彻执行医院有关固定资产管理的规定，对本科室领入或使用的固定资产，负有妥善保管和合理使用的责任。各科室的第一负责人是固定资产管理的第一责任人，第一责任人可以授权管理，但不能免除责任；

4.8.2 建立有关固定资产明细账和管理固定资产使用卡片，并定期对本部门固定资产账、卡、物进行核对，开展资产清查、登记、统计报告及日常监督检查工作，及时登记和填报设备使用数据；

4.8.3 申报本科固定资产购建计划，参与本科室资产的可行性论证及设计、验收、使用、维修、保养、计量、报废等工作；

4.8.4 提出固定资产处置意见；

4.8.5 接受归口管理部门的监督、检查和指导。

4.9 固定资产分类

固定资产需要按不同标准分类。

4.9.1 按经济用途

医院固定资产可分为行政管理用固定资产和医疗服务用固定资产。

4.9.2 按使用情况

医院固定资产可分为使用中固定资产、未使用固定资产和不需要使用固定资产。

4.9.3 按自然属性分类

医院固定资产可分为房屋及建筑物、专用设备、一般设备、其他固定资产。

4.9.3.1 房屋和建筑物

指医院拥有或控制的房屋和建筑物及其附属设施。

4.9.3.2 专用设备

指医院根据业务工作的实际需要购置的具有专业性能和专门用途的设备，如CT、手术台等。

4.9.4 一般设备

指医院持有的通用性设备，如办公家具、复印机、文字处理机等其他器具等。运输设备，小轿车、救护车等交通工具。

4.9.4.1 其他固定资产

指以上各类未包含的固定资产，其中包括图书、仪器表及量具等。

4.10 固定资产的计量

4.10.1 固定资产的初始计量的基本原则是采用实际成本原则，即固定资产在取得时，应当按取得时的实际成本入账。取得时的实际成本应当包括买价、包装费、运输费、交纳的有关税金等费用，以及为使固定资产达到交付使用状态前所必要的支出。以一笔款项购入多项没有单独标价的固定资产，应当按照各项固定资产同类或类似资产市场价格的比例对总成本进行分配，分别确定各项固定资产的成本。

4.10.2 固定资产后续计量是指计提固定资产折旧和发生后续支出。医院应当对固定资产计提折旧，在固定资产的预计使用寿命内系统地分摊固定资产的成本，反映固定资产的价值消耗水平。与固定资产有关的后续支出，分为资本化的后续支出和费用化的后续支出。

4.10.3 对于购入固定资产，设备价值应包括买价、增值税、进口关税等相关税费，以及为使固定资产达到预定可使用状态前所发生的可直接归属于该资产的其他支出，如场地整理费、运输费、装卸费、安装调试费用和专业人员服务费等。

4.10.4 对于自行建造固定资产，其成本包括该项资产至交付使用前所发生的全部必要支出。

4.10.4.1 在原有固定资产基础上进行改建、扩建、修缮后的固定资产，其成本按照原固定资产账面价值加上改建、扩建、修缮发生的支出，再扣除固定资产被替换部分的账面价值后的金额确定。为建造固定资产借入的专门借款的利息，属于建设期间发生的，计入在建工程成本；不属于建设期间发生的，计入当期费用。已交付使用但尚未办理竣工决算手续的固定资产，应当按照估计价值入账，待办理竣工决算后再按实际成本调整原来的暂估价值。

4.10.4.2 在设备达到可使用状态后，固定资产管理员应填列《固定资产竣工决算单》，连同《固定资产移交单》一起报给财务部门进行审批和相关账务处理；《固定资产竣工决算单》至少应包括以下内容：编号和名称、规格型号、制造厂家、原值、残值率、折旧年限、设备出厂日期、验收日期以及开始使用日期等。《固定资产竣工决算单》一式四联，两联由本单位和上级资产管理部门归档备查，两联作为本单位和上级财务部门账务处理的依据；

4.10.4.3 财务部门固定资产会计对《固定资产竣工决算单》进行审核，审核的内容包括：转交金额是否与合同或采购订单一致，选用的折旧年限是否合理，是否满足转交条件，同时，审阅相应的《固定资产移交单》，对该设备的开始使用时间进行核实；

4.10.4.4 通过置换取得的固定资产，其成本按照换出资产的评估价值加上支付的补价或减去收到的补价，加上换入固定资产发生的其他相关支出确定。

4.10.5 接受捐赠的固定资产，其成本按照有关凭据注明的金额加上相关税费、运输

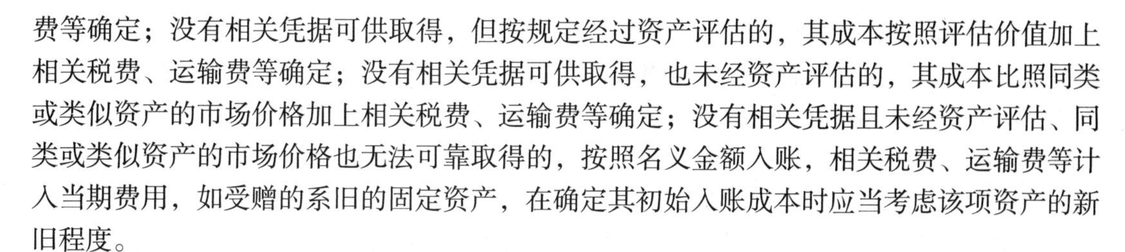

费等确定；没有相关凭据可供取得，但按规定经过资产评估的，其成本按照评估价值加上相关税费、运输费等确定；没有相关凭据可供取得，也未经资产评估的，其成本比照同类或类似资产的市场价格加上相关税费、运输费等确定；没有相关凭据且未经资产评估、同类或类似资产的市场价格也无法可靠取得的，按照名义金额入账，相关税费、运输费等计入当期费用，如受赠的系旧的固定资产，在确定其初始入账成本时应当考虑该项资产的新旧程度。

4.10.6 无偿调入的固定资产，其成本按照调出方账面价值加上相关税费、运输费等确定。医院盘盈的固定资产，按规定经过资产评估的，其成本按照评估价值确定；未经资产评估的，其成本按照重置成本确定。

4.10.7 盘盈的固定资产，按规定经过资产评估的，其成本按照评估价值确定；未经资产评估的，其成本按照重置成本确定。

4.11 固定资产的后续计量

4.11.1 固定资产的折旧。折旧是指在固定资产的预计使用年限内，按照确定的方法对应计的折旧额进行系统分摊。固定资产应计的折旧额为其成本，计提固定资产折旧时不考虑预计净残值。应当对暂估入账的固定资产计提折旧，实际成本确定后不需要调整原已计提的折旧额。

4.11.2 下列各项固定资产不计提折旧：

4.11.2.1 文物和陈列品；

4.11.2.2 动植物；

4.11.2.3 图书、档案；

4.11.2.4 单独计价入账的土地；

4.11.2.5 以名义金额计量的固定资产。

4.11.3 医院应当根据相关规定以及固定资产的性质和使用情况，合理确定固定资产的使用年限。固定资产的使用年限一经确定，不得随意变更。固定资产使用年限，应当考虑下列因素：

4.11.3.1 预计实现服务潜力或提供经济利益的期限；

4.11.3.2 预计有形损耗和无形损耗；

4.11.3.3 法律或者类似规定对资产使用的限制。医院一般应当采用年限平均法或者工作量法计提固定资产折旧。在确定固定资产的折旧方法时，应当考虑与固定资产相关的服务潜力或经济利益的预期实现方式。固定资产折旧方法一经确定，不得随意变更。

4.11.4 固定资产应当按月计提折旧，当月增加的固定资产，当月开始计提折旧，当月减少的固定资产，当月不再计提折旧。

4.11.5 固定资产提足折旧后，无论能否继续使用，均不再计提折旧；提前报废的固定资产，也不再补提折旧。已提足折旧的固定资产，可以继续使用的，应当继续使用，规范实物管理。固定资产因改建、扩建或修缮等原因而延长其使用年限的，应当按照重新确定的固定资产的成本以及重新确定的折旧年限计算折旧额。

4.11.6 固定资产的处置。医院规定报经批准出售、转让固定资产或固定资产报废、毁损的，应当将固定资产账面价值转销计入当期费用，并将处置收入扣除相关处置税费后的差额按规定作应缴款项处理（差额为净收益时）或计入当期费用（差额为净损失时）。医院按规定报经批准对外捐赠、无偿调出固定资产的，应当将固定资产的账面价值予以转销，对外捐赠、无偿调出中发生的归属于捐出方、调出方的相关费用应当计入当期费用。医院按规定报经批准以固定资产对外投资的，应当将该固定资产的账面价值予以转销，并将固定资产在对外投资时的评估价值与其账面价值的差额计入当期收入或费用。固定资产盘亏造成的损失，按规定报经批准后应当计入当期费用。

4.12 固定资产的日常管理

4.12.1 医院建立健全固定资产保管和保养制度，各使用部门切实做好防火、防盗、防爆、防潮、防尘、防锈、防蛀等工作。

4.12.2 资产使用部门科室的第一负责人是部门固定资产管理的第一责任人，做好资产的安全管理工作，防止国有资产流失。

4.12.3 对固定资产的检修工作应做到及时、经常。对大型、精密、贵重仪器设备要定期检测、校验，确保精度和性能完好，防止事故发生。对房屋构筑物应定期勘查、鉴定、修缮，确保使用安全。

4.12.4 归口管理部门对精密、贵重及易发安全事故的仪器设备，要制定具体操作规程，并指定专人负责技术指导和安全教育工作，经常对使用人员进行技术培训和安全教育。

4.12.5 对购置大型精密贵重仪器设备以及基本建设过程中形成的各类文件资料，使用部门的资产管理员必须及时收集、整理、妥善保管并建立档案。

4.12.6 建立固定资产使用情况检查和考核制度，根据医院的医、教、研等方面的业务需要，对长期闲置、利用率低下的固定资产归口管理部门应及时进行合理调配，提高利用率。

4.13 固定资产盘点

4.13.1 盘点计划，实物管理部门要时时掌握固定资产动态，每年联合财务等相关部门对固定资产进行1次全面盘点。

4.13.1.1 固定资产管理员根据每年盘点计划准备盘点表，并预先编号；

4.13.1.2 在盘点前，资产管理部门召开盘点准备会议，向使用部门和财务部门传达盘点计划，进行人员的安排和动员，发放盘点表，提前做好盘点的各方面准备。

4.13.2 进行盘点

4.13.2.1 在实地盘点时，应由资产管理部门固定资产管理员、财务部门固定资产会计以及固定资产的使用部门人员共同参与，进行盘点；

4.13.2.2 盘点应该以静态盘点为准则，因此盘点开始后原则上一切固定资产不能进出和移动。

4.13.3 盘点结果差异及存档

4.13.3.1 盘点结果和差异应由固定资产管理员、会计和固定资产使用部门三方签字确认；

4.13.3.2 固定资产盘点以及盘点差异表分别由资产管理部和财务部门归档保存。

4.14 固定资产盘盈盘亏处理审批

4.14.1 对医院固定资产的盘盈和盘亏，应由资产管理部和使用部门分析差异原因，及时形成处理意见，落实责任人，并上报财务部门负责人审核；

4.14.2 财务部负责人对固定资产盘点差异表和处理意见进行审核，交院长审核批准，对盘盈、盘亏的固定资产应及时查明原因，分清责任，按医院的相关的规定做出处理。

4.15 固定资产处置

4.15.1 医院固定资产处置是指医院对占有、使用的固定资产进行产权转让或者注销产权的行为。处置方式包括出售、出让、转让、对外捐赠、报废、报损等。

4.15.2 申请报废的固定资产应符合下列条件之一：

4.15.2.1 已经超过使用年限，且不能继续使用；

4.15.2.2 生产工艺改进或改建、扩建而必须拆除者，需要更新换代的；

4.15.2.3 属于国家明文规定的淘汰设备，其零部件不再生产，确实难以修配者；

4.15.2.4 申请报废的固定资产虽未超过使用年限，但实际工作量超过其产品设计工作量，且继续使用易发生危险的；

4.15.2.5 严重污染环境，危害人身安全与健康，进行改造又不经济者；

4.15.2.6 其他合理原因需要报废的。

4.15.3 固定资产报废申请

4.15.3.1 对于使用期满、正常报废的固定资产，固定资产管理员根据报废计划填制固定资产报废单；

4.15.3.2 对于使用期未满、非正常报废的固定资产，由固定资产使用部门提出报废申请，注明报废理由、估计清理费用和可回收残值、预计出售价值等。

4.15.4 固定资产报废程序

4.15.4.1 固定资产的报废由使用部门在OA填写提交医院固定资产报废申请，申请表应包括固定资产名称，资产卡片号，单价，数量以及报废原因等；

4.15.4.2 资产管理员提出报废意见，固定资产相关科室进行实物技术鉴定并提出意见；固定资产管理部门负责人、监督小组、副院长审批；财产会计办理相关手续；申请报废科室按要求处置报废设备；

4.15.4.3 财务部门根据走完流程的医院固定资产报废申请表进行资产报废账务处理；各科室要严格履行报废手续，设备未经批准报废前，不得拆卸和挪用零部件，要保持原有的设备状况；

4.15.4.4 总务办公室设立专门的报废固定资产库房，妥善保管报废设备，并对报废固定资产人、出库登记，并由移送人相关签字。

4.15.4.5 报废固定资产应按上级部门审批要求及时处理，资产处置按规定扣除相关税费后，应按照政府非税收入管理规定，实行“收支两条线”管理，任何部门和个人不得截留挪用。

4.15.5 固定资产报废清理之后，固定资产管理、使用及财务等部门要注销报废固定资产的记录资料。

4.15.6 当固定资产破损或丢失时，固定资产使用部门填写《固定资产报损（报失）申请表》，交资产管理部审核。

4.15.7 资产管理部门对固定资产报损或报失情况进行核实后，在《固定资产报损（报失）申请表》内填写调查意见，并签字确认，并将《固定资产报损（报失）申请表》送财务部门审核。

4.15.8 财务部门对报失的固定资产价值进行估算并填写相关数据，报财务部门负责人和院长在各自的权限范围内审核。

4.15.9 固定资产捐赠是无偿产权转让，应严格履行班子决策及报批手续，资产管理部门填写《固定资产捐赠申请表》，报财务部门负责人、分管院长、院长审核，报主管部门和财政部门审批后方可办理捐赠手续。

4.15.10 医院办理固定资产捐赠手续，必须取得固定资产捐赠接收方的相关接收凭证，并作为财务部门账务处理的凭证。

4.16 固定资产调剂

4.16.1 闲置资产调剂的原则

4.16.1.1 调剂的原则

节省开支，盘活固定资产，提高资产使用效率原则。

4.16.1.2 闲置资产调剂

必须经资产管理部门、主管领导审批同意后办理。

4.16.2 固定资产调剂程序和审批手续

4.16.2.1 医院内部之间固定资产调剂，由固定资产使用部门在OA填写固定资产调剂申请，经固定资产管理部门、分管副院长审批后办理调剂手续。

4.16.2.2 医院内部之间固定资产调拨，由固定资产使用部门在OA填写固定资产调剂申请，经固定资产管理部门、医务部、副院长审批后办理内部转账手续（无价调拨）。

4.16.2.3 使用部门、财务科要及时更新固定资产管理台账。

4.17 附则

各部门、各科室按此制度执行。对严重违纪行为，追究有关人员的行政责任直至追究法律责任。

5 参考资料

5.1 《政府会计制度》

十、资产处置管理办法

1 目的

规范医院资产处置及管理，维护国有资产的安全和完整，优化国有资产配置。

2 通用范围

各职能部门。

3 定义

本办法所称的资产处置，是指医院对占有、使用的国有资产产权转移、核销的行为，包括无偿转让、有偿转让、置换、报废、报损等。

4 内容

4.1 资产处置的原则、范围和程序

4.1.1 资产处置应当遵循以下原则：

4.1.1.1 符合法律、法规和规章规定；

4.1.1.2 厉行勤俭节约；

4.1.1.3 公开、公平、公正；

4.1.1.4 与资产配置、使用相结合。

4.1.2 医院需处置的国有资产范围包括：

4.1.2.1 闲置资产；

4.1.2.2 超标准配置的资产；

4.1.2.3 因技术原因并经过论证，确需报废、淘汰的资产；

4.1.2.4 因单位分立、撤销、合并、改制、隶属关系改变等原因发生的产权或者使用权转移的资产；

4.1.2.5 坏账及非正常损失的资产；

4.1.2.6 已超过使用年限无法继续使用的资产；

4.1.2.7 依照国家、省、茂名市和高州市有关规定需要进行资产处置的其他情形。

4.1.3 拟处置的资产权属应当清晰。权属关系不明确或者存在权属纠纷的资产，须待权属界定明确后予以处置。

4.1.4 资产处置应当严格履行审批手续。未履行审批手续的，不得处置。在履行审批手续前，由财务与资产管部聘请有资质的第三方评估公司对待处置资产进行评估，评估后再履行审批手续。

4.1.5 资产处置事项按照以下程序办理：

4.1.5.1 申报。由医院出具资产处置意见，财务与资产管理部填报《行政事业单位国

有资产处置表》(附件1)，提供有关材料并向市卫健局申报。

4.1.5.2 审批。市卫健局对医院资产处置事项的合法性和合理性、申报材料的真实性和完整性、申报程序的合规性等进行审核。资产单位（对应一张固定资产卡片）账面价值低于300万元的资产处置事项由市卫健局主管部门审批；资产单位账面价值在300万元（含）以上的资产及车辆处置事项，由市卫健局主管部门审核后报市财政局审批。土地使用权、房屋、专利权、文物等资产的处置须经市财政局审核后报市政府审批。

4.1.5.3 处置。经批准后，医院办理相关处置手续，其中：资产无偿转让或调拨的，资产接收方、转出方应当办理交接手续；资产有偿转让的，资产转让方应当到法定的交易机构或管理机构办理相关手续；车辆、涉密电器电子产品、危险品等资产报废的，应当到法定的机构办理报废手续。

4.1.5.4 备案。医院在资产处置具体工作完成后一个月内，由财务与资产管理部将批复文件、处置情况、处置结果报市卫健局和市财政局备案。

4.1.6 资产处置事项的批复，是医院编制资产配置预算的重要依据。资产处置事项的批复和处置交易凭证，是医院进行相关资产和会计账务处理、相关部门办理资产产权变更和登记手续的依据。

4.1.7 医院资产处置后，应当进行相关资产和会计账务处理。资产处置材料应当按照档案管理规定进行管理，其中批复文件和处置交易凭证应当作为会计档案进行管理。

4.1.8 对涉及国家安全和秘密的资产处置，应当符合安全保密的有关规定，防止失密和泄密。

4.2 无偿转让

4.2.1 无偿转让是指在不改变国有资产性质的前提下，以无偿的方式转移资产产权的处置行为。包括：

4.2.1.1 医院资产在上下级之间调拨；

4.2.1.2 医院因隶属关系改变而发生的资产上划或下划；

4.2.1.3 医院因撤销、合并、分立、改制而发生的资产移交；

4.2.1.4 经市财政局批准的资产调拨。

4.2.2 医院申请无偿转让资产，应提交以下材料：

4.2.2.1 申请文件、资产清单、权属资料和价值凭证；

4.2.2.2 资产目前的使用情况说明；

4.2.2.3 接收单位同类资产存量及需求情况、申请材料；

4.2.2.4 因单位隶属关系改变而上划或下划资产的，须提供改变隶属关系的批文；

4.2.2.5 因单位撤销、合并、分立、改制而移交资产的，须提供撤销、合并、分立、改制相关批文以及由具备相应资质的中介机构出具的资产清查等相关报告；

4.2.2.6 经市政府批准调拨资产的，须提供市政府批准文件。

4.2.3 无偿转让必须经医院院长办公会及党委会集体讨论决定后再办理。

4.3 有偿转让和置换

4.3.1 有偿转让是指以出售、出让等方式转移资产产权并取得相应收益的处置行为。

4.3.2 置换是指行政事业单位与其他单位以非货币性资产为主进行的交换，该交换不涉及或只涉及少量的货币性资产(即补价)。

4.3.3 资产有偿转让或置换，应当经具备相应资质的资产评估机构进行评估。评估报告经主管部门核准后，以评估价作为资产出售、出让的底价。

4.3.4 有偿转让应当通过市公共资源交易平台，以拍卖、公开招标等方式处置。不适合拍卖、公开招标或经公开征集只有一个意向受让方的，经批准，可以以协议转让等方式进行处置。采取拍卖和公开招标方式有偿转让资产的，应当将资产处置公告刊登在公开媒介，披露有关信息。

4.3.5 涉及房屋征收的资产置换，应当确保单位工作正常开展，征收补偿应当达到国家、省、茂名市或我市规定的补偿标准。

4.3.6 医院申请有偿转让或置换资产，应当提交以下材料：

4.3.6.1 申请文件、资产清单、权属资料、价值凭证；

4.3.6.2 资产目前的使用情况说明及同类资产情况；

4.3.6.3 具备相应资质的中介机构出具的资产评估报告；

4.3.6.4 拟采用协议转让方式处置的，应提供转让意向书；

4.3.6.5 拟采用置换方式处置的，应提供我市或部门的会议纪要、置换意向书；

4.3.6.6 其他相关材料。

4.3.7 有偿转让必须经医院院长办公会及党委会集体讨论决定后再办理。

4.4 报废和报损

4.4.1 报废是指对达到使用年限，经技术鉴定或按有关规定，已不能继续使用的资产进行产权核销的处置行为。国家、省或行业对资产报废有技术要求的如核磁共振、DR、CT、放疗机等，应当由具备相应资质的专业机构进行技术鉴定。

4.4.2 固定资产报废应当符合国家有关报废标准或达到规定的使用年限。达到使用年限尚能继续使用的，不得报废。国家、省、茂名市另有规定的，从其规定。

4.4.3 车辆、电器电子产品、危险品报废处理应当符合国家有关规定。

4.4.4 报损是指对发生坏账或非正常损失的资产进行产权核销的处置行为。资产报损分为货币性资产报损和非货币性资产报损。

4.4.5 资产存在下列情况之一的，可以报损：

4.4.5.1 因不可抗力因素造成损失的；

4.4.5.2 根据国家、省有关规定，可以报损的其他情形。

4.4.6 医院申请报废、报损，应当提交以下材料：

4.4.6.1 申请文件、资产清单、价值凭证和权属资料；

4.4.6.2 因技术原因报废的，应当提供相关技术鉴定；

4.4.6.3 报损的，应提供造成损失的有效资料；

4.4.6.4 因不可抗力造成损失的，应当提供相关案件资料材料、责任认定报告和赔偿情况；

4.4.6.5 其他相关材料。

4.4.7 申请资产报废、报损前，应当先由资产使用科室按医院内部流程审批后，再由财务与资产管理部统一向主管部门申报。

4.4.7.1 资产使用部门通过OA提交报废申请，申请内容应包括资产名称、资产卡片号、单价、数量以及报废原因等。由归口设备或第三方技术人员对待报废资产进行技术鉴定后，并由资产管理部门负责人、监督小组、分管院长分别审批。

4.4.7.2 科室凭审批完毕的申请表，将待报废资产移送待报废物资仓库，待报废仓库管理员做好备案登记。

4.4.7.3 待报废仓库管理员定期根据仓库储存情况对待报废资产进行清理，清理前先由财务与资产管理部列出待报废的资产清单，并由监督委员会下设后勤、基建监督小组讨论审核，报院长办公会、党委会审批后，再按相关流程报卫健局及财政局审批。

4.4.8 经卫健局及财政局审批同意报废或报损的资产，有规定集中回收处理的，按其规定执行；未有规定的，应通过招投标或竞价等方式公开处理。医院涉及办公用房和一般公务用车的处置事项，按机关事务管理部门的相关规定办理。处置收入由废品回收公司缴入医院银行账户。

通过招投标或竞价等方式处理价款低于评估价的，由财务与资产管理部将竞价结果交由院长办公会及党委会讨论决定执行。

4.5 资产处置收入管理

4.5.1 资产处置收入包括有偿转让收入、置换差价收入、报废报损残值变价收入、征收补偿收入、保险理赔收入以及处置资产取得的其他收入。有偿转让收入包含出售收入和出让收入。

4.5.2 资产处置按规定扣除相关税费后，应按照政府非税收入管理规定，实行“收支两条线”管理。国家或省另有规定的，从其规定。

4.6 监督检查

4.6.1 医院资产处置应当接受财政、审计、纪检、监察、人大和社会监督，确保资产处置依法有序。

4.6.2 医院资产处置应当坚持实行单位内部监督机制。

4.6.3 资产处置过程中，存在下列行为的，按照《财政违法行为处罚处分条例》等有关规定处理：

4.6.3.1 未经批准擅自处置的；

4.6.3.2 在处置过程中弄虚作假，人为造成资产损失的；

4.6.3.3　对已获准处置资产不进行处置，继续留用的；
4.6.3.4　隐瞒、截留、挤占、坐支和挪用资产处置收入的；
4.6.3.5　其他违法、违规的资产处置行为。
构成犯罪的，依法移送有关部门进行处理。
4.7　本办法由财务与资产管理部负责解释。

5　参考资料

5.1　《广东省行政事业单位国有资产处置管理暂行办法（2019年修订）》

6　附件

6.1　国有资产处置申报审批表（表6-10-1）

表6-10-1　国有资产处置申报审批表

申报单位（盖章）：
联系电话：金额单位：元

<table>
<tr><th>资产名称</th><th>结构（型号）</th><th>产权证号</th><th>来源</th><th>数量</th><th>账面原值</th><th>净值</th><th>评估（确认）价值</th></tr>
<tr><td></td><td></td><td></td><td></td><td></td><td></td><td></td><td></td></tr>
<tr><td></td><td></td><td></td><td></td><td></td><td></td><td></td><td></td></tr>
<tr><td></td><td></td><td></td><td></td><td></td><td></td><td></td><td></td></tr>
<tr><td></td><td></td><td></td><td></td><td></td><td></td><td></td><td></td></tr>
<tr><td>申报单位资产处置原因</td><td colspan="7">经办人：负责人签字：　　年　　月　　日</td></tr>
<tr><td>主管部门
审核意见</td><td colspan="7">负责人签字：单位（盖章）　　年　　月　　日</td></tr>
<tr><td>市财政局
意见</td><td colspan="7">单位（盖章）　　年　　月　　日</td></tr>
</table>

说明：1. 本表一式四份，申报单位、主管部门、办理资产变更登记部门（国土、房产、车辆管理部门）、财政部门各一份；2. 本表是办理国有资产产权变更登记、资产账务调整的依据。3. 本表涂改无效。

6.2 资产处置流程图（图6-10-1）

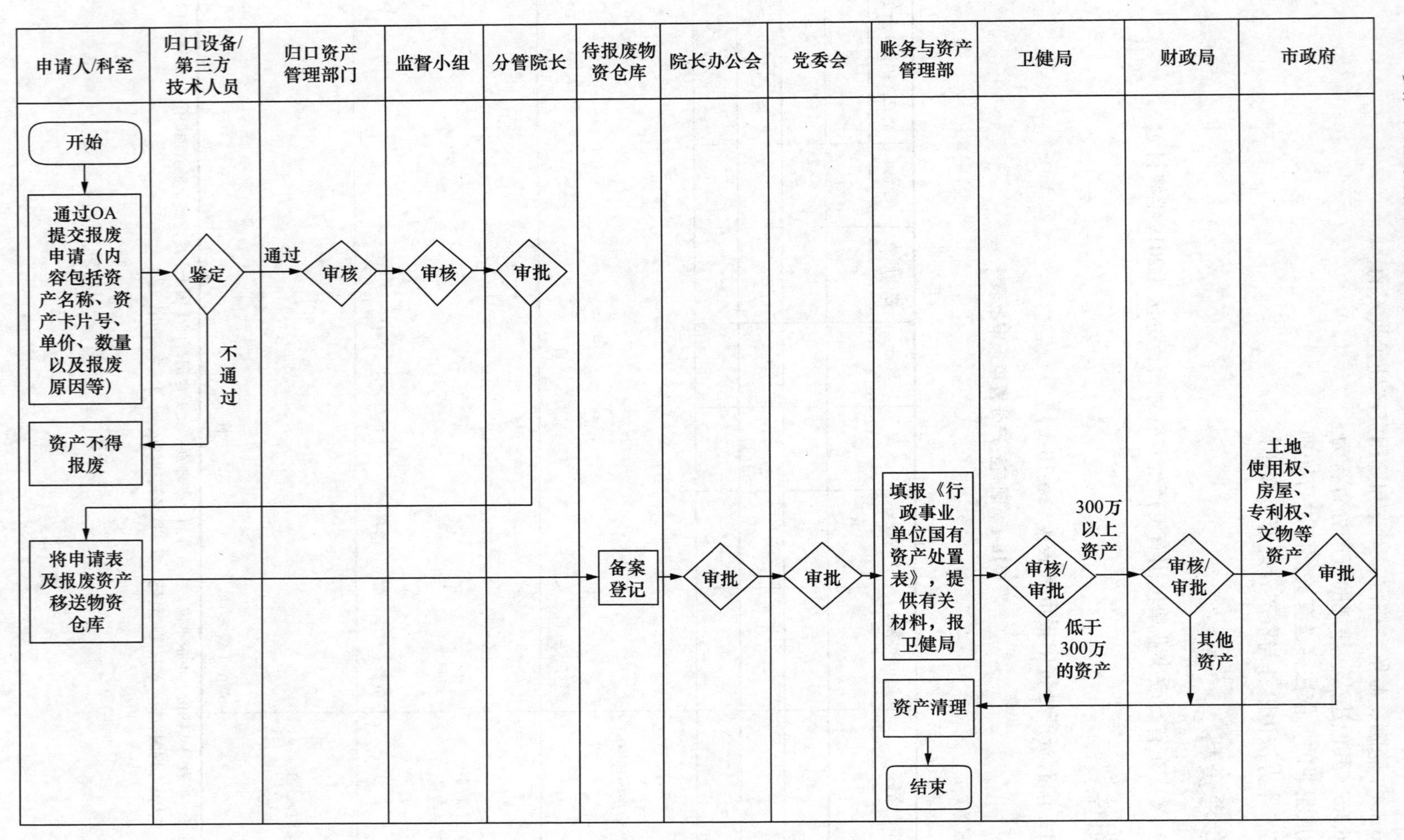

图6-10-1 资产处置流程图

十一、内部控制管理制度

1 目的

全面推进医院内部控制建设，进一步规范医院经济活动及相关业务活动，有效防范和管控内部运营风险，建立健全科学有效的内部制约机制，促进医院服务效能和内部治理水平不断提高。

2 通用范围

全院。

3 定义

3.1 本制度所称的内部控制是指在坚持公益性原则的前提下，为了实现合法合规、风险可控、高质高效和可持续发展的运营目标，医院内部建立的一种相互制约、相互监督的业务组织形式和职责分工制度；是通过制定制度、实施措施和执行程序，对经济活动及相关业务活动的运营风险进行有效防范和管控的一系列方法和手段的总称。

3.2 医院内部控制的目标主要包括：保证医院经济活动合法合规、资产安全和使用有效、财务信息真实完整，有效防范舞弊和预防腐败、提高资源配置和使用效益。

3.3 医院内部控制主要包括：风险评估、内部控制建设、内部控制报告、内部控制评价。

3.4 医院内部控制以规范经济活动及相关业务活动有序开展为主线，以内部控制量化评价为导向，以信息化为支撑，突出规范重点领域、重要事项、关键岗位的流程管控和制约机制，建立与本行业和本单位治理体系和治理能力相适应的、权责一致、制衡有效、运行顺畅、执行有力的内部控制体系，规范内部权力运行、促进依法办事、推进廉政建设、保障事业发展。

3.5 覆盖医疗教学科研等业务活动和经济活动，要把内部控制要求融入单位制度体系和业务流程，贯穿内部权力运行的决策、执行和监督全过程，形成内部控制监管合力。

4 内容

4.1 管理职责

4.1.1 医院党委要在医院内部控制建设中发挥领导作用；主要负责人是内部控制建设的首要责任人，对内部控制的建立健全和有效实施负责；医院领导班子其他成员抓好各自分管领域的内部控制建设工作。

4.1.2 设立内部控制领导小组，主要负责人任组长。领导小组主要职责包括：建立健全内部控制建设组织体系，审议内部控制组织机构设置及其职责；审议内部控制规章制度、建设方案、工作计划、工作报告等；组织内部控制文化培育，推动内部控制建设常态化。

4.1.3 明确本单位内部控制建设职能部门或确定牵头部门，组织落实本单位内部控制建设工作，包括研究建立内部控制制度体系，编订内部控制手册；组织编制年度内部控制工作计划并实施；推动内部控制信息化建设；组织编写内部控制报告。

4.1.4 由内部审计部门或确定其他部门牵头负责本单位风险评估和内部控制评价工作，制定相关制度；组织开展风险评估；制定内部控制评价方案并实施，编写评价报告。

4.1.5 医院内部纪检部门负责本单位廉政风险防控工作，建立廉政风险防控机制，开展内部权力运行监控；建立重点人员、重要岗位和关键环节廉政风险信息收集和评估等制度。

4.1.6 医院医务管理部门负责本单位医疗业务相关的内部控制工作，加强临床科室在药品、医用耗材、医疗设备的引进和使用过程中的管理，规范医疗服务行为，防范相关内含经济活动的医疗业务（即实施该医疗业务可以获取收入或消耗人财物等资源）风险，及时纠正存在的问题。

4.1.7 医院内部各部门（含科室）是本部门内部控制建设和实施的责任主体，部门负责人对本部门的内部控制建设和实施的有效性负责，应对相关业务和事项进行梳理，确定主要风险、关键环节和关键控制点，制定相应的控制措施，持续改进内部控制缺陷。

4.2 风险评估管理

4.2.1 医院内部审计部门或确定的牵头部门自行或聘请具有相应资质的第三方机构开展风险评估工作，将风险评估结果形成书面报告，作为完善内部控制的依据。

4.2.2 根据本单位设定的内部控制目标和建设规划，有针对性地选择风险评估对象。风险评估对象是整个单位或某个部门（科室），也可以是某项业务、某个项目或具体事项。

4.2.3 单位层面的风险评估重点关注以下方面：

4.2.3.1 内部控制组织建设情况

建立领导小组，确定内部控制职能部门或牵头部门；建立部门间的内部控制沟通协调和联动机制。

4.2.3.2 内部控制机制建设情况

实现经济活动的决策、执行、监督有效分离；权责对等；建立健全议事决策机制、岗位责任制、内部监督等机制。

4.2.3.3 内部控制制度建设情况

健全内部管理制度，体现内部控制要求，有效执行相关制度。

4.2.3.4 内部控制队伍建设情况

关键岗位人员要具备相应的资格和能力；建立相关工作人员评价、轮岗等机制；组织内部控制相关培训。

4.2.3.5 内部控制流程建设情况

建立经济活动及相关业务活动的内部控制流程；将科学规范有效的内部控制流程嵌入相关信息化系统；完整有效的应用内部控制方法。

4.2.4　业务层面的风险评估重点关注以下方面：

4.2.4.1　预算管理情况

在预算编制过程中医院内部各部门之间沟通协调要充分；预算编制要符合本单位战略目标和年度工作计划；预算编制与资产配置要与具体工作相对应；按照批复的额度和开支范围执行预算，合理安排进度，决算编报要真实、完整、准确和及时。

4.2.4.2　收支管理情况

收入来源要合法合规，符合价格和收费管理相关规定，实现归口管理，按照规定及时提供有关凭据，按照规定保管和使用印章和票据；发生支出事项时按照规定程序审核审批，审核各类凭据的真实性、合法性，避免存在使用虚假票据套取资金的情形。

4.2.4.3　政府采购管理情况

实现政府采购业务归口管理；按照预算和计划组织政府采购业务；按照规定组织政府采购活动和执行验收程序；按照规定保管政府采购业务相关档案。

4.2.4.4　资产管理情况

实现资产归口管理并明确使用责任；定期对资产进行清查盘点，对账实不符的情况及时处理；按照规定处置资产。

4.2.4.5　建设项目管理情况

实行建设项目归口管理；按照概算投资实施基本建设项目；严格履行审核审批程序；建立有效的招投标控制机制；存在截留、挤占、挪用、套取建设项目资金的情形；按照规定保存建设项目相关档案并及时办理移交手续。

4.2.4.6　合同管理情况

实现合同归口管理；建立并执行合同签订的审核机制；明确签订合同的经济活动范围和条件；有效监控合同履行情况，建立合同纠纷协调机制。

4.2.4.7　医疗业务管理情况

执行临床诊疗规范；建立合理检查、合理用药管控机制；建立按规定引进和使用药品、耗材、医疗设备的规则；落实医疗服务项目规范；定期检查与强制性医疗安全卫生健康标准的相符性；对存在问题及时整改。

4.2.4.8　科研项目和临床试验项目管理情况

实现科研或临床试验项目归口管理；建立项目立项管理程序，项目立项论证充分；按照批复的预算和合同约定使用科研或临床试验资金；采取有效措施保护技术成果；建立科研档案管理规定。

4.2.4.9　教学管理情况

实现教学业务归口管理；制定教学相关管理制度；按批复预算使用教学资金，确保专款专用。

4.2.4.10　互联网诊疗管理情况

实现互联网诊疗业务归口管理；取得互联网诊疗业务准入资格；开展的互联网诊疗项目要经有关部门核准；建立信息安全管理制度；电子病历及处方等要符合相关规定。

4.2.4.11　医联体管理情况

实现医联体业务归口管理；明确内部责任分工；建立内部协调协作机制。

4.2.4.12 信息系统管理情况

实现信息化建设归口管理；制定信息系统建设总体规划；符合信息化建设相关标准规范；将内部控制流程和要求嵌入信息系统，实现各主要信息系统之间的互联互通、信息共享和业务协同；采取有效措施强化信息系统安全。

4.3 单位层面的内部控制建设

4.3.1 单位层面内部控制建设主要包括：单位决策机制，内部管理机构设置及职责分工，决策和执行的制衡机制；内部管理制度的健全；关键岗位管理和信息化建设等。

4.3.2 内部控制职能部门或牵头部门围绕本单位事业发展规划、年度工作计划等制定内部控制工作计划。充分发挥医务、教学、科研、预防、资产（药品、设备、耗材等）、医保、财务、人事、内部审计、纪委、采购、基建、后勤、信息等部门在内部控制中的作用。

4.3.3 按照分事行权、分岗设权、分级授权的原则，在职责分工、业务流程、关键岗位等方面规范授权和审批程序，确保不相容岗位相互分离、相互制约、相互监督，规范内部权力运行，建立责任追究制度。

4.3.4 建立健全内部管理制度，包括运营管理制度、组织决策制度、人事管理制度、财务资产管理制度、内部审计制度、安全管理制度等，并将权力制衡机制嵌入各项内部管理制度。

4.3.5 加强关键岗位人员的管理和业务培训，明确岗位职责和业务流程，关键岗位人员应当具备与其工作岗位相适应的资格和能力，建立定期轮岗机制。

4.3.6 医院内部控制关键岗位主要包括：运营管理、预算管理、收支管理、采购管理、医保结算管理、资产管理、基建项目管理、合同管理、绩效奖金核算管理、人力资源与薪酬管理、医教研防业务管理以及内部监督管理等。

4.3.7 根据《中华人民共和国会计法》等法律法规要求建立健全会计机构，明确会计机构的职责和权限，依法合理设置会计工作岗位，配备具备资格条件的会计工作人员，加强会计人员专业技能培训。

4.3.8 建立健全内部财务管理制度，严格执行国家统一的会计制度，对医院发生的各项经济业务事项进行确认、计量、记录和报告，确保财务会计信息真实完整，充分发挥会计系统的控制职能。

4.3.9 充分利用信息技术加强内部控制建设，将内部控制流程和关键点嵌入医院信息系统；加强信息平台化、集成化建设，实现主要信息系统互联互通、信息共享，包含但不限于预算、收支、库存、采购、资产、建设项目、合同、科研管理等模块；对内部控制信息化建设情况进行评价，推动信息化建设，减少或消除人为因素，增强经济业务事项处理过程与结果的公开和透明。

4.4 业务层面的内部控制建设

4.4.1 预算业务内部控制

4.4.1.1 建立健全预算管理制度，涵盖预算编制、审批、执行、调整、决算和绩效评价等内容。

4.4.1.2　明确预算管理委员会、预算牵头部门、预算归口管理部门和预算执行部门的职责，分级设立预算业务审批权限，履行审批程序，重大事项需要集体决策。

4.4.1.3　合理设置预算业务关键岗位，配备关键岗位人员，明确岗位的职责权限，确保经济业务活动的预算编制与预算审批，预算审批与预算执行，预算执行与预算考核，决算编制与审核，决算审核与审批，财务报告的编制、审核与审批等不相容岗位相互分离。

4.4.1.4　建立预算编制、审批、执行、调整、决算的分析考核工作流程及业务规范；加强预算论证、编制、审批、下达、执行等关键环节的管控。

4.4.1.5　强化对医疗、教学、科研、预防、基本建设等活动的预算约束，使预算管理贯穿医院业务活动全过程。强化预算绩效管理，建立"预算编制有目标、预算执行有监控、预算完成有评价、评价结果有反馈、反馈结果有应用"的全过程预算绩效管理机制。

4.4.2　收支业务内部控制

4.4.2.1　建立健全收入、支出业务管理制度：收入管理制度应当涵盖价格确定、价格执行、票据管理、款项收缴、收入核算等内容；支出管理制度涵盖预算与计划、支出范围与标准确定、审批权限与审批流程、支出核算等内容。

4.4.2.2　医院收入、支出业务活动实行归口管理

明确各类收入的归口管理部门及职责，各项收入必须纳入医院统一核算，统一管理，严禁设立账外账；支出业务实行分类管理，明确各类业务事项的归口管理部门及职责；设立收入、支出业务的分类审批权限，履行审批程序，重大经济活动及大额资金支付必须经集体决策。

4.4.2.3　合理设置收入、支出业务关键岗位，配备关键岗位人员，明确其职责权限，确保医疗服务价格的确认和执行、收入款项的收取与会计核算、支出事项申请与审批、支出事项审批与付款、付款审批与付款执行、业务经办与会计核算等不相容岗位相互分离。

4.4.2.4　规范收入管理、票据管理、支出管理、公务卡管理等业务工作流程，加强医疗服务价格管理、医疗收费、退费、结算、票据、支出业务审核、款项支付等重点环节的控制。

4.4.2.5　依法组织各类收入

严格执行诊疗规范、价格政策和医保政策，定期核查医疗行为规范及物价收费的相符性；定期核查收入合同的履行情况；加强票据管理，建立票据台账，专人管理。

4.4.2.6　严格支出管理

明确经济活动各项支出标准和范围，规范报销流程，加强支出审核和支付控制；实行国库集中支付的，按照财政管理制度有关规定执行。

4.4.2.7　建立债务管理制度

实行事前论证和集体决策，定期与债权人核对债务余额；严格控制债务规模，防范风险。

4.4.2.8　加强成本管理，推进成本核算，开展成本分析，真实反映医院成本状况；加强成本管控，优化资源配置，夯实绩效管理基础，提升单位内部管理水平。

4.4.3 采购业务内部控制

4.4.3.1 建立健全采购管理制度，坚持质量优先、价格合理、阳光操作、严格监管的原则，涵盖采购预算与计划、需求申请与审批、过程管理、验收入库等方面内容。

4.4.3.2 采购业务活动实行归口管理，明确归口管理部门和职责，明确各类采购业务的审批权限，履行审批程序，建立采购、资产、医务、医保、财务、内部审计、纪委等部门的相互协调和监督制约机制。

4.4.3.3 合理设置采购业务关键岗位，配备关键岗位人员，明确岗位职责权限，确保采购预算编制与审定、采购需求制定与内部审批、招标文件准备与复核、合同签订与验收、采购验收与保管、付款审批与付款执行、采购执行与监督检查等不相容岗位相互分离。

4.4.3.4 优化采购业务申请、采购文件内部审核、采购组织形式确定、采购方式确定及变更、采购验收、采购资料记录管理、采购信息统计分析等业务工作流程及规范，并加强上述业务工作重点环节的控制。

4.4.3.5 严格遵守政府采购及药品、耗材和医疗设备等集中采购规定。政府采购项目按照规定选择采购方式，执行政府集中采购目录及标准，加强政府采购项目验收管理。

4.4.4 资产业务内部控制

4.4.4.1 建立健全资产管理制度，涵盖资产购置、保管、使用、核算和处置等内容。资产业务的种类包括货币资金、存货、固定资产、无形资产、对外投资、在建工程等。完善所属企业的监管制度。

4.4.4.2 实行归口管理，明确归口管理部门和职责，明确资产配置、使用和处置国有资产的审批权限，履行审批程序。

4.4.4.3 合理设置各类资产管理业务关键岗位，明确岗位职责及权限，确保增减资产执行与审批、资产保管与登记、资产实物管理与会计记录、资产保管与清查等不相容岗位相互分离。

4.4.4.4 建立流动资产、非流动资产和对外投资等各类资产工作流程及业务规范，加强各类资产核查盘点、债权和对外投资项目跟踪管理等重点环节控制。

4.4.4.5 加强流动资产管理

加强银行账户管理、货币资金核查；定期分析、及时清理应收及预付款项；合理确定存货的库存，加快资金周转，定期盘点。

4.4.4.6 加强房屋、设备、无形资产等非流动资产管理

严禁举债建设；按规定配置大型医用设备并开展使用评价，推进资产共享共用，提高资产使用效率；依法依规出租出借处置资产；建立健全“三账一卡”制度，做到账账相符、账卡相符、账实相符，定期盘点清查。

4.4.4.7 加强对外投资管理

对外投资进行可行性论证，按照规定报送相关主管及财政部门审核审批；加强项目和投资管理，开展投资效益分析并建立责任追究制度。

4.4.4.8 医院所办企业根据《企业内部控制基本规范》《企业内部控制应用指引》《企业内部控制评价指引》等企业内部控制规范性文件的要求全面开展内部控制规范建设。

4.4.5　基本建设业务内部控制

4.4.5.1　建立健全基本建设项目管理制度，建立项目议事决策机制、项目工作机制、项目审核机制和项目考核监督机制。

4.4.5.2　明确建设项目决策机构、归口管理部门、财务部门、审计部门、资产部门等内部相关部门在建设项目管理中的职责权限。

4.4.5.3　合理设置建设项目管理岗位，明确岗位职责权限，确保项目建议和可行性研究与项目决策、概预算编制与审核、项目实施与价款支付、竣工决算与竣工审计等不相容岗位相互分离。

4.4.5.4　优化建设工程的立项、设计、概预算、招标、建设和竣工决算的工作流程、业务规范，建立沟通配合机制；强化建设工程全过程管理、资金支付控制、竣工决算办理。

4.4.6　合同业务内部控制

4.4.6.1　建立健全合同管理制度，建立合同业务决策机制、工作机制、审核机制、监督机制、纠纷协调机制。

4.4.6.2　明确合同归口管理部门及其职责权限，明确合同承办业务部门、财务部门、审计部门、法律部门、采购部门、院长办公室等内部相关部门在合同管理中的职责权限。

4.4.6.3　合理设置合同管理岗位，明确岗位职责权限以及合同授权审批和签署权限，确保合同签订与合同审批、合同签订与付款审批、合同执行与付款审批、合同签订与合同用章保管等不相容岗位相互分离。

4.4.6.4　优化合同前期准备、合同订立、合同执行、合同后续管理的工作流程、业务规范，建立沟通配合机制，实现合同管理与预算管理、收支管理、采购管理相结合。

4.4.7　医疗业务内部控制

4.4.7.1　建立健全诊疗规范和诊疗活动管理制度，严格按照政府主管部门批准范围开展诊疗活动，诊疗项目的收费应当符合物价部门、医保部门政策；明确诊疗项目和收费的审查机制、审批机制、监督检查机制。

4.4.7.2　医疗业务活动实行归口管理，明确内部医务管理部门、医保部门、物价部门在医疗活动和诊疗项目价格政策执行方面的职责。

4.4.7.3　合理设置诊疗项目管理岗位，明确岗位职责权限；明确诊疗项目的内部申请、审核和审批权限，确保诊疗项目的申请与审核、审核与审批、审批与执行等不相容岗位相互分离。

4.4.7.4　加强对临床科室诊疗活动的监督检查，严格控制不合理检查、不合理用药的行为；诊疗活动的收费要与物价项目内涵和医保政策相符合；建立与医保部门、物价部门沟通协调机制，定期分析诊疗服务过程中存在的执行医保、物价政策风险，对存在的问题及时组织整改。

4.4.7.5　设置行风管理岗位，定期检查临床科室和医务人员在药品、医用耗材、医疗设备引进过程中的行为规范以及各临床科室是否严格执行本部门的申请机制，建立与纪委办公室的协调联动机制，严厉查处药品耗材设备购销领域的商业贿赂行为。

4.4.7.6　建立与医疗业务相关的委员会制度，明确委员会的组织构成和运行机制，加强对药品、医用耗材、医疗设备引进的专业评估和审查，各临床科室应当建立本部门药品、医用耗材、医疗设备引进的内部申请和决策机制。

4.4.8 科研业务内部控制

4.4.8.1 建立健全科研项目管理制度，建立项目决策机制、工作机制、审核机制和监督机制。

4.4.8.2 明确科研项目归口管理部门及其职责权限，明确科研项目组织部门、财务部门、审计部门、采购部门、资产部门等内部相关部门在科研管理中的职责权限。

4.4.8.3 合理设置科研项目管理岗位，明确岗位职责权限，确保项目预算编制与审核、项目审批与实施、项目资金使用与付款审核、项目验收与评价等不相容岗位相互分离。

4.4.8.4 优化科研项目申请、立项、执行、结题验收、成果保护与转化的工作流程、业务规范，建立沟通配合机制，加强科研项目研究过程管理和资金支付、调整、结余管理，鼓励科研项目成果转化与应用；建立横向课题和临床试验项目立项审批和审查制度，加强经费使用管理。

4.4.9 教学业务内部控制

4.4.9.1 建立健全教学业务管理制度，建立教学业务工作的决策机制、工作机制、审核机制和监督机制。

4.4.9.2 明确教学业务归口管理部门及其职责权限，明确教学业务管理部门、财务部门、审计部门、采购部门、资产部门等内部相关部门在教学管理中的职责权限。

4.4.9.3 合理设置教学业务管理岗位，明确岗位职责权限，确保教学业务预算编制与审核、教学资金使用与付款审批等不相容岗位相互分离。

4.4.9.4 优化教学业务管理的工作流程、工作规范，建立部门间沟通配合机制；按批复预算使用教学资金，专款专用，加强教学经费使用管理。

4.4.10 互联网医疗业务内部控制

4.4.10.1 开展互联网医疗业务的医院要建立健全互联网诊疗服务与收费的相关管理制度，严格诊疗行为和费用监管。

4.4.10.2 明确互联网医疗业务的归口管理部门及其职责权限。明确临床科室、医务部门、信息部门、医保部门、财务部门、审计部门等内部相关部门在互联网医疗业务管理工作中的职责权限。

4.4.10.3 建立互联网医疗业务的工作流程、业务规范、沟通配合机制，对互联网医疗业务管理的关键环节实行重点管控。

4.4.11 医联体业务内部控制

4.4.11.1 医联体牵头医院负责建立医联体议事决策机制、工作机制、审核机制、监督机制；建立健全医联体相关工作管理制度，涵盖医联体诊疗服务与收费，资源与信息共享，绩效与利益分配等内容。

4.4.11.2 明确医联体相关业务的归口管理部门及其职责权限。建立风险评估机制，确保法律法规、规章制度及医联体经营管理政策的贯彻执行，促进医联体平稳运行和健康发展。

4.4.12 信息化建设业务内部控制

4.4.12.1 建立健全信息化建设管理制度，涵盖信息化建设需求分析、系统开发、升级改造、运行维护、信息安全和数据管理等方面内容。

4.4.12.2 信息化建设实行归口管理。明确归口管理部门和信息系统建设项目牵头部门，建立相互合作与制约的工作机制。

4.4.12.3 合理设置信息系统建设管理岗位，明确其职责权限。信息系统建设管理不相容岗位包括但不限于：信息系统规划论证与审批、系统设计开发与系统验收、运行维护与系统监控等。

4.4.12.4 根据事业发展战略和业务活动需要，编制中长期信息化建设规划以及年度工作计划，从全局角度对经济活动及相关业务活动的信息系统建设进行整体规划，提高资金使用效率，防范风险。

4.4.12.5 建立信息数据质量管理制度。信息归口管理部门落实信息化建设相关标准规范，制定数据共享与交互的规则和标准；各信息系统应当按照统一标准建设，能够完整反映业务制度规定的活动控制流程。

4.4.12.6 将内部控制关键管控点嵌入信息系统，设立不相容岗位账户并体现其职责权限，明确操作权限；相关部门及人员严格执行岗位操作规范，遵守相关业务流程及数据标准；建立药品、可收费医用耗材的信息流、物流、单据流对应关系；设计校对程序，定期或不定期进行校对。

4.4.12.7 加强内部控制信息系统的安全管理，建立用户管理制度、系统数据定期备份制度、信息系统安全保密和泄密责任追究制度等措施，确保重要信息系统安全、可靠，增强信息安全保障能力。

4.5 内部控制报告

4.5.1 本制度所称内部控制报告是指医院结合本单位实际情况，按照相关部门规定编制的、能够综合反映本单位内部控制建立与实施情况的总结性文件。

4.5.2 医院是内部控制报告的责任主体。单位主要负责人对本单位内部控制报告的真实性和完整性负责。

4.5.3 医院内部控制报告编制遵循全面性原则、重要性原则、客观性原则和规范性原则。

4.5.4 根据本单位年度内部控制工作的实际情况及取得的成效，以能够反映内部控制工作基本事实的相关材料为支撑，按照财政部门发布的统一报告格式编制内部控制报告。反映内部控制工作基本事实的相关材料一般包括：会议纪要、内部控制制度、业务流程图、风险评估报告、内部控制培训材料等。

4.5.5 加强对本单位内部控制报告的使用，通过对内部控制报告反映的信息进行分析，及时发现内部控制建设工作中存在的问题，进一步健全制度，完善监督措施，确保内部控制有效实施。

4.6 内部控制评价与监督

4.6.1 本制度所称内部控制评价是指医院内部审计部门或确定的牵头部门对本单位内部控制建立和实施的有效性进行评价，出具评价报告的过程。

4.6.2 本制度所称内部控制监督是指内部审计、纪委办公室等部门对医院内部控制建立和实施情况进行的监督。

4.6.3 医院内部控制评价报告包括：真实性声明、评价工作总体情况、评价依据、评价范围、评价程序和方法、风险及其认定、风险整改及对重大风险拟采取的控制措施、评价结论等内容。

4.6.4 医院向上级卫生健康行政部门或中医药主管部门报送内部控制评价报告，各级主管部门汇总所属医疗机构报告后，形成部门内部控制评价报告向同级财政部门报送。

4.6.5 医院内部控制职能部门或牵头部门根据内部控制评价报告的审批结果组织整改，完善内部控制，落实相关责任。

4.6.6 医院依法依规接受财政、审计、纪检监察等外部部门对本单位内部控制工作的监督检查，及时整改落实，完善内部控制体系，确保内部控制制度有效实施。

5 参考资料

5.1《行政事业单位内部控制规范》

5.2《关于全面推进行政事业单位内部控制建设的指导意见》

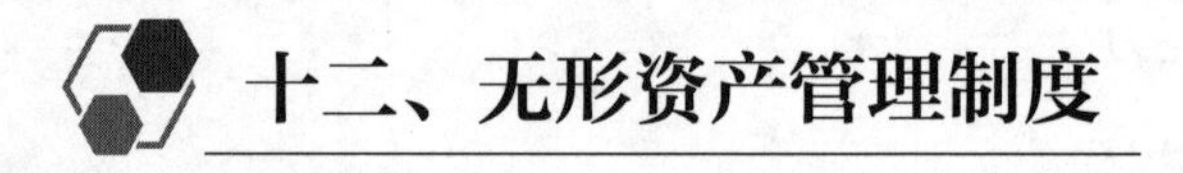

十二、无形资产管理制度

1 目的

规范无形资产的确认、计量、处置及无形资产管理。

2 通用范围

财务与资产管理部、计算机中心。

3 定义

3.1 无形资产是指医院控制的没有实物形态的可辨认非货币性资产，如专利权、商标权、著作权、土地使用权、非专利技术等。资产满足下列条件之一的，符合无形资产定义中的可辨认性标准：

3.1.1 能够从医院中分离或者划分出来，并能单独或者与相关合同、资产或负债一起，用于出售、转移、授予许可、租赁或者交换。

3.1.2 源自合同性权利或其他法定权利，无论这些权利是否可以从医院或其他权利和义务中转移或者分离。

4 内容

4.1 无形资产的确认

4.1.1 无形资产同时满足下列条件的，应当予以确认：

4.1.1.1 与该无形资产相关的服务潜力很可能实现或者经济利益很可能流入医院；

4.1.1.2 该无形资产的成本或者价值能够可靠地计量。医院在判断无形资产的服务潜力或经济利益是否很可能实现或流入时，应当对无形资产在预计使用年限内可能存在的各种社会、经济、科技因素做出合理估计，并且应当有确凿的证据支持。

4.1.2 医院购入的不构成相关硬件不可缺少组成部分的软件，应当确认为无形资产。

4.1.3 医院自行研究开发项目的支出，应当区分研究阶段支出与开发阶段支出。研究是指为获取并理解新的科学或技术知识而进行的独创性的有计划调查。开发是指在进行生产或使用前，将研究成果或其他知识应用于某项计划或设计，以生产出新的或具有实质性改进的材料、装置、产品等。

4.1.4 医院自行研究开发项目研究阶段的支出，应当于发生时计入当期费用。医院自行研究开发项目开发阶段的支出，先按合理方法进行归集，如果最终形成无形资产的，应当确认为无形资产；如果最终未形成无形资产的，应当计入当期费用。医院自行研究开发项目尚未进入开发阶段，或者确实无法区分研究阶段支出和开发阶段支出，但按法律程序已申请取得无形资产的，应当将依法取得时发生的注册费、聘请律师费等费用确认为无形资产。

4.1.5 医院自创商誉及内部产生的品牌、报刊名等，不应确认为无形资产。

4.1.6 与无形资产有关的后续支出，符合本准则第三条规定的确认条件的，应当计入无形资产成本；不符合本准则第三条规定的确认条件的，应当在发生时计入当期费用或者相关资产成本。

4.2 无形资产的初始计量，无形资产在取得时应当按照成本进行初始计量

4.2.1 医院外购的无形资产，其成本包括购买价款、相关税费以及可归属于该项资产达到预定用途前所发生的其他支出。医院委托软件公司开发的软件，视同外购无形资产确定其成本。

4.2.2 医院自行开发的无形资产，其成本包括自该项目进入开发阶段后至达到预定用途前所发生的支出总额。

4.2.3 医院通过置换取得的无形资产，其成本按照换出资产的评估价值加上支付的补价或减去收到的补价，加上换入无形资产发生的其他相关支出确定。

4.2.4 医院接受捐赠的无形资产，其成本按照有关凭据注明的金额加上相关税费确定；没有相关凭据可供取得，但按规定经过资产评估的，其成本按照评估价值加上相关税费确定；没有相关凭据可供取得，也未经资产评估的，其成本比照同类或类似资产的市场价格加上相关税费确定；没有相关凭据且未经资产评估、同类或类似资产的市场价格也无法可靠取得的，按照名义金额入账，相关税费计入当期费用。确定接受捐赠无形资产的初

始入账成本时，应当考虑该项资产尚可为医院带来服务潜力或经济利益的能力。

4.2.5 医院无偿调入的无形资产，其成本按照调出方账面价值加上相关税费确定。

4.3 无形资产的后续计量

4.3.1 无形资产的摊销，医院应当于取得或形成无形资产时合理确定其使用年限。无形资产的使用年限为有限的，应当估计该使用年限。无法预见无形资产为医院提供服务潜力或者带来经济利益期限的，应当视为使用年限不确定的无形资产。

4.3.2 医院应当对使用年限有限的无形资产进行摊销，但已摊销完毕仍继续使用的无形资产和以名义金额计量的无形资产除外。摊销是指在无形资产使用年限内，按照确定的方法对应摊销金额进行系统分摊。

4.3.3 对于使用年限有限的无形资产，医院应当按照以下原则确定无形资产的摊销年限：

4.3.3.1 法律规定了有效年限的，按照法律规定的有效年限作为摊销年限；

4.3.3.2 法律没有规定有效年限的，按照相关合同或单位申请书中的受益年限作为摊销年限；

4.3.3.3 法律没有规定有效年限、相关合同或单位申请书也没有规定受益年限的，应当根据无形资产为医院带来服务潜力或经济利益的实际情况，预计其使用年限；

4.3.3.4 非大批量购入、单价小于1000元的无形资产，可以于购买的当期将其成本一次性全部转销。

4.3.4 医院应当按月对使用年限有限的无形资产进行摊销，并根据用途计入当期费用或者相关资产成本。医院应当采用年限平均法或者工作量法对无形资产进行摊销，应摊销金额为其成本，不考虑预计残值。

4.3.5 因发生后续支出而增加无形资产成本的，对于使用年限有限的无形资产，应当按照重新确定的无形资产成本以及重新确定的摊销年限计算摊销额。

4.4 无形资产的处置

4.4.1 医院按规定报经批准出售无形资产，应当将无形资产账面价值转销计入当期费用，并将处置收入大于相关处置税费后的差额按规定计入当期收入或者作应缴款项处理，将处置收入小于相关处置税费后的差额计入当期费用。

4.4.2 医院按规定报经批准对外捐赠、无偿调出无形资产的，应当将无形资产的账面价值予以转销，对外捐赠、无偿调出中发生的归属于捐出方、调出方的相关费用应当计入当期费用。

4.4.3 医院按规定报经批准以无形资产对外投资的，应当将该无形资产的账面价值予以转销，并将无形资产在对外投资时的评估价值与其账面价值的差额计入当期收入或费用。

4.4.4 无形资产预期不能为医院带来服务潜力或者经济利益的，应当在报经批准后将该无形资产的账面价值予以转销。

5 参考资料

5.1 《政府会计制度》

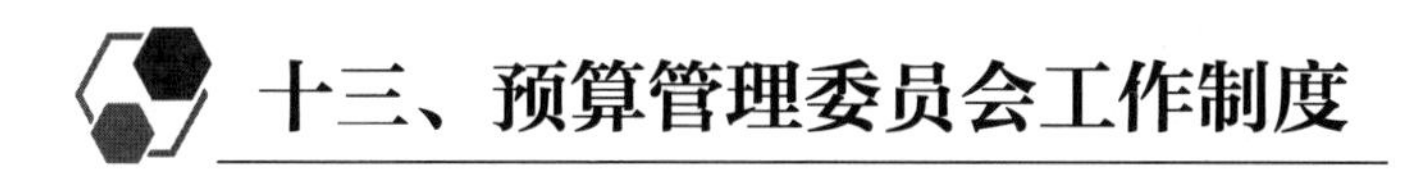

十三、预算管理委员会工作制度

1 目的

规范医院经济运行，严格预算管理、强化预算约束，提高资金使用和资源利用效率。

2 通用范围

全院。

3 定义

预算委员会是指领导预算工作的组织机构。预算委员会的基本职责是审查预算草案，提供政策指导和预算目标，解决预算编制过程中出现的分歧，批准和发布预算，检查和分析预算执行报告，提出避免或减少浪费和改进效率的建议和措施。预算委员会还负责审批预算期内对预算的重大调整。

4 内容

4.1 预算委员会成员

主任委员：党委书记

执行主任委员：院长

副主任委员：副院长、总会计师

委员：由各院领导和参加院长办公会议（或医院行政会议）的相关职能部门负责人共同组成。预算管理委员会下设预算管理办公室，设在财务与资产管理部，负责委员会日常工作。

4.2 各预算管理机构职责

4.2.1 预算管理委员会职责

4.2.1.1 审议通过预算管理的相关政策、规定、制度等；

4.2.1.2 结合医院事业发展计划，组织相关部门预测医院年度预算目标；

4.2.1.3 审议通过年度预算目标、编制方法和编制程序；

4.2.1.4 审查预算管理办公室上报的医院预算方案并提出意见；

4.2.1.5 审议通过预算管理办公室上报的医院预算草案，并提交院长办公会、党委会审议批复；

4.2.1.6 将经过院长办公会、党委会审议批复的预算方案提交职代会汇报；

4.2.1.7　将职代会决议通过的预算正式下达；

4.2.1.8　协调预算编制及执行过程中的问题；

4.2.1.9　检查、监管和分析预算执行情况，提出改善措施；

4.2.1.10　审查科室、职能部门预算调整申请，并按规定程序逐级上报；

4.2.1.11　审定年度决算，并提出考核奖惩意见。

4.2.2　预算管理办公室职责

4.2.2.1　由财务部门牵头实施预算管理办公室的主要职责；

4.2.2.2　传达医院年度预算目标，具体指导科室、职能部门编制预算方案；

4.2.2.3　初步审查、协调和平衡科室、职能部门的预算方案；

4.2.2.4　汇总编制医院的预算方案，报送预算管理委员会审查；

4.2.2.5　与科室、职能部门沟通预算管理委员会审查意见，形成医院预算草案；

4.2.2.6　根据院长办公会、党委会审批意见，调整医院预算草案；

4.2.2.7　根据职代会决议通过的预算，分解、细化到科室、职能部门，并按科室、职能部门下达正式预算；

4.2.2.8　组织医院预算的执行，按照预算审批权限，监督，控制科室、职能部门的预算执行情况，控制无预算、超预算的支出；

4.2.2.9　收集科室、职能部门预算调整申请，并报送预算管理委员会审查；

4.2.2.10　定期分析预算执行进度情况，编写预算执行分析报告，对专项经费进行专题分析，对重大资金项目进行绩效评估，并向预算管理委员会提交报告。

4.2.3　预算归口部门职责

4.2.3.1　预算归口部门是指规定组织内某种资源或某类项目由一个专门的部门负责审批和管理，如医院办公室、科教部、医务部、护理部、财务与资产管理部、人力资源部、总务办公室、医学装备科、计算机中心、工会办公室、党委办公室、基建办公室、保卫办公室、信息统计室、药剂科、医院感染管理科、党委宣传部、纪委办公室、医疗质量科等。各科室编制预算时若涉及归口管理项目，则需要先通过相应归口管理部门的审批。

4.2.3.2　审核各基层预算科室归口支出预算，将审核通过的项目汇总上报预算管理办公室；

4.2.3.3　根据预算管理委员会、院长办公会的意见修改归口支出预算；

4.2.3.4　下达正式批复的归口支出预算；

4.2.3.5　收集各基层预算科室归口支出预算调整申请，并报送预算管理办公室；

4.2.3.6　定期进行归口支出预算的监督管理，并将结果上报预算管理办公室。

4.2.4　基层预算科室职责

4.2.4.1　基层预算科室是指科室预算的编制和执行部门，包括全院所有科室，由科室负责人对其全面负责。

4.2.4.2　根据医院预算目标，结合本科室、职能部门实际情况，按规定编制科室、职能部门预算方案；

4.2.4.3　向归口管理部门申报归口预算；

4.2.4.4　按照各级主管部门提出的审查审批建议意见，修订科室、职能部门预算方案；

4.2.4.5 提出科室、职能部门预算调整的申请；

4.2.4.6 严格执行正式批复预算，接受相关部门监督检查。

5 参考资料

5.1 《公立医院全面预算管理制度实施办法》

5.2 《国务院办公厅关于加强三级公立医院绩效考核工作的意见》

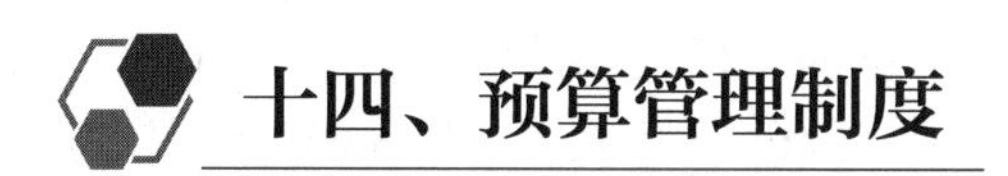

十四、预算管理制度

1 目的

加强医院预算管理，规范各科室、职能部门预算行为，科学合理筹集和使用医院预算资金。

2 通用范围

全院。

3 定义

3.1 预算是指医院按照国家有关规定，根据事业发展计划和目标编制的年度财务收支计划。医院预算由收入预算和支出预算组成。医院所有收支应全部纳入预算管理。预算能够细化医院战略规划和年度运作计划，是对医院整体经营活动一系列量化的计划安排。

3.2 预算管理旨在实现经济业务的有计划开展，体现了经济管理的约束与激励机制，有利于优化医院资源配置，通过明确医院各级部门经济管理的职责权利，充分调动科室管理积极性，推动医院事业可持续健康发展。

3.3 医院通过预算管理来监控发展目标的实施进度，实现经济业务的可控、有序开展，通过对预算执行情况的分析和评价，实现绩效管理。在医院预算目标的引导下，各科室、职能部门要围绕预算目标开展医疗活动，完成年度经营目标管理考核规定的任务。

3.4 医院需要进一步完善预算管理制度，配备相应的预算管理机构和人员，配备相应的硬件与软件，通过在各级部门加强预算管理的业务培训，推动预算管理在医院的发展，构建基于预算的医院经济管理模式。

4 内容

4.1 预算管理的目标与任务

4.1.1 预算管理要实行目标管理：预算目标是根据医院战略行动计划和年度目标的要求，配合战略实施和保证日常业务开展所应完成的工作目标。

4.1.2 医院应根据发展战略目标，确定本年度经营目标，逐层分解到各科室、职能部门，以一系列的预算、控制、协调、考核为内容，自始至终将各部门、科室的经营目标和医院的战略发展目标联系起来，对其分工负责的经营活动全过程进行控制和管理，实现业绩考核与评价，推动医院事业发展。

4.1.3 医院预算目标分解，应自上而下分解并下达，医院发展战略目标为长期目标，长期目标应分解到中期目标，再分解为年度目标，最后分解到每月。预算目标分解的过程，也是医院目标到部门、科室目标的过程。

4.1.4 预算管理的基本任务

根据医院战略目标，确定医院年度经营目标并组织实施；明确医院各科室、职能部门的职责与权限，发挥各级预算部门和预算科室的职能作用；合理配置医院各项资源；对医院经济活动进行管理、控制、分析和监督；为考核评价医院经营财务业绩提供有效依据。

4.2 预算编制及审批

4.2.1 医院预算编制的期间为自然年度。

4.2.2 医院预算编制是实施预算管理的关键环节，预算编制质量的高低直接影响预算执行结果。预算编制要在预算管理委员会制定的编制方针指引下进行。

4.2.3 医院预算编制遵循的原则

4.2.3.1 统一领导、分级管理原则。医院预算编制由预算管理委员会统一领导，由预算管理办公室负责组织实施，由各科室、职能部门具体负责编制。

4.2.3.2 完整性原则。医院实行全面预算，所有经济事项均必须纳入预算管理。

4.2.3.3 依法理财原则。预算编制要符合国家法律法规，体现国家有关方针政策和经济社会发展规划，做到收支测算准确完整，预算安排真实合法。

4.2.3.4 以收定支、收支平衡原则。坚持量入为出，勤俭节约，收支平衡。

4.2.3.5 统筹兼顾、保证重点原则。医院要对各类资金统筹调度，合理安排，优先保证基本支出，根据医院财力组织项目支出。

4.2.4 预算编制要体现约束与激励机制，医院总预算确定后，需要分解落实到各职能部门和科室。只有将责任目标层层分解到每个部门和科室，才有实现的坚实基础，只有明确各自的责权利，才能调动医院内部各部门的积极性。因此，预算编制需要遵循以下要求：

4.2.4.1 预算内容需与各科室、职能部门业务活动性质相一致；

4.2.4.2 预算的水平需与各科室、职能部门业务活动规模相一致，保证责权利对等；

4.2.4.3 预算需明确财务计划目标的实现，相互之间应能协调一致；

4.2.4.4 预算的确定需充分发挥各科室、职能部门的积极性，考虑其合理要求。

4.3 医院预算编制内容

按照预算管理体制确定的收支范围，预算包括收入预算和支出预算。收入预算包括医疗收入预算、财政补助收入预算、科教项目收入预算和其他收入预算。支出预算包括医疗业务支出预算、财政项目补助支出预算、科教项目支出预算、管理费用支出预算和其他支出预算。

4.3.1 收入预算

收入是医院在开展医疗、教学、科研活动中取得的各项收入，包括医疗收入、财政补助收入、科教项目收入和其他收入。

4.3.1.1　医疗收入

医院开展医疗服务活动取得的收入，包括门诊收入和住院收入；门诊收入又包括挂号收入、诊察收入、检查收入、化验收入、治疗收入、手术收入卫生材料收入、药品收入、药事服务费收入、其他门诊收入等。住院收入又包括床位收入、诊察收入、检查收入、化验收入、治疗收入、手术收入、护理收入、卫生材料收入、药品收入、药事服务费收入、其他住院收入等。

4.3.1.2　财政补助收入

医院按照部门预算隶属关系从同级财政部门取得的各类财政补助收入，包括基本支出补助收入和项目支出补助收入。

4.3.1.3　科教项目收入

医院取得的除财政补助收入外，专门用于科研、教学项目的补助收入。

4.3.1.4　其他收入

医院开展医疗业务、科教项目之外的活动所取得的收入，包括培训收入、租金收入、食堂收入、投资收益、财产物资盘盈收入、捐赠收入、确实无法支付的应付款项等。

4.3.2　支出预算

支出是医院在开展医疗、教学、科研活动中发生的各项支出，包括医疗业务成本、财政项目补助支出、科教项目支出、管理费用和其他支出。

4.3.2.1　医疗业务成本

医院开展医疗服务活动发生的支出。按经济分类包括人员经费、耗用的药品及卫生材料支出、计提的固定资产折旧、无形资产摊销、提取的医疗风险基金和其他费用。其中人员经费包括基本工资、绩效工资、社会保障费、住房公积金等。其他费用包括办公费、印刷费、水费、电费、邮电费、取暖费、物业管理费、差旅费、会议费、培训费等。

4.3.2.2　财政项目补助支出

使用财政项目补助发生的支出。

4.3.2.3　科教项目支出

使用除财政补助收入以外的科研、教学项目活动所发生的各项支出。

4.3.2.4　管理费用

指医院行政和后勤管理部门为组织、管理医疗、科研、教学业务活动所发生的各项费用。

4.3.2.5　其他支出

指医院发生的，无法归属到医疗业务成本、财政项目补助支出科教项支出、管理费用中的支出。包括培训支出、眼镜支出、营养食品支出、食堂提供服务发生的支出等。

4.3.3　医院预算编制

应按照国家预算编制的有关规定，对以前年度预算执行情况进行全面分析研究，根据年度事业发展计划以及预算年度收支的增减因素，测算编制收入支出预算。

4.3.4　医院收入预算编制

要根据医院年度事业发展计划以及预算年度影响预算收入各项因素增减变化情况，全面统筹考虑。

4.3.5 医院支出预算编制

要根据业务活动需要和可能，做到“量入为出、量力而行”实现收支平衡。首先要保证人员经费以及日常业务正常运行的公用性支出，然后本着“先急后缓、先重后轻”的原则，妥善安排项目支出。对于金额较大项目应进行可行性研究和论证，根据项目的必要性、可行性、合理性以及项目概算等进行评审并集体决策通过后，方可作为编制预算的依据。

4.3.6 医院预算编制工作

4.3.6.1 准备阶段

预算管理办公室对以前年度预算执行情况进行全面分析研究，根据医院对预算编报的具体要求和医院下年度事业发展计划，对下一年度预算编制进行调研准备，包括收集整理有关资料、核定基本数据、测算各种影响医院收支的因素等，形成预算编制指导方针，报预算管理委员会批准。

4.3.6.2 编制阶段

预算管理办公室根据预算管理委员会预算编制指导方针，统一组织职能部门和各科室预算编制工作。根据医院预算归口管理原则，职能部门负责编制分预算，其中人事部门负责人员经费预算，包括职工信息、职工薪酬等基础信息库的编制；设备采购部门负责资产采购预算，包括汇总管理各科室医疗设备配置申请、采购可行性分析以及设备效益分析等；科教（研）部门负责科研项目预算编制，包括科研资金的配备与使用；总务后勤部门负责总务类资产的采购预算；基建部门负责基建项目预算等，其他项目由财务部门编制。各项预算草案编制完成后，由预算管理办公室统一审查、汇总、分析，根据事业发展计划和医院资金状况，编制医院总预算草案，报医院预算管理委员会审批。

4.3.6.3 审批阶段

医院预算管理委员会、院长办公会、党委会对医院总预算草案进行审议，审议通过并经职代会决议通过后进行批复。

4.3.6.4 医院根据预算管理委员会、院长办公会、党委会审议批复及职代会决议通过的预算组织执行。

4.4 预算编制的程序

4.4.1 医院预算编制实行“二下二上”的工作程序。

4.4.1.1 预算委员会根据医院运营发展战略及年度运营目标，确定医院年度预算目标。根据预算目标，预算委员会拟定各部门及科室预算目标及编制要求，预算管理办公室以文件或办公OA形式部署医院预算编制任务，为“一下”；

4.4.1.2 各部门和科室召开预算会议，讨论本部门及科室的预算编制情况，根据预算委员会的要求及本部门及科室的上年度的业绩及下年度的发展目标制定本科室及部门的预算草案，各科室预算编制完成后报归口职能部门，职能部门根据本部门业务特点组织编制本部门的预算，报预算管理办公室，预算管理办公室对归口预算进行收集、分类、汇总，按照事业发展计划和医院财务状况，拟定总预算，报医院预算管理委员会审议，为“一上”；

4.4.1.3 预算管理办公室根据预算管理委员审议后的意见，下发各职能部门进行调整，为“二下”；

4.4.1.4　职能部门预算调整完成后，再次报预算管理办公室，预算管理办公室审核通过后报预算管理委员会审议，为“二上”。

4.4.1.5　预算管理委员会审议通过形成医院年度预算草案，并经院长办公会、党委会审议批复，职代会决议通过后，形成医院下年度正式预算，预算管理办公室将正式预算下达各预算执行部门。具体工作程序如下：

A. 预算管理委员根据医院的发展战略和医院经济状况，提出下年度总体预算目标，确定预算编制政策。

B. 预算管理办公室根据编制规定，提出预算编制要求，通过医院文件或办公OA等形式下达各归口职能部门和医院各科室。

C. 归口职能部门根据本部门业务特点和上年度预算完成情况、本年度工作安排，编制本部门下年度预算，经分管院领导签署意见后报预算管理办公室。超过一定金额的项目需要附可行性分析报告及绩效分析报告。

D. 预算管理办公室对归口职能部门申报的预算进行收集、分类、汇总，初步审核后，报分管财务工作的总会计师/分管院领导审查后形成预算草案。

E. 预算管理办公室或总会计师/分管院领导向预算管理委员会提交预算草案，预算管理委员会对所申报预算逐项审核、讨论，综合平衡，全盘考虑，提出修改意见，确定预算草案。

F. 预算管理办公室将预算草案经预算委员会、院长办公会、党委会审议批复及职代会决议通过后形成医院正式预算。

G. 预算管理办公室向各部门下达预算指标。

4.5　预算执行及调整

4.5.1　预算责任分解

4.5.1.1　各部门要严格执行医院下达的预算，预算管理办公室要将预算指标层层分解，落实到具体的预算执行部门或个人。职代会通过的医院预算具有权威性，是控制医院日常业务、经济活动的依据和衡量其合理性的标准，医院在预算执行过程中应定期将执行情况与预算进行对比，及时发现偏差、分析原因，采取必要措施，以保证预算整体目标的顺利完成。

4.5.2　医院预算执行原则

4.5.2.1　严格执行预算原则

年度预算指标下达以后，职能部门、各科室应严格遵守预算，不准突破预算指标，特殊情况需要调整的，必须遵照相应的预算程序请示后方可调整预算，调整预算未经批准，不得执行。

4.5.2.2　分级组织实施原则

预算管理办公室对医院总预算执行负责，职能部门对本部门预算执行负责，各科室对本科室预算执行负责。预算执行过程中，本着节约原则，有序使用预算资金，严格执行财务支出审批制度和程序，积极配合预算执行的监督和检查。

4.5.3 医院预算执行程序

财务与资产管理部是组织医院预算执行的主要部门，牵头实施预算管理办公室的主要职责；其他职能部门是组织本部门预算执行的机构，财务与资产管理部应完善预算执行程序，完善预算执行手段，严肃预算执行过程，严格控制无预算支出。

4.5.3.1 建立健全预算执行责任制，预算管理委员会和财务与资产管理部对医院总预算执行进行监督，分管院领导对所分管部门预算的执行进行监督，职能部门对本部门预算执行进行监督。

4.5.3.2 财务与资产管理部为职能部门建立预算执行管理账户，全面核算预算执行情况，采用电子版或纸质版形式，逐项、逐笔登记职能部门预算项目、预算额度以及预算的实际执行情况。

4.5.4 财务与资产管理部为各科室建立预算执行管理账户，全面跟踪预算实际执行过程，对报销项目逐项逐笔审核，序时记录。

4.5.4.1 预算执行过程中，财务与资产管理部要完善审批流程。办理收支等经济业务前，由职能部门和分管院领导根据业务特点审批，财务与资产管理部根据医院预算审批，审批通过后方准执行。各科室收支等经济业务完成后，经职能部门、分管院领导和财务与资产管理部审核后办理报销结算等业务。

4.5.4.2 加强预算执行情况分析，建立预算定期公告制度，定期召开预算控制例会。预算执行过程中，财务与资产管理部应定期公告预算执行情况，财务与资产管理部、各预算执行部门应定期召开周例会或月例会，对预算执行情况进行分析。

4.5.5 医院应按照国家预算管理的相关规定和省财政部门、上级主管部门的有关要求，定期向预算委员会、院长办公会、党委会汇报预算执行和重点项目执行情况。

4.5.6 经批复下达的预算一般不予调整。因事业发展计划有较大调整或者根据国家有关政策需要增加或减少支出对预算执行影响较大时，医院应当按照规定程序提出调整预算建议，经主管部门审核后报预算委员会、院长办公会、党委会按规定程序调整预算。预算调整需要经过申请、审议和批准三个主要程序。

4.5.6.1 首先应由各科室、归口职能部门等预算执行部门提出书面预算调整申请，填写预算调整申请单，说明理由及预算调整方案；

4.5.6.2 预算管理办公室根据预算执行情况提供调整前后的预算指标对比，对提出的预算调整申请进行审核，并提出审核意见；

4.5.6.3 预算管理办公室将要调整的预算报预算管理委员会审批。预算管理委员会审查通过后，下发给申请部门遵照执行；

4.5.6.4 财政性支出必须报财政部门审批才能调整；

4.5.6.5 收入预算调整后，相应调整支出预算。

4.6 预算分析及考核

4.6.1 预算管理办公室负责预算执行分析

预算管理办公室必须加强预算分析管理，提高预算执行的有效性。

4.6.1.1 由财务与资产管理部建立预算管理账户

采用电子版或纸质版形式，对各归口职能部门和各预算执行科室的预算执行情况进行考核分析，做好预算调控工作。

4.6.2 预算分析的内容

4.6.2.1 对职能部门、各预算执行科室预算管理账户进行统计，分析各部门预算完成情况；

4.6.2.2 充分考虑影响支出的各种因素，对预算执行数与预算目标数之间的差额进行比较，并分析原因；

4.6.2.3 将当期预算执行数与上年同期预算执行数相比较，并与年初预算、预算批复进行对比分析，找出产生差额的原因。

4.6.3 定期检查分析财务预算执行情况并形成书面报告。

4.6.4 考核主体

预算执行的结果应纳入医院整体绩效考核工作中，由绩效管理部门或财务与资产管理部实施考核。

4.6.5 预算的考核具有两层含义：一是对医院经营业绩进行评价；二是对预算执行者的考核。预算考核是发挥预算约束与激励作用的必要措施，通过预算目标的细化分解与激励措施的付诸实施，达到提升医院经济管理的目的。

4.6.6 预算考核是对预算执行效果的一个认可过程。预算考核应遵循以下原则：

4.6.6.1 目标原则

以预算目标为基准，按预算完成情况评价预算执行者的业绩。

4.6.6.2 激励原则

预算目标是对预算执行者业绩评价的主要依据，考核必须与激励制度相配合。

4.6.6.3 时效原则

预算考核是动态考核，每期预算执行完毕应立即进行。

4.6.6.4 例外原则

对一些阻碍预算执行的重大因素，考核时应作为特殊情况处理。

4.6.6.5 分级考核原则

预算考核要根据组织架构层次或预算目标的分解层次进行。

4.6.7 财务与资产管理部必须将预算执行情况和绩效考核挂钩，提高预算执行的严肃性通过预算绩效考核，全面总结评价各部门预算的编制是否准确，执行是否合理、准确科学，调整是否合规等内容，以提高资金使用效益。建立完善预算收入支出绩效考核制度，考核结果作为以后年度预算编制和安排预算的重要参考以及实现科室奖惩的重要依据。

4.6.8 预算绩效考核内容

4.6.8.1 预算管理工作的质量效率。

4.6.8.2 预算执行情况和执行效率。

4.6.8.3 预算资金的使用效益和效果，预算绩效目标的落实情况。尤其是大型项目的资金使用，主要包括预期目标完成情况，完成的质量、及时性和项目完成后产生的社会效益和经济效益等方面。

4.6.9 绩效考核采取定性和定量相结合的方式，考核方法主要采取比较法、因素分析法、成本效益分析法等。

4.6.10 医院应根据绩效考核结果，及时调整优化以后年度预算支出结构：进一步加强财务管理，提高资金的使用效益。

4.6.11 预算绩效考核的程序

4.6.11.1 由预算管理委员会组织进行预算绩效考核，提出考核方案，预算管理办公室具体实施；

4.6.11.2 年年末预算管理办公室对职能部门、各科室按不同项目形成预算执行情况报告，向预算管理委员会汇报；

4.6.11.3 职能部门向预算管理委员会汇报本部门预算管理措施及制度建设情况、预算资金使用情况和资金使用效益情况；

4.6.11.4 预算管理委员会根据预算实际执行情况与预算目标相对照，对预算部门进行综合打分；

4.6.11.5 根据考核结果，对预算执行科室实现奖惩；

4.6.11.6 预算管理委员会或财务与资产管理部将预算绩效考核结果在一定范围内公布，接受监督；

4.6.11.7 财务与资产管理部和职能部门总结分析预算实际执行情况，总结经验，为下年度预算做好准备。

4.7 医院项目支出预算管理

4.7.1 项目支出预算

是医院为完成特定的工作任务或事业发展目标所安排的预算，包括购置固定资产、土地和无形资产，以及构建基础设施、信息网络构建、大型修缮、科研项目等。

4.7.2 项目支出预算管理原则

4.7.2.1 综合预算管理

项目支出要充分体现不同资金来源和以前年度结余资金统筹安排的要求。

4.7.2.2 科学论证原则

申报的项目应当进行充分的可行性论证和严格的考核，按轻重缓急排序后，视医院当年财力状况合理安排。

4.7.2.3 跟踪问效原则

财务与资产管理部对医院各职能部门和各科室预算项目执行过程实施追踪问效，对项目完成结果进行绩效考核。

4.7.2.4 与资源存量相结合原则

项目支出预算安排应与各科室、职能部门现有公共资源占有情况相结合，提高资源配置和资金使用效率。

4.7.3 项目库管理

4.7.3.1 项目库

对项目进行规范化、程序化、精细化管理的数据库系统，是项目支出预算管理的重要组成部分。

4.7.3.2　按照项目的预算安排时间，项目库分为延续项目、新增项目和备选项目。延续项目是指以前年度批准的、需要在本年度预算中继续安排的项目；新增项目是指预算年度新增的需要列入预算的项目；备选项目是指项目库中以前年度预算未安排的项目。

4.7.3.3　项目库由财务与资产管理部统一规划，各职能部门、科室对各自设立的项目库实行分级管理。纳入项目库的项目，应当经过充分论证，按照轻重缓急进行排序，滚动管理。

4.7.4　项目申报

各职能部门根据履行行政职能的需要、事业发展的总体规划，组织各科室合理编制各类项目支出预算。对于拟新增或增加支出规模的项目，应当从立项依据可行性论证等方面进行严格审核。申报材料要齐全、完整。

4.7.5　申报条件

4.7.5.1　应当符合履行职能和促进事业发展的需要。

4.7.5.2　有明确的项目内容、组织实施计划、科学合理的项目预算和绩效目标，并经过充分的研究和论证。

4.7.6　项目申报程序

4.7.6.1　各科室、职能部门依照预算归口管理原则申报项目，不得越级申报；

4.7.6.2　各职能部门对各科室申报的项目进行审核，将符合条件的项目报财务与资产管理部，纳入医院项目库；

4.7.6.3　根据年度部门预算编制要求，财务与资产管理部组织对项目库中的项目进行科学论证择优排序，向预算管理委员会汇报，预算管理委员会审议通过后，财务与资产管理部统一向院长办公会、党委会申报。

4.7.7　项目申报要求

4.7.7.1　各职能部门、各科室项目申报材料必须真实、准确、完整；

4.7.7.2　各职能部门购置有规定配备标准或限额以上资产的，按照行政事业单位国有资产管理有关规定执行；

4.7.7.3　职能部门应当按照规定的时间将项目预算报送财务与资产管理部，财务与资产管理部按规定时间报送预算管理委员会，预算管理委员会审议通过后，由财务与资产管理部报院长办公会、党委会审议。

4.7.8　项目审核内容

4.7.8.1　各科室申报的项目是否符合规定的申报条件；

4.7.8.2　项目申报材料是否符合规定的填报要求，相关材料是否齐全等；

4.7.8.3　项目的申报内容是否真实、完整；

4.7.8.4　项目的规模及开支标准是否符合政策规定；

4.7.8.5　资产的购置项目是否符合有关规定；

4.7.8.6　项目排序是否合理等。

4.7.9　项目预算按照归口管理原则，由各科室报归口职能部门，归口职能部门审核后报财务与资产管理部，财务与资产管理部审核后，报预算管理委员会，纳入医院项目库。

4.7.10 项目支出预算核定

4.7.10.1 财务与资产管理部根据医院事业发展规划和上级有关政策方针，根据年度财力状况，并结合以前年度资金结余、部门资产情况，对项目库中的项目进行排序，并确定支出预算控制数。业务类项目原则上根据各科室职能和业务活动量确定；投资类项目按照上级有关规定，先进行必要的规划设计、可行性研究和评审论证后，然后确定数额。财务与资产管理部支出预算控制草案确定后，报预算管理委员会审议。预算管理委员会确定支出预算控制数后，由财务与资产管理部下达各职能部门。

4.7.10.2 对于需要进行论证的项目，各职能部门应认真履行程序，对项目支出预算实施评审论证。

4.7.10.3 各职能部门按照财务部门下达的项目支出预算控制数，编制本部门项目支出预算并下达各科室。

4.7.10.4 属于政府集中采购目录内的项目，应当纳入政府采购预算，并按照政府采购的有关规定执行。

4.7.11 项目实施

4.7.11.1 项目支出预算已经批复，各职能部门、各科室不得自行调整。预算执行过程中，如发生项目变更、终止，必须按照规定的程序报批，并进行预算调整。

4.7.11.2 各职能部门、各科室必须严格按照批复的项目支出预算，认真组织实施。

4.7.11.3 项目完成后的结余资金，由财务与资产管理部按照医院规定执行。

4.7.12 项目的监督检查与绩效考核

4.7.12.1 预算管理委员会、财务与资产管理部、各职能部门以及各科室应当对项目的实施过程和完成情况进行监督、检查，对违反医院规定的行为，予以处理。

4.7.12.2 对于已经完成的项目，财务与资产管理部和各职能部门要及时组织验收和总结，并将项目完成情况报送预算管理委员会。

4.7.12.3 按照医院制定的预算绩效考核方案，年终后，开展项目支出绩效考核工作。

4.7.12.4 财务与资产管理部应将项目绩效考核结果及时报送预算管理委员会，预算管理员会根据绩效考核结果实现奖惩，并作为加强项目管理和安排以后年度项目支出预算的重要依据。

4.7.13 附则

4.7.13.1 本制度由预算管理委员会负责解释。

4.7.13.2 本制度未作规定或未明确规定的事项必须经预算管理委员会批准后执行或办理。

5 参考资料

5.1 《中华人民共和国预算法》

5.2 《公立医院全面预算管理制度实施办法》

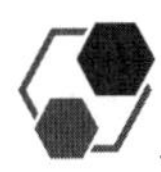

十五、住院患者欠费管理制度

1 目的

加强医院住院患者欠费管理，防止医院资产流失。

2 通用范围

全院。

3 定义

3.1 政府指令性救助欠费

包括突发公共事件、“三无”人员等救助所造成的欠费。

3.2 科室管理不善欠费

指科室在诊疗管理、费用控制、催缴等方面存在缺陷而导致的欠费。

4 内容

4.1 成立医疗欠费管理小组

4.1.1 医疗欠费追缴小组主要职责：根据医疗服务收费政策和欠费管理制度，对科室医疗欠费进行核查和催收、协助科室到患者居住地追缴，并将核查情况向医院相关部门及分管领导报告和处理。

4.2 医疗欠费管理规定

4.2.1 各科室应以患者为中心，规范医疗行为，合理使用药物和耗材，努力提高医疗服务质量。

4.2.2 科室收治政府指令性救助患者时，应及时向医务部报告，医务部要指导临床科室进行诊疗；如属重大情况，医务部应立即向分管副院长和院长报告。并在入院24小时内填写申报表，登记好护送人员的姓名、身份证号（或其他有效证件）信息，送医务部审批。

4.2.3 对欠费患者，科室要根据病情需要维持基本治疗。同时，管床医生要及时告知患者及家属交款。对拒不交款的患者，如需要特殊检查和用药的，必须报医务部批准。

4.2.4 对政府指令性救助所造成的欠费，由医务部和医保物价部核查后，报院长审批后，患者住院费用可作科室收入。

4.2.5 由于科室管理不善所造成的欠费，患者住院费用不作为科室收入。

4.2.6 如欠费患者转科，所欠的费用，由原来的科室负责追缴。

4.2.7 如欠费患者已出院，责任科室主任、护士长和责任医生必须积极协助欠费管理小组进行随访追款。

4.3 处理方法

4.3.1 由于科室管理不善所造成的欠费，除了患者住院费用不作为科室收入之外，如3个月仍无法追回的，按欠费金额的20%扣减科室奖金。

4.3.2 责任医生明知患者欠费，还进行不合理用药和检查，如在3个月内欠费无法追回，则按欠费金额10%扣减责任医生奖金。

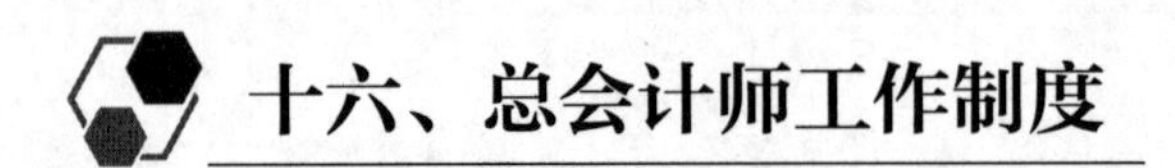

十六、总会计师工作制度

1 目的

切实加强医院财务管理，规范医院财务会计工作，促进建立健全医院内部控制机制，有效防范医院经营风险。

2 通用范围

总会计师。

3 定义

总会计师是在单位主要领导人领导下，主管经济核算和财务会计工作的负责人。医院实行总会计师制度，有利于加强经济核算和会计管理。总会计师，是组织领导本单位的财务管理、成本管理、预算管理、会计核算和会计监督等方面的工作，参与本单位重要经济问题分析和决策的单位行政领导人员，总会计师协助单位主要行政领导人员工作，直接对单位主要行政领导人负责。

4 内容

4.1 总会计师的职责

4.1.1 负责组织本医院贯彻执行国家有关法律法规，遵守财经纪律，加强财务管理和监督，保护国家财产。

4.1.1.1 建立健全制度，组织制定本医院财务管理制度、会计核算制度、内部控制制度及经济管理制度等，规范医院各种经济行为，做到有法可依、有章可循、照章办事；

4.1.1.2 进行财务管理，包括全面预算管理、筹资管理、资本管理、资金管理、成本控制、绩效评估等；

4.1.1.3 编制和执行预算、财务收支计划、信贷计划，拟定资金筹措和使用方案，有效地使用资金；

4.1.1.4 开展会计核算，编制财务报告，总会计师对医院财务会计工作的合法性、合规性和会计资料的真实性、准确性和完整性承担主管责任；

4.1.1.5　强化经济分析，利用财务会计资料进行分析，研究并督促医院有关部门依法依规增收节支、提高效益、防范风险；

4.1.1.6　加强资产管理，组织清产核资，提高使用效益，维护资产安全；

4.1.1.7　加强内部审计，组织落实审计意见，监督执行审计决定；

4.1.2　对医院的运营管理、业务发展、基本建设以及资本运营等重大事项发挥监督和决策支撑作用。

4.1.2.1　参与医院战略规划、重大财经管理活动和重要经济问题的分析和决策；

4.1.2.2　参与重大经济合同和经济协议的研究、审查；

4.1.2.3　参与新业务开展、技术创新、科技研究、服务价格、工资福利等方案的制订。

4.1.3　承办院长交办的其他工作。

4.2　总会计师的权限

4.2.1　组织医院财务、审计、基建 、医保物价、物资、信息等职能部门，开展经济核算、财务会计和成本管理方面的工作。

4.2.2　医院预算和决算、财务收支计划、成本和费用计划、投资计划、物资采购计划、财务专题报告和财务会计报告等应当经总会计师签署。

4.2.3　医院重大或特定经济活动的财务收支，以及大额资金使用，建立总会计师与医院院长联签制度。

4.2.4　涉及财务收支的经济合同、经济协议等必须经总会计师签署。

4.2.5　对医院财会机构的设置和会计人员的配备、会计专业技术职务的设置和聘任提出方案；对财会机构负责人的任免、考核提出意见；组织会计人员的业务培训和考核；支持会计人员依法行使职权。

4.2.6　参与拟定医院年度运营目标、中长期发展规划等。

4.2.7　对医院重大决策、财经法规、内部控制、经济事项等执行情况进行监督。

4.2.8　对违反国家财经法律法规、方针、政策、制度和有可能在经济上造成损失、浪费以及涉及非法集资的行为，有权制止或纠正。制止或纠正无效时，可向医院院长反映，并提请院务会议集中研究；情况严重时，应当按照《中华人民共和国会计法》有关规定，移送有权处理的部门处理。

4.3　总会计师的奖惩

4.3.1　总会计师在工作中成绩显著，有下列情形之一的，依照国家有关规定给予奖励：

4.3.1.1　在加强财务会计管理、应用现代化会计方法和技术手段、提高财务管理水平和经济效益方面取得显著成绩的；

4.3.1.2　在组织经济核算、控制成本费用、提高资金使用效益等方面取得显著成绩的；

4.3.1.3　在维护国家财经纪律、抵制违法行为、保护国家财产、防止或者避免国家财产遭受重大损失方面有突出贡献的；

4.3.1.4　在廉政建设方面事迹突出的；

4.3.1.5　有其他突出成绩的。

4.3.2 总会计师未能勤勉尽责，工作中有下列情形之一的，应当区别情节轻重，依照国家有关规定给予处分或处罚。

4.3.2.1 违反法律法规、方针、政策和财经制度，造成财会工作严重混乱的；

4.3.2.2 对截留应当上缴国家的收入，滥发奖金、津贴补贴，挥霍浪费国家财产，损害国家利益的行为，不抵制、不制止、不报告，致使国家利益遭受损失的；

4.3.2.3 在其主管的工作范围内发生严重失误，或者由于玩忽职守，致使医院或者国家利益遭受损失的；

4.3.2.4 以权谋私，弄虚作假，徇私舞弊，致使医院或者国家利益遭受损失，或者造成恶劣影响的；

4.3.2.5 有其他渎职行为和严重错误的。

4.3.2.6 对造成重大经济损失或严重后果的事项，总会计师未参与决策或在集体决策过程中提出明确反对意见并记录在案的，总会计师可以免责。

5 参考资料

5.1 《中华人民共和国会计法》

5.2 《中华人民共和国总会计师条例》

5.3 《医院财务制度》

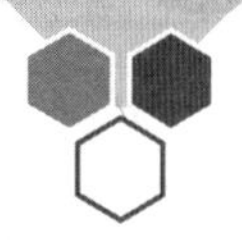

第七章　内审部管理制度

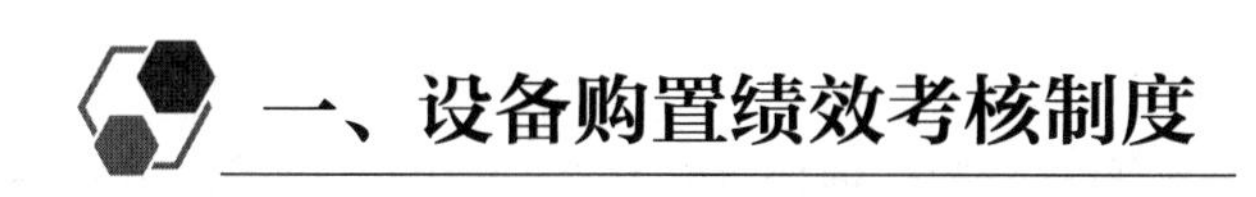

一、设备购置绩效考核制度

1　目的

加强医院预算管理，规范各科室预算行为，响应中央政府工作报告提出的“过紧日子”指引，科学合理筹集和使用医院有限的预算资金，进一步促进医院事业发展。

2　通用范围

2.1　纳入考核的设备范围

2.1.1　临床科或医技科申请新购置的设备，且价格在200万元以上。

2.1.2　在本市物价收费标准里定有收费项目的设备。

2.1.3　医院规划战略特需设备不纳入考核范围。

2.2　考核时长

考核时长为设备投入使用之日到次年的当日（周年），不可抗力事件引起的可以延伸设备考核时长，如期间物价收费政策改变、突发疫情影响等。

3　内容

3.1　考核目标

3.1.1　考核设备购置可行性论证中的年检查收入和服务人次。

3.1.2　考核该设备的成本核算，公式为：

结余＝检查收入－折旧费－维保费－专用材料费

3.2　考核结果引用

3.2.1　设备使用年收入和服务人次，其中之一未达到购置可行性论证指标75%的，由预算委员会提请医院发文，对设备申购的科主任作警告处理、同时作为设备委员会对该科第二年申购设备的重要参考依据。

3.2.2　设备收支结余为负值的，取消设备申购的科室主任当年评优评先资格。同时作为设备委员会对该科第2、3年申购设备的重要参考依据。

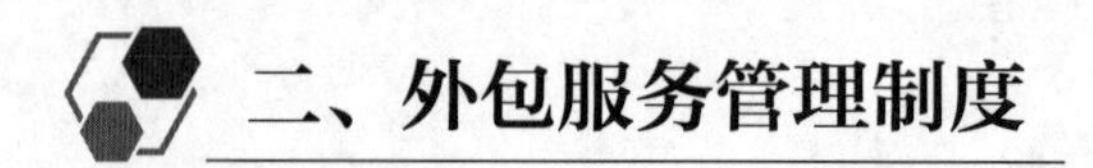

二、外包服务管理制度

1　目的

加强医院外包服务管理，严格把控外包单位的选择、评估、安全和服务质量的监控，确保外包服务项目符合医院要求。

2　通用范围

全院科室。

3　定义

3.1　外包服务项目

指为维持医院正常运转及业务需要，但医院由于条件限制以及没有资质而尚未开展的项目，需要交由专业机构完成的工作，医院正常运转及业务开展需要的项目。

3.2　医院外包服务项目

包括病理学诊断、消毒供应、中药饮片、物业管理、消防维保、医疗设备维修等，但不限于以上项目。

3.3　外包单位资质

必须取得相关专业资质，具有良好的商业信誉与合同执行能力。

4　内容

4.1　项目遴选程序

4.1.1　由业务主管科室提出关于外包服务项目准入申请（包括项目必要性、可行性、外包安全和质量保证、成本费用依据，上年外包服务执行情况等相关内容），经分管副院长组织相关人员讨论后报院长办公会讨论，经院长办公会讨论同意，转政府采购办公室进行公开招标。

4.1.2　政府采购办代表医院通过第三方招标代理机构发布投标公告，并与第三方招标代理机构建立联系，发布招标公告，公告的内容包括项目解决方案、实施计划、资源配置、报价等。

4.1.3　由第三方招标代理机构按招标文件要求对投标公司进行资质审核。

4.1.4　招标方式包括：比选招标、竞争性谈判、邀请招标或公开招标。

4.1.5　由第三方招标代理机构组织专家进行开标、评标、定标，根据实际情况挑选出一家或几家公司作为业务承包方。

4.1.6　已有外包服务项目单位留用

外包合同到期前，业务主管科室必须对外包服务项目服务质量、合同履行情况、科室评价意见等进行全面评估，形成质量考核结果，将其作为下一步续签合同或招标评估的参考依据。

4.2　相关部门职责

4.2.1　相关业务科室职责

4.2.1.1　财务与资产管理部

按合同审核付款的真实性、完整性、正确性。

4.2.1.2　政府采购办公室

组织进行外包服务项目招标工作。

4.2.1.3　业务主管科室

监管外包合同具体执行情况。

4.2.1.4　内部审计部

进行外包业务监督及外包业务年度审计工作。

4.2.2　外包项目评估

4.2.2.1　外包服务申请科室为外包业务的主管职能科室，负责相应外包业务的管理。

4.2.2.2　主管职能科室需要对外包业务进行内部分析评估。主要包括：一是业务是否是医院的核心业务；二是外包业务自己完成与外包的优缺点及完成相应目标的程度（可行性）；三是外包是否能降低营运成本（经济性）。

4.2.2.3　各分管副院长负责对科室提交的外包业务评估分析报告组织讨论，决定是否提交院长办公会讨论。

4.2.3　业务主管科室工作

4.2.3.1　针对外包服务项目和合同要求进行相关监管，据此作为对外包单位进行相应奖惩的依据，并将定期监管结果反馈给外包单位进行整改。

4.2.3.2　根据每个服务项目的不同需求，安排专人对外包服务单位人员的日常工作进行指导和协调，采取必要的安全防护措施，保证外包业务顺利进行。

4.2.3.3　每个外包服务项目到期前2个月，业务主管科室必须对外包服务公司日常工作开展情况和合同履行情况进行综合评价。

4.2.3.4　如发现外包服务单位未按合同内容履行，可对其提出警告并限期改正，如外包单位严重违约或拒不改正，业务主管科室负责人应向分管副院长报告，经院长办公会讨论同意后重新进行招标。

4.2.3.5　监督外包单位必须严格遵守医院各相关规章制度。外包单位人员在执行外包业务期间，其管理视同本院员工，必须严格遵守医院的规章制度和各项纪律。相关管理科室应针对本科室负责管理的外包服务业务建立完善的规章制度，外包服务单位人员应严格执行。

4.2.3.6 监督外包单位必须将在本院执行外包业务的相关人员名单、资质提交主管管理科室备案，如有人员变动必须及时报备。

4.2.3.7 监督外包单位严格按照合同约定内容执行外包业务，依照国家法律法规、行业标准和医院相关规章制度履行合同义务。

4.3 内部风险及管控措施

4.3.1 主要风险

4.3.1.1 主管科室缺乏相关管理制度。

4.3.1.2 未明确业务外包范围，可能导致有关科室在制定实施方案时，将不宜外包的核心业务进行外包。

4.3.1.3 承包方不是合法设立的法人主体，缺乏应有的专业资质，从业人员也不具备应有的专业技术资格，缺乏从事相关项目的经验，导致医院遭受损失甚至陷入法律纠纷。

4.3.1.4 外包价格不合理，业务外包成本过高导致难以发挥业务外包的优势。

4.3.1.5 合同条款未能针对业务外包风险做出明确的约定，对承包方的违约责任界定不够清晰，导致医院陷入合同纠纷和诉讼。

4.3.2 主要管控措施

4.3.2.1 主管科室建立和完善业务外包管理制度，合理确定业务外包的范围，避免将核心业务外包。对外包业务实施分类管理，以突出管控重点。

4.3.2.2 充分调查候选承包方的合法性、专业资质、技术实力及其从业人员的职业履历和专业技能。

4.3.2.3 考察同类医院类似项目的成功做法。

4.3.2.4 综合考虑医院内、外部因素，对业务外包的人工成本、营销成本、业务收入、人力资源等指标进行测算分析，合理确定外包价格，严格控制业务外包成本。

4.3.2.5 在订立外包合同前，应充分考虑识别，业务外包方案中的重要风险因素，并通过合同条款予以有效规避或降低。

4.3.2.6 在合同的权利和义务方面，明确医院有权督促承包方改进服务流程和方法，承包方有责任按照合同协议规定的方式和频率，将外包实施的进度和现状告知医院，并对存在问题进行有效沟通。

4.3.2.7 与承包方建立并保持畅通的沟通协调机制，以便及时发现并持续改进业务外包过程存在的问题。

5 附件

5.1 外包服务项目管理流程图（图7-2-1）

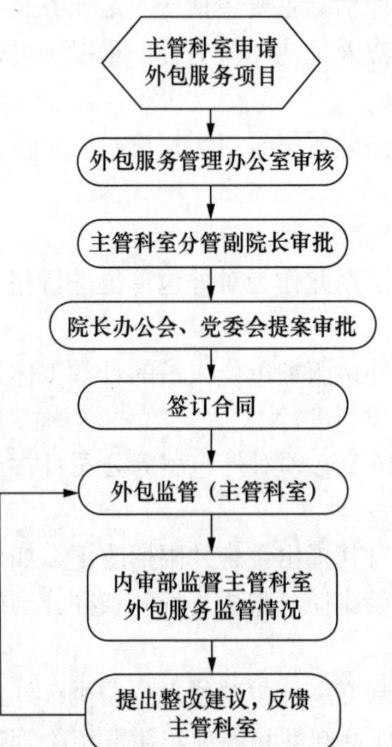

图7-2-1 外包服务项目管理流程图

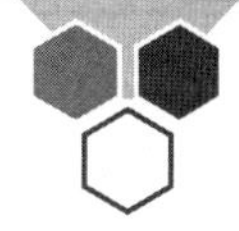

第八章　医保物价部管理制度

一、医疗保险管理制度

1 目的

对医疗保险政策加强宣传，规范诊疗及收费行为，保障医保基金安全使用，维护参保患者及医院的合法权益。

2 通用范围

全院。

3 定义

医疗保险：一般指基本医疗保险，是为补偿劳动者因疾病风险造成的经济损失而建立的一项社会保险制度。

4 内容

4.1　医疗保险政策宣传培训

4.1.1　医院一站式服务中心设立医保服务专窗及专线电话，宣传讲解并接受医保相关政策的咨询，及时处理医保相关业务。

4.1.2　通过宣传专栏、电子滚动屏宣传医保政策，告知参保患者住院治疗或办理特殊门诊时相关的医保报销政策及相关规定，打击欺诈骗保的行为。

4.1.3　医保科对医保政策、相关文件、医保协议等及时组织院内医务人员、收费人员学习培训，对新入职医师、住院总医师等集中进行医保知识的岗前培训，熟悉医保政策。

4.2　严禁挂床住院及分解住院

严格掌握医保患者的入院及出院标准，严禁分解住院、挂床住院或降低标准住院。

4.3　医保患者身份的核实

参保人员就诊时，要核对身份证或社保卡是否与本人一致。严禁冒用或借用他人医保身份购药、诊疗、住院等违规行为。实行首诊负责制，接诊医生或护士必须认真核对患者身份，如实记录病情和治疗护理经过，严禁弄虚作假。

4.4 执行患者知情同意告知制度

严格执行《广东省基本医疗保险药品目录》和《茂名市医疗机构基本医疗服务项目价格》规定。合理用药、合理检查，合理收费，切实维护参保患者的利益。按规定执行医保限制用药规定，对使用完全自费的药品、医用耗材和医疗服务项目，必须事先征得参保人或家属的同意并签字确认，否则由此造成患者投诉及损失的，由相关责任人负责自行处理。

4.5 患者出院带药规定

严格掌握用药适应证，一般疾病不超过7日量，慢性疾病不超过15日量，长期慢性疾病不超过30日量。不能将出院后才使用的耗材及医疗服务项目，在住院中记账带出院。

4.6 病历书写要求

病历书写必须真实、准确、规范。接诊医生及时完整记录参保患者的门诊及住院病历，各种创伤、中毒等意外受伤的患者，在门、急诊病历和住院病程记录中必须如实地记录意外伤害发生的时间、地点和原因。患者必须到参保地医保局办理外伤调查审批手续，才可享受医保报销。

4.7 严格执行收费标准

规范收费，各种收费项目必须与医嘱或记录相符，指导患者在自助机或手机查询每日费用明细，因不规范收费产生的医保拒付款由收费科室负责。

4.8 医保数据系统的维护

计算机中心必须维护好医保系统。医保新政策出台，医保物价部要及时通知相关的计算机中心、药剂科耗材组按要求及时下载和更新程序，改造HIS系统及相关接口，确保医保数据安全完整准确。

5 参考资料

5.1 茂名市社会保险定点医疗机构医疗服务协议书（茂名市医疗保障局2018年）

5.2 《医疗保障基金使用监督管理条例》（中华人民共和国国务院令第735号）

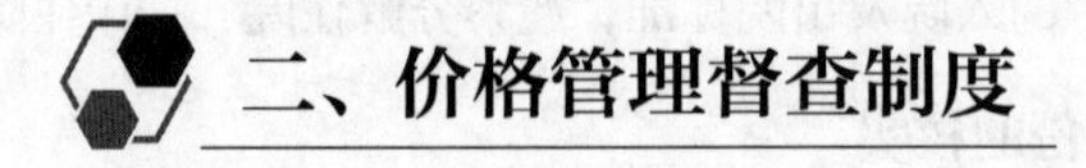

二、价格管理督查制度

1 目的

为做好价格管理，切实维护人民群众的切身利益，加强价格管理督导，规范收费行为。

2 通用范围

全院。

3 定义

督查：顾名思义“监督检查”“督促检查”“督促查看”等，通过各种方式推动某项工作或任务完成的一种手段。

4 内容

4.1 价格督查人员

4.1.1　收费科室自查

由本科室兼职价格管理人员督查。

4.1.2　价格交叉督查

医保物价部门授权或指定兼职价格管理人员组成检查组交叉督查。也可由医保物价部牵头，组织医务、质控、护理、药剂、纪检等职能部门组成联合价格督查。

4.1.3　定期价格督查

由专职价格管理人员执行。

4.2 价格督查安排

4.2.1　全院性交叉检查

每季度1次。由兼职价格管理人员抽查出院拟归档病历或运行病历每科2份；医技科室检查收费3份；门诊患者抽查门诊处方或治疗单3份。

4.2.2　专职价格管理人员抽查

每月抽查所分管科室的出院病历每科2份。每季度抽查所分管的医技科室检查收费3份，每季度抽查门（急）诊处方或治疗单3份。

4.2.3　科室兼职价格管理人员自查

临床科室每月抽查本科室出院拟归档病历10份。医技科室每季度抽查检查收费10份，门（急）诊每季度抽查处方或治疗单10份。

4.3 价格督查内容

4.3.1　收费清单与医嘱或记录是否相符。

4.3.2　有无分解收费、套用项目收费、重复收费、串换项目收费等。

4.3.3　有无漏收费。

4.3.4　科室收费套餐设置是否合理。

4.3.5　药品是否按采购价定价，调价是否及时更新。

4.3.6　耗材价格是否按采购价定价，有价格变动是否及时通知物价科调整，目前科室使用耗材的价格是否正确。

4.3.7 科室对收费存在的问题是否及时整改并有记录。

4.4 价格督查依据

根据《茂名市医疗机构基本医疗服务项目价格》收费标准和相关价格政策文件执行。

4.5 反馈与整改

对检查中发现的价格问题，及时向相关科室反馈，分析总结并提出整改措施，医保科视情况下发限期整改通知。违规的按医院《医保物价管理试行方案》处理。

5 参考资料

5.1 《医疗机构内部价格行为管理规定》（国卫财务发〔2019〕64号）

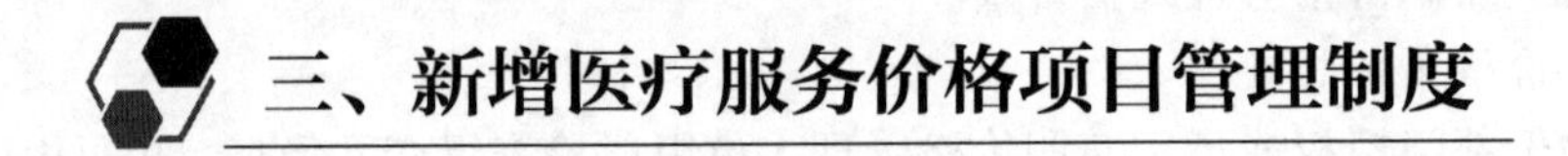

三、新增医疗服务价格项目管理制度

1 目的

为促进科室开展新技术及服务项目，规范新增医疗服务价格项目申报管理，维护医院及患者的合法权益。

2 通用范围

全院。

3 定义

新增医疗服务项目：指符合法律法规及政策规定，尚未列入全省统一医疗服务价格的目录项目，经验证能提高诊疗效果，或符合群众多样化健康需求，新的医疗技术、辅助检查、治疗手段或方法。

4 内容

4.1 新增医疗服务项目申报条件

符合法律法规及政策规定，尚未列入全省统一医疗服务价格目录项目，经验证能提高诊疗效果，或符合群众多样化健康需求的医疗技术、辅助检查、治疗手段或方法，均可以申报新增医疗服务项目。

4.2 新增服务项目申报表填写要求

申请科室必须按《广东省新增医疗服务价格项目申报表》的要求，填写新增服务项目的规范名称（包括项目简称或英文缩写）、项目类别、开展项目的理由、操作流程，工作原理、通用范围及临床意义、可能产生的副作用及操作规范和质量标准，以及其他需说明的事项，所在科室负责人同意并签名。

4.3　成本测算表填写要求

申请科室填写《新增医疗服务项目成本测算表》，成本测算以实际消耗为依据，如实反映该项目实际的人力成本（操作时间、操作人数）以及消耗的医用耗材、房屋、水电、管理成本，做到内容真实、数据准确、资料可靠。

4.4　提供项目所需的佐证资料

限制类医疗技术要提供卫生行政部门备案材料，涉及医疗器械的要提供注册或备案材料，涉及大型设备要提供配置许可证，涉及医疗新技术要提供伦理审查结论，新增医疗项目的创新报告。

4.5　相关部门审核审批

4.5.1　由医务部或护理部对科室新增项目申请表的相关内容进行审核，医保物价部对新增项目成本测算进行核定。

4.5.2　新增项目经医疗服务价格管理委员会审核后，报院长办公会讨论，通过后报送本市医疗保障局审核再逐级上报。

4.6　项目批复后的收费规定

对已批复的新增医疗服务项目，必须遵守医疗服务价格管理的有关规定，明码标价，规范服务，并接受价格监督检查。

5　参考资料

5.1 《广东省医疗保障局关于印发新增医疗服务价格项目管理暂行办法的通知》（粤医保规〔2020〕5号）

6　附件

6.1　新增医疗服务价格项目内部审核和申报流程图（图8-3-1）

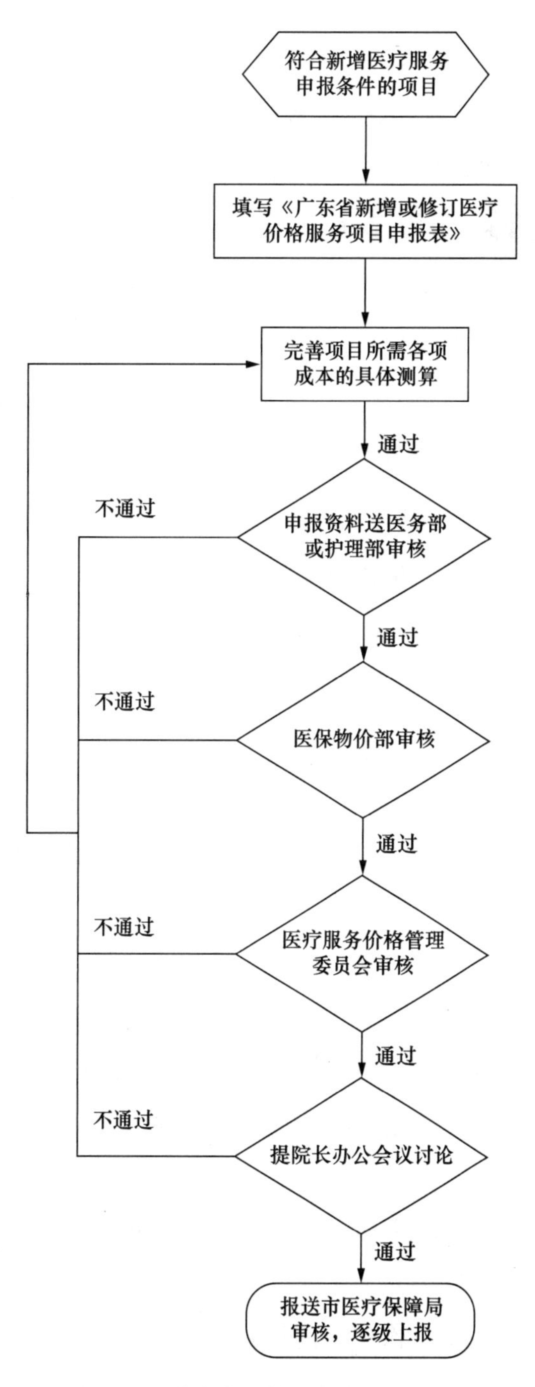

图8-3-1　新增医疗服务价格项目内部审核和申报流程图

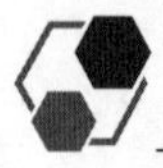

四、医疗服务价格公示制度

1 目的

进一步规范价格行为，提高收费的透明度，使医疗服务项目和药品及耗材的收费做到规范化、标准化、合理化、公开化。

2 通用范围

全院。

3 定义

公示是一种应用文文体，主要用于党政机关、企事业单位、社会团体等事先预告群众周知，用以征询意见、改善工作。

4 内容

4.1 价格公开透明的原则

医院各种价格行为必须规范，按照公开透明的原则进行公示，让患者明明白白消费，自觉接受社会监督。

4.2 价格公示的内容

常用医疗服务项目（含自主定价项目）的收费价格通过价格专栏公示。公示内容包括：医疗服务项目收费编码、项目名称、计价单位、单价。药品及耗材的公示内容包括：收费编码、名称、剂型、规格或型号、计价单位、单价。有监制单位及投诉电话等。

4.3 价格公示的场所

医院1、2、3号楼一楼大厅有价格公示专栏，1、2、3号楼一楼的电子显示屏滚动播放价格，科室的自助机可以实时查询各项医疗服务项目、药品、耗材的价格。

4.4 价格变动及时调整并公示

医疗服务项目、药品、耗材的价格有变动需要调整时，医保物价部、药剂科、耗材组、计算机中心必须及时更新维护，物价科调价有核对记录，调价后的项目通过自助机实时显示。

4.5 价格咨询服务

公示医院物价管理部门办公电话，患者需要了解相关医疗服务项目或药品、耗材价格时，可以向医院专职价格管理人员、科室兼职价格管理人员、药房、收款等人员询问了解，也可向医保物价部咨询。

4.6　对价格有异议的处理

价格公示后，对患者及社会反映的有关医药价格问题，相关科室应认真听取和解释，必要时向上级价格主管部门报告。

5　参考资料

5.1　《茂名市医疗机构基本医疗服务项目价格》（茂名市发展和改革局等2018版）

5.2　《医疗机构内部价格行为管理规定》（国卫财务发〔2019〕64号）

6　附件

6.1　医疗服务价格公示流程图（图8-4-1）

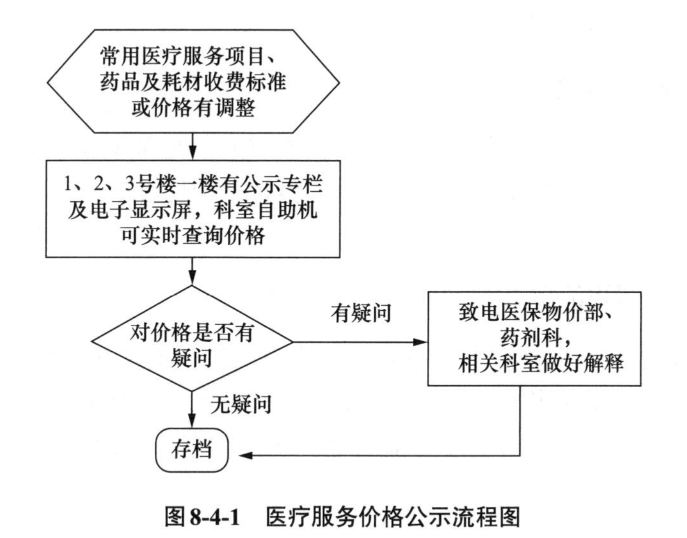

图8-4-1　医疗服务价格公示流程图

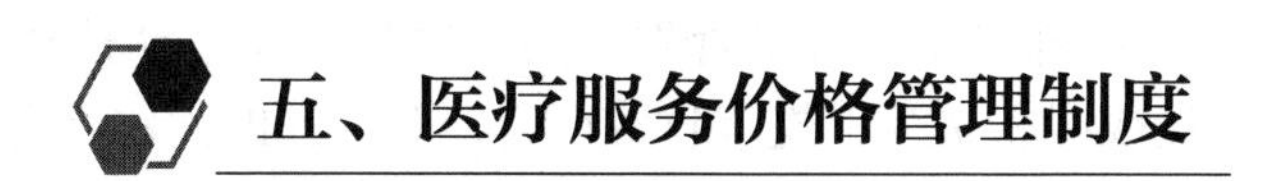

五、医疗服务价格管理制度

1　目的

进一步加强医院对医疗服务价格的管理，规范医疗收费行为。

2　通用范围

全院。

3　定义

医疗服务价格：是医疗机构对患者服务的医疗服务项目的收费标准，包括门诊、住院、各项检查、治疗、检验、手术项目等的收费价格。

4 内容

4.1 健全内部价格监督管理机制

医院成立价格管理委员会。成员由院长、分管副院长及纪委、物价、财务、计算机中心、信息、总务、设备、耗材、药剂、医务、质控、护理等部门相关负责人组成。设立价格管理部门，配备专职价格管理人员，科室设有兼职价格管理人员。实施价格管理奖惩方案，并纳入科室年度综合目标管理考核。

4.2 价格管理原则

严格执行《茂名市医疗机构基本医疗服务项目价格》收费标准，省、市有关医疗服务价格的政策规定，不得擅自提高标准收费、分解收费、套用项目收费。严格执行国家和省、市有关药品和耗材价格的调控政策。

4.3 完善价格公示制度

在医院显著位置设置价格公示专栏，随时可在自助机查询常用药品、医疗服务项目和医用耗材价格。价格变动时，相关部门及时更新维护，调价有核对记录，调价项目在自助机实时显示。

4.4 建立患者费用清单查询制度

患者住院期间，责任护士要告知并指导患者每日医药费用在手机或自助机的查询方法，需要纸质版清单时科室按要求提供。患者出院前，护士要对住院期间发生的每笔费用进行复核，并向患者提供住院总费用明细清单，核实无误后办理出院手续，门（急）诊患者根据要求提供门（急）诊费用清单。

4.5 建立价格督查制度

专职价格管理人员及科室兼职价格管理人员，每月需要定期抽查科室是否有重复收费、分解收费、少收费或漏收费等不规范收费行为，对存在的问题进行分析并提出整改措施。通过价格督查指导，规范医疗收费行为，合理收费。

4.6 完善价格投诉处理制度

设立价格监督投诉电话。科室应认真对待并及时受理患者的价格投诉，详细记录投诉的具体收费项目、调查结果、处理意见，及时回复投诉者，对属实的不规范费用及时退还给患者并致歉，做好解释工作，使患者满意。

4.7 明确收费管理职能

医疗服务项目由专职价格管理人员按收费标准设置收费项目。医用耗材价格由耗材组报医保物价部专职价格管理人员审核，属可收费的耗材，设置耗材收费项目。药品由药剂科按规定由专人负责价格管理。

5 参考资料

5.1 《茂名市医疗机构基本医疗服务项目价格》（茂名市发展和改革局等2018版）

5.2 《医疗机构内部价格行为管理规定》（国卫财务发〔2019〕64号）

6 附件

6.1 市场调节价项目申报及审核流程图（图8-5-1）

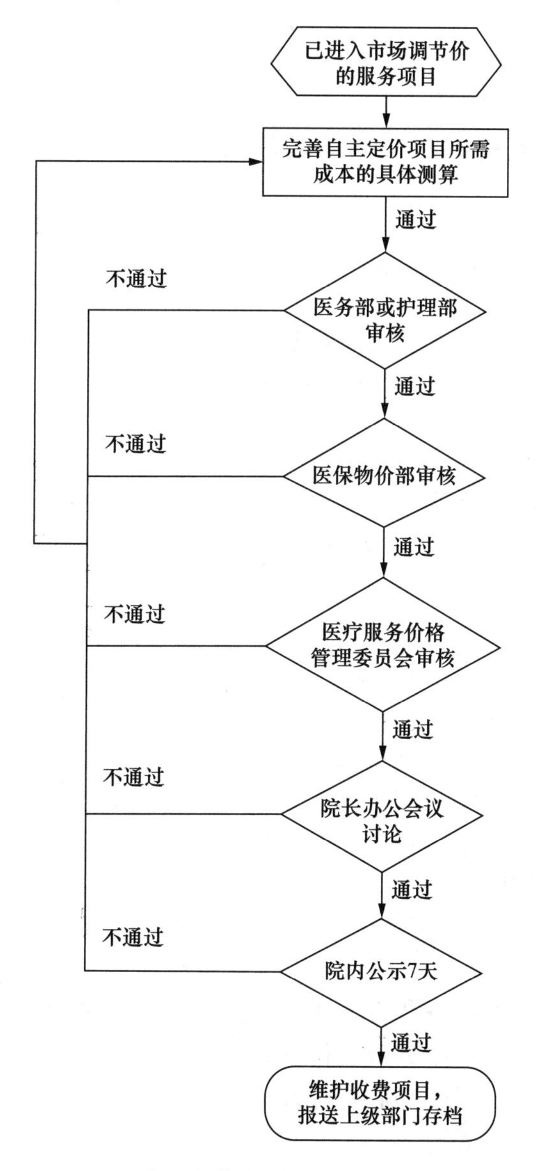

图8-5-1　市场调节价项目申报及审核流程图

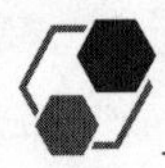

六、医疗收费及收费复核管理制度

1 目的

加强本院医疗服务价格管理，规范收费行为，减少错收，强化责任意识，维护医院及广大患者的合法利益。

2 通用范围

全院。

3 定义

收费复核：通过重复核对，防止收费错误，保证收费规范准确的一项措施。

4 内容

4.1 明确价格管理部门及职责

医院价格管理委员会负责全院价格管理工作的领导、组织和决策。医保物价部及各科室的兼职价格管理人员负责对科室收费情况的督查，及时反馈并整改。督查结果纳入科室的年度综合目标考核。

4.2 价格执行标准及要求

4.2.1 计算机中心、医保物价部、药剂科负责维护价格管理信息系统，确保价格管理信息的准确性。

4.2.2 按照《茂名市医疗机构基本医疗服务项目价格》中的价格标准执行收费。不得自立收费项目、自定价格标准、分解项目收费，不得重复收费或无医嘱收费，不得串换项目收费。

4.2.3 多渠道提供每日费用清单信息。科室要指导患者或家属通过自助机或手机查询每日费用清单信息，患者如需要纸质版的费用清单，科室必须提供。

4.2.4 使用医保自费项目，应事先征得患者或家属签字同意，未经同意使用而造成投诉，由责任科室承担费用。

4.2.5 药剂科负责西药、中成药、中草药价格数据库的维护，药品价格准确，严格执行药品价格政策。

4.2.6 医务部、护理部对科室开展医疗或护理项目的资质进行审核，并对医疗、检查、护理收费套餐项目组合的合理性进行审核，界定医疗或护理行为的合理性，无过度诊疗、过度检查或不合理诊疗等打包收费行为。

4.3　执行收费复核制度

4.3.1　门（急）诊费用：开处方医生及收费人员对收费名称、规格、数量、单价、总金额等进行复核，核对无误。

4.3.2　住院费用：患者出院前，所在科室的护士长或办理出院手续的护士，要对患者住院期间发生的每笔费用进行复核，参照医嘱或记录，逐一核对收费项目的名称、规格、数量、单价等，对未执行的项目及未使用的药物，要及时作退费处理。向患者提供住院总费用明细清单，费用核实无误后，为患者办理出院结算手续。

4.3.3　患者核查发现的收费问题，科室必须认真对待，及时纠正，分析原因并做出整改措施。

5　参考资料

5.1　《茂名市医疗机构基本医疗服务项目价格》（茂名市发展和改革局等2018版）

5.2　《医疗机构内部价格行为管理规定》（国卫财务发〔2019〕64号）

6　附件

6.1　医疗收费复核流程图（图8-6-1）

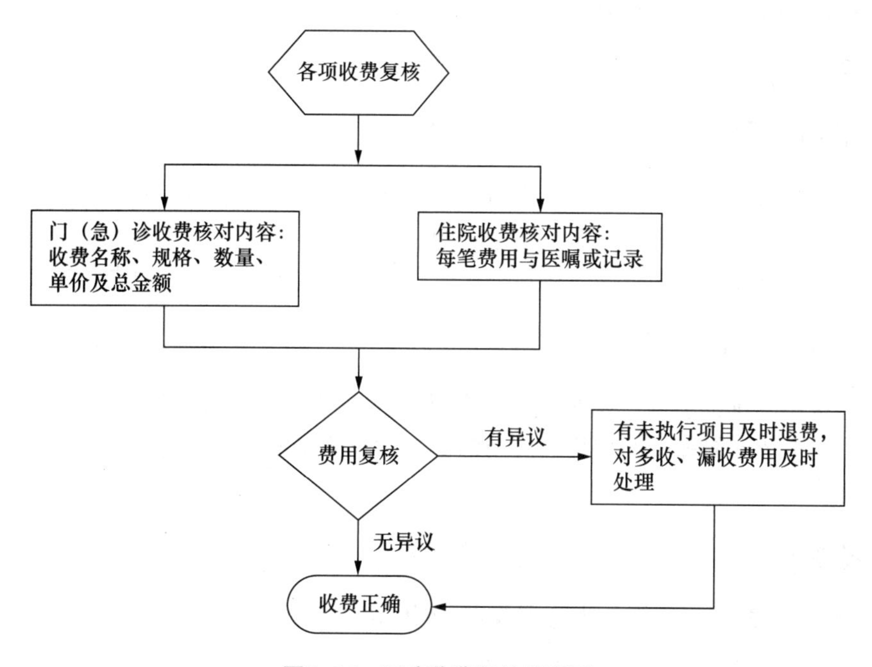

图8-6-1　医疗收费复核流程图

七、费用清单查询制度

1 目的

进一步规范收费行为，切实维护消费者合法权益，明白消费，给患者知情权。

2 通用范围

全院。

3 定义

费用清单查询方式：

3.1 通过自助机或手机查询

指导患者或其家属通过自助机或手机随时查询住院期间每日费用情况。

3.2 纸质版费用清单查询

若患者或家属需要纸质版费用清单，由科室提供。

4 内容

4.1 费用清单的内容

4.1.1 日费用清单应当逐项列明患者当日使用的医疗服务项目、药品及耗材的具体名称、数量、单位、价格等明细内容及费用总额。

4.1.2 患者办理出院手续前，科室要提供住院费用明细总清单供患者核查。

4.2 对清单费用解惑答疑

对咨询费用明细的患者，医护人员必须热情接待并耐心解答，如有错漏，及时纠正。对不能解答或患者不能理解的项目，应及时请教项目收费科室或医保物价部专职价格管理人员协助解答。

5 参考资料

5.1 《医疗机构内部价格行为管理规定》（国卫财务发〔2019〕64号）

6 附件

6.1 费用清单查询流程图（图8-7-1）

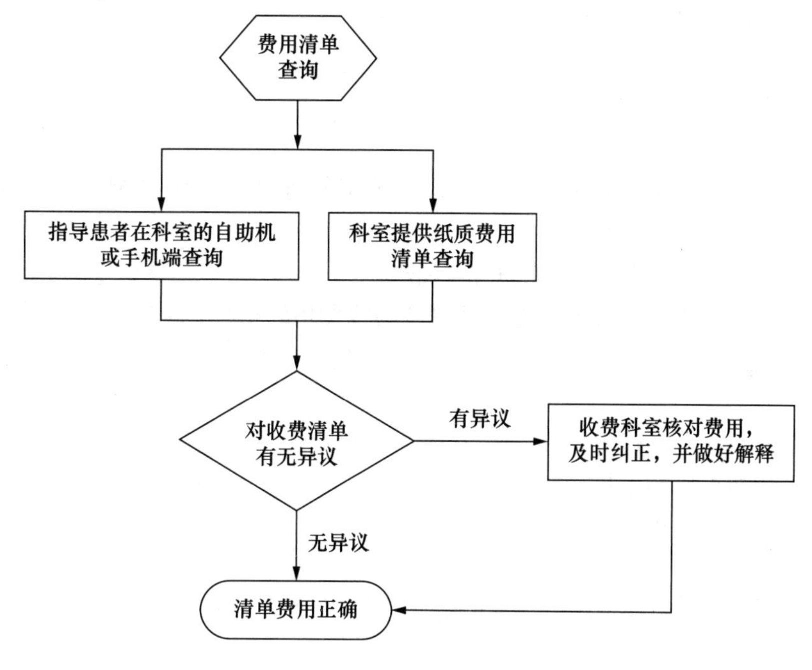

图 8-7-1　费用清单查询流程图

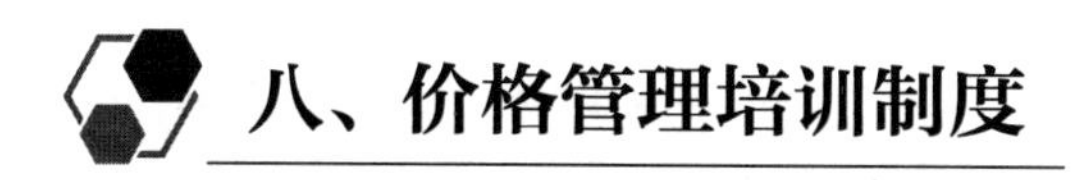

八、价格管理培训制度

1 目的

进一步规范收费行为，提高专职价格管理人员及科室兼职价格管理人员的管理水平。

2 通用范围

全院。

3 内容

3.1 培训内容

3.1.1　上级主管部门有关价格管理的专题培训。

3.1.2　《茂名市医疗机构基本医疗服务价格》收费标准解读、医疗服务价格调整、价格政策相关收费规定。

3.1.3　自主定价项目成本测算及申报、新增或修订医疗服务项目的申报。

3.1.4　收费存在问题与整改措施。

3.2 培训对象

3.2.1　物价科专职价格管理人员。

3.2.2　各科室兼职价格管理人员。

3.3　培训形式

3.3.1　通过PPT集中培训。

3.3.2　通过医院OA下发收费标准、相关价格管理文件及价格调整、下发培训课件等，要求科室组织学习并贯彻执行。

3.3.3　通过物价交流微信群答疑并指导收费。

3.3.4　到科室或相关专科现场进行针对性的收费培训指导。

3.4　培训考核

3.4.1　通过问卷星进行考核。

3.4.2　现场抽查提问考核。

4　参考资料

4.1　《医疗机构内部价格行为管理规定》（国卫财务发〔2019〕64号）

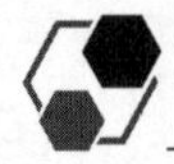

九、医疗服务价格调价管理制度

1　目的

规范收费行为，价格变动能及时调整，以保证医疗服务价格的准确。

2　通用范围

全院。

3　内容

3.1　调价管理

3.1.1　严格执行《茂名市医疗机构基本医疗服务项目价格》的收费标准，严格遵守国家、省、市的调价政策。

3.1.2　医院接到省、市价格主管部门的调价通知，医保物价部按规定及时调整相关医疗服务项目的收费价格，及时在系统更新维护并核对，通知相关科室有关价格调整的相关内容。

3.1.3　耗材价格有变动时，耗材组要及时通知医保物价科专职价格管理人员，调价后需要经第二人核对无误。

3.1.3.1　若属条码管理的耗材，在价格信息系统及时更新维护。

3.1.3.2　属非条码管理的耗材，从OA及时下发价格变动通知到各相关领用科室，科室之间将调价前的耗材调剂使用，院内各科室基本同步使用完毕。

3.1.3.3　一般在下发价格调整预警通知15天后统一按新的价格调整，做到使用的耗材与实际收费价格相一致。

3.1.4　药品价格有变动时，由药剂科专职价格管理人员负责更新维护。

3.1.5　价格变动经调整后，及时在自助机更新公示，接受社会监督。

3.1.6　医保物价部应定期督查价格调整后医疗收费的执行情况，发现问题及时纠正。

4 参考资料

4.1 《医疗机构内部价格行为管理规定》(国卫财务发〔2019〕64号)

5 附件

5.1　价格调整管理流程图（图8-9-1）

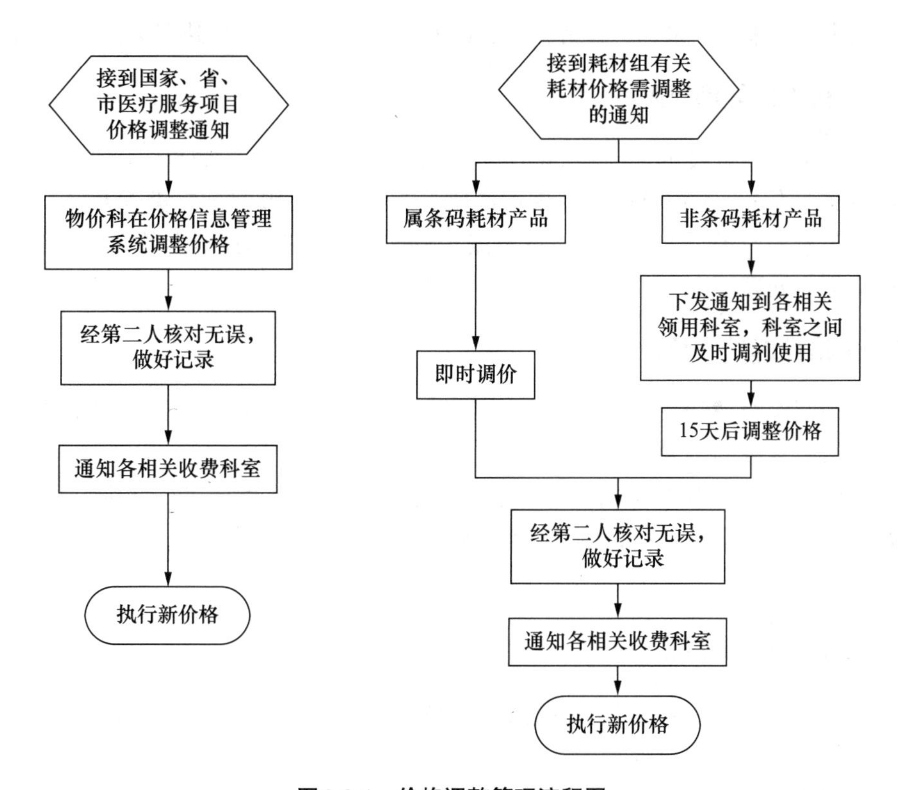

图8-9-1　价格调整管理流程图

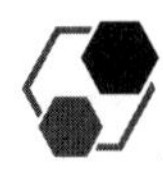

十、医疗服务收费投诉处理制度

1 目的

提高医院收费透明度，规范医院的收费行为，接受社会监督，及时处理价格投诉。

2 通用范围

全院。

3 定义

投诉指患者及其家属等有关人员对医院提供的医疗、护理服务场所产生的各项医疗费用有争议或不满意，以来信、来电、来访等方式向医院反映问题，提出意见和要求的行为。

4 内容

4.1 价格投诉的渠道

可通过来信、来电、来访、投诉信件、政府（网络）平台等反映有关价格方面的投诉。

4.2 价格投诉处理时限

4.2.1 为了使患者投诉或反映的问题尽快得到解决，相关职能科室或收费科室的兼职价格管理员需要在5个工作日内详细核查各项收费情况，并及时回复投诉者。

4.2.2 若患者对投诉处理结果不满意或本科室不能解决，视投诉的内容协助患者一同到相关职能部门处理。

4.3 价格投诉处理及记录

4.3.1 根据医嘱及记录、收费标准及物价政策的规定耐心解释，对所反映的收费问题认真核查，给予合理的答复。

4.3.2 纪委办公室和医保物价部设群众来信、来访和投诉记录，详细记录投诉时间，投诉者姓名、住址、电话，投诉的具体收费问题，调查处理的结果，回复投诉者后的接受情况等。

4.4 多收错收的处理

4.4.1 对投诉者所反映的收费问题，核查确实属于错收、多收的，要及时办理退款手续，接受批评，征得患者谅解。

4.4.2 对不执行收费标准或收费复核制度而导致多收或重复收费，造成患者意见较大，并对医院造成不良负面影响的当事人及科室兼职价格管理人员，除进行批评及教育外，视情节按本院《医保物价管理工作试行方案》处理。

4.5 反馈与整改

医保物价部将医疗服务价格投诉情况汇总分析，不定期召开全院兼职价格管理人员会议，反馈物价收费的存在问题，吸取教训，做出整改措施，并跟进整改成效。

5 参考资料

5.1 《医疗机构内部价格行为管理规定》(国卫财务发〔2019〕64号)

6 附件

6.1 医疗服务价格投诉处理流程图(图8-10-1)

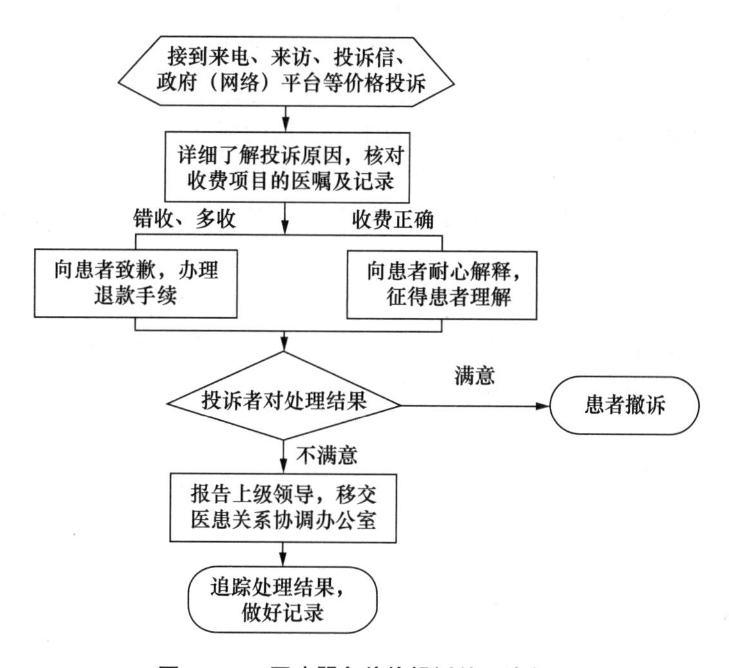

图8-10-1　医疗服务价格投诉处理流程图

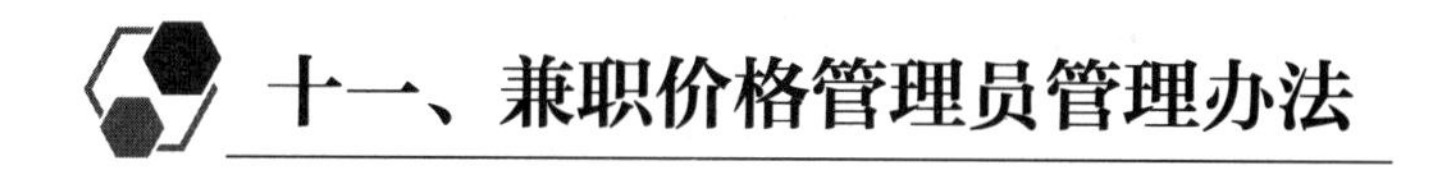

十一、兼职价格管理员管理办法

1 目的

加强价格管理，规范收费行为。

2 通用范围

全院。

3 内容

3.1 组织构架

组　长：分管副院长

副组长：医保物价部主任、护理部主任

成　员：全院有收费科室的兼职价格管理员（必须具有医疗护理相关专业知识背景）

3.2 兼职价格管理员职责

3.2.1 接受医疗服务价格知识培训，熟悉医疗服务价格政策法规及收费标准，宣传贯彻医院价格管理制度。

3.2.2 配合医保物价部接受相关部门的医疗服务价格检查。

3.2.3 兼职价格管理员与科主任、护士长、医疗护理骨干共同组成科室医保价格管理小组，制订科室的收费套餐，并根据医疗服务项目和耗材价格变动及时调整套餐内容。

3.2.4 提出价格管理工作建议，对本科室拟开展的新增医疗服务价格项目和拟淘汰的医疗服务价格项目，向医保物价部提出申请，并提供基础资料。

3.2.5 协助医保物价部做好本科室医疗服务价格管理、公示及医疗服务价格政策解释工作。

3.2.6 协助医保物价部门处理本科室的医疗服务价格咨询与投诉。

3.2.7 负责本科室价格行为的自查自纠工作，所有收费做到经第二人核对（过医嘱时由办公班护士核对，患者出院前由兼职价格管理员再次核对整个住院期间的费用），及时纠正错收、漏收。

3.2.8 接受医院医保物价部的定期考核。

3.3 奖惩措施

3.3.1 将兼职价格管理员管理纳入星级服务管理的内容，将科室价格管理纳入医院年度综合目标价格管理考核。

3.3.2 建立兼职价格管理员激励和保障机制，落实兼职价格管理员的监督责任。

3.3.2.1 医保物价部根据医院《兼职价格管理员职责考核评分标准》，对全院兼职价格管理员每月进行考评，90分以上（含90分）奖励300元/人/月，80分以上（含80分）至90分以下（不含90分）不奖不罚，＜80分扣发绩效奖金300元，若连续3个月或者1年内累计4个月考评均＜80分的人员，则兼职价格管理员在本季度内星级服务考评给予降1颗星；相关科主任、护士长（含负责全面工作的负责人）负管理责任，在本季度内星级服务考评给予降1颗星的处理，并更换科室价格管理员。

3.3.2.2 对少收、漏收的项目，按少收、漏收金额的2倍，从科室的绩效中扣除。

3.3.2.3 由医疗服务项目执行科室负责收费，责任归收费科室。手术费由手术科室及麻醉科共同负责；介入费由介入手术科室及介入科共同负责。

3.3.2.4 对兼职价格管理员履职尽责不到位，不重视价格管理工作，经常出现错收、漏收并数额较大的，视情节按本院《医保物价管理试行方案》和《星级服务考核方案》等文件相关规定处理。

4 参考资料

4.1 《医疗机构内部价格行为管理规定》（国卫财务发〔2019〕64号）

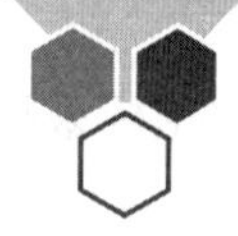

第九章 政府采购管理制度

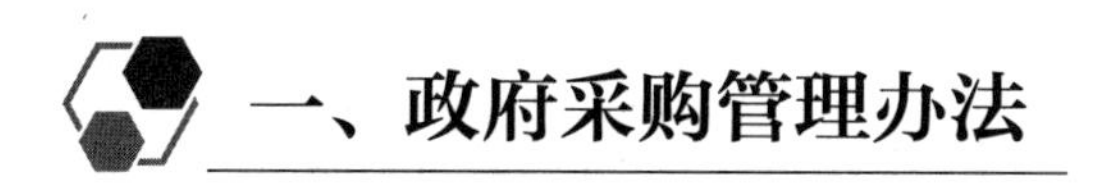

一、政府采购管理办法

1 目的

进一步加强和规范医院政府采购管理工作，建立健全政府采购工作管理的体制机制，规范政府采购工作程序，优化资源配置，促进廉政建设，提高资金使用效益，维护医院的合法权益。

2 通用范围

所有纳入政府采购的货物、工程和服务的行为，均适用本办法。

3 定义

3.1 政府采购指医院使用财政性资金采购省政府制定的集中采购目录以内或者限额标准以上的货物、工程和服务的行为。政府采购包括政府集中采购和分散采购。

3.1.1 政府集中采购指医院将列入集中采购目录的项目委托集中采购机构代理采购或者进行部门集中采购的行为。

3.1.2 政府分散采购指医院将采购限额标准以上的未列入集中采购目录的项目自行采购或者委托社会采购代理机构代理采购的行为。

4 内容

4.1 管理部门及职责

4.1.1 医院政府采购工作实行归口管理。各预算归口管理部门为采购归口管理部门。各采购归口管理部门负责项目实施的必要性、经费来源、项目规划、采购品目、技术方案及招标参数，并提出明确审核意见。

4.1.2 各采购归口管理部门负责编制本部门采购计划，采购计划应科学、合理，禁止化整为零，规避统一采购；负责本部门采购计划的实施与管理；负责建立健全本部门采购管理制度等内控机制，建立采购项目台账和项目档案，自觉接受纪委办公室、内部审计部的监督检查。

4.1.3 政府采购办职责

4.1.3.1 负责贯彻执行采购管理法律法规，制定和调整医院政府采购管理规定。

4.1.3.2 负责院内除医用耗材与药品以外的货物、工程、服务类等涉及经济活动的项目招标采购工作，研究招标采购涉及的重要事项。

4.1.3.3 负责政府采购招标相关工作，对招标申请予以审核批准。

4.1.3.4 负责项目在政府采购智慧云平台、中介服务超市的采购意向公开、资料录入、中介机构委托等工作。

4.1.3.5 负责全院政府采购项目的进口产品论证、档案整理等日常管理工作。

4.1.3.6 负责签订招标委托协议，根据归口管理部门提供的项目参数制定招标文件，并参加项目的开标、评标工作。

4.1.3.7 负责与上级主管部门、财政部门等的联系协调工作，上报政府集中采购项目的相关资料、文件。

4.1.4 纪委办公室、内部审计部职责

4.1.4.1 参加医学装备管理委员会，监督医学装备的讨论、论证过程。

4.1.4.2 参加总务办公室、设备科的议价小组会议，监督议价过程。

4.1.4.3 负责对政府采购项目执行的全过程进行监督。

4.1.4.4 对政府采购办执行采购项目情况进行检查、分析、反馈。

4.1.4.5 对项目整改落实情况进行检查。

4.2 采购范围及品目清单

4.2.1 采购范围按采购内容分为货物、工程和服务。货物是指各种形态和种类的物品，包括原材料、通用设备、专用设备、医疗器械、日常用品等。工程是指建设工程，包括建筑物和构筑物的新建、改建、扩建及其相关的装修、拆除、修缮或单独的装修、拆除、修缮等。服务是指除货物和工程以外的其他采购对象，包括信息技术服务、维修和保养服务、印刷和出版服务、设计、工程咨询管理服务、物业管理服务、商务服务等。

4.2.2 通用品目清单

4.2.2.1 货物类

A. 计算机设备：服务器、台式计算机（图形工作站除外）、便携式计算机（移动工作站除外）；

B. 计算机网络设备：交换设备（指交换机）；

C. 打印设备：喷墨打印机、激光打印机、针式打印机；

D. 显示设备：液晶显示器（台式计算机显示器）；

E. 图形图像输入设备：扫描仪；

F. 办公设备：复印机、投影仪、多功能一体机；

G. 照相机及器材：通用照相机（指普通照相机，含器材）；

H. 文印设备：速印机；

I. 销毁设备：碎纸机；

J. 车辆：乘用车（轿车）、客车；

K. 起重设备：电梯；

L. 制冷设备：电冰箱；

M. 空气调节电器：空调机；

N．通信设备：视频会议系统设备；

O．电视设备：普通电视设备（电视机）；

P．视频设备：通用摄像机；

Q．家具用具：办公家具；

R．办公消耗用品及类似物品：复印纸（指打印复印设备用纸）、硒鼓、粉盒（指鼓粉盒、粉盒、喷墨盒、墨水盒、色带）。

4.2.2.2　工程类

A．装修工程；

B．修缮工程。

4.2.2.3　服务类

A．维修和保养服务：计算机设备维修和保养服务、办公设备维修和保养服务、空调、电梯维修和保养服务；

B．商务服务：法律服务、审计服务、资产及其他评估服务；

C．印刷和出版服务：印刷服务（指单证、票据、文件、公文用纸、资料汇编、信封等印刷业务）；

D．房地产服务：物业管理服务（指用于机关办公场所水电供应、设备运行、建筑物门窗保养维护、保洁、保安、绿化养护等项目）。

4.2.3　部门集中品目清单

4.2.3.1　专用车辆

医疗车、清洁卫生车辆。

4.2.3.2　音频制作和播控设备、视频节目制作和播控设备。

4.2.3.3　仪器仪表

自动化仪表、电工仪器仪表、光学仪器、分析仪器、试验机、试验仪器及装置、计算仪器、量仪、钟表及定时仪器。

4.2.3.4　医疗设备

医用电子生理参数检测仪器设备、医用超声波仪器及设备、医用激光仪器及设备、医用磁共振设备、医用X线设备、医用高能射线设备、核医学设备。

4.2.3.5　环境污染防治设备

大气污染防治设备、水质污染防治设备、固体废弃物处理设备、噪声控制设备、环保监测设备、核与辐射安全设备。

4.2.3.6　检测专用设备

消防设备、交通管理设备、安全、检查、监视、报警设备、爆炸物处置设备、警械设备、防护防暴装备、网络监察设备。

4.2.3.7　专用仪器仪表

安全用仪器、电力数字仪表、测绘专用仪器、天文仪器、教学专用仪器。

4.2.3.8　文艺设备

乐器、舞台设备、体育设备。

4.2.3.9 娱乐设备

彩票销售设备。

4.2.3.10 图书和档案

普通图书、电子图书。

4.2.3.11 被服装具

制服。

4.2.4 除上述4.2.2、4.2.3所列清单之外的其他品目，具体参考《政府采购分类目录》。

4.3 备案要求

4.3.1 属于4.2.2、4.2.3品目清单的项目且金额达50万元以上的报本市卫健局备案，批复同意后实施采购。

4.3.2 属于4.2.4品目清单的项目且金额达100万元以上的报本市卫健局备案，批复同意后实施采购。

4.3.3 同一项目含进口设备且进口设备预算总金额达100万元以上的，必须按照广东省财政厅《关于规范省级单一来源采购方式审批和进口产品核准管理有关事项的通知》以及广东省卫健委《关于优化省级卫生健康机构政府采购进口产品管理的通知》要求，在获得市财政局进口产品申请批复后实施招标采购。

4.3.4 备案资料

4.3.4.1 医学装备科需要提供如下备案资料给政府采购办：

医疗设备项目必须提供采购项目内容、医学装备委员会讨论情况表、院长办公会议题申请及会议纪要、党委会议题申请、院内公告栏采购需求公示照片、项目可行性报告（预算金额100万元以上）、设备参数及配置要求等；维保项目必须提供维保项目内容、医学装备委员会讨论情况表、院长办公会议题申请及会议纪要、党委会议题申请、院内公告栏采购需求公示照片、维保申请理由、维保参数及要求等。

4.3.4.2 其他归口管理部门需要提供如下备案资料给政府采购办：

采购项目内容、院长办公会议题申请及会议纪要、在“党委会议题申请”后面增加“院内公告栏采购需求公示照片”项目可行性报告（预算金额100万元以上）或项目申请理由（预算金额100万元以下）、预算书（基建工程项目）、项目参数及要求等。

4.3.4.3 项目牵涉到进口产品且预算金额达100万元以上的，归口管理部门还需要提供如下资料给政府采购办：政府采购进口产品明细表、政府采购进口产品申请表、国产同类产品与进口产品对比情况表等。

4.3.4.4 政府采购办需要完善如下备案资料：

市政府采购计划备案表、请示、项目采购清单、资金来源证明等。牵涉到进口产品的项目还需要完善专家论证意见、进口产品审查意见等。

4.3.4.5 备案资料由政府采购办负责整理，提交给上级主管部门备案。

4.4 采购方式

4.4.1 台式计算机、便携式计算机、空调机等同一预算项目同一品目单次采购金额未达到200万元，且年度累计资金数额未达到公开招标数额标准的，由政府采购办征询归口管理部门意见后选择网上竞价、电商直购或自主采购模式实施采购。单次采购金额达到200万元且400万元以下的或采购金额达到公开招标数额标准的，由政府采购办委托集中采购机构实施采购。

4.4.2 服务器、交换设备、喷墨打印机、激光打印机、针式打印机、液晶显示器、扫描仪、复印机、投影仪、多功能一体机、通用照相机、速印机、碎纸机、电冰箱、普通电视设备（电视机）、通用录像机等同一预算项目同一品目单次采购金额未达到200万元，且年度累计资金数额未达到公开招标数额标准的，由政府采购办征询归口管理部门意见后选择网上竞价、电商直购或自主采购模式实施采购。

4.4.3 复印纸、硒鼓、粉盒等同一预算项目同一品目单次采购金额未达到200万元，且年度累计资金数额未达到公开招标数额标准的，由政府采购办选择电商直购或自主采购模式实施采购。

4.4.4 视频会议系统设备等同一预算项目同一品目单次采购金额未达到200万元，且年度累计资金数额未达到公开招标数额标准的，由政府采购办征询归口管理部门意见后选择网上竞价、电商直购或自主采购模式实施采购。

4.4.5 乘用车（轿车）、客车、电梯、办公家具、计算机设备维修保养服务、办公设备维修保养服务、空调维修保养服务、电梯维修保养服务、法律服务、审计服务、资产及其他评估服务、印刷服务、物业管理服务等同一预算项目同一品目单次采购金额未达到200万元，且年度累计资金数额未达到公开招标数额标准的，由政府采购办征询归口管理部门意见后选择定点采购或自主采购模式实施采购。

4.4.6 装修工程、修缮工程等同一预算项目同一品目单次采购金额未达到招标规模标准（400万元）的，由政府采购办征询归口管理部门意见后选择定点采购或自主采购模式实施采购。采购金额达到400万以上的，由政府采购办委托集中采购机构实施采购。

4.4.7 除4.4.1、4.4.2、4.4.3、4.4.4、4.4.5情形外的项目且单次采购金额达400万元以上的，由政府采购办委托社会采购代理机构进行公开招标采购，单次采购金额400万元以下的，由政府采购办委托社会采购代理机构采取公开招标、竞争性磋商或其他方式进行采购。

4.4.8 依据《广东省网上中介服务超市管理暂行办法》，基建工程测绘、工程监理、工程勘察、工程设计、工程咨询、土地规划、工程造价咨询、司法鉴定、检验检测服务、律师事务所服务、会计师事务所服务、建设工程质量检测、职业卫生技术服务、安全生产检测检验、药物临床试验服务、放射卫生技术服务、施工图设计文件审查、建设项目环境影响评价、环境污染治理设施运营、计量标准器具检定或校准、信息系统工程监理等项目经过院内审批后，通过网上中介服务超市选定供应商进行采购。

4.4.9 自主采购定义及适用情形

4.4.9.1 本办法所称自主采购是指医院通过广东省电子化采购执行平台（以下简称执行平台）以外的其他渠道实施的采购活动。

4.4.9.2 适用情形

A. 网上竞价、定点竞价失败或采购人通过网上商城发布商品需求后规定时间内无电商响应的采购项目。

B. 电商报价或定点议价报价高于执行平台以外的其他渠道采购价格的货物类采购项目。

C. 符合自主采购标准的，实行院内议价小组议价采购或委托社会采购代理机构代理采购。

4.5 采购要求

4.5.1 各项目部门应结合部门资产存量和资产使用现状等情况，科学、合理地编制采购需求。做到应编尽编、编实编细，保证资源合理配置，避免重复购置和资金浪费。

4.5.2 各采购归口管理部门应结合医院发展规划、年度预算等情况对预算部门的采购需求进行审核论证。对于单件在10万元以上的大型仪器设备需由医学装备管理委员会进行论证。

4.5.3 严格控制进口产品采购。因业务、教学、科研需要确需要采购进口产品的，由政府采购办委托社会采购代理机构组织专家进行论证。

4.5.4 医疗设备采购项目的技术参数、配置、质量需求由使用科室包括申请人、负责人在内的三人以上签字，经医学装备科审核后提供给政府采购办；其他项目的技术参数由采购归口管理部门负责提供给政府采购办。技术参数的制定应严格执行上级有关规定，做到无倾向性、歧视性、排他性等。

4.5.5 招标文件由政府采购办委托集中采购机构或社会采购代理机构制作，经采购归口管理部门审核无异议后方可挂网招标采购。

4.5.6 除实施电商直购、网上竞价、定点采购等小额零星采购项目和由集中采购机构统一组织的批量集中采购外，通过公开招标、邀请招标、竞争性谈判、竞争性磋商、询价、单一来源采购方式，按项目实施采购的集中采购目录以内或者采购限额标准以上的货物、工程、服务采购（不含涉密项目）由政府采购办负责在省政府采购智慧云平台进行采购意向公开。

4.5.7 按年度结算金额制定预算的办公用品、印刷品等后勤物资、设备维修保养、信息类维修保养、标识标牌等广告宣传制作、陪护服务等服务类项目，原则上招标采购1个合同期不超过3年。

4.5.8 属于政府集中采购目录以内及采购限额标准以上的采购事项，因情况紧急或特殊（如发生重大疫情、自然灾害等，工作完成时限要求紧急，运行中的设备重要元器件更换，应急抢险等），为确保工作需要，报请医院班子会议集体研究，先实施议价采购或委托社会采购代理机构代理采购，再履行采购程序。

4.6 采购程序

4.6.1 纳入政府采购计划的采购项目原则上按以下流程进行：

项目部门向采购归口管理部门提出采购需求→采购归口管理部门组织讨论年度预算计划→报院长办公会及党委会讨论审批→归口管理部门编制年度采购计划→项目部门向采购归口管理部门申报采购计划→采购归口管理部门组织项目采购论证→报院长办公会及党委会讨论审批→采购归口管理部门通过OA申请采购→政府采购办向上级部门提出申请→

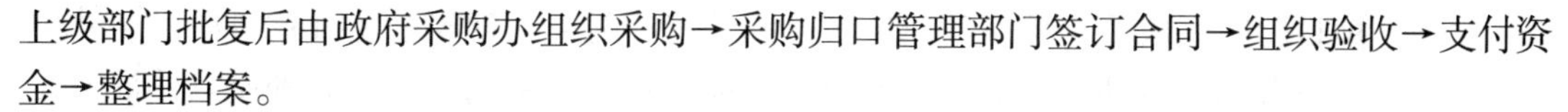

上级部门批复后由政府采购办组织采购→采购归口管理部门签订合同→组织验收→支付资金→整理档案。

4.6.2　院内议价采购按以下程序办理：

项目部门向采购归口管理部门提出采购需求→采购归口管理部门组织讨论年度预算计划→报院长办公会及党委会讨论审批→归口管理部门编制年度采购计划→项目部门向采购归口管理部门申报采购计划→总务办公室或医学装备科组织议价小组会议进行议价→总务办公室或医学装备科报院长办公会及党委会讨论→讨论同意后由总务办公室或医学装备科实施采购→采购归口管理部门签订合同→组织验收→支付资金→整理档案。

4.7　合同签订

4.7.1　归口管理部门应在中标、成交通知书发出之日起30日内，按照政府采购法有关规定以及采购文件确定的事项与中标、成交供应商签订政府采购合同，采购合同参考招标文件模板，不得擅自变更、中止或者终止合同。

4.7.2　需要追加与合同标的相同的货物、工程或者服务的，在不改变合同其他条款的前提下，可以按照政府采购法等有关规定，与供应商签订补充合同。

4.7.3　采购合同必须以医院名义签订，由归口管理部门主任、分管副院长、院长签字，并加盖医院公章后生效，任何部门不得以部门名义与供应商签订采购合同。

4.7.4　采购合同签订后，应向财务科、政府采购办各提交一份复印件，作为项目经费计划管理、款项支付、采购存档依据。

4.8　项目验收

4.8.1　基建工程项目竣工验收由基建科牵头组织，项目负责人主持。医院的使用部门、财务与资产管理部、内部审计部、纪委办公室以及工程项目的设计单位、勘察单位、监理单位、审计单位等进行联合验收。大中型基建、维修项目的验收，分管基建副院长必须参加。验收通过后，填写《工程竣工验收报告表》完成验收签字。

4.8.2　与工程建设有关的货物、服务项目的验收工作由总务办公室牵头组织，会同项目部门和相关业务人员进行项目验收。

4.8.3　政府集中采购货物、分散采购货物和服务类项目的验收工作由采购归口管理部门牵头组织，项目部门和相关业务人员共同参与，参照采购文件，对标的物品种、规格、型号、配置、数量、质量、性能和其他相关内容进行验收，属于固定资产的，按照国有资产管理规定登记入库。

4.8.4　除归口管理部门组织验收外，还可参照《茂名市人民政府关于印发〈茂名市政府采购合同履约和验收管理暂行办法〉的通知》（茂府〔2013〕64号）要求，对中标金额在100万以上的项目，由政府采购办委托院外履约验收小组进行验收。

4.8.5　项目部门不得随意更换合同标的物，如遇合同标的物停产，需由原中标产品生产厂家提供证明，并由中标供应商提供比原中标标的物性能更优的产品。

4.8.6　政府采购项目实施完成后，采购归口管理部门在自行初步验收后3日内在验收单上签字，不得无故拒绝或拖延。

4.8.7 项目验收完成后，项目部门应按合同约定和财务管理规定及时办理资金支付。

4.8.8 项目合同履约期期满后，无异议，采购归口管理部门应及时办理质量保证金支付手续。

4.8.9 采购办负责政府采购项目档案的整理归档工作，总务办公室、医学装备科负责院内议价采购项目档案的整理归档工作，做到“一项目一档案”。

4.9 质疑和投诉

医院政府采购项目质疑的提出与答复和投诉的提起和处理遵照《政府采购质疑和投诉办法》（财政部令第94号）和广东省有关规定执行，上级政策如有调整，按最新政策规定执行。

4.10 监督检查和法律责任

4.10.1 纪委办公室负责监督检查医院的采购活动，其监督检查的主要内容是：

4.10.1.1 采购管理规章制度的执行情况。

4.10.1.2 采购范围、采购方式和采购程序的执行情况。

4.10.1.3 采购人员的职业素质和业务技能。

4.10.2 医院的采购活动应自觉接受市卫健局、财政局和全院各部门以及全体员工的监督检查。

4.10.3 从事采购工作的人员应当具有相关职业素质和业务知识。政府采购办对采购工作人员应当加强教育和培训。

4.10.4 内部审计部应当对医院采购活动进行审计监督。医院各项目部门、采购归口管理部门、政府采购办应当接受内部审计部的审计监督。

4.10.5 采购归口管理部门、政府采购办有下列情形之一的，可责令限期整改，给予院内行政处分，触犯法律的，依规处理。对直接负责的主管人员和其他直接责任人，由医院给予处分，并予以通报：

4.10.5.1 未执行上级部门和医院采购规章制度的。

4.10.5.2 以不合理条件对供应商实行差别待遇或者歧视待遇的。

4.10.5.3 中标、成交通知书发出后不与中标、成交供应商签订合同的。

4.10.5.4 供应商按合同供货完成后，拖延验收或无故拒绝验收的。

4.10.5.5 拒绝监督部门实施监督检查或者提供虚假信息的。

4.10.5.6 与供应商或者采购代理机构恶意串通的。

4.10.5.7 在采购活动中接受贿赂或者获取其他不正当利益的。

4.10.5.8 开标前泄露标底的。

5 参考资料

5.1 《中华人民共和国政府采购法》

5.2 《中华人民共和国政府采购法实施条例》

5.3 《中华人民共和国招标投标法》

5.4 《中华人民共和国招标投标法实施条例》
5.5 《广东省实施〈中华人民共和国政府采购法〉办法》
5.6 《广东省网上中介服务超市管理暂行办法》
5.7 《茂名市政府采购合同履约和验收管理暂行办法》

6 附件

6.1　采购申请流程图（图9-1-1）

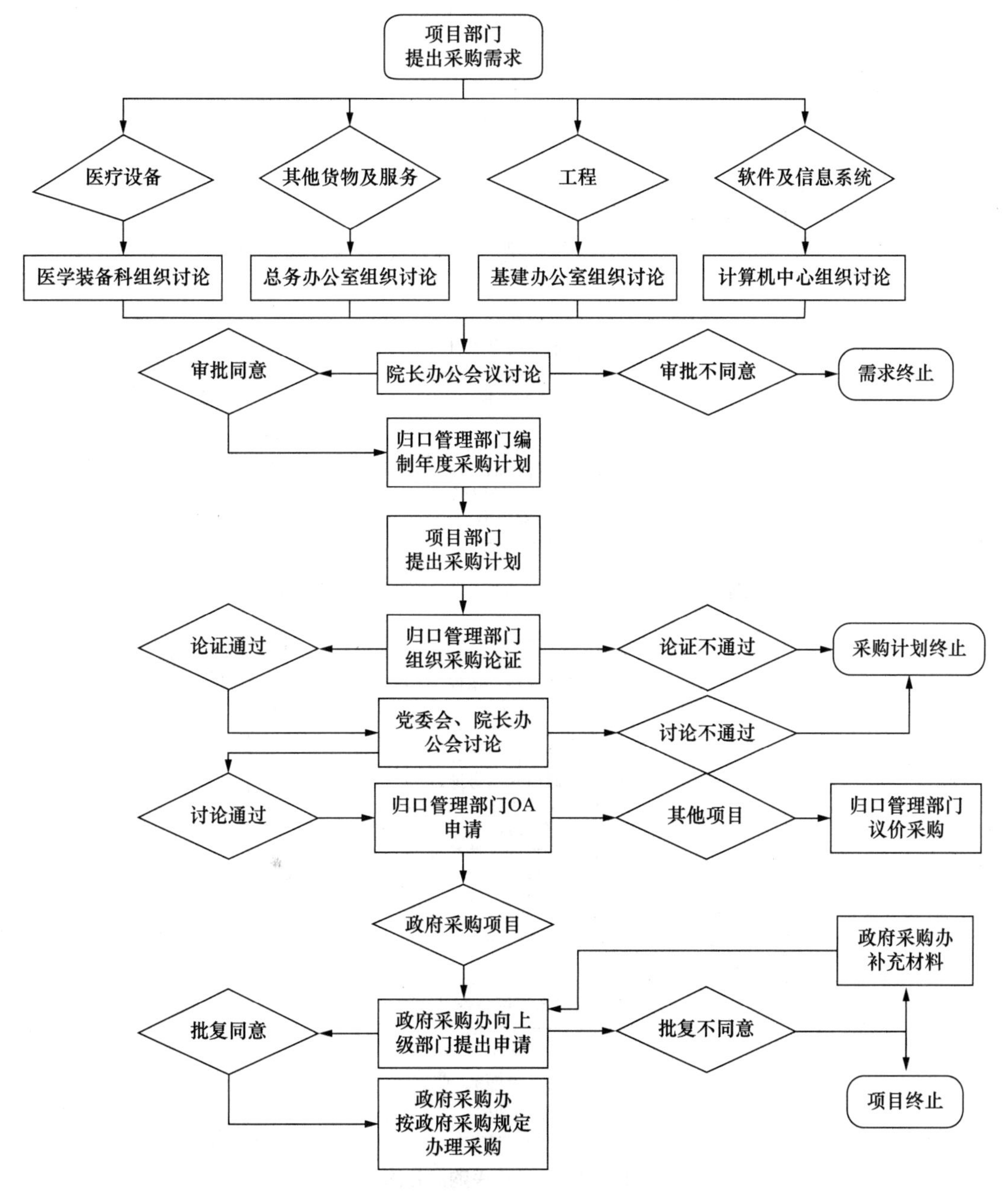

图9-1-1　采购申请流程图

6.2 招标采购流程图（图 9-1-2）

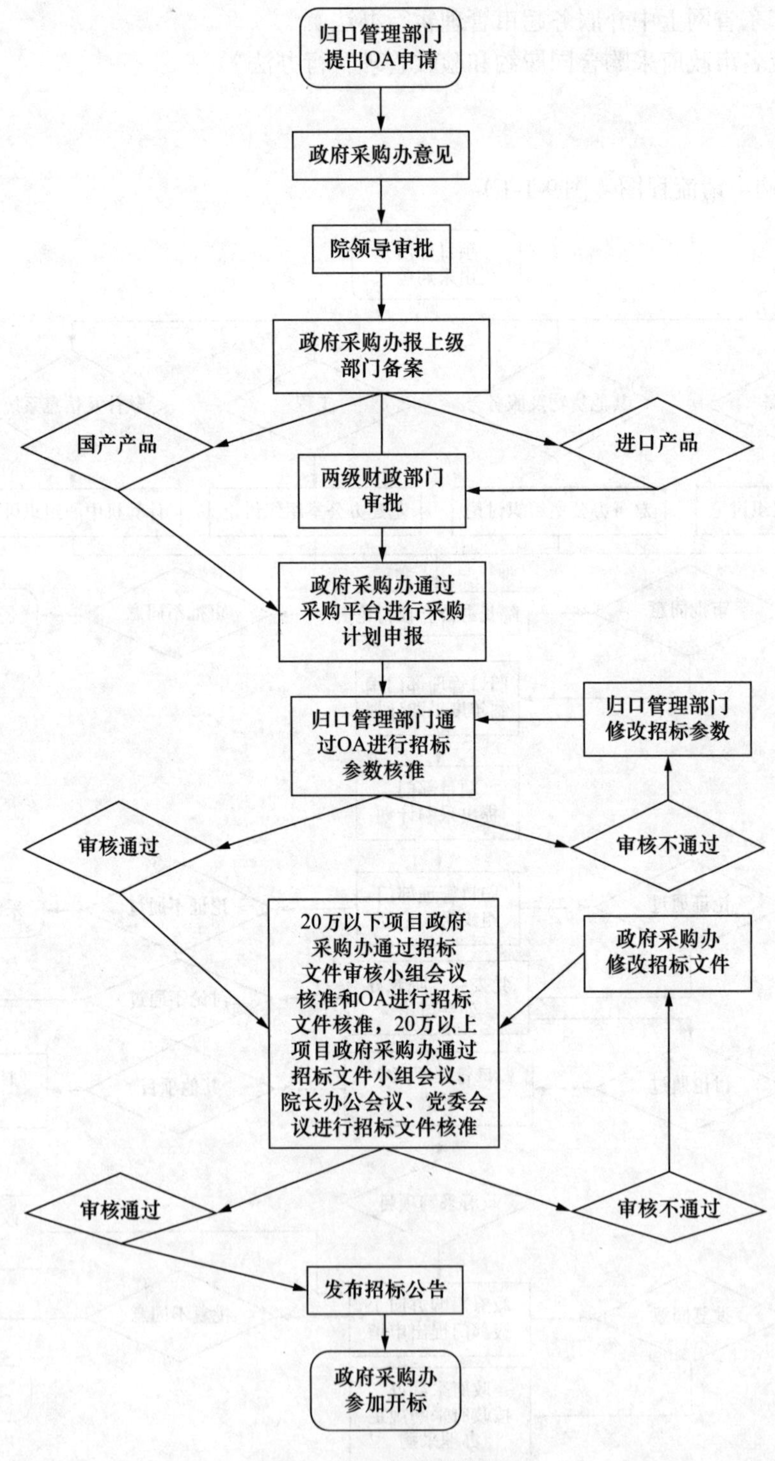

图 9-1-2　招标采购流程图

6.3　货物、工程、服务采购审批表（表9-1-1）

6.4　政府采购计划备案表（表9-1-2）

表9-1-1　货物、工程、服务采购审批表

采购项目明细	预算编号	规格型号	数量	进口/国产设备	预算单价（万元）	预算总价（万元）	项目所属部门
归口管理部门						申请日期	
采购项目名称						采购预算	万元
申请原因							
审批资料（党委会议提案、院长办公会议纪要及提案、专业委员会表决）							
归口管理部门意见							
采购办意见							
内审部意见							
采购分管副院长意见							
院长意见							
党委书记意见							
采购办理意见							

表9-1-2　政府采购计划备案表

单位名称（盖章）：　　　　　　　　　　　　　　　　　　人民币/元

<table>
<tr><td rowspan="2">项目名称</td><td colspan="4" rowspan="2"></td><td rowspan="2">联系人</td><td rowspan="2"></td><td>电话：</td></tr>
<tr><td>手机：</td></tr>
<tr><td rowspan="2">序号</td><td rowspan="2">采购项目名称</td><td rowspan="2">品牌规格/型号</td><td rowspan="2">进口/国产</td><td rowspan="2">单位</td><td rowspan="2">数量</td><td colspan="2">预算价</td></tr>
<tr><td>单价</td><td>金额</td></tr>
<tr><td>1</td><td></td><td></td><td></td><td></td><td></td><td></td><td></td></tr>
<tr><td colspan="2">预算价合计</td><td colspan="6">万仟佰拾元整（¥元）</td></tr>
<tr><td colspan="2">采购单位资金落实情况</td><td colspan="6">本项目财政安排资金元，单位自筹元，资金已落实。
财会负责人：　　　　单位负责人：
年　月　日</td></tr>
<tr><td colspan="2" rowspan="2">主管部门对采购进口产品意见</td><td>进口产品情况</td><td colspan="5">□无进口产品；□有进口产品，审批资料附后</td></tr>
<tr><td>采购方式</td><td colspan="3">□公开招标□邀请招标
□竞争性谈判
□单一来源
□询价</td><td>依法选择其他方式（模式）</td><td>□竞争性磋商
□批量采购
□网上竞价
□电商直购
□自主采购
□定点采购</td></tr>
</table>

续表

<table>
<tr><td rowspan="2">项目名称</td><td rowspan="2" colspan="2"></td><td rowspan="2">联系人</td><td rowspan="2"></td><td>电话：</td></tr>
<tr><td>手机：</td></tr>
<tr><td>主管部门对采购进口产品意见</td><td>采购意向
公开日期</td><td colspan="4"></td></tr>
<tr><td>主管部门意见</td><td colspan="5">签字： 年 月 日 （盖章）</td></tr>
<tr><td>进口产品
批复日期</td><td colspan="2"></td><td>省政府采购平
台挂网日期</td><td colspan="2"></td></tr>
<tr><td>代理机构</td><td colspan="2"></td><td>开标日期</td><td colspan="2"></td></tr>
<tr><td>中标企业</td><td colspan="2"></td><td>中标金额</td><td colspan="2"></td></tr>
</table>

6.5 政府采购进口产品明细表（表9-1-3）

表9-1-3 政府采购进口产品明细表

采购单位名称： 联系人及电话：

序号	拟采购产品名称	产品预算（万元）	是否存在国产产品	国产产品和进口产品的区别	采购进口产品的必要性	采购进口产品不可替代性	采购国产产品对工作的实质性影响	采购资金来源	备注
采购总预算（万元）									

6.6 国产同类产品与进口产品对比情况表（表9-1-4）

表9-1-4 国产同类产品与进口产品对比情况表

序号	进口产品名称	主要内容		国产同类产品名称	主要内容		主要差异性对比（功能、技术参数等）
		主要功能	技术参数		主要功能	技术参数	

注：填写产品的主要功能、技术参数指标以及国产同类产品与进口产品的主要差异性对比等情况。

6.7　政府采购进口产品申请表（表9-1-5）

表9-1-5　政府采购进口产品申请表

<table>
<tr><td colspan="4">一、基本情况</td></tr>
<tr><td>申请单位</td><td colspan="3"></td></tr>
<tr><td>所属采购项目名称</td><td colspan="2">所属采购项目预算金额（单位：万元）</td><td></td></tr>
<tr><td>进口产品名称</td><td colspan="3">进口产品预算金额（单位：万元）</td></tr>
<tr><td></td><td colspan="3"></td></tr>
<tr><td colspan="4">二、主要用途</td></tr>
<tr><td colspan="4"></td></tr>
<tr><td colspan="4">三、适用情形（勾选其中1项）</td></tr>
<tr><td colspan="4">□ 1. 中国境内有国产同类产品但无法满足实质需求，确实需要采购进口产品的</td></tr>
<tr><td colspan="4">□ 2. 中国境内无法获取的</td></tr>
<tr><td colspan="4">□ 3. 为在中国境外使用而进行采购的</td></tr>
<tr><td colspan="4">□ 4. 高校、科研院所采购进口科研仪器设备的</td></tr>
<tr><td colspan="4">□ 5. 使用社科项目资金采购进口科研仪器设备的</td></tr>
<tr><td colspan="4">勾选上述第1项适用情形的，需要填写下列内容：选上述第1项适用情形的，需要填写下列内容：</td></tr>
<tr><td>国产同类产品名称</td><td colspan="3">市场价格（单位：万元）</td></tr>
<tr><td></td><td colspan="3"></td></tr>
<tr><td colspan="4">四、申请理由</td></tr>
<tr><td colspan="4">采购进口产品的必要性、不可替代性、经济性和效益性等方面的理由阐述：
（1）必要性说明（政策依据、工作任务等）
（2）不可替代性说明（对开展工作的实质性影响等）
（3）经济性和效益性说明（市场价格是否合理经济以及预期效益等）
（4）国内同类产品与进口产品的主要差异性说明（第1种适用情形的，需要说明）</td></tr>
</table>

6.8　政府采购进口产品专家论证意见表（表9-1-6）

表9-1-6　政府采购进口产品专家论证意见表

<table>
<tr><td rowspan="5">专家信息</td><td colspan="3">姓名：</td></tr>
<tr><td colspan="3">职称：</td></tr>
<tr><td colspan="3">工作单位：</td></tr>
<tr><td colspan="3">来源：□随机抽取 □自行选定</td></tr>
<tr><td colspan="3">类别：□法律专家 □技术专家</td></tr>
<tr><td colspan="4">一、基本情况</td></tr>
<tr><td>申请单位</td><td colspan="3"></td></tr>
<tr><td>所属采购项目名称</td><td></td><td>所属采购项目预算金额
（单位：万元）</td><td></td></tr>
</table>

续表

进口产品名称	进口产品预算金额（单位：万元）
二、采购进口产品的主要用途	
三、适用情形（勾选其中1项）	
□1．中国境内有国产同类产品但无法满足实质需求，确实需要采购进口产品的	
□2．中国境内无法获取的	
□3．为在中国境外使用而进行采购的	
□4．高校、科研院所采购进口科研仪器设备的	
□5．使用社科项目资金采购进口科研仪器设备的	
属于上述第1项适用情形的，需要填写下列内容：	
国产同类产品名称	市场价格（单位：万元）
四、申请理由	
采购进口产品的必要性、不可替代性、经济性、效益性等方面的理由阐述： 必要性说明（政策依据、工作任务等） 不可替代性说明（对开展工作的实质性影响等） 经济性和效益性说明（市场价格是否合理经济以及预期效益等） 国内同类产品与进口产品的主要差异性说明（第1种适用情形的，需说明）	
五、专家论证意见（由专家手工填写） 论证专家签字： 年　　月　　日	

注：1．专家组应当由5人以上单数组成，其中，必须包括1名法律专家，3名技术专家应当为熟悉该产品的专家。

2．专家应当对进口产品的必要性、不可替代性、经济性、效益性等，进行客观、独立的论证并提出具体论证意见。

3．属于适用情形第4或第5情形的，同1年度内已备案的，无需重新组织专家论证，直接附原专家论证意见。

6.9　××医院医学装备验收报告表（表9-1-7）

表9-1-7　××医院医学装备验收报告表

医院 LOGO	××医院医学装备验收报告表		
使用部门		设备名称	
规格型号		生产厂家	
出厂日期		到货日期	
设备编号		工程师姓名及电话	
设备外包装情况			合格□　不合格□
说明书、合格证、检验证、使用维护手册、装箱清单等其他技术文档检查			齐全□　不齐全□
设备外观质量检查（损伤、损坏、锈蚀情况，零件是否齐全）			合格□　不合格□
配置清单物品检查			齐全□　欠（　）
设备通电、通气、通水后运转测试			正常□　不正常□
操作人员的培训和使用			合格□　不合格□
生产厂家（供应商）意见	负责人：　年　月　日	使用部门验收意见	负责人：　年　月　日
医学装备科维修人员验收意见	负责人：　年　月　日	医学装备科意见	负责人：　年　月　日
遗留问题及处理意见			

6.10　××医院工程竣工验收报告表（表9-1-8）

表9-1-8　××医院工程竣工验收报告表

医院 LOGO	××医院工程竣工验收报告表		
项目名称			
建设单位			
施工单位			
项目工程内容			
工程竣工意见			
参加验收人员（签名）			
建设单位	建设单位（盖章） 年　月　日	施工单位	施工单位（盖章） 年　月　日

注：本表一式两份，双方各执一份。

6.11 ××医院软件及信息系统验收报告表（表9-1-9）

表9-1-9 ××医院软件及信息系统验收报告表

<table>
<tr><td>医院
LOGO</td><td colspan="4">××医院软件及信息系统验收报告表</td></tr>
<tr><td>使用部门</td><td></td><td>项目名称</td><td colspan="2"></td></tr>
<tr><td>设备、系统清单
（填不下另附表）</td><td></td><td>建设厂商</td><td colspan="2"></td></tr>
<tr><td>建设日期</td><td></td><td>完成日期</td><td colspan="2"></td></tr>
<tr><td>工程师姓名</td><td></td><td>工程师电话</td><td colspan="2"></td></tr>
<tr><td colspan="4">硬件设备及附件</td><td>齐全□ 不齐全□</td></tr>
<tr><td colspan="4">1. 项目实施方案
2. 实施计划
3. 实施交付报告
4. 培训资料
5. 技术文档</td><td>齐全□ 欠（ ）</td></tr>
<tr><td colspan="4">6. 操作（用户）手册
7. 账号密码交付（另外提供）</td><td>齐全□ 欠（ ）</td></tr>
<tr><td colspan="4">设备运行正常、系统运行正常</td><td>正常□ 不正常□</td></tr>
<tr><td colspan="4">操作人员的培训和使用</td><td>合格□ 不合格□</td></tr>
<tr><td>供应商意见</td><td>负责人： 年 月 日</td><td>使用部门验收意见</td><td colspan="2">负责人： 年 月 日</td></tr>
<tr><td>总务办公室、财务与资产管理部、纪委办公室验收意见</td><td>负责人： 年 月 日</td><td>计算机中心意见</td><td colspan="2">负责人： 年 月 日</td></tr>
<tr><td>遗留问题及处理意见</td><td colspan="4"></td></tr>
</table>

二、政府采购档案管理制度

1 目的

加强政府采购档案的管理，有效保护和利用政府采购档案资源。

2 通用范围

适用于政府采购办及各归口管理部门对政府采购档案的收集、归档、管理、使用和销毁等活动。

3 定义

本办法所称政府采购档案是指在政府采购活动中形成的具有查考、利用和保存价值的文字、图表、声像、磁盘、光盘等不同载体的历史记录。

4 内容

4.1 管理部门及职责

4.1.1　政府采购办是政府采购档案管理部门，依照本办法的规定加强政府采购档案管理，并保证档案资料的真实性、完整性和有效性，不得伪造、变造、隐匿或者擅自销毁。

4.1.2　政府采购档案按照“谁组织采购，谁负责归档”的原则进行。代理机构组织采购的档案由代理机构负责归档，其中采购文件、评审报告及中标供应商的采购响应文件（副本）等相关资料应同时报送政府采购办存档备查；分散自行组织采购的档案由政府采购办和各归口管理部门负责归档。

4.1.3　档案室负责对政府采购档案工作的指导、监督和检查。

4.2 政府采购档案的归档内容

4.2.1　货物、工程、服务采购审批表（单台或批量100万元以下）；

4.2.2　市政府采购计划备案表（单台或批量100万元以上）；

4.2.3　院长办公会或党委会提案；

4.2.4　预算书（基建、工程项目）；

4.2.5　进口产品专家论证意见（单台或批量100万元以上进口产品）；

4.2.6　招标文件（定点采购、中介超市采购的项目除外）；

4.2.7　投标文件（定点采购、中介超市采购的项目除外）；

4.2.8　中标或成交确认函（定点采购、中介超市采购的项目除外）；

4.2.9　采购备案资料（定点采购、中介超市采购的项目除外）；

4.2.10　采购合同（复印件）；

4.2.11　验收文件（单台或批量100万元以上）；

4.2.12　其他需存档的资料。

4.3 政府采购档案收集与管理

4.3.1　政府采购办指定专人负责政府采购档案的管理，并建立岗位责任制度。

4.3.2　政府采购合同签订后3个月内或项目竣工验收后1个月内，由项目经办人员或责任人将合同复印件交政府采购办档案管理人员归档。

4.3.3　政府采购档案的归档要求：

A．政府采购档案内容齐全完整；

B．政府采购档案规格统一，文件、资料用纸规格一律采用国际标准A4纸；

C．政府采购档案原则上使用原始件，不可用复印件替代；

D．政府采购档案中的签名、印鉴手续齐全；

E．整理的政府采购档案应符合国家有关档案质量标准，便于保管和利用。

4.3.4　档案管理人员应加强归档档案的管理，按照归档内容要求，负责收集、整理、立卷、装订、编制目录，并保证政府采购档案的标识清晰有效，确保政府采购档案安全保管、存放有序、查阅方便。光盘、磁盘等无法装订成册的应在档案中统一编号索引，单独保存。

4.3.5 政府采购档案按照年度顺序进行编号组卷，卷内档案材料按照政府采购工作流程排列。

4.3.6 政府采购档案（包括电子文档）的保存期限应从采购结束之日起不少于15年。非中标（成交）供应商的采购响应文件保管期限应从采购结束之日起不少于5年。采购过程中录制的录音、录像资料保管期限从采购结束之日起不少于5年。

4.3.7 基建项目立项、投审、可研报告、图纸、效果图等档案由基建科负责建档保存；医学装备购置论证申请表、医学装备会讨论材料、可行性报告等档案由设备科负责建档保存；物资议价、工程预算、工程维修等档案由总务办公室负责建档保存；信息项目论证会议、可行性报告等档案由计算机中心负责建档保存，并依据本办法进行档案管理。

4.4 政府采购档案的使用与销毁

4.4.1 政府采购档案查阅、复印和出借，除法律另有规定外，未经档案管理人员审核并经政府采购办主任、分管副院长批准，不得擅自查阅、复印或出借政府采购档案。经批准后，由档案管理人员抽调档案，交查阅人查阅；需要复印的，由档案管理人员按指定页码复印。

4.4.2 档案使用者应对档案的保密、安全和完整负责，不得传播、污损、涂改、转借、拆封、抽换。

4.4.3 政府采购项目档案管理人员工作变动，应按规定办理档案移交手续，并经单位负责人签字确认。

4.4.4 保管期满的政府采购档案，应按以下程序销毁：

A. 档案管理人员提出档案销毁清单及销毁意见，并登记造册；

B. 销毁意见报院长办公会讨论后，报市卫健局、财政局审批；

C. 销毁政府采购档案时，应邀请纪委办公室参加现场监督销毁；

D. 销毁政府采购档案前，档案保管单位和参加现场监销人员，应认真核对清点拟销毁的档案，销毁后应在销毁清册上签名。

4.5 监督检查与法律责任

4.5.1 政府采购办应当主动接受纪委办公室对其政府采购档案的检查。

4.5.2 按照《中华人民共和国政府采购法》的规定，隐匿、销毁应当保存的采购文件或者伪造、变造采购文件的，由政府采购监督管理部门处以2万元以上10万元以下的罚款，对其直接负责的主管人员和其他直接责任人员依法给予处分；构成犯罪的，依法追究刑事责任。

4.5.3 对政府采购档案管理存在的其他违规、违法行为由医院领导班子讨论作出相应处理。

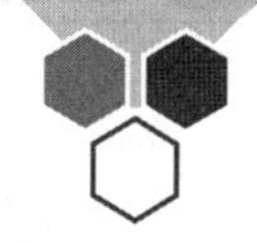

第十章　医学装备科管理制度

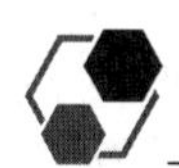

一、医学装备委员会工作制度

1 目的

规范全院仪器设备管理，明确职责，加强监督，切实加强仪器设备采购、使用、维修、淘汰报废等全程管理。

2 通用范围

医学装备委员会成员。

3 定义

医学装备委员会是根据上级文件要求成立负责对全院医疗设备购置管理的组织机构。

4 内容

4.1　医学装备委员会构成

医学装备委员会由医学装备管理委员会和监督委员会组成，管理委员会负责处理有关医学装备的具体事务，监督委员会负责监督管理委员会对具体事务的落实情况。

4.1.1　医学装备管理委员会由院长、分管医学装备副院长、医学装备科主任、财务与资产管理部主任、内部审计部主任、医务部主任、护理部主任、政府采购办主任、医院感染管理科主任及部分临床科室主任等人员组成，管理委员会设主任1名，副主任1名，成员23名。医学装备委员会下设办公室，挂靠医学装备科，负责处理日常事务。

4.1.2　医学装备监督委员会

由纪委书记担任主任；成员由党委办主任、纪委办公室主任等人员组成。医学装备监督委员会下设办公室，挂靠纪委办公室，负责处理日常事务。

4.2　医学装备管理委员会成员产生程序及条件

4.2.1　医学装备管理委员会每五年一届。每届委员会成员名单由院长办公会议讨论通过。

4.2.2　鉴于医学装备购置论证的特殊性和必要性，院长、分管副院长、医学装备科主任、财务与资产管理部主任、内部审计部主任、医务部主任、护理部主任、政府采购办主任自然成为医学装备管理委员会常任成员，其余成员从其他行政科室及临床科室主任中产生。

4.2.3 从临床科室产生的成员要求必须具备副高以上职称，政治思想好，作风正派，3年内没有不良记录在案。

4.3 医学装备科主任为医学装备管理委员会会议召集人，每次会议出席人数不得少于管理委员会总成员数的2/3，如出席人数少于2/3，为确保会议的正常进行，由监督委员会从药事委员会专家库主任名单中抽取符合资格的人数以满足开会条件。

4.4 医学装备委员会委员需要正确行使职责，并在出席签到表、表决表以及讨论情况表上签字或签署意见。为确保会议的高效、决策的公正，管理委员会委员可在论证时充分表达个人意见，开展公开讨论，禁止开会过程中私下议论以及发表与主题无关的言论，影响会议的进度。

4.5 对较为贵重的或医院未曾购置过的仪器设备，医学装备委员会可在开会前组织相关专家进行论证，提交论证意见供医学装备管理委员会决策。

4.6 对医学装备购置的表决意见分为“同意”“不同意”及“暂缓”三种。同意购置的设备报院长办公会以及党委会通过后送上级部门审批；不同意购置的设备，在1年内不再进行讨论；暂缓购置的设备，可经重新论证充分后再提交讨论。原则上，表决时超过半数委员同意购置的，则视为一致同意；超过半数委员不同意购置的，则视为一致不同意；超过半数委员认为暂缓购置的，则视为一致暂缓。

4.7 医学装备委员会每季度至少召开1次会议，由医学装备科完善会议相关资料，医学装备委员会主任可决定临时召开医学装备管理委员会会议。

4.8 医学装备委员会成员有以下情形的实行“一票否决”：

4.8.1 党风廉政建设存在突出问题，被医院处分的；

4.8.2 因违法违纪被国家公职部门立案调查的；

4.8.3 在医院集中考核的民主测评中被评为“一般”或“差”的；

4.8.4 被群众实名举报或党风廉政监督员发现存在较突出问题并经纪委办公室调查属实的；

4.8.5 一年内发生3次以上无故缺席的；

4.8.6 被降职处分或不符合装备委员会成员基本条件的。

发生以上情形的，经院长办公会议讨论后，免除其医学装备委员会职务，并由其他符合条件的临床科室主任接替。

4.9 因工作调动离开医院、因疾病原因不能胜任该项工作或身故的，由医学装备科报院长办公会议讨论进行成员调整。

4.10 医学装备管理委员会工作职责

4.10.1 根据国家有关规定，建立完善本机构医学装备管理工作制度并监督执行；

4.10.2 负责本院医学装备五年发展规划和年度装备计划的评估、论证和咨询，监督计划的落实工作；

4.10.3 负责本院50万元以上医疗仪器设备购置必要性、社会和经济效益、预期使用情况、人员资质等方面进行可行性论证，提供决策依据；

4.10.4 完成卫生行政部门和机构领导交办的其他工作。

4.11 医学装备监督委员会工作职责

4.11.1 负责对医学装备规划、计划、采购等制度执行情况以及医学装备的日常管理制度执行情况进行监督检查。

4.11.2 负责维持医学装备讨论会现场纪律，监督各委员会的正确行使职责情况，对会议现场存在的不良现象进行制止和警告。

4.11.3 对医学装备申请、论证、采购提出有建设性的意见和建议。

4.11.4 对缺席的成员核查其缺席原因，对无故缺席会议的成员提出口头警告或诫勉谈话。

4.12 日常监督检查

4.12.1 医学装备科每年对委员会的工作进行自查自纠，检查过程中存在问题及时跟踪处理，完成自查报告。

5 参考资料

5.1 《医疗装备管理办法》

6 附件

6.1 医学装备委员会及院长办公会议讨论情况表（表10-1-1）

表10-1-1 医学装备委员会及院长办公会议讨论情况表

开会时间：20××年××月××日 星期× ××时×分，地点××× 主持人：×××。医学装备管理委员会应到____人，实到____人，____人缺席；医学装备监督委员会成员____人，实到____人，____人请假。医学装备管理委员会成员对以下申请进行了讨论表决，经监督委员会成员确认表决结果全部有效。

序号	申请科室	申请内容	规格型号	数量	参考单价（万元）	参考总额（万元）	委员会成员表决情况
医学装备管理委员会成员签字：						医学装备监督委员会成员签字：	

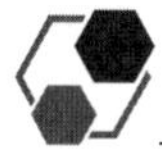

二、医疗器械临床使用管理委员会工作制度

1 目的

加强医疗器械临床使用管理工作，保障医疗器械临床使用安全、有效提高医疗质量，

保障患者安全。

2 通用范围

医疗器械临床使用管理委员会委员。

3 定义

医疗器械临床使用管理委员会是根据上级文件要求成立负责讨论医疗设备临床使用管理事项的组织机构。

4 内容

4.1 医疗器械临床使用管理委员会人员构成

4.1.1 医疗器械临床使用管理委员会由院长、分管医学装备副院长、医学装备科主任、高值耗材管理办公室主任、财务与资产管理部主任、内部审计部主任、医务部主任、护理部主任、采购办主任、院感科主任、医疗质量科主任、科教部主任、医保物价部主任、计算机中心主任、信息统计室主任及部分临床科室主任等人员组成，管理委员会设主任1名，副主任1名，成员27名。

4.1.2 委员会下设办公室，设在医学装备科，负责委员会日常工作。医学装备科主任为委员会办公室主任，高值耗材管理办公室主任为委员会办公室副主任。

4.2 医疗器械临床使用管理委员会主要职责

4.2.1 依法拟定医疗器械临床使用工作制度并组织实施。

4.2.2 组织开展医疗器械临床使用安全管理、技术评估与论证。

4.2.3 监测、评价医疗器械临床使用情况，对临床科室在用医疗器械的使用效能进行分析、评估和反馈；监督、指导高风险医疗器械的临床使用与安全管理；提出干预和改进医疗器械临床使用措施，指导临床合理使用。

4.2.4 监测识别医疗器械临床使用安全风险，分析、评估使用安全事件，并提供咨询与指导。

4.2.5 组织开展医疗器械管理法律法规、规章和合理使用相关制度、规范的业务知识培训，宣传医疗器械临床使用安全知识。

5 参考资料

5.1 《医疗器械临床使用管理办法》

5.2 《医疗器械监督管理条例》

5.3 《医疗机构管理条例》

三、医学装备三级管理制度

1 目的

为了规范和加强本院的医学装备管理，促进医学装备合理配置、安全与有效利用，充分发挥使用效益，保障医疗卫生事业健康发展，依照《医疗卫生机构医学装备管理办法》要求，根据“统一领导、归口管理、分级负责、权责一致”原则，应用信息技术等现代化管理方法建立医学装备管理委员会，提高管理效能。

2 通用范围

医学装备管理委员会、医学装备管理部门和使用部门。

3 定义

三级管理指医院对医学装备管理实行院领导、医学装备管理部门和使用部门三级管理。

4 内容

4.1 医学装备管理委员会

4.1.1 根据国家有关规定，建立完善本机构医学装备管理工作制度并监督执行；

4.1.2 负责本院医学装备五年发展规划和年度计划的审定，监督计划的落实工作；

4.1.3 负责本院50万元以上医疗仪器设备购置必要性、社会和经济效益、预期使用情况、人员资质等方面进行可行性论证，提供决策依据；

4.1.4 完成卫生行政部门和机构领导交办的其他工作。

4.2 医学装备科

医学装备科是全院医学装备的管理部门，在分管副院长的领导下，参与医院医学装备管理全过程。负责参与医疗设备的规划调研、立项论证、合同签订、安装验收、维护保养、培训使用、报废鉴定、配合财务部门完成医疗设备的调拨使用及报废报批工作。

4.2.1 在院长、分管副院长领导下，根据国家相关的政策和法规，制定本单位的医疗设备管理工作制度，并组织实施。

4.2.2 积极收集国内外有关医疗设备的情报信息和动态，做好咨询服务，及时总结经验，不断提高管理水平。

4.2.3 收集汇总各部门的设备需求申请，会同有关部门共同拟定医疗设备年度采购计划，经医学装备管理委员会和院长办公会批准后组织实施。

4.2.4 严格按照政策规定程序进行年度预算内设备采购。急需设备按医院既定程序审批后及时采购。

4.2.5 医学装备论证、决策、购置、验收、质控、维护、维修、应用分析和处置等全程管理。

4.2.6 对医疗设备项目前期论证、协助政府采购办完成设备招标采购、安装验收、日常维护保养、报废报损、立账建档等全过程管理。

4.2.7 建立设备操作规程和使用管理制度，确保医疗仪器安全有效运作。

4.2.8 掌握大型仪器设备的管理、使用、维修情况，组织协作共用。建立全院设备应急调配机制，并组织实施，提高设备使用效益。

4.2.9 负责全院仪器设备、净化设备等维修保养工作，使设备常年处于良好状态，满足医院工作需要。

4.2.10 负责计量设备、压力容器的管理工作，定期检定。严格执行国家计量法，建立健全计量管理制度及档案。

4.2.11 检查各部门对万元以上设备使用及记录情况，督促使用人员严格执行操作规程，发挥仪器应有效能。

4.2.12 组织开展单价50万元以上医疗设备效益分析工作，为合理配置医疗设备提供决策依据。

4.2.13 负责全院医用气体正常使用、气体管道维护维修等安全管理工作。

4.2.14 负责纯水系统运行管理及维修保养，保证纯水状态良好。

4.2.15 加强设备管理人员、使用人员及维修工程人员的业务培训。

4.2.16 深入临床了解科室需要，及时解决医疗设备管理工作中存在的问题。

4.2.17 对属于《大型医用设备配置与使用管理办法》规定的甲、乙类品目的大型医用设备，按照规定申请配置许可。

4.2.18 对属于放射性装置的医用设备，按照规定办理辐射安全许可证和放射诊疗许可证。

4.2.19 定期收集各科室报送的器械不良事件并按规定上报。

4.2.20 完成医院交办的其他工作。

4.3 使用部门

使用部门应在医学装备部的指导下，负责本部门的医学装备日常管理工作。

4.3.1 有医疗设备的科室，需要建立使用管理责任制，指定专人管理，严格使用登记，认真检查保养，保持仪器设备处于良好状态。

4.3.2 新进仪器设备在使用前，必须经过专业技术人员的培训指导，在熟悉日常操作和保养程序后，方可独立操作，防止误损仪器。

4.3.3 操作使用时必须按照仪器的使用说明、操作规程进行操作，操作前应判明其技术状态良好。

4.3.4 不允许搬动的仪器，不可随意挪动。仪器操作使用过程中，操作人员不得擅自离开，发生故障时，及时通知设备维修部门，严禁带故障和超负荷使用。

4.3.5 仪器设备（包括主机、附件、使用说明书、合格证）必须保持完整，破损的零部件不得随意丢弃。

4.3.6　各科室保管使用人员应每天对仪器进行日常保养，其中包括检查仪器的运转是否正常、仪器表面和防尘网的清洗、电池的更换及常规充电等一级维护和保养。大型设备（10万以上）应做好运行、保养和维修记录。

4.3.7　使用科室还应建立医疗设备的分户账，由专人或兼职人员负责，实现与医院管理部门账账、账物相符。

5 参考资料

5.1 《医疗卫生机构医学装备管理办法》

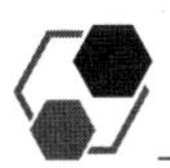

四、医学装备购置管理制度

1 目的

规范本院仪器设备管理，加强对设备购置活动中的监督管理，增强购置过程的透明度。

2 通用范围

适用于全院仪器设备采购管理工作。

3 定义

医院医疗设备的购置根据医院的总体发展规划和行业的技术发展趋势，结合临床科室运营状况，有计划地实施设备采购工作。

4 内容

4.1　医学装备科根据各科室业务的性质和医疗、教学、科研的需要，将各科室年度购置计划汇总，上报预算委员会和医学装备委员会讨论后，按批准计划项目内容分批进行讨论、论证、购置。

4.2　必须上报上级行政部门的医疗设备购置必须由政府采购办依法依规上报，由第三方安排招标购置。

4.3　医学装备科应及时掌握购置计划的进度，对临床急需要的设备应早作讨论、论证报批，以保障临床需要。

4.4　特殊应急设备可通过特殊应急设备申请流程审批，按照相关规定执行院内议价采购。

4.5　使用科室不得擅自购置或以先试用后付款的方式购置医疗设备，一经查实，将由医院作严肃处理。

4.6　任何人不得以各种违法违规或不正常手段与厂家私下做设备交易。

4.7　医学装备科实施设备购置活动应自觉接受医院监督小组监管。

4.8 任何人不得向任何供应商或任何厂家承诺购置指定品牌设备。

4.9 对违反规定造成的后果，将依据相关规定追究有关人员的责任。

4.10 日常监督检查：医学装备科每年对医学装备年度执行情况自查自纠，完成自查报告。

5 参考资料

5.1 《医疗卫生机构医疗设备管理办法》

5.2 《医疗器械使用监督管理办法》

6 附件

6.1 设备购置流程图（图10-4-1）

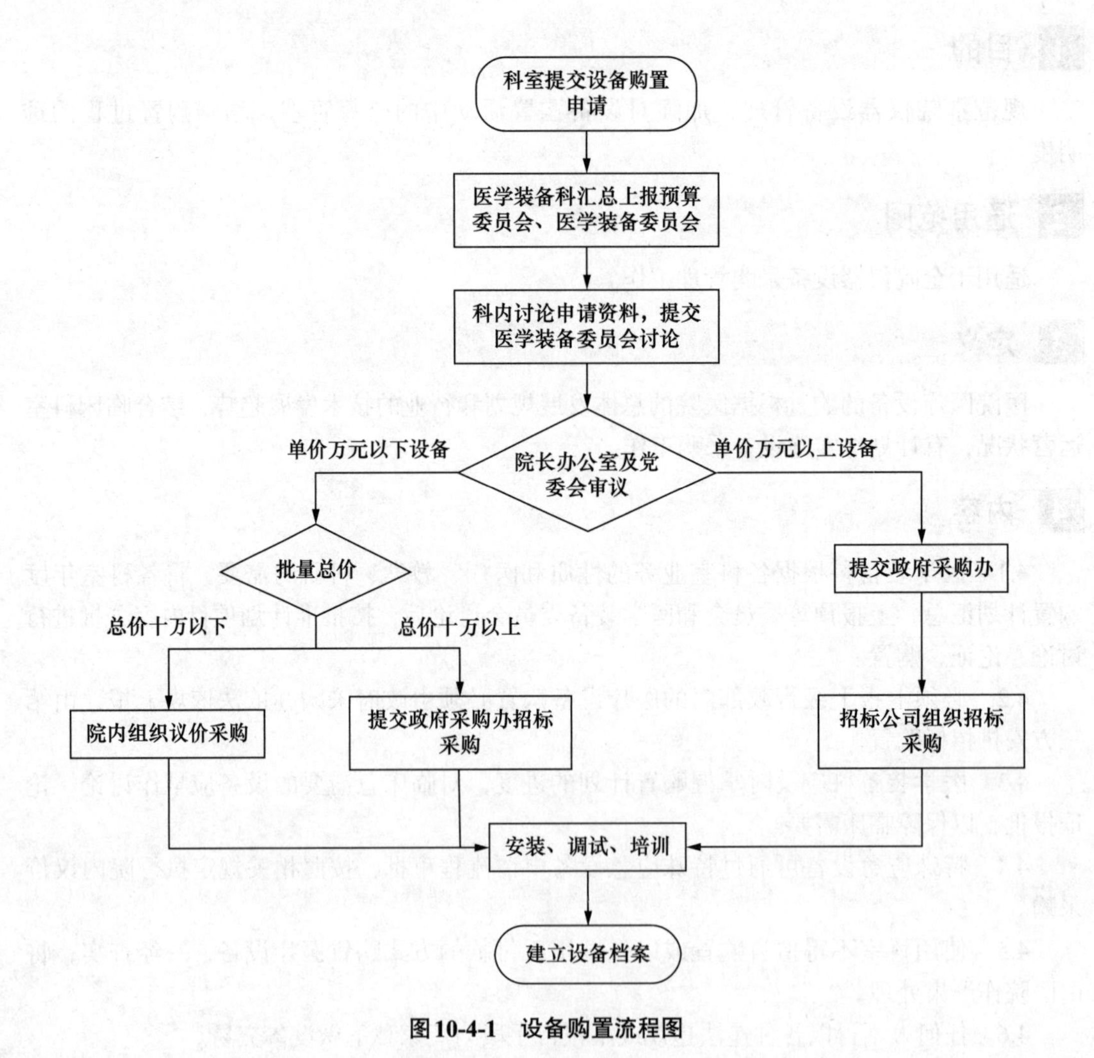

图10-4-1 设备购置流程图

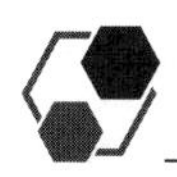

五、医学装备论证管理制度

1 目的

规范采购行为，保障医疗设备先进和质量，保证医疗设备的操控和安全，降低采购价格和运行成本。

2 通用范围

全院医学装备论证工作。

3 定义

医学装备论证是对医学装备进行投资可行性论证以及运行效益分析的意义，从而为设备的引进、合理调配提供依据。

4 内容

4.1 设备提交论证前置条件

各科室应根据临床、科研、教学工作需要制订设备采购计划，设备采购计划上报预算委员会及医学装备委员会论证通过后，形成年度初步购置计划。

4.2 年度设备购置计划上报的基本程序

4.2.1 使用科室申报，由科室主任、科室高级职称医护技术骨干、科室资产管理员等人员讨论通过后申报。

4.2.2 医学装备科收集汇总后，上报预算委员会及医学装备管理委员会审议，形成初步年度设备购置计划，医学装备科根据设备购置计划按照轻重缓急原则分批提交医学装备委员会进行讨论、论证。

4.2.3 列入大型医用设备管理品目的仪器设备必须按照国家相关规定申办《大型医用设备配置许可证》。

4.3 设备购置论证材料提交审核要求

4.3.1 申请科室要按设备申请表格内容规范填写，提交设备申请时，需要提供同类设备近期至少两家不同医院采购中标价格资料作为设备预算参考，组织科室人员认真审核表格内容，确认填写无错误才能提交。

4.3.2 医学装备科资料管理人员要及时收集整理汇总科室提交申请论证资料，认真细致按流程要求进行初步审核，发现填写不符要求要及时通知科室重新修改提交。

4.3.3 科室设备申请材料要求提交医学装备委员会讨论前，由内部审计部对申请资料进行复审，审核内容包括设备申请预算、申请原因、可行性分析、各部门预审时间等相关资料合理性进行审核，内部审计部审核通过后，科室及时提交纸质申请材料，上报医学装备委员会讨论。

4.4 设备临时采购论证要求

4.4.1 论证范围包括

4.4.1.1 政府指令性规定必须近期内配备的设备；

4.4.1.2 在用设备突然损坏无法维修且无备用设备，影响医疗业务正常开展的；

4.4.1.3 追加的财政经费购买的设备；

4.4.1.4 使用教学、科研等专项经费购买的设备；

4.4.1.5 发生重大群体性事件、重大疫情等急需要采购设备。

4.4.2 临购设备论证流程

4.4.2.1 政府指令性规定必须近期内配备的设备、在用设备突然损坏无法维修且无备用设备影响医疗业务正常和发生重大群体性事件、重大疫情等急需要采购设备，由申请科室通过OA特殊应急设备申请流程提供电子版申请资料，申请内容要说明设备紧急采购论证理由，有上级文件通知要同时提交，报医学装备科、内部审计部、院长办公会及党委会进行论证，纸质申请论证台账资料未及时完成要继续按设备采购要求补充完善。

4.4.2.2 使用教学、科研等专项经费购买的设备，需要经过科教部等归口管理部门相关流程审批，各归口管理部门负责完成审批后，单价万元以下设备通过OA科研小设备申请采购，单价万元以上设备需要提交医学装备管理委员会、院长办公会及党委会通过后由政府采购办实施采购。

4.5 常规设备采购论证流程

4.5.1 医疗设备购置前论证会由医学装备管理委员会委员、监督委员会委员以及申报科室负责人参加。

4.5.2 凡单价人民币50万元以上的医学装备购置论证，按照《医疗卫生机构医学装备管理办法》的要求必须进行经济效益论证。单价在50万元以下的设备，视其实际需要有选择进行经济效益论证。

4.5.3 各科室应明确所申请的医学装备是用于新技术、新项目的开展，还是对临床正在使用的设备进行升级换代。对开展新技术、新项目申购的新设备，必须报医务部讨论同意新技术新项目开展后才能购置设备。医务部必须充分对该技术、项目进行论证，确定其是否具备开展新技术、新项目的技术、人员、工作场所等条件，以降低医学装备在临床应用的技术使用风险。申购价格在10万元以上的新型医学装备补充、替代原有医学装备，申购科室必须阐述新设备在医疗技术、改善诊治流程、价格等方面是否具有突出优势，并阐述原有设备的状况。

4.5.4 单价50万元以上设备由医学装备管理委员会进行可行性论证，可行性论证包括设备配置必要性、社会和经济效益、预期使用情况、人员资质、安装条件等。

4.6　监督管理

医学装备科质控管理小组每季度需要对设备采购论证台账资料进行抽查，发现问题督促相关人员及时完成整改。

5　参考资料

5.1　《中华人民共和国政府采购法》

5.2　《医疗卫生机构医疗设备管理办法》

5.3　《医疗器械使用监督管理办法》

6　附件

6.1　设备申请论证流程图（图 10-5-1）

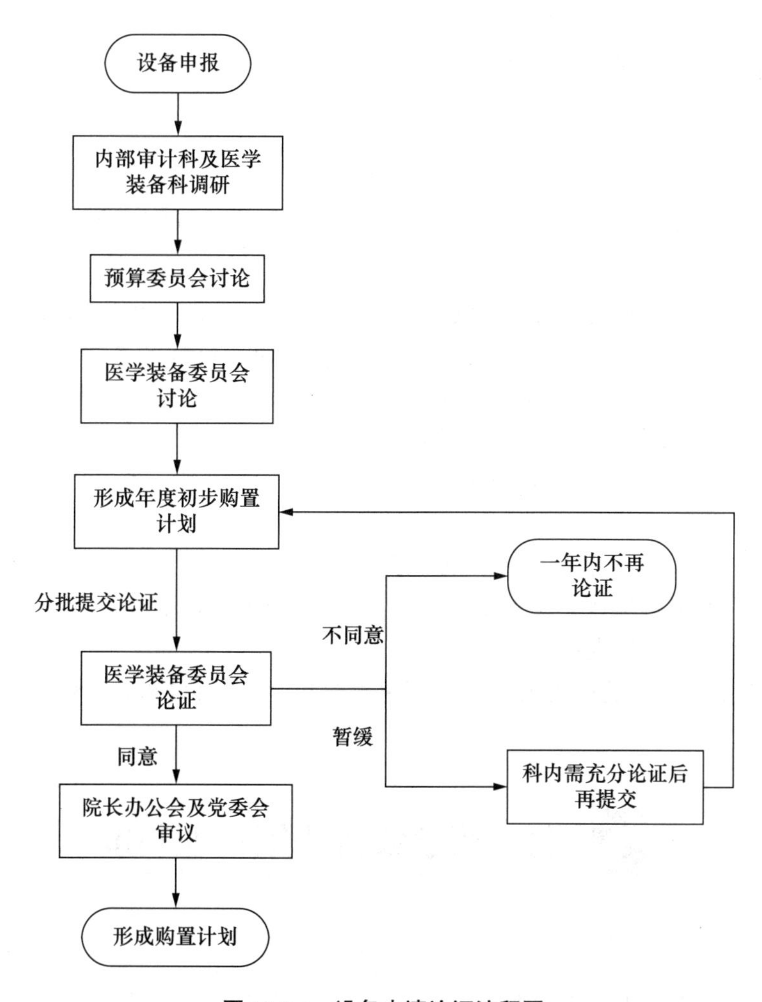

图 10-5-1　设备申请论证流程图

六、医学装备应急采购管理制度

1 目的

进一步完善设备应急购置管理工作，做好设备应急采购工作，预防和处置各类突发应急事件提供重要保障，在发生突发事件时能及时、有序、高效完成设备应急采购工作。

2 通用范围

适用于政府指令性规定必须近期内配备、在用设备突然损坏无法维修且无备用设备，影响医疗业务正常开展需要配备和发生重大群体性事件、重大疫情等急需要采购设备。

3 定义

医疗设备的应急管理指对突发应急事件，包括公共卫生事件和社会安全事件采取的管理措施，通过应急管理，可以在突发事件中合理解决设备供给问题。

4 内容

4.1 医院突发应急事件发生，相关科室通过OA《特殊应急设备申请流程》提供电子版申请资料。

4.2 电子版申请资料内容要说明设备紧急采购论证理由，有上级文件通知要同时提交。

4.3 科室提交电子版申请资料同时要提交纸质版申请资料。

4.4 科室应急采购设备属年度采购计划以外的设备，提交电子申请资料同时需要向财务与资产管理部办理机动预算审批流程。

4.5 科室提交申请资料需要报医学装备科、内部审计部、医学装备科委员会、院长办公会及党委会进行论证。

4.6 科室特殊应急采购申请经审批同意后，设备申请购置预算总金额不超过10万元，按照院内议价采购流程执行，购置预算超过10万元（包括10万元），申请资料要报政府采购办，按政府公开采购流程执行。

4.7 急救生命支持类设备要与医院应急物资供货商签订协议，保证紧急情况下短缺物资的供应。

七、医学装备决策管理制度

1 目的

规范本院医学装备购置审批程序，提高医学装备购置决策的科学性和合理性，保证医疗工作的顺利开展。

2 通用范围

医疗设备采购管理工作。

3 定义

医学装备决策制度是根据采购、论证流程规定医疗设备年度购置执行情况形成最终决策。

4 内容

4.1 医院采购方式分为委托招标采购和院内议价采购。政府采购范围内的项目按照政府采购相关法律法规执行。

4.2 单价一万元以下或批量5万元以下的仪器设备、器械、设备配件，由申请科室经OA《小设备审批流程》提交申请，经医学装备科主任、医务部主任、分管副院长审批后由医学装备科按照院内采购流程执行采购。新购置的仪器设备、器械、设备配件需由议价小组成员进行询价后再执行采购。

4.3 单价一万元以上的仪器设备、器械、医学信息系统纳入年度采购计划。每年10月底前由申请科室填写《医学装备年度购置计划表》报送医学装备科，医学装备科对各科室设备购置申请进行汇总，提交预算委员会及医学装备委员会审议，形成年度初步购置计划。纳入年度初步购置计划的医学装备由医学装备委员会按照轻重缓急分批进行讨论、论证。

4.4 各科室在填报《十万以上设备购置论证申请表》时，应在科内至少召集中级职称人员对申请设备进行讨论。申请表及参数必须有副高职称或副主任以上所有人员签字，医学装备科以此为依据按流程推进设备采购事宜。

4.5 纳入年度购置计划的仪器设备、器械、医学信息系统，由申请科室填写《单价一万以上批量五万以上设备申请表》或《十万以上设备购置论证申请表》，通过OA《设备申请流程》提交审批，纸质版交至医学装备科。经医学装备科、医务部、财务与资产管理部、内部审计部及科室分管院长签名确认后，将相关资料提交医学装备委员会论证，各科室提出设备的可行性论证由医学装备委员会分析论证形成初步决策意见，并经院长办公会和党委会讨论分析，形成最终决策。医学装备科根据最终决策的设备采购相关资料提交政府采购办实施采购。

4.6 医学装备科根据政府采购办招标结果与中标公司拟定初步合同，上报内部审计部审批，审批通过后签订合同。医学装备科安装合同条款执行新购置设备验收、培训、考核等相关事宜。

4.7 计划外设备，如特殊应急设备，重大事件、疫情等急需采购设备，申请科室需要通过OA特殊应急设备申请流程提交审批。按院内紧急流程采购，上报院长办公会备案。

4.8 医学装备科每季度需要对论证申购设备采购执行情况自查自纠，完成自查报告。

5 参考资料

5.1 《中华人民共和国招标投标法》
5.2 《中华人民共和国政府采购法》
5.3 《广东省省级政府集中采购目录及采购限额标准》

6 附件

6.1 医学装备决策流程图（图 10-7-1）

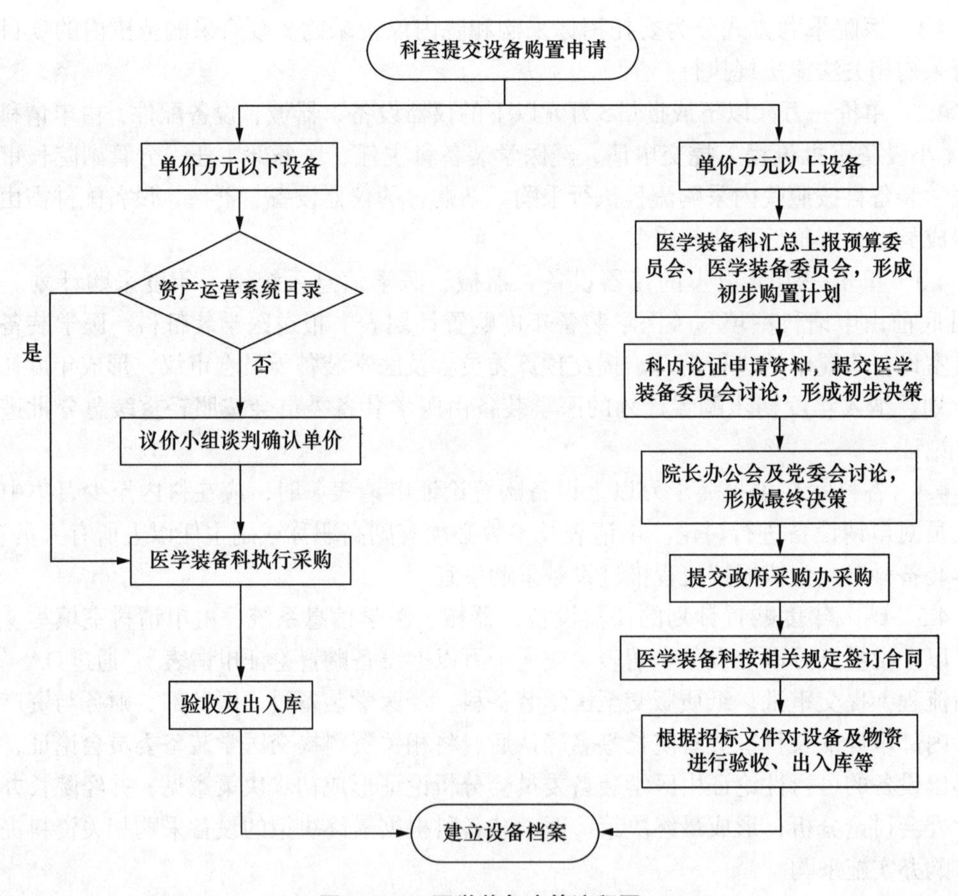

图 10-7-1 医学装备决策流程图

八、医学设备验收及出入库、档案管理制度

1 目的

明确医疗设备验收及出入库流程手续，规范验收及出入库管理标准。

2　通用范围

经医学装备科采购及验收、出入库的所有用于医疗、教学、科研等的仪器设备。

3　内容

3.1　设备验收及出入库流程

3.1.1　设备开箱点验

仪器设备的开箱验收应由医学装备科、使用科室和厂商多方共同到场，并由资产管理员将验收情况详细记录在案，准确记录设备机身标明的出厂编号（S/N 号）、日期、型号等主要信息，并由参与验收的有关人员现场签字认可。

3.1.2　设备安装调试

供货商负责协调厂家工程师对合同设备进行安装、调试，正常运行后，由使用科室设备管理员及负责人、医学装备科工程师对设备达到的技术要求做核对，确认设备符合要求后由厂家出具安装报告，使用科室验收人签字，由医学装备科办公室备案存档。在试运行中，若出现性能不稳定、技术指标有差异等异常情况时，不得随意拆机检修，必须待厂商派员处理，直至运行正常方可验收。若出现数量短缺、质量低劣、破损等问题，属国内产品的应及时要求厂商补货、退货或赔偿。属进口产品的需要办理商检和索赔。

3.1.3　设备培训考核

设备正常运行后由厂家工程师对使用科室人员进行详细的使用操作及日常维护培训（培训内容包括但不限于设备的基本工作原理、设备的亮点、设备的软硬件临床操作培训、日常操作校准及注意事项等），同时对医学装备科工程师进行设备维修、维护、保养培训（培训内容除包括设备的基本工作原理、亮点、软硬件临床操作培训、日常维护保养外，还需要对各个具体电路介绍分析及常见故障处理、设备质量控制管理维护等培训）。培训完成后填写《医疗设备培训登记表》，由参与培训的使用科室人员及医学装备科工程师逐个签名，单价一万元以上的设备还需要组织培训考核，培训考核合格后方可通过。

3.1.4　设备验收建档

培训考核通过的设备，由设备供应商参照《验收资料存档目录表》提交相关的验收资料，并完成医院《设备验收表》的填写和各部门相关负责人签名，经医学装备科主任复核签名后方可建档入库。

3.1.5　设备出入库手续办理

档案管理员必须在验收合格、前期手续完备、使用科室及医学装备科主任确认验收通过的前提下，核对发票、合同与厂商相符、相关资料交缴齐全，方可办理出入库手续，为每台设备办理资产码并粘贴于机身上。

3.2　设备档案管理

3.2.1　根据《档案法》规定，按医疗设备的管理等级，确定建立医疗设备档案管理的范围。医学装备科档案管理员对档案资料分类进行管理，便于查阅，任何人借阅资料时需要填写《医疗设备档案借阅登记表》。

3.2.2 档案资料要按规定的项目内容认真填写，做到字迹端正、完整清晰并分类编号登记。资料收集应真实、完整，并及时做好动态档案信息的补充更新工作。

3.2.3 技术档案要按规定的保存时间保管，销毁档案、资料要经过逐级批准。

3.2.4 档案管理人员工作变动时，要按程序办理档案移交手续，并由各方签名确认。

4 附件

4.1 设备验收及出入库办理全流程图（图10-8-1）

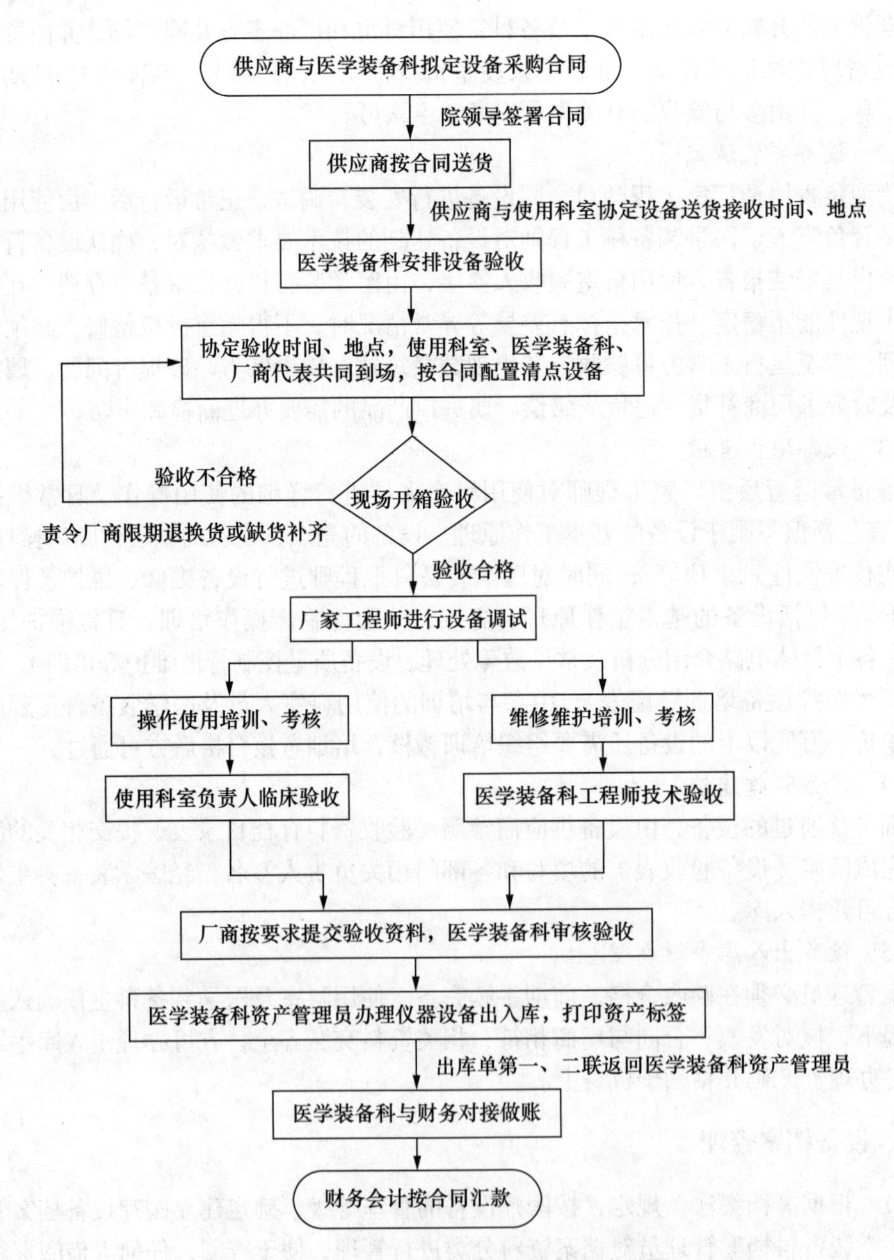

图10-8-1 设备验收及出入库办理流程图

4.2　设备验收流程图（图10-8-2）

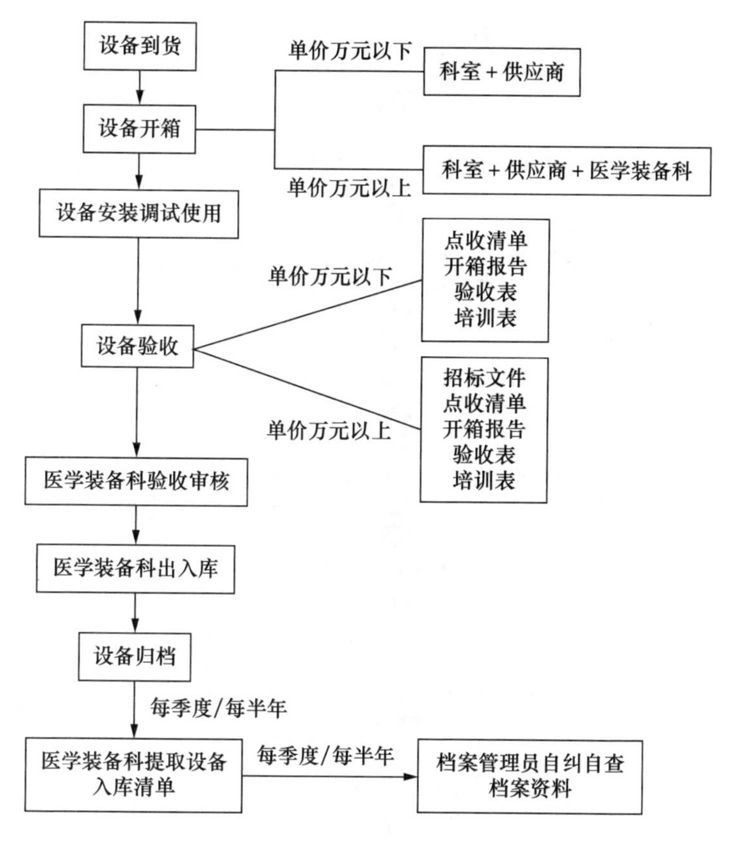

图10-8-2　设备验收流程图

4.3　设备验收及出入库厂商办理流程图（图10-8-3）

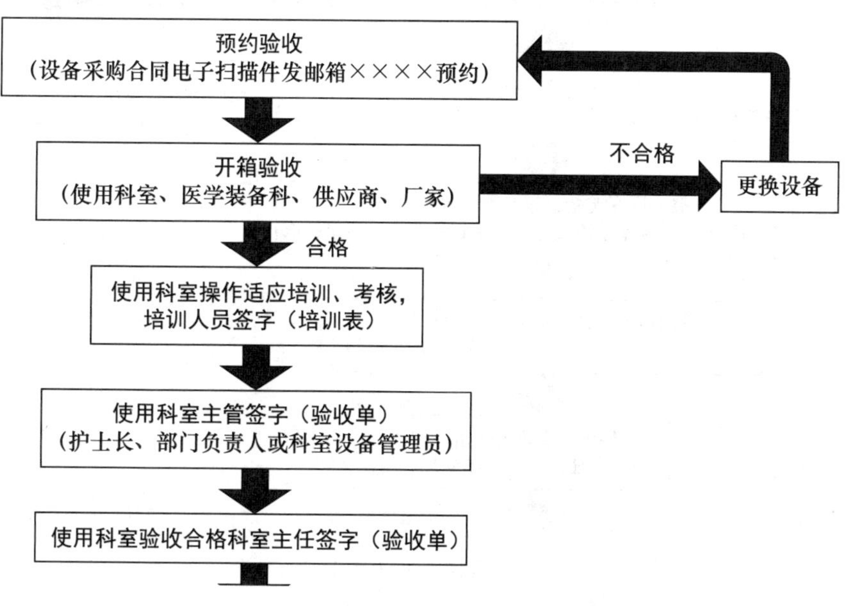

图10-8-3　设备验收及出入库厂商办理流程图

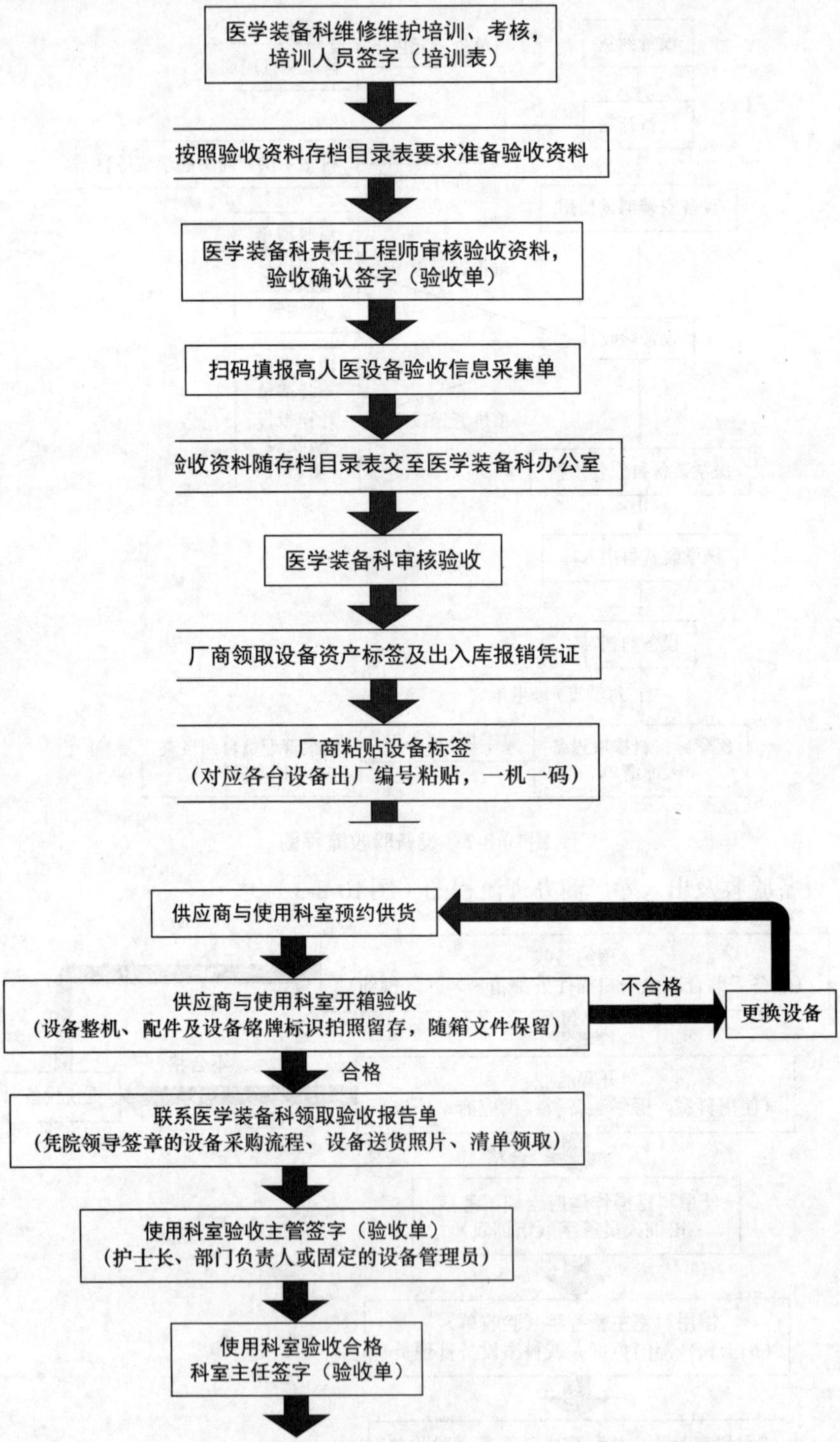

医学装备科维修维护培训、考核，
培训人员签字（培训表）

↓

按照验收资料存档目录表要求准备验收资料

↓

医学装备科责任工程师审核验收资料，
验收确认签字（验收单）

↓

扫码填报高人医设备验收信息采集单

↓

验收资料随存档目录表交至医学装备科办公室

↓

医学装备科审核验收

↓

厂商领取设备资产标签及出入库报销凭证

↓

厂商粘贴设备标签
（对应各台设备出厂编号粘贴，一机一码）

↓

供应商与使用科室预约供货

↓

供应商与使用科室开箱验收
（设备整机、配件及设备铭牌标识拍照留存，随箱文件保留）

不合格 → 更换设备 → 供应商与使用科室预约供货

↓ 合格

联系医学装备科领取验收报告单
（凭院领导签章的设备采购流程、设备送货照片、清单领取）

↓

使用科室验收主管签字（验收单）
（护士长、部门负责人或固定的设备管理员）

↓

使用科室验收合格
科室主任签字（验收单）

↓

图 10-8-3 （续）

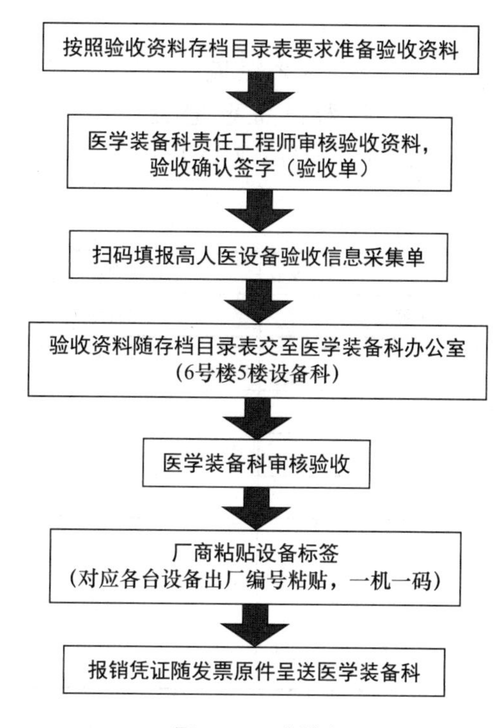

图10-8-3 （续）

4.4　仪器设备登记表（表10-8-1）

4.5　设备验收表（表10-8-2）

4.6　验收资料存档目录表（表10-8-3）

4.7　培训考核记录表（表10-8-4）

表10-8-1　仪器设备登记表

××医院

仪器设备登记表

设备名称：

归口档案号：

使用单位		存放地点	
经管人	（签名）	到货日期	

规格型号	
国别厂家	
销售公司	
出厂编号	
出厂日期	
合同号	
设备单价	￥
备注	

入库启用日期：

××医院

仪器设备登记表

（单价1万元以下且批量5万元以下）

设备名称：

归口档案号：

使用单位		存放地点	
经管人	（签名）	到货日期	

规格型号	
国别厂家	
销售公司	
出厂编号	
出厂日期	
审批单号	SBCG
设备单价	¥
备注	

入库启用日期：

表10-8-2 设备验收表

归口档案号：

入库启用日期：

设备验收表（2021版）

设备名称		规格型号		合同号	
生产厂家全称		国别		经费来源	
设备保修	合同保修期 月		□有延保， 月		
供应商全称	企业固话：				
售后服务公司名称	企业固话：				
供应商经理	TEL：		供方经办人：	TEL：	
售后服务经理	TEL：		售后服务工程师	TEL：	
设备所属科室			设备数量		
安装地点	楼层		科室管理单元		
设备出厂编号				出厂日期	
【设备包装】□木箱□纸箱□铁箱□外包装完好□外包装有残损共 箱 【防倾斜运输变色标记】□无□有，但变色□有，未变色 【设备外观】□全新完好 □表面污损 □拆卸痕迹 □无铭牌标识 □铭牌信息不全 □库存机 【按合同和装箱单，核对设备到货实际配置、型号、规格、数量】□全部相符 □缺配置 □型号规格不符 □其他 【问题说明】： 设备使用人： 到货验收日期：					

续表

<table>
<tr><td colspan="2">设备安装情况：
设备完好，按要求完成安装，仪器调试正常。是否有设备安装调试报告：□有　□无
厂商安装工程师（签名）：　　日期：</td></tr>
<tr><td colspan="2">设备培训情况：
操作人员应用培训完成，能正常操作仪器；维修人员设备常见故障及基本维修培训完成
厂商培训工程师（签名）：　　日期：</td></tr>
<tr><td rowspan="2">设备是否符合使用科室需求，运行良好：□是　□不符合验收要求
有无待解决问题：□无　□如有，请说明：</td><td>使用科室验收主管（签名）：　　日期：</td></tr>
<tr><td>使用科室主任（签名）：　　日期：</td></tr>
<tr><td rowspan="2">技术资料情况：（依提交备案资料的实际数量填写）
使用手册　　本；维修手册　　本；电路图　　本；
光盘（软件）　张；其他：</td><td>医学装备科验收工程师：　　日期：</td></tr>
<tr><td>医学装备科验收审核：　　日期：</td></tr>
<tr><td>医院验收结果（监督）：</td><td>医学装备科主任（签名）：　　日期：</td></tr>
</table>

验收说明：此验收单在相应验收流程完成后由相关人员签字确认后，凭此单作为设备出入库及付款凭证，设备报修起始时间由所有验收流程合格后系统入库之日起计。

归口档案号：
入库启用日期：

设备验收表（2021版）
（单价1万元以下且批量5万元以下）

填报日期：　　年　　月　　日

<table>
<tr><td>设备名称</td><td></td><td>规格型号</td><td></td><td>购置审批单号</td><td></td></tr>
<tr><td>生产厂家全称</td><td></td><td>国别</td><td></td><td>经费来源</td><td></td></tr>
<tr><td>设备保修</td><td colspan="5">审定保修期　月　□有延保，　月</td></tr>
<tr><td>供应商全称</td><td colspan="5">企业固话：</td></tr>
<tr><td>售后服务公司名称</td><td colspan="5">企业固话：</td></tr>
<tr><td>供应商经理</td><td>TEL：</td><td>供方经办人：</td><td colspan="3">TEL：</td></tr>
<tr><td>售后服务经理</td><td>TEL：</td><td>售后服务工程师</td><td colspan="3">TEL：</td></tr>
<tr><td>设备所属科室</td><td></td><td>设备数量</td><td colspan="3"></td></tr>
<tr><td>安装地点</td><td>楼层</td><td>科室管理单元</td><td colspan="3"></td></tr>
<tr><td>设备出厂编号</td><td colspan="3"></td><td>出厂日期</td><td></td></tr>
<tr><td colspan="6">【设备包装】□木箱□纸箱□铁箱□外包装完好□外包装有残损共　箱
【防倾斜运输变色标记】□无□有，但变色□有，未变色
【设备外观】□全新完好　□表面污损　□拆卸痕迹　□无铭牌标识□铭牌信息不全　□库存机
【按合同和装箱单，核对设备到货实际配置、型号、规格、数量】□全部相符□缺配置□型号规格不符□其他
【问题说明】：
设备使用人：　到货验收日期：</td></tr>
</table>

续表

<table>
<tr><td colspan="2">设备安装情况：
设备完好，按要求完成安装，仪器调试正常。是否有设备安装调试报告：□有 □无
厂商安装工程师（签名）：　　日期：</td></tr>
<tr><td colspan="2">设备培训情况：
操作人员应用培训完成，能正常操作仪器；维修人员设备常见故障及基本维修培训完成
厂商培训工程师（签名）：　　日期：</td></tr>
<tr><td>设备是否符合使用科室需求，运行良好：□是
□不符合验收要求
有无待解决问题：□无 □ 如有，请说明：</td><td>使用科室验收主管（签名）：　日期：</td></tr>
<tr><td></td><td>使用科室主任（签名）：　日期：</td></tr>
<tr><td>技术资料情况：（依提交备案资料的实际数量填写）
使用手册　本；维修手册　本；电路图　本；
光盘（软件）张；其他：</td><td>医学装备科验收工程师：　日期：</td></tr>
<tr><td></td><td>医学装备科验收审核：　日期：</td></tr>
<tr><td>医院验收结果（监督）：</td><td>医学装备科主任（签名）：　日期：</td></tr>
</table>

验收说明：此验收单在相应验收流程完成后由相关人员签字确认后，凭此单作为设备出入库及付款凭证，设备报修起始时间由所有验收流程合格后系统入库之日起计。

表 10-8-3　验收资料存档目录表（2021 版）

待提交	存档项目	核对存档
	高人医设备登记本	
	设备招投标、评标文件、中标通知书	
	高人医验收资料存档目录表（本表）	
	高人医设备验收报告单	
	高人医医疗设备培训登记表	
	操作使用、维修维护培训登记表	
	高人医设备采购合同、廉洁合同复印件	
	现场点收设备的配置清单（使用科室验收签字）	
	设备外观照片、设备铭牌照片（清晰显示出设备型号、厂家、出厂编号、日期、生产地等信息）	
	此设备合格证明文件（国内合格证或进口设备出厂检测报告，对应设备出厂编号、一机一份）	
	厂家安装调试报告（调试工程师、使用科室签字确认）	
	生产厂家营业执照、生产许可证等企业资质文件	
	供应商营业执照、医疗设备经营许可证、授权等资质文件	
	医疗设备产品注册证	
	进口设备报关单、商检证明	
	发票复印件	
	按照合同保修期限，厂家出具保修承诺文件（厂家公章）	
	附加的售后服务承诺书或延保协议（厂商加盖公章）	

续表

待提交	存档项目	核对存档
	大型设备机器性能、防护性能等第三方检测报告	
	强检类设备的首次计量检测合格报告	
	压力容器（液态氧、压缩空气站、消毒锅）、高压氧舱系统等特种设备需由特种承压设备检测研究院出具相关检测证明	
	技术资料电子版光盘 ____ 张，培训讲义 ____ 份	
	设备操作使用手册：中文 ____ 本，英文 ____ 本	
	设备维修维护手册：中文 ____ 本，英文 ____ 本	
	设备原理、维修线路图：____ 份	
	采购合同电子扫描件发邮箱××××［文件命名：使用部门+设备名+供应商名（联系人及电话）+合同号］	
	点收清单Excel表格发邮箱××××（信息包含：主机及主要附件厂家、型号、出厂编号、出厂日期、对应科室、存放地点）	
	其他/说明：	

验收资料存档目录表（2021版）

（单价1万元以下且批量5万元以下）

待提交	存档项目	核对存档
	高人医设备登记本（单价1万元以下且批量5万元以下）	
	高人医验收资料存档目录表（本表）	
	高人医设备验收报告单（单价1万元以下且批量5万元以下）	
	现场点收设备的配置清单（使用科室验收签字）	
	设备外观照片、设备铭牌照片（清晰显示出设备型号、厂家、出厂编号、日期、生产地等信息）	
	此设备合格证明文件（国内合格证或进口设备出厂检测报告，对应设备出厂编号、一机一份）	
	厂家安装调试报告（调试工程师、使用科室签字确认）	
	生产厂家营业执照、生产许可证等企业资质文件	
	供应商营业执照、医疗设备经营许可证、授权等资质文件	
	医疗设备产品注册证	
	进口设备报关单、商检证明	
	发票复印件	
	厂家保修承诺文件（厂商公章）	
	强检类设备的首次计量检测合格报告	
	压力容器（液态氧、压缩空气站、消毒锅）、高压氧舱系统等特种设备需由特种承压设备检测研究院出具相关检测证明	
	技术资料电子版光盘 ____ 张，培训讲义 ____ 份	
	设备操作使用手册：中文 ____ 本，英文 ____ 本	
	设备维修维护手册：中文 ____ 本，英文 ____ 本	

续表

待提交	存档项目	核对存档
	设备原理、维修线路图：____ 份	
	点收清单Excel表格发邮箱××××（信息包含：主机及主要附件厂家、型号、出厂编号、出厂日期、对应科室、存放地点）	
	其他/说明：	

备注：1. 验收资料按上次序排列以便逐项核对，设备科工程师核对资料合格后对应打√。

2. 设备技术资料需要尽量提供随箱原厂资料存档，使用手册复印本留使用科室。

表10-8-4 培训考核记录表

日期		主题					
地点		培训老师					
培训方式		考核方式					
培训内容纪要	记录人/时间：						
序	签到	职称	考核成绩	序	签到	职称	考核成绩
1				8			
2				9			
3				10			
4				11			
5				12			
6				13			
7				14			
备注：培训方式代号：A集中培训 B发文自学 C分组讨论 D操作指导 E个别讲解 F其他 考核方式代号：A书面考核 B现场抽查 C实际操作 D在线考核 E领导评定 F民主评价 G其他 考核成绩：书面及在线考核写分数，其他考核成绩分“优、良、合格、不合格”四等 不合格的需要补考							
总结： [培训效果评价（含合格率）、分析、改进措施]							
附件：	附件1：培训通知（或培训计划）；附件2：PPT；附件3：考试试题（或提问考题、操作考题等）；附件4：培训或考核现场相片						

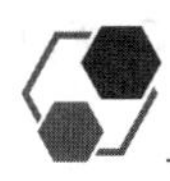

九、医疗器械库房管理制度

1 目的

规范医疗器械产品仓库贮存、养护、出入库管理。

2 通用范围

医疗器械库存物品管理工作。

3 内容

3.1 医疗器械库房管理规定

为确保医疗器械产品在库期间质量稳定，为临床及时提供合格产品，防止不合格产品用于临床，参照国家相关库房管理制度，对医疗器械库房作出以下规定：

3.1.1　适用于库房集中管理及贮备的医疗器械。

3.1.2　库房设置至少1名库房管理员负责库房管理及定期养护，库房内要配备相应的防火、防潮、防虫、防盗等设施，如货架、地排、灭火器、温湿度计等。保持库房通风安全，确保物品不发生霉变，库房内保持清洁整齐，道路通畅，不得存放私人物品。

3.1.3　*产品存放按“三不靠”原则*

产品存放不靠顶、不靠墙、不靠地。货物与库房地面、墙面、顶棚要留有适当的间距。贮存医疗器械的货架等设施设备应当保持清洁、无破损。温湿度计应悬挂于库房内不易被阳光直射的墙壁上，高度应满足库房管理员平视的要求。

3.1.4　搬运和堆垛医疗器械应当按照包装标示要求规范操作，堆垛高度符合包装图示要求，避免损坏医疗器械包装。

3.2 入库验收程序

3.2.1　库房管理人员负责对产品的名称、规格、型号、标识、数量、外包装等进行复核与验收。进口医疗器械还必须核对海关报关单或相关部门的基本信息是否一致。

3.2.2　产品入库后，应及时登记批号、注册证号和验收情况等相关信息。

3.2.3　对信息不一致，质量异常、标识模糊等不符合验收标准的产品应拒收，并及时上报。

3.2.4　医疗器械验收，必须由仓库管理人员与送货人共同进行，逐箱验货到最小包装，如发现原箱短少，由验收者及送货人核实并查明原因，及时纠正。

3.2.5　购进验收记录应保存超过产品有效期5年，无有效期的保存到产品使用后4年。

3.3 日常养护程序

3.3.1　定期巡查库存物品，发现问题及时处理。

3.3.2 库存物品要分类存放整齐、标志清晰，对有特殊存放要求的物品按规定存放。

3.3.3 定期记录库房内温度和湿度，根据温湿度情况，采取相应措施，以保证产品质量。

3.3.4 定期对库房物品进行盘点核对，做到账物相符，及时对滞用造成积压的产品进行处理，计算出盈亏数量和盈亏金额、生成盘存表，上报医院备案，以备上级部门审计。

3.4 出库程序

3.4.1 所发产品的包装应完好。

3.4.2 库房管理人员发现产品存在质量或安全问题时，应停止发放使用，单独存放并做好记录，向上级领导汇报。

3.4.3 发放按计划执行，不符合手续不得发放，并保存好原始单据。每月按计划给临床科室配送。临床有特殊需要，可以按相关规定给予发放。临床科室使用的一切物资要有专人领取和专人管理，严格领用制度，出入库手续要齐全，建立台账，做到合理使用，杜绝浪费。

3.4.4 实行仓库岗位责任制，无关人员不得进入库内，库内禁止烟火。因工作玩忽职守造成物资损坏、仓库被盗者，视情节轻重给予处理。

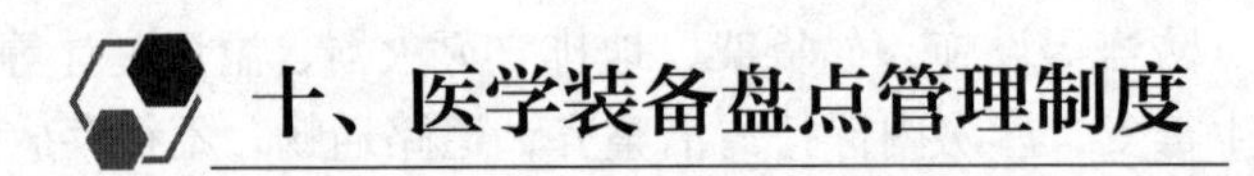

十、医学装备盘点管理制度

1 目的

确保医疗设备的账物相符，杜绝差错，确保在用设备的安全和完整。

2 通用范围

医院固定资产盘点。

3 定义

医疗资产盘点是为了全面反映固定资产的运营情况，能规范化管理好固定资产，确保账物清晰。

4 内容

4.1 医学装备科仓库必须每半年盘点1次。

4.2 仓库盘点时，由仓库保管员、会计和科主任指定其他人员参加，并组成盘点小组，对所有库存物资进行详细的盘点。盘点内容包括：品名、规格、数量、金额和盘点日期。

4.3 固定资产盘点时，必须认真填写盘点表，盘点表一式三份，分管会计师、资产管理员、科室各一份，要做到账物相符。

4.4　对盘盈、盘亏的物品，应认真查明原因，详细填写盘盈、盘亏表，并写出书面材料上报科室，经批准后，再做有关账务处理。

4.5　通过盘点，对过期、失效、损坏变质的物品，要分清责任，由经手人写出书面材料报科领导，待批准后，再做有关财务处理。

4.6　对玩忽职守，给医院造成经济损失者，根据情节轻重及金额大小上报分管院长、院长，并做出相应处理。

5　参考资料

5.1 《医疗机构医疗器械管理质控指南》

6　附件

6.1　资产盘点流程图（图10-10-1）

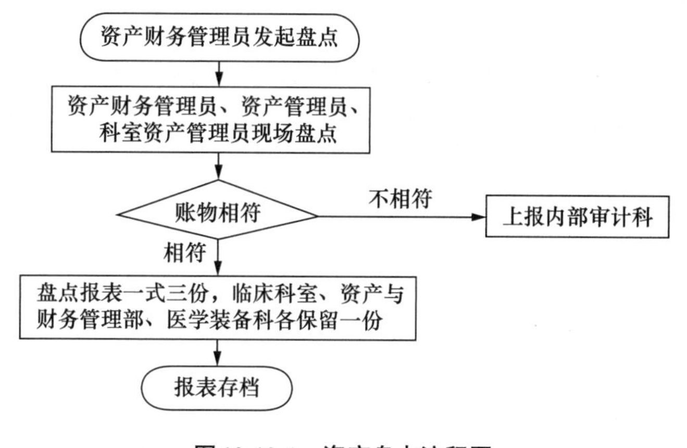

图10-10-1　资产盘点流程图

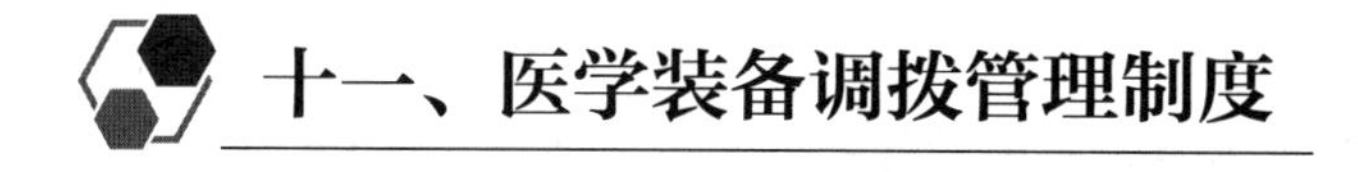

十一、医学装备调拨管理制度

1　目的

充分发挥在用设备的作用，有效利用闲置设备，减少固定资产投入，节约生产成本。

2　通用范围

适用于全院医学装备调配管理。

3　内容

3.1　医疗设备的调拨和转移必须通知医学装备科，并提交纸质版转移申请书，由主管部门审批后才办理相关手续，如未办理固定资产管理移交手续而产生责任纠纷或造成不良后果的，科室负责人应承担相应责任。

3.2 跨科借用

3.2.1 由于医疗需要，经双方科室负责人同意，医疗设备固定资产可以跨科借用。固定资产借出方需由设备管理员保留借方设备管理员借条，该借条必须注明设备名称、固定资产编号、设备完好状况、设备归还日期等，如未办理借用手续或因借条丢失所造成账物不符等结果，将由借出方承担相关责任。

3.3 资产转科

3.3.1 医疗设备固定资产因临床业务需要进行转科使用，相关科室需要向医学装备科提出OA申请，经医学装备科主任、医务部主任、分管副院长同意后，办理转科手续和固定资产账目变更，方可移交相关医疗设备资产。

3.4 资产出院

3.4.1 医院医疗设备固定资产因支援或捐赠转移出院外，医学装备科必须根据院长亲笔批准的相关文件，凭接收方接收文件及时报医院财务与资产管理部办理固定资产账目变更手续。

4 参考资料

4.1 《医疗器械监督管理条例》

4.2 《医学装备管理办法》

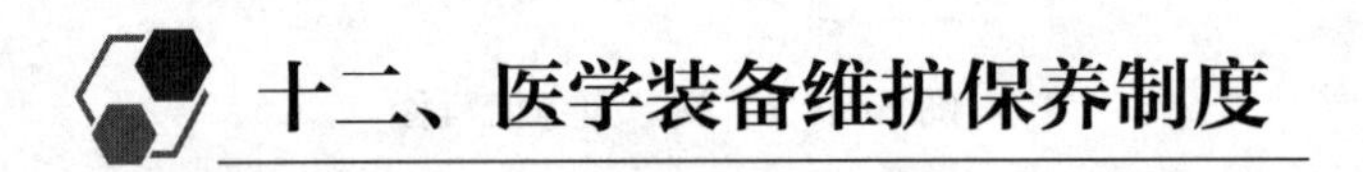

十二、医学装备维护保养制度

1 目的

通过日常维护保养及时发现设备故障隐患，降低维修率，延长设备的使用寿命，确保设备安全运行。

2 通用范围

医学装备科维修技术人员、医学装备使用科室的设备管理员及操作人员。

3 定义

医学装备维护保养指设备未出现故障时，维修技术人员对其采取不同的预防性维护方案与程序、技术及方法以及其他一些特殊的手段与措施对设备进行维护保养。

4 内容

4.1 一级保养（即日常维护保养）

由设备操作使用人员负责，主要是进行仪器外部清洁，检查有无异常情况，如声音、温度、指示灯等异常情况，进行局部检查和调整；将当天设备运转情况详细记录在《医疗设备日常使用情况登记手册》上。

4.1.1 日常清洁

机房打扫，保持室内清洁，仪器表面擦拭去尘，异物清除。

4.1.2 温湿度观测

观测调整机房温湿度是否符合要求，是否相对稳定。

4.1.3 部件检查

检查设备器械、转动、气路、水路、螺钉、螺母等部位是否正常。

4.1.4 外观检查

检查设备面板的开关、旋钮、指示灯、仪表及显示参数是否正常。

4.1.5 设备自检

开始工作前，利用设备自检程序检测仪器各部分状态情况是否正常。

4.1.6 运行观察

注意仪器在运行过程中是否出现异常气味和声音，图像显示及仪表指示是否正常。

4.1.7 操作检查

检查操作人员操作仪器是否符合规程，及时纠正违规或失误之处。

4.2 二级养护

属预防性修理，由医学装备科责任工程师负责，对设备的主体部分或主要组件进行检查，调整精度，必要时应更换易损件；每季度对急救、生命支持类等设备进行1次常规保养。每年对常规设备进行1次排查、保养。

4.2.1 外观检查

插头插座的接触处有无氧化、生锈或接触不良，电源线有无老化，散热排风是否正常，各种接线的连接和管道的连接是否良好。

4.2.2 清洁与保养

对内部电气部分与机械部分进行清洁，包括清洗空气过滤网及有关管道；对仪器有关插头、插座进行清洁，防止接触不良；对必要的机械部分进行加油润滑。

4.2.3 更换易损件

对已达到使用寿命及性能下降、不合要求的元器件或使用说明书中规定要定期更换的配件进行及时更换，预防可能的故障发生、扩大或造成整机故障。对电池充电不足的情况要督促有关人员进行定期充电，排除设备明显的和潜在的各种故障。

4.2.4 功能检查

开机检查各指示灯、指示器是否正常；通过调节、设置各个开关和按钮，进入各功能设置，以检查设备的基本功能是否正常。通过模拟测试，检查设备各项报警功能是否正常，包括参数设置范围报警、故障代码显示与报警、声光报警、机械安全保护、过载报警、开机自检或手动自检功能等。

4.2.5　性能测试校准

测试各直流电源的稳压值、电路中主要测试点的电压值或波形，并根据说明书的要求进行必要的校正和调整，以保证仪器各项技术指标达到标准，确保仪器在医疗诊断与治疗中的质量。

4.2.6　安全检查

检查各种引线、插头、连接器等有无破损；接地线是否牢靠，接地线电阻和漏电电流（患者漏电电流、机壳漏电电流、接地漏电电流）是否在允许限度内。检查机架是否牢固，机械运转是否正常；各连接部件有无松动、脱落或破裂等迹象。

4.2.7　数字化影像医学装备的软件和数据备份

利用软件备份数据，可以在设备软件出现故障时及时还原，保障设备正常运行，避免数据丢失。

4.3　三级养护

主要由设备厂家或第三方机构工程人员负责，设备责任工程师协助。保养周期由医院和设备厂家或第三方公司签订协议和口头协商确定，设备责任工程师负责对供应商或第三方机构预防性维护的管理与监督工作，包括计划、频率、质量等。

4.4　医学装备科维修技术人员按计划做好分管区域内的医学装备预防性维护工作。

4.5　医学装备使用人员及管理人员配合维修技术人员完成预防性维护工作。

4.6　医院和设备维修组制订医学装备预防性维护计划，包括维护周期、维护项目等。

4.7　医学装备预防性维护过程中，如遇设备存在问题或检测不符合时，应立即进行评估并转入维修程序。

4.8　监督检查

4.8.1　设备管理科室每季度对医学装备维护保养工作进行自查，对设备维护保养工作发现的问题进行总结分析。

4.8.2　医学装备科每季度对科室、厂家的预防性维护工作进行监查、检查，检查过程中存在问题及时向科室或维护厂家反馈，及时跟踪处理，做好监督总结。

5　参考资料

5.1《医疗器械使用监督管理方法》

6　附件

6.1　设备保养流程图（图10-12-1）

6.2　维护保养记录表（表10-12-1）

6.3　预防性维护保养计划表（表10-12-2）

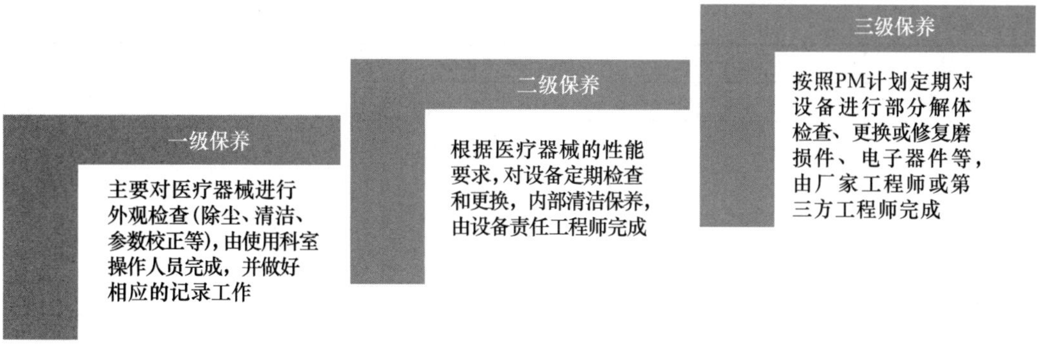

一级保养

主要对医疗器械进行外观检查(除尘、清洁、参数校正等)，由使用科室操作人员完成，并做好相应的记录工作

二级保养

根据医疗器械的性能要求，对设备定期检查和更换，内部清洁保养，由设备责任工程师完成

三级保养

按照PM计划定期对设备进行部分解体检查、更换或修复磨损件、电子器件等，由厂家工程师或第三方工程师完成

图 10-12-1　设备保养流程图

表 10-12-1　医疗设备预防性维护保养记录表

设备名称：　　　　　　　　　　　　　　　设备序列号：

保养项目	检查方法与检查内容	检查情况
外观检查	1. 各开关、按钮、接头插座是否正常，没有出现松动及错位	是□否□不适用□
	2. 插头插座接触位置是否正常，没有出现氧化、生锈或接触不良	是□否□不适用□
	3. 电源线是否正常没有老化	是□否□不适用□
	4. 散热排风是否正常	是□否□不适用□
	5. 各接地连接和管道的连接是否良好	是□否□不适用□
清洁保养	1. 是否对设备表面与内部电气部分、机械部分进行清洁，包括清洗过滤网及有关管道	是□否□不适用□
	2. 是否对设备有关插头插座进行清洁，防止接触位置是否正常，没有出现氧化、生锈或接触不良	是□否□不适用□
	3. 是否对必要的机械部分添加润滑油	是□否□不适用□
更换易损件	1. 是否更换不符合要求的元器件	是□否□不适用□
	2. 是否按说明书要求定期更换配件	是□否□不适用□
	3. 对充电不足的情况是否督促科室人员进行定期充电	是□否□不适用□
	4. 是否排除设备明显的和潜在的各种故障	是□否□不适用□
功能检查	1. 开机检查各指示灯、指示器（时间显示）是否正常	是□否□不适用□
	2. 通过调节、设置各个开关和按钮，进入各功能设置，检查设备的基本功能是否正常	是□否□不适用□
	3. 通过模拟测试，检查设备各项报警功能是否正常	是□否□不适用□
性能测试校准	1. 性能检查情况标签是否完整、整洁	是□否□不适用□
	2. 计量检测标识是否完整，并在有效期内	是□否□不适用□
	3. 各项技术指标是否达到标准	是□否□不适用□
安全检查	1. 检查各种引线、插头、连接器是否无破损	是□否□不适用□
	2. 接地线是否牢靠	是□否□不适用□
	3. 检查机架是否牢固	是□否□不适用□
	4. 检查机械运转是否正常	是□否□不适用□
	5. 检查各连接部件有无松动、脱皮或破裂现象	是□否□不适用□

续表

保养项目	检查方法与检查内容	检查情况
存在问题		
改进建议		
后续跟踪处理情况		
科室对维保服务意见	□满意 □不满意 □其他	

维保人（签字）：　　维保日期：　　年　月　日　　科室签字：

表 10-12-2　年度医疗设备预防性维护保养计划表

序号	计划保养日期	检查科室	设备名称	数量	保养内容	维护保养周期	负责人员	备注

十三、重症医学设备设施维护保养制度

1 目的

规范和加强重症医学装备维护保养，使医疗设备的功能保持完好性，尽最大可能保障重症医学设备安全和有效利用。

2 通用范围

重症医学科室设备维护保养工作。

3 定义

重症医学设备设施是指放置在重症救治科室，用于协助救治危重患者使用的医疗设备，其中包括：呼吸机、心电监护仪、氧电监测仪、转运呼吸机、血液净化设备、心脏起搏器、微量注射（输液）泵、高频呼吸机、血气分析仪、可视喉镜设备、心肺复苏机、肠内营养注射泵、亚低温治疗仪、中心供氧设施、中心负压设施、中心空压设施等。

4 内容

4.1 重症医学设备的维护保养工作参与人员

重症医学设备的维护保养工作由医学装备科、重症医学临床科室和重症医学设备厂家技术人员分别或协同进行，按医学装备维护保养制度执行。

4.2 重症医学设备的维护保养实施细则

4.2.1 重症医学设备以急救、生命支持类设备为主，所有设备应有专人使用保管，严格遵守操作规程和管理制度，使用人员应每日清点设备，知道其去向，并认真填写《医疗设备日常使用情况检查登记手册》。

4.2.2 设备保管人每日保养内容包括重症医学设备自带电池电量检查、时钟校正、附件检查、清洁消毒等内容。

4.2.3 待用的设备若检查有问题应悬挂故障停用牌，放在待修区域及时报修；在用的设备有故障应及时替换为完好设备，故障设备悬挂故障停用标识并及时报修；多人使用的设备应做好交接并记录完整。

4.2.4 医学装备科技术人员每周对急救、生命支持类设备进行巡查，并做好登记，有问题及时反馈科室；每季度和科室使用人员对医疗设备进行预防性巡查、检测、保养，并做好相应的巡查和保养记录。二级保养内容包含设备的参数设置检查、部件磨损情况检查、易损件更换，三级保养应包含功能测试、检定及二级保养内容。

4.3 重症医学设备的管理

重症医学科室的中心供氧设施、中心空压设施、中心负压设施由医学装备科统一管理，中心供气供压设备的运行监测、保养维护、故障维修的工作由医学装备科中心供氧组负责管理，以保障重症医学科室全天24小时的无间断供给。

4.4 监督检查

4.4.1 设备管理科室每季度对医学装备维护保养工作进行自查，对设备维护保养工作发现的问题进行总结分析。

4.4.2 医学装备科每季度对科室保养工作进行督查，对科室、厂家的预防性维护工作进行监查、检查，检查过程中存在问题及时向科室或维护厂家反馈，及时跟踪处理，做好监督总结。

5 参考资料

5.1 《医疗器械使用监督管理方法》

5.2 《医疗器械监督管理条例》

5.3 《医疗器械临床使用管理办法》

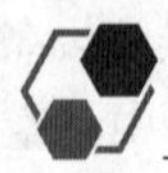

十四、医学装备维修管理制度

1 目的

明确医疗设备维修报修、故障处理和费用处理等规范，提高医疗设备维修效率。

2 通用范围

医学装备科维修技术人员和临床科室设备使用人员。

3 定义

设备维修是指设备出现故障后，从使用科室报修，维修技术人员到现场检查确定维修方案和报批，修复后设备性能验收，出具维修报告和费用处理等一系列过程。

4 内容

4.1 设备故障报修方式

4.1.1 设备出现故障，立即电话联系维修组分管负责工程师或维修组值班人员。

4.1.2 设备工作时间或节假日期间出现故障，拨打维修组值班电话。

4.2 设备使用科室报修要求

4.2.1 报修人员详细说明设备的故障情况，以便及时排除故障。

4.2.2 故障设备要悬挂故障停用标识，报修人员做好交接班工作。

4.2.3 使用科室人员不得私自联系外部人员维修设备。

4.2.4 设备购买保修合同的科室，故障报修要第一时间向维修组报告，再拨打厂家报修电话。

4.3 维修人员处理要求

4.3.1 维修人员接到报修电话，严格执行岗位职责，及时予以响应和处理，一般故障能当天修好尽量当天修好，当天不能修好的应及时向使用科室解释说明，外送维修超过1周不能修好的要报告医学装备科主任，如无法判断设备故障，需要组织全组人员进行会诊。

4.3.2 设备维修要进行登记，填写《医疗设备维修登记手册》。

4.3.3 院内无法维修的需要更换配件的设备，维修人员应向说明使用科室原因并提出维修建议，经使用科室和装备科负责人确认后，联系厂家或第三方中标维修服务商进行维修。

4.3.4 外送维修的设备产生费用需要告知设备使用科室负责人在OA系统提交设备外送维修申请，一般情况当月外送维修设备当月通过提交申请，外送维修金额超过1万元要通知科室按医院议价流程处理，超过10万元要提交院长办公会和党委会审核。

4.3.5　设备完成外送维修后，需要组织使用对设备维修情况进行验收确认，达不到使用性能安全要求，维修技术人员做好后续跟踪处理工作。

4.3.6　设备维修工程师巡检时发现设备故障，及时对故障设备进行排查检修，做好登记，告知设备使用科室。

4.3.7　对急救、生命支持类设备发生故障，维修人员要积极抢修，及时排除故障，需要外送维修设备的要跟踪设备维修间隔期，维修时间长要及时告知使用科室和科主任，做好应急调配工作。

4.3.8　对保修期内或购置保修合同的医疗设备，出现故障时及时联系保修服务商，维修过程中维修人员在现场确认。

4.3.9　故障设备无维修价值，通知使用科室办理报废流程。

4.4　监督检查

4.4.1　设备使用科室每季度对医学装备维修管理工作进行自查，对自查过程中发现的问题进行总结分析。

4.4.2　医学装备科每季度对设备使用科室、外送维修服务商维修工作执行情况进行督查，检查过程中存在问题及时向科室或维护厂家反馈，做好后续跟踪处理和检查总结工作。

5　参考资料

5.1《医疗器械使用监督管理方法》

6　附件

6.1　设备维修流程图（图10-14-1）

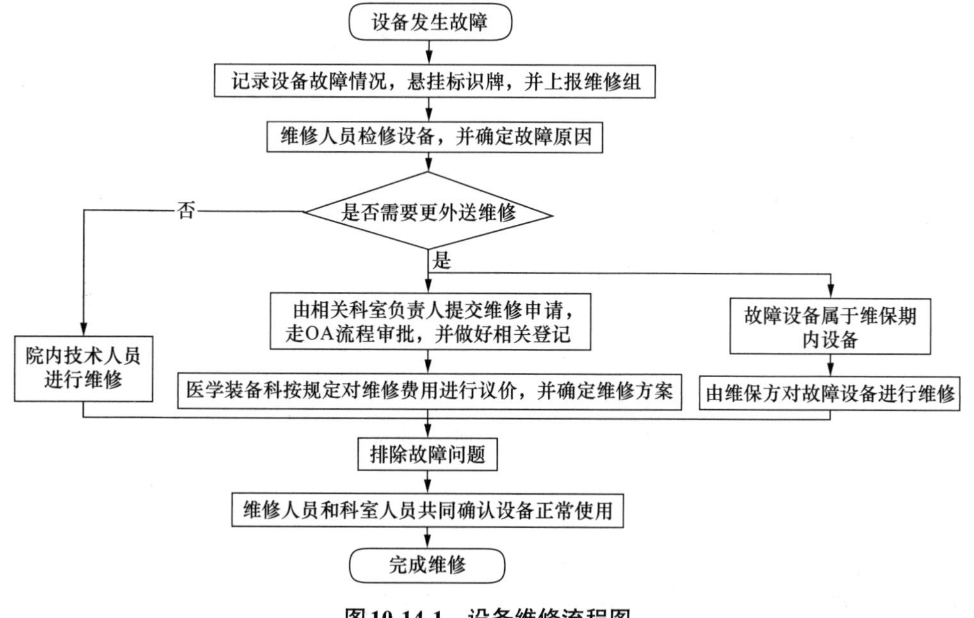

图10-14-1　设备维修流程图

6.2 设备维修登记表（表10-14-1）

表10-14-1 设备维修登记表

维修时间	维修类型	设备名称	规格型号	序列号	故障问题	维修详情	维修人员	修好日期	科室意见	科室签名

十五、医学装备巡检制度

1 目的

保证医学装备安全使用，及时发现潜在故障或安全隐患。

2 通用范围

医学装备科维修技术人员和医学装备使用科室设备管理人员。

3 定义

医学装备巡检是医学装备预防性维护和主动维修的一种形式，通过巡检，可及时了解医学装备的运行状态及保养情况，及时发现使用管理中存在的问题及潜在故障和安全隐患。

4 内容

4.1 维修人员巡检方式

维修组工程师每月对所分管科室设备巡检1次。

4.2 设备科室巡检方式

4.2.1 工程师定期对所分管区域进行巡检。

4.2.2 各临床科室设备管理人员协助工程师完成巡检工作。

4.3 巡检内容

4.3.1 医学装备运行环境是否符合设备使用规范。

4.3.2 查看设备的登记台账是否完整。

4.3.3 检查设备运行状态是否正常，附件是否齐全。

4.3.4 仪器运行标识是否完整。

4.3.5 检查操作人员使用设备是否规范，有无安全隐患。

4.3.6 查看是否违规使用受损设备和外来设备。

4.4 监督检查

4.4.1 使用科室在设备使用保管上有不符合规范的情况，巡检工程师必须提出意见，提供指导，并进行反馈。

4.4.2 巡检时，可以对医疗器械的使用做出评估，听取使用科室的建议与要求，并作记录。

4.4.3 巡检中遇到紧急情况应立即解决或向领导汇报。

5 参考资料

5.1 《医疗器械使用监督管理方法》

5.2 《医疗器械监督管理条例》

5.3 《医疗器械临床使用管理办法》

5.4 《医疗装备管理办法》

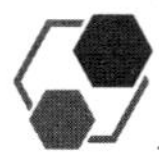

十六、医用设备应用分析评价管理制度

1 目的

规范和加强医用设备配置、使用管理，为设备论证决策提供参考依据。

2 通用范围

使用大型医用设备相关科室。

3 定义

大型医用设备是指使用技术复杂、资金投入量大、运行成本高、对医疗费用影响大的大型医疗器械。

4 内容

4.1 医学装备科和临床使用科室设立专职/兼职人员负责大型医用设备相关数据资料收集、整理、分析和上报。

4.2 临床使用部门购置单价超过50万元的，有对应物价收费项目，且满一个完整统计年度的医疗设备，使用科室需要对医用设备使用、功能开发、成本效益、临床效果、质量等进行分析、统计、评价和改进，形成书面报告上报。

4.3 临床使用科室专职/兼职人员按月收集并向医学装备科报送设备运行成本效益数据，使用部门负责人要对数据真实性进行审核确认并签名，设备运行成本效益数据要进行存档管理。

4.4 医学装备科专职/兼职人员要对数据进行核查，报送数据和医院信息系统有较大偏差或严重偏离的要向装备科主任及时汇报，并向使用部门反馈，督促其改正，重新上报。

4.5 每年1月结束前临床使用科室需要提交上年度医用设备应用分析评价报告，医学装备科对提交应用分析评价报告进行汇总。

4.6 根据分析汇总结果，医学装备使用情况和效益低于设备申请论证时提出的预估值时，临床使用科室分析原因进行整改，并将整改措施提交医疗器械临床使用管理委员会进行审议。

5 参考资料

5.1 《医学装备管理办法》

5.2 《大型医用设备配置与使用管理办法（试行）》

5.3 《医疗器械临床使用管理办法》

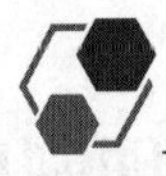

十七、医学装备质量安全管理制度

1 目的

确保医学装备在生命周期内，其准入、使用、维护和处置接受质量安全监督管理，保障在用医学装备达到国家要求的技术标准和处于安全状态。

2 通用范围

医学装备科管理人员、维修技术人员、医学装备使用科室设备管理员及操作人员。

3 定义

医学装备质量安全管理是指根据相关法律法规制订切实可行措施，对设备采购论证、安装验收、性能监测、维修维护、计量检定、报废处置等全程各环节的质量控制。

4 内容

4.1 组织机构和职责

4.1.1 成立医疗设备质量安全管理小组

组　长：分管领导

副组长：医学装备科主任

成　员：医学装备科全体成员

4.1.2　管理小组职责

4.1.2.1　学习有关法律法规要求，制订医疗器械质量管理制度和工作流程，负责全院医疗设备质量安全监督管理工作。

4.1.2.2　定期组织并开展培训工作，学习质量管理基本知识和技能，不断拓展质量管理工作业务。

4.1.2.3　根据科室开展各项技术服务与管理工作，制订明确的质量管理目标和计划。

4.1.2.4　按照质量管理目标和计划要求，定期开展质量管理工作，形成质量控制管理工作报告。

4.1.2.5　对质量管理中发现的问题，针对存在的质量问题与缺陷进行分析，并提出改进措施。

4.2　质量安全管理要求

4.2.1　医疗设备采购实行统一管理，医疗设备购置申请由医院指定部门医学装备科负责审核，按医疗设备购置管理制度要求执行，其他部门或者人员不得自行采购。

4.2.2　对购进的医疗器械按规定进行验收，验证供应商资质，产品的包装、标识、说明书与实物的一致性，如有需要，还应进行试运转测试，检查其是否达到采购技术指标要求。

4.2.3　定期盘点库存，检查器械有无失效和淘汰的产品，并采取相应措施，并做好相关记录。

4.2.4　开展设备巡查工作，重点巡检急救类设备，每月制订检测计划，按计划对在用医疗设备进行性能检测，必要时需进行校正和修复，需上级部门或者第三方有资质机构进行检测的设备，要在上一检测周期结束前委托有关机构进行检测。

4.2.5　对临床使用中出现的涉及设备器械的操作、技术和质量问题，应及时组织讨论，提出改进意见和措施，属于不良事件的应按规定主动及时上报。

4.3　监督管理

4.3.1　制订监督检查计划和查验表，确定监督检查的重点、频次和检查对象。

4.3.2　每次检查工作完成要收集整理检查数据，做好总结分析报告。

4.3.3　临床科室根据检查计划和查验表要求进行全面自查，并形成自查报告。

5　参考资料

5.1 《医疗器械使用监督管理方法》

5.2 《医疗器械临床使用管理办法》

十八、医疗设备使用前质量检查制度

1 目的

加强医疗设备的监督管理，保证产品的安全、有效。

2 通用范围

医学装备科仓库管理人员和医学装备使用科室设备验收人员。

3 内容

3.1 医院采购医疗设备，要按验收管理制度要求，对购入医疗器械产品有关证件进行查验，实物与证件应相符。

3.2 医疗设备投入使用前，仓库管理人员对购入产品的包装、标识、标签进行查验，包装和包装标识应当完好。

3.3 新设备移交给临床科室，科室组织验收人员对外观形状的检查和医疗器械包装、标签、说明书及标识的检查。医疗设备的包装应符合医疗器械说明书、标签和包装标识要求，产品的外包装上必须标明产品注册证书编号。

3.4 设备投入使用后，科室设备管理人员每次使用设备前，要对设备外观、性能、附件完整性、报警装置有效性进行查验，使用人员登记相关记录。

3.5 设备使用前发现异常情况、无法正常使用的，要悬挂限制使用标识，交接记录做好登记，通知维修组技术人员按规定进行检修，经检修达不到临床使用安全标准的医疗器械，不得再用于临床。

3.6 医学装备科应定期对设备使用登记记录进行监督检查，重点检查登记记录完整性和真实性，检查过程存在问题及时反馈，跟踪落实整改情况。

3.7 设备使用科室按监督检查要求进行自查，自查过程中发现问题要及时纠正，做好自查总结报告。

4 参考资料

4.1 《医疗器械使用质量监督管理办法》

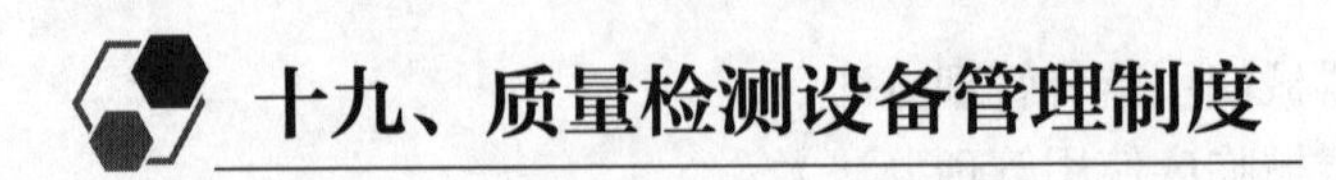

十九、质量检测设备管理制度

1 目的

保证质量检测设备正确、合理利用，反映被检设备情况真实、有效。

2 通用范围

经医学装备科验收入库用于医疗质量检测的设备。

3 定义

质量检测设备是指可用于医疗设备的各项参数或周围环境指标进行检测、评估的仪器。

4 内容

4.1 质量检测设备的管理

4.1.1 质量检测设备应严格按照医疗设备采购和验收流程进行购置。

4.1.2 档案管理员将各类质量检测设备的合格证书、厂家名称、出厂时间、产品型号及相关资料料复印后交计量人员建卡、存档。

4.1.3 质量检测设备应存放于固定位置，设备要分类存放，妥善保管。存放场所要求清洁卫生，温湿度符合设备要求，并保持相对稳定，设专人保管。

4.1.4 质控检测人员使用质量检测设备要做好使用登记，使用结束清洁后归还。

4.1.5 属计量管理质量检测设备，建立计量台账，做好每年检定工作。

4.2 质量检测设备的使用、维护、保养

4.2.1 使用质量检测设备的部门，必须做好质量检测设备的使用与保养工作，制订相应的设备使用操作规程，由专人负责，并严格按照说明书及操作规程进行操作，不得随意改动质量检测设备的参数和基准。出现问题要及时向管理人员报告，不得擅自拆除。

4.2.2 质量检测设备每次使用后应清洁保养，不常用的检测设备应定期做通电试验。

4.2.3 在用质量检测设备必须有检定证书或合格标记，发现合格证书丢失或超期，要及时查找原因，办理补证或补检手续。

4.3 技术档案资料的管理

4.3.1 相关检测文件、技术资料、质量凭证、单据要由专人保管并进行编号、登记，借出时履行借用手续，以防丢失及损坏。

4.3.2 认真填写相关设备质量控制技术档案，做到内容完整、字迹端正、符合相关规范。

4.3.3 按规定的保存时间保管相关文件和技术档案资料，检测设备使用期限届满后5年或者使用终止后5年，其相关文件及技术档案资料经批准方可销毁。

5 参考资料

5.1 《医学装备管理办法》

二十、医用设备质量检测管理工作制度

1 目的

保障在用医疗设备的安全、可靠及有效运行。

2 通用范围

医学装备科维修组技术人员。

3 定义

医疗设备质量检测是指医院维修技术人员在设备使用、维修等领域借助于专门的仪器设备，为了及时获得被测对象的情况而进行定性检测和测量的过程。

4 内容

4.1 纳入质量检测范围的医疗设备选择

4.1.1 使用风险高的医疗设备。

4.1.2 使用急救生命支持类设备。

4.2 购置相应检测仪器

按设备采购流程购置与本院实际需要相符的检测仪器。

4.3 确定检测设备种类及每类设备检测数量

4.3.1 对数量少医疗设备进行全检。

4.3.2 对数量多、使用科室遍布全院的医疗设备进行抽检。

4.3.3 抽检原则：厂家、型号、使用年限随机抽样。

4.4 评估单台设备检测耗时

4.4.1 确定每类医疗设备测试项目。

4.4.2 评估完成一台设备所有项目检测耗时。

4.4.3 其他时间因素也需要纳入考虑范围，如与科室沟通时间、准备被检设备时间、检测发现问题时的处理时间。

4.5 制订检测计划

具体到每个科室各类设备每月检测多少台次。

4.6 匹配相应检测人员

4.6.1 依据被检设备的数量及种类配备一定数量的检测人员。

4.6.2　合理进行分工。

4.7　质量检测实施前准备

将所制订检测计划与科室沟通协商，对欠缺之处进行完善。

4.8　医疗设备质量检测计划实施

4.8.1　检测人员登记领用检测设备。

4.8.2　依据检测计划在临床科室选取相应设备进行质量检测，除检测设备本身性能是否符合要求外，如有需求还需要进行设备电气安全测试，并填写检测记录表。

4.8.3　检测完成，若均符合要求则粘贴绿色“合格”质控标签。若有不合格项目则记录相应信息，通知科室悬挂停用或限制使用标识牌，并依照设备维修流程及时向分管维修人员报修，分管维修人员按流程进行处理。

4.8.4　检测数据进行分析汇总，原始记录客观真实，并及时归档。

4.9　定期开会总结汇报

每年度检测结束，依据实施情况，实际反映问题，调整下一年度计划。

5　参考资料

5.1《医疗器械使用质量监督管理办法》

6　附件

6.1　医用设备质量检测流程图（图 10-20-1）

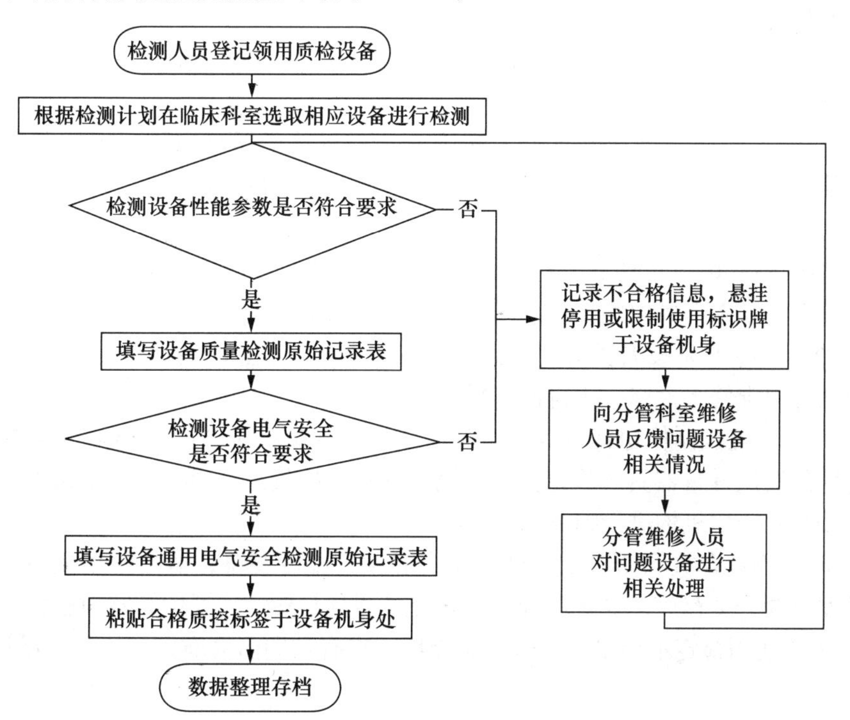

图 10-20-1　医用设备质量检测流程图

二十一、医学装备计量器具管理制度

1 目的

进一步加强本院的计量管理工作，提高医疗质量，保证计量器具量值准确，充分发挥计量工作在医院管理中的积极作用。

2 通用范围

医院计量器具管理人员。

3 定义

计量器具是指能用以直接或间接测出被测对象量值的装置、仪器仪表、量具和用于统一量值的标准物质。医疗常用计量器具包括心电监护仪、除颤仪、彩色超声影像诊断仪、心电图机、X射线设备、电子血压计、电子体温计、水银温度计、水银血压计、压力表、体重秤等。

4 内容

4.1 严格遵守并执行《中华人民共和国计量法》等国家法律法规有关管理规定。

4.2 计量器具由专人管理，通常由设备管理员兼任，在科主任的领导下协调全院的医学计量器具管理工作。

4.3 临床科室和医学装备建立完整的计量设备（器具）登记台账，分类保管好计量设备检定证书。

4.4 新购置的医学计量器具投入使用前，要将计量器具送到有资质部门检测，检测合格才能验收入库，发放给申请科室使用，检测不合格的产品退回供应商，更换不合格产品。

4.5 临床科室设备管理员要检查计量标签完好情况，发现标签模糊及时上报，由医学装备管理部门联系上级检测技术部门，核查检测档案，重新补贴标签。

4.6 临床科室必须按有关规定操作计量器具，不得随意改动计量器具的参数和基准，出现问题及时向维修组报修，不得擅自拆除。

4.7 凡属医院强制检定计量器具，确保强检率100%，严禁使用无检定合格证书或合格证书过期的医用计量器具。检定类计量设备和非强检校准类设备，按上级部门下发文件通知要求委托有资质机构进行检测。

4.8 计量器具存放场所要求清洁卫生，温度、湿度要符合器具使用说明要求，易变形的计量器具要分类存放，妥善保管，严禁计量器具与酸性、碱性等腐蚀性物质混放。

4.9 不得使用检定不合格、超过检定周期、在有效期内失准失灵的计量器具。

4.10　计量器具使用科室每季度对计量设备管理情况进行自查，有检查记录，对查检情况进行总结分析，检查发现存在问题要及时整改。

4.11　医学装备科每季度抽查计量器具使用科室，对督导检查过程中发现问题进行汇总分析，并向相关科室反馈，由专人跟踪存在问题科室整改落实情况。

5　参考资料

5.1《中华人民共和国计量法》

5.2《中华人民共和国计量法实施细则》

6　附件

6.1　强检计量器具目录表（表10-21-1）

6.2　医疗卫生领域常见依法管理（强检部分）计量器具列表（表10-21-2）

6.3　医疗卫生领域常见依法管理（检定部分）计量器具列表（表10-21-3）

6.4　医疗卫生领域常见非强检（校准部分）计量器具列表（表10-21-4）

表10-21-1　强检计量器具目录表

项别号	项别	种别号	种别	状态
004	体温计	004003	体温计	使用中
027	眼压计	027001	眼压计	使用中
035	心脑电测量仪器	035001	心电图仪	使用中
035	心脑电测量仪器	035002	脑电图仪	使用中
035	心脑电测量仪器	035003	多参数监护仪	使用中
038	医用活度计	038001	医用活度计	使用中
041	声级计	041001	声级计	使用中
042	听力计	042002	纯音听力计	使用中
042	听力计	042003	阻抗听力计	使用中
057	验光仪器	057001	验光仪、综合验光仪	使用中
057	验光仪器	057002	验光镜片箱	使用中
057	验光仪器	057003	角膜曲率计	使用中
064	压力仪表	064001	指示类压力表、显示类压力表	使用中
065	血压计（表）	065001	无创自动测量血压计	使用中
065	血压计（表）	065002	无创非自动测量血压计	使用中
067	放射治疗用电离室剂量计	067001	放射治疗用电离室剂量计	使用中
068	医用诊断X射线设备	068001	医用诊断X射线设备	使用中

表10-21-2 医疗卫生领域常见依法管理（强检部分）计量器具列表

类别	计量器具名称
医用诊断X射线设备	X射线拍片机、X射线透视机、移动（床边）X射线机等非数字化放射诊断设备
心脑电图仪	心电图仪、数字心电图仪、脑电图仪、数字脑电图仪、脑电地形图仪等
监护仪类	多参数监护仪、心电监护仪、患者监护仪、中央监护仪、床旁监护仪等
其他类	血压计、血压表、压力表（压力表、风压表、氧气表）、体温计、听力计、焦度计、验光仪、验光镜片组、角膜曲率计、放射治疗用电离室剂量计、医用活度计等

表10-21-3 医疗卫生领域常见依法管理（检定部分）计量器具列表

类别	计量器具名称
数字化医用X射线设备	CT机、DR/CR机、DSA、数字胃肠造影机、牙科（口腔）CT机等
医用超声源	B超机、彩超机、胎儿监护仪、多普勒胎心音仪等
医用激光源	半导体激光机、氦氖激光机、CO_2激光机、YAG激光机、氩激光机等
其他类	医用磁共振系统（MRI）、分光光度计、酶标仪、酸度计等

表10-21-4 医疗卫生领域常见非强检（校准部分）计量器具列表

类别	计量器具名称
抢救急救类	呼吸机、除颤仪、血液灌流机等
手术类	高频电刀、麻醉机、麻醉泵等
治疗类	输液泵、注射泵、药物推注泵、血液透析机、婴儿培养箱、婴儿辐射保暖台等
其他类	生物安全柜、灭菌器、疫苗储存箱、医用冰箱、药品储存箱、肺功能仪、脉搏血氧仪、血细胞分析仪、尿液分析仪、电解质分析仪、生化分析仪等

二十二、医学装备报废管理制度

1 目的

明确设备报废处置标准，规范设备报废处理。

2 通用范围

经医学装备科购置及验收入库的、所有用于临床诊疗工作的仪器设备。

3 定义

医疗设备报废是指设备长时间使用出现不可修复故障问题，无法辅助临床科室开展日常工作，对无利用价值的设备进行处置的措施。

4　内容

4.1　凡符合医疗设备报废条件的且不能用于临床使用的应予以报废。

4.2　申请报废的医疗设备，应由使用部门提出，按OA报废申请流程办理，超过50万元设备需要经过固定资产报废监督小组审核同意后才能办理报废，大型设备、特种设备、放射设备需要按上级文件要求办理报废手续。

4.3　符合下列条件可以办理设备报废手续

4.3.1　技术落后设备，性能差，无法满足临床使用需求。

4.3.2　没有替代维修配件。

4.3.3　超过说明书规定使用期限。

4.3.4　国家有规定到期需要淘汰或有关部分明文规定禁止的。

4.3.5　计量检测不合格或应用质量检测不合格的。

4.3.6　严重污染环境，危害人身安全与健康，继续使用会引起事故危险。

4.3.7　维修费用过高，继续使用在经济上性价比不高的设备。

4.3.8　技术落后，耗能高，效率低、经济效益差。

4.3.9　尚能使用，但随着同类设备更新换代，技术落后、性能差、机型过时、影响诊断准确性的设备，维持运转费用高，属自然淘汰品。

4.4　待报废医疗设备在未批复前应妥善保管，已批准报废的医疗设备应将其可利用部分拆下，折价入账入库保管，合理利用。

4.5　经批准报废的医疗设备，使用单位和个人不得自行处理，一律交回总务报废仓库统一处理，及时办理财务销账手续，如有违反者应予追查，并交主管部门处理。

4.6　科室无同类替代设备，应报废处置前提出设备更新购置申请，按设备购置申请流程办理相应手续。

4.7　使用科室每季度对设备报废管理情况进行自查，有检查记录，对查验情况进行总结分析，检查发现存在问题要及时整改。

4.8　医学装备科每季度抽查使用科室报废设备管理情况，对督导检查过程中发现问题进行汇总分析，并向相关科室反馈，由专人跟踪存在问题和科室整改落实情况。

5　参考资料

5.1　《医院医疗器械质量管理工作指南》

6　附件

6.1　医疗设备报废处置流程图（图10-22-1）

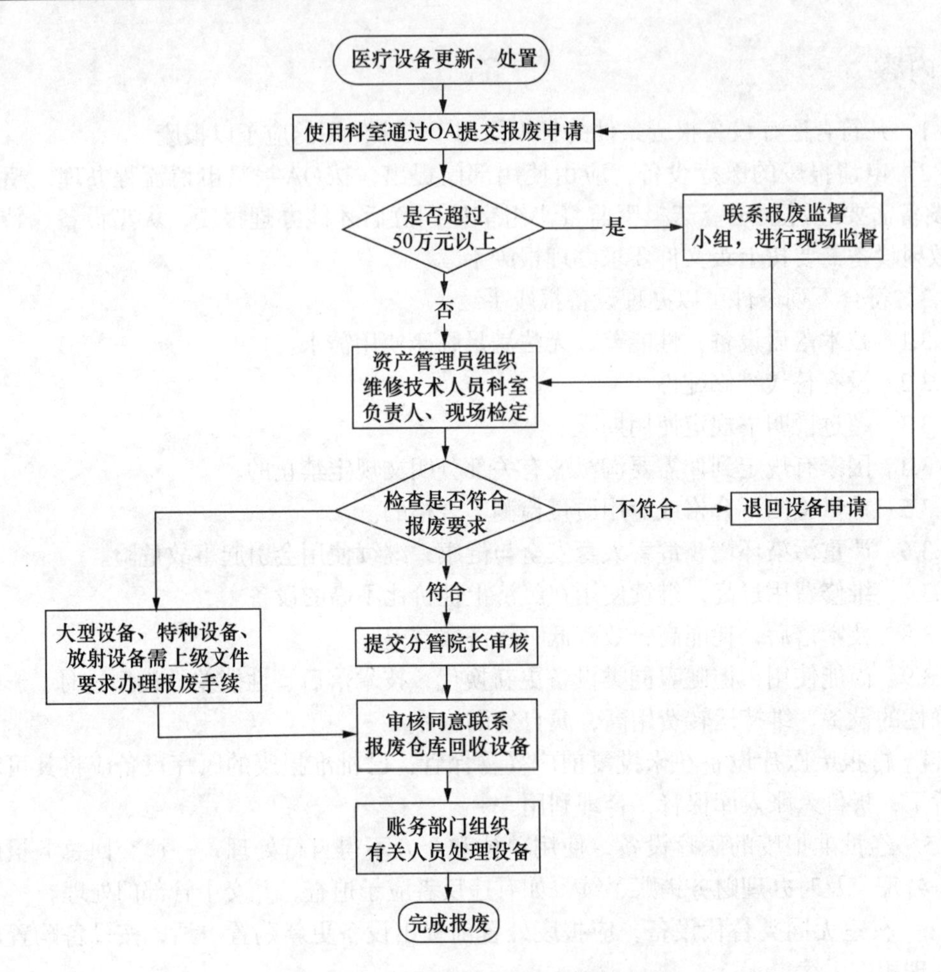

图 10-22-1　医疗设备报废处置流程图

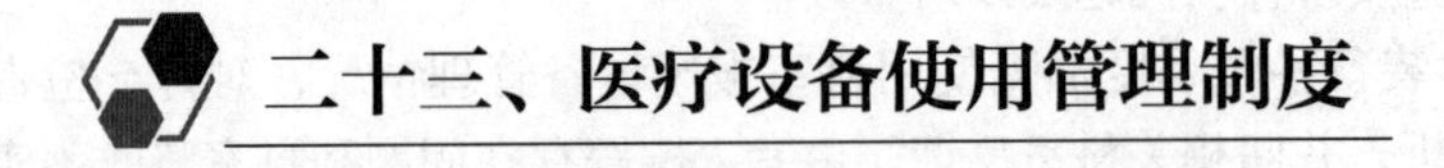

二十三、医疗设备使用管理制度

1 目的

保证医疗仪器设备在较长的期限内能正常运转，充分发挥其诊治功能，最大限度地产生社会效益和经济效益。

2 通用范围

使用医疗设备的临床科室。

3 内容

3.1　新购置做好使用前的准备

3.1.1　做好医疗仪器设备到货前的装机准备工作。

3.1.2　做好操作人员的培训。

3.2　做好安装、调试和验收工作

3.2.1　组织专人开箱验收，并配合完成设备清单核对工作。

3.2.2　联系厂家技术人员安装、调试和验收设备。

3.3　上级部门有管理要求的设备，要办理完所有证件才能使用

3.3.1　放射类设备按照卫生和环保法规要求，办理评价和许可证相关手续才能使用。

3.3.2　甲类、乙类大型设备按要求办理大型设备正本、副本才能使用。

3.3.3　特种设备需要办理特种设备使用登记证才能使用。

3.3.4　计量设备要进行计量检定合格才能使用。

3.3.5　其他特殊诊疗设备要核查使用人员具备相应资质和技术才能使用。

3.4　建立操作规程

3.4.1　首次开机使用前，应制定仪器设备的操作规程。

3.4.2　操作人员应严格遵守操作规程。

3.5　管理方式

3.5.1　医疗设备使用科室，应指定专人负责设备的管理，包括科室设备台账管理、设备的配件附件管理、设备的日常维护检查，如管理人员工作调动，应办理移交手续。

3.5.2　国家法律法规和专科诊疗规范对设备使用人员资质有要求，使用科室负责人要组织相关人员考取相应的资质才能操作相应的设备。

3.5.3　设备使用人员做好使用登记工作，记录每次的使用情况。

3.5.4　设备使用人员根据设备不同性能特点，定期对设备进行检查和做好清洁消毒工作。

3.5.5　新购有收费项目贵重仪器（单价50万元以上大型设备）应每月报告使用率、经济效益、社会效益等情况。

3.5.6　未经医院领导批准，不得使用外来设备。

3.5.7　使用科室与人员要精心爱护设备，不得违规操作，如违规操作造成设备人为责任性损坏，要立即报告科室领导、设备科及分管院长，并按规定对责任人做出相应的处理。

3.5.8　使用操作人员在医疗设备使用过程中必须做到：不得离开工作岗位，如发生故障后应立即停机，切断电源，停止使用；同时挂上“故障”标记牌，以防他人误用。

3.5.9　急救仪器设备发生故障时应立即采取应急预案。

3.5.10　大型仪器设备或对临床诊断治疗影响很大的仪器设备，发生故障停机时应及时报告院领导和医学装备科，通知门诊、临床科室停止开单，以免给患者带来麻烦。

3.5.11　对有故障的仪器设备，操作人员不得擅自拆卸或者检修，应由技术人员负责检修，待故障排除后方能继续使用。

3.5.12　设备报废按照设备报废流程进行处置，任何人不得私自处置。

3.5.13　需要进行定期检测设备及其安全附件，科室设备管理员要提前通知医学装备科委托有资质机构进行检测。

3.5.14　如实告知患者医疗设备临床使用相关事项的，不得隐瞒或者虚假宣传，误导

患者。

3.5.15 发生或者发现医疗设备使用安全事件或者可疑医疗器械使用安全事件时，设备使用人员应当立即采取有效措施，避免或者减轻对患者身体健康的损害，防止损害扩大，并向医学装备科报告。

3.6 设备使用科室定期对设备管理情况进行自查，有检查记录，对查验情况进行总结分析，检查发现存在问题要及时整改。

3.7 医学装备科定期抽查使用科室，对督导检查过程中发现问题进行汇总分析，并向相关科室反馈，由专人跟踪存在问题科室整改落实情况。

二十四、医学装备操作人员培训考核制度

1 目的

不断提高设备使用人员的业务水平，规范操作流程，保障使用人员安全使用医学装备。

2 通用范围

全院临床、医技科室设备操作人员。

3 定义

操作人员培训考核是指通过培养、训练和考试等方式使设备使用人员掌握设备操作技能。

4 内容

4.1 培训计划

4.1.1 各相关科室每年根据医学设备实际的使用情况制订培训计划。

4.1.2 培训计划需要包括新入职人员培训和使用人员定期培训。

4.1.3 计划内培训工作每年不少于2次，计划外（新机安装验收培训、医院主管部门、上级部门和其他社会组织机构培训）培训按通知执行。

4.2 培训内容

4.2.1 医疗设备管理制度基本知识及临床应用常识。

4.2.2 规范的操作步骤。

4.2.3 常见报警及处理。

4.2.4 使用潜在的风险。

4.2.5 应急情况的处理。

4.2.6　对患者和操作者可能产生危害的防范。

4.2.7　医疗器械不良事件业务知识。

4.3　培训形式

4.3.1　新引进设备临床使用前培训，新引进设备在安装验收合格后，由设备科的技术工程师组织操作使用培训，并做好培训记录，培训完后还需要进行考核（包括让使用者亲自操作），确保参与者培训合格，新引进的设备在全院多个使用部门使用的，可组织进行集中培训。

4.3.2　集中培训或学术会议，根据临床需要可组织集中培训或学术会议，可邀请厂家技术人员或行业内权威人士到场讲演。

4.3.3　使用科室内部培训，由科室负责人组织科室设备使用人员和新入职工进行常规设备操作使用培训。

4.3.4　上级部门指定机构培训，使用特种设备、放射设备科室根据国家制定法律法规要求，组织科室到上级部门指定机构参加周期性培训工作，培训考核合格才能从事相应的工作。

4.4　培训资料管理

4.4.1　培训资料包括培训计划或通知、培训签到表、培训课件、培训考核登记表、现场培训相片等。

4.4.2　培训资料要放置在固定位置，每次培训结束，科室设备管理员要收集整理好相关资料。

4.5　监督检查

4.5.1　设备使用科室对每季度科室操作人员的培训考核情况自查总结分析，发现问题及时整改。

4.5.2　医学装备科每季度对临床科室设备操作人员考核情况进行监督检查，检查过程中发现问题，及时向科室进行反馈。

5　参考资料

5.1 《医疗器械监督管理条例》

5.2 《医疗装备管理办法》

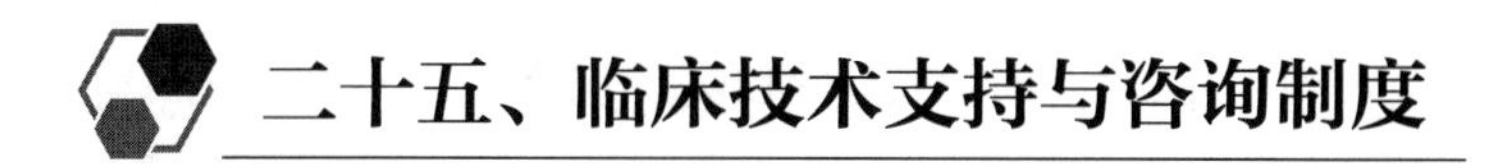

二十五、临床技术支持与咨询制度

1　目的

方便临床人员了解设备的发展动态、使用功能、日常维修保养管理要求，更好地服务临床。

2 通用范围

全院医疗设备使用科室管理人员、使用人员及医学装备科维修技术人员。

3 定义

临床技术支持与咨询是医学装备科维修技术人员运用已学到的专业知识和积累工作经验，为临床设备购置、日常管理、维修保养提供专业指导意见。

4 内容

临床科室提交设备采购申请，需要了解院内已有同类型型号的设备维修情况，维修技术人员根据过往维修记录，提供专业参考意见。

4.1 设备采购回来，供货商厂家要明确培训和售后服务等事项，医学装备科维修技术人员跟踪落实设备培训和售后服务情况，临床科室设备人员对厂家培训效果和售后服务进行监督检查。

4.2 设备日常使用过程中，设备使用人员还没有熟悉掌握设备操作要领，要及时通知科室负责维修技术人员，联系厂家工程师通过电话或现场培训指导解决技术难题。

4.3 医学装备科人员进行巡检过程中，发现违规操作问题要及时指导，纠正错误使用方法，并深入细致地解答临床科室人员的问题，不能现场解决和解答的问题应及时联系维修厂家。

4.4 外送维修设备，医学装备科维修技术人员需要及时收集科室对外送维修设备使用意见，维修服务商维修效率和服务质量差，要做好记录，及时向科主任反馈。

4.5 维修组技术人员开展日常维修保养和质控检测工作，发现性能检测不合格设备，需要及时告知科室，停止使用设备，为设备后续处理提供可行性意见。

5 参考资料

5.1 《医学装备管理方法》

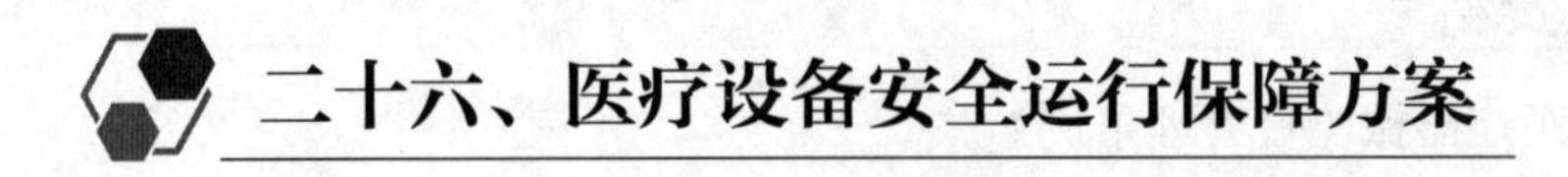

二十六、医疗设备安全运行保障方案

1 目的

加强设备安全管理工作，保障医疗质量和医疗安全。

2 通用范围

经医院统一采购验收入库用于医、教、研等仪器设备。

3 内容

3.1　医用设备到货验收后，根据验收记录对设备周边各类环境、设施做好登记，定期巡查，保证设备正常安全运转。

3.2　维修技术工程师严格遵守医疗设备的巡检、保养、维修制度，定期检查电气安全和定期检查接地装置。

3.3　使用部门设备使用、操作人员必须熟悉设备性能，掌握操作方法和程序后才能上岗工作。使用放射设备、特种设备和大型设备等危险部门的工作人员，必须经岗前培训，取得上岗证后才能上岗工作。

3.4　制定设备操作规程，严格按照规程操作，严禁违规不按程序操作机器设备。

3.5　设备启用前应当细致检查各类配套安全设施，观察设备整体的运行情况，遇有故障情况及时报修。

3.6　医学装备建立医疗设备巡检制度，按巡检要求组织相关人员，进行全院设备安全巡检。

3.7　设备使用科室禁止使用报废或性能检测不合格设备。

3.8　使用急救生命支持类设备、特种设备和放射设备等高风险设备的科室做好相应设备应急预案，定期开展演练。

4 参考资料

4.1　《医学装备管理方法》

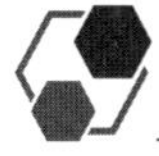

二十七、医疗设备报警管理制度

1 目的

加强临床设备报警管理工作，规范临床设备使用人员报警及响应处置流程，监督使用人员对设备报警响应流程依从性。

2 通用范围

用于临床诊疗工作带有报警装置功能的设备。

3 定义

设备报警功能是指仪器的系统或患者出现异常时，仪器以声、光、文字等形式提醒工作人员，以提高警惕，报警是为了引起临床工作者对超出预设正常数值的关注，是提高患者安全的工具。

4 内容

4.1 管理人员职责

4.1.1 设备维修人员。

4.1.2 熟悉各类设备报警故障原因。

4.1.3 及时处置设备技术报警，恢复设备正常使用。

4.1.4 安装验收新设备检查报警功能响应情况。

4.1.5 培训科室人员按规定使用报警设备。

4.1.6 设备使用科室。

4.1.7 医疗设备出现报警后，及时处理报警，检查各项监护指标，识别报警信息，进行必要的医疗干预。

4.1.8 无法排除报警警报，要暂停使用故障设备，及时申请报修。

4.2 设备报警管理工作标准

4.2.1 管理规定。

4.2.2 临床科室要加强对报警仪器设备设定进行培训，确保科室人员了解报警设备设置、修改、处理的目的和重要性。

4.2.3 加强风险管理，及时上报与报警相关的不良事件，增强报警响应错误导致患者伤害事件的认识。

4.2.4 及时淘汰性能差无法准确报警的设备。

4.3 报警处置流程

4.3.1 操作人员要增强意识避免患者出现危险情况。

4.3.2 设备操作人员根据规范纠正错误报警，避免采用错误报警解除方式。

4.3.3 根据患者病情变化，及时调整报警参数。

4.3.4 防止不熟悉设备报警流程人员进行解除报警操作。

4.3.5 使用人员对设备基本报警功能不熟悉不能进行操作。

4.3.6 设备时间设置错误要及时纠正。

4.3.7 设备报警音量不能太低。

4.3.8 设备报警失误进行系统分析是否存在人为因素、设备缺陷因素、人员培训不足。

4.3.9 设备报警故障原因无法短时间排除故障，及时安排维修人员前来处理。

二十八、急救、生命支持类设备管理制度

1 目的

落实急救、生命支持类等设备的管理工作，有效保障危急重症患者得到全面、及时、

安全、有效的抢救。

2 通用范围

全院临床一线科室设备使用人员及医学装备科维修技术人员。

3 定义

急救、生命支持类设备是指用于患者抢救和生命体征维持的医疗设备，包括心电监护仪、中心监护系统、心电遥测监护仪、麻醉监护仪、麻醉机、呼吸机、心脏除颤起搏器、高频电刀、心电图机、脑电图仪、人工心肺机、主动脉球囊反搏仪、除颤仪、输液泵、输液给药系统、注射泵、麻醉给药系统、婴儿培养箱、连续性床边血滤机、血液透析机、自体血回输机、电动吸引器等。

4 内容

4.1 日常使用管理要求

4.1.1　使用科室根据科室设备清单和主管部门提供急救设备分类目录，整理科室急救设备清单，科室人员要清楚了解科室急救设备配备情况。

4.1.2　设备使用人员应严格遵守设备操作规程，执行设备检查指引要求。

4.1.3　设备使用前对设备外观、附件和各项性能进行检查，关机后进行清洁消毒。

4.1.4　发现故障不能自行解决的，应立即向医学装备科报修。

4.1.5　带有蓄电池设备，平常定期充电，使蓄电池处于饱和状态，以保证在应急情况能正常使用。

4.1.6　在使用设备过程中，医护人员应随时观察设备的状态是否正常。

4.1.7　固定放置，医护人员应知晓设备放置位置。

4.2 设备保障要求

4.2.1　医学装备科制定全院急救设备清单，了解设备分布情况和装备数量。

4.2.2　医学装备科维修组24小时安排人员值班，设备故障可拨打报修电话××××××××××。

4.2.3　执行设备三级保养制度要求，所有急救设备专人保管，定期保养，保持性能良好。

4.2.4　维修人员开展日常巡查工作，对所分管区域进行巡检，各科室设备管理员协助工程师完成巡检工作。

4.2.5　加强和临床科室联系和沟通，成立急救生命支持设备微信管理群，通过定时发布群公告信息，了解科室急救设备在用状态。

4.3 设备应急调配

4.3.1　在应急抢救需要时各个科室必须以患者安全高于一切的原则，配合做好设备的调配借用工作。

4.3.2 本着就近、快捷、及时、安全的原则，各部门应优先在本科室内进行调配解决。

4.3.3 科内无法调配，各科室之间按全院急救、生命支持医学装备的分布表向距离最近科室借调。

4.3.4 科室之间无法解决，由医学装备科负责协调。

4.3.5 借调科室用完设备要及时归还，借出科室要认真核查设备性能完好和配件完整情况，做好登记记录，外借期间，设备发生故障，由借调科室负责报修，承担维修费用。

4.3.6 设备借调和归还情况及时在急救生命支持设备微信管理群发布更新信息。

4.4 监督检查

4.4.1 临床使用科室负责人组织科室人员对设备使用、维护保养情况进行自查，检查发现存在问题要及时整改，每季度进行总结。

4.4.2 医学装备科开展巡检工作，对设备完好情况和使用情况进行检查，发现问题及时向使用科室负责人反馈，提出整改要求，督促相关科室按要求落实整改，每季度完成查验总结。

5 参考资料

5.1 《医疗器械使用监督管理方法》

二十九、医疗设备临床使用安全控制与风险管理制度

1 目的

加强医疗设备临床使用安全管理工作，降低医疗设备临床使用风险，提高医疗质量，保障医患双方合法权益。

2 通用范围

适用于全院临床科室对日常使用医疗设备安全控制与风险管理。

3 定义

临床使用安全控制与风险管理要求包括对医疗器械产品安全，操作人员，制度，技术规范，设施，环境等安全管理。

4 内容

4.1 准入要求

4.1.1 医疗设备采购严格遵守有关法律法规要求和执行医院制定采购管理制度和采购

流程，任何人未经批准不得私自采购设备。

4.1.2　对供货商的资质和医疗器械的合格证明文件进行查验，妥善保管相关证明的资料。

4.2　安装验收要求

4.2.1　厂家安装人员或者授权第三方安装人员具备相关服务资质，按国家有关标准要求进行安装。

4.2.2　对医疗设备相关硬件、软件的安装、更新、升级情况进行登记和审核，并应当进行临床验证和技术评估。

4.2.3　执行医疗设备验收管理制度，保证医疗器械的功能、性能、配置要求符合购置合同以及临床诊疗的要求，医疗设备经验收合格后方可应用于临床。

4.3　使用要求

4.3.1　应当遵循安全、有效、经济的原则，采用与患者疾病相适应的医疗设备进行诊疗活动。

4.3.2　需要向患者说明医疗器械临床使用相关事项的，应当如实告知，不得隐瞒或者虚假宣传，误导患者。

4.3.3　急救的医疗设备实行专管专用，保证临床急救工作正常开展。

4.3.4　急救生命支持医疗设备和相关重要医疗设备有故障紧急替代流程，配备必要的替代设备。

4.3.5　使用大型设备应当将设备的名称、关键性技术参数等信息以及与使用质量安全密切相关的必要信息记载到病历等相关记录中。

4.3.6　存在安全隐患的，立即停止使用，并通知维修工程师进行检修；经检修仍不能达到使用安全标准的医疗设备，不得继续使用，按设备报废流程办理报废手续。

4.4　操作人员管理要求

4.4.1　有相应学历，技术职称和经过相关技术培训，并获得国家认可的执业技术水平资格。

4.4.2　执行操作培训、考核制度，组织开展新产品、新技术应用前规范化培训，有培训和考核资料。

4.4.3　按照诊疗规范、操作指南、医疗器械使用说明书等使用医疗设备，遵守医疗器械通用范围、禁忌证及注意事项，注意主要风险和关键性能指标。

4.5　设备保障维护要求

4.5.1　执行设备预防性维护管理制度，开展性能监测和安全监测，验证医疗器械性能的适当性和使用的安全性；通过开展部件更换、清洁等预防性维护，延长医疗器械使用寿命并预防故障发生。

4.5.2 设备使用人员和维修技术人员要监测医疗器械的运行状态，对维护与维修的全部过程进行跟踪记录，定期分析评价医疗器械整体维护情况。

4.5.3 遵照国家有关设备标准、规程、技术指南等，确保系统环境电源、温湿度、辐射防护、磁场屏蔽、光照亮度等因素与医疗设备适应，定期对医疗设备使用环境进行测试、评估和维护。

4.5.4 医疗器械维修和维护记录进行存档管理，档案保存期限不得少于医疗设备规定使用期限终止后5年。

4.6 风险管理要求

4.6.1 建立医学装备临床应用评估体系进行评估，确定高、中、低三个风险等级，如呼吸机、除颤仪、监护仪、麻醉机、高频电刀、高压氧舱、血液透析机、高压消毒容器等属高风险装备。心电图机、血压计、生化分析仪等诊断性设备属卒中险以及低风险装备。

4.6.2 各类别风险设备按照设备维护保养制度要求和上级文件要求定期进行安全监测，定期进行总结分析，根据监测报告内容持续改进。

4.6.3 不得使用未依法注册、无合格证明文件以及过期、失效、淘汰的医疗设备。

4.6.4 不得转让过期、失效、淘汰以及检验不合格的医疗器械。

4.6.5 进口的医疗设备应当有中文说明书、中文标签。说明书、标签应当符合本条例规定以及相关强制性标准的要求，并在说明书中载明医疗器械的原产地以及代理人的名称、地址、联系方式。没有中文说明书、中文标签或者说明书、标签不符合本条规定的，不得购置。

5 参考资料

5.1《医疗设备临床使用管理办法》

5.2《医疗器械监督管理条例》

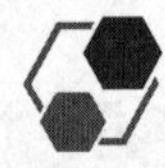

三十、医疗设备临床使用安全监测和安全事件报告制度

1 目的

加强医疗器械不良事件监测和再评价，及时、有效控制医疗器械上市后风险，保障人体健康和生命安全。

2 通用范围

适用于全院临床科室对日常使用医疗设备安全监测和安全事件报告管理。

3 定义

医疗设备不良事件是指已上市的医疗设备，在正常使用情况下发生的，导致或者可能导致人体伤害的各种有害事件。

严重伤害包括危及生命；导致机体功能的永久性伤害或者机体结构的永久性损伤必须采取医疗措施才能避免上述永久性伤害或者损伤。

医疗设备安全事件监测是指对医疗设备不良事件的收集、报告、调查、分析、评价和控制的过程。

4 内容

4.1 安全监测管理规定

4.1.1 国家建立国家医疗器械不良事件监测信息系统，医疗设备发生安全事件要在不良事件监测系统上报。

4.1.2 医疗设备操作人员对医疗设备使用安全状况进行监测，使用前或使用过程中发现设备出现异常状况，立即停止使用，向不良事件联络员如实告知安全事件发生经过，保管好相应的证明材料，配合医疗设备不良事件管理人员开展现场调查取证工作。

4.1.3 维修技术人员按巡检制度要求，开展日常巡检，执行巡检制度要求，向科室反馈设备安全隐患问题。

4.1.4 签订维保合同维修厂家执行维保合同，定期对设备运行情况进行监测，保证设备开机率。

4.1.5 国家法律法规有要求进行监测的设备和场所，要委托有资质机构进行监测。

4.2 安全事件报告规定

4.2.1 报告医疗设备不良事件应当遵循可疑即报的原则，即怀疑某事件为医疗器械不良事件时，均可以作为医疗器械不良事件进行报告。

4.2.2 上报方式

4.2.2.1 通过医院不良事件信息报告系统上报

4.2.2.2 紧急电话报告

在医疗安全事件可能引发后果事件的紧急情况下可先电话报告，正常工作时间逐级上报科室负责人、分管职能部门（医疗上报医务部、护理上报护理部），夜间及节假日统一上报医院行政总值班。

4.2.2.3 上报时限

警告事件、不良后果事件（Ⅰ级、Ⅱ级）立即上报至分管职能部门及主管院领导并在24小时内完成网络填报，必要时报告上级主管部门；未造成后果事件及隐患事件（Ⅲ级、Ⅳ级）必须在48小时内完成上报及网络填报。报告内容应当真实、完整、准确。

4.2.3 预见或发生医疗安全（不良）事件时，医务人员及时评估事件发生后的影响，立即采取有效措施，防止损害发生或继续扩大；发生Ⅰ级、Ⅱ级风险事件应立即向科主任报告，科主任接到报告后应立即赶到现场组织处置，并逐级上报医学装备科、医务部、分管副院长、院长。同时，科室应妥善保管有关记录、标本、检验报告及相关药品器械。

4.2.4 医学装备科接到报告后应调查核实，做出初步处理建议，督促科室及时整改。若上报内容涉及多个职能科室，由相关科室共同协调解决。

4.2.5 相关科室1周内组织科内讨论，分析原因、提出整改方案，医学装备科跟踪改进情况，消除安全隐患，达到持续改进目的。

4.2.6 报告原则

4.2.6.1 强制性

Ⅰ级、Ⅱ级事件属于强制性报告范畴，对于主动报告者医院将视情节从轻或者，免于经济处罚，如有隐瞒不报者，医院不仅要严肃处理当事人（或第一发现者），还要根据情节严重程度对相关责任人予以加重处罚。

4.2.6.2 主动性

Ⅲ级、Ⅳ级事件遵循主动、自愿、保密、非处罚原则，鼓励各部门、科室人员积极上报。

4.2.6.3 非惩罚性

不良事件报告本身不作为对报告人或他人违规处罚的依据，也不作为对所涉及人员和科室的处罚依据。

4.2.6.4 职能部门和科室有专人负责收集、登记、核查、统计、分析和改进措施。

4.2.7 监管

4.2.7.1 医疗设备安全事件上报管理实行不良事件管理委员会、医务部、医学装备科、临床科室等共同参与的管理体系，全员应积极主动上报医疗设备安全事件或安全隐患。

4.2.7.2 通过不良事件系统将本部门医疗不良安全事件或安全隐患并提交医务部，由医务部负责做整体性统计分析，并就重大安全隐患及涉及多部门业务流程改进事件上报不良事件管理委员会讨论研究。

4.2.7.3 不良事件管理委员会应召开评估总结会议，分析薄弱环节，排查医疗安全隐患，提出改进要求，确保医疗安全，保障医疗质量持续改进。

4.2.7.4 各部门、科室应定期排查医疗安全不良隐患，定期进行分析或讨论，采取防范措施，并对本部门、科室人员进行制度培训和教育，要求科室人员对不良事件报告制度知晓率100%。

4.3 发布医疗器械风险预警的规定

根据相关的医疗器械法律法规，医学装备科分析临床科室上报的医疗器械不良事件的风险程度和影响范围，按照实际情况在院内发布风险预警，对危险程度大、风险性高的医

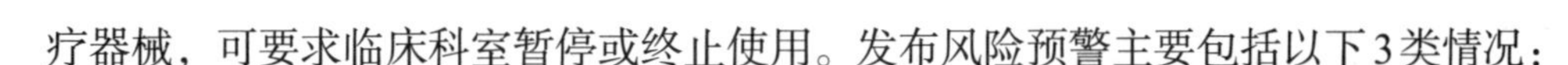

疗器械，可要求临床科室暂停或终止使用。发布风险预警主要包括以下3类情况：

4.3.1　同一生产企业同一产品在相对集中的时间和区域，发生3起以上同类Ⅱ级不良事件。

4.3.2　其他可能由设计、材料、生产、标记等缺陷导致的Ⅱ级不良事件。

4.3.3　使用医疗器械导致或者可能导致机体功能的永久性伤害、机体结构的永久性损伤或危及生命的个例不良事件。

4.3.4　使用医疗器械进行检测，因医疗器械自身问题导致检测结果不准确，引起医生诊断误差的医疗器械不良事件。

4.3.5　上级部门要求发布的医疗器械相关的其他风险预警。

4.4　奖惩和处罚机制

4.4.1　对主动、及时、规范上报Ⅲ级、Ⅳ级不良事件的，根据情况予以免责，情节及影响恶劣的不良事件除外。

4.4.2　对主动、及时、规范上报Ⅰ级、Ⅱ级不良事件的，将根据不良事件的具体情况及医院相关管理制度给予从轻处罚。

4.4.3　对主动、及时、规范上报不良事件的，并在患方投诉到相关部门或医院其他渠道获知前上报的不良事件，并按规定在不良事件信息管理系统中上报的人员，给予每例奖励20元。

4.4.4　严惩瞒报不良事件，凡发生不良事件但隐瞒不报的科室和个人，一经查实，医院不良事件管理小组调查分析及讨论定性，依据医院相关管理制度从重、从严处理（超过规定时限上报的，按隐瞒不报处理）。

4.4.5　Ⅰ级、Ⅱ级不良事件瞒报的各扣发当事人及科室负责人（或护士长）绩效奖金500元。

4.4.6　Ⅲ级不良事件瞒报的扣发当事人及科室负责人（或护士长）绩效奖金200元。

4.4.7　对不良事件涉及的科室，未在规定时间内对事件进行调查、分析、落实改进措施及跟踪整改效果的，根据情节扣除相关科室负责人的职务津贴处理。

5　参考资料

5.1 《医疗设备临床使用管理办法》

5.2 《医疗器械监督管理条例》

5.3 《医疗器械不良事件监测和再评价管理办法》

6　附件

6.1　不良事件报送流程图（图10-30-1）

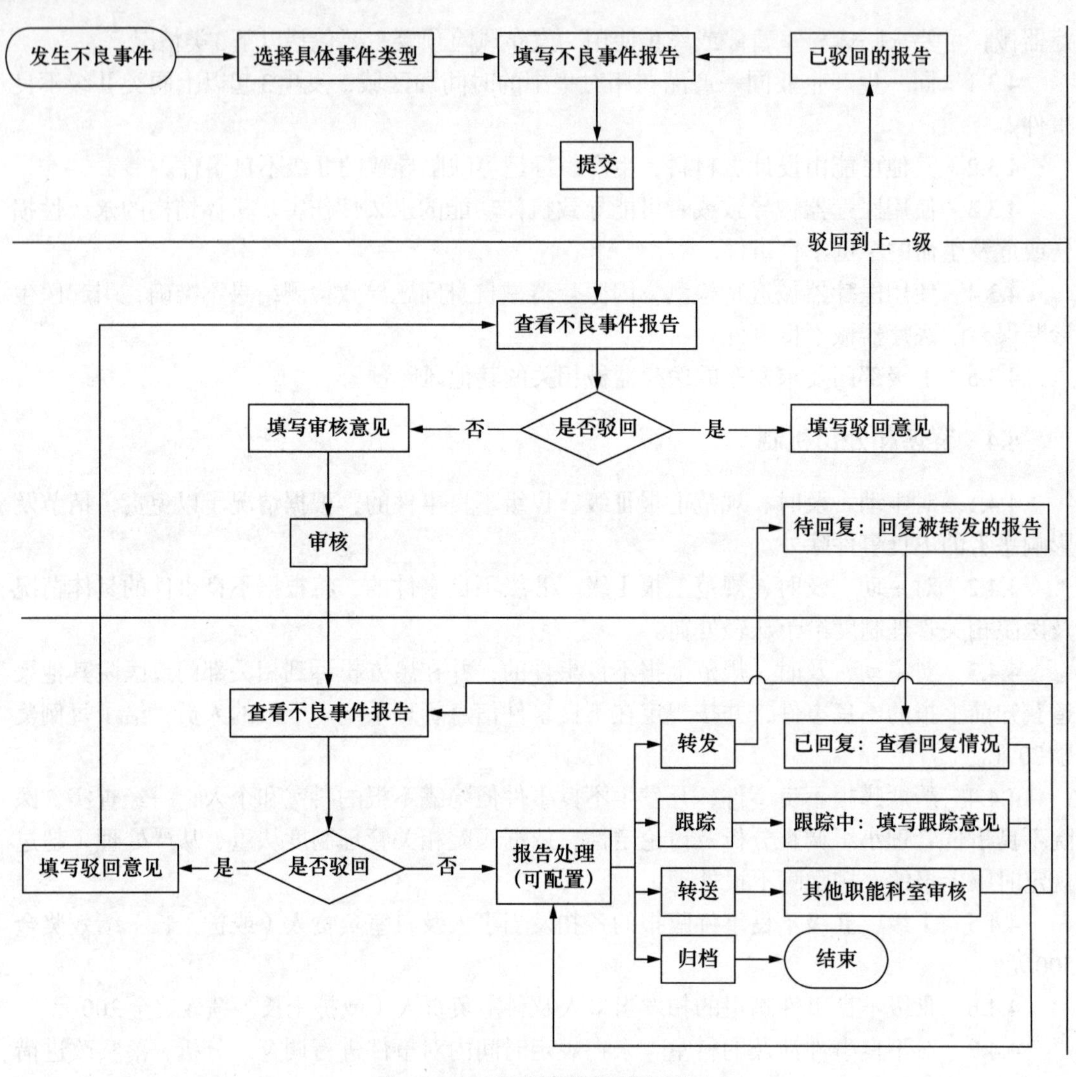

图 10-30-1 不良事件报送流程图

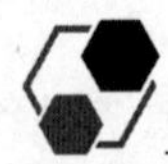

三十一、高风险医疗设备临床使用安全监测与报告制度

1 目的

加强高风险医疗设备使用安全监测和报告，及时、有效控制使用过程存在风险，保障人体健康和生命安全。

2 通用范围

适用于全院使用高风险医疗设备日常安全监测和安全事件报告管理工作。

3 定义

高风险医疗设备包括急救生命支持类、辐射类、大型医用设备和灭菌类、压力容器设备。

4 内容

4.1 急救生命支持类设备监测与报告管理规定

4.1.1 用急救生命支持类必须全面加强管理，确保完好率100%。

4.1.2 临床使用科室负责人和医学装备科必须掌握全院急救设备的分布情况。

4.1.3 医学装备科组织维修技术人员每周进行巡检，发现问题及时处理，存在重大安全隐患，按不良事件上报。

4.1.4 临床使用科室急救类、生命支持类医疗设备，要专人负责，每日巡检，有问题及时上报。

4.2 辐射类设备监测与报告管理规定

4.2.1 开展辐射类医疗设备的诊疗工作必须符合辐射安全相关制度。

4.2.2 放射源及其医疗设备的使用由使用科室专人管理。

4.2.3 工作场所必须符合辐射安全的相关标准要求。

4.2.4 按法律法规要求定期由有资质部门对工作场所防护和设备性能进行检测。

4.2.5 设备使用人员必须具备相应资质认证，方可操作使用。

4.2.6 突发事件必须立即上报应急管理办公室。

4.3 大型设备监测与报告管理规定

4.3.1 大型医疗设备操作人员必须经过专业培训，掌握仪器设备的性能、特点和基本操作方法，还应具有一定的保养、简易检修能力，并考取得上岗证后才能上岗工作。

4.3.2 专人负责设备的日常管理、养护、工作量上报等工作。

4.3.3 建立健全大型医疗设备技术档案。

4.3.4 建立安全使用制度，定期检查，严防事故的发生，不得擅自改变其结构和操作系统。

4.3.5 严格执行操作规程，严禁医疗设备带故障工作，发现机器出现异常应通知设备维修人员到场检修。

4.3.6 做好防尘、防震、防潮、防水。专人保管、定点存放、定期保养、定期校正，保证仪器设备处于良好的运行状态。

4.3.7 发生重大故障，应及时报告主管部门，积极地组织院内外力量进行检修，并做好维修记录。因人为因素受到损坏，必须迅速报告主管部门，并及时地查清原因，做好记录，按医院有关规定处理。

4.4 灭菌类和压力容器设备监测与报告管理规定

4.4.1 严格贯彻和执行有设备的安全技术规范和操作规程。

4.4.2 投入使用之前，办理相应的使用登记手续。

4.4.3 操作人员应持证上岗并定期接受专业培训和安全教育。

4.4.4 加强设备运行期间的安全检测，严格遵守安全操作过程，做到平稳操作，操作前认真检查设备各个安全附件、管道压力表、安全阀等处于完好状态方可操作，严禁超温、超压、超负荷和不按操作流程违规运行。

4.4.5 设备一旦出现报警，严禁违规操作。

4.4.6 定期委托有资质单位对压力表和安全阀进行校验和设备定期全面检查。

4.4.7 设备发生故障情况，立即停用。

4.4.8 超过使用说明书规定使用年限，经有资质部门检测不符合使用要求，及时办理报废手续。

5 参考资料

5.1 《医疗设备临床使用管理办法》

5.2 《医疗器械监督管理条例》

5.3 《医疗器械不良事件监测和再评价管理办法》

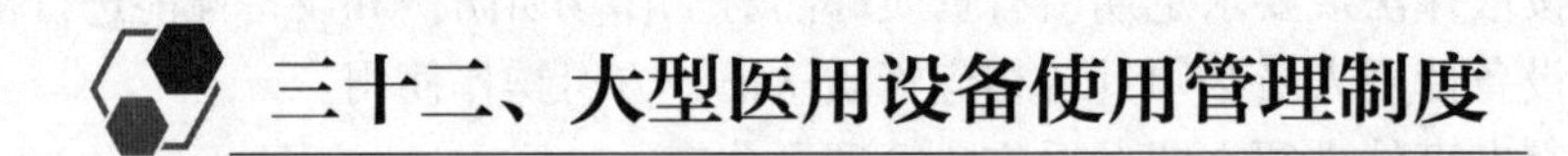

三十二、大型医用设备使用管理制度

1 目的

合理有效使用大型医用设备，便于医院开展医、研、教的工作，充分地发挥提高其使用效率。

2 通用范围

大型医用设备使用人员。

3 定义

大型医用设备是指列入国务院卫生行政部门管理品目的医用设备，以及尚未列入管理品目、省级区域内首次配置的整套单价在3000万元人民币以上的医用设备。

4 内容

4.1 大型医用设备操作人员必须经过专业培训，掌握仪器设备的能、特点和基本操作方法，还应具有一定的保养、简易检修能力，未经培训的人员不得操作该仪器设备。对放射、放疗、核医学等危险部门的工作人员，必须经岗前培训，取得上岗证后才能上岗工作。

4.2　大型医用设备必须达到计（剂）量准确，安全防护、性能指标合格后方可使用。

4.3　具有大型医疗设备的科室根据该类设备的数量和科室的实际情况，指定一名或多名设备管理员，负责设备的日常管理、养护、工作量上报、建立设备技术档案和使用、维护记录等工作。

4.4　对于大型医疗设备，管理人员要切实注意安全操作，建立安全使用制度，定期检查，严防事故的发生。

4.5　大型医疗设备（包括硬件、软件）未经论证和上级批准，科室工作人员不得擅自改变其结构和操作系统，不得擅自与其他仪器联用或共用软件资源，若有违反，按有关规定处理。

4.6　大型医疗设备操作应严格按开关机程序开、关机器。严禁违规、野蛮、不按程序操作机器设备。

4.7　严禁医疗设备带故障工作，发现机器出现异常应立即关机。通知设备维修人员到场检修。

4.8　要充分发挥大型医疗设备的作用，提高利用率，在使用中积极开展功能开发工作。

4.9　对于大型仪器设备管理要做到：防尘、防震、防潮、防水。专人保管、定点存放、定期保养、定期校正，保证仪器设备处于良好的运行状态。

4.10　大型医疗设备发生重大故障，应及时报告主管部门，积极地组织院内外力量进行检修，并做好维修记录。

4.11　因人为因素受到损坏，必须迅速报告主管部门，并及时地查清原因，做好记录，按有关规定处理。

4.12　科室主任和设备管理员对所管设备应负全面责任，未管理人员同意任何人员不得自行移动、调换和外借仪器设备。

4.13　仪器设备不得拆改，如确需要拆改应向主管部门提出书面申请，说明理由，报院领导同意后，方可进行。

4.14　提高仪器设备的利用率，充分发挥投资效益，在保证医疗、科研教学正常进行的前提下，使用部门经上级批准方可承担院外的课题实验等任务。所得的经济效益按医院有关规定办理。

4.15　设备管理员岗位力争稳定，需要调离时必须办理账、卡、物的移交工作。

4.16　设备管理科室每月对医学装备使用管理工作进行自查，对设备使用管理工作发现的问题进行总结分析。

4.17　医学装备科每月对科室使用管理工作进行督查，检查过程中存在问题及时向科室反馈，及时跟踪处理，做好监督总结。

5　参考资料

5.1《大型医用设备配置与使用管理办法》

三十三、高值医疗设备保养及维修制度

1 目的

通过日常维护保养及时发现设备故障隐患，降低维修率，延长设备的使用寿命；明确医疗设备维修报修、故障处理和费用处理等规范，提高医疗设备维修效率，确保高值设备安全运行。

2 通用范围

医学装备科维修技术人员。

3 定义

高值医疗设备是指：单价超过人民币万元（重点是10万元以上）用于医疗急救、诊断、治疗和医学科研设备。

4 内容

4.1 根据维修工程人员分工而将上述设备分类

4.1.1 诊断设备类（含X射线诊断、核医学诊断和放射治疗）。

4.1.2 病房护理、手术急救和体外循环设备类。

4.1.3 超声诊断及检验分析设备类。

4.1.4 光学仪器、窥镜和激光仪器类。

4.1.5 电子和高频设备类。

4.1.6 口腔、眼科专用、物理治疗及体疗设备类。

4.1.7 高压氧舱和消毒灭菌设备类。

4.2 设备保养管理方法（三级保养）

4.2.1 一级保养

使用科室指定专人对所使用的设备，每天进行表面除尘和基本参数校正。

4.2.2 二级保养

设备科维修人员在厂家工程师指导下，定期或不定期检查设备运行情况，做好设备基本保养，排除设备故障。

4.2.3 三级保养

厂家工程师对设备进行全面检查，及时报告设备性能状况，对于保修期内的设备及时更换自然损耗严重的配件，保修期以外更换配件要维修审批流程同意后才能更换。

4.3 设备维修管理办法

4.3.1 设备维修实行专人分工负责制。

4.3.2　维修组技术人员对所管设备要及时认真做好：设备开箱验收登记、设备索赔登记、保修期内维修登记、保修期到期前设备使用情况总结、保修期外设备维修登记（自修或外修）、关键零配件来源记录、设备清洁及消毒方法。

4.3.3　维修组技术人员对所管设备应尽可能采取在现场维修方式（除故障特别复杂外）。

4.3.4　维修中由于故障特别复杂或零配件采购困难，工程师应及时通知设备使用科室，以便及时采取应急措施。

4.3.5　维修中遇到难以判断或一时无法解决的问题，主管技术人员应及时向上级领导汇报，维修组应及时召开问题讨论会，群策群力解决问题。

4.3.6　对返修率高的医疗设备，维修技术人员也应及时向上汇报。

4.3.7　维修技术人员应严格把好报废设备鉴定关。

4.3.8　维修组长定期要对下属的维修登记资料进行审核。

4.3.9　维修登记资料实行维修负责人保管的方法。

4.3.10　维修资料实行集中管理的方法。

4.3.11　维修工程人员应经常与所管设备的使用人员进行操作和保养工作交流，积极听取设备使用人员的意见，从中判断设备的使用现状。

4.3.12　维修工程人员还应经常与厂商维修工程人员进行联系和交流，虚心求教，尽最大可能地了解所管设备的常见及特殊故障的判断及维修方法。

4.3.13　维修工程人员应及时了解所管设备代理商或维修工程师的变更情况，并及时与新的代理商或工程师取得联系，以保证零配件的索取和维修联系。

4.3.14　医学装备科对高值设备维修费万元以上的，组织相关人员议价，并由监督小组监督。

4.4　维修及保养工作的落实及监督

4.4.1　维修组长负责针对各类不同设备，制定保养工作要点及程序。

4.4.2　组长根据同类设备维修频率，调整保养周期。

4.4.3　维修组定期召开“设备维修状况讨论会”，重点找出维修及保养工作中的漏洞并加以弥补。对维修及保养工作不负责任的工程技术人员进行及时的批评指正。

4.4.4　工程技术人员维修及保养工作结束后，需要填写维修登记表，在表中详细写明工作过程及维修结论，并由使用设备科室专管人员签字确认。

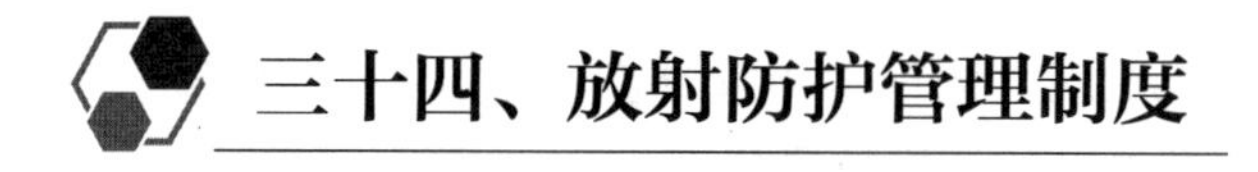

三十四、放射防护管理制度

1　目的

加强对放射性同位素、射线装置安全和防护的监督管理，促进放射性同位素、射线装置的安全应用，保证医疗质量安全，保障放射诊疗工作人员、患者和公众的健康权益，保护环境。

2 通用范围

适用于开展放射诊疗工作的科室。

3 定义

放射防护即避免或减弱放射性物质及其辐射伤害人体（或其他对象）的措施。

4 内容

4.1 许可要求

4.1.1 医院开展放射诊疗工作要向卫生和环保部门申请办理《放射诊疗许可证》和《辐射安全许可证》，未取得许可证不得开展放射诊疗工作。

4.1.2 开展放射诊疗工作科室负责人对放射性同位素和射线装置的安全和防护工作负责，依法对其造成的放射性危害承担责任。

4.1.3 新建、扩建、改建建设项目和技术改造、技术引进项目要办理卫生和环境影响评价手续，取上级部门批复，办理许可证才能投入使用。

4.1.4 许可证新增、注销、置换、校验和延续按放射诊疗和辐射安全管理规定提交相应资料办理手续。

4.2 放射人员管理要求

4.2.1 从事放射工作人员必须办理《放射工作人员证》。

4.2.2 放射诊疗工作人员要参加安全和防护知识教育培训，并进行考核，考核不合格的，不得上岗。

4.2.3 严格按照国家关于个人剂量监测和健康管理的规定，对放射工作人员进行个人剂量监测和上岗前、在岗期间、离岗时的职业健康检查，开展放射诊疗工作科室要建立个人剂量档案和职业健康监护档案。

4.2.4 开展放射诊疗工作科室配备放射防护专（兼）职管理人员，制订检查计划和方案，对科室放射工作人员遵守放射诊疗相关的法律法规、规章、卫生标准和操作规程进行监督检查，每年组织不少于2次的放射防护设施措施督导检查并做好记录。

4.3 放射场所和放射设备管理要求

4.3.1 使用、贮存放射性同位素和射线装置的场所按照国家有关规定设置明显的电离辐射标志，在醒目位置张贴放射性危害告知。

4.3.2 机房门入口处设有安全和防护设施以及必要的防护安全联锁、工作指示灯。

4.3.3 放射治疗场所应当按照相应标准设置多重安全联锁系统、剂量监测系统、影像监控、对讲装置和固定式剂量监测报警装置，配备放疗剂量仪、剂量扫描装置和个人剂量报警仪。

4.3.4　开展核医学工作场所设有专门的放射性同位素分装、注射、储存场所，放射性废物屏蔽和存放场所，配备活度计、放射性表面污染监测仪。

4.3.5　机房周围设置公告栏，公示《放射诊疗许可证》正、副本及其放射诊疗场所防护检测、设备性能检测的检测结果。

4.3.6　每年委托有资质机构对放射诊疗工作场所防护检测、设备性能检测，对使用中的放射诊疗设备应按国家有关标准要求进行稳定性检测，超期未进行状态检测的或检测不合格的设备使用科室要立即停止使用。

4.3.7　制定与本科室开展诊疗项目相适应的质量保证方案，遵守质量保证监测规范，按照医疗照射正当化和辐射防护最优化的原则，避免一切不必要的照射。

4.3.8　对暂停使用的放射诊疗设备应做好登记工作，暂停使用超过1年的申请注销，暂停使用超过3个月的放射诊疗设备，重新启用前应当进行状态检测，合格后方可使用。

4.4　防护用品管理规定

4.4.1　按国家有关标准要求，为放射工作人员、受检者和陪检者提供防护用品，并督促、指导相关人员正确佩戴、使用。

4.4.2　每年对放射防护用品进行照射检查，发现过期或者有明显破损防护用品立即停止使用。

4.5　放射卫生档案管理规定

4.5.1　*放射诊疗许可档案*

包括《医疗机构执业许可证》复印件、《放射诊疗许可证》正本、副本原件及复印件、《辐射安全许可证》正本、副本原件及复印件。

4.5.2　*放射防护管理制度文件管理档案*

包括放射防护管理文件、场所设备设施管理文件、放射事件应急处理预案等相关制度。

4.5.3　*放射诊疗建设项目卫生和环境审查档案*

包括卫生审查预评价、控制效果评价报告书（表）和环境影响评价报告表、环评备案登记表，以及其审查验收有关批复文件。

4.5.4　*放射诊疗场所设备监测检测档案*

有检测报告复印件和检测台账目录，包括设备名称、型号、所在场所、许可情况、性能及防护检测（检测时间、检测机构、检测结果）。

4.5.5　*医疗机构放射工作人员培训及健康监护管理档案*

包括放射工作人员证、培训证明、职业健康体检报告、个人剂量监测报告、健康监护等。存在职业禁忌证、职业健康损害、疑似职业病或者职业病的人员处理情况记录。

4.5.6　放射防护用品配备、发放、维护与更换等记录。

4.6　放射性同位素和放射源管理规定

4.6.1　放射性同位素应当单独存放，不得与易燃、易爆、腐蚀性物品等一起存放，并指定专人负责保管。

4.6.2 贮存、领取、使用、归还放射性同位素时，应当进行登记、检查，做到账物相符。

4.6.3 放射性同位素贮存场所应当采取防火、防水、防盗、防丢失、防破坏、防射线泄漏的安全措施。

4.6.4 放射源有相应的多层防护和安全措施，放置指定位置，具有可靠的安全保障。

4.6.5 使用放射性同位素和放射源要按规定办理转让备案手续。

4.6.6 放射性同位素和放射性废物进行清理登记，作出妥善处理，不得留有安全隐患，废旧放射源按回收协议规定交回生产单位。

5 参考资料

5.1《放射性同位素与射线装置安全和防护条例》

5.2《广东省卫生健康委员会关于医疗机构放射诊疗的管理规定》

5.3《中华人民共和国职业病防治法》

5.4《中华人民共和国环境保护法》

5.5《放射性同位素与射线装置安全和防护条例》

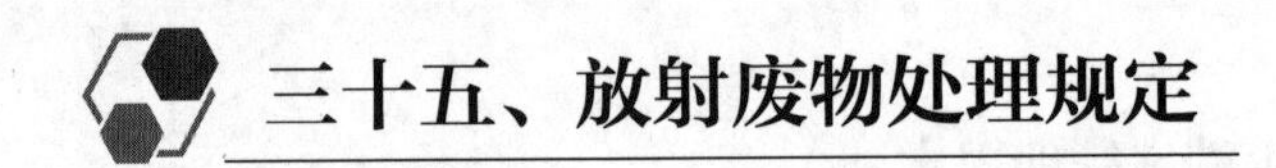

三十五、放射废物处理规定

1 目的

防治放射性污染，保护环境，保障人体健康。

2 通用范围

本规定适用于放射性废物的处理、贮存和处置及其监督管理等日常工作。

3 定义

放射性废物是指含有放射性核素或者被放射性核素污染，其放射性核素浓度或者比活度大于国家确定的清洁解控水平，预期不再使用的废弃物。

本规定所称处理是指为了能够安全和经济地运输、贮存、处置放射性废物，通过净化、浓缩、固化、压缩和包装等手段，改变放射性废物的属性、形态和体积的活动。

4 内容

4.1 处理原则和要求

4.1.1 坚持减量化、无害化和妥善处置、永久安全的原则。

4.1.2 根据在医学实践中所产生废物的形态及其中的放射性核素种类、半衰期、活度水平和理化性质等，分类收集放射性废物进行分别处理。

4.2 放射性废液处理

4.2.1 放射性核素日等效操作量大于或等于2×10^7Bq要设置放射性污水池存放放射废水直至废水达到符合排放要求方可排放。

4.2.2 不需要污水池回收核素废液，放入专用容器，存放满10个半衰期后，作普通废液处理。

4.2.3 设置有防护标志专用厕所统一收集和管理使用放射性药物治疗患者排泄物，患者治疗期间不得使用其他厕所。

4.2.4 专用厕所和专用化粪池有效连通，没有出现堵塞现象。

4.3 放射性固体废物处理

4.3.1 放射性固体废物按可燃和不可燃、可压实和不可压实、有无毒性分开收集。

4.3.2 收集废物的污物桶具备防护要求和电离辐射标志，设置专门场所放置，避开人员经常走动地方。

4.3.3 含有尖刺及棱角的放射性废物，先装入硬纸盒或其他包装材料中，然后装入专用塑料袋内。

4.3.4 每袋废物表面剂量率不超过0.1mSV/h，重量不超过20kg。

4.3.5 废物临时贮存室具有通风设备，出入处设电离辐射警示标志。

4.3.6 存放废物容器必须安全可靠，在显著位置标有废物信息。

4.3.7 临时贮存期满前及时将废物处置。

4.4 废旧放射源处理规定

4.4.1 与放射源厂家签订回收协议。

4.4.2 办理退役放射源运输许可手续，由厂家联系有资质运输公司进行回收。

4.4.3 生产厂家回收处置放射源后向院方提供回收证明及备案表。

4.4.4 向环保部门提交资料办理备案手续。

4.5 人员、场所和台账管理要求

4.5.1 放射性废物的分类收集、存放和处理由专人负责，负责人要熟悉国家有关放射性废物管理法律法规。

4.5.2 有预防废物丢失、被盗、容器破损和灾害事故安全措施，贮存室内显著位置设立电离辐射警示标志，建立废物档案和出入贮存室登记资料，实行双人双锁管理。

4.5.3 设废物贮存登记卡，废物主要特性和处理过程应记录在卡片上，并存档备案。

4.5.4 接触放射性废物的工作人员必须使用个人防护用具或屏蔽防护设施，并佩戴个人剂量计。

5 参考资料

5.1 《中华人民共和国放射性污染防治法》

5.2 《放射性废物安全管理条例》

5.3 《GBZ 133—2009医用放射性废物的卫生防护管理》

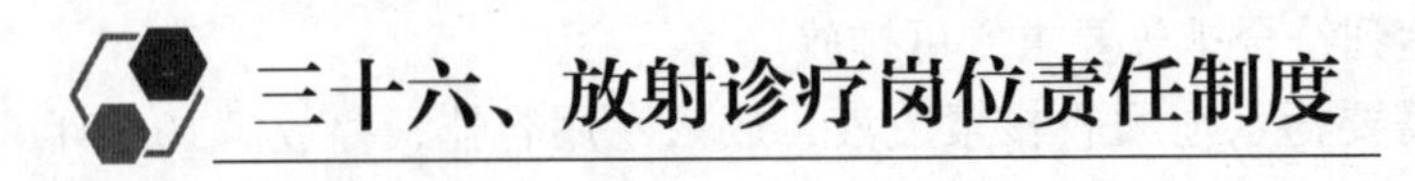

三十六、放射诊疗岗位责任制度

1 目的

贯彻执行国家有关职业病防治的法律法规、政策和标准，加强对职业病防治工作的管理，提高职业病防治的水平，切实保障劳动者在劳动过程中的职业健康与安全，实现医院所确定的职业健康安全目标。

2 通用范围

开展各类放射诊疗工作相关科室。

3 内容

3.1 认真贯彻国家有关职业危害防治的法律法规、政策和标准，落实各级职业危害防治责任制，确保劳动者在劳动过程中的健康与安全。

3.2 主动听取放射工作人员对医院放射诊疗职业危害防治工作的意见，并责成有关部门及时解决提出的合理建议和正当要求。

3.3 根据“三同时”原则，新、改、扩建或技术改造、技术引进项目可能产生职业病危害的，应由卫生行政部门审核同意方可进行建设，切实做到职业危害防护设施与主体工程同时设计、同时施工、同时投入生产和使用。

3.4 参加医院内发生放射诊疗职业危害事故的调查和分析，对有关责任人予以正确处理。

3.5 对医院的职业危害防治工作负领导责任。

3.6 负责安排接触职业危害因素人员的就业（上岗）前体检和离岗时体检，对职业禁忌者提出处理意见，负责对不适宜继续从事原放射工作的工作人员，应调离原岗位，并妥善安置。

3.7 不得安排未经上岗前职业健康检查的从业人员从事接触放射诊疗职业危害的作业；不得安排有职业禁忌的从业人员从事其所禁忌的作业，对未进行离岗前职业健康检查的从业人员，不得解除或者终止与其订立的劳动合同。

3.8 放疗科物理人员必须根据国家有关规定对各治疗机输出量、能量进行测量，及时计算出准确的照射预置量及有关参数并签字负责，所使用的照射量仪表必须每年经计量部门核准1次，有异常情况随时向防护负责人汇报。

3.9 按照关于肿瘤放射治疗剂量学的若干规定，放疗医生必须提出明确的治疗计划，记录和病例剂量报告，密切注意患者在放疗中的放射反应和放疗后的远期放射损伤，并签字负责。

3.10　各治疗机操作人员必须严格执行医嘱及操作规程，准确地按指定的照射预置量及有关参数实施放疗并签字负责。放疗中患者或治疗机有异常情况，应立即停止放疗，向机房负责人汇报，操作人员本身也应加强自身防护安全意识。

3.11　治疗机维修人员在保证放疗设备维护的同时，必须注意放疗机的防护安全，确保有关参数不存在超标的可能，保证各治疗机安全联锁装置的正常功能。

3.12　建立、健全职业卫生管理制度，职业卫生健康档案，制订职业病防治计划和实施方案，放射事故应急救援预案。

4 参考资料

4.1 《中华人民共和国职业病防治法》

4.2 《放射诊疗管理规定》

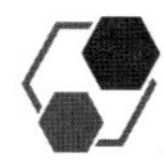

三十七、建设项目“三同时”管理制度

1 目的

预防、控制和消除建设项目可能产生的职业病危害。

2 通用范围

本院开展放射诊疗工作相关科室。

3 定义

3.1　建设项目

指新建、改建、扩建的生产、储存装置和设施的建设项目。

3.2　“三同时”制度

指医院新建、改建、扩建的基本建设项目、技术改建项目和引进的建设项目，其职业卫生防护设施必须符合国家规定的标准，必须与主体工程同时设计、同时施工、同时投入生产和使用，职业卫生防护设施的投资应纳入建设项目预算。

3.3　可能产生职业病危害项目

指存在或产生《职业病危害因素分类目录》或《放射诊疗建设项目卫生审查管理规定》所列职业病危害因素的项目，可能产生职业病危害的建设项目分为职业病危害一般、职业病危害较重和职业病危害严重三类。

4 内容

4.1 工作程序

4.1.1 在建设项目可行性论证阶段，委托具有相应资质的技术服务机构进行职业病危害预评价。

4.1.2 在可行性论证阶段完成建设项目职业病危害预评价报告后，应当按规定填写《建设项目职业病危害预评价报告审核申请表》，向相关监督管理部门提出申请并提交申报材料。

4.1.3 建设项目职业病危害预评价报告经相关监督管理部门审核同意，方可动工建设。

4.1.4 职业病危害严重的建设项目，在初步设计阶段，委托具有资质的设计单位对该项目编制职业病防护设施设计方案。

4.1.5 职业病危害严重的建设项目，向原审批职业病危害预评价报告的监督管理部门提出建设项目职业病防护设施设计审查申请，并按规定提交申报材料。

4.1.6 在竣工验收前，委托具有资质的技术服务机构进行职业病危害控制效果评价，职业病危害控制效果评价应当尽可能由原编制职业病危害预评价报告的技术机构承担。

4.1.7 职业病危害一般和职业病危害严重的建设项目，应当向原审批职业病危害预评价报告的监督管理部门提出竣工验收申请，填写《建设项目职业病防护设施竣工验收（备案）申请书》，并按规定提交申报材料。

4.1.8 建设项目职业卫生“三同时”工作结束后，各职能部门认真整理资料并归档。

5 参考资料

5.1 《职业病防治法》

5.2 《放射性同位素与射线装置安全和防护条例》

5.3 《放射诊疗管理规定》

5.4 《建设项目职业卫生“三同时”监督管理暂行办法》

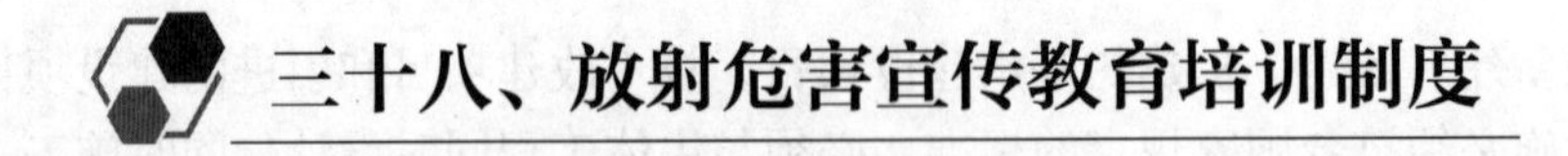

三十八、放射危害宣传教育培训制度

1 目的

提高医院放射工作人员的安全防范意识和防范技能。

2 通用范围

适用于直接接触存在放射危害因素岗位工种的放射工作人员，以及在本院从事相关放射工作的科室人员及管理人员。

3 内容

医院放射工作相关职业健康知识、放射危害特点、放射危害防护措施、个人防护用品使用、职业危害（放射危害）防治相关的法律法规、规章、国家标准、行业标准等。具体包括：

3.1　放射危害的特点、放射防护三原则及放射危害防护措施的讲解。

3.2　个人防护用品的佩戴使用。

3.3　结合具体岗位所需培训的内容。

3.4　相关制度的宣讲。

3.5　每年定期组织医院内相关人员进行放射危害宣传教育培训。

3.6　放射工作人员上岗前必须经过具有相关资质组织的放射防护知识和相关法规的专门培训，并通过考核合格后方可上岗。

3.7　放射工作人员从业期间必须每两年参加1次具有相关资质组织的专业培训，经考试合格后方可继续从业。

3.8　放射工作人员上岗时必须正确、合理、安全地操作射线装置，更好地为患者服务。

4 参考资料

4.1　《中华人民共和国职业病防治法》

4.2　《放射工作人员职业健康管理办法》

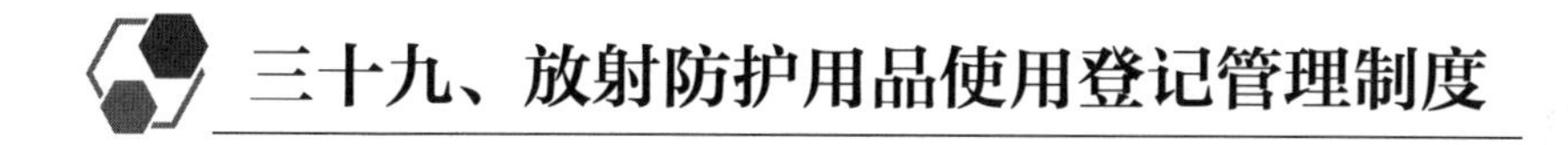

三十九、放射防护用品使用登记管理制度

1 目的

保证使用放射防护用品的安全有效，避免放射性损害。

2 通用范围

使用防护用品相关科室。

3 定义

防护用品是指医疗单位用于防护放射线辐射的防护装置，包括铅帽、铅围脖、铅围裙、铅眼镜和铅衣等。

4 内容

4.1　各类放射机房按GBZ 130—2020《医用X射线诊断放射防护要求》及实际工作情况配备放射防护用品。

4.2　工作人员在工作时要穿防护用品方可进入机房工作。

4.3 对受检者非投照部位，要配合医务人员穿戴铅防护用具。

4.4 儿童、孕妇在受检时，应尽量避免X线的照射，如必须进行检查时，必须穿戴铅帽、铅围裙、铅围脖等防护用品，其中孕妇还应使用铅围裙或铅衣遮蔽下腹（胎儿处）。

4.5 在透视和拍片时，其他人员勿停留在X线检查室内，避免照射。需要陪伴人员扶持受检者时，也应穿戴防护用具，避免照射。严禁孕妇及18岁以下的青少年扶持受检者。

4.6 任何受检患者有权要求进行放射防护，各放射管理科室备有铅防护用品，患者可以无条件提出使用。

4.7 各科室防护用品进行登记管理，包括防护用品的更换、处置、购置等，应由专人负责登记，并设专门铅衣维护保养记录本，规范记录。

4.8 铅衣不用时应用衣架挂起，不可折叠或挤压，长时间折叠或挤压会缩短使用寿命，影响防护效果。

4.9 铅衣的保养

4.9.1 医用铅衣使用中避免与尖锐物品接触以免划破漏线影响防护效果。

4.9.2 医用铅衣不同于一般衣服，不可洗涤，若沾染了污物可用软布蘸乙醇或用中性洗涤剂擦拭挂起晾干即可。若被传染患者血液污染必要时可用环氧乙烷气体消毒灭菌处理，不可用高温高压消毒灭菌。

4.10 医用铅衣及其配件应每年检测防护效果，确保有效防护。

5 参考资料

5.1 《放射诊疗管理规定》

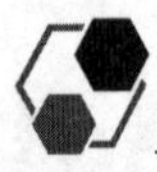

四十、受检者放射危害警示告知与防护制度

1 目的

贯彻放射诊疗实践的正当化和放射防护最优化原则，落实《放射性同位素与射线装置安全与防护条例》《放射诊疗管理规定》《医疗照射放射防护的基本要求》等法规、标准的要求，保证放射诊疗质量和患者（受检者）的健康权益。

2 通用范围

开展各类放射诊疗工作相关科室。

3 内容

3.1 警示告知

3.1.1 在放射诊疗工作场所的入口处和各控制区进出口及其他适当位置，设置电离辐射警告标志，在各机房门口设置有效的工作指示灯。

3.1.2　在放射诊疗工作场所入口处显眼位置设置“电离辐射危害”告知标牌。

3.1.3　放射诊疗工作人员对患者和受检者进行医疗照射时应事先告知辐射对健康的影响。

3.1.4　人体受到放射性照射后，可能产生潜在危险。产生有害的躯体效应和遗传效应，其中最敏感器官或组织为：淋巴组织、胸腺、骨髓、性腺及胚胎组织。

3.1.5　正确合理使用X线照射，有利于疾病诊断，接受过量不必要的照射有害健康。为了您的健康，请不要随意向医师提出计划外的X线检查要求。

3.1.6　孕妇原则上禁止X线检查，如果您是孕妇或准备怀孕的妇女，在X线检查前，请预先告知工作人员。

3.1.7　X射线检查时只允许一名患者进入机房，无关人员不得在机房内停留。要权衡利弊，在没有其他更好的检查方法时，采用放射检查。

3.1.8　机房外面工作指示灯亮，说明X射线机正在工作，请勿开门进入，应远离机房。

3.1.9　检查前，工作人员应对受检者非检查部位的敏感器官和组织进行屏蔽保护。若病情需要其他人员陪检时，应当对陪检者采取屏蔽防护措施。

3.2　屏蔽防护

3.2.1　放射工作场所应当配备与检查相适应的工作人员防护用品和受检者个人防护用品，防护用品应符合一定的铅当量要求，并符合国家相应的标准。

3.2.2　放射工作人员实施医疗照射时，只要可行，就应对受检者邻近照射野的敏感器官和组织进行屏蔽防护；工作人员在辐射场操作时必须穿戴个人防护用品。

3.3　放射检查正当化和最优化的判断

3.3.1　医疗照射必须有明确的医疗目的，严格控制受照剂量。严格执行检查资料的登记、保存和借阅制度，不得因资料管理、受检者转诊等原因使受检者接受不必要的重复照射。

3.3.2　不得将X线胸部检查列入对婴幼儿及少年儿童体检的常规检查项目；对育龄妇女腹部或骨盆进行X线检查前，应问明是否怀孕或有否近期怀孕计划；非特殊需要，对怀孕后8～15周的育龄妇女，不得进行下腹部放射影像检查。

3.3.3　应当尽量以胸部X线摄影代替胸部荧光透视检查。

3.3.4　实施X线照射操作时，应当逐例进行并禁止非受检者进入操作现场；因患者病情需要其他人员陪检时，应当对陪检者采取防护措施。

3.3.5　每次检查实施时工作人员必须检查机房门是否关闭，摄影时要特别注意控制照射条件以及辐射剂量，严格按所需的投照部位调节隔光器控制照射野的大小，使有用线束限制在临床实际需要的范围内。

3.4 监督检查

3.4.1 科室应每季1次对科室的防护操作进行检查，检查结果与科室及个人年终考核评先挂钩。

3.4.2 对放射工作人员违规操作行为应及时发出整改通知书，督促科室落实整改。

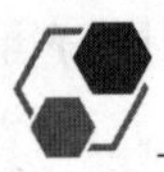

四十一、射线装置的监测、管理及安全使用制度

1 目的

保证射线装置安全、合法使用。

2 通用范围

开展各类放射诊疗工作相关科室。

3 内容

3.1 射线设备的管理、保养由专人负责，实行专机专人管理。

3.2 设备有规范的操作规程和运行记录。

3.3 保持机房内干燥整洁，禁止在机房内存放无关物品。

3.4 保持设备的清洁，及时清理污物血渍，每天必须进行1次设备的清洁工作。

3.5 每周进行1次安全检查和常规小保养，减少设备故障的发生并及时掌握设备的运行情况。主要为设备清洁、安全装置、运转部件检查保养。

3.6 每月进行1次设备的全面检查和调整。内容包括：机房设备的清洁；机械电器部件牢固、运行准确性；平衡悬吊装置的安全；电缆电线的完好；保护地线接触良好；显示数据准确性等。保持设备处于良好的状态，确保设备安全、正常运行。

3.7 设备发生故障时应及时向科主任汇报并记录故障现象。

3.8 科主任接到设备故障报告后安排具有维修技术的技术人员进行检查。

3.9 对本科室无法处理的故障及时向医学装备科报告，并填写维修申请单，由医学装备科安排维修。

3.10 设备维修应及时做维修记录，内容包括：故障经过、现象、检查情况、维修经过和维修后情况。

3.11 设备故障修复后应进行严格的验收检测，经试运行正常后方可正式使用。

3.12 未经科主任许可，严禁私自拆解、改造、维修设备。

4 参考资料

4.1 《职业病防治法》

4.2 《放射诊疗管理规定》

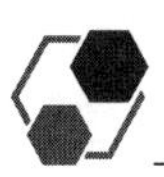

四十二、辐射环境监测管理制度

1 目的

进一步加强本院放射卫生管理，保证放射安全。

2 通用范围

开展各类放射诊疗工作相关科室。

3 内容

3.1 个人剂量监测

3.1.1 对所有工作人员进行经常性地教育，提高对放射工作人员个人剂量监测的认识，加强个人剂量监测管理工作，保障放射工作人员的健康，做好放射防护工作。

3.1.2 切实贯彻落实《职业病防治法》和《放射工作人员职业健康管理办法》的规定，个人剂量监测工作应当由具备资质的个人剂量监测技术服务机构承担。

3.1.3 增强放射职业病防治的责任意识，做好放射工作人员个人剂量监测工作，建立并终生保存个人剂量监测档案。每季度登记剂量数据并向相关人员公布，准许放射工作人员和职业健康监护主管人员查阅、复印其个人剂量档案。异常剂量时按规定处理。

3.1.4 放射工作人员必须进行全年连续不间断的个人剂量监测。每个季度监测1次。由预防保健科负责收集并统一送往有资质的机构进行检测。

3.1.5 放射工作人员在上班时间必须连续佩戴卫生防护部门所规定的个人剂量计，其他人员必要时临时佩戴个人剂量计。

3.1.6 个人剂量计对号使用，1人1号1个剂量计，不得混淆。

3.1.7 个人剂量计佩戴在被监测人员的胸前。数字减影血管造影（DSA）、核医学操作人员应配备2枚个人剂量计，一枚在铅衣内，另一枚在铅衣外。

3.1.8 剂量计不得私自拆卸、有意损坏。

3.1.9 当放射工作人员个人剂量计受到误照、遗失时，必须向设备科报告，并填写书面说明，以便正确评估个人受照剂量和向监测机构说明。

3.1.10 医学装备科定期和不定期对放射工作人员的剂量计佩戴情况进行检查，发现问题及时纠正。

3.1.11 放射工作人员的受照记录（包括个人剂量档案，监测方法及数据处理方法）和事故受照的详细说明，应当保存足够长的时间，通常在放射工作人员脱离放射工作后还应保存10年，由于技术上的需要可以保存30年。

3.2 工作场所的监测

3.2.1 验收监测

本项目竣工后，建设单位需要对该项目进行竣工环境保护验收监测，对射线装置监督区域（距离观察窗30cm，机房门口左、右30cm，机房墙体外30cm，控制室操作位等位置）进行全面的辐射水平监测，做出辐射安全状况的评价；监测因子为环境X-γ辐射剂量率。

3.2.2 年度监测

需要委托有资质的单位对辐射场所监督区域（距离观察窗30cm，机房门口左、右30cm，机房墙体外30cm，控制室操作位等位置）进行年度例行监测，每年1次。

3.2.3 日常监测

拟每半年对射线装置使用场所周围包括机房的四面墙体、机房楼顶的诊室及输液区地面、机房的门、观察窗、管线洞口等进行监测，并根据监测结果调整日常监测的频率。

3.3 异常照射剂量监测

当发生辐射事故或一般应急受照需要时，立即进行剂量监测，根据事故性质或监测结果采取相应的防控措施或启动应急预案，将损害降低到最低水平。

4 参考资料

4.1《中华人民共和国职业病防治法》

4.2《放射性同位素与射线装置安全和防护条例》

4.3《放射诊疗管理规定》

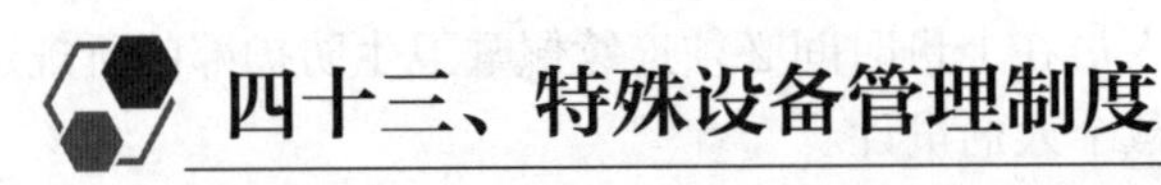

四十三、特殊设备管理制度

1 目的

加强特殊设备安全管理工作，合法、合规使用特殊设备，防止再出现重大安全事故，保证患者人身安全，维护医院合法权益。

2 通用范围

使用特殊设备相关科室。

3 定义

特殊设备指辅助临床科室开展限制临床应用医疗技术需要配备的设备，包括人工智能设备、大孔径定位CT机、辅助定位B超机、高压氧舱、核医学治疗、粒子治疗等。

4 内容

4.1　临床使用科室申请购置特殊设备前，准备开展限制临床应用医疗技术需要经医务部和医院伦理委员审核同意，报上级部门做好相关医疗技术项目备案后，才能提交设备购置申请。

4.2　临床科室应充分了解相关限制临床医用技术规范，对申请购置特殊设备进行充分论证，其中包括设备准入情况、设备放置场所管理要求和设备操作人员资质要求。

4.3　对特殊设备采购要求严格按照相关法律法规和医院制定设备购置管理制度执行，购置特殊设备属大型设备、放射设备和特种设备要按有关法律要求办理相关证件，其他设备需要有注册证。

4.4　新购置设备投入使用前，需由医学装备科组织维修工程师、使用科室负责人、供货商和厂家工程师按招标文件技术参数和签订合同进行验收，对设备使用人员进行使用前培训和考核，大型设备、放射设备和特种设备需要委托有资质部门进行验收检测，性能指标检测合格才能使用。

4.5　临床使用科室根据设备使用说明书要求，制定设备使用操作规程，督促使用人员要严格遵守设备操作规程，如实告知患者治疗禁忌证及注意事项。

4.6　临床科室做好使用过程质量控制、安全监测和风险管理工作，定期检查设备应急设施，开展应急管理工作，放射、特种和计量设备定期委托有资质部门进行检测，发生安全事件，及时报不良事件，按不良事件上报流程处理。

4.7　设备出现故障要及时报修，立即停止使用，按医院制定维修流程进行报修，经检修达到临床使用安全标准才允许再用于临床。

4.8　维修技术人员定期对特殊设备进行预防性维护和保养，购买维保合同的特殊设备，要督促厂家按维保合同要求对设备进行维护保养，保证开机率。

4.9　设备各项性能指标无法满足临床使用需求，临床科室根据技术项目开展情况，决定不开展该类别技术，按设备报废处置流程办理报废手续。报废更新设备需要按照设备采购流程执行。

5 参考资料

5.1 《广东省卫生健康委员会关于医疗技术临床应用管理的实施细则（试行）》

5.2 《医学装备管理办法》

5.3 《医疗器械临床使用管理办法》

6 附件

6.1　特殊设备管理流程图（图 10-43-1）

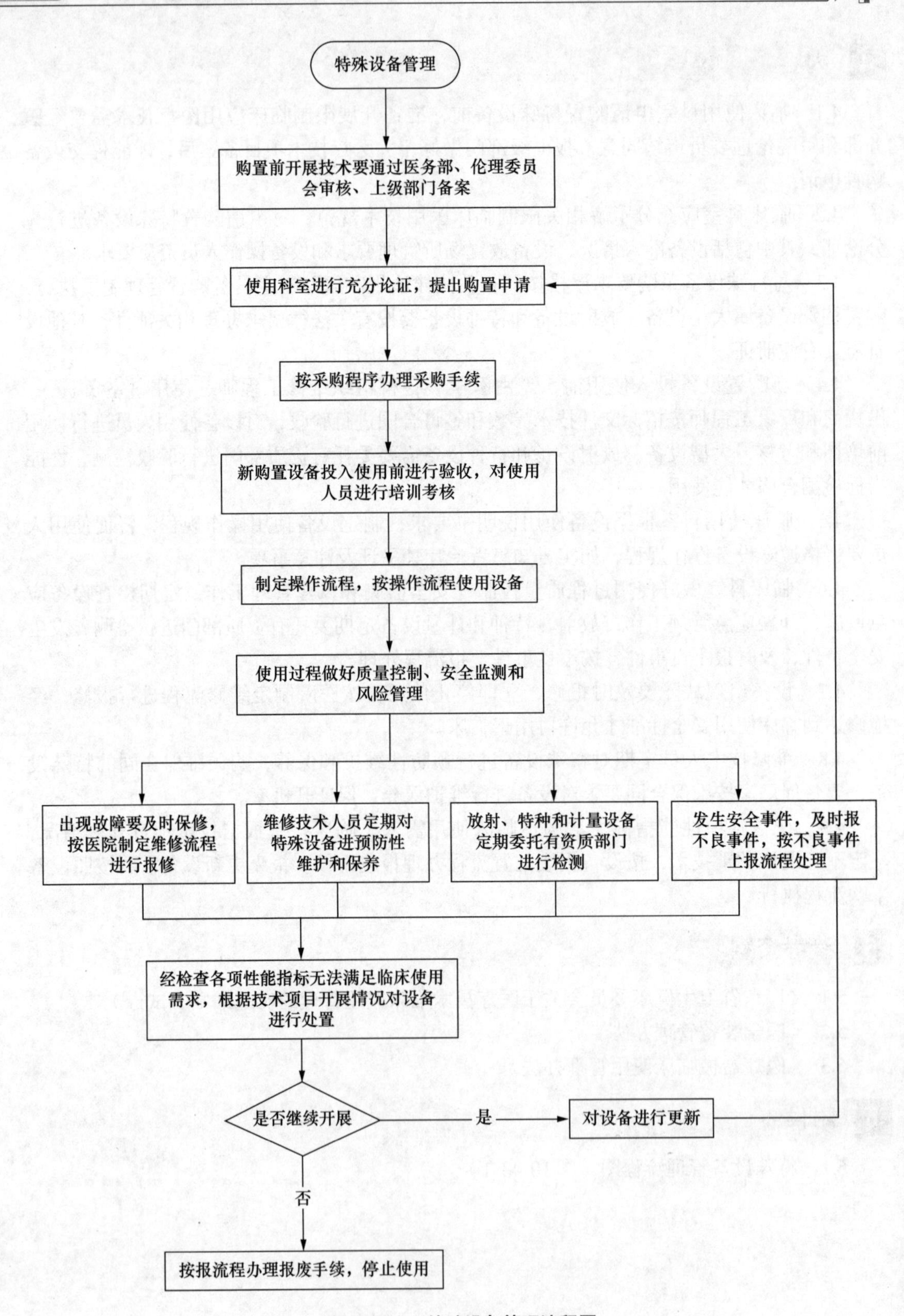

图10-43-1 特殊设备管理流程图

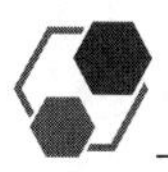

四十四、特殊设备培训管理制度

1 目的

贯彻执行特殊设备安全管理要求，提高特殊设备使用和管理人员业务知识水平，防止出现安全事故，实现合法、合规使用特殊设备目标，保障特殊设备正常运行。

2 通用范围

适用于使用特殊设备相关科室。

3 定义

特殊设备培训即指使用特殊设备相关人员进行操作、维护管理知识培训。

4 内容

4.1　开展特殊技术诊疗项目使用特殊设备科室相关人员必须掌握相关技术规范和考取相应技术职称，无相关技术职称人员不得单独操作使用特殊设备。

4.2　使用特殊设备对人员上岗资格有要求，相关人员必须参加上级部门或国家组织考试，考试成绩合格领取相应岗位上岗证才能从事设备管理工作。

4.3　新购置特殊设备或新型特殊设备，涉及管理、使用和维修技术人员需要参加设备厂家组织开展培训课程和考核，参加培训人员熟练掌握设备基本操作要领、日常维护要求、故障处置流程和应急措施。

4.4　特殊设备管理科室每年制订培训计划，按培训计划开展科室人员培训工作，有培训登记台账资料，包括培训人员签到表、培训考核登记表、培训课件等相关内容，院内从事特殊设备维修技术人员，要定期组织学习培训，了解维修技术原理和维修过程中注意事项，涉及有害物质和对人身安全有影响，在没有掌握防护知识前提下，不得进行维修。

4.5　国家法律法规有关规定对人员培训期限，按时组织相关人员到有培训资质部门参加培训学习。

4.6　对构造原理复杂、技术难度大和保障要求高特殊设备，院内工程技术人员无法开展培训工作，要委托负责维保厂家对相关人员进行培训，培训次数和培训要求要落实到维保合同。

5 参考资料

5.1 《医学装备管理办法》

5.2 《国家三级公立医院绩效考核版操作手册》

6 附件

6.1 特殊设备培训流程图（图10-44-1）

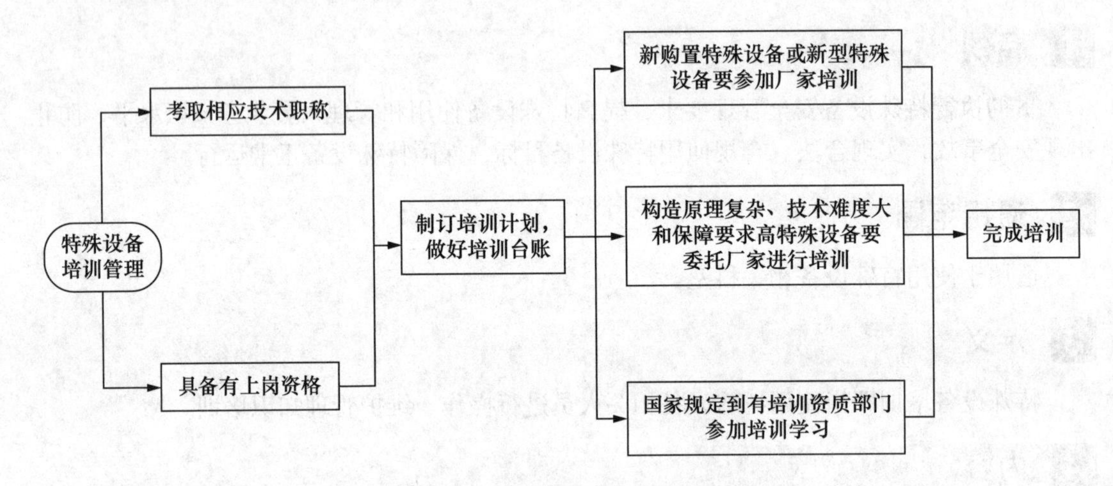

图10-44-1 特殊设备培训流程图

四十五、特种设备使用安全管理制度

1 目的

加强特种设备安全工作，预防特种设备事故，保障人身和财产安全。

2 通用范围

适用于使用特种设备相关科室。

3 定义

特种设备是指对人身和财产安全有较大危险性的锅炉、压力容器（含气瓶）、压力管道、电梯等设备，以及法律、行政法规规定适用本法的其他特种设备。

4 内容

4.1 特种设备使用科室主要负责人对其使用的特种设备安全负责，配备特种设备安全管理人员和作业人员，定期开展安全教育和技能培训，按照国家有关规定取得相应资格，方可从事相关工作，严格执行安全技术规范和科室制定管理制度，保证特种设备安全运行。

4.2 对新购置特种设备进行安装验收时，厂家需要提供附有安全技术规范要求的设计文件、产品质量合格证明、安装及使用维修说明、监督检验证明等文件，无相关文件，不得验收入库。

4.3　特种设备投入使用前或者投入使用后30日内，向负责特种设备安全监督管理的部门办理使用登记，取得使用登记证书。在特种设备的显著位置悬挂登记标志。

4.4　制定操作规程，明确规定的安全操作距离和防护措施，保证特种设备安全运行。

4.5　建立特种设备安全技术档案，包括特种设备的设计文件和产品质量合格证明等相关技术文件、定期检验和定期自行检查记录、日常使用状况记录、维护保养记录和维修记录。

4.6　使用科室对其使用的特种设备进行维护保养和定期自行检查，保存相关台账登记记录。特种设备的安全附件、安全保护装置进行定期校验、检修，有相应的检测报告并整理存档。

4.7　按照安全技术规范的要求，特种设备检验合格有效期届满前1个月委托特种设备检验机构对设备进行定期检测，不得继续使用未经定期检验或者检验不合格的特种设备。

4.8　特种设备出现故障或存在安全隐患，要立即停止使用，委托有资质的厂家进行检修，检修合格后才能投入使用。

4.9　负责维护保养厂家应当在维护保养中严格执行安全技术规范的要求，保证其维护保养的特种设备安全性能，并负责落实现场安全防护措施，保证施工安全。

4.10　特种设备进行改造、修理，按照规定办理变更登记才能继续使用。

4.11　特种设备存在严重事故隐患，无改造、修理价值，或者达到安全技术规范规定的其他报废条件的，要及时办理报废手续，采取必要措施消除该特种设备的使用功能，并向原登记地负责特种设备安全监督管理的部门办理使用登记证书注销手续。

5　参考资料

5.1 《中华人民共和国特种设备安全法》

5.2 《特种设备安全监察条例》

6　附件

6.1　特种设备使用安全管理流程图（图10-45-1）

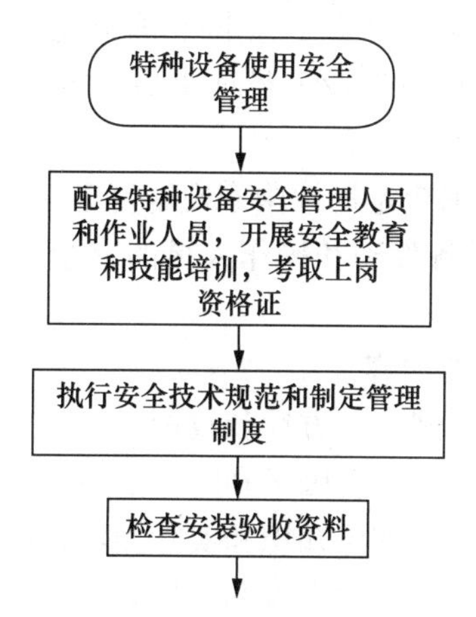

图10-45-1　特种设备使用安全管理流程图

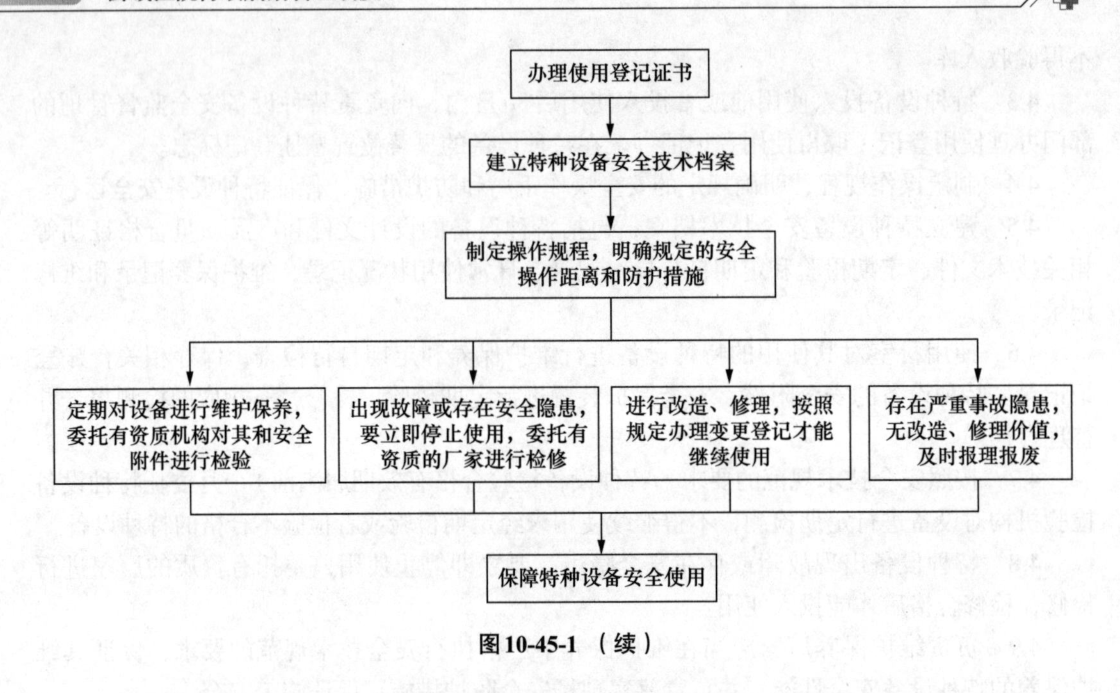

图10-45-1 （续）

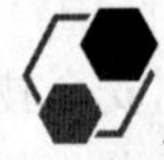

四十六、特种设备安全教育、培训制度

1 目的

规范特种设备作业人员的安全教育和培训工作，保障特种设备安全运行。

2 通用范围

适用于使用特种设备相关科室。

3 内容

3.1 特种设备作业人员或管理人员，应按照国家规定，经特种设备安全监督管理部门考核合格，取得相应的特种设备作业人员证书后，方可上岗作业或者从事相应的管理工作。

3.2 特种设备作业人员证书应定期按国家规定复审。

3.3 科室负责人对特种设备管理和操作人员的安全教育工作负责组织实施，并将该项工作纳入科室年度培训计划。

3.4 特种设备安全教育主要内容

3.4.1 特种设备法律法规、规章、方针和政策。

3.4.2 特种设备存在的危险、危害因素和防范措施。

3.4.3 特种设备安全操作技术理论知识和实际操作技能。

3.4.4 事故案例及事故教训，事故报告和处理方法。

3.5 特种设备作业人员培训教育形式

会议、阅读文件、简报、图片、上课等。

3.6 必须再次参加安全培训情况

3.6.1 新设备使用前，由负责该项目的工程技术人员、特种使用部门对该岗位的操作人员和有关管理人员进行专门的安全操作培训。

3.6.2 对违规操作的员工，由使用科室负责人进行安全教育，学习有关职业安全法规、安全技术知识和安全操作规程，经考核合格后，方能重新回岗工作。

3.6.3 特种设备作业人员因故停止操作特种设备1年及以上，必须由使用部门重新对其进行安全操作教育，教育的内容主要是：近期颁发的法律法规和规定以及设备安全状况等。

3.7 培训工作要做到有组织、有计划、有内容、有记录、有考试、有总结。

3.8 特种设备安全操作教育培训档案资料，由科室负责保存，每年进行自查和总结。

4 参考资料

4.1 《中华人民共和国特种设备安全法》

4.2 《特种设备安全监察条例》

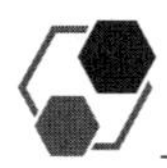

四十七、特种设备岗位安全责任制度

1 目的

明确特种设备岗位职责分工具体内容，在各自职责范围内对安全管理负责，体现责、权、利相统一的原则，对特种设备进行全面和全过程的安全管理。

2 通用范围

适用于使用特种设备相关科室。

3 内容

特种设备岗位包括法定代表人、安全管理科室人员、使用科室负责人、安全员、作业人员、技术档案管理人员。

4 内容

4.1 法定代表人是负责特种设备安全的第一责任人，全面负责本单位特种设备安全管理工作，执行国家有关特种设备安全管理的有关法规、规范及有关标准的要求。

4.2 安全管理科室由医院指定职能部门负责，传达、贯彻执行上级部门有关特种设备安全的指示以及法律法规、标准，制定、修改、落实各项安全管理制度，组织人员开展定期巡查工作，办理特种设备使用登记证，委托有资质机构定期检查特种设备和安全附件。

4.3 使用科室负责人负责特种设备日常管理工作，掌握相关特种设备安全管理知识，落实医院、科室制定相关安全管理制度和操作规程，组织科室人员参加上级部门培训考核，考取上岗资格证，制定和修订特种设备应急预案，定期组织科室人员开展应急演练，协助处理突发事件或事故的响应、处理、调查和报告。

4.4 安全员负责科室特种设备安全检查工作，协助科室负责人开展日常巡查工作，检查科室人员执行并落实操作规程，协助科室负责人做好操作人员的安全技术培训及管理，检查特种设备以及安全附件定期检测情况，到期前1个月及时上报。

4.5 作业人员严格执行单位特种设备安全管理制度和持证上岗，按时参加有关安全技术培训，提高水平。遵守特种设备操作规程，不违规操作，定期巡查，出现突发情况及时报告，采取应急措施，确保设备和安全设施正常运行。

4.6 技术档案管理人员按特种设备技术档案要求，收集、分类和整理存档有关资料，定期检查使用设备安全技术档案存档情况，更新过期资料。

5 参考资料

5.1 《中华人民共和国特种设备安全法》

5.2 《特种设备安全监察条例》

6 附件

6.1 特种设备岗位安全责任结构图（图10-47-1）

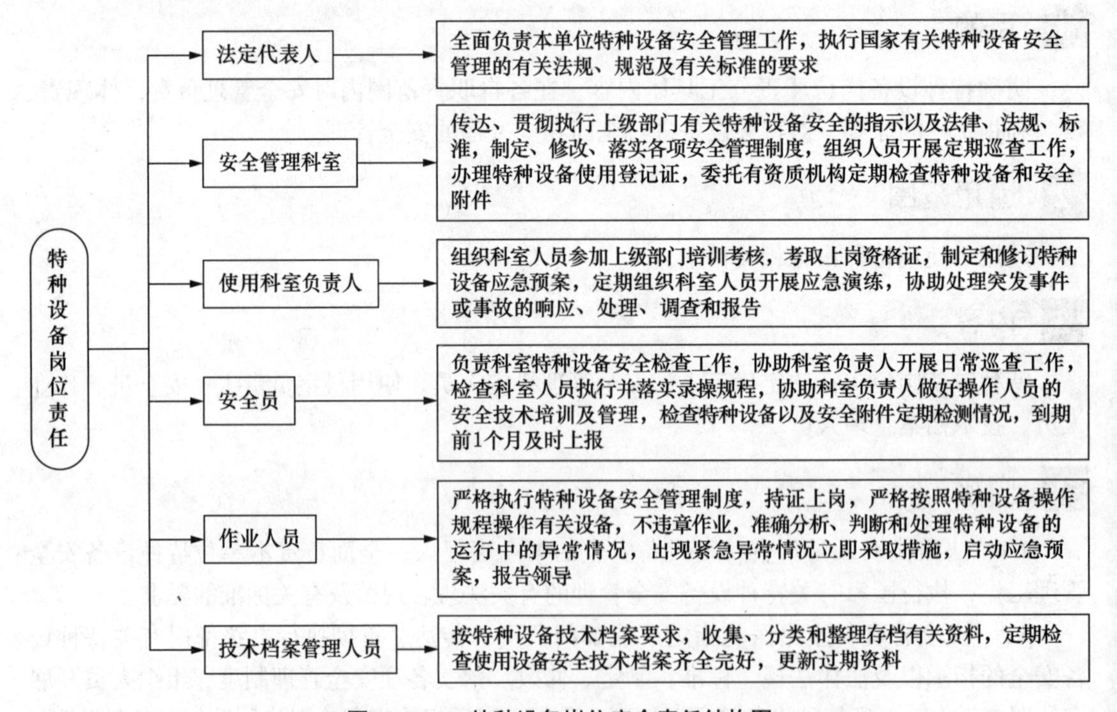

图10-47-1 特种设备岗位安全责任结构图

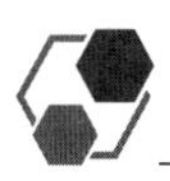

四十八、职业健康监护及其档案管理制度

1 目的

贯彻落实《职业病防治法》《放射诊疗管理规定》《放射工作人员职业健康管理办法》等法律法规、规章的要求，保障放射工作人员的健康。

2 通用范围

适用于持有放射工作人员证相关人员。

3 内容

3.1　本院放射工作人员的范围包括放射科等开展介入放射治疗的其他科室中从事放射诊疗活动受到电离辐射照射的人员。

3.2　预防保健科负责本医院放射诊疗工作人员的职业健康管理工作，建立职业健康监护档案、个人剂量监测档案和放射防护培训档案，并妥善保存。

3.3　放射诊疗工作人员必须是正规学校毕业的专业技术人员，新录用或调入的拟从事放射诊疗的人员必须进行上岗前职业健康检查，符合《放射工作人员健康标准》的方可从事放射诊疗工作。

3.4　放射诊疗工作人员上岗前，医院应为其配备个人剂量计，及时安排其接受放射防护法规和防护知识培训并取得合格证明，向许可放射诊疗的卫生行政部门申请办理《放射工作人员证》。

3.5　放射诊疗工作人员每年到有资质的体检机构进行1次职业健康检查，脱离放射工作岗位时也应进行离岗前职业健康检查。收到检查结果后要如实告知本人，并将结果记录在《放射工作人员证》。发现不宜继续从事放射工作的，根据体检机构的意见及时调离放射工作岗位并妥善安置；对需要复查和医学随访观察的，及时予以安排。

3.6　放射工作人员在工作期间必须按照规定佩戴个人剂量计，每90天检测1次，对于单次个人剂量高于医院确定的年剂量限值1/4时，必须由预防保健科查明原因，告知本人并采取相应措施。

3.7　放射工作人员每年必须接受放射防护和有关法律知识培训，并将培训情况及时记录在《放射工作人员证》中。

3.8　对怀孕或在哺乳期间的妇女，不得安排应急处理和职业性内照射工作。

3.9　放射工作人员在职业健康监护、个人剂量监测、防护培训中形成的档案以及《放射工作人员证》复印件由预防保健科统一保管，终生保存。

4 参考资料

4.1　《职业病防治法》

4.2 《放射诊疗管理规定》

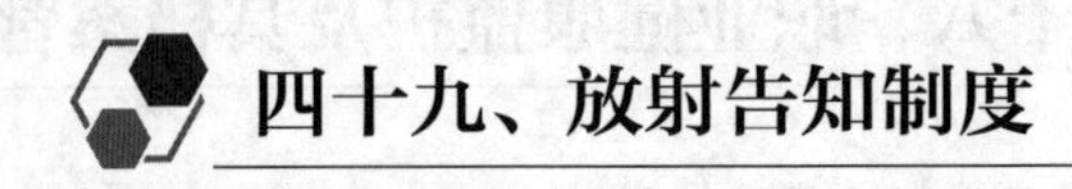

四十九、放射告知制度

1 目的

贯彻落实《放射性同位素与射线装置安全与防护条例》《放射诊疗管理规定》及其他相关法规，保证放射诊疗质量及辐射水平符合有关规定或标准，防止放射性危害。

2 通用范围

开展各类放射诊疗工作相关科室。

3 内容

3.1 放射诊疗工作人员对患者和受检者进行医疗照射时，应当遵守医疗照射正当化和放射防护最优化的原则，有明确的医疗目的，严格控制受照剂量；对邻近照射野的敏感器官和组织进行屏蔽防护，并事先告知患者和受检者辐射对健康的影响。

3.2 放射工作场所出入口、射线装置使用场所，应当设置放射性专用警告标志、工作状态指示灯等装置，张贴有关规章制度及X线受检者必须置于醒目位置，并提醒患者阅读。

3.3 受检者对告知内容有疑问提出询问时，放射工作人员应当如实告知，予以解释说明。在告知过程中，切忌态度生硬，应切实体现以患者为中心，体谅患者心情，耐心、细致地说明检查的必要性及风险，以利于医疗工作的顺利开展。

3.4 告知内容为辐射危害和检查注意事项，重点关注对射线较为敏感孕妇、儿童，尤其是2～8周的孕妇及0～3岁婴幼儿。

3.5 相关职能部门定期或不定期对放射危害告知事项的执行情况进行监督、检查和指导，确保告知制度的落实。

4 参考资料

4.1 《放射性同位素与射线装置安全与防护条例》

4.2 《放射诊疗管理规定》

五十、医疗照射质量保证方案及监测规范

1 目的

为加强放射诊疗工作的管理保证医疗质量和安全，保证医患双方及各科的安全。

2 通用范围

开展各类放射诊疗工作相关科室。

3 定义

3.1 医疗照射质量保证QA是指为使物项或服务满足规定的质量要求并提供足够的置信度所需的有计划和有系统的全部活动。

3.2 医疗照射质量控制OC是指为达到规定的质量要求所采取的作业技术和行动。它包括受检者和患者的选择、控制标准建立、操作规程仪器稳定性能等。质量控制的目的在于使医疗照射的实践活动达到国家规定的要求。

4 内容

4.1 流程

放射科登记室人员及时、合理地接待患者，使患者在放射科的检查流程合理、快速、尽早地完成检查。

4.2 技术质量

4.2.1 每天启动自检程序，检查射线设备运作是否正常，保障设备的正常运行。

4.2.2 定期检查X线设备和辅助设备的匹配关系，保障胶片图像的清晰。

4.2.3 熟悉每台设备的操作规程，按照操作规程进行放射实践活动。

4.2.4 检查必须遵守放射诊疗实践正当化，辐射防护最优化和患者的剂量约束及工作人员的剂量限值的原则。

4.2.5 对每位患者，尤其是特殊患者，如孕妇、儿童等事先告知放射辐射的危害，防止不正当的放射事件发生。

4.2.6 对每位患者的检查，要做好“三查七对”，降低废片率，避免不必要的重复检查。

4.2.7 每周对图像的质量进行抽查评价，促进图像质量的进一步优化。

4.3 诊断质量

4.3.1 严格掌握诊断人员的准入要求，必须具备执业医师资格及经过放射防护知识培训。

4.3.2 合理安排适当的医师进行诊断工作。

4.3.3 书写诊断报告格式，必须符合相关标准要求。

4.3.4 必须有主治医师的签字才可签发诊断报告。

4.3.5 定期组织质控小组成员，抽查诊断报告，进行诊断质量评价。

4.3.6 定期组织科室内的业务学习和疑难病例讨论，提高业务知识的水平。

5 参考资料

5.1 《中华人民共和国职业病防治法》

5.2 《放射诊疗管理规定》

五十一、放射诊疗操作规程

1 目的

规范放射工作人员日常操作和放射诊疗工作。

2 通用范围

开展放射诊疗工作科室。

3 内容

3.1 放射工作人员必须持证上岗。

3.2 放射工作人员必须遵守各项操作规程，防止过量受照事故发生。

3.3 检查前，放射工作人员必须认真了解患者的病史，充分做好检查前的准备工作，选择好最佳的检查计划，并告知受检者X射线的应用和危害，督促受检者佩戴好防护用品。

3.4 检查时，如果扫描室内需要有工作人员近身操作时，必须穿戴好足够大铅当量的防护用品。

3.5 工作时禁止闲杂人员留在检查室内，禁止裸手伸进有用线束中。

3.6 在不影响诊断质量的原则下，应尽可能采用“高电压、低电流、小视野”进行检查。

3.7 对受检者做好防护。当受检者需要携扶时，对携扶者也应采取相应的防护措施。

3.8 检查时，必须根据患者个体的大小、不同的检查部位、不同的检查目的调节管电压、管电流、照射野等条件，将有用X线束限制在诊断所需的最小区域，并对被检查者的非受检查部位采取防护措施，尽量减少患者的X线接收量。

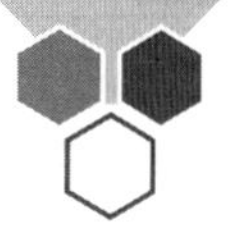

第十一章　高值医用耗材办管理制度

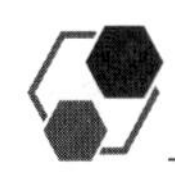

一、高值医用耗材采购管理制度

1 目的

通过规范高值医用耗材采购的流程，加强对高值医用耗材采购环节的控制，对高值医用耗材的质量、价格严格监管，保证医疗质量和医疗安全。

2 通用范围

高值医用耗材管理办公室（以下简称“耗材办”）及使用高值医用耗材的科室。

3 定义

高值医用耗材即直接作用于人体、对安全有严格要求、临床使用量大、价格相对较高、群众费用负担重的医用耗材。医院主要将直接作用于人体的植入、介入、体循环血液净化等医用耗材以及单价大于或等于500元的其他一次性医用耗材作为高值医用耗材管理。包含但不限于心脏介入类、外周血管介入类、神经内科介入类、电生理类、心外科类、骨科材料及器械类、人工器官、消化材料类、眼科材料类（人工晶状体等）、神经外科类（硬脑膜、钛网等）、胃肠外科类（吻合器等）、口腔类、血液净化类等。

4 内容

4.1　管理组织机构

4.1.1　医院组织并成立医用耗材管理委员会，承担本单位高值医用耗材管理责任，并制定有相应的职责。

4.1.2　耗材办负责对高值医用耗材采购进行全面管理工作，并承担委员会日常管理工作，高值医用耗材由耗材办统一集中采购，其他部门或个人不得自行采购。耗材办按要求设立干事、采购员、出入库管理员、仓管员、档案管理员、票据管理员和耗材配送员等岗位。

4.2　管理原则

4.2.1　满足临床诊疗所需。

4.2.2　确保质量与安全。

4.2.3　实行比质比价的采购原则，即质量第一、价格合理、择优采购；广东省药品交易平台已挂网并公示价格的产品优先采购。

4.3 准入与资质管理

4.3.1 新申请的高值医用耗材实行科室申购、耗材委员会论证通过、院长办公会审批、党委会审批、公示的准入管理流程。

4.3.2 医用耗材采购之前，耗材办必须查验申请准入的医用耗材供应商、生产厂商、产品的相关资质证件是否符合国家的有关要求，包括《医疗器械生产企业许可证》《企业法人营业执照》《中华人民共和国医疗器械注册证》《医疗器械经营企业许可证》、生产企业或总代理授权给配送企业的授权书等并实施效期动态管理。

4.4 科室申领管理

4.4.1 医用耗材使用科室设立本科室的耗材管理员，科室主任（或护士长或耗材管理员）根据科室负责人要求制定已纳入院内耗材供应目录的常用耗材申领计划并提交耗材办审核。原则上，高值耗材不能大量申领。产品缺货情况下，科室可增加申领计划次数。

4.4.2 耗材办负责收集整理科室常用耗材申购计划，按照申购计划向签订合同供应商下单采购，定期汇总统计申购资料供院领导查阅。收集科室新增耗材、临时耗材和试用耗材申购资料审核，并将资料提交相应部门进行审批。

4.5 采购管理

4.5.1 高值医用耗材首次进院，由耗材办审核相关资料后，根据医院《高值医用耗材采购管理制度》的要求实施采购，有条件能实行零库存条码管理的高值医用耗材实行零库存条码管理。

4.5.2 已纳入院内耗材供应目录的高值医用耗材可按照流程常规采购，非目录内耗材不能随意采购。

4.5.3 因抢救患者需要，或科室需要开展新技术新项目所需用的高值医用耗材，在通过医用耗材委员会及院长办公会讨论通过前，临床科室可通过纸质版的形式提出申请，耗材办、分管领导及院长审批后由耗材办执行采购，临床科室不能私自采购。

4.5.4 临床需要试用的高值医用耗材，按《医用耗材临床试用管理制度》执行。

4.6 价格管理

4.6.1 院内在用耗材（包括常购及临购）降价，可直接由耗材办根据广东省药品交易中心平台最新公示价格或商家降价函（通知）动态调整。在药品交易中心平台有公示挂网价格的前提下，因原供货价格低于挂网价格或产品原材料上涨等其他原因造成产品涨价，导致厂家不同意按照原供货价格线上签订合同的，耗材办查价人员核实价格后填写价格查询表，并由主任签名同意后，由字典维护人员执行改价；如无公示价格，可通过医用耗材查价平台进行查价、对比周边地区医院采购价格等措施作为调价参考，并通过谈判小组与厂家（或供应商）进行谈判议价，协定采购价格。特殊情况下，如因时间紧急，无法召集谈判小组成员谈判议价，耗材办可通过医用耗材查价平台进行查价并截图保留查价信息，以电话或信息形式与厂家（或供应商）协定采购价格。

5　参考资料

5.1 《医疗器械监督管理条例》

5.2 《治理高值医用耗材改革方案》

5.3 《国家三级公立医院绩效考核操作手册（2023版）》

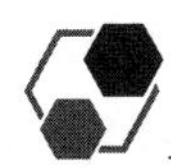

二、高值（含植入性）医用耗材管理规定

1　目的

为加强对高值医用耗材采购、保管、发放、使用、不良事件报告等环节的控制，配合临床合理使用，形成从准入直至临床安全使用的可追溯性全过程综合管理，保证医疗质量和医疗安全。

2　通用范围

使用高值（含植入性）医用耗材的科室。

3　定义

高值医用耗材即直接作用于人体、对安全有严格要求、临床使用量大、价格相对较高、群众费用负担重的医用耗材。医院主要将直接作用于人体的植入、介入、体循环血液净化等医用耗材以及单价大于或等于500元的其他一次性医用耗材作为高值医用耗材管理。包含但不限于心脏介入类、外周血管介入类、神经内科介入类、电生理类、心外科类、骨科材料及器械类、人工器官、消化材料类、眼科材料类（人工晶状体等）、神经外科类（硬脑膜、钛网等）、胃肠外科类（吻合器等）、口腔类、血液净化类等。

4　内容

4.1　采购

4.1.1　以满足临床要求、保证质量为前提，选择技术先进、价格优惠、注重服务、讲究信誉的产品和供应商，最大限度地维护医院和患者利益。

4.1.2　原则上采购资质齐全、医院耗材目录已维护、广东省药品交易中心平台上可以正常下单采购的品种。

4.1.3　已纳入院内耗材供应目录的高值医用耗材一般采用补货方式，科室每个月根据上个月（或当月）使用情况，决定补货数量，通过综合运营管理系统进行申请。

4.1.4　遇特殊情况（如抢救患者等），因临床需求而需要临时采购时，使用科室必须提交临时采购医用耗材的纸质版申请，经科主任、耗材办主任、医务部、分管院长及院长审批后，耗材办执行采购。采购前，耗材办需要对价格做市场调查，以广东省药品交易中心平台公示价格为采购标准，如无公示价格，可通过医用耗材查价平台进行查价，并通过谈判小组与厂家（或供应商）进行谈判议价，协定采购价格。特殊情况下，如因时间紧急，无法召集谈判小组成员谈判议价，耗材办可通过医用耗材查价平台进行查价并截图保留查价信息，以电话或信息形式与厂家（或供应商）协定采购价格。

4.2 验收

4.2.1 手术室（或介入室等）专用的高值耗材原则上实行零库存管理。耗材采购到货之后，先由耗材办专管人员核对产品的名称、规格、注册证、生产批号、生产日期、生产厂家等信息进行验收，然后直接送到手术室或介入室，由手术室或介入室指定人员进行验收复核。

4.2.2 如发生突发事件、手术室（或接入室等）库存不足需要从院外调拨高值耗材，应做到手续齐全，账目清楚。

4.3 使用

4.3.1 使用前，手术室（或介入室）必须认真核对产品信息，包括产品名称、规格、批号、有效期等，如使用植入性医用耗材，手术室（或介入室）必须填写植入性耗材使用登记簿，并粘贴产品的合格证标签，共二联。一联合格证粘贴到病历本存档，另一联合格证粘贴到植入性耗材使用登记簿。急症手术作为特殊情况，手术结束后立即补办以上手续，并说明情况。跟踪记录资料永久保存，以备监管部门督查进行督查。

4.3.2 使用植入（或介入类）医用耗材，应当将医用耗材的名称及与使用质量安全密切相关的必要信息记载到病历等相关记录中。

4.4 结算方式

4.4.1 对实行零库存条码管理的高值医用耗材，每个月上旬，耗材办核对使用记录无误后，发送使用记录清单给对应的供应商，供应商确认后，根据清单开具销售单及发票。耗材办由专人整理、核对销售单及发票，票据移交财务科审核。审核通过后，才能办理结算手续。否则不予受理。

4.5 监督追溯

4.5.1 高值耗材原则上实行条码管理，耗材办每个月对条码产品使用情况进行核对，每季度利用E-check系统进行查验，确保高值（植入）耗材的规范使用及溯源管理。特殊类（如口腔类耗材、血透类耗材等）暂未实行条码管理的，临床科室必须加强管理。违反管理规定使用耗材的，引起的一切后果和责任，由当事人和使用科室承担。

5 参考资料

5.1 《医疗器械监督管理条例》

5.2 《治理高值医用耗材改革方案》

5.3 《医疗器械临床使用管理办法》

5.4 《国家三级公立医院绩效考核操作手册（2023版）》

6 附件

6.1　高值医用耗材使用申请表（表11-2-1）

6.2　高值耗材使用会诊呈批表（表11-2-2）

6.3　高值医用耗材使用流程图（图11-2-1）

表11-2-1　高值医用耗材使用申请表

<table>
<tr><td colspan="2">申请科室</td><td></td><td colspan="2">申请人</td><td colspan="2"></td><td>申请日期</td><td></td></tr>
<tr><td>序号</td><td>物品名称</td><td>品牌</td><td>单位</td><td>规格型号</td><td>数量</td><td>单价</td><td>总金额</td><td>生产厂家</td></tr>
<tr><td>1</td><td></td><td></td><td></td><td></td><td></td><td></td><td></td><td></td></tr>
<tr><td>2</td><td></td><td></td><td></td><td></td><td></td><td></td><td></td><td></td></tr>
<tr><td colspan="9">相关科室会诊意见：
会诊专家签字：　年　月　日</td></tr>
<tr><td colspan="9">患者或患者家属意见：
患者或患者家属签字：　年　月　日</td></tr>
<tr><td colspan="4">申请科室意见：
签字：　年　月　日</td><td colspan="5">医务部意见：
签字：　年　月　日</td></tr>
<tr><td colspan="4">高值医用耗材管理办公室意见：
签字：　年　月　日</td><td colspan="5">耗材分管院长意见：
签字：　年　月　日</td></tr>
<tr><td colspan="9">院长意见：
签字：　年　月　日</td></tr>
</table>

表11-2-2 高值耗材使用会诊呈批表

<table>
<tr><td colspan="2">患者姓名： 性别： 年龄： 床号： 住院号：</td></tr>
<tr><td colspan="2">入院诊断：</td></tr>
<tr><td colspan="2">申请科室：</td></tr>
<tr><td>申请耗材名称</td><td></td></tr>
<tr><td>申请耗材价格（元）</td><td></td></tr>
<tr><td colspan="2">申请会诊理由：
申请医生签名： 科室主任签名：
日期： 年 月 日</td></tr>
<tr><td colspan="2">会诊意见：
会诊专家1签名：
日期： 年 月 日</td></tr>
<tr><td colspan="2">会诊意见：
会诊专家2签名：
日期： 年 月 日</td></tr>
<tr><td colspan="2">会诊意见：
会诊专家3签名：
日期： 年 月 日</td></tr>
<tr><td colspan="2">医务部审批意见：
盖章
日期： 年 月 日</td></tr>
</table>

备注：医务部审批后请将该表拍照上传到OA作为高值耗材申请流程的附件。

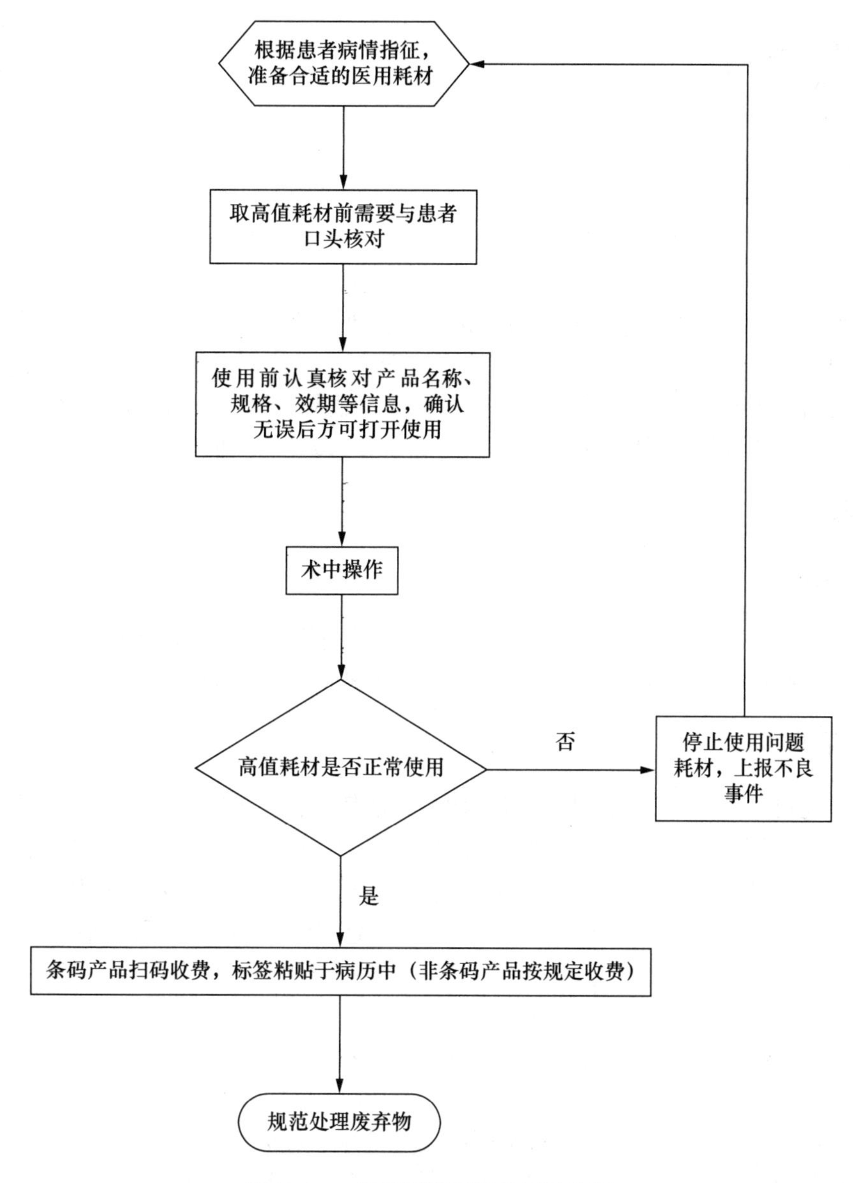

图 11-2-1　高值医用耗材使用流程图

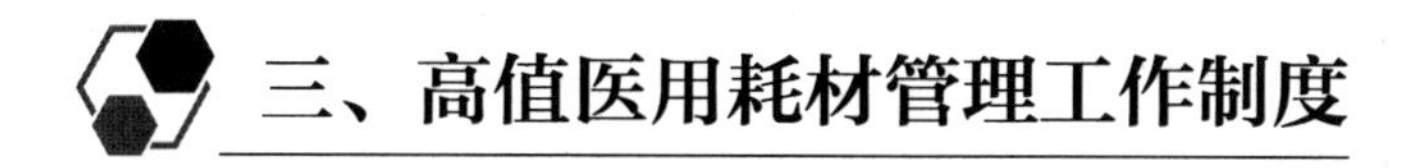

三、高值医用耗材管理工作制度

1　目的

加强高值医用耗材采购工作的监督管理，降低高值耗材虚高价格及耗材占比，规范医用耗材在院内临床使用流程，保证患者的合法权益。

2 通用范围

耗材办及使用高值医用耗材的科室。

3 定义

高值医用耗材即直接作用于人体、对安全有严格要求、临床使用量大、价格相对较高、群众费用负担重的医用耗材。医院主要将直接作用于人体的植入、介入、体循环血液净化等医用耗材以及单价大于或等于500元的其他一次性医用耗材作为高值医用耗材管理。包含但不限于心脏介入类、外周血管介入类、神经内科介入类、电生理类、心外科类、骨科材料及器械类、人工器官、消化材料类、眼科材料类（人工晶状体等）、神经外科类（硬脑膜、钛网等）、胃肠外科类（吻合器等）、口腔类、血液净化类等。

4 内容

4.1 原则

4.1.1 在院长及分管副院长领导下，制定本院的高值医用耗材管理制度，并组织实施。

4.1.2 所制定的管理制度，必须符合国家相关的政策和法规。

4.2 采购

4.2.1 耗材办负责对医用耗材进行采购，其他任何科室或个人不得自行采购。

4.2.2 从有资质的配送企业处采购合格的高值医用耗材。配送企业必须提供合格的《企业法人营业执照》《医疗器械经营许可证》及授权书，生产企业必须提供合格的《企业法人营业执照》《医疗器械生产许可证》《医疗器械注册证》及《产品合格证》，并保证提供的产品均在注册证有效期内生产，进口产品需要提供报关单。在本院从事销售或跟台工作的企业人员，均需要提供有效的身份证复印件。

4.2.3 科室拟常规使用新的高值医用耗材，必须按相关程序申请，经医用耗材委员会讨论通过、院长办公会审批、党委会审批后，方可纳入院内耗材供应目录执行常规采购；对院内目录已有的高值医用耗材，科室根据实际需求，按院内规定申领，再由耗材办执行采购；对临时急用高值医用耗材，需由申请科室主任提交纸质版申请，经耗材办及院领导审批后方可采购。

4.2.4 经批准初次纳入院内耗材供应目录的耗材品种，广东省药品交易中心平台如无公示价格，必须进行谈判议价。

4.3 验收及入库

4.3.1 耗材仓库验收人员必须严格执行验收手续，对产品的完整性、名称、规格、数量、价格、批号、有效期、注册证、配送企业、生产企业等必须认真核对，做到实物与销售单据相符。

4.3.2 高值医用耗材经耗材办验收后办理入库手续，并由耗材办人员（或耗材办指定人员）送货到科室，配送企业或生产企业不得私自送货到科室。对骨科耗材或急用的临时采购手术类高值医用耗材，术前如未能确定使用的规格型号，则手术室先按流程核对验收使用，再由耗材办补办出入库手续。

4.3.3　与有资质的供应商签订应急物资供应储备协议，保障应急物资货源。

4.3.4　原则上高值医用耗材实行条码管理，一物一码，保证产品的可追溯性（特殊耗材例外）。

4.4　使用

4.4.1　院内所用高值医用耗材每年遴选1次，非产品质量、证件、价格问题等原因，不得随意更换品牌。

4.4.2　科室使用高值医用耗材前，必须认真检查产品完整性，核对产品相关信息，植入类高值耗材使用后必须登记所用产品的品名、生产厂家、规格、数量等内容，厂家条码需要粘贴到病历中，以保证产品可追溯。

4.4.3　高值医用耗材使用中发生的不良事件，科室必须高度重视，按流程及时如实通过院内不良事件上报系统《医院安全（不良）事件管理软件》上报，耗材办再上报国家医疗器械不良事件监测信息系统。

4.5　监测与评价

4.5.1　耗材办配合医务部、医疗质量科等相关科室对高值医用耗材的使用情况进行动态监测，对异常使用耗材的科室进行调研预警。

4.5.2　耗材办提供异动数据供医疗质量科等相关科室对高值医用耗材的使用情况进行使用点评。

5　参考资料

5.1 《医疗器械监督管理条例》

5.2 《治理高值医用耗材改革方案》

5.3 《医疗器械临床使用管理办法》

5.4 《国家三级公立医院绩效考核操作手册（2023版）》

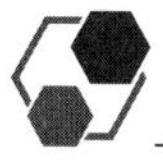

四、介入诊疗器材购入、使用登记管理制度

1　目的

严格控制介入诊疗器材的准入管理，规范介入诊疗器材从购入临床使用的流程，保证医疗质量和安全。

2 通用范围

院内管理及使用介入类（含植入类）医用耗材的科室。

3 定义

介入诊疗器材即在医学影像设备的引导下进行的微创治疗中所用到的植入或介入人体的相关医用耗材。包括各类植入人体的人工医用材料（如起搏器、冠脉支架等）、介入治疗的器械、材料等。

4 内容

4.1 购入

4.1.1 耗材办是医院采购介入诊疗器材的唯一部门，其他部门或个人不得自行采购。

4.1.2 常规采购介入诊疗器材前，医院与供应商双方必须签订医用耗材采购合同、廉洁协议书、质量保证书。

4.1.3 临时采购的介入诊疗器材，必须走完以下流程方可执行采购。

4.1.3.1 使用科室提交临时耗材采购申请并审核通过。

4.1.3.2 供应商必须按照医院要求提供相关资质证件给耗材办审核通过。

4.1.3.3 耗材办按规定查价、比价。

4.1.4 耗材办负责供应商产品的有关证明文本的审核，包括生产许可证、医疗器械注册证、经营许可证、营业执照、授权书等。

4.1.5 介入室（或手术室）必须严格按照耗材使用情况，及时拟定合理的采购计划，并按要求在综合运营管理系统发送给耗材办，由耗材办采购员执行采购。

4.1.6 优先选择中标的、本院提前报量的国采或省采品种采购。

4.1.7 原则上不采购广东省药品交易中心平台无法正常下单采购的品种。

4.1.8 所采购的介入诊疗器材，耗材办必须及时入库并送到介入室（或手术室）。产品相关证件要妥善保存。

4.1.9 所有在用的介入及诊疗器材出入库情况，必须保证可以在综合运营管理系统查询。

4.2 价格形成机制

4.2.1 国采或省采的介入诊疗器材，必须按公示价格严格执行。

4.2.2 暂未列入国采或省采的介入诊疗器材，耗材办可通过药交ID或注册证于广东省药品交易中心平台查价，采购入院价格不能高于药品交易中心平台公示价格，如药品交易中心平台未公示价格，可通过网上平台查询全国其他地区（或医院）的采购价及其他医院采购的发票复印件作为参考，并保留凭证。

4.3 介入室验收及储存

4.3.1 介入室必须做好与耗材办交接货验收的手续，并及时办理二级库移库手续。

4.3.2　介入诊疗器材应当按照无菌器械存放要求，妥善保管介入诊疗器材，并与其他医疗器械分区储存。

4.4　使用登记

4.4.1　凡需要进入介入室（或手术室）使用的医用耗材，由介入室（或手术室）统一领取、管理、使用。

4.4.2　介入诊疗耗材，必须由介入室（或手术室）有资质的人员严格按照操作流程规范使用。严格执行医用耗材使用前检查制度，认真核对产品名称、规格、有效期等，检查无误后方可打开使用。

4.4.3　对植入人体的介入治疗器材，如支架等，介入室（或手术室）必须进行使用登记，并能追溯记录。

4.4.4　使用植入（或介入类）医用耗材，应当将医用耗材的名称及与使用质量安全密切相关的必要信息记载到病历等相关记录中。

4.4.5　介入诊疗器材，原则上按照高值医用耗材管理，条码管理，扫码收费，使用数量与出库数量相符。

4.4.6　使用后的介入诊疗器材必须按照医疗废物管理规定处理。

4.4.7　介入室（或手术室）必须定期查看本科室介入诊疗耗材的有效期，确保产品不过期使用。

4.4.8　对使用过程中发生的介入诊疗器材相关的耗材不良事件，使用科室必须及时如实上报。

5　参考资料

5.1《医疗器械监督管理条例》

5.2《综合介入诊疗技术管理规范》

5.3《介入诊疗技术临床应用管理制度》

6　附件

6.1　一次性介入诊疗器材使用流程图（图 11-4-1）

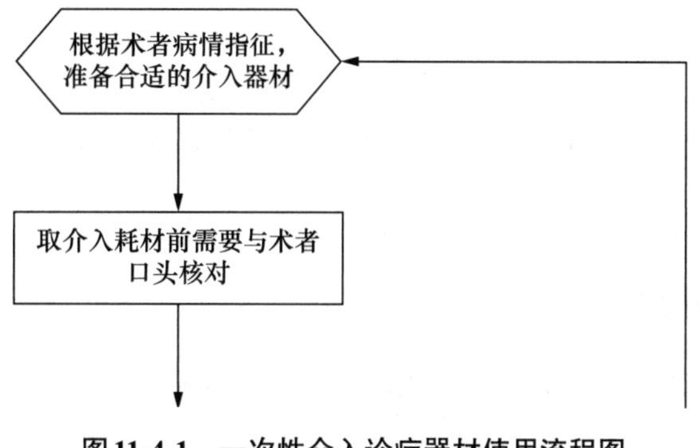

图 11-4-1　一次性介入诊疗器材使用流程图

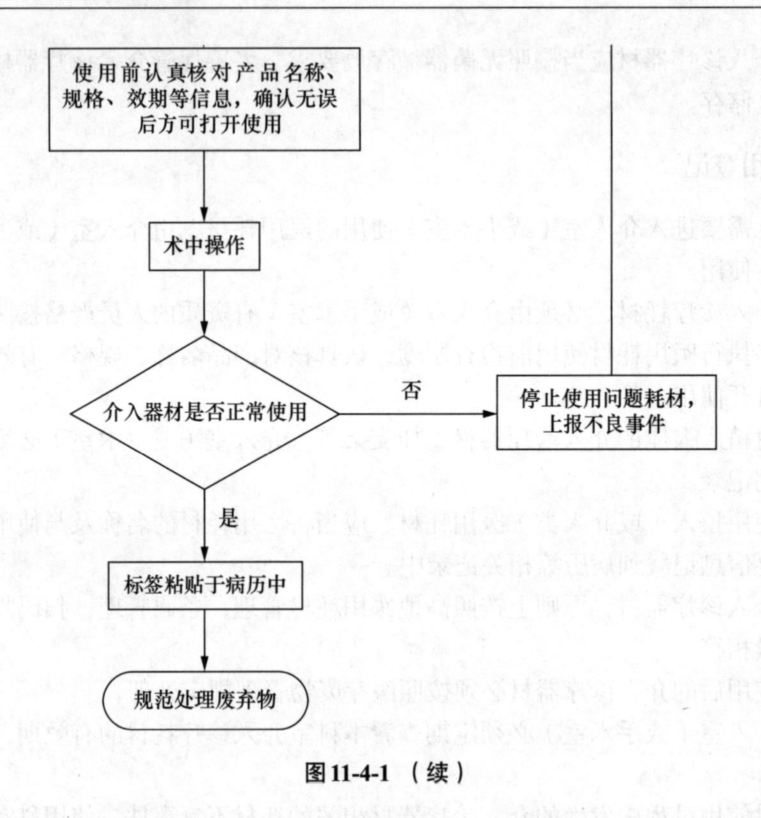

图11-4-1 （续）

五、普通医用耗材采购管理制度

1 目的

通过规范普通医用耗材采购的流程，加强对普通医用耗材采购环节的控制，以满足临床的使用需要。

2 通用范围

管理及使用医用耗材的科室。

3 定义

普通医用耗材即除高值医用耗材外的其他一次性使用医用耗材。

4 内容

4.1 管理组织机构

4.1.1 医院组织并成立医用耗材管理委员会，承担本单位普通医用耗材管理责任，并制定有相应的职责。

4.1.2　耗材办按要求设立干事、采购员、出入库管理员、仓管员、档案管理员、票据管理员和耗材配送员等岗位。

4.2　管理原则

4.2.1　满足临床诊疗所需。

4.2.2　确保质量与安全。

4.3　准入与资质管理

4.3.1　新申请纳入院内耗材供应目录的普通医用耗材实行科室申购、耗材委员会论证通过、院长办公会审批、党委会审批、公示的准入管理流程。

4.3.2　医用耗材采购实施前，耗材办必须查验申请准入的医用耗材供应商、生产厂商、产品的相关资质证件是否符合国家的有关要求，包括《医疗器械生产企业许可证》《企业法人营业执照》《中华人民共和国医疗器械注册证》《医疗器械经营企业许可证》、生产企业或总代理授权给配送企业的授权书等并实施效期动态管理。对于一类普通医用耗材，供应商提供产品的备案证；对于消毒类产品，供应商需要提供消字号证件。

4.4　科室申领管理

4.4.1　耗材办负责收集整理科室常用耗材申购计划，按照申购计划向签订合同供应商下单采购，定期汇总统计申购资料供院领导查阅。收集科室新增普通耗材、试用普通耗材申购资料审核，并将资料提交相应部门进行审批。

4.5　采购管理

4.5.1　普通医用耗材首次纳入院内耗材供应目录，由耗材办审核相关资料后，由入库人员按照常规耗材的管理方式办理入库手续。

4.5.2　部分普通医用耗材需要根据科室使用情况进行一定的仓库储备并按计划采购。

4.5.3　普通医用耗材一般不执行临时采购。

4.5.4　临床需要试用的普通医用耗材，按《医用耗材临床试用管理制度》执行。

4.6　价格管理

4.6.1　院内在用耗材（包括常购及临购）降价，可直接由耗材办根据广东省药品交易中心平台最新公示价格或商家降价函（通知）动态调整。在药品交易中心平台有公示挂网价格的前提下，因原供货价格低于挂网价格或产品原材料上涨等其他原因造成产品涨价，导致厂家不同意按照原供货价格线上签订合同的，耗材办查价人员核实价格后填写价格查询表，并由主任签名同意后，由字典维护人员执行改价；如无公示价格，可通过医用耗材查价平台进行查价，并通过谈判小组与厂家（或供应商）进行谈判议价，协定采购价格。特殊情况下，如因时间紧急，无法召集谈判小组成员谈判议价，耗材办可通过医用耗材查价平台进行查价并截图保留查价信息，再以电话或信息形式与厂家（或供应商）协定采购价格。

5 参考资料

5.1 《医疗器械监督管理条例》

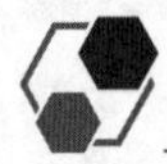

六、新医用耗材计划购置审批制度

1 目的

规范新医用耗材申购流程，对新医用耗材的遴选、准入严格把控，统一管理，确保性价比高、符合临床需求的医用耗材进入院内耗材目录。

2 通用范围

全院。

3 定义

计划购置审批制度即对未正式入院的医用耗材进行采购申请、审批的管理制度。

4 内容

4.1 医院对医用耗材的使用实施统一管理，未经医用耗材管理委员会讨论准入及院长办公会、党委会审批的耗材严禁购入。

4.2 各科室根据临床需求、新技术新业务开展的需要，在满足申购原则的前提下对新增医用耗材提出书面申请。

4.3 申请新耗材的科室，需要填写《新医用耗材、试剂购置论证申请表》后提交电子版及纸质版申请。电子版通过OA发送至耗材办，由耗材办提交院领导审批。纸质版由申请科室主任签名后，经医保物价部核对是否属可收费耗材，医务部（护理部）审核同意签名后，再提交至耗材办。

4.4 耗材办收集临床科室提交的《新医用耗材、试剂购置论证申请表》，并对拟申请的耗材进行使用情况调查，与目录内的耗材进行比价，初步评估新耗材申请的合理性及必要性。

4.5 经耗材办初步评估，有必要提交耗材委员会讨论的新耗材，经审计科、申请科室分管副院长审核后，耗材办将拟讨论的新耗材提交耗材委员会成员讨论、论证，再经院长办公会、党委会审批，谈判议价小组议价（针对广东省药品交易中心平台无公示价格的耗材）等一系列准入流程后，方可正式纳入院内耗材供应目录。

4.6 非特殊情况下，新医用耗材讨论会每年至少召开两次，是否增开会议视新耗材申请量及其他事务讨论必要性而定。参会人数达到或超过耗材委员会总人数的三分之二，方可召开新医用耗材讨论会。

4.7 参加新医用耗材讨论会的人员为耗材委员会成员及申请新耗材的科室主任（或护士长），在新耗材讨论会上，申请新耗材的科室代表通过PPT或其他方式对所申请的新耗材进行介绍及答辩后，由耗材委员会成员投票。票数达到耗材委员会成员总数的一半以上方可准入。

4.8　医用耗材委员会秘书对会议内容进行记录，对投票情况进行统计，将原件归档保存。

4.9　医用耗材委员会监督委员对会议全程进行监督，确保会议的公平公正公开。

5　参考资料

5.1《医疗器械监督管理条例》

6　附件

6.1　新医用耗材计划购置审批流程图（图11-6-1）

6.2　新医用耗材、试剂购置论证申请表（表11-6-1）

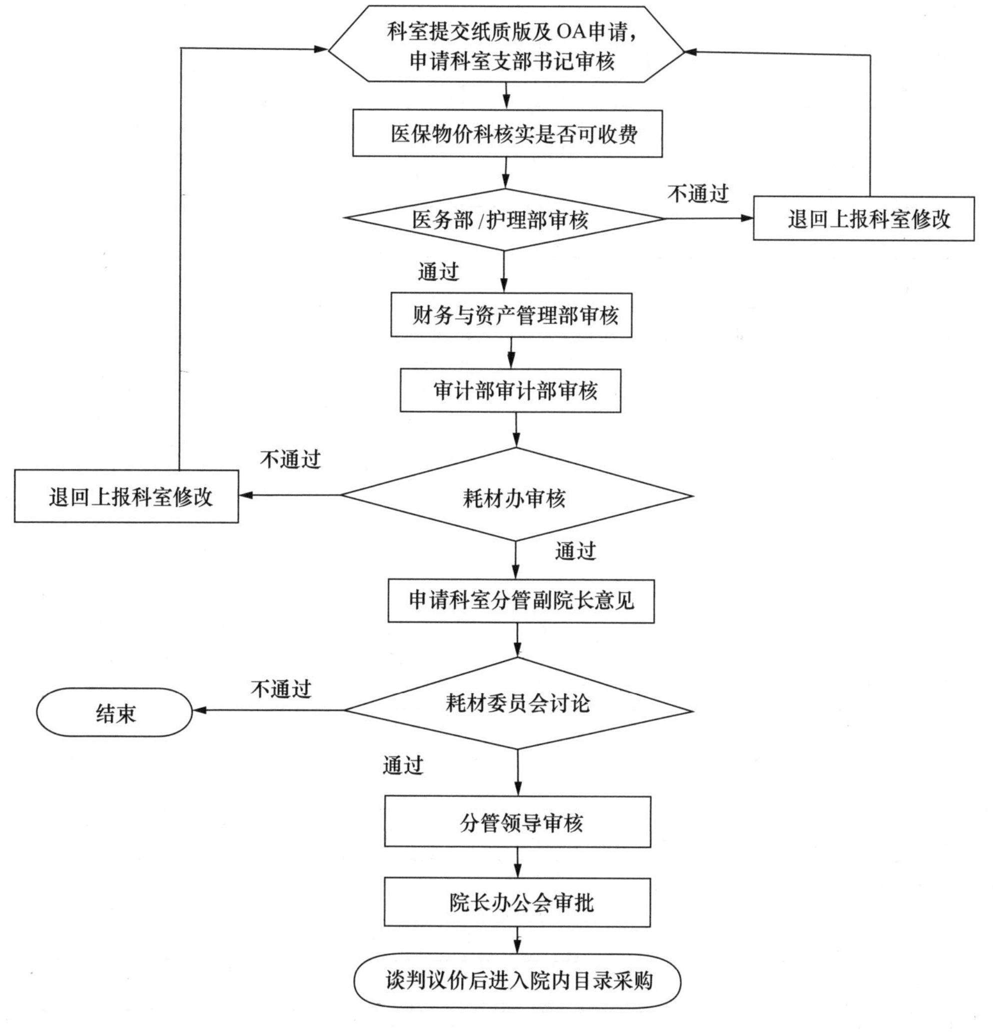

图11-6-1　新医用耗材计划购置审批流程图

表 11-6-1　新医用耗材、试剂购置论证申请表

表一								
申请科室					申请人			
申请耗材名称					是否中标			
耗材使用性质	新技术新项目（ ） 功能升级（ ） 对原有耗材的补充（ ） 替代原有耗材（ ） 专机专用（ ）							
采购方式	一次性采购（　　）常年采购（　　）其他：							
申请品牌：								
参考品牌 1		产地		厂家		参考价格		
参考品牌 2		产地		厂家		参考价格		
参考品牌 3		产地		厂家		参考价格		
申请物品								
中标号	物品名称	型号规格	单位	估计单价	一次性采购		常年采购	
					数量	金额	预计年用量	年使用金额
合计金额								
同类材料在广东同级医院使用情况（植入性耗材或单价超过 1 万元的材料必须填写本栏）								
品名	医院名称				单位	收费价格	年大概用量	
申购材料信息及成本								
1. 材料期限：一次性材料（　　），每件可使用　人次；长期使用（　　）。								
2. 该材料每次使用实际成本 ______ 元，预计每年使用 ______ 人次。								
3. 是否有独立收费项目：是（　　）；否（　　）								
4. 收费项目名称：								
5. 相比以前传统技术收费标准是否有增加？否（　　）；是（　　）增加费用 ______ 元。								
6. 材料注册证号：								
7. 是否可在广东省药品电子交易平台点网采购：是（　　）；否（　　）。								
8. 产品药交 ID 号：								

填表说明：请在（）里打"√"。

续表

<table>
<tr><td colspan="6">表二</td></tr>
<tr><td colspan="6">申　　请　　理　　由</td></tr>
<tr><td colspan="6">一、申请该耗材用途（请注明诊疗项目名称、适应证及副作用）:</td></tr>
<tr><td colspan="6">二、目前使用的类似材料情况</td></tr>
<tr><td>物品名称</td><td>品牌</td><td>规格型号</td><td>单位</td><td>进口/国产</td><td>收费价</td></tr>
<tr><td></td><td></td><td></td><td></td><td></td><td></td></tr>
<tr><td></td><td></td><td></td><td></td><td></td><td></td></tr>
<tr><td colspan="6">三、目前材料不能满足使用的原因:</td></tr>
<tr><td colspan="6">四、应用该材料如果属于开展新技术新项目，该技术项目前景如何，相比目前材料的优势是什么？如果属于原有材料的功能升级，比原来有什么优势？如果属于对原有耗材的补充，为什么要补充？如果属于替代原有耗材，为什么要替代原耗材？</td></tr>
<tr><td colspan="6">五、使用科室操作人员技术能力现状及培训计划（植入性耗材或单价超过1万元的材料必须填写本栏）</td></tr>
<tr><td colspan="6">六、其他需说明的情况</td></tr>
</table>

续表

<table>
<tr><td colspan="2">表三</td></tr>
<tr><td colspan="2">科内讨论会内容：</td></tr>
<tr><td colspan="2">1.参加人员：</td></tr>
<tr><td colspan="2">科主任：　　副主任：　　申请人：</td></tr>
<tr><td colspan="2">科室其他参加人员：</td></tr>
<tr><td colspan="2">2.讨论记录：</td></tr>
<tr><td colspan="2">3.讨论人员签字：
科主任签字：　　日期：　　年　月　日</td></tr>
<tr><td>申请科室意见：
签字：　　年　月　日</td><td>申请科室支部书记意见：
签字：　　年　月　日</td></tr>
<tr><td>医保物价部意见：
签字：　　年　月　日</td><td>财务与资产管理部意见：
签字：　　年　月　日</td></tr>
<tr><td>审计科意见：
签字：　　年　月　日</td><td>医务部/护理部审核意见：
签字：　　年　月　日</td></tr>
<tr><td>高值医用耗材管理办公室意见：
签字：　　年　月　日</td><td>申请科室分管院长意见：
签字：　　年　月　日</td></tr>
<tr><td colspan="2">医用耗材委员会讨论结论：
医用耗材分管院长签字：　　年　月　日</td></tr>
<tr><td colspan="2">院长办公会审核结论：
院长签字：　　年　月　日</td></tr>
</table>

七、一次性无菌医疗器械管理制度

1 目的

加强一次性无菌医疗器械的准入、储存、使用管理，保证一次性无菌医疗器械医疗质量和医疗安全。

2 通用范围

管理及使用一次性无菌医疗器械的科室。

3 定义

一次性无菌医疗器械即严格要求一次性使用的无菌医疗器械。

4 内容

4.1　医院所用一次性使用无菌医疗用品必须由耗材办统一集中采购，使用科室不得自行购入。一次性使用无菌医疗用品只能一次性使用。

4.2　医院采购一次性使用无菌医疗器械前，必须审核相关证件的完整性，并从具有合法资质的配送商采购。

4.3　每次采购，耗材办必须进行质量验收，并抽查产品的检验合格证、生产日期、消毒或灭菌日期、产品标示和失效期等，进口的无菌医疗用品应具灭菌日期和失效期等中文标示。

4.4　耗材办负责建立登记账册，记录每次订货与到货时间、生产厂家、供货单位、产品名称、数量、规格、单价、产品批号、消毒或灭菌日期、失效期、出厂日期、产品注册证号、供需双方经办人姓名等。

4.5　物品存放于阴凉干燥、通风良好的物架上，距地面≥20cm，距墙壁≥10cm；不得将包装破损、失效、霉变的产品发放至使用科室。

4.6　科室使用前应检查小包装有无破损，失效，产品有无不洁净等。

4.7　科室在使用时若发生热源反应、感染或其他异常情况时，必须及时留取样本送检，按规定详细记录，报告医院感染管理科和采购部门。

4.8　临床科室发现不合格产品或质量可疑产品时，应立即停止使用，并及时上报医用耗材不良事件，不得自行作退、换货处理。

4.9　一次性使用无菌医疗器械用后，必须由院感科统一收集、集中由相关部门处理。

4.10　耗材办每季度利用E-check系统对临床科室的一次性无菌医疗器械使用情况进行查验，检查一次性使用无菌医疗器械的外包装有无破损，是否在有效期内等。同时根据所抽查产品的批号，核实进货验收记录，确保一次性使用无菌医疗器械的溯源管理。

5 参考资料

5.1 《医疗器械监督管理条例》
5.2 《医疗器械临床使用管理办法》

八、医用耗材采购价格谈判小组工作制度

1 目的

采购价格公开透明，降低医用耗材采购价格，降低医院耗材支出，减轻患者经济负担。

2 通用范围

全院。

3 定义

医用耗材采购价格谈判即由院内相关职能部门、临床专家、临床使用科室、供应商（或厂家）多方进行医用耗材采购价格谈判，确定新增或更换的医用耗材（试剂）入院价格或价格调整而进行的议价谈判。

4 内容

4.1 组织机构

4.1.1 组长
分管副院长。
4.1.2 副组长
耗材办主任。
4.1.3 督导组长
分管纪委办公室院领导。
4.1.4 督导副组长
纪委办公室正副主任。
4.1.5 成员
全院副高以上医护药技人员。
4.1.6 采购价格谈判小组办公室设在耗材办，负责处理日常工作。
4.1.7 办公室主任
耗材办主任（兼）。
4.1.8 办公室秘书
耗材办干事。

4.2 谈判小组工作职责

4.2.1 根据国家有关规定，建立完善医院工作制度并按要求执行。

4.2.2 结合实际制定具体工作方案，明确工作任务，落实人员职责，精心组织实施。

4.2.3 审核参加谈判的供应商提交的产品价格等相关资料；通知相关供应商按时到会。

4.2.4 组织多方询价，了解市场相关价格信息。

4.2.5 如同一品种规格耗材有多家竞标产品，在质量、性能相同情况下，以取用最低价产品为原则。

4.2.6 督导小组要切实发挥监督作用，加强对采购价格谈判工作监管，严肃查处违反规定谈判行为。

4.2.7 督导小组维持价格谈判会议现场纪律，监督各小组成员正确行使职责，对会议现场存在的不良现象进行制止和警告。

4.2.8 督导小组可以对价格谈判工作提出有建设性的意见和建议。

4.2.9 督导小组应核查成员缺席原因，对无故缺席会议的组员提出口头警告或诫勉谈话。

4.3 谈判小组成员产生程序及条件

4.3.1 谈判会开始前12小时，由纪委办公室和耗材办负责人从全院副高以上职称医护药技人员中随机抽取3名专家，与耗材办人员组成价格谈判专家小组。

4.3.2 如随机抽取的专家无法按时出席会议，为确保会议的正常进行，由采购价格谈判督导组成员从专家库名单中抽取符合资格的专家以满足开会条件。

4.3.3 谈判专家必须具有良好的政治和业务素质，遵纪守法，奉公廉洁，作风正派，如有以下情形之一的，将不得进入谈判专家，待其符合资格后，再将其加入谈判专家库。

4.3.3.1 党风廉政建设存在突出问题，被医院处分的。

4.3.3.2 因违法违纪被国家公职部门立案调查的。

4.3.3.3 在医院年度考核中被评为“不合格”。

4.3.3.4 被群众实名举报或党风廉政监督员发现存在较突出问题并经纪委办公室调查属实的。

4.3.3.5 一年内发生3次及以上无故缺席谈判会的。

4.3.3.6 被降职处分或不符合谈判小组成员基本条件的。

4.4 谈判小组工作制度

4.4.1 谈判小组根据实际需要召开价格谈判会议，耗材办主任为价格谈判会议召集人。

4.4.2 耗材办负责收集厂家提供的产品报价资料，以及市场相关价格信息。

4.4.3 谈判小组成员需要正确行使职责，认真审核供应商所提供产品的各种资质文件。

4.4.4 为确保谈判公正透明，小组成员在论证时应充分表达个人意见，公开进行讨论。

4.4.5 谈判小组秘书必须在《新增、更换医用耗材（试剂）结果审批表》内记录好谈判结果，谈判结束后，参加会议人员必须现场在审批表上签名确认。

4.4.6 谈判结果由耗材办汇总后，交给分管副院长审核，最后提交院长办公会讨论审核后，正式执行。

5 参考资料

5.1 《医疗器械监督管理条例》

5.2 《广东省医疗机构医用耗材采购内部管理工作指引（试行）》

6 附件

6.1 新增、替换医用耗材（试剂）结果审批表（表11-8-1）

表11-8-1 新增、替换医用耗材（试剂）结果审批表

使用科室： 时间： 地 点： 主持人：

<table>
<tr><td>产品名称</td><td>厂家</td><td>规格型号</td><td>单位</td><td>报价（元）</td><td>产品药交ID</td><td>省药交平台联盟价（元）</td><td>成交价（元）</td><td>供应商</td><td>联系人及电话</td></tr>
<tr><td></td><td></td><td></td><td></td><td></td><td></td><td></td><td></td><td></td><td></td></tr>
<tr><td colspan="10">谈判结果：

记录人：</td></tr>
<tr><td colspan="3">随机抽取谈判专家确认签名</td><td colspan="7"></td></tr>
<tr><td colspan="3">临床及管理谈判人员确认签名</td><td colspan="7"></td></tr>
<tr><td colspan="10">监督小组意见：

签名： 年 月 日</td></tr>
<tr><td colspan="10">分管院领导意见：

签名： 年 月 日</td></tr>
</table>

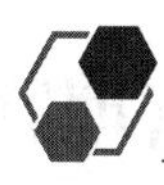

九、医用耗材采购论证评估管理制度

1 目的

确保临床使用的医用耗材及检验试剂合法、安全、经济，优化全院医用耗材品种，确保采购的医用耗材满足临床使用需要。

2 通用范围

管理和使用医用耗材的科室。

3 定义

采购论证评估管理制度即在医用耗材采购前，对医用耗材供方资质、产品质量、价格及其他各方面进行调研、论证、评估而制定的管理制度。

4 内容

4.1　不得采购未依法注册或者备案，无合格证明、过期、失效的或者国家规定在技术上淘汰的产品。

4.2　严格审核医用耗材产品证件，如注册证、备案凭证等。

4.3　严格查验配送商和厂家各种资质文件，其中包括《医疗器械生产企业许可证》《医疗器械经营企业许可证》《公司营业执照》《厂家授权协议书》《进口产品授权证书》等，厂家送货人员要提供身份证明文件。

4.4　新购置医疗设备需要使用配套耗材，需要按照上述第二条、第三条要求严格审核产品、耗材生产商、供应商的相关资质资料。申购科室向设备科提交设备申请时，应向耗材办提交配套耗材准入申请。

4.5　医用耗材试用要遵守《医用耗材临床试用管理制度》有关规定，充分考虑产品安全性、合理性和合法性。

4.6　按照保供、集中和适度的原则，每种性能相似的产品不能选择过多品牌，尽量选择一至二个品牌作为院内使用。无法及时供货而必须使用的品种，使用科室需要按照《新医用耗材计划购置审批制度》有关规定，向耗材办提交替代品种准入申请。

4.7　科室新申购的耗材品种，按照《新医用耗材计划购置审批制度》有关规定执行。

5 参考资料

5.1《医疗器械监督管理条例》

十、医用耗材动态监测与超常预警管理制度

1 目的

进一步加强全院医用耗材临床应用监测，提高医疗质量，遏制医疗服务过程中过度使用医用耗材不正之风，规范医用耗材使用，降低群众医药费用负担。

2 通用范围

医用耗材管理部门和使用医用耗材的科室。

3 定义

3.1 医用耗材动态监测

定期或不定期对临床科室使用医用耗材的数量与金额进行监测，作为医用耗材是否合理使用的一个评估因子。

3.2 超常预警管理制度

对动态监测结果出现异常的科室进行预警的医用耗材管理制度。

4 内容

4.1 工作原则

建立健全医用耗材动态监测及超常预警工作制度，有计划、有重点、连续性地进行监测，掌握医用耗材使用动态，分析医用耗材使用合理性，查找使用中的异常现象，建立医用耗材动态用量发布渠道和超常预警公示渠道，做好监测和超常预警公示记录。

4.2 动态监测对象

全院内使用的所有医用耗材均为动态监测对象，其中高值耗材为重点动态监测对象。

4.3 动态监测范围

耗材办每月对临床科室使用医用耗材金额及科室总收入（除药）的情况进行监测、排序统计，同比分析。

4.4 动态监测日常管理部门

耗材办收集科室自查报告，进行原因分析，提交分管副院长审核。

4.5 对使用异常的科室预警及处理

4.5.1 预警

对使用超标的科室，耗材办每月通过OA反馈临床科室要求提交自查报告。

4.5.2 限制使用

对使用量增长幅度过大的、临床需要控制使用的品种，质控部门进行重点质控监测检查，耗材办向医用耗材委员会和医院班子会汇报后，根据医用耗材委员会及班子会讨论情况决定是否制定限制采取措施。

4.5.3 暂停使用

对有投诉举报的耗材，在调查期间暂停使用。

4.5.4 停用

违规行为一经发现，耗材办应立即停用该耗材，并向医用耗材委员会及院长办公会汇报。

4.6 考核办法及不合理使用耗材考核处理

4.6.1 考核办法

全院各科室耗材消耗（包括可收费耗材和不可收费耗材）按月进行统计、考核，计算公式

该科当月耗材消耗值＝当月该科耗材消耗总支出/该科医疗业务总收入（除药）×100

4.6.2 全院考核目标值

全院全年医用耗材考核目标值为30以下。

4.6.2.1 超0～2（不含2），扣发该科正副主任中层干部管理绩效30%，扣发该科正副护士长中层干部管理绩效10%。

4.6.2.2 超2～5（不含5），扣发该科正副主任中层干部管理绩效60%，扣发该科正副护士长中层干部管理绩效20%。

4.6.2.3 超5及以上，扣发该科正副主任100%、正副护士长50%中层干部管理绩效，扣发该科正副主任医疗质量单项奖。

4.6.3 同一科室考核年度内累计3个月超5%及以上，扣发该科正副主任、正副护士长100%中层干部管理绩效和医疗质量单项奖；扣发正副主任、正副护士长绩效奖金50%和全科绩效奖金30%；且该科正副主任，正副护士长推迟1年晋升及当年不得参与评先评优。

4.6.4 情节特别严重的，提交院长办公会讨论处理。

4.6.5 当年开展新技术新项目的科室，如耗材消耗值超过考核指标，提交院长办公会讨论同意后，可不予处理。

4.6.6 如该科室在年度内某月耗材消耗值超标被处理，但年终考核指标达标，则一次性退还本年度所有扣发金额，否则不予退还。

5 参考资料

5.1 《医疗器械监督管理条例》

5.2 《医疗器械临床使用管理办法》

5.3 《关于加强临床合理使用医用耗材管理的通知》

十一、医用耗材二级库管理制度

1 目的

加强院内医用耗材的精细化管理，减轻医生护士的工作量，更好地为患者服务。

2 通用范围

设置有医用耗材二级库的科室。

3 定义

医用耗材二级库即为保证医用耗材存放合理，方便、及时提供医用耗材给临床科室或手术室使用而设置的一个临时库。

4 内容

4.1 科室需要严格遵守医院申领流程，对无需求计划的耗材，耗材办原则上不予办理采购及验收入库。

4.2 医用耗材由耗材办统一采购，使用科室不得自行向配送商或者厂家直接采购耗材并办理二级库入库，发现违规采购的，报上级领导处理。

4.3 二级库需要设立专人/兼职管理，负责办理耗材移库、二级库验收、物品摆放、存贮、条码管理等二级库相关事宜，定期查验库存，对缺货的品种及时报科室负责人，按需求定期向耗材办报送采购计划。

4.4 二级库管理人员定期对二级库物品进行效期查验，按照先进先出的原则使用耗材，对效期临近的耗材设立标签，提醒科内人员优先使用，保证二级库内无过期耗材。

4.5 科室二级库管理人员定期对科内的二级库账册进行盘点，与实物进行核对，对盘盈、盘亏的卫生材料，应及时查明原因，并按规定程序报批后方可核销。

4.6 手术室二级库应对所用的耗材做好溯源登记，确保可追溯。

4.7 使用过程中发现产品存在质量问题，二级库管理人员需要及时如实上报不良事件。

5 参考资料

5.1 《医疗器械监督管理条例》

6 附件

6.1 二级库管理流程图（图 11-11-1）

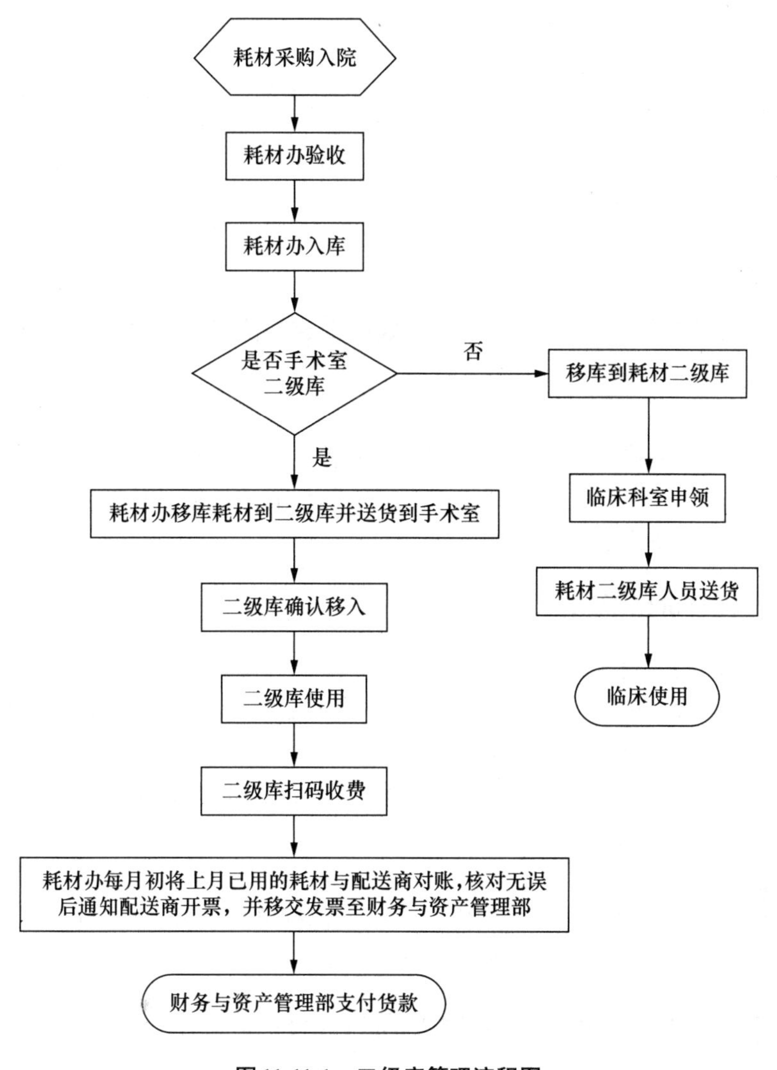

图 11-11-1　二级库管理流程图

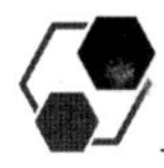

十二、医用耗材价格管理制度

1 目的

落实新医用耗材进入院内医用耗材目录前的价格形成机制，维护院内在用医用耗材的价格一致性，使医用耗材入库与物价收费价格相匹配。

2 通用范围

全院。

3 定义

医用耗材价格管理制度即对新准入的医用耗材定价、对在用的医用耗材进行调价而制定的管理制度。

4 内容

4.1 总原则

以广东省药品交易中心平台线上下单采购所形成的价格为总原则。

4.2 维护

经批准初次纳入院内耗材供应目录的耗材品种，广东省药品交易中心平台如无公示价格，需要经医用耗材（试剂）谈价议价小组确定价格后才能维护价格进入院内目录，总原则参考广东省药品交易中心平台价格。

4.3 临时耗材价格形成

临时采购的医用耗材，按程序完成临时采购申请并审批后，耗材办通过广东省药品交易中心平台进行查价，如有公示价格，原则上不能高于公示价格，如广东省药品交易中心平台无公示价格，耗材办可通过网上查价系统进行查价、比价，再与厂家或供应商进行协商议价，生成最终入院价格。网上查价的需要截图留底，作为价格形成凭证。

4.4 医保物价科维护

耗材办维护医用耗材信息进入院内目录后，将有单独收费项目的耗材明细，通过OA发送给医保物价部，由医保物价部维护进收费系统。

4.5 同注册证产品新增规格型号纳入院内耗材供应目录

如广东省药品交易中心平台有公示价格，按照公示价格新增纳入院内耗材供应目录（原则上不高于已纳入院内耗材供应目录的其他规格型号的单价）；如广东省药品交易中心平台无公示价格，原则上不新增。确因抢救患者或其他特殊原因需要新增规格型号的，临床科室填写《在用医用耗材新增规格型号申请表》并提交耗材办主任审批后，可按院内目录内其他规格的价格维护纳入院内耗材供应目录。

4.6 价格变动

院内目录中具有单独收费项目的医用耗材价格如有变动，耗材办在院内目录信息系统修改价格后，需要将变更信息通过OA发送给医保物价部，由医保物价科及时对变更的价格进行修改维护。

4.7 价格下调

价格调低的医用耗材，在可以于广东省药品交易中心平台下单采购的前提下，耗材办

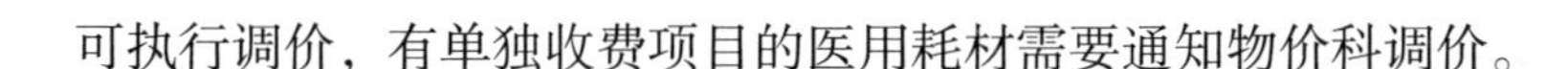

可执行调价，有单独收费项目的医用耗材需要通知物价科调价。

4.8 价格上涨

在药品交易中心平台有公示挂网价格的前提下，因原供货价格低于挂网价格或产品原材料上涨等其他原因造成产品涨价，导致厂家不同意按照原供货价格线上签订合同的，耗材办查价人员核实价格后填写价格查询表，并由主任签名同意后，由字典维护人员执行改价，如耗材价格上涨较多，临床科室可根据实际情况提交同类新耗材申请到耗材办，经耗材委员会及院长办公会讨论审批后对提价产品进行替代。

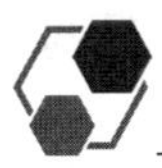

十三、医用耗材临床合理使用管理制度

1 目的

规范全院医用耗材合理使用，加强对医用耗材临床使用监督管理，防范廉洁风险，控制不合理医疗费用增长，提高医疗服务质量，保障医患双方合法权益。

2 通用范围

使用医用耗材的科室。

3 定义

医用耗材临床合理使用即临床科室根据患者实际情况，严格按照使用流程、选择适合患者的医用耗材品规及数量。

4 内容

4.1　各科室应当严格执行《医用耗材临床合理使用管理制度》和《高值（含植入性）医用耗材管理规定》等相关规定及技术规范，加强对高值耗材和选择性使用卫生材料临床应用和评价的管理。

4.2　加强医用耗材临床应用与产品质量监测工作，定期监测高值耗材使用情况，对价格成本高或者用量大的品种进行分析评估，并根据产品分布使用状况，调整供应的品种，及时通报，建立高值耗材使用预警机制。

4.3　组织相关专科医师参加医用耗材临床应用知识培训，同时参与耗材集中采购和临床应用合理性评价工作。

4.4　高值医用耗材使用权限与手术分级管理、医疗技术准入相结合，医务人员根据自己科室技术开展情况，申请使用相关的耗材品种。

4.5　执行手术和诊疗操作的医师必须具有相关资质，经过培训后，才能使用该类别耗材品种。

4.6　各级医护人员要认真执行疾病诊疗常规，严格手术指征和医用耗材应用适应性。

4.7 重点管理品种涵盖血管介入类、非血管介入类、骨科植入、神经外科等类别的植入、介入类高值医用耗材。

4.8 在诊疗过程中，对于价格较高的高值医用耗材，医护人员应履行高值医用耗材使用前告知义务，并与患者签订知情同意书。

4.9 临床医师在手术记录中详细记录手术操作过程，使用耗材产品名称、规格、型号和数量，使用植入（或介入类）医用耗材，应当将医用耗材的名称及与使用质量安全密切相关的必要信息记载到病历等相关记录中，做到耗材使用信息一致。

4.10 对于设置有二级仓库的科室，要做好耗材产品使用管理登记台账，做到账目相符。

4.11 临床科室必须遵守院内的医用耗材采购管理规定，严禁自行采购。

5 参考资料

5.1 《医疗器械监督管理条例》

5.2 《医疗器械临床使用管理办法》

5.3 《广东省卫生计生委关于加强药品和耗材临床使用管理推进医疗费用控制的通知》

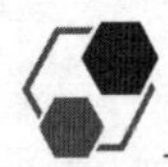

十四、医用耗材临床使用安全监测及报告制度

1 目的

通过对临床使用医用耗材的安全监测及对发生的安全事件及时上报，加强医用耗材临床使用安全管理工作，降低医用耗材临床使用风险，提高医疗质量，保障医患双方合法权益。

2 通用范围

使用医用耗材的科室。

3 定义

医用耗材临床使用安全即指医疗机构医疗服务中涉及的医用耗材产品质量、使用过程等的安全性。

4 内容

4.1 为确保进入临床使用的医用耗材合法、安全、有效，对首次进入医院使用的医用耗材严格按照医院的准入要求审核；对耗材的采购严格遵循相关法律法规，采购规范、渠道合法、手续齐全、资质合规。

4.2 对在用的医用耗材每年要进行遴选，及时更新。

4.3 对无菌类医用耗材，耗材办仓库及各临床科室要按照无菌器械存放要求，建立无菌器械储存环境，妥善保管无菌类医用耗材。

4.4　临床科室在使用医用耗材前，需要执行《医用耗材使用前质量检查制度》，认真检查医用耗材的外包装是否破损、产品是否过期等，并应当严格遵照产品使用说明书、技术操作规范和规程，对产品禁忌证及注意事项应当充分了解。

4.5　发生医用耗材临床使用不良反应及安全事件，临床科室应及时处理并按照《医用耗材使用不良事件报告制度及奖惩办法》流程上报耗材办，由耗材办统计、汇总、分析，上报国家医疗器械不良事件监测信息系统。

4.6　通过对临床科室使用医用耗材的评价反馈、安全事件（不良事件）的上报，及时发现医用耗材的使用隐患，对不符合使用条件的医用耗材，不得再用于临床。

4.7　严格执行《医院感染管理办法》《医疗器械监督管理条例》的有关规定，对消毒器械和一次性使用医疗器械相关证明进行审核。一次性灭菌类使用的医用耗材按相关法律规定不得重复使用，医护人员在使用各类医用耗材时，应当认真核对其规格、型号、消毒或者有效日期等，保障使用安全。

4.8　临床使用植入与介入类医用耗材，必须按《介入诊疗器材购入、使用登记制度》相关要求，对所用到的耗材进行登记，并能追溯记录。

4.9　从事医用耗材相关工作的人员，身体条件必须符合相关要求。

5　参考资料

5.1　《医疗器械监督管理条例》

5.2　《医用耗材使用前质量检查制度》

5.3　《医用耗材使用不良事件报告制度及奖惩办法》

5.4　《医疗器械临床使用安全管理规范》

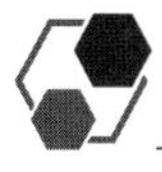

十五、医用耗材临床试用管理制度

1　目的

通过试用新耗材获知产品效果及性能，为新耗材正式入院提供数据支持。提高医用耗材在临床使用中的安全性，保障患者的生命安全。

2　通用范围

使用医用耗材的科室。

3　定义

3.1　医用耗材临床试用

医用耗材临床试用是指通过临床使用来验证该医疗器械理论原理、基本结构、性能等要素能否保证安全性有效性，是否适合临床使用要求。

3.2 医疗器械临床试用的范围

全院暂未行试用、但生产许可证、医疗器械注册证等证件齐全的医用耗材。

4 内容

4.1 临床科室必须根据临床需求、新技术新业务开展的需要提出试用耗材。

4.2 临床科室填写纸质版《新医用耗材、试剂试用申请和反馈表》，科室主任签名并提交申请至耗材办。并附上产品资质证件，包括医疗器械注册证及登记表、生产企业营业执照副本、生产许可证、各级经营企业的营业执照副本、经营许可证、各级经销商及业务员的授权书、业务员身份证复印件、联系方式等。进口产品必须有产品中文说明书。

4.3 耗材办主任签名后，经医务部或护理部主任、申请科室分管副院长、耗材分管副院长、院长签名审批后方可试用。

4.4 耗材试用完成后，试用科室需要把科室主任签名的试用效果评估报告交由耗材办存底。经科室评估合格后，如需要长期使用该耗材，则按新医院耗材申请流程进行。

5 参考资料

5.1《医疗机构医用耗材管理办法（试行）》

5.2《医疗器械监督管理条例》

5.3《医用耗材试用制度》

6 附件

6.1 医用耗材临床试用流程图（图11-15-1）

6.2 新医用耗材、试剂试用申请表（表11-15-1）

6.3 新医用耗材、试剂试用反馈表（表11-15-2）

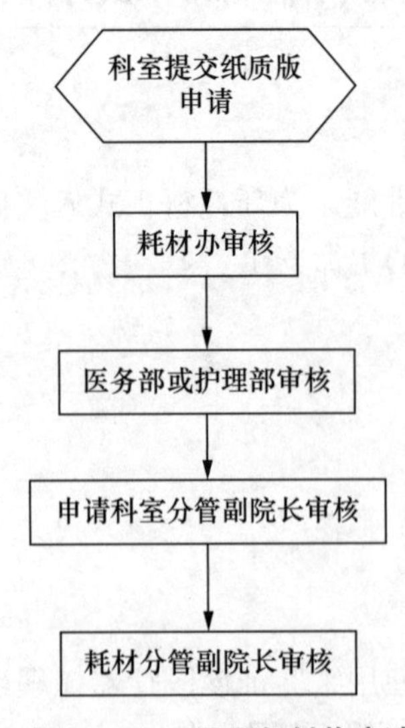

图11-15-1 医用耗材临床试用流程图

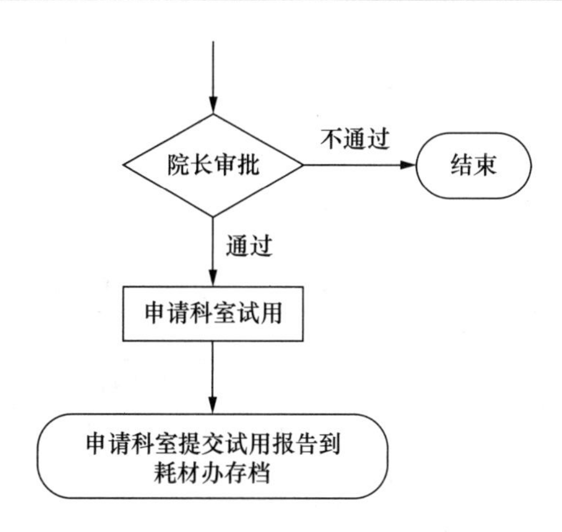

图 11-15-1（续）

表 11-15-1　新医用耗材、试剂试用申请表

申请科室		申请人		联系电话	
材料名称		规格型号		试用数量	
生产厂家		市场报价		试用期限	
供应商名称			联系方式：		
本科室在用同类耗材情况		有（　）　　无（　）			
耗材名称		生产厂家		价格	
耗材名称		生产厂家		价格	
使用过此产品的三甲医院		1.		2.	
申请理由	（　）科研　（　）新材料/新技术　（　）价格优势　（　）收费原因				
	具体说明：				
收费情况	是否独立收费	否（　）　　是（　）			
	对应手术/治疗收费项目				
	对应项目收费标准			收费编码	
耗用情况	预计年耗量				
	预计年使用人次				
申请科室意见： 签字：　年　月　日			高值医用耗材管理办公室意见： 签字：　年　月　日		
医务部或护理部意见： 签字：　年　月　日			申请科室分管副院长意见： 签字：　年　月　日		

续表

耗材分管副院长意见： 签字：　　　　年　月　日	院长意见： 签字：　　　　年　月　日

填表说明：请在（ ）内打“√”。

表 11-15-2　新医用耗材、试剂试用结果反馈表

<table>
<tr><td>试用科室</td><td></td><td>试用起止日期</td><td></td></tr>
<tr><td>物品名称</td><td></td><td>型号规格</td><td></td></tr>
<tr><td>品　牌</td><td></td><td>生产厂家</td><td></td></tr>
<tr><td>试用数量</td><td></td><td></td><td></td></tr>
<tr><td colspan="4">试用结果：</td></tr>
<tr><td colspan="2">优点：</td><td colspan="2">缺点：</td></tr>
<tr><td colspan="4">与在用同类物品对比情况：</td></tr>
<tr><td colspan="4">是否同意使用试用物品：是（ ）　　否（ ）
试用人员签字：

日期：　年　月　日</td></tr>
</table>

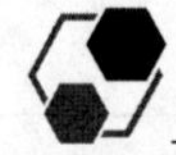

十六、医用耗材临时采购管理制度

1 目的

进一步规范全院医用耗材采购，合理补充医院医用耗材，以满足患者救治需要。

2 通用范围

全院。

3 定义

医用耗材临时采购管理制度即针对科室有抢救患者或其他特殊情况下临床科室需要使用暂未正式进入医院采购目录的医用耗材而制定的管理制度。

4 内容

4.1 临时采购条件

4.1.1 一般病情

因患者治疗需要，院内耗材目录无法供应的医用耗材。

4.1.2 特殊病情

因病情急需要，院内耗材目录无法供应的医用耗材。

4.2 临时采购流程及使用

4.2.1 手术用耗材

由临床使用科室填写《临时使用手术耗材、器械采购申请表》纸质版，临床科室主任签名后，再经手术室主任（或护士长）签名，递交申请表至耗材办。耗材办主任填写意见并签名后，经医务部主任、分管副院长、耗材管理委员会线上讨论审核、院长审批后，由耗材办查价、议价后采购。申请表中应详细说明临时申请购入耗材的名称、规格、数量、单价、厂家、使用对象和使用理由。

4.2.2 非手术用耗材

由临床使用科室填写《临时使用医用耗材、试剂采购申请表》纸质版，临床科室主任签名后，递交申请表至耗材办。耗材办主任填写意见并签名后，经医务部主任、分管副院长、耗材管理委员会线上讨论审核、院长审批后，由耗材办查价、议价后采购。申请表中应详细说明临时申请购入耗材的名称、规格、数量、单价、厂家、使用理由。

4.2.3 以上两类耗材在填写纸质版《申请表》的同时，还需要登录医院OA填写电子版《申请表》，相关职能科室审核后，提交医用耗材管理委员会线上讨论审核，超过三分之二委员线上同意后，才能提交院长审批；院长审批后，由耗材办查价、议价后采购。

4.2.4 非特殊情况下，临床科室必须在预计使用临时耗材前7天向耗材办提交临时采购耗材申请。

4.3 临时耗材使用管理

4.3.1 限定范围使用

某一临床科室申购的临时耗材，不作为全院通用的医用耗材使用，只能在该科室内使用。其他临床科室如需要使用，必须另行申请。

4.3.2 严控申购量

手术用的临时耗材申请，应以单个患者为单位，临床科室制订申请计划时，应根据患者病情及治疗方案，客观地预算申购医用材料的使用量，严格控制申购数量。患者用后剩余的耗材，不能用于其他患者，其他患者如需要使用，临床科室必须另行申请。

4.3.3 耗材办核验

临时耗材采购到位后，由耗材办验收人员按相关规定严格检查产品资质证件，核对产品信息、有效期等资料后，由入库员入库，并由耗材办送货员及时送货至科室使用。

4.4 应急处理

4.4.1 手术用临时采购耗材，如临床科室因需要抢救患者无法及时填写《临时使用手术耗材、器械采购申请表》纸质版，可以电话（或短信）通知耗材办，耗材办经请示院领导同意后可执行紧急采购，但事后临床科室必须在三天内补办完善申请手续。

4.4.2 在整个申请流程中，如遇到某个环节院领导因特殊情况未能在纸质版申请表及时签名，耗材办经电话请示院长或分管院长同意后，可执行紧急采购，但事后临床科室必须在三天内完善申请表上的所有手续。

4.5 临购转常购规定

4.5.1 同一种耗材，临购次数在1年内不能超过五次。临购超过五次的耗材，不再审批；如特殊情况救治需要的，必须请示院长同意后，才能执行紧急采购。

4.5.2 已达到三次临购的耗材，使用科室必须对耗材的使用效果、质量、价格、不良反应等进行充分评估，如评估满意的，可以提出申请转为常购，按常规耗材申购流程审批。即科室提出申请后，经相关职能科室审核、耗材管理委员会讨论审核、院长办公会审批、党委会审批，进入医院耗材正式采购目录。

4.6 资料存档

所有走完流程的临时采购申请表，由耗材办存档。

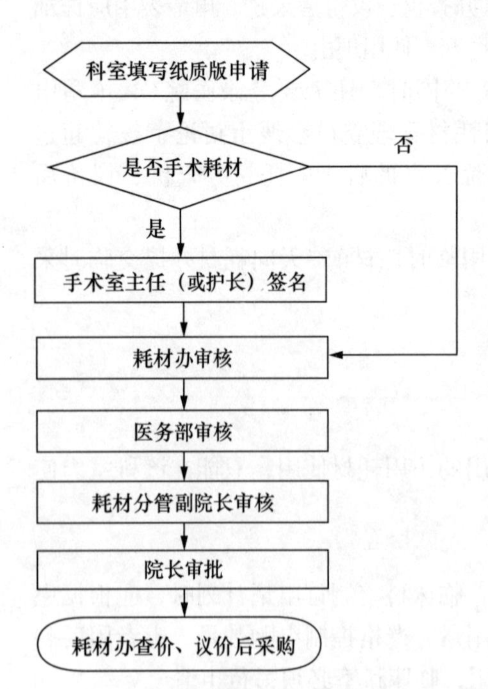

图11-16-1 临时采购耗材流程图

5 参考资料

5.1 《医疗器械监督管理条例》

5.2 《医用耗材临时采购管理制度》

5.3 《医疗机构医用耗材管理办法（试行）》

6 附件

6.1 临时采购耗材流程图（图11-16-1）

6.2 临时使用手术耗材、器械采购申请表（表11-16-1）

6.3 临时使用医用耗材、试剂采购申请表（表11-16-2）

表 11-16-1　临时使用手术耗材、器械采购申请表

<table>
<tr><td colspan="2">申请科室</td><td></td><td colspan="2">申请人</td><td colspan="2"></td><td>申请日期</td><td colspan="2"></td></tr>
<tr><td>序号</td><td>物品名称</td><td>生产厂家</td><td>单位</td><td>规格型号</td><td>数量</td><td>单价</td><td>总金额</td><td>药交ID</td><td>联盟价/集采价</td></tr>
<tr><td>1</td><td></td><td></td><td></td><td></td><td></td><td></td><td></td><td></td><td></td></tr>
<tr><td>2</td><td></td><td></td><td></td><td></td><td></td><td></td><td></td><td></td><td></td></tr>
<tr><td colspan="10">申请原因：</td></tr>
<tr><td colspan="5">申请科室意见：
签字：　　年　月　日</td><td colspan="5">手术室意见：
签字：　　年　月　日</td></tr>
<tr><td colspan="5">高值医用耗材管理办公室意见：
签字：　　年　月　日</td><td colspan="5">医务部意见：
签字：　　年　月　日</td></tr>
<tr><td colspan="5">耗材分管副院长意见：
签字：　　年　月　日</td><td colspan="5">院长意见：
签字：　　年　月　日</td></tr>
<tr><td colspan="10">采购情况：
采购员签字：　　日期：　年　月　日</td></tr>
</table>

备注：1. 耗材临时采购申请以单个患者为单位；2. 专科使用的医用耗材和试剂耗材办不备库存，由临床科室提早1个星期申请，耗材办采购、验收后由科室一次性领出。3. 临时采购耗材不作为常用耗材。

表 11-16-2　临时使用医用耗材、试剂采购申请表

<table>
<tr><td colspan="2">申请科室</td><td></td><td colspan="2">申请人</td><td colspan="2"></td><td>申请日期</td><td colspan="2"></td></tr>
<tr><td>序号</td><td>物品名称</td><td>生产厂家</td><td>单位</td><td>规格型号</td><td>数量</td><td>单价</td><td>总金额</td><td>药交ID</td><td>联盟价/集采价</td></tr>
<tr><td>1</td><td></td><td></td><td></td><td></td><td></td><td></td><td></td><td></td><td></td></tr>
<tr><td>2</td><td></td><td></td><td></td><td></td><td></td><td></td><td></td><td></td><td></td></tr>
<tr><td colspan="10">申请原因：</td></tr>
<tr><td colspan="5">申请科室意见：
签字：　　年　月　日</td><td colspan="5">患者或患者家属意见：
签字：　　年　月　日</td></tr>
</table>

续表

高值医用耗材管理办公室意见： 签字：　　　　年　月　日	医务部意见： 签字：　　　　年　月　日
耗材分管副院长意见： 签字：　　　　年　月　日	院长意见： 签字：　　　　年　月　日
采购情况： 采购员签字：　　　　日期：　　年　　月　　日	

备注：1．耗材临时采购申请以单个患者为单位；2．专科使用的医用耗材和试剂耗材办不备库存，由临床科室提早1个星期申请，耗材办采购、验收后由科室一次性领出；3．临时采购耗材不作为常用耗材。

十七、医用耗材使用不良事件监测报告制度及奖惩办法

1 目的

加强对医用耗材的监督管理，严格医用耗材的跟踪监测，维护医用耗材的安全、有效，保证患者的生命安全及身体健康。

2 通用范围

全院。

3 定义

3.1 医用耗材使用不良事件

指获准上市的质量合格的医用耗材在正常使用情况下发生的，导致或者可能导致人体伤害的各种与医用耗材预期使用效果无关的有害事件。医用耗材不良事件主要包括医用耗材已知和未知作用引起的副作用、不良反应及过敏反应等。

3.2 副作用

指治疗使用的医用耗材所产生的某些与防治目的无关的作用。

3.3 耗材办

高值医用耗材管理办公室。

4 内容

4.1 等级划分

4.1.1 I级事件（警告事件）

医用耗材在正常使用的情况下导致患者、使用者或其他人员非预期地死亡，或是非疾病自然进展过程中造成永久性功能丧失。

4.1.2 Ⅱ级事件（不良后果事件）

在疾病医疗过程中因医用耗材的使用而非疾病本身造成的患者机体与功能损害。

4.1.3 Ⅲ级事件（未造成后果事件）

医用耗材正常使用时，虽然发生了错误事实，但未给患者机体与功能造成任何损害，或有轻微后果而不需要任何处理可完全康复。

4.1.4 Ⅳ级事件（隐患事件）

在医用耗材正常使用过程中发现潜在隐患及错误，并采取了有效措施使得隐患及时消除，错误未成事实。

4.2 不良事件报告

4.2.1 发生或知悉Ⅰ级、Ⅱ级事件，当事科室应保留耗材样本，立刻向耗材办电话报告，当事人应在事件发生后24小时内于《医院安全（不良）事件管理软件》上报耗材类不良事件并提交耗材办。耗材办接到不良事件电话报告及收到科室于院内系统上报的耗材不良事件后，应在3天内给出审核意见提交医务部，其中，导致死亡的事件于发现或者知悉之日起5个工作日内，导致严重伤害、可能导致严重伤害或死亡的事件于发现或者知悉之日起15个工作日内上报至国家医疗器械不良事件监测信息系统。同时，耗材办应及时联系供应商（或厂家）反馈问题，要求供应商（或厂家）对样本进行检测，并出具有效的检测报告。

4.2.2 发生或知悉Ⅲ级、Ⅳ级事件，当事人应在事件发生后48小时内于《医院安全（不良）事件管理软件》上报耗材类不良事件并提交耗材办。耗材办收到科室上报的耗材不良事件后，给出审核意见提交医务部，并在30个工作日内将可疑医疗器械不良事件上报至国家药品不良反应管理平台。Ⅲ级、Ⅳ级事件具备群体性特征并造成较大不良影响的，由耗材办组织专门人员进行调查，查明发生不良事件的原因。联系供应商（或厂家）反馈问题，要求供应商（或厂家）对样本进行检测，并出具有效的检测报告，如因耗材本身质量、批次原因引起，马上更换耗材或批次。

4.2.3 耗材办在收到临床科室上报的医疗器械不良事件后，对导致死亡的事件于发现或者知悉之日起24小时内，导致严重伤害、可能导致严重伤害或死亡的事件于7个工作日内向上级医疗器械不良事件监测技术机构报告，对突发、群发且造成较大不良影响的医疗器械不良事件，应在24小时内报送至国家医疗器械不良事件监测信息系统。

4.2.4 耗材办保存医疗器械不良事件监测记录，对于引起不良事件的医疗器械的监测记录保存至医疗器械上标明的使用期限后2年，并且记录保存期不少于5年。

4.3 风险预警

根据临床科室上报的医用耗材不良事件风险程度和影响范围，耗材办可根据实际情况在院内发布风险预警，对危险程度大、风险性高的医用耗材，可要求临床科室暂停或终止使用。发布风险预警主要包括以下3类情况：

4.3.1 同一生产企业同一产品在相对集中的时间和区域，发生3起以上同类Ⅱ级不良事件。

4.3.2 其他可能由设计、材料、生产、标记等缺陷导致的Ⅱ级不良事件。

4.3.3 使用医用耗材进行检测，因医用耗材自身问题导致检测结果不准确，引起医生诊断误差的医用耗材不良事件。

4.3.4 上级部门要求发布的医用耗材相关的其他风险预警。

4.4 奖惩办法

4.4.1 科室上报医用耗材不良事件的例数及质量，纳入年终考核监测指标。

4.4.2 鼓励科室的医用耗材不良事件监测人员积极上报医用耗材不良事件，对书写完整、规范的不良事件报告，医院给予每例奖励若干元。

5 参考资料

5.1 《医疗器械监督管理条例》

5.2 《医疗器械临床使用管理办法》

5.3 《医疗器械不良事件监测工作指南（试行）》

6 附件

6.1 医用耗材不良事件监测报告流程图（图11-17-1）

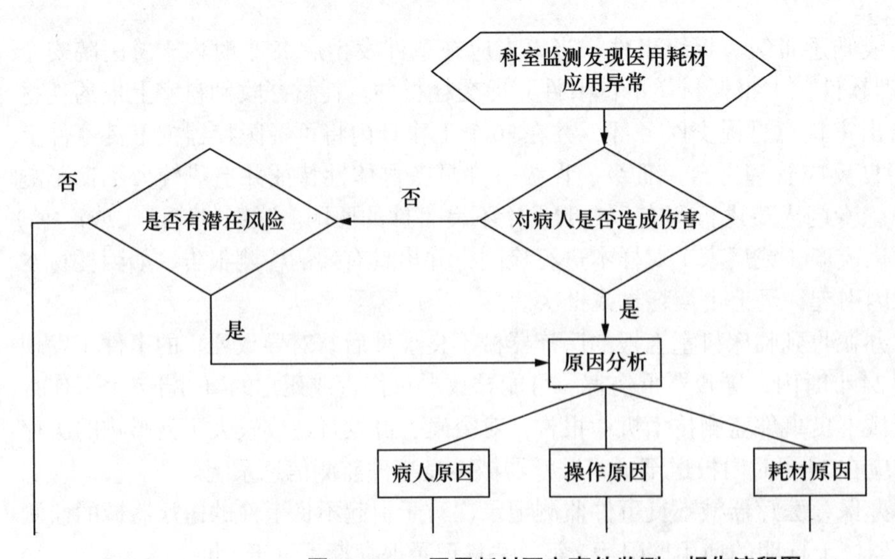

图11-17-1 医用耗材不良事件监测、报告流程图

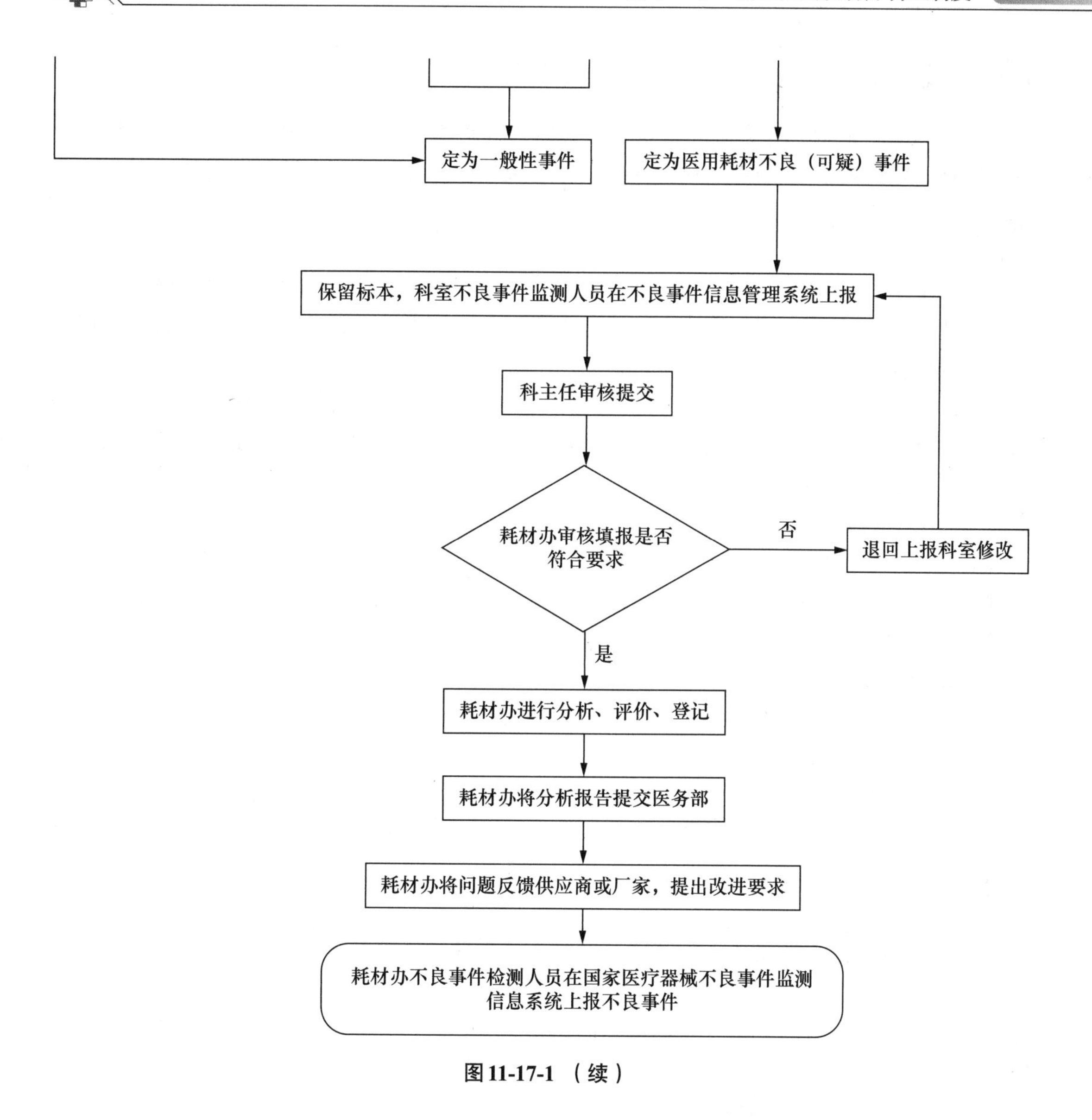

图 11-17-1 （续）

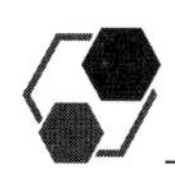

十八、医用耗材使用前质量检查制度

1 目的

加强医用耗材使用的监督管理，保证产品的安全、有效，保障患者的生命安全与身体健康。

2 通用范围

全院。

3 定义

使用前质量检查制度即临床科室在使用医用耗材前，对医用耗材的外包装、内包装等进行检查，以保证医用耗材使用中的安全性，减少出现医用耗材不良事件的制度。

4 内容

4.1 医院采购医用耗材，要根据《医疗器械监督管理条例》《消毒管理办法》和《一次性使用无菌医疗器械监督管理办法（暂行）》的要求进行索证。凡证件不齐者，一律不予投入临床使用。

4.2 医用耗材投入使用前，耗材办必须验明产品合格证明资料，建立真实完整的记录，包括供货单位、产品名称、生产厂商、生产许可证、注册证号（或备案证、消字号证）、规格型号、产品批号（编号）、生产日期（灭菌日期）、有效期、购进数量、购进日期、验收人签名等。

4.3 根据采购计划、进货发票或送货单，耗材办及临床科室验收货时，必须对产品名称、生产厂商、生产许可证、注册证号、规格（型号）、批号（编号）、生产日期（灭菌日期）、有效期、供货单位、数量、日期等逐项核对、清点，如有不相符或破损应及时做好记录，严禁投入临床使用。

4.4 医用耗材投入使用前，使用科室要进行严格的检查

4.4.1 外包装检查

包装、密封等是否牢固；外包装上的中文标识是否符合要求；包装注明的产品名称、生产厂商、批准文号、规格型号、批号（编号）、生产日期（灭菌日期）、有效期等是否清晰齐全；有关特定储运图示及使用的包装标志是否清晰。不合格的，不予投入临床使用。

4.4.2 内包装检查

医用耗材内包装应完整、无破损、无污染、无变形、封口应严密，如有铅封压印必须清楚。不合格的，不予投入临床使用。

5 参考资料

5.1 《医疗器械监督管理条例》

5.2 《一次性使用无菌医疗器械监督管理办法（暂行）》

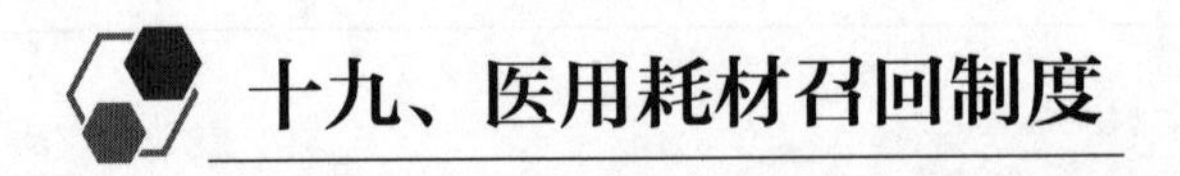

十九、医用耗材召回制度

1 目的

加强全院对医用耗材的监督管理，保障患者的健康和生命安全。

2 通用范围

全院。

3 定义

医用耗材召回即指医用耗材生产企业按照规定的程序对其已上市销售的存在缺陷的某一类别、型号或者批次的医用耗材，采取警示、检查、重新标签、修改并完善说明书、替换、收回、销毁等方式消除缺陷的行为。而全院的医用耗材召回管理是指全院响应医疗器械生产企业的召回工作或食品药品监督管理局召回指令，或耗材办根据临床科室上报的医用耗材不良事件进行分析评估后，对有必要召回的问题耗材进行召回而开展的相关工作。

4 内容

4.1　全院指定耗材办完成院内医用耗材的日常管理工作。

4.2　临床科室对使用过程中遇到的医用耗材问题，应及时上报不良事件。

4.3　手术室、介入室、重症监护室是医用耗材使用管理监控的重点科室。

4.4　医用耗材不良事件监测员对临床科室上报的不良事件进行汇总、分析，上报国家医疗器械不良事件系统。

4.5　耗材办对科室上报的不良事件所涉及的有缺陷的医用耗材进行选择性评估，包括Ⅲ级不良事件或大面积发生的Ⅳ级不良事件，有必要召回的进行召回处理并退货给供应商。评估内容包括：

4.5.1　在使用医疗器械过程中是否发生过故障或伤害。

4.5.2　在现有的使用环境中是否会造成伤害，是否有科学文献、研究、相关实验或者验证能够解释伤害发生的原因。

4.5.3　伤害所涉及的地区范围和人群特点。

4.5.4　对人体健康造成的伤害程度。

4.5.5　伤害发生的概率。

4.5.6　发生伤害的短期和长期后果。

4.5.7　其他可能对人体造成伤害的因素。

4.6　根据医疗器械缺陷的严重程度，医疗器械召回分级

4.6.1　一级召回

使用医疗器械可能或者已经引起严重健康危害的。

4.6.2　二级召回

使用医疗器械可能或者已经引起暂时的或者可逆的健康危害的。

4.6.3　三级召回

使用医疗器械引起危害的可能性较小但仍需要召回的。

5 参考资料

5.1《医疗器械监督管理条例》

5.2《医疗机构医用耗材管理办法（试行）》

5.3《医疗器械召回管理办法（试行）》

二十、医用耗材准入遴选制度

1 目的

加强医用耗材采购工作的监督管理，规范医用耗材的采购、使用流程，进一步营造“公开、公平、公正”的采购环境，提高医疗质量，降低医用耗材采购价格，防止医用耗材购销领域滋生腐败，促进医用耗材采购工作持续健康有序发展。

2 通用范围

全院。

3 定义

医用耗材准入遴选制度即按照有关规定，对医用耗材的准入及遴选工作进行严格审核，从而形成院内医用耗材使用目录的制度。

4 内容

4.1 成立专门采购部门负责医用耗材的采购工作，其他科室或个人不得自行采购医用耗材。

4.2 遴选医用耗材应当符合患者需求、安全有效、使用方便、临床首选的原则，结合实际情况合理选择医用耗材。在质量保证并能在广东省第三方药品耗材电子交易平台下单采购的前提下，根据全院“平价医院”的定位，执行两优先：优先选择价格便宜的医用耗材；优先选择国产品牌。

4.3 医用耗材遴选专家库由医院副高以上的主任、护士长及医用耗材委员会成员组成，分管理类专家和临床专家，人数为单数。按照随机抽取原则，从医用耗材遴选专家库抽取有关的专家参与遴选，参与遴选的专家人数为单数并超过遴选专家库总人数的10%视为有效遴选。

4.4 原则上从抽取医用耗材专家到开始遴选医用耗材之间的时间间隔不超过24小时。

4.5 品种遴选采用实名制投票，单个品种的同意票数超过80%视为一致同意，投票结果进行存档备查。

4.6 医用耗材委员会成员自动成为医用耗材遴选专家。新增的医用耗材由使用科室提出申请，耗材办进行市场调查论证，经医用耗材委员会遴选审核通过并报院长办公会审批后，方可按相关流程执行采购。

4.7 临时采购医用耗材品种遴选按照医用耗材管理相关要求和有关院内审批程序执行。临时采购医用耗材由使用科室提出申请，提交耗材办审核，经医院审批同意后，高值医用耗材管理办公室按医院批复结果在广东省第三方药品耗材电子交易平台执行采购。

4.8 对院内在用的医用耗材遴选工作每年1次，根据专家遴选结果形成采购目录，采购目录需要报耗材委员会和院领导班子会进行审核。

4.9 通过耗材委员会和院领导班子会审批的采购目录，耗材办按规定对目录产品进行公示。

5 参考资料

5.1 《医疗器械监督管理条例》

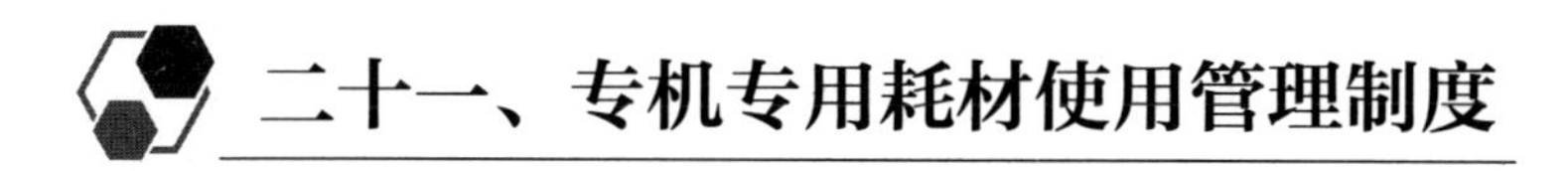

二十一、专机专用耗材使用管理制度

1 目的

加强院内医用耗材的精细化管理，规范专机专用耗材的使用，更好地为患者服务。

2 通用范围

全院。

3 定义

专机专用耗材即医用耗材对使用范围、品牌、型号规格等有严格要求，与相关使用设备匹配才能正常使用的耗材。

4 内容

4.1 使用科室申请新耗材，必须注明是否专机专用。

4.2 专机专用耗材需要按新医用耗材准入流程论证通过后方可入院。经医院价格谈判小组谈判议价确定价格后，再由耗材办采购。

4.3 耗材办是全院医用耗材唯一采购部门，其他任何部门或科室不能私自采购专机专用耗材。

4.4 专机专用耗材，必须经耗材仓库验收员核对实物、品名、规格、数量、价格、厂家等信息后，再由入库员入库。

4.5 提供专机专用耗材的厂家或配送商，必须保证所提供的专用耗材品质符合国家规定，证件齐全，送货及时。

4.6 对科室反馈的专用耗材不良事件，耗材办需要第一时间反应，要求配送商及厂家调查、出具分析报告给耗材办，并及时作出补救措施，确保设备能正常操作使用。

5 参考资料

5.1 《医疗器械监督管理条例》

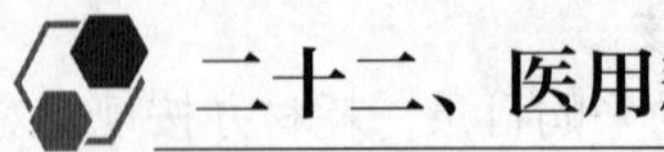

二十二、医用耗材管理委员会工作制度

1 目的

加强院内医用耗材的全流程监管和精细化管理。

2 通用范围

医用耗材管理委员会成员。

3 定义

医用耗材管理委员会即为院内医用耗材准入遴选、重大事项决策及其他与医用耗材相关事项进行论证而设置的委员会。

4 内容

4.1 医用耗材管理委员会组成人员和产生程序

4.1.1 医用耗材管理委员会人员组成

4.1.1.1 医用耗材管理委员会成员由具有副高级及以上技术职务任职资格的临床、药学、护理、医技科室人员以及医院感染管理、医用耗材管理、医务管理、质控管理、财务管理、医保物价管理、信息管理、纪委、审计等部门负责人组成。

4.1.1.2 分管耗材管理副院长任医用耗材管理委员会主任委员，副主任委员一至两名，成员若干名。管理委员会成员总人数为单数。

4.1.2 医用耗材管理委员会成员产生程序及条件

4.1.2.1 医用耗材管理委员会每五年一届。每届委员会成员名单由院长办公会、党委会讨论决定。

4.1.2.2 鉴于医用耗材采购论证的重要性，分管耗材管理副院长、耗材办主任、财务部主任、审计科主任、医务部主任、护理部主任、院感科主任、质控科主任、医保物价部主任、计算机中心主任、采购办主任自然成为医用耗材管理委员会委员，其余成员从具有副高级及以上技术职务任职资格的临床、药学、护理、医技科室人员中产生。

4.1.2.3 从临床科室产生的成员要求必须具备副高及以上职称，政治思想好，作风正派，3年内没有不良记录在案。

4.1.2.4 因工作调动离开医院，或因疾病原因不能胜任该项工作，或身故的，由医用耗材管理办公室报医用耗材管理委员会讨论，再提交院长办公会、党委会讨论调整。

4.2 医用耗材管理委员会主要职责

4.2.1 贯彻执行医疗卫生及医用耗材管理等有关法律法规、规章，审核制定全院医用耗材管理工作规章制度，并监督实施。

4.2.2　建立医用耗材遴选制度，审核科室提出的新购、替换、调整医用耗材品种或者供应企业等申请，制定全院医用耗材供应目录。

4.2.3　推动医用耗材临床应用指导原则的制定与实施，监测、评估全院医用耗材使用情况，提出干预和改进措施，指导临床合理使用医用耗材。

4.2.4　分析、评估医用耗材使用的不良反应、医用耗材质量安全事件，并提供咨询与指导。

4.2.5　监督、指导医用耗材的临床使用与规范化管理。

4.2.6　负责对医用耗材的临床使用进行监测，对重点医用耗材进行监控。

4.2.7　对医务人员进行有关医用耗材管理法律法规、规章制度和合理使用医用耗材知识教育培训，向患者宣传合理使用医用耗材知识。

4.2.8　处理与医用耗材管理相关的其他重要事项。

4.2.9　医用耗材管理办公室为医用耗材管理委员会的常设机构，负责处理日常事务。

4.3　医用耗材管理委员会会议制度

4.3.1　会议次数要求

医用耗材管理委员会每年至少召开两次会议，由医用耗材管理办公室做好会议记录及台账。由于医疗业务开展需要，医用耗材委员会主任可根据实际情况决定临时召开医用耗材管理委员会会议。

4.3.2　会议人数规定

每次会议出席人数不得少于委员会总成员数的三分之二；如出席人数少于三分之二，为确保会议的正常进行，由监督小组从医用耗材遴选专家库药事委员会专家库主任名单中抽取符合资格的人数以满足开会条件。

4.3.3　投票表决时，同意票数超过委员会总人数一半的，则视为一致同意；不同意票数超过委员会总人数一半的，则视为一致不同意；暂缓票数超过委员会总人数一半的，则视为一致暂缓。票数不符合以上情况的，作暂缓处理。

4.3.4　表决意见分为“同意”“不同意”及“暂缓”三种。

4.3.5　会议表决规定

对科室提出的新购、替换、调整医用耗材品种或者供应企业，必须经医用耗材管理委员会讨论、遴选后，才能提交院长办公会、党委会讨论审核。

4.3.6　委员职责要求

4.3.6.1　各委员需要正确行使职责，并在出席签到表、表决表以及讨论情况表上签字或签署意见。

4.3.6.2　为确保会议的高效、决策的公正，各委员可在论证时充分表达个人意见，开展公开讨论，禁止开会过程中私下议论以及发表与主题无关的言论，影响会议的进度。

4.4　“不适宜项”规定

如有以下情形的，将不适宜担任医用耗材管理委员会成员。

4.4.1 党风廉政建设存在突出问题，被医院处分的。

4.4.2 因违法违纪被国家公职部门立案调查的。

4.4.3 在医院集中考核的民主测评中被评为“一般”或“差”的。

4.4.4 被群众实名举报或党风廉政监督员发现存在较突出问题并经纪委办公室调查属实的。

4.4.5 一年内发生3次及以上无故缺席医用耗材管理委员会会议的。

4.4.6 被降职处分或不符合医用耗材委员会成员基本条件的。

4.4.7 发生以上情形的，经医用耗材管理委员会讨论后，将免除其医用耗材委员会成员职务，并由其他符合条件的临床科室主任接替；并将讨论结果提交院长办公会、党委会审核。

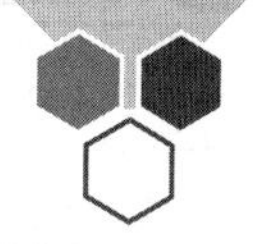

第十二章　计算机中心管理制度

一、电子病历应用管理制度

1　目的

规范电子病历应用管理，满足临床工作需要，保障医疗质量和医疗安全，保证医患双方合法权益。

2　通用范围

全院。

3　定义

3.1　电子病历

医务人员在医疗活动过程中，使用信息系统生成的文字、符号、图表、图形、数字、影像等数字化信息，并能实现存储、管理、传输和重现的医疗记录，是病历的一种记录形式，包括门（急）诊病历和住院病历。

3.2　电子病历系统

内部支持电子病历信息的采集、存储、访问和在线帮助，并围绕提高医疗质量、保障医疗安全、提高医疗效率和提供信息处理和智能化服务功能的计算机信息系统。

3.3　电子病历书写

医务人员使用电子病历系统，对通过问诊、查体、辅助检查、诊断、治疗、护理等医疗活动获得的有关资料进行归纳、分析、整理形成医疗活动记录的行为。

3.4　电子签名

《电子签名法》第二条规定的数据电文中以电子形式所含、所附用于识别签名人身份并表明签名人认可其中内容的数据。

4　内容

4.1　电子病历的建立

4.1.1　建立原则

4.1.1.1　电子病历的建立应符合原卫生部《医疗机构病历管理规定》《病历书写基本

规范》以及配套文件的要求。

4.1.1.2 电子病历的建立应按照规定的程序进行。

4.1.1.3 电子病历的建立医务人员应取得卫生部门书写病历的资格。

4.1.1.4 医务人员应保证所撰写的电子病历的真实性。

4.2 病历书写

4.2.1 使用电子病历系统进行病历书写，应当遵循客观、真实、准确、及时、完整、规范的原则。

4.2.2 门（急）诊病历书写内容包括门（急）诊病历首页、病历记录、化验报告、医学影像检查资料等。

4.2.3 住院病历书写内容包括住院病案首页、入院记录、病程记录、手术同意书、麻醉同意书、输血治疗知情同意书、特殊检查（特殊治疗）同意书、病危（重）通知单、医嘱单、辅助检查报告单、体温单、医学影像检查报告、病理报告单、出院记录等。

4.2.4 应当为患者电子病历赋予唯一患者身份标识，以确保患者基本信息及其医疗记录的真实性、一致性、连续性、完整性。

4.2.5 电子病历系统应当对操作人员进行身份识别，并保存历次操作印痕，标记操作时间和操作人员信息，并保证历次操作印痕、标记操作时间和操作人员信息可查询、可追溯。

4.2.6 医务人员采用身份标识登录电子病历系统完成书写、审阅、修改等操作并予以确认后，系统应当显示医务人员姓名及完成时间。

4.2.7 电子病历系统应当设置医务人员书写、审阅、修改的权限和时限。实习医务人员、试用期医务人员记录的病历，应当由具有本执业资格的上级医务人员审阅、修改并予以确认。上级医务人员审阅、修改、确认电子病历内容时，电子病历系统应当进行身份识别、保存历次操作痕迹、标记准确的操作时间和操作人员信息。

4.2.8 电子病历应当设置归档状态，应当按照病历管理相关规定，在患者门（急）诊就诊结束或出院后，适时将电子病历转为归档状态。电子病历归档后原则上不得修改，特殊情况下确需要修改的，经医务部门批准后进行修改并保留修改痕迹。

4.2.9 因存档等需要可以将电子病历打印后与非电子化的资料合并形成病案保存。具备条件的可以对知情同意书、植入材料条形码等非电子化的资料进行数字化采集后纳入电子病历系统管理，原件另行妥善保存。

4.2.10 门（急）诊电子病历由保管的，保存时间自患者最后1次就诊之日起不少于15年；住院电子病历保存时间自患者最后1次出院之日起不少于30年。

4.3 电子病历的使用

4.3.1 电子病历系统应当设置病历查阅权限，并保证医务人员查阅病历的需要，能够及时提供并完整呈现该患者的电子病历资料。呈现的电子病历应当显示患者个人信息、诊疗记录、记录时间及记录人员、上级审核人员的姓名等。

4.3.2 应当为申请人提供电子病历的复制服务。可以提供电子版或打印版病历。复制的电子病历文档应当可供独立读取，打印的电子病历纸质版应当加盖病历管理专用章。申请人应当包括。

4.3.2.1　患者本人或者其代理人。

4.3.2.2　死亡患者近亲属或其代理人。

4.3.2.3　为患者支付费用的基本医疗保障管理和经办机构。

4.3.2.4　患者授权委托的保险机构。

4.3.3　有条件的可以为患者提供医学影像检查图像、手术录像、介入操作录像等电子资料复制服务。

4.3.4　病案室负责受理复印或者复制电子病历资料的申请，并留存申请人的有效身份证复印件及其法定证明材料、保险合同等复印件。申请受理时，应当要求申请人按照以下要求提供材料。

4.3.4.1　申请人为患者本人的，应当提供本人有效身份证明。

4.3.4.2　申请人为患者代理人的，应当提供患者及其代理人的有效身份证明、申请人与患者代理关系的法定证明材料。

4.3.4.3　申请人为死亡患者近亲属的，应当提供患者死亡证明及其近亲属的有效身份证明、申请人是死亡患者近亲属的法定证明材料。

4.3.4.4　申请人为死亡患者近亲属代理人的，应当提供患者死亡证明、死亡患者近亲属及其代理人的有效身份证明，死亡患者与其近亲属关系的法定证明，申请人与死亡患者近亲属代理关系的法定证明材料。

4.3.4.5　申请人为基本医疗保障管理和经办机构的，应当按照相应基本医疗保障制度有关规定执行。

4.3.4.6　申请人为保险机构的，应当提供保险合同复印件，承办人员的有效身份证明，患者本人或者代理人同意的法定证明材料；患者死亡的，应当提供保险合同复印件，承办人员的有效身份证明，死亡患者近亲属或者其代理人同意的法定证明材料。合同或者法律另有规定的除外。

4.3.5　公安、司法机关因办理案（事）件，需要收集、调取电子病历资料的，医疗机构应当在公安、司法机关出具法定证明及执行人员的有效身份证明后如实提供。

4.3.6　病案室可以为申请人复印或者复制电子病历资料的范围按照《医疗机构病历管理规定》执行。

4.3.7　病案室医疗机构受理复制或者复制电子病历资料申请后，应当在医院人员按规定时限完成电子病历后方予提供。

4.3.8　复印或者复制的病历资料经申请人核对无误后，病案室应当在电子病历纸质版本上加盖证明印记。

4.3.9　有条件的可以为患者提供医学影像检查图像、手术录像、介入操作录像等电子资料复制服务。

4.4　电子病历的封存

4.4.1　依法需要封存电子病历时，应当在医务部、患者或者其代理人双方共同在场的情况下，对电子病历共同进行确认，并进行复制后封存。封存的电子病历复制件可以是电子版；也可以对打印的纸质版进行复印，并加盖病案管理章后进行封存。

4.4.2 封存的电子病历复制件应当满足以下技术条件及要求。

4.4.2.1 储存于独立可靠的存储介质，并由医患双方或双方代理人共同签封。

4.4.2.2 可在原系统内读取，但不可修改。

4.4.2.3 操作痕迹、操作时间、操作人员信息可查询、可追溯。

4.4.2.4 其他有关法律法规、规范性文件和省级卫生计生行政部门规定的条件及要求。

4.4.3 封存后电子病历的原件可以继续使用。电子病历尚未完成，需要封存时，可以对已完成的电子病历先行封存，当医务人员按照规定完成后，再对新完成部分进行封存。

4.5 电子病历系统要求

4.5.1 系统应符合原卫生部《病历书写基本规范》与《电子病历基本规范（试行）》的要求。

4.5.2 建立基于电子病历的临床信息系统（CIS），电子病历系统具备病案质量控制功能，能满足医院病案基本信息的采集，医疗质量指标数据的统计与分析。

4.5.3 对电子病历系统文字处理软件编辑、打印的病历文档有明确的管理规定。

4.5.4 电子病历记录全部内容、格式、时间均以签名后的纸版记录为准，并及时存档。

4.5.5 计算机打印病历的书写符合原卫生部《病历书写基本规范》及《广东省病历书写与管理规范（2010年版）》，按照病历管理要求进行质量控制。

5 参考资料

5.1《病历书写基本规范》

5.2《广东省病历书写与管理规范（2010年版）》

5.3《中华人民共和国执业医师法》

5.4《中华人民共和国电子签名法》

5.5《管理条例》

5.6《医疗机构病历管理规定》

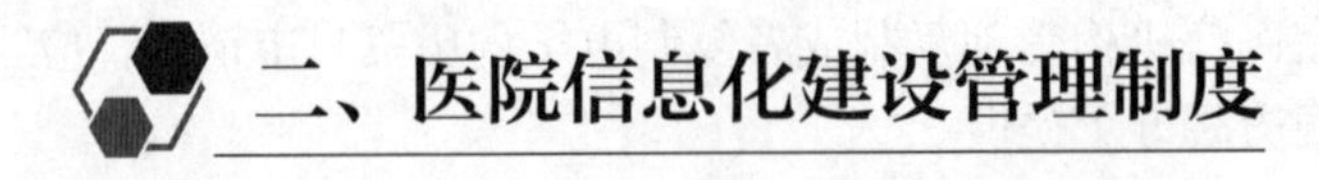

二、医院信息化建设管理制度

1 目的

规范医院信息化建设管理工作，实现医院信息化发展规划、计划与项目建设的有效衔接，确保实现信息系统建设发展目标和任务。

2 通用范围

全院。

3 定义

医院信息化建设项目主要包括医院各类信息系统建设，网络、安全、数据库、基础设施建设，以及运行维护。遵循统筹规划、顶层设计归口管理持续发展原则，实现管理一体化，业务一体化，技术一体化。

4 内容

4.1 总则

4.1.1 医院信息化建设要坚持统一领导、统一规划、统一标准和统一组织实施的“四统一”原则，贯彻“集中化运作、集约化发展、精益化管理、标准化建设”要求，确保建成一体化信息集成系统。

4.1.2 本制度对信息化发展规划、计划到项目建设的全过程作出具体规定。信息化发展规划指五年中期规划；信息计划指信息化年度项目建设计划；信息项目指信息集成平台、业务应用、信息安全保障体系的研究、咨询、建设等项目。

4.1.3 本制度所称的“信息集成平台”包含信息网络、数据交换、数据中心、信息集成和信息展现；“业务应用”包含医疗业务所有相关系统；“信息安全保障体系”包含安全防护、运行管理、技术研究、标准规范和综合管控。

4.2 组织管理

4.2.1 医院信息化建设领导小组对医院信息化建设实行统一领导和管理。

4.2.2 计算机中心是医院信息化建设工作的归口管理部门。

4.2.3 医院各职能、临床科室，负责提出相关业务应用的需求及建设目标，研究确定业务流程及功能规范，与计算机中心协同配合，共同推进业务应用建设。

4.2.4 跨部门的业务应用建设，由计算机中心牵头协调，相关业务部门深度参与、协同配合开展工作；非跨部门的业务应用建设工作，由该业务部门牵头，在统一技术路线下开展工作。

4.3 信息专项计划管理

4.3.1 计算机中心要遵循“规划指导计划”原则，按照规划确定的年度目标和任务，开展信息化专项计划的编制工作，通过信息化专项计划实施信息化发展规划，推动医院信息系统建设。

4.3.2 信息化专项计划是医院年度计划的一部分，纳入医院年度计划统一管理。

4.3.3 医院信息系统建设中涉及的软硬件资源，原则上要求通过优化整合与配置，实行集中部署，统筹分配。

4.3.4　信息化专项计划形成过程：①计算机中心对已审核通过的信息化项目，制定信息化项目计划建议，提交院信息化建设领导小组审批；②计算机中心对已审批通过的信息化项目，编制信息化项目计划并组织执行。

4.4　信息化项目建设管理

4.4.1　信息化项目建设要坚持标准化建设原则，按照统一功能规范、统一技术标准、统一开发平台、统一产品选型的要求，组织开展典型设计、试点先行、分步推广等工作，确保医院建成安全、可靠的信息集成系统。

4.4.2　由医院信息化领导小组统一组织预先对产品进行选型测试，确定产品的候选范围。

4.4.3　计算机中心负责医院信息化项目建设整体推进，对全院的信息化项目实行全过程管控。

4.4.4　职能主管部门和计算机中心共同负责业务应用信息化项目的建设工作。职能主管部门具体负责提出业务应用建设需求和目标，负责确定业务流程、应用数据及功能规范，并按照业务建设需求和目标对项目功能实现和应用效果进行监控和把关。计算机中心负责信息化项目建设的综合组织和总体推进，进行跨部门工作的衔接和协调，并为业务部门提供信息化技术支持。

4.4.5　信息化项目实行招投标制。信息系统建设的咨询、软硬件采购、实施等按照政府招投标有关规定，纳入医院招投标管理。

4.4.6　对于业务应用相关的信息化项目招标工作，由信息化领导小组和相关主管部门共同配合招投标管理部门，开展招投标工作。

4.4.7　医院对信息系统平台软件、硬件产品实行集中采购或框架采购，统筹安排采购代理和集成服务工作。

4.4.8　信息化项目合同的订立、履行和合同管理要严格遵守国家有关规定，执行合同范本，定期跟踪合同履行情况。

4.4.9　信息化项目建设应编制实施方案，明确项目实施目标、实施范围、实施计划、项目人员组织、沟通机制等。重大和重要信息化项目的实施方案需要经信息化建设领导小组审查通过后方可实施。

4.4.10　信息化项目建设应建立项目组织机构，建立和执行信息化项目建设协调会议制度，负责制定信息化项目建设质量、进度目标，并对信息化项目建设期间各项控制目标的实现情况进行检查和落实。

4.4.11　计算机中心负责对信息系统平台及保障体系重大项目进行阶段检查，各业务部门和计算机中心共同负责对业务应用重大项目进行阶段检查。对于检查发现的问题，要积极研究和提出整改措施，确保项目按计划实施。对于影响重大项目正常进行的严重问题，提交信息化建设领导小组审议。

4.4.12　计算机中心牵头负责信息化项目的集成工作。

4.4.13　计算机中心统一建立信息化项目承建单位和人才队伍的全面管理，建立文档资料集中管理机制，加强信息人才队伍的培养，确保项目经验与知识的有效利用与充分共享。

4.4.14 信息化项目建设要严格执行有关信息安全管理规定，坚持信息安全是信息项目有机组成部分的原则，按照信息安全措施与信息化项目同步规划、同步建设和同步投入运行的要求，切实落实信息化项目中安全措施建设工作。

4.4.15 信息化项目在建设过程中，如必须对项目范围、技术方案、功能要求和项目资金做调整修改的，项目承建单位必须根据项目性质及时报计算机中心，并经院信息化建设领导小组审核和批准后方可实施。

4.4.16 信息化项目建设完成后，由项目承建单位提交试运行。计算机中心会同相关主管部门、项目承建单位进行充分的功能、技术、安全出厂及用户测试，测试通过后才能上线试运行。注意：新建应用系统投入生产运行前应根据实际情况进行模拟运行和试运行。

4.4.17 试运行前，计算机中心要协助项目承建单位开展项目应用及相关运行维护人员的培训工作，使相关人员熟练使用和维护系统，并具备基本故障处理能力。

4.5 信息项目验收和后评估

4.5.1 计算机中心会同相关部门负责组织本部门信息化项目的验收工作。

4.5.2 信息化项目上线试运行完成后，项目承建单位应及时填写项目竣工验收申请单，并提供齐全的验收资料至计算机中心。计算机中心通过审核验收资料，确定项目是否具备验收条件，并根据项目性质、投资规模等因素，及时答复并确定验收的形式和程序。

4.5.3 信息化项目验收工作可视具体情况，采取现场考察、专题会议验收等多种方式进行。

4.5.4 信息化项目验收要严格按照有关规定，有效规避投运后的各种风险，认真做好项目开发过程中形成的应用软件源代码（包括二次开发源代码）、各类文档如实施方案、实施计划、实施交付报告、培训资料、技术文档、操作（用户）手册、账号密码等的移交、保管工作。

4.5.5 信息系统通过上线试运行验收后，正式进入上线运行阶段。信息化项目要按照医院基本建设项目要求，按时完成项目结算工作。

4.6 信息使用与信息管理部门沟通协调机制

4.6.1 建立《程序功能调整申请表》，交由完成信息化建设的相关科室使用。遇有系统使用过程中有待改进的问题，科室主任或护士长应及时收集并填写反馈表交给计算机中心。职能部门审批同意后，由计算机中心存档。

4.6.2 建立《数据提取申请表》，遇到需要统计医疗数据等情况时提交本表，经职能部门审批后，由计算机中心存档，详细规定参考《数据提取制度》。

4.6.3 建立《信息更正申请表》，遇到信息系统数据异常需要调整时，提交本表经职能部门审批后，留存计算机中心存档，详细规定参考《患者诊疗信息保护制度》。

4.7 信息化建设机构

4.7.1 医院信息化建设领导小组

组 长：院长

副组长：分管副院长

常务副组长：医院各副院长

成 员：计算机中心主任、绩效办主任、护理部主任、医疗质量科主任、病案室主任、医务部主任、总会计师、信息统计室主任、财务与资产管理部主任、总务办公室主任、保卫办公室主任领导小组下设办公室，办公室设在计算机中心，负责领导小组日常管理工作。

办公室主任：计算机中心主任

成 员：计算机中心全体成员

4.7.2 医院信息化建设领导小组职责

4.7.2.1 贯彻落实国家、省和卫健委信息化工作的方针、政策，全面执行医院信息化建设工作。

4.7.2.2 研究医院信息化建设总体方案、中长期规划和年度建设计划，并负责监督、检查规划和方案的实施情况。

4.7.2.3 研究医院信息化及信息网络建设中有关规范和技术标准。

4.7.2.4 研究决定医院信息化建设中的重大事项。

4.7.3 医院信息化建设领导小组工作职责

4.7.3.1 定期召开多科室的信息化建设专题会议，每年至少2次。会议由领导小组组长或由组长委托副组长召集主持，全体成员参加。会议一般安排在年底和年初召开。

4.7.3.2 会议审议事项涉及有关科室时，该科室负责同志应参加会议，并作出说明。

4.7.3.3 讨论的事项若涉及技术及专业性较强的，应由领导小组办公室会前组织专家咨询组进行技术咨询、方案论证和评审等，为确保方案的科学性，提出专家意见，必要时可请专家列席会议。

4.7.3.4 领导小组可授权信息化办公室根据需要每年召集若干次信息化建设和应用专题工作会，研究、分析并提出解决问题的思路和方案，报领导小组决策。

4.7.3.5 领导小组会议要形成会议纪要。会议纪要需要经领导小组办公室主任审核，报组长或主持会议的副组长签发。会议讨论决定的事项按会议纪要执行，领导小组会议的记录和纪要必须立卷归档。

4.7.4 领导小组办公室职责

4.7.4.1 在医院信息化建设领导小组的领导下，负责制定全院信息化建设工作规划和实施方案。

4.7.4.2 建立健全和落实信息化建设的各项管理规章制度，如信息网络系统操作规程、升级、维护制度、安全检查制度、信息网络系统应急制度等。

4.7.4.3 负责医院管理信息系统和整个运行网络的维护工作，加强医院信息系统网络和数据的安全性，确保其正常运行。

4.7.4.4 了解国内医院信息化建设发展的现状和趋势，认真借鉴其他医院信息化建设发展的经验，加快建设发展步伐，减少投资浪费，提高建设效率和效益。

4.7.4.5 加强员工信息化知识技术培训、增强全员信息化意识和信息技术应用水平。

4.7.4.6 负责与上级主管部门的日常联系工作，参与信息化交流与协作。

4.7.4.7 承办医院信息化建设领导小组交办的其他工作。

4.7.4.8 定期召开医院信息化沟通协调工作会议。

5 附件

5.1 程序功能调整申请表（表 12-2-1）

表 12-2-1 程序功能调整申请表

<table>
<tr><td>申请科室</td><td></td><td>申请人</td><td></td></tr>
<tr><td>程序功能调整
详细描述</td><td colspan="3"></td></tr>
<tr><td colspan="4">主任意见：

科主任签名 日期</td></tr>
<tr><td colspan="4">主管部门意见：

主管部门签名 日期</td></tr>
<tr><td colspan="4">计算机中心意见：

主任签名 日期</td></tr>
<tr><td colspan="4">分管院长意见：

分管院长签名 日期</td></tr>
<tr><td>备注：</td><td colspan="3">凡是涉及重大调整和流程变更，必须有分管院长签名。</td></tr>
</table>

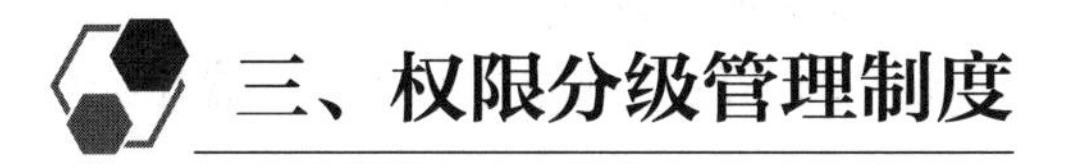

三、权限分级管理制度

1 目的

为了医院信息管理系统数据的安全管理，避免操作权限失控，并防止部分操作人员利用取得的权限进行不正确的操作，保证全院信息管理系统的正常运转。

2 通用范围

全院。

3 定义

权限分级：对各科室工作人员操作医院信息管理系统进行严格的管理，并按照各操作人员的身份对操作人员的访问权限进行严格的控制。

4 内容

4.1 业务系统权限分级管理

4.1.1 职能科室

4.1.1.1 权限所有科室

负责某一个模块的权限管理和该模块的数据安全。

A. 医务部负责医生工作站管理系统的权限；

B. 护理部负责病区护士管理系统权限；

C. 药剂科负责药库系统、药房系统、合理用药系统权限；

D. 财务与资产管理部负责财务系统和部分资产系统权限分配；

E. 医保物价部负责医保收费、审核、审批权限。

4.1.1.2 科室主任或者护士长为科室权限负责人，对涉及本部门负责权限的新增，变更，注销进行签字审批。

4.1.1.3 本科室人员申请本部门负责权限，需要部门权限负责人签批，签批后由计算机中心系统管理员设置。

4.1.2 系统管理员

4.1.2.1 负责在系统中设置操作人员权限；

4.1.2.2 负责维护本单位操作人员和权限清单；

4.1.2.3 遵守职业道德，接受部门权限负责人和单位权限负责人的抽查。

4.1.3 业务系统操作人员账号及密码管理

4.1.3.1 密码设置及更改

A. 第1次登录HIS系统时，操作人员必须改变事先由管理员分配的密码；

B. 为避免账号被盗用，密码长度不小于6位，建议数字与字母结合使用；

C. 每3个月或更短时间内需要重新设定密码；

D. 对于操作人员忘记密码的情况，通过OA提出申请并经科室领导同意后方可重置密码。

4.1.3.2 账号与密码保管

A. 密码不可告知他人，操作人员账号不可转借他人使用；

B. 如操作人员临时不在岗或者转岗，而有紧急且重要的业务需要用其权限进行处理时，上级可以将该操作人员的权限临时授予其他操作人员，由主管职能部门发文通知，系统管理员按照主管职能部门要求的时间更改权限，操作人员回岗时，取消授予其他操作人员的临时授权；

C. 业务操作人员因离岗，所拥有的系统操作人员权限需要相应注销时，应到计算机中心注销账号以及权限。

4.1.3.3　责任承担

账号的注册所有者应对该账号在系统中所做的操作及结果负全部责任。

4.2　数据库以及服务器、网络设备权限分级管理

4.2.1　所有服务器、主干交换机及其他信息系统主要设备由相关网络技术人员负责管理，非授权人员不得擅自操作网络设备，修改网络参数和服务器等。

4.2.2　对于已购买服务器并自己保管的科室，账号的使用和操作权限由该主管科室负责。

4.2.3　对于已购买服务器并将其托管在计算机中心机房的科室，账号的使用和操作权限由计算机中心负责。另外，主管科室应留有备份，以处理紧急情况。

4.2.4　关键业务服务器系统、各类网络设备及其口令应予以保护，口令应定期修改，任何非系统管理员严禁使用、猜测、修改各类管理员口令。

4.2.5　对于服务器系统和各主要交换设备的配置信息，计算机中心应做好定期备份工作，确保在系统发生故障时能及时恢复，以保障网络的正常运行。

4.2.6　相关信息系统管理维护人员对于服务器系统和主要网络设备的设置、修改应当做好登记、备案工作。同时管理人员还要做好服务器系统和主要网络设备的审核、备份工作。

4.2.7　对于使用服务器或网络设备的操作人员，必须进行登记。

4.2.8　对账户要进行分级设定，不同级别的操作人员的操作权限也不同。

4.2.9　计算机中心负责信息安全的人员，对于服务器和各信息系统的账号和操作权限进行统一设置、管理。各信息系统负责人要明确管理职责，不得擅自将自己操作权限转交他人，避免操作权限失控。

4.2.10　各服务器、信息系统账号和操作权限的设置必须做到专人专管，不得泄密或外借给他人使用。未经领导批准也不得超越权限操作。

4.3　外包人员账户安全管理

4.3.1　在原则上，只有在特殊情况才可为外包人员申请账户权限。

4.3.2　外包人员的账户权限申请和变更依据“谁管理，谁负责”的原则，由相应管理科室负责账户权限的申请、变更和撤销等。

4.3.3　对于外包人员账户的使用进行监控，以及时发现外包人员账户使用过程中是否有超越其权限范围的事件或违规行为发生。

4.3.4　对于外包人员需要使用特权账户的情况，依据需要临时赋予权限，由外包管理科室申请，系统管理员所在科室审批后，方可授予权限，并且应在使用后立刻收回，不得长期使用。

4.3.5　系统管理员应对外包人员的账户权限每月进行检查，对于超出使用权限的账户或到期未撤销的账户及时处理。信息安全工作小组监督系统管理员对外包人员权限的检查和管理。

四、患者诊疗信息保护管理制度

1 目的

确保实现全院患者诊疗信息管理全流程的安全性、真实性、连续性、完整性、稳定性、时效性及溯源性。

2 通用范围

全院。

3 定义

3.1 患者诊疗信息范围

3.1.1 一般性患者信息

包括患者的姓名、性别、年龄、出生地、住址、职业、婚姻状况等。

3.1.2 特异性患者信息

包括患者健康状态相关资料，包括病史、体格检查、辅助检查、疾病诊断和治疗方案等病历资料。

3.2 患者诊疗信息安全管理的基本原则

3.2.1 限制性原则

患者信息应在受限制的范围内使用，除非诊疗和管理需要，任何人不得私自获取和使用。

3.2.2 授权性原则

一般情况下患者信息应依职责获取和使用，特殊情形下应有患者授权。

3.2.3 控制性原

患者信息应处于有效的保护之下，不得向他人泄露。

3.3 患者诊疗信息安全工作的责任人

医院工作人员是患者诊疗信息安全工作的责任人，应在医疗服务工作中根据有关规定、要求做好患者诊疗信息安全管理工作。

3.4 患者诊疗信息安全

患者在诊疗过程中的相关信息应按照有关规定采集、传递和利用。患者信息在使用过程中应得到有效保护，不得外泄。未经有效授权或批准，任何组织和个人均不得获得和使用患者信息。

4 内容

4.1 记录患者诊疗信息

医务工作人员应客观、真实、准确、及时、完整记录患者诊疗信息，对输入计算机的数据时效性、真实性、连续性、完整性、准确性负责，不得随意增减或删除有效数据。

4.2 患者诊疗信息可追溯性

建立患者诊疗信息创建、修改、归档等操作授权制度，确保患者诊疗信息可追溯性，严禁对后台原始数据进行修改。

4.3 保障患者诊疗信息完整安全

计算机中心负责对医疗信息系统产生的患者诊疗信息的存储、备份、安全防护等，健全技术设施、数据安全管理制度和应急预案，确保信息的可恢复性、患者诊疗信息的完整性、稳定性和可溯源性。

4.3.1 在公共区域显示或展示患者信息时应采取必要的隐私保护措施，去除一般性患者信息，以防止患者隐私泄露。

4.3.2 患者信息资料采集、传递和使用应由专门部门和人员负责。

4.3.3 诊疗和管理相关人员获取患者信息实行分级权限管理，不得将本人权限交予他人使用。

4.3.4 医院诊疗和管理工作人员以外的人员应依据法律规定获取患者信息，法定授权以外的应获得患者或患方授权。

4.3.5 特异性患者信息资料应由专人负责管理，不应放置于公共区域。

4.3.6 医院工作人员应合理管理和控制患者信息资料，如病历、检查报告等，不得向无权限人员展示、传递患者信息，并防止患者信息泄露。

4.3.7 严格禁止医院工作人员将涉及隐私的患者信息在互联网等公共媒介上发布和传播。

4.3.8 患者信息资料废弃时应采用销毁方式，并由专人负责，防止患者信息外泄。

4.4 患者诊疗信息安全保护和信息利用

4.4.1 建立健全对院内医务工作人员因科研、教学、学术交流等对患者诊疗信息的复制的审批制度和流程，明确脱敏范围为患者姓名、电话、地址、身份证。

4.4.2 建立健全公安、监察、法院、审计、保险等机构对患者诊疗信息的调用的审批制度和流程，明确脱敏范围为患者姓名、电话、地址、身份证。

4.4.3 建立健全患者诊疗信息向社会团体、AI智能诊断代理机构、院外数据平台、卫生行政部门附属机构等以各种形式提供或上传的审批制度和流程，明确脱敏范围为患者姓名、电话、地址、身份证。

4.4.4 其他非卫生行政部门之外的患者诊疗数据的复制、上报、上传均应纳入数据再利用的制度和流程，明确脱敏范围为患者姓名、电话、地址、身份证。

4.4.5 建立健全医疗设备工作站、从事医疗业务的计算机、带有存储功能的其他设备报废处置前的患者诊疗数据处理制度和流程。

4.4.6 任何人不得未经批准擅自向他人或其他机构提供患者诊疗信息。

4.4.7 任何人不得擅自出售患者信息。

4.5 患者诊疗信息安全责任

4.5.1 如违反上述规定，视情节轻重，分别给予扣绩效奖金、缓聘、解聘处理；涉嫌违法的，移交司法机关处理。

4.6 基于患者诊疗信息安全风险评估的应急预案

4.6.1 服务器被入侵造成信息泄漏处置方案

4.6.1.1 系统管理员或者安全管理员发现服务器出现异常，经初步检查判断遭受黑客渗透攻击或者控制后，立即启动应急预案。

4.6.1.2 系统管理员判断该服务器下线是否影响业务（是否单点），如不影响业务则立刻下线该服务器，如影响关键业务不能立即下线也应向领导汇报情况，并进行网络隔离。

4.6.1.3 系统管理员和安全管理员对数据库操作和查询日志、服务器进程、服务器和网络日志、可疑文件等进行排查，检查是否有信息泄漏，如发现有信息泄露，应立刻向领导汇报情况，并进行应急处理。同时根据已有攻击方式和可疑文件等，整理出排查方式，交安全运维公司对其他服务器进行安全排查，对可能遭受跳板攻击的服务器进行重点排查。

4.6.1.4 对所有的服务器进行排查，确认是否遭受攻击，是否有信息泄漏。对所有遭受攻击的服务器进行处理和清除，确保安全，如不能保证处理安全，重装系统后上线。

4.6.1.5 注意对各种日志和恶意文件进行备份，如事态严重，可能需要在向领导请示后向公安部门报警。

4.6.1.6 紧急处置完成后，还应进行后续安全加固工作，对内外部系统进行风险分析，对存在的问题进行整改和加固，不能立即解决的问题应排期处理，确保无风险隐患残留。

4.6.2 数据库业务数据泄密处置方案

4.6.2.1 在数据库操作日志，数据库审计日志排查中发现业务数据泄密，或在外网上发现某业务数据泄漏之后，需要立即向领导汇报，并成立应急响应小组协同工作。

4.6.2.2 对泄漏的数据进行分析，快速定位排查泄漏来源。

4.6.2.3 对数据泄露源进行详细排查分析，修补安全薄弱环节和漏洞，防止进一步泄漏造成危害。

4.6.2.4 紧急处置完成后，还应进行后续安全加固工作，对内外部系统进行风险分析，对存在的问题进行整改和加固，不能立即解决的问题应排期处理，确保无风险隐患残留。

4.6.2.5 由应急响应小组领导层决策是否发布对外事故声明。

4.6.3 内部人员信息泄露处置方案

4.6.3.1 内部员工泄密以及内部管理措施缺失等内部因素引发的数据泄密事件，应对事件进行定性分类：无意泄露信息和有意泄露信息。

4.6.3.2　内部员工无意泄露信息

感染木马病毒，导致电脑数据泄漏。应及时按照病毒处置程序，定位发生问题的电脑，立即断网进行处理，重装系统，并进行全网排查。同时对全体员工进行信息安全意识培训，增强防护意识。

4.6.3.3　内部员工有意泄露信息

部分员工出于利益诱惑，盗取重要数据文件，进行牟取利益。立即收集日志信息，判断泄漏人员，并立即限制其账号和权限并汇报领导。情节严重时在向领导请示后向公安部门报警。

4.6.3.4　紧急处置完成后，还应进行后续安全加固工作，对核心数据和敏感数据进行加密存储，增加数据库审计等防护措施。

4.7　患者诊疗信息修改

原则上患者诊疗信息不得修改。本规定只适用于因抢救患者未及时完善诊疗信息的特殊情况。患者病历完善与更正，申请人应填写《患者病历更正申请表》由科主任签字同意，与相关科室协商并签署意见，提交主管部门（医务部、护理部）审批签字后，交由计算机中心或者信息统计室备案。患者基本信息更正，申请人应该填写《患者病历基本信息资料更正申请表》，主管医生签名，由科主任签字同意，相关科室协商并签署意见，提交主管部门（医务部、护理部）审批签字后，根据流程修改后，交回主管医生夹回病历存档。职工填写该表后视为接受并遵守本制度，并对修改的数据负责。

4.8　患者诊疗信息获取

可提取数据的范围、权限：由具体科室部门提出申请要求，科室部门主任签名确认，再提交至医院相关职能部门签字盖章（如医务部，护理部，医院办公室等）。详细规定参照《数据提取制度》。

5　参考资料

5.1　《中华人民共和国网络安全法》

5.2　《医疗质量管理办法》

6　附件

6.1　患者病历更正申请表（表12-4-1）

6.2　患者病历基本信息资料更正申请表（表12-4-2）

表12-4-1　患者病历资料更正申请表

科室		患者姓名		住院号	
申请更正事项	□医嘱　□病情记录　□其他：				
原记录资料					
申请更正为					
申请更正原因					

续表

<table>
<tr><td colspan="4">申请医师签字： 科主任（或护士长）签字： 年 月 日</td></tr>
<tr><td colspan="4">医务部签章： 年 月 日</td></tr>
<tr><td colspan="4">计算机中心执行人员签名： 年 月 日</td></tr>
</table>

申请流程：医务人员提出申请→科主任（或护士长）审核、签名→医务人员（不能叫护工或清洁工代送）送资料至医务部（6号楼4楼）审核→（6号楼5楼）计算机中心执行→计算机中心存档→医务人员核实病历修改情况。

注意事项：各医师要认真、及时书写病历资料，尽量避免修改。

表12-4-2 患者病历基本信息资料更正申请表

<table>
<tr><td>科室</td><td></td><td>姓名</td><td></td><td>住院号</td><td></td></tr>
<tr><td>申请更正事项</td><td colspan="5">□姓名 □性别 □年龄 □住院号 □身份证号 □地址 □其他：</td></tr>
<tr><td>原记录资料</td><td colspan="5"></td></tr>
<tr><td>更正后资料</td><td colspan="5"></td></tr>
<tr><td>申请更正原因</td><td colspan="5"></td></tr>
<tr><td>患者身份证号码</td><td colspan="5"></td></tr>
<tr><td>代办人身份证号码</td><td colspan="5"></td></tr>
<tr><td colspan="6">申请人声明：本人提供的资料保证真实、合法，更改资料所导致的所有法律后果由本人及其代办人负责，与医院及经治医护人员无关。
患者本人签名（或盖指模）：
代办人签名： 关系：
年 月 日</td></tr>
<tr><td colspan="6">主管医师签名： 科主任（或护士长）签名： 年 月 日</td></tr>
<tr><td colspan="6">医务部签章： 年 月 日</td></tr>
</table>

申请流程：患者或患者家属向主管医师提出申请→主管医师审核、签名→科主任（或护士长）审核、签名→医务人员陪同患者或患方家属送资料至医务部（6号楼5楼）审核→各住院收款处窗口执行（涉及修改住院号需要到计算机中心执行）→修改资料夹回病历存档→医务人员核实病历修改情况。

注意事项：

1. 申请患者资料更改的需要主管医师、科主任（或护士长）认真核对申请人身份（患者本人或亲属才可以申请更改）。

2. 请务必附上以下资料：①患者及/或家属的身份证复印件各一份；②无身份证者可以附户口簿首页及患者个人页复印件、申请人身份证复印件；③婴幼儿未入户口患者请附出生证及父母身份证复印件、申请人身份证复印件；④未办理出生证者请附分娩记录及父母身份证复印件、申请人身份证、当地居委（村委）或派出所证明原件，所有复印件均需要患方签字确认。

3. 主管医师需要在病程记录中据实记录更改情况，并将需要更正的资料按病历书写规范更正并签名。

4. 请在入院时即确认患者的正确身份信息，尽量避免修改。

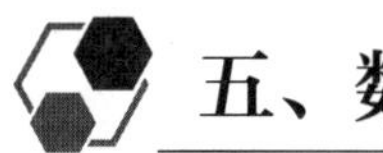

五、数据提取管理制度

1 目的

规范医院系统数据提取管理工作，降低数据被非法使用、泄漏、丢失及破坏的风险，特制定本管理制度。

2 通用范围

全院。

3 定义

3.1 数据

是指医院医疗系统中各种业务数据。

3.2 数据管理

包括涉及数据修改、提取、数据处理过程中对数据真实性的保证，数据内、外部传输的工作。

3.3 数据提取行为界定

包括报销、外院就诊、案件审理、临床研究等，个人的获取流程和必需材料，政府或社会组织第三方的获取流程和必需材料。

3.4 患者的诊疗信息

包括患者的个人基本信息、挂号信息、就诊信息、住院医嘱信息、费用信息、影像资料和检验结果等各种临床和相关内容组成的患者信息群集。

4 内容

4.1 管理职责

4.1.1　可提取数据的范围、权限

由具体科室部门提出申请要求，科室部门主任签名确认，再提交至医院相关职能部门签字盖章（如医务部、护理部、医院办公室等）。

4.1.2　本制度涉及的信息安全管理规定，同时参照全院《信息安全管理制度汇编》执行。

4.1.3　审核提交的数据提取需求申请，要清楚数据提取的必要性、数据通用范围、知情人范围、数据内容是否合理。

4.1.4 信息管理部门

按要求在系统数据中提取数据并发送给数据使用部门或个人，并确保其真实性和完整性。

4.1.5 主管部门（计算机中心、信息统计室）负责收集和处理相关信息，数据实行集中归口管理，管理部门能够调阅使用相关数据。

4.1.6 加强信息安全保密管理，加强安全保密意识教育。因人为原因造成信息数据泄密及安全事故，追究当事人责任；触犯法律的，依法追究。

4.1.7 患者各项信息、医嘱记录、病历记录、检验检查结果等高度保密，未经院领导和计算机中心负责人同意，任何人不得以任何理由向他人或其他机构泄露。严禁以牟利为目的，泄露医院内数据。

4.1.8 未经科室主任以及主管部门相关负责人同意，除授权管理人员外，任何人不得私自查询调取数据。

4.1.9 医院内职工若因科研、教学等目的需要提取数据时，应填写《数据提取申请表》由科主任签字同意，与相关科室协商并签署意见，提交主管部门（计算机中心，信息统计室）审批签字后，交由计算机中心或者信息统计室备案。职工填写该表后视为接受并遵守本制度，并对提取的数据保密。

4.1.10 院外第三方机构或个人因需要（如车祸定责、保险赔偿、个人医保报销等），应由当事人填写《数据提取（院外人员）申请表》经当事人本人亲自签字确认提交，医院相关科室协商并签署意见，提交主管部门（计算机中心、信息统计室）审批签字后，交由计算机中心或者信息统计室备案。以防其作不法用途或涉密信息。

4.1.11 医院内职工和院外第三方机构（或个人）至计算机中心拷取数据时，应携带空白可格式化移动存储设备拷取，以防止病毒程序、恶意代码进入医院内网，扰乱医院正常工作秩序。

5 附件

5.1 数据提取申请表（表12-5-1）

5.2 影像资料（院外人员）申请表（表12-5-2）

表12-5-1 数据提取申请表

数据提取申请表			
申请科室		申请人	
提取详细描述			
用途及原因			
科主任意见： 科主任签名　　审批日期			

续表

相关科室意见： 相关科室主任签名　　审批日期			
主管部门意见： 主管部门签名　　审批日期			
执行人签名		执行时间	
备注	凡是涉及影像、检验等资料提取需要相关医技科室主任知晓并签名		

表 12-5-2　影像资料（院外人员）申请表

影像资料（院外人员）申请表			
患者姓名：	性别：	年龄：	
住院号：	住院科室：	住院日期：	
申请人与患者关系	有效证件名称	证件号码	
患者本人			
患者家属或委托代理人			
保险公司			
公安机关			
用途及原因			
要求提取内容	□超声　□X线　□CT　□磁共振（MRI） □介入造影（DSA）　□其他________		
申请人签名		审批时间	
主管医生签名		审批时间	
医务部主任签名		审批时间	
医技科室主任签名		审批时间	
备注	凡是涉及影像、检验等资料提取需要相关医技科室主任知晓并签名。		

提取影像资料必须提供相关证件、证明材料说明

（1）申请人为患者本人的，应当提供本人有效身份证明。

（2）申请人为患者代理人的，应当提供患者及其代理人的有效身份证明、申请人与患者代理关系的法定证明材料。

（3）申请人为死亡患者近亲属的，应当提供患者死亡证明及其近亲属的有效身份证明、申请人是死亡患者近亲属的法定证明材料。

（4）申请人为死亡患者近亲属代理人的，应当提供患者死亡证明、死亡患者近亲属及

其代理人的有效身份证明，死亡患者与其近亲属关系的法定证明，申请人与死亡患者近亲属代理关系的法定证明材料。

（5）申请人为基本医疗保障管理和经办机构的，应当按照相应基本医疗保障制度有关规定执行。

（6）申请人为保险机构的，应当提供保险合同复印件，承办人员的有效身份证明，患者本人或者代理人同意的法定证明材料；患者死亡的，应当提供保险合同复印件，承办人员的有效身份证明，死亡患者近亲属或者其代理人同意的法定证明材料。合同或者法律另有规定的除外。

（7）医院不提供载体，申请人拷取影像资料时，应携带空白可格式化移动存储设备拷取，以防止病毒程序、恶意代码进入医院内网，扰乱医院正常工作秩序。

六、信息互联互通和共享管理制度

1 目的

推进医院信息标准化建设，保护健康医疗数据安全，规范和推动医疗健康信息互联互通和共享协同。在医院信息互联互通以及信息共享的过程中，切实有效地保障医院信息数据安全。

2 通用范围

全院。

3 定义

3.1 互联互通

全方位覆盖医院所有业务、使医院内部信息得以互联互通。

3.2 共享

实现医院信息系统与其他外部系统的平滑连接。

4 内容

4.1 信息互联互通标准要求

4.1.1 信息系统使用的数据元、数据集、值域代码等相关标准参照国家卫生标准委员会信息标准专业委员会系列卫生信息标准。

4.1.1.1 数据集依据标准WS 445—2014、WS 375.9—2012、WS 376.1—2013要求。

4.1.1.2 共享文档依据标准WS/T 500—2016、WS/T 483.2—2016、WS/T 483.11—2016、WS/T 483.16—2016要求。

4.1.1.3　交互服务依据医院信息平台交互规范要求。

4.1.2　信息化项目技术架构、基础设施建设、互联互通应用效果等满足标准要求。

4.1.2.1　技术架构

信息整合方式、信息整合技术、信息资源库建设以及统一身份认证及门户服务等按标准实施并取得预期效果。

4.1.2.2　硬件基础设施

服务器设备、存储设备以及网络设备等的配置、实现技术等按标准实施并取得预期效果。

4.1.2.3　网络及网络安全

网络带宽情况、接入域建设、网络安全等按标准实施并取得预期效果。

4.1.2.4　信息安全

环境安全、应用安全、数据安全、隐私保护、管理安全等按标准实施并取得预期效果。

4.1.2.5　业务应用系统（生产系统）建设

医院临床服务系统建设情况、医疗管理系统建设情况以及运营管理系统建设情况等按标准实施并取得预期效果。

4.1.2.6　基于平台的应用建设

基于平台的公众服务应用系统、基于平台的医疗服务应用系统和基于平台的卫生管理应用系统的建设情况及利用情况等按标准实施并取得预期效果。

4.1.2.7　医院信息互联互通

平台内互联互通业务、平台外互联互通业务等按标准实施并取得预期效果。

4.2　信息互联互通标准实施

4.2.1　注重顶层设计、统筹推进，加强医院信息平台建设，推进系统整合和互联互通。

4.2.2　医院应依据信息技术规范和标准，对信息系统开展标准符合性测试和应用评价，检验和评价医院信息系统对相关标准的执行落实情况及互联互通标准化成熟度水平，推动标准广泛应用，促进互联互通和信息共享。

4.2.3　国家卫生标准委员会信息标准专业委员会系列卫生信息标准变更，医院信息系统按标准规定落实变更。

4.3　信息共享管理

4.3.1　因业务与管理需求，共享电子病历的科室，提交信息共享申请，说明信息使用目的，计算机中心负责审核、备案。

4.3.2　审核以履行职责需要为主要依据，核定应用业务、使用对象、所需信息、共享模式等要素，确保按需要共享、安全共享。

4.3.3　本单位共享的静态数据及字典维护科室（服务项目、药品、耗材、ICD10国际疾病诊断名称与编码、ICD9手术名称与编码、手术分级患者基本信息等），应认真做好数据维护工作，及时更新，确保共享的静态数据完整、正确。

4.3.4　本单位计算机屏幕共享的患者检查、化验结果，图形、图像应当与其他介质公布的结果相一致；对不一致数据或错误数据，要追溯到数据源头科室及录入人，进行核查或纠错，确保业务数据准确。

4.3.5 医生有权从计算机中读取其处置的个体患者的全部诊疗信息并用于辅助诊疗，医生无权成批地检索患者信息，如因教学、科研确有需要，需经主管部门批准。

4.3.6 严格执行信息网络安全和保密有关法律法规，不经主管部门批准，任何部门、个人均无权将医院信息系统数据库中共享的任何信息资源有偿或无偿地转移给院外。

4.3.7 未经授权，不得对信息共享平台的应用程序和共享数据库进行删除或者修改、禁止利用信息网络以及相连的网络系统窃取或者破坏他人信息、对故意制作、复制、传播计算机病毒攻击信息系统违反信息安全规定和危害信息安全的行为，按相关法律法规处理。

4.3.8 按要求向属地卫生健康行政部门报告情况，与公共卫生专业机构共享相关数据。

4.3.9 在医院开发或升级信息系统过程中，按照标准要求提供共享对接公共卫生相关信息的功能接口。

4.4 互联互通监察

4.4.1 网络工程师负责网络通信情况监察，保证网络正常通信。

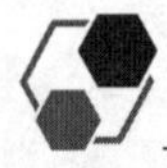

七、信息系统人员授权审批制度

1 目的

保证医院信息系统数据的安全性，防止由于信息系统访问授权不当导致敏感数据和患者隐私信息泄露，加强对医院信息系统用户的授权管理，规范工作人员操作，提升医院信息系统管理水平。

2 通用范围

全院。

3 内容

3.1 总则

信息系统用户授权管理按照“集中领导，分级管理”的原则，由医院网络安全和信息化领导小组统筹考虑医院管理的要求，将权限分配和基础数据维护等功能，按照职能分配给职能部门和用户所在科室归口管理，从而保证数据的权威性和一致性。

3.2 职能科室

3.2.1 权限所有科室

负责某一个模块的权限管理和该模块的数据安全。

3.2.1.1 医务部负责医生工作站管理系统的权限；

3.2.1.2 护理部负责病区护士管理系统权限；

3.2.1.3 药剂科负责药库系统、药房系统、合理用药系统权限；

3.2.1.4 财务与资产管理部负责财务系统和部分资产系统权限分配；

3.2.1.5 医保物价部负责医保收费、审核、审批权限。

3.2.2 科室主任或者护士长为科室权限负责人，对涉及本科室负责权限的新增，变更，注销进行签字审批。

3.3 医、护、药、技部门操作人员入职后，由科主任/护士长根据实际工作需要，通过书面申请、OA流程审批申请、电话申请等多种方式，向计算机中心提出信息系统工号设置或信息系统功能模块权限设置。

3.4 医、护、药、技部门操作人员职称晋升、调离原工作岗位、离职后，由科主任/护士长通过书面申请、OA流程审批申请、电话申请等多种方式，通知计算机中心对原工号作相应处理：

3.4.1 信息系统工号更改所属科室、注销、停用。

3.4.2 信息系统功能模块权限回收或调整。

3.5 医、护、药、技部门如因工作实际情况需要查询调阅信息系统关键敏感数据，应通过书面申请、OA流程审批申请，详细说明用途、具体要求，然后由计算机中心提供数据。获取数据的人员对数据资料有保密义务，不能转发给无关人员，不得随意复制。

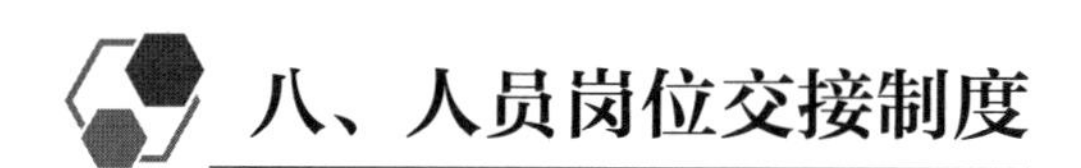

八、人员岗位交接制度

1 目的

规范全院计算机信息安全工作，更好地为全院信息化建设需要服务。

2 通用范围

全院。

3 内容

3.1 总则

3.1.1 确保全院的计算机与网络信息安全；

3.1.2 适应信息安全等方面的需要；

3.1.3 防止计算机网络失密、泄密事件发生。

3.2 信息资料载体保密

离职、调岗人员因职务上的需要，保管的一切记录着本医院信息系统相关的数据资料，均归全院所有，无论这些信息是否有商业上的价值。

3.3 信息资料载体归还

离职、调岗人员应当于离开原工作岗位时，或者向全院提出离职请求时，归还全部属于全院的信息资料载体，包括且不限于记载着全院数据信息的一切载体。数据信息可以从载体上消除或者复制出来时，可以由全院将数据复制到全院享有所有权的其他载体上，并把原载体上的数据信息消除。

3.4 信息文件交接

离职或调岗人员，应将工作时使用的电脑、U盘，以及其他一切存储设备中关于工作相关或与全院有利益关系的信息、文件等内容交接给全院相关人员，不得在离职后以任何形式带走相关信息。

九、信息系统培训制度

1 目的

规范医院信息系统管理，保证医院系统正常、有效运行，规范医院系统操作，确保医院系统安全。

2 通用范围

计算机中心以及全院其他涉及信息系统操作的科室。

3 内容

3.1 职责分工

3.1.1 实施职责

计算机中心主任。

3.2 培训工作标准

3.2.1 培训需求来源

计算机中心开展的培训根据新员工入职、业务变更、专业技能提升需要而开展。

3.2.2 培训分类

本制度将培训分为：计算机中心员工培训（入职培训、业务培训、外出培训）、医院信息联络员培训、新员工培训。

3.2.3 培训方式

培训方式采用集中培训（面授）、专题讲座、线上培训、观看视频、技能培训（现场示范）、小组讨论、自学、科务会。

3.2.4　培训过程实施

3.2.4.1　制订培训计划，由计算机中心软硬件组负责制订培训计划，包含培训时间，培训地点，培训负责人，针对对象，培训的内容；经每月科务会讨论通过后，实施该计划。

3.2.4.2　根据培训计划进行培训。

3.2.4.3　常规性确定日期培训，在实施培训日前3～7天通过内网、微信等途径通知培训对象发送培训通知。

3.2.5　培训内容

3.2.5.1　全院培训

A．新上线的系统，或原有信息系统功能升级调整，涉及需要医/护/药/技熟悉并掌握的关键操作环节，由计算机中心主导，并由相关管理部门协调安排参加培训的人员，进行现场业务培训。并提供操作手册电子版，通过院内共享，以备日后查阅；

B．需要管理制度上配合信息系统的培训，由计算机中心向相关管理部门提出，然后由相关管理部门组织人员培训。

3.2.5.2　医院信息联络员培训

A．医院各病区均设置有信息联络员，计算机中心针对信息联络员进行医院用信息系统初步认知与简易问题处理技能的培训；

B．信息系统变更后由计算机中心组织各科室的信息联络员展开培训；

C．信息联络员对科室新入职人员进行系统操作培训。

3.2.5.3　计算机中心员工培训

A．入职培训：新人员入职后，分配带教老师。

a．由带教老师进行培训科室规章制度、科内业务流程的培训；

b．试用阶段，由带教老师负责进行专业技能的培训，试用期满，对新人员专业技能进行评估，评估其是否能独立执行项目；

c．规定新人员规章制度、业务流程的培训时间不小于1个月；专业技能的带教培训不小于3个月，评估其能否独立执行项目而定是否进行延期或独立开展项目。

B．业务培训：对计算机中心全员展开岗位技能、医院信息化各单元的基础知识、值班问题汇总、维修宝典培训；针对运维组成员进行运维维修相关的内容进行系统培训，学习；由软件负责人进行针对软件开发等内容进行培训，学习。

C．外出培训：计算机中心有计划有针对性指派科内人员外出学习，进行专业技能的培训，并提交培训心得。初级员工，以自学参加中高级考试为主，可自行联系官方培训；中级员工、高级员工，每年不小于1次由科室安排外出进行相关技能或会议的培训。

4　附件

4.1　培训计划表（表12-9-1）

4.2　培训考核模板（表12-9-2）

表12-9-1　培训计划表（模板）

序号	培训时间	专题或具体内容	授课老师	受训对象	培训方式	培训地点

表12-9-2　培训考核模板

<table>
<tr><td colspan="2">日　期</td><td colspan="2"></td><td colspan="2">主　题</td><td colspan="2"></td></tr>
<tr><td colspan="2">地　点</td><td colspan="2"></td><td colspan="2">培训老师</td><td colspan="2"></td></tr>
<tr><td colspan="2">培训方式</td><td colspan="2"></td><td colspan="2">考核方式</td><td colspan="2"></td></tr>
<tr><td colspan="2">培训内容纪要</td><td colspan="6">记录人/时间：</td></tr>
<tr><td>序号</td><td>签到</td><td>职称</td><td>考核成绩</td><td>序号</td><td>签到</td><td>职　称</td><td>考核成绩</td></tr>
<tr><td>1</td><td></td><td></td><td></td><td>10</td><td></td><td></td><td></td></tr>
<tr><td>2</td><td></td><td></td><td></td><td>11</td><td></td><td></td><td></td></tr>
<tr><td>3</td><td></td><td></td><td></td><td>12</td><td></td><td></td><td></td></tr>
<tr><td>4</td><td></td><td></td><td></td><td>13</td><td></td><td></td><td></td></tr>
<tr><td>5</td><td></td><td></td><td></td><td>14</td><td></td><td></td><td></td></tr>
<tr><td>6</td><td></td><td></td><td></td><td>15</td><td></td><td></td><td></td></tr>
<tr><td>7</td><td></td><td></td><td></td><td>16</td><td></td><td></td><td></td></tr>
<tr><td>8</td><td></td><td></td><td></td><td>17</td><td></td><td></td><td></td></tr>
<tr><td>9</td><td></td><td></td><td></td><td>18</td><td></td><td></td><td></td></tr>
<tr><td colspan="8">备注：培训方式代号：A集中培训　B发文自学　C分组讨论　D操作指导　E个别讲解　F其他
考核方式代号：A书面考核　B现场抽查　C实际操作　D在线考核　E领导评定　F民主评价　G其他
考核成绩：书面及在线考核写分数，其他考核成绩分“优、良、合格、不合格”四等。
不合格的需要补考</td></tr>
</table>

续表

总结： [培训效果评价（含合格率）、分析、改进措施]	
附件：	附件1：培训通知（或培训计划）；附件2：PPT；附件3：考试试题（或提问考题、操作考题等）附件4：培训或考核现场相片

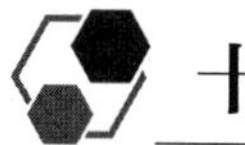

十、信息安全管理制度

1　目的

加强医院信息安全管理，推进信息安全体系建设，保障信息系统安全稳定运行。

2　通用范围

全院。

3　定义

3.1　信息安全管理

按照信息安全管理相关法律法规和技术标准要求，对患者诊疗信息的收集、存储、使用、传输、处理、发布等进行全流程系统性保障。

4　内容

4.1　基本要求

4.1.1　依法依规建立覆盖患者诊疗信息管理全流程的制度和技术保障体系，完善组织架构，明确管理部门，落实信息安全等级保护等有关要求。

4.1.2　医院负责人是患者诊疗信息安全管理第一责任人。

4.1.3　建立患者诊疗信息安全风险评估和应急机制，制定应急预案。

4.1.4 确保实现本机构患者诊疗信息管理全流程的安全性、真实性、连续性、完整性、稳定性、时效性、溯源性。

4.1.5 建立患者诊疗信息保护制度，使用患者诊疗信息应当遵循合法、依规、正当、必要的原则，不得出售或者向他人或其他机构提供患者诊疗信息。

4.1.6 建立员工授权管理制度，明确员工的患者诊疗信息使用权限和相关责任。应当为员工使用患者诊疗信息提供便利和安全保障，因个人授权信息保管不当造成的不良后果由被授权人承担。

4.1.7 不断提升患者诊疗信息安全防护水平，防止信息泄露、毁损、丢失。定期开展患者诊疗信息安全自查工作，建立患者诊疗信息系统安全事故责任管理、追溯机制。在发生或者可能发生患者诊疗信息泄露、毁损、丢失的情况时，应该立即采取补救措施，按照规定向有关部门报告。

4.2 信息安全组织架构

4.2.1 信息安全领导小组

组　长：院长

副组长：分管副院长

常务副组长：医院各副院长

成　员：计算机中心主任、三甲复评办主任、护理部主任、医疗质量科主任、病案室主任、医务部主任、总会计师、信息统计室主任、财务与资产管理部主任、总务办公室主任、保卫办公室主任

4.2.1.1 医院信息安全领导小组职责

A．医院信息安全领导小组是医院信息安全的最高决策机构；

B．负责研究重大事件、落实方针政策和制定总体策略等；

C．根据国家和行业有关信息安全的政策、法律和法规、批准医院信息安全总体策略规划、管理规范和技术标准；

D．确定医院信息安全各相关部门工作职责、指导、监督信息安全工作。

4.2.2 信息安全工作小组

组长：计算机中心主任

成员：计算机中心全体成员

4.2.2.1 医院信息安全工作小组职责

A．落实信息领导小组各项决议；

B．负责信息安全管理实施与督查；

C．定期组织信息安全培训和相关考核；

D．制定第三方单位以及人员信息安全管理制度。

5 参考资料

5.1 《医疗质量安全核心制度》

十一、信息安全保护制度

1 目的

规范信息安全等级保护管理，提高信息安全保障能力和水平，保障和促进医院信息化建设。

2 通用范围

全院。

3 内容

3.1　全院职工应遵守《中华人民共和国网络安全法》《中华人民共和国数据安全法》《信息安全等级保护管理办法》和其他相关法律法规的安全操作准则。

3.2　全院职工不得擅自复制患者数据。

3.3　全院职工不得擅自留存、使用、泄露或向他人提供患者数据，包括患者基本信息、诊断信息和医嘱信息等。

3.4　全院职工不得利用上网计算机从事危害医院利益的活动，不得危害信息系统的安全。

3.5　全院职工禁止擅自将内网计算机自行接入互联网或与院外其他公共网络连接。

3.6　全院职工使用计算机时，不得关闭杀毒软件，防止病毒侵入。

3.7　全院职工未经授权，不得获取、使用医院其他医护人员信息系统账号密码。

3.8　发生信息安全问题，应当立即向计算机中心报备，计算机中心视情况严重程度上报医院信息安全领导小组。

4 参考资料

4.1 《中华人民共和国网络安全法》

4.2 《中华人民共和国数据安全法》

4.3 《信息安全等级保护管理办法》

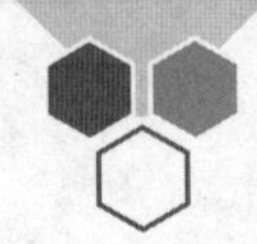

第十三章　信息统计室管理制度

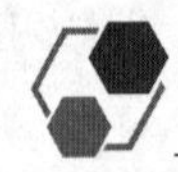

一、统计信息核查报送问责制度

1　目的

根据《中华人民共和国统计法》和卫生行政部门规定，完成医院基本运行状况、诊疗信息、医疗设备和人力资源等相关数据报送工作，推动信息报送工作步入制度化、规范化、科学化轨道，充分发挥医疗统计在决策、管理、服务中的重要作用，促进医院可持续发展。

2　通用范围

填报各类统计数据的人员及相关科室责任人。

3　定义

统计室各项统计信息获取、整理、分析、报送工作。

4　内容

4.1　医院统计信息报送工作由分管副院长领导，由信息统计室负责报送。

4.2　统计数据收集途径

4.2.1　通过全院计算机内网收集门诊、住院相关数据。

4.2.2　病案室负责提供医院病案首页的数据并审核。

4.2.3　人力资源部负责提供人力资源表的数据并审核。

4.2.4　财务与资产管理部负责提供医疗收入支出等数据并审核。

4.2.5　医学装备科负责提供医用设备调查表的数据并审核。

4.2.6　医院感染管理科负责提供HQMS系统中医院感染的数据并审核。

4.2.7　麻醉科提供HQMS系统中麻醉ASA分级的数据并审核。

4.2.8　医疗质量科提供围术期的死亡及手术重返ICU重返的数据并审核；审核本科提供手术并发症数据。

4.2.9　麻醉科提供HQMS系统中麻醉ASA分级的数据并审核。

4.2.10　药剂科提供HQMS系统中合理用药部分的数据及基药占比数据并审核。

4.2.11　护理部提供HQMS系统中坠床及跌倒的数据并审核。

4.2.12　输血科提供HQMS系统输血人次及输血不良反应例数并审核。

4.2.13　病理科提供HQMS系统中治疗质量之病理诊断符合率部分并审核。

4.2.14 其他各相关科室负责提供相关数据并审核。

4.3 各归口科室指定1名工作人员为信息员，向统计室定时提供相关数据，以确保报送的准确性和及时性。

4.4 统计信息报送程序及要求

4.4.1 各归口科室、病案室、医学装备科、财务与资产管理部、人力资源部等部门的信息员每月在规定的时间内汇总审核数据后报送至统计室。

4.4.2 统计室按《卫统报表要求》完成医疗信息、人力、财务、设备等统计月报、季报、年报和实时报数据的汇总审核。

4.4.3 报部门主管负责人审核签字。

4.4.4 报分管副院长审核签字。

4.4.5 统计室在规定的时间内按要求上报卫生主管部门。

4.5 统计信息报送的基本要求

4.5.1 认真学习《中华人民共和国统计法》，报送信息必须坚持时效性、真实性、完整性、准确性的原则，做到及时、准确、全面、实事求是。

4.5.2 上报卫生主管部门的信息材料必须及时整理并妥善保存。

4.6 统计信息问责

4.6.1 各相关科室指定专人负责本科室的统计数据收集整理，上报统计室；上报的统计数据必须由科室负责人审核签字或盖章以示负责。数据经院内OA办公系统发送至统计室即视为报送人员及科室对该数据负责。各科室负责人承担管理审核责任。

4.6.2 统计室负责全院统计数据的收集整理上报工作，负责对各科室所提供数据进行初步核对，按照一定比例科学合理进行抽查，数据查验完毕后汇总形成报表，准备上报；并进行月度登记和总结，建立健全的原始记录、登记表和台账，确保统计数字数出有据，准确无误。

4.6.3 向上级部门报送的数据报表必须经统计负责人及分管副院长审核签字或盖章后方能上报，以确保上报数据的准确严谨。

4.6.4 及时与相关部门沟通，定期取得上报数据的反馈信息，根据反馈信息对下一阶段的数据统计工作进行指导和落实。

4.6.5 信息统计人员应对统计数据准确性负责，坚持实事求是，恪守职业道德，如实搜集、报送统计资料。因工作疏忽造成的统计失真或自行修改统计资料、编造虚假统计数据，一经发现严肃处理，造成重大影响的提交医院处理。

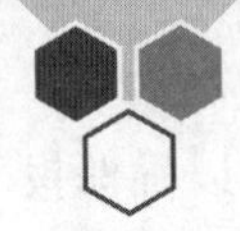

第十四章 网络基层能力支持中心管理制度

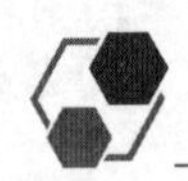

一、医联体双向转诊运行实施制度

1 目的

1.1 畅通双向转诊流程，进一步促进分级诊疗，按照以人为本、群众自愿的原则，促进卫生资源的合理利用，形成层次结构分明、功能定位准确、相互配合密切的医疗卫生服务框架，在县域医联体内形成有序的就医格局，为人民群众提供顺畅转诊和连续诊疗服务，提升县域医联体服务协同性和整体效能。

1.2 提供连续性医疗服务是改善患者就医体验、提升群众满意度、提高基层就诊率和县域内住院率的有效抓手，利用双向转诊服务作为连通下级基层医院和上级县级医院的纽带，在县域医联体内建立有效、严密、实用、畅通的上下转诊渠道，为县域内患者提供整体性、连续性、闭环式的诊疗服务。

1.3 落实分级诊疗制度，逐步形成“基层首诊、双向转诊、急慢分治、上下联动”的分级诊疗和就医模式，实现“常见病不出镇，大病不出县”，达到“ 群众得实惠、基层得发展、观念得转变、医联体满意度得提高”的目标。

1.4 树立以患者为中心的服务理念，加强医疗卫生服务体系和能力建设，落实各级医疗机构功能定位，提升医疗服务整体效率。

2 通用范围

全院。

3 内容

3.1 主要措施

3.1.1 组建形式和基本职能

3.1.1.1 总医院分管业务副院长为组长，总医院及各基层医院的医务管理部门作为医联体双向转诊工作小组成员，负责管理双向转诊工作的日常事务。

3.1.1.2 成立总医院双向转诊工作小组

组 长：分管副院长

副组长：医务部主任、网络基层能力支持中心主任

成 员：医务部、网络基层能力支持中心相关干事，各临床科室质控员

工作小组办公室设在网络基层能力支持中心，负责双向转诊日常事务。包括负责全院

双向转诊工作的组织、协调，宣传、监督管理、考核等相关工作；与基层相关单位及时沟通联系，总结经验教训，及时解决存在的问题，促进双向转诊工作顺利开展。

3.1.1.3 总医院及基层医院均设立双向转诊服务部门，制定具体双向转诊实施方案，指定专人负责相关的双向转诊工作，设立专线电话，微信工作群等手段开展工作。建立双向转诊信息平台，充分利用信息化手段做好患者双向转诊工作，畅通双向转诊绿色通道，实现服务延伸。明确服务流程，确保服务质量。

3.1.1.4 基本职能

设24小时工作专线，安排工作人员提供24小时不间断医疗服务，内容包括上下转诊服务、住院预约、病床协调、连续性双向转诊服务的质量控制、回访等，为患者提供医共体内县级医院与分院之间贯通的一站式咨询、一体化管理、一条龙服务，实现方便、快捷、适宜的连续医疗服务全流程。

3.2 双向转诊原则

3.2.1 以满足基层居民医疗卫生服务需求、提高基层医院卫生服务能力为出发点。

3.2.2 遵循患者自愿和确保医疗安全、有效、有序的原则。

3.2.3 发挥全科医生和专科医生各自优势和互相协同作用。

3.2.4 就近转诊原则

根据患者病情和医疗服务可及性，就近转诊患者，做到方便、快捷。

3.2.5 资源共享的原则

做到检查结果互认，减轻患者负担。

3.2.6 连续管理的原则

建立有效、严密、实用畅通的上下转诊渠道，为患者提供整体性、连续性、闭环式的诊疗服务。

3.3 总院职责

3.3.1 设24小时工作专线，安排工作人员提供24小时不间断医疗服务，内容包括上下转诊服务、住院预约、病床协调、连续性双向转诊服务的质量控制、回访等，为患者提供医联体内县级医院与基层医院之间贯通的一站式咨询、一体化管理，实现方便、快捷、适宜的连续医疗服务全流程。对基层医院上转的患者要认真进行登记，并及时安排专人将患者送至病区或门诊，对转入患者提供预约门诊检查、组织会诊及协调处理住院事宜等服务。

3.3.2 总院成立远程会诊中心，对基层医院的疑难复杂病症患者进行远程会诊，符合转诊条件的应提出及时转诊。

3.3.3 安排专家参加云门诊出诊，协助有“转诊协议”的基层医院处理疑难病症，免费开展健康教育、保健咨询，义务对基层医院医生进行培训。

3.3.4 采取长期或短期培训的方式，免费为基层医院培训业务骨干。

3.3.5 加强总医院简况、特色、知名专家特长、大型设备拥有情况及优惠待遇宣传，使基层医院医生了解总医院情况，方便基层医院医生开展转诊工作。

3.3.6 应将康复期、诊断明确且病情稳定的慢性病等符合下转条件的患者应及时转回基层医院，下转患者时，要在信息系统登记及填写《转诊单》(表14-1-1),《转诊单》由填写科室留存(至少留存4年)。

3.3.7 向基层医院提供患者治疗评估和诊断、预后、辅助检查及转回基层医院后续的治疗、康复方案、诊治医生签名、联系方式等材料，提供后续治疗和康复的业务指导以及必要的跟踪服务，转诊单需要加盖公章(或诊断专用章)，患者转回原基层医院进行下一步的康复治疗。

3.4 基层医院职责

3.4.1 基层医院医生要熟悉转诊医院的基本情况、专家特长、常用检查项目及价格，协助或指导患者选择合适的专家和检查项目，及时将符合转诊条件的患者转往总医院，避免患者盲目选择和减少医疗开支。

3.4.2 基层医院上转患者时填写《转诊单》及信息系统登记，注明初步诊断、患者的病史及诊治情况、转诊原因等情况，由经治医师签字并加盖公章。

3.4.3 充当联系患者上转总医院及下转基层医院的纽带，协助患者上下转诊的床位预约、患者接送、转诊平台数据完善等工作，并推送给家庭医生团队完成出院患者回访等，努力完成打通上下转诊的服务通道，开展各项医联体内上下贯通的服务流程。

3.5 双向转诊指征

3.5.1 上转指征

3.5.1.1 涉及医疗服务内容超出基层医院核准登记的诊疗科目范围的。

3.5.1.2 依据《医疗技术临床应用管理办法》基层医疗机构不具备相关医疗技术临床应用资质或手术资质。

3.5.1.3 各种临床急危重症或慢性病病情控制不满意，经基层医疗机构内会诊调整治疗方案后，效果仍欠佳，医生判断符合转诊指征者。

3.5.1.4 对诊断有疑问，需要综合/专科医院的设备及技术支持协助。

3.5.1.5 依据有关法律法规，需要转入专业防治机构治疗。

3.5.1.6 市、县卫生行政部门规定的其他情况。

3.5.2 下转指征

3.5.2.1 常见病、多发病以及慢性病缓解期。

3.5.2.2 诊断明确的患者，经处理后病情稳定，需要家庭医生团队的长期管理。

3.5.2.3 各类术后病情稳定，符合家庭病床或社区康复治疗的条件的。

3.5.2.4 各种疾病晚期仅需要保守、支持、姑息治疗或临终关怀的。

3.5.2.5 市、县卫生行政部门规定的其他情况。

3.6 双向转诊流程

详见《××市医联体双向转诊流程图》(图14-1-1)。

3.7 运作模式

3.7.1 建立患者双向转诊绿色通道

双向转诊中心（设在急诊科）是医院双向转诊服务部门，医院充分利用信息化手段做好患者双向转诊工作，畅通双向转诊绿色通道，实现服务延伸。

3.7.1.1 上转服务

对符合上转指征需要转至上级医院门诊或住院部进一步诊治的非急诊患者，由基层医院医务人员登录转诊平台填写患者相应的信息（包含患者个人基本信息、在分院的检查检验结果、初步诊断、上转的目的等），向上级医院发起门诊诊治或住院申请，总医院双向转诊中心工作人员登录转诊平台查看转诊申请，对转诊申请进行确认，确认后通过转诊平台及电话形式通知基层医务人员，并提前通知相应科室做好接诊准备；分院联络员获得转诊批准后，安排转诊团队护送患者至上级医院，由双向转诊中心安排患者进行门诊诊治或办理住院。

遇急危重症患者需要上转治疗的，应同时报120急救指挥中心联系救护车，做好病历文书交接，电话通知上转医院做好接诊工作，如其上转的科室床位已满，由接诊医院协调其他病区床位办理入院。

3.7.1.2 下转服务

医院各专科应结合患者意愿，将符合转诊指征的患者及时下转至其家里附近的基层医院，进行后续治疗。这里的“下转”是指县级医院应及时下转一些普通专科及病情稳定期进行后续治疗和护理的情况。

患者所在科室医生确定符合向下转诊至基层分院继续住院治疗的患者，经科主任同意后，管床医生登录转诊平台向基层分院发起下转申请，同时联系转运团队将患者下转至分院；患者下转至分院住院后，基层医院在转诊平台完成患者下转信息登记；对于出院回家康复或门诊康复治疗的患者，双向转诊中心需要提醒基层分院家庭医生团队，及时对接随访，进行后续的健康监测与健康管理。

下转患者的科室医护团队继续跟踪患者病情，定期查房，与基层医院的医护团队共同管理患者。

3.8 保障措施

3.8.1 落实就医便利服务

医联体牵头单位要对转诊患者简化相关手续，优先安排就诊或住院；医联体内实现门诊、住院及大型医疗设备检查等可优先安排预约检查；对已做的检查检验结果，如已能满足诊疗需要，应按照结果互认原则予以认可，不做不必要的重复检查。

3.8.2 落实激励约束机制

医联体成员单位要按照规定开展的双向转诊工作，尤其是牵头单位，对符合下转指征的患者要及时提出转诊至成员单位，确保其得到安全、便捷、连续的医疗服务，进一步降低群众就医费用。医联体成员单位要把双向转诊纳入医生的绩效考核，切实提高双向转诊的工作效率和服务质量。

3.8.3 落实转诊工作职责

医联体牵头单位要及时更新专家信息库、专科新技术开展情况、大型仪器设备配置情况及应用疾病检查等，不断完善上转患者三优（优先、优惠和优质）服务措施。基层医疗机构要加强与上转医院的沟通和联系，及时了解和掌握转诊患者的诊断治疗情况，对下转患者按时响应，及时完善健康档案，纳入家庭医生随访管理。

3.8.4 落实转院患者的回访工作

统筹开展医院转院患者的院级随访工作，关心患者转院后康复情况，主动征求患者意见和建议，获取指导医联体发展、改善医联体连续医疗服务、提高医联体工作满意度的相关信息，提升群众对总医院的认可度，树立良好的形象。总医院要加强质量控制，对从基层医院上转住院的患者及下转至基层医院的患者回访，回访方式可采用电话回访、信息系统智能回访等方式进行，找出问题，及时反馈给各病区及基层医院，通过PDCA循环不断改进质量，提升群众满意度，回访资料登记在册。双向转诊管理中心对上下转的情况进行检查质控。

3.9 工作评估

由总医院建立的双向转诊评估体系，主管部门评估双向转诊制度落实情况，评估内容涵盖以下内容：上下转诊记录可查，基层医院接收总院下转的符合转诊要求的患者，总医院与基层医院之间有转诊信息反馈机制及随访机制，有转诊信息系统，总院能提供预约挂号、预约检查、预约住院服务。通过不断改进循环，切实达到该转的才上转，应转的要下转，并建立按功能定位的闭环服务。

4 附件

4.1 ××市医联体双向转诊流程图（图14-1-1）

4.2 转诊单（表14-1-1）

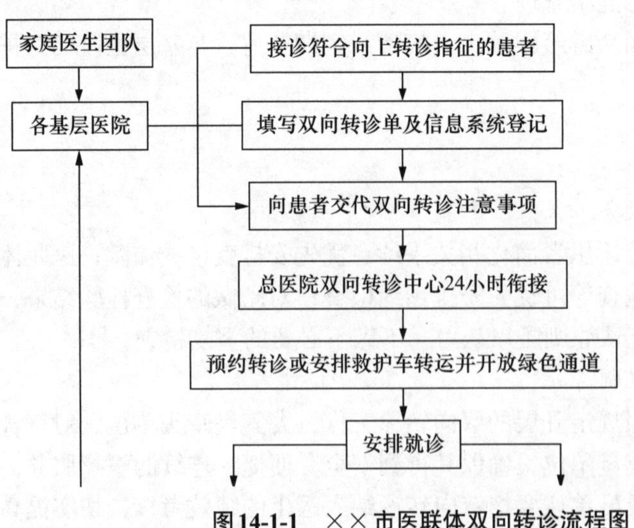

图14-1-1 ××市医联体双向转诊流程图

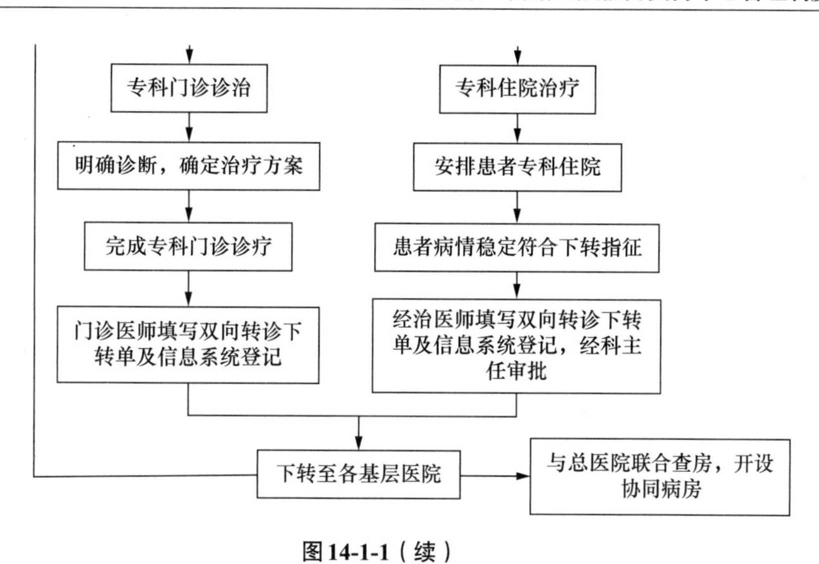

图14-1-1（续）

表14-1-1　转诊单

转诊单（存根）编号：

姓名________性别___年龄____病历号（门诊号）________所在科室________
转往医疗机构______转诊原因____________________________转诊日期______________病情转归：痊愈　好转　死亡
转诊医师签名__________　　　年　　月　　日

转诊单　编号：

姓名_______性别___年龄____住院号（门诊号）________所在科室_________
转往医疗机构_________（转诊分类 □向上转诊　□向下转诊）

转诊目的： 上转指征 □涉及医疗服务内容超出基层医院核准登记的诊疗科目范围的。 □依据《医疗技术临床应用管理办法》基层医疗机构不具备相关医疗技术临床应用资质或手术资质。 □各种临床急危重症或慢性病病情控制不满意，经基层医疗机构内会诊调整治疗方案后，效果仍欠佳，医生判断符合转诊指征者。 □对诊断有疑问，需要综合/专科医院的设备及技术支持协助。 □依据有关法律法规，需要转入专业防治机构治疗。 □市、县卫生行政部门规定的其他情况。 下转指征 □常见病、多发病以及慢性病缓解期。 □诊断明确的患者，经处理后病情稳定，需要家庭医生团队的长期管理。 □各类术后病情稳定，符合家庭病床或社区康复治疗的条件的。 □各种疾病晚期仅需要保守、支持、姑息治疗或临终关怀的。 □市、县卫生行政部门规定的其他情况。
病情摘要及主要诊断：

续表

申请医生签名：   科室主任意见及签名：   年　月　日   转诊日期：　　年　月　日

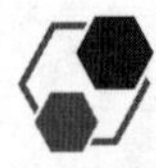

二、互联网在线诊疗管理制度

1 目的

规范互联网诊疗活动，保障医疗质量和医疗安全。

2 通用范围

全院。

3 定义

3.1 本制度所称互联网诊疗活动是指利用互联网技术为患者和公众提供健康咨询、疾病诊断、治疗方案，为复诊患者提供复诊处方配药等服务的行为。

3.2 在全院从事互联网诊疗、远程医疗等活动的，适用本制度。

3.3 全院对互联网诊疗活动实行严格的线上医务人员准入及退出机制开展线上、线下监管。

3.4 网络基层能力支持中心、医务部、护理部、医疗质量科等职能部门负责全院互联网诊疗活动的日常监督管理。

4 内容

4.1 互联网诊疗活动准入

4.1.1 全院开展互联网诊疗服务范围必须与全院执业许可的诊疗科目相一致，执行由国家或行业学协会制定的诊疗技术规范和操作规程。

4.1.2　线上医务人员准入条件。完全满足以下条件的医务人员，经医务部、网络基层能力支持中心审核通过后方可开展线上诊疗。

4.1.2.1　取得执业医师执业证书并注册在院的医师。

4.1.2.2　具有3年以上独立临床工作经验。

4.1.2.3　经执业注册的医疗机构（医院）同意在线上开展诊疗活动的医师。

4.1.2.4　取得门诊出诊资质的医师。

4.1.2.5　经全院互联网医院诊疗相关培训并考核合格，取得互联网医院相应的处方权的医师。

4.1.2.6　有良好的业务素质和执业品德。

4.1.2.7　遵守互联网医院医疗服务流程及各项规章制度。

4.1.3　线上医务人员退出机制。参照医院《互联网医院互联网医院执业医师准入及考核制度》执行。

4.2　互联网诊疗活动执业规则

4.2.1　全院开展互联网诊疗活动，应当具备满足互联网技术要求的设备设施、信息化平台、技术人员及信息安全系统，符合国家信息安全等级要求。

4.2.2　开展线上诊疗前，必须对患者进行风险提示，获得患者的知情同意。

4.2.3　医师可以通过互联网医院为部分常见病、慢性病患者提供线上复诊、开方服务。

患者出现病情变化需要医务人员亲自诊查时，医务人员应当立即终止互联网诊疗活动，引导患者到实体医疗机构就诊。

4.2.4　互联网诊疗可以开展以下医疗服务

4.2.4.1　医药健康咨询；预约检验、检查；

4.2.4.2　普通常见病、慢性病的患者的复诊；

4.2.4.3　卫生行政部门规定的其他服务。

4.2.5　参与互联网诊疗的执业医师，按照以下规定开展互联网医疗服务工作

4.2.5.1　遵守《执业医师法》规定的医师在执业活动中应履行的义务；应当遵循临床诊疗指南和临床技术操作规范有关要求开展诊疗工作，严格遵守医疗质量安全核心制度，做到合理用药、合理治疗。

4.2.5.2　执行首诊医师负责制，亲自询问病史、阅读检查报告，做出初步判断。

4.2.5.3　医务人员开展互联网诊疗活动应当按照《医疗机构病历管理规定》和《电子病历基本规范（试行）》等相关文件要求，为患者建立电子病历，并按照规定进行管理。复诊患者可以在线查询处方和医嘱等病历资料。

4.2.5.4　不隐瞒、误导或夸大病情，不过度医疗；在没有足够信息支撑判断时，不能做出线上诊疗行为。

4.2.5.5　接诊医师应当严格遵守《处方管理办法》等处方管理规定。在线开具处方前，医师应当掌握患者病历资料，确定患者在全院或其他实体医疗机构明确诊断为某种或某几种常见病、慢性病后，可以针对相同诊断的疾病再开具处方。

所有在线诊断、处方必须有医师电子签名。处方经药师审核合格后方可生效。不得在

互联网上开具麻醉药、精神类药品处方以及其他用药风险较高、有其他特殊管理规定的药品处方。为低龄儿童（6岁以下）开具互联网儿童用药处方时，应当确定患儿有监护人和相关专业医师陪伴。

4.2.5.6 进一步检查诊断未明确者，应建议其到就近的实体医疗机构就诊。

4.2.5.7 怀疑可能是传染病病例，建议患者立即到其就近的实体医疗机构就诊。

4.2.5.8 国家法律法规、规章规定的其他职责和从业规范。

4.2.6 医务人员及信息管理人员应当严格执行信息安全和医疗数据保密的有关法律法规，妥善保管患者信息，不得非法买卖、泄露患者信息。发现有患者信息和医疗数据泄漏情况时，应及时向计算机中心、网络基层能力支持中心报告，及时采取有效应对措施。

4.2.7 互联网诊疗过程中发生的医疗服务不良事件和药品不良事件按照医院相关规定上报。

4.2.8 参与互联网医院工作的药师按照有关规定取得相应的药学专业技术职务任职资格。推行临床药师制，加强临床药学服务能力建设，临床诊断、预防和治疗疾病用药应当遵循安全、有效、经济的合理用药原则，尊重患者对药品使用的知情权。

4.3 互联网诊疗活动监督管理

4.3.1 医院自觉接受上级卫生行政部门的日常监督和管理。

4.3.2 医务部、网络基层能力支持中心对线上医务人员资质准入、退出和诊疗行为进行日常管理。

4.3.3 纪委办公室、医患办、网络基层能力支持中心根据全院相关规定及有关法律法规，负责线上医务人员满意度及医疗投诉案例的处理。

4.3.4 网络基层能力支持中心、医疗质量科制定互联网医院线上诊疗质控指标体系并进行日常监督和评价。

4.3.5 患者各种病历资料、医师意见以及相关资料等数据能实现全程全天候调阅、回溯和特殊需求时的数据备份。

4.4 法律责任

4.4.1 医务人员在开展互联网诊疗服务过程中，有违反《执业医师法》《医疗机构管理条例》《医疗事故处理条例》和《护士条例》等法律法规行为的，按照有关法律法规规定处理。

4.4.2 医务人员经医院同意开展互联网诊疗活动发生医疗纠纷时，按照《中华人民共和国侵权责任法》、医疗卫生管理法律法规及医院相关规定予以处理。

4.4.3 医务人员未经医院同意，擅自开展互联网诊疗活动的，承担全部后果和责任。

4.5 附则

本制度将根据国家相关管理办法和实施细则适时修订。

5 参考资料

5.1 《执业医师法》

5.2 《医疗机构管理条例》

5.3 《关于印发互联网诊疗管理办法（试行）等3个文件的通知》（国卫医发〔2018〕25号）

三、互联网医院电子病历管理制度

1 目的

规范互联网医院的电子病历管理，保证医患双方合法权益。

2 通用范围

本规范适用于互联网医院电子病历的建立、使用、保存和管理。

3 定义

3.1 电子病历

指医务人员在医疗活动过程中，使用互联网医院信息系统生成的文字、符号、图表、图形、数据、影像等数字化信息，并能实现存储、管理、传输和重现的医疗记录，是病历的一种记录形式。包括门（急）诊病历和住院病历。患者诊疗活动过程中产生的非文字资料（CT、磁共振、超声等医学影像信息，心电图、录音、录像等）应当纳入电子病历系统管理，应确保随时调阅、内容完整。

3.2 电子病历系统

指医疗机构内部支持电子病历信息的采集、存储、访问和在线帮助，并围绕提高医疗质量、保障医疗安全、提高医疗效率和提供信息处理和智能化服务功能的计算机信息系统。

4 内容

4.1 职责

4.1.1 计算机中心负责电子病历的收集、保存、调阅、复制，电子病历技术方面建设、运行和维护等管理工作。

4.1.2 医疗质量科负责电子病历终末质量的三级监控工作。

4.2 电子病历管理

4.2.1 电子病历的建立、使用、保存和管理，要严格遵守原卫生部《电子病历应用管理规范（试行）》《医疗机构病历管理规定（2013年版）》《病历书写基本规范》《中医病历书写基本规范》等相关规定。

4.3 电子病历书写要求

4.3.1 电子病历系统应当为操作人员提供专有的身份标识和识别手段，并设置有相应权限；操作人员对本人身份标识的使用负责。医务人员采用身份标识登录电子病历系统完成各项记录等操作并予以确认后，系统应当显示医务人员电子签名。

4.3.2 电子病历系统应当设置医务人员审查、修改的权限和时限。医务人员修改时，电子病历系统应当进行身份识别、保存历次修改痕迹、标记准确的修改时间和修改人信息。病历记录以接诊医师录入确认即为归档，归档后不得修改。

4.3.3 建立电子病历信息安全保密制度，设定医务人员和有关医院管理人员调阅、复制、打印电子病历的相应权限，建立电子病历使用日志，记录使用人员、操作时间和内容。未经授权，任何单位和个人不得擅自调阅、复制电子病历。

4.3.4 电子病历系统应当为患者建立个人信息数据库，授予唯一标识号码并确保与患者的医疗记录相对应。

4.3.5 电子病历系统应当满足国家信息安全等级保护制度与标准。严禁篡改、伪造、隐匿、抢夺、窃取和毁坏电子病历。

4.3.6 互联网医院将患者各种病历资料、专家医师意见以及相关资料的统计数据通过数据库、电子文件和影像文件形式存档管理，门（急）诊电子病历保存时间自患者最后1次就诊之日起不少于15年。

4.3.7 电子病历系统应当为病历质量监控、医疗卫生服务信息以及数据统计分析和医疗保险费用审核提供技术支持，利用系统优势建立医疗质量考核体系，提高工作效率，保证医疗质量，规范诊疗行为，提高互联网医院管理水平。

4.4 互联网医院建立电子病历系统具备条件

4.4.1 技术中心配备专门的管理部门和人员，负责电子病历系统的建设、运行和维护。

4.4.2 具备电子病历系统运行和维护的信息技术、设备和设施，确保电子病历系统的安全、稳定运行。

4.4.3 建立、健全电子病历使用的相关制度和规程，包括人员操作、系统维护和变更的管理规程，出现系统故障时的应急预案等。

4.4.4 具备保障电子病历数据安全的制度和措施，有数据备份机制，并定期对备份数据进行恢复试验，确保电子病历数据能够及时恢复。应当建立信息系统灾备体系。应当能够落实系统出现故障时的应急预案，确保电子病历的连续性。当电子病历系统更新、升级时，应当确保原有数据的继承与使用。

4.4.5 对操作人员的权限实行分级管理，保护患者的隐私。

4.4.6 具备对电子病历创建、编辑、归档等操作的追溯能力。

4.4.7 电子病历使用的术语、编码、模板和标准数据应当符合有关规范要求。

4.4.8 符合其他有关法律法规、规范性文件及省级卫生计生行政部门规定的条件要求。

5　参考资料

5.1 《电子病历应用管理规范（试行）》
5.2 《医疗机构病历管理规定（2013年版）》
5.3 《病历书写基本规范》
5.4 《中医病历书写基本规范》

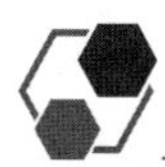

四、互联网医院电子病历质控管理制度

1　目的

为确保互联网医院的医疗文书符合当前法律法规和医疗行业管理要求，提高医疗质量，防范医疗风险，减少或杜绝因病历质量问题在医疗纠纷处理过程中所造成的负面影响，建立医院病历质量管理体系，提高互联网医院的病历质量并持续改进。

2　通用范围

全院。

3　内容

3.1　组织管理

电子病历质控小组由医疗质量科和临床专家组成。

3.2　病历质量检查

质控小组定期进行互联网医院电子病历抽查。通过检查使互联网医院临床医师能够及时发现病历书写中的问题，并且及时修正，进一步提高电子病历的质量，规范医师互联网诊疗活动。

3.3　病历问题通知单

对于存在问题的电子病历，检查人员将病历问题通知单发给当时病历书写者，病历书写者应按照病历问题通知单中提出的问题，在3天内进行及时改正。对于问题较严重的，医疗质量科将安排复查。

3.4　公示

电子病历的检查结果将在互联网医院内网上公示，检查结果将纳入医师诚信档案及全院病历质量考核评价。

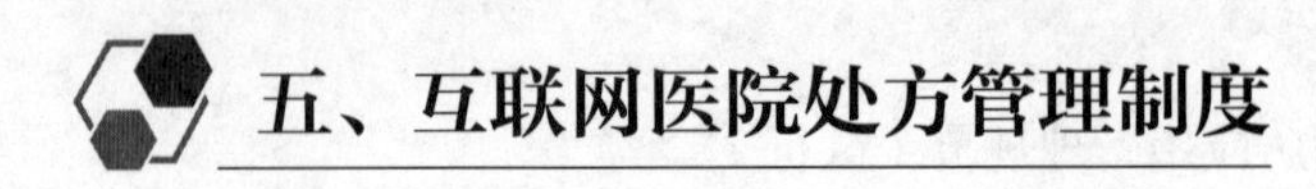

五、互联网医院处方管理制度

1 目的

规范电子处方管理，提高处方质量，促进合理用药，保障医疗安全。

2 通用范围

互联网医院开具处方的互联网医院医师，药剂科处方审核的药学人员。

3 定义

电子处方是指由注册的医师在互联网医院线上诊疗活动中为患者开具的、由取得药学专业技术职务任职资格的药师审核、调配、核对，并作为患者用药凭证的医疗文书。

4 内容

4.1 权责

4.1.1 药剂科

负责全院处方和药物医嘱管理制度制定、修订。

4.1.2 医务部和药剂科

负责处方和药物医嘱管理制度的监督管理。

4.1.3 医师

取得互联网医院处方权的医师开具线上处方。

4.1.4 在线审方的药师

4.1.4.1 在线审方的药师需要取得主管药师专业技术职务资格及以上，并具有丰富的门诊审方经验。

4.1.4.2 有良好的专业素质和医德医风。

4.1.4.3 遵守互联网医院医疗服务流程及各项规章制度。

4.1.4.4 负责互联网医院处方审核、评估、核对、发药以及安全用药指导。

4.2 工作内容

4.2.1 处方权限规定

4.2.1.1 全院注册的执业医师在院内取得相应处方权，在医务部备案，经医务部审核同意后，获得医院授权可以开具线上处方，其签名式样和专用签章应在医院药剂科留样备查。

4.2.1.2 无互联网医院处方权的医师不得开具互联网医院处方。

4.2.1.3 医师的电子签名必须在药事部门留样备查。不得随意改动，需要改动时应重新登记留样备案。

4.2.1.4 全院已注册的执业医师参加医院组织的抗菌药物相关知识培训并考核合格后，

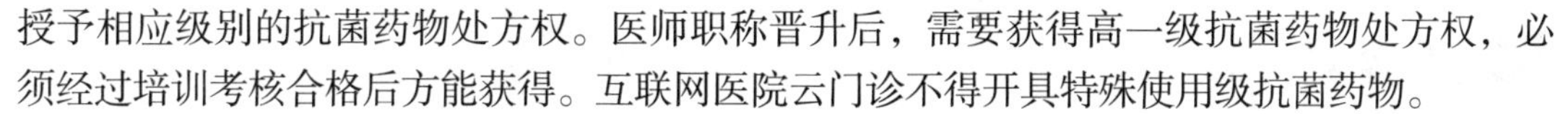

授予相应级别的抗菌药物处方权。医师职称晋升后，需要获得高一级抗菌药物处方权，必须经过培训考核合格后方能获得。互联网医院云门诊不得开具特殊使用级抗菌药物。

4.2.2　处方和药物医嘱开具规定

4.2.2.1　医师开展互联网诊疗活动应当严格遵守《处方管理办法》等处方管理规定。医师应当掌握患者病历资料，确定患者在实体医疗机构明确诊断为某种或某几种常见病、慢性病后，可以针对相同诊断的疾病在线开具处方。

4.2.2.2　医师按照诊疗规范、药品说明书中的药品适应证、药理作用、用法、用量、禁忌、不良反应和注意事项等开具处方。

4.2.2.3　处方开具当日有效

4.2.2.4　严格执行“急性病不超过3天用量，慢性病不超过7日用量，行动不便的不超过2周用量；患高血压、糖尿病、冠心病、慢性肝炎、肝硬化、结核病、癌症、脑血管病、前列腺肥大等疾病，且病情稳定需要长期服用同一类药物的，可放宽到不超过1个月量”的原则。

4.2.2.5　不得在互联网上开具麻醉药品、精神药品、放射性药品、毒性药品、注射剂以及其他用药风险较高的药品处方。

4.2.2.6　为低龄儿童（6岁以下）开具互联网儿童用药处方时，要确定患儿有监护人和相关专业医师陪伴。否则不予开具线上处方。

4.3　处方审核

4.3.1　参照《处方管理办法》《医疗机构处方审核规范》等法律法规及行业规范。

4.4　在线处方的获得

4.4.1　所有在线诊断、处方必须有医师电子签名。处方经药师审核合格后方可生效，并通过3种方式进行取药，分别是：到院取药、药店自取及配送到家。

5　参考资料

5.1　《处方管理办法》

5.2　《医疗机构处方审核规范》

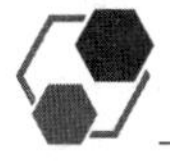

六、互联网医院远程会诊管理制度

1　目的

顺利开展全院互联网医院远程会诊业务，规范化管理远程会诊行为，为广大患者提供优质的会诊服务。

2　通用范围

全院。

3 内容

3.1 总则

3.1.1 根据《中华人民共和国执业医师法》《医疗机构病历管理规定（2013年版）》《病历书写基本规范》《中医病历书写基本规范》《电子病历应用管理规范（试行）》《远程医疗服务管理规范（试行）》等相关规定制定本制度。

3.1.2 本制度中所称的远程会诊是指在不同区域的医疗机构之间利用通信、多媒体、计算机与网络技术，为邀请方患者诊疗提供技术支持的医疗活动。

3.1.3 建立在××市人民医院互联网医院网络平台的远程会诊活动适用于本制度。由远程会诊中心对远程会诊流程及参与会诊的医师进行规范、监督管理。

3.1.4 在××市人民医院互联网医院网络平台开展的远程会诊活动要遵从相关法律法规和规章。

3.2 资料规范

3.2.1 远程会诊活动中，病历资料应包括

3.2.1.1 基本信息

姓名、性别、年龄、婚姻状况、电话号码、病情一般、疑难、危重等；

3.2.1.2 病历资料

有诊断价值的病史摘要、检查、检验报告、影像、初步诊断以及诊疗所需其他医疗信息等。检查、检验及影像等资料应当包括医疗机构、检查检验时间。

3.2.1.3 患者疾病主诊断、次诊断符合国际疾病分类（ICD-10）及编码。

3.2.2 邀请方申请远程会诊服务时，需要向受邀方××市人民医院互联网医院提交《远程会诊申请单》，内容包括邀请方医师姓名、职称、单位名称、医院等级、申请目的与要求。

3.2.3 远程会诊的记录按《病历书写基本规范》和《电子病历应用管理规范（试行）》管理。远程会诊中心按照相关规定，对远程会诊资料进行登记、收集、标识、分类、备份、保存，保障远程医疗病历、音频、视频等数据资料与患者原始资料同样安全、有效。

3.3 流程管理

3.3.1 进行远程会诊应当遵循以下基本流程：提交申请、提供病历资料或动静态图像、专家预审、补充资料、远程交流、提出诊断意见及治疗方案建议。

3.3.2 邀请方提交远程医疗申请前应当做好以下工作

3.3.2.1 征得患者本人或患者代理人（患者法定监护人或授权委托人）同意，签订知情同意书，并提交受邀方。知情同意书内容包括受邀方情况介绍、申请的理由与收费情况。

3.3.2.2 准备所需资料，包括病史摘要、临床检验、检查的文字、数据集、检验结果、影像资料等，向受邀方提交《远程会诊申请单》。

3.3.3 远程会诊中心接到会诊申请后应当进行以下工作

3.3.3.1 初步审核邀请方资料，对资料逐项核对，保证资料信息完整，质量可靠；确

定优先举荐专家及应诊时间，根据需要提出进一步完善材料要求。

3.3.4 技术团队在邀请方提交申请后保障会诊顺利进行。

3.3.5 邀请方与受邀方应协同完成以下工作

3.3.5.1 开始远程医疗前，邀请方与受邀方之间检查并测试远程医疗系统；

3.3.5.2 邀请方的医师简要介绍病史及当前所需解决的主要问题，专家视情况向患者或家属询问病情；

3.3.5.3 邀请方与受邀方讨论病情；受邀方提出诊断和治疗意见，提交《远程会诊专家意见书》。

3.3.6 邀请方参考受邀方意见，结合患者病情及发展变化，提出诊疗意见，确定临床治疗方案。

3.3.7 高州市人民医院互联网医院会诊中心全程参与会诊流程，并进行会诊记录，会诊完毕后1日内出具会诊意见书。并对会诊资料进行存档保存，形成台账。

3.4 质量评估

3.4.1 会诊中心制定满意度调查流程，病情跟踪流程，形成会诊医师质量评估体系。医师质量评估结果将作为医师退出审核指标。

3.4.2 由××市人民医院互联网医院远程会诊中心对患者、邀请方、受邀方相互进行满意度调查，调查内容包括：响应速度、诊疗前准备情况、人员到岗时间、沟通效果等情况，会诊协调情况，并记录不满意原因。

3.4.3 患者、邀请方、受邀方对××市人民医院互联网医院会诊中心的满意度评分纳入绩效考核、医德医风考核、星级服务考评。

3.4.4 远程会诊中心制定病情跟踪流程，内容包括会诊后诊断符合情况，治愈好转情况，患者回访情况等。会诊中心定期向受邀方反馈跟踪结果。

4 参考资料

4.1 《中华人民共和国执业医师法》

4.2 《医疗机构病历管理规定（2013年版）》

4.3 《病历书写基本规范》

4.4 《中医病历书写基本规范》

4.5 《电子病历应用管理规范（试行）》

4.6 《远程医疗服务管理规范（试行）》

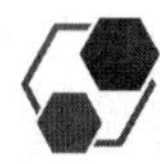

七、互联网医院医师资质与权限管理制度

1 目的

保障互联网医院医师资质合法性，规范医生执业行为，促进互联网医疗科学发展。

2 通用范围

全院。

3 内容

3.1 总则

3.1.1 为保障互联网医院医师资质合法性，规范医生执业行为，促进互联网医疗科学发展，根据《医疗机构管理条例》《中华人民共和国执业医师法》《医疗事故处理条例》《医师执业注册管理办法》《处方管理办法》《远程医疗服务管理规范（试行）》《互联网医院管理办法（试行）》《远程医疗服务管理规范（试行）》等相关法律、规定和政策指导，制定本制度。

3.1.2 本制度中所指的医师是指合法取得临床、口腔、中医类别执业医师资格，在××市人民医院互联网医院注册备案，具有3年以上独立临床工作经验，并经其执业注册的医疗机构（××市人民医院）同意在线上开展诊疗活动的医师。

3.1.3 医师在××市人民医院互联网医院的网络平台（以下简称平台）进行的在线复诊、在线咨询、慢病管理、用药指导等服务行为，由××市人民医院互联网医院进行监督管理。执业医师未经其执业注册的医疗机构（××市人民医院）同意严禁在平台以外开展互联网诊疗活动。

3.1.4 通过注册审核的执业医师均有专属的登录账号身份码，账号身份码由医师本人保管，他人不得借用此身份码在平台上开展服务。由于医师的原因使身份码泄露，导致非医师本人使用所产生的任何后果由医师本人负责。

3.1.5 平台医师的注册审核、证件备案、电子身份码注销管理，行为管理，以及医疗纠纷、医疗事故处理等，由××市人民医院医务部、计算机中心负责进行管理，并合理规定医生岗位职责。科学管控医生医疗行为，确保医疗质量和医疗安全。

3.2 执业医师注册管理

3.2.1 拟在××市人民互联网医院平台执业的医生，必须经过××市人民医务部审核、备案、同意并进行注册后，方可在平台开展服务。

3.2.2 在远程门诊平台开展互联网医疗服务的医师，必须保证所提供的证件或证明真实性、合法性。不得用其他人的证件冒充本人证件，对由此造成的各种不良影响和危害，医师负有全部责任。

3.2.3 违反《中华人民共和国执业医师法》行为的医师不能在互联网平台上服务。

3.2.4 申请注册所需提供的基本材料包括：申请人的有效期限内的身份证、执业医师证、专业技术职称证（中级及以上）、资格证的原件及复印件、定期考核合格证。

3.2.5 审核部门在收到申请材料1个月内完成审核和注册，如未通过审核需要告知申请人原因。

3.2.6 审核部门需要审核医师及证件真实性，进行实名认证。审核通过的证件照片及复印件要归档保存备案。

3.3　执业医师权限管理

3.3.1　执业医师经审核培训合格后有在平台上开展在线接诊、在线会诊、在线续方、健康咨询、健康指导等医疗服务的权限。

3.3.2　医务部根据医生执业证书执业范围给予相应科室的处方权限。获得平台处方权的执业医师必须满足以下基本条件：

3.3.2.1　通过卫健部门注册或备案至××市人民医院互联网医院。

3.3.2.2　经过××市人民医院医务部评估、审核。

3.3.3　互联网医院对医务人员进行电子实名认证。

3.3.4　医务部负责记录、统计授予及取消处方权医生个人信息，并及时发文，向药事、人事等相关部门同步处方权医生批准、撤销等详细情况。

3.3.5　医师如果有违反相关法律法规或违反××市人民医院互联网医院管理规定，由医务部取消其处方权。

3.4　执业医师行为规范

3.4.1　医师在诊疗活动中应当依法执业，遵守《中华人民共和国执业医师法》等相关法规，确保完成主要执业机构（高州市人民医院）规定的诊疗工作，并在《医师执业证书》规定的执业类别和执业范围内开展互联网诊疗服务，禁止超执业范围、超诊疗科目开展执业活动。

3.4.2　未经患者本人同意，医师不得向他人公开患者个人资料、病史、病程及诊疗过程资料。

3.4.3　医师应当恪守职业道德，不得为牟取不正当利益不合理转介患者，扰乱医疗秩序，损害患者权益。

3.4.4　医师不得通过平台传播国家法律法规禁止的不良信息内容。不得对国家、对××市人民医院互联网医院有诋毁、污蔑等不良言行。

3.4.5　医师需要遵守××市人民医院互联网医院远程门诊平台规定的各项制度，如有违反相关规定，高州市人民医院互联网医院有权进行追责。

3.4.6　医师通过平台进行诊疗行为时，发生医疗事故或医疗损害事件时，由××市人民医院互联网医院按照相关法律法规规定处理。

3.5　附则

3.5.1　执业医师通过平台所进行的诊疗行为，受平台地点所在地的卫生计生行政部门及××市人民医院互联网医院网络平台的监督和管理。

3.5.2　本办法由××市人民医院互联网医院负责解释。

4　参考资料

4.1 《医疗机构管理条例》

4.2 《中华人民共和国执业医师法》

4.3 《医疗事故处理条例》

4.4 《医师执业注册管理办法》

4.5 《处方管理办法》

4.6 《远程医疗服务管理规范（试行）》

4.7 《互联网医院管理办法（试行）》

4.8 《远程医疗服务管理规范（试行）》

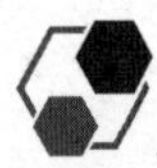

八、互联网医院患者隐私保护和信息保密制度

1 目的

落实患者隐私保护维护患者合法权益。

2 通用范围

全院。

3 内容

3.1 患者私人资料必须保密，任何人不得因私获取利用患者各类信息资料。严格执行信息安全和医疗数据保密的有关法律法规，妥善保管患者信息，不得非法买卖、泄露患者信息。

3.2 患者的尊严文化宗教背景应受到尊重

3.2.1 不得在公共场合或同无关人员谈论患者的病情。

3.2.2 不得在公共场合或同无关人员谈论患者的生理缺陷。

3.2.3 不得在公共场合或同无关人员谈论患者的私事。

3.2.4 不得在公共场合或同无关人员谈论患者的生活。

3.2.5 不得在公共场合或向无关人员谈论患者的与本次疾病有关的特殊生活经历。

3.2.6 不得以任何方式传播患者个人基本信息以及诊疗信息。

3.3 在开展互联网医疗活动前医务人员必须对患者进行风险提示并获得患者的知情同意。患者的病情诊疗措施、医疗风险等，由接诊医生如实告知患者。

3.4 医生应为患者保守秘密，未经患者同意，不要向他人泄露病因病情。

3.5 当医护人员在诊疗中发现患者患有性病、传染性疾病等隐私性疾病时，应只向患者说明疾病性质程度，未经患者同意，不要向他人泄露病情。在特殊情形下，如国家规定必须向卫生防疫部门上报的传染病，医生有义务遵守国家规定，及时上报。

3.6 除涉及对患者实施医疗活动的医务人员及医疗服务质量监控人员外其他任何机构和个人不得擅自查阅该患者的病历。

3.7 电子病历书写完后应及时保存退出，患者病历尽量避免其他人看到。需要本人签字确认的知情同意书由医院统一保管，患者需要时可凭相关证明复印病历。

3.8　信息技术部门应根据要求把控网络信息安全、电子信息查看修改权限，患者个人档案中的就诊记录以及所上传的各类检查检验图片，不得擅自修改和销毁。对电子档案病历查阅、修改等活动要设置相关权限，并留痕记录。

4　参考资料

4.1 《侵权责任法》

4.2 《执业医师法》

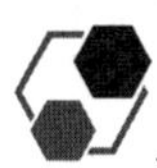

九、互联网医院在线就诊患者的风险评估制度

1　目的

提高医生对患者的风险研判能力，保障患者的生命安全，减少医患纠纷，促进医患和谐。

2　通用范围

全院。

3　内容

3.1　建立医务人员3个基础意识

责任意识、风险意识、质量意识。

3.2　立足目标

教育在线医务人员以高度责任心、精湛的技术和严密的程序诊疗患者，力求达到风险早掌控，隐患早排除，病情早处置的目标，有效防范安全风险。

3.3　评估对象

所有在线就诊的患者。

3.4　评估形式

结合患者既往史以及现病史，判断病情变化情况，进行及时风险评估以及再评估。

3.5　评估程序

3.5.1　对于首次在互联网医院就诊的慢性疾病的患者，首诊医生需要清晰记录患者既往史、现病史、过敏史等，并告知患者将既往疾病相关检查、检验结果清晰拍照后上传平台。

3.5.2 对于反复在互联网医院就诊的慢性病患者，接诊医生除记录现病史外，还需要将患者疾病转归情况或治疗结果反馈详细总结并记录。

3.5.3 接诊医生在对患者病情评估完成后，需要记录病情转归情况、疾病风险评估、诊疗建议，并将上述3种情况如实告知患者或家属，做好门诊电子病历书写及知情同意风险提示。

3.5.4 对于风险评估模糊或治疗效果无法肯定时，接诊医生首先应该申请转诊到专科、专家诊疗：遇到慢性疾病患者病情变化已达到“危急值”及不适宜在线上诊疗其他疾病的患者，建议患者到实体医院就诊，并做好门诊电子病历记录。

十、互联网医院首诊负责制

1 目的

保证安全医疗，防止推诿患者的现象发生，做到“谁首诊，谁负责”。

2 通用范围

全院。

3 定义

首诊医师负责制是指第一位接诊医师（首诊医师）对其所接诊患者，特别是对急、危重患者的检查、诊断、治疗、会诊、转科、转院等工作负责到底的制度。

4 内容

4.1 首诊医师按要求进行病历采集、体格检查及必要的辅助检查，详细记录病史及检查结果，对诊断已明确的患者应及时给予治疗方案；对诊断尚未明确的患者，应说明情况，并给予详细的进一步检查方案，推荐线下就医，必要时请上级医师会诊或邀请有关科室医师会诊。

4.2 对已接诊的患者，需要会诊及转诊的，首诊医师应写好病历，联系好对应科室医师，确认医师在线后，再进行转诊或会诊。

4.3 对不执行首诊负责制发生医疗差错、事故、医疗纠纷的，要追究首诊医师的相应责任。

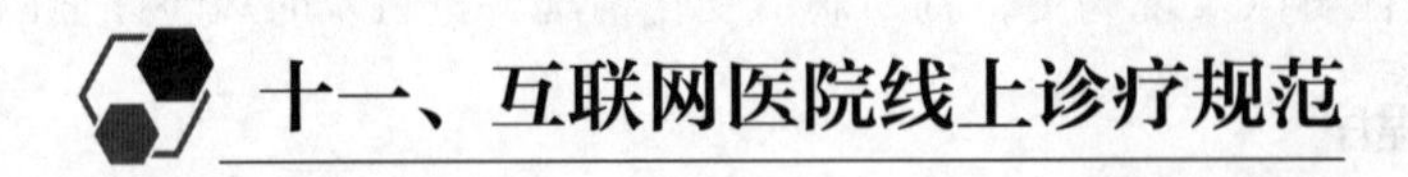

十一、互联网医院线上诊疗规范

1 目的

加强线上门诊流程质量管理，确保医疗质量安全。

2　通用范围

全院。

3　定义

在互联网诊疗平台进行诊疗行为，其过程必须符合国家所制定的病历、处方相关规定，诊断路径需要根据相关疾病的诊疗指南或诊疗标准进行。并且在整个诊疗过程中，患者应受到有礼貌有尊严的对待，医生要保护患者隐私，问诊过程要讲究技巧。

4　内容

4.1　问诊内容和诊断

由于网络问诊的特殊性，需要医生通过问诊为主要形式来收集诊断依据的信息，并且问诊内容将成为医疗纠纷或事故中对责任判定的有效依据。因此，在问诊内容中要求医生在病情采集上严格遵守诊断标准，全面收集相关的阳性指标和用于鉴别的阴性指标相关信息，既是对患者负责，也是对医生的自我保护。

问诊的基本要求：准确、可靠、完整。

4.1.1　问诊一般项目

包括对姓名、性别、年龄进行核对（虽然患者在问诊前已注册相关信息，为避免同一账号多人使用而导致错误判断，需要确认患者信息），民族、婚姻生育史，生育史、月经史、职业等。

如不是患者本人问诊，请陈述者说明与患者的关系。

4.1.2　患者主诉

包括患者的主要症状，就诊主要原因，患者最痛苦或最明显的一个或几个症状（体征）及持续时间。

4.1.3　现病史

4.1.3.1　从疾病开始到本次就诊，是整个阶段的发生、发展演变的全过程。

4.1.3.2　每个主要症状的性质，特点，部位，发生时间，伴随症状，严重程度，时间经过，使症状加重或好转的因素。

4.1.3.3　症状出现后接受过何种医疗处置，何时在何处诊治？做过哪些检查，效果如何？曾用过什么药，剂量、效果如何？

4.1.3.4　一般情况，如睡眠、饮食、二便、体重等。

4.1.3.5　具有鉴别意义的阴性体征，由于是网络问诊，不能通过体格检查来收集信息，所以更需要加强问诊内容来增加诊断相关依据。

4.1.4　既往史

包括患者既往的健康状况和过去曾经患过的疾病、外伤手术、过敏，特别是与现病有密切关系的疾病。

4.1.5　检查检验数据

尽量让患者提供相关的检查检验报告，提取有意义的指标，增加诊断的依据。

4.1.6 诊断

病情信息采集完毕后，根据问诊内容中有效的诊断依据结合疾病诊断标准给出相应诊断。

4.1.7 如患者所提供的信息及检查结果不支持进行疾病诊断，医生不得妄下诊断，更不得开具处方。

4.2 处方

4.2.1 医生应按照诊疗规范、药品说明书中的药品适应证、药理作用、用法、用量、禁忌、不良反应和注意事项等开具处方。

4.2.2 应优先根据疾病首选治疗药品或疾病诊疗指南来选择治疗药品。

4.2.3 遵循《抗菌药品分级管理制度》，不同级别的医师开具所对应的抗菌药品。

4.3 问诊技巧

4.3.1 可获得某一方面的大量资料，让患者像讲故事一样叙述他的病情。这种提问应该在现病史、过去史、个人史等每一部分开始时使用，如“你今天来，有哪里不舒服？”待获得一些信息后，再着重追问一些重点问题。接下来可以直接提问，用于收集一些特定的有关细节，如“扁桃体切除时你多少岁？”“您何时开始腹痛的呢？”获得的信息更有针对性。另一种直接选择提问，要求患者回答“是”或“不是”，或者对提供的选择做出回答，如“你曾有过严重的头痛吗？”“你的疼痛是锐痛还是钝痛？”

为了系统有效地获得准确的资料，医生应遵循从一般提问到直接提问的原则。

4.3.2 不用责怪性提问，避免暗示性提问和逼问、连续性提问、重复提问及使用特定意义的医学术语。

4.3.3 及时核定患者陈述中的不确切或有疑问的情况。

4.3.4 图文问诊，文字表述要清晰。视频问诊，注意仪表、礼节，态度亲切。禁止使用辱骂、责怪等负面文字和语言。

4.3.5 恰当运用评价、赞扬鼓励的语言。

4.3.6 了解患者的期望，了解就诊的目的和要求。

4.3.7 结束问诊，要谢谢患者合作，说明下一步对患者的要求、接下来要做什么，下次就诊时间或随访计划。

4.4 转诊、会诊

4.4.1 当患者病情出现变化或存在其他不适宜在线诊疗服务的，需要医务人员当面诊查时，医师应当立即终止互联网诊疗活动，向患者说明情况，引导患者到实体医疗机构就诊。

4.4.2 非本科室或执业范围的疾病，应协助进行院内科间转诊。

4.4.3 根据病情，需要进行院外会诊的情况，在征求患者同意后，根据××市人民互联网医院会诊管理引导患者进入会诊流程。

5 参考资料

5.1 《病历书写基本规范》
5.2 《处方管理办法》
5.3 《诊断学》
5.4 《电子病历应用管理规范（试行）》
5.5 《互联网医院管理办法（试行）》
5.6 《互联网医院管理办法（试行）》
5.7 《远程医疗服务管理规范（试行）》

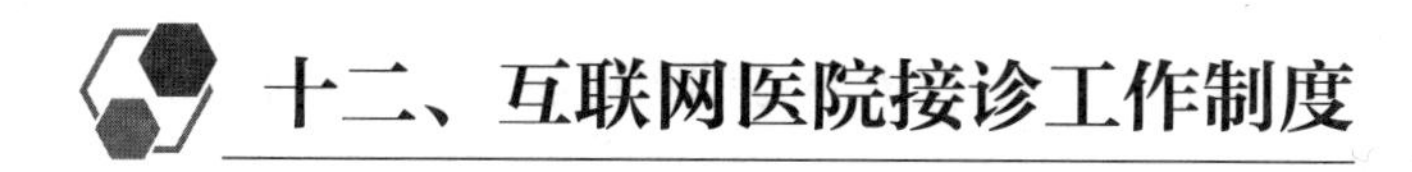

十二、互联网医院接诊工作制度

1 目的

进一步规范互联网医院接诊工作。

2 通用范围

全院。

3 内容

3.1 接诊工作纪律

3.1.1 接诊工作开始前，请提前十分钟上岗，做好准备工作；调适好背景、摄像头、耳麦等设备。

3.1.2 如有迟到或特殊情况不能上线服务的必须请假，提前向负责人调班，并且登记，定期向负责人报备，如在排班的时间内未及时到岗，根据《医疗机构从业人员行为规范》、医院星级服务管理规定进行处罚。

3.1.3 医生接诊率无特殊原因需要≥90%，如接诊率不达标，为接诊不合格，第1次给予口头警告，再犯予以绩效扣罚。

3.2 接诊环境

3.2.1 接诊背景必须是干净的白墙（如项目配有标准背景板，需要使用背景板），保证接诊环境固定、安静，无其他非相关人员的影响或干扰。

3.2.2 视频光线充足、明亮。

3.2.3 接诊网络。

检查网络情况，保持网络（Wi-Fi或4G/5G）畅通，保证视频流畅、无卡顿现象。

3.3 仪容仪表（视频问诊）

3.3.1 必须身穿干净整洁的白大褂；接诊中不得敞衣、袖口不得外露内衣；佩戴微医工牌于衣领处；

3.3.2 注意面部清洁，避免面部反光（女性面部淡妆最佳，男性面部干净无胡茬）；

3.3.3 眼镜避免佩戴有色眼镜，镜片干净；

3.3.4 视频前，医生需要调整摄像头，让自己上半身的画面正好处于视频窗的正中间，坐姿端正，露出肩部以上的部位，给患者严肃且正式的接诊体验；

3.3.5 视频交流时需要面带微笑，眼神要稳，不躲闪。

3.4 医患沟通

3.4.1 接诊时使用普通话，用语文明规范，语速中等，态度亲和；给用户以认真、严肃、稳重、专业的印象。

3.4.2 语音表达清晰，流畅；具有良好的沟通能力和应变能力。

3.4.3 礼貌用语

3.4.3.1 与客户沟通使用礼貌用语

请、您；带姓称呼等。

3.4.3.2 如不能帮助用户解决问题或需要用户配合操作，诚恳亲切地表示感谢。

3.5 医疗规范

3.5.1 保障医疗服务，提高服务质量，确保医疗安全，规避医疗风险。

3.5.2 病情问询

3.5.2.1 问询原则

专业、细致、全面。

3.5.2.2 问询内容

主要症状（特征、持续时间）、伴发症状、主要的鉴别症状、既往病史和诊疗情况、必要的体检内容、辅助检查结果等。

3.5.3 疾病诊断

3.5.3.1 诊断原则

客观、科学、严谨。

3.5.3.2 根据问询内容和专业经验，诊断明确的，可以给予准确的医学诊断；诊断不能完全明确的，可以给予初步诊断（待查）；诊断完全不能明确的，可以给予症状性诊断（待查）。

3.5.4 诊疗建议

3.5.4.1 诊疗原则

规范、专业、适用。

3.5.4.2 诊疗建议

根据病情和患者的实际情况，给出相应的诊疗建议、检查建议、医院转诊等。

3.5.4.3 保证诊疗建议的准确、科学、规范性。复诊患者并明确诊断的，可给予精准的治疗建议或处方；诊断不明的，可以给出相应的对症治疗处方，和进一步诊疗的建议；慢性疾病有严重并发症、有生命危险的危重症或不适宜网络问诊的传染病、精神病患者，应建议其到线下实体医院就诊；

3.5.4.4　开具处方，应科学严谨，符合《中华人民共和国药品管理法》《处方管理办法》；处方书写要规范，药物用法、用量、疗程和配伍要合理；符合互联网诊疗相关规定开具在线处方。

3.5.4.5　抗菌药物的应用，应符合国卫办医发《抗菌药物临床应用分级管理目录（2017版）》等规范要求。

3.5.4.6　网络问诊不能开具“麻醉药品、医疗用毒性药品、精神药品和放射性药品”；目前也不能开具注射类针剂药品。

3.5.4.7　应注意诊疗建议的质量和专业性，避免不合理用药、不规范的诊疗建议，规避风险，杜绝事故。

3.5.5　医德医风

3.5.5.1　不得在平台中散播广告或其他平台的信息，不得推荐与病情无关的医疗产品、药品器械或保健品；

3.5.5.2　不得向患者推荐其他利益相关的非正规医院；

3.5.5.3　遵守医师职业道德，不利用职务之便，牟取其他不正当利益。

3.6　在线问诊注意事项

3.6.1　问诊

3.6.1.1　在线问诊服务是一项严格的医疗服务，其过程应遵循线下医疗（门诊医师）的诊疗规范；

3.6.1.2　每一个处方必须有问诊作为支撑，做到“诊断有依据，用药有指征”；

3.6.1.3　患者的病情描述，应包含症状、体征、既往检查结果、诊疗情况、用药情况及持续时间等；

3.6.1.4　慢性病续方购药，可适当简化问诊内容；

3.6.1.5　在线问诊中，由于缺乏直观的面诊和相应的体格检查，在诊疗中与线下医院有所区别，为保障诊疗安全，需要注意用词严谨、规范；

3.6.1.6　医生应熟悉问诊逻辑、流程和规范，以便顺利完成问诊。

3.7　处方

3.7.1　在线处方的开具，应符合《处方管理办法》和互联网诊疗相关规定；

3.7.2　OTC药，也可以建议患者直接购买，按说明书使用；

3.7.3　所开药物的可用天数，与建议服药的天数应大致相符；

3.7.4　用药疗程

普通处方7天常用药量；慢病或特殊病种，可以适当延长为30天；

如果患者需求的量超过1个月，可以建议患者1个月后复诊，如果患者执意要开超过1个月的药量，可以建议患者咨询线下药店药师；

3.7.5　每个处方不能超过5种药物；

3.7.6　注意科室用药范围，避免跨科室开药；

3.7.7　被审方药师退回的处方，医生必须在12小时之内进行修改。

3.8　抗菌药

3.8.1　抗菌药的应用，应符合《抗菌药物临床应用指导原则》。

3.8.2　抗生素的使用，必须有炎性指征；需要有问诊内容支撑诊断。

3.8.3　根据抗生素使用原则，有炎性指征，暂缺乏辅助检查支持的，原则上用药不超过3天；有指征、有医院辅助检查依据，诊断明确的，根据病情需要，可以开具超过3天的药量（具体视病情而定）。

3.8.4　限制级抗生素，必须由主治及以上职称的医生开具。

3.8.4.1　支原体感染、衣原体感染，包括性病、非特异性尿道炎、输卵管炎、宫颈炎及沙眼可以用。诊断如“衣原体输卵管炎”或“支原体输卵管炎”。

3.8.4.2　八岁以下儿童及有四环素类药物过敏史者，禁用土霉素。

3.9　诊疗建议

3.9.1　药店患者一般是轻问诊比较多，应根据问诊情况给出合理化建议及用药，对于病情危重症或短期内有生命危险的患者，或在线诊疗有困难的患者，应建议其及时到线下实体医院就诊，以免耽误治疗。

3.9.2　当某些药物在药品库中缺货时，可以把药物的通用名告知患者，建议其向线下药店药师咨询购买。

3.9.3　所有药物开具前，均要求问询患者是否有药物过敏史。

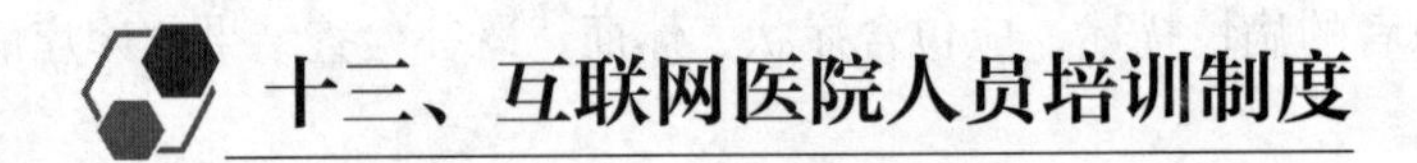

十三、互联网医院人员培训制度

1　目的

规范全院互联网医院诊疗行为，增强线上医务人员综合素质，改善互联网医疗质量，保障医疗安全。

2　通用范围

全院。

3　内容

3.1　岗前培训

凡新入职互联网医院从业人员必须接受岗前培训，培训内容包括相关国家法律法规、医德医风教育培训，全科业务培训（包括互联网医院各项规章制度、平台操作方法、互联网接诊流程等）以及其他互联网医院的相关设备使用如可穿戴设备、人工智能医生推广等培训。

3.2　进修培训

对业务素质好、医疗业务精、严格遵守劳动纪律的工作人员，选派外出到上级医院以及专业技术突出的医疗机构相关重点科室定期、不定期培训，以便提升业务及综合素质。

3.3　定期培训

互联网医院需要定期组织业务、法律法规知识培训，让每个员工业务素质进一步提高，法律法规进一步熟知，互联网医院医生可定期到临床科室轮转不断提高临床经验工作。

3.4　不定期培训

对医学新知识、新观点、国家新政策以及部门规章制度不定期进行培训，如相关专业新理论、新指南、新治疗规范等。

3.5　组织外出参加各种学术会议

对国内外、省内外组织的相关学术会议，有条件的情况下组织相关人员参会，实行走出去、请进来，以提升互联网医院整体的业务水平。

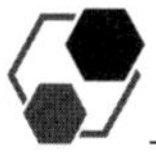

十四、互联网医院执业医师准入及考核制度

1　目的

进一步支持互联网医院的稳步发展，吸引更多优质医师在互联网医院平台进行诊疗活动，提升互联网医院执业医师的在线诊疗质量和服务水平，规范执业医师的执业行为，确保患者就医安全。

2　通用范围

全院。

3　内容

3.1　互联网医院执业医师准入标准

3.1.1　互联网医院必须是经各级政府行政审批部门备案并获得医疗机构执业许可的机构。

3.1.2　在互联网医院认证的执业医师必须具备如下条件

3.1.2.1　在线诊疗医师，需要取得执业医师资格后，至少3年线下临床工作经验，并经其执业注册的医疗机构（××市人民医院）同意在线上开展诊疗活动的医师。

3.1.2.2 在互联网医院线上服务的医师提供的医疗服务项目必须与本人执业范围、专业技术一致。

3.1.2.3 取得互联网医院相应的处方权。

3.1.2.4 有良好的业务素质和执业品德。

3.1.2.5 遵守互联网医院医疗服务流程及各项规章制度。

3.1.2.6 医师的线下注册及管理严格执行《中华人民共和国执业医师法》《医疗机构管理条例》(国务院令第149号)。

3.2 互联网医院执业医师考核管理

3.2.1 由××市人民医院对在线医师进行考核评价。

3.2.2 由××市人民医院对应的各行政管理部门、单位共同组成评级督导组，对医师互联网医院线上工作进行指导、抽查。

3.3 互联网医院执业医师考核主要指标

3.3.1 在线问诊及诊疗人次（每月在线问诊不低于30人次）;

3.3.2 在线开展学术交流情况（每季度不低于1次）;

3.3.3 开展学科培训、继教情况（年度要参与或开展2次）;

3.3.4 在线活跃度，包括执业医师的在线时间、发表学术或健康知识、疾病预防等相关文章;

3.3.5 执业医师在线预约诊疗时间的一致性，即预约在线诊疗患者与执业医师实际履行咨询或诊疗活动时间的偏差情况（预约时间与实际提供咨询或诊疗服务时间偏差小于8小时）;

3.3.6 在线咨询问诊回复的准确性（准确性不低于90%）;

3.3.7 在线诊疗质量，包括诊断的准确性和合理性，治疗方案的规范性及诊疗效果随访情况（复诊的诊断准确性和合理性不低于90%，初诊的诊断准确性和合理性不低于70%，规范治疗率不低于90%，随访好转率不低于80%）;

3.3.8 执业医师开具的电子处方点评情况（每周期的处方点评合格率不低于90%）;

3.3.9 投诉及医疗纠纷情况，即执业医师因服务态度、服务质量而导致的投诉、医疗纠纷或医疗事故等情况，经认定过错方为执业医师的（根据实际投诉情况扣分）;

3.3.10 诚信服务方面，即执业医师对就诊患者不存在夸大、虚瞒病情、不通过开药获取药品提成、严格保护患者隐私、亲自接诊患者而不委托他人、遵守国家法律法规不散布与国家政策相悖的言论及信息等诚信行为（根据诚信行为情况赋分）;

3.3.11 在线患者满意度评价情况（根据年度互联网医院统计的在线患者对执业医师满意度的评价情况赋分）。

3.4 评级方式及结果运用

根据设定的评级主要指标，实行百分制，当年度考核低于70分的评定为不及格，考核在70～80分的评定为及格，考核在80～90分的评定为良好，考核在90分以上的评定为优秀。由互联网医院根据从业医师的考核情况，与医师医德医风评定挂钩。

3.5　互联网医院执业医师退出机制

3.5.1　如违反以下规则，会取消互联网医院相应权限。

3.5.1.1　回答专业性被医学质量管理委员会判定为错误；

3.5.1.2　利用平台规则漏洞，企图得到不正当利益或影响其他用户权益；

3.5.1.3　不及时回复用户提问（超过24小时不回复用户提问导致问题关闭的数量超过总问题量的50%），在服务过程中使用违规词语或不文明词语、非法字符等；

3.5.1.4　被用户多次投诉（超过5次），沟通后不配合拒绝改正。

3.5.2　考核退出

3.5.2.1　对连续两年低于60分的执业医师应劝其从互联网医院平台退出。

4 参考资料

4.1 《中华人民共和国执业医师法》

4.2 《医疗机构管理条例》（国务院令第149号）

5 附件

5.1　××医院互联网医院医师考核评分表（表14-14-1）

表14-14-1　××医院互联网医院医师考核评分表

××市人民医院互联网医院医师考核评分表			
线下科室：	医师姓名：		
序号	考核内容	评分标准	得分
1	在线问诊及诊疗人次（每月超时未回复导致自动取消问诊＞10人次）	5	
2	科室开展学科培训、继教情况（年度要参与或开展1次）	10	
3	在线活跃度，包括执业医师的在线时间、发表学术或健康知识、疾病预防等相关文章	5	
4	执业医师在线预约诊疗时间的一致性，即预约在线诊疗患者与执业医师实际履行咨询或诊疗活动时间的偏差情况（预约时间与实际提供咨询或诊疗服务时间偏差小于8小时）	10	
5	在线咨询问诊回复的准确性（准确性不低于90%）	10	
6	执业医师开具的电子处方点评情况（处方点评合格率不低于90%，无不合格处方）	20	
7	投诉及医疗纠纷情况，即执业医师因服务态度、服务质量而导致的投诉、医疗纠纷或医疗事故等情况，经医院医疗差错听证会认定过错方在执业医师的（根据实际投诉情况扣分）	10	
8	诚信服务方面，即执业医师对就诊患者不存在夸大、虚瞒病情、不通过开药获取药品提成、严格保护患者隐私、亲自接诊患者而不推诿患者	10	
9	在线患者满意度评价情况（根据互联网医院统计的在线患者对执业医师满意度的评价情况赋分）	20	
10	总分	100	
根据设定的评分主要指标，实行百分制，当年度考核低于70分的评定为不及格，考核在70～80分的评定为及格，考核在80～90分的评定为良好，考核在90分以上的评定为优秀。由互联网医院根据从业医师的考核情况，与医师医德医风评定挂钩。			

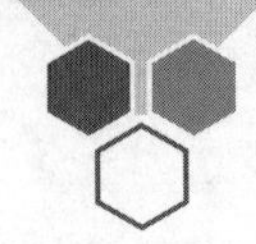

第十五章　人力资源部管理制度

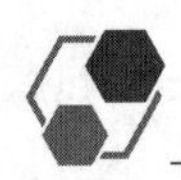

一、职工请、休假制度及期间经济待遇的规定

1　目的

进一步加强和规范医院职工请假休假管理，维护职工的合法权益，增强职工的责任心，加强劳动纪律，维持正常的工作秩序。

2　通用范围

全院职工。

3　内容

3.1　总体要求

3.1.1　医院和科室对职工的请假应在不影响工作的前提下合理安排，并建立严格的审批、登记、请假、销假制度。对未按规定办理请假手续而无故离开工作岗位的，或未按规定办理续假手续而无故超假的，一律按旷工处理。旷工期间按规定扣除一切经济待遇，并视其情节轻重给予批评教育直至行政处分。无正当理由，连续旷工时间超过10天，或1年内累计旷工时间超过20天的，按自动离职处理或予以辞退。

3.2　请、销假程序及批准权限

3.2.1　所有假期按当年累计核准，即公历元月一日起至十二月三十一日止。

3.2.2　公休假日（即星期六、日）、法定假日（如元旦、春节、妇女节、清明节、劳动节、端午节、中秋节、国庆节等）及医院奖励性假期（护士节、团队假、住院总假期等）不需要报批，由科室根据工作在当月统筹安排轮休，30天内有效。

3.2.3　*需要报批的假期*

年休假、探亲假、婚假、丧假、女职工产假、生育看护假、计划生育假（如结扎、上环、取环、人流、引产等）、病假、工伤假、事假、放射假、退休学习假等。

3.2.4　本人通过医院OA请假流程填写请假申请→科室主任/护士长审批→主管职能部门审批→分管副院长审批→人力资源部登记→审批通过后知会科室及申请人。产假、生育看护假、计划生育假、婚假、丧假需要转工会登记备案，病假需要转预防保健科审批登记备案。

3.2.5　休假佐证材料

产假、生育看护假、计划生育假、婚假、病假、丧假、工伤假等需要上传生育服务登记证明/医生诊断证明/住院登记卡/出院小结/结婚证/火化证明/工伤认定书等相关证明；非专职放射人员申请放射假时需要上传计分证明。

3.2.6　需要报批的假期，一律需要按“请假流程”办理，请假审批流程结束后，科室主任/护士长必须打印请假审批表及附件材料存档备查。

3.2.7　严格执行先请假后休假制度，除患疾病或紧急事故不能坚持上班可以补请假外，其他情况一律不能补请假。补请假者必须在事后3天之内补办请假手续，未办理请假手续或者请假未经批准不上班者，一律按旷工处理。

3.2.8　销假流程

已申请假期，但因工作需要或其他特殊原因，未休假或少休假的，按以下流程销假：本人通过医院OA《销假流程》填写销假申请→科室主任/护士长核实销假情况及天数→人力资源部审批登记办理销假。未按规定销假造成考勤失误或影响经济待遇的，由申请人本人负责。

3.3　假期与休假待遇

3.3.1　年休假

3.3.1.1　参加工作时间满1年，已转正定级的职工可享受年休假；

3.3.1.2　工作满1年，不满10年的，年休假5天；已满10年不满20年的，年休假10天；已满20年的，年休假15天；工作年限满1年、满10年、满20年后，从下月起享受相应的年休假天数；

3.3.1.3　国家法定假日、公休假日及国家规定的探亲假、婚假、丧假、产假等的假期不计算为年休假期。

3.3.2　职工有下列情形之一的，不享受当年的年休假

3.3.2.1　当年请事假累计20天以上的；

3.3.2.2　累计工作满1年不满10年的职工，当年请病假累计2个月以上的；

3.3.2.3　累计工作满10年不满20年的职工，当年请病假累计3个月以上的；

3.3.2.4　累计工作满20年以上的职工，当年请病假累计4个月以上的。

3.3.3　职工已享受当年的年休假，年内又出现上述第4点所列情形之一的，不再享受下一年的年休假

3.3.3.1　新调入或离职人员按参加工作年限及实际在院工作月数计算当年享受年休假天数；当年到达退休年龄的人员，可以享受到达退休年龄当月的年休假天数；离职人员多休年假天数部分扣发工资和奖金。

3.3.3.2　年休假由科室当年统筹安排，在1个年度内可以集中安排，也可以分段安排（原则上不超过3段），一般不跨年度安排。

3.3.3.3　确因工作需要不能安排休年休假的，经职工本人同意，可以不安排职工休年休假。

3.3.3.4 待遇

休年假期间，享受与正常工作期间相同的工资收入，基本工资及按规定发放的各种津贴、补贴照发，奖励性绩效按医院规定发放。

3.3.4 探亲假

3.3.4.1 凡工作满1年的正式职工，与配偶不住在一起，又不能在公休假日团聚（指不能利用公休假日在家居住一夜和静息半个白天，下同）的，可以享受本规定探望配偶的待遇；与父亲、母亲都不住在一起，又不能在公休假日团聚的，可以享受本规定探望父母的待遇；职工与父亲或与母亲一方能够在公休假日团聚的，不能享受本规定探望父母的待遇；

3.3.4.2 符合享受探望父母假期待遇，且夫妻双方均为独生子女的，如父母或岳父母、公婆均居住在异地并且符合探亲规定，可在每四年1次探望父母的假期里选择探望父母或探岳父母、公婆；

3.3.4.3 职工探望配偶的，每年给予一方探亲假1次，假期为30天；

3.3.4.4 未婚职工探望父母，原则上每年给假1次，假期为20天，如因工作需要，本单位当年不能给予假期，或者职工自愿两年探亲1次，可以两年给假1次，假期为45天；

3.3.4.5 已婚职工探望父母的，每4年给假1次，假期为20天；

3.3.4.6 其他符合国家政策可享受探亲假而本规定未列出的，按政策执行。

3.3.5 待遇

3.3.5.1 基本工资及按规定发放的各种津贴、补贴照发，奖励性绩效按医院规定发放；

3.3.5.2 探望配偶和未婚职工探望父母的往返旅费，按规定标准报销。已婚职工4年1次探望父母的往返路费，在本人月基本工资30%以内的，由本人自理，超过部分按规定给予报销。

3.3.6 婚假

3.3.6.1 办理结婚（凭结婚证），婚假为3天。公休假日和法定假日不计算为婚假假期。婚假需要在领取结婚证之日起3个月内（即90天内）安排，过期无效。

3.3.6.2 待遇

基本工资及按规定发放的各种津贴、补贴照发，奖励性绩效按医院规定发放。

3.3.7 丧假

3.3.7.1 职工配偶及直系亲属死亡，给假期5天，岳父母或公婆死亡，经批准也可给假期5天。

3.3.7.2 待遇

基本工资及按规定发放的各种津贴、补贴照发，奖励性绩效按医院规定发放。

3.3.8 女职工产假

3.3.8.1 符合法律法规规定生育子女的夫妻，女方享受法律规定的产假、奖励假。其中正常产假98天，奖励假80天；难产（如剖宫产、Ⅲ度会阴破裂者）的增加产假30天；生育多胞胎的，每多生育1个婴儿，增加产假15天。

3.3.8.2 待遇

基本工资及按规定发放的各种津贴、补贴照发，奖励性绩效按医院规定发放。

3.3.9 生育看护假

3.3.9.1 符合法律法规规定生育子女并按规定办理生育登记的夫妻，可在配偶产假期间给男职工15天看护假。

3.3.9.2 待遇

基本工资及按规定发放的各种津贴、补贴照发，奖励性绩效按医院规定发放。

3.3.10 计划生育假

3.3.10.1 符合计划生育政策规定的已婚职工怀孕终止妊娠的，凭医院证明给予一定的产假。其中怀孕未满4个月终止妊娠的，享受15天人流假；怀孕满4个月终止妊娠的，享受42天引产假；怀孕满7个月终止妊娠的，享受75天引产假；上环假2天；取环假1天；女扎假21天；男扎假7天。

3.3.10.2 待遇

基本工资及按规定发放的各种津贴、补贴照发，奖励性绩效按医院规定发放。

3.3.11 病假

3.3.11.1 职工休病假按医院职工请病假有关规定请、休病假。

3.3.11.2 待遇

已转正定级职工病假工资如下。

A. 病假在2个月以内的，基本工资（岗位工资与薪级工资之和，下同）全额发放。

B. 病假超过两个月不满6个月，从第3个月起，工作年限不满10年的，基本工资按90%计发；工作年限满10年及以上的，基本工资全额发放。

C. 病假超过6个月，从第7个月起，工作年限不满10年的，基本工资按70%计发；工作年限满十年不满20年的，基本工资按80%计发；工作年限满20年及以上的，基本工资按90%计发。

D. 试用期、见习期职工病假工资，以其试用期、见习期的工资标准为基数，按以上办法计发。

E. 获得省部级以上劳动模范（先进工作者）等称号、获得国家或省授予的有突出贡献专家称号、享受国务院政府特殊津贴的专家等，仍然保持荣誉的，病假期间基本工资全额计发。

F. 病假期间，除按上述规定计发基本工资外，可继续享受有关生活福利待遇，不计发奖励性绩效。

3.3.12 事假

3.3.12.1 有充分理由需要请事假的，按批假程序办理。

3.3.12.2 待遇

A. 当年事假累计在20天及以下的，基本工资照发。

B. 当年事假累计在21～30天的，基本工资按本人日基本工资的80%计发（日基本工资＝月基本工资÷27.5天，下同）；累计在31～50天的，基本工资按本人日基本工资的50%计发；累计超过50天的，超过天数停发基本工资。

C. 事假期间，不计发其他待遇。

3.3.13 放射假

3.3.13.1 凡专职从事放射工作满1年的职工，每年享受放射假30天；当年病假、事假、产假、在外进修、学习或其他原因脱离放射诊疗岗位超过2个月的，按实际接触时间计算休假时间。

3.3.13.2 非专职从事放射工作但直接接触射线的职工，每年按手术级别、例数计分可享受1～4周的放射假。

A. 各级手术计分方法：Ⅱ级手术每台1分，Ⅲ级手术每台2分，Ⅳ级手术每台3分。

B. 享受放射假天数计法：100～199分享受1周，200～299分享受2周，300～399分享受3周，400分以上享受4周。

3.3.14 科室可根据政策规定在不影响工作的前提下，按程序审批后，由科室当年统筹安排，在1个年度内可以集中安排，也可以分段安排（原则上不超过3段），不跨年度安排。

3.3.15 按规定发放的各种津贴、补贴照发，奖励性绩效按医院规定发放。

3.3.16 外派进修、参加学术活动、因公外出开会等期间的节假日一律不予补休。

3.3.17 院部办公室总值班，在公休假日（星期六、日）值班的，可以补休。

3.3.18 医院层面特殊情况需要在节、假日上班的，报纪委办公室备案，给予调（补）休。

3.3.19 按月休完。因科室之间工作调动的余假不得超过2天。

4 参考资料

4.1 《中华人民共和国劳动法》

4.2 《全国年节及纪念日放假办法》

4.3 《职工带薪年休假条例》

4.4 《女职工劳动保护特别规定》

4.5 《广东省人口与计划生育条例》

4.6 《广东省病假工资规定》

4.7 《广东省政府关于职工探亲待遇规定的实施细则》

4.8 《广东省企业职工假期待遇死亡抚恤待遇暂行规定》

4.9 《广东省工伤保险条例》

4.10 《关于机关、事业单位工资制度改革后工作人员假期工资计发问题的通知》

4.11 《关于机关、事业单位工作人员探亲假、年休假等有关假期待遇问题的通知》

4.12 《放射工作人员职业健康管理办法》

二、关于聘用人员退休待遇的有关规定

1 目的

规范全院聘用人员的退休待遇标准，保障聘用人员的退休待遇。

2 通用范围

适用全院聘用人员。

3 内容

3.1　不论何种专业的聘用人员（即含在医、药、护、技专业技术岗位工作的大中专毕业生、日工转聘用及直接聘用的所有聘用人员，以下简称“聘用人员”），在全院工作满15周年（包括在全院从事临时工工作时间），到龄退休时，如果社保机构核准可按月领取退休金待遇，可参照全院正式工退休同等人员的退休金发放办法执行。

3.2　在全院正式聘用时间满10周年的聘用人员，到龄退休时，如果社保机构核准可按月领取退休金待遇，可参照正式工退休同等人员的退休金发放办法执行。

3.3　医院特招、急需要引进的高层次人才的聘用人员，不受在全院服务年限影响，到龄退休时，如果社保机构核准可按月领取退休金待遇，可参照正式工退休同等人员的退休金发放办法执行。

3.4　不符合以上三点条件的聘用人员，不能参照正式工退休同等人员的退休金发放办法执行。可按在全院正式聘用年限，每工作1年补1个月平均工资作生活补贴，一次性发放。

3.5　聘用人员退休后的医疗保险、院内节日慰问、体检等待遇，参照全院正式工退休同等人员执行。

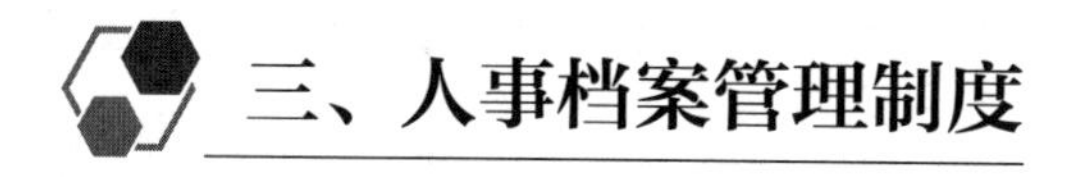

1 目的

规范人事档案管理工作，提高档案管理水平，有效地保护和利用档案，使之科学化、规范化、制度化，充分发挥人事档案的作用，更好地为医院各项工作服务。

2 通用范围

适用全院各科室及全体职工。

3 内容

3.1　人事档案保管制度

3.1.1　安全保密

3.1.1.1　维护人事档案的完整无缺，不得损毁、丢失、被盗，内容不得失密泄露。做到“三专”“八防”“十不准”，用科学的技术方法保护好人事档案，最大限度地延长档案使用寿命。

3.1.1.2 “三专”

即专人管理、专柜存放、专室阅档。

3.1.1.3 “八防”

即防火、防盗、防潮、防蛀、防光、防高温、防尘、防鼠，发现问题要及时处理。

3.1.1.4 “十不准”

不准利用档案材料营私舞弊；不准泄露或擅自对外公布档案内容；不准擅自拍摄复制档案内容；不准任何个人私自保存他人档案；不准违规转递、查阅和借用干部人事档案；不准以任何借口涂改、伪造档案材料；不准将应归档材料据为己有或者拒绝、拖延归档；不准将虚假材料、不符合归档要求的材料和归档范围之外的材料归档；不准私自、指使或者允许他人抽取、撤换或销毁档案材料；不准把档案柜钥匙交给非管档人员。

3.1.2 方便查找

3.1.2.1 提供利用人事档案是管理工作的最终目的，必须做到保管有条不紊、井然有序，利用时查找方便，提供迅速。

3.1.3 每半年核对1次档案顺序号，发现编错号或放错位置的要及时纠正。每年要按登记册全面检查1次档案，发现缺少，及时查找。

3.1.4 按规定的规格、样式装订，做到整齐清洁、规范化。

3.2 人事档案查（借）阅和借用制度

3.2.1 全院职工需要查（借）阅档案时，必须由查（借）阅人认真填写查（借）阅登记表，并按干部和人事管理权限办理审批手续。涉及绝密案卷，需要经医院分管领导签字批准，方可查（借）阅。

3.2.2 外单位和非组织、人事部门一般不予查（借）阅，如特殊情况需要查（借）阅时，必须持外单位介绍信和个人有效身份证件，并注明查（借）阅目的和内容，办理登记手续，经医院分管领导批准后，方能查（借）阅。一般不外借、不复印，如确需要复印的，经医院分管领导批准，由档案管理人员办理。

3.2.3 查（借）阅档案资料的内容，限定在同意查（借）阅的范围内；如需要摘录的，必须全面完整，核对无误，否则无效。

3.2.4 查（借）阅档案资料时，必须严格遵守保密制度和阅档规定，严禁涂改、涂画、撤换档案材料，未经档案管理人员许可，不准转案，同意抄录的资料经核对无误后，盖公章方可拿出档案室。不得向无关人员泄露或向外公布档案内容，违反者应视情节轻重，予以批评或纪律处分。

3.2.5 档案严禁外借。特殊情况需要外借时，必须经医院领导签字批准，说明外借理由，并填写“外借登记表”方可借出，及时归还，时间一般不超过1周。规定时间内不能归还的，要及时催还。

3.2.6 归还档案时，收卷人应当面核对无误后注销，如发现缺页、缺卷现象，应立即追究其责任。

3.2.7　档案查（借）阅利用完毕，管理人员应及时填写利用效果登记，及时反馈和记录档案利用情况。

3.3　人事档案的转递制度

3.3.1　人事档案应通过机要交通转递，不准公开邮寄或交来人自带。

3.3.2　转递人事档案必须按“档案转递通知单”的项目详细登记，严密包封，以机密要件发出，及时注销登记。

3.3.3　收到人事档案，经核对无误后，应在回执上签名盖章并及时回复。逾期1个月未收到回执的，转出单位应写信催问，以防丢失。

3.3.4　必须做到

3.3.4.1　转递及时。防止“有人无档”或“有档无人”现象的发生。

3.3.4.2　转递材料完整。要把归档的材料进行清理，再将档案材料全部1次转出。

3.3.4.3　转递单位准确。

3.3.5　人事档案的接收和转递，要建立专用登记本，以备考察。

3.4　人事档案日常工作制度

3.4.1　认真学习国家有关档案工作方针政策，全面接受地方各级档案行政主管部门的监督指导。

3.4.2　热爱本职工作，忠于职守，认真负责地做好人事档案的接收、管理、提供利用等各项工作。

3.4.3　科学管理档案，编制检索工具，做到编目清楚有序、保管完整无误，为档案的利用提供便利条件。

3.4.4　严格执行《保密法》，切实落实“三专”“八防”“十不准”措施，确保档案安全。

3.4.5　定期（每半年）或不定期地做好检查核对工作和统计分析工作。

3.4.6　注意调查研究和总结经验教训，开展横向联系，为实现档案管理的科学化、现代化创造条件。

3.4.7　做好人事档案工作范围内其他日常工作。

4　参考资料

4.1 《中华人民共和国档案法》

4.2 《干部档案工作条例》

4.3 《干部人事档案材料收集归档规定》

4.4 《干部档案整理工作细则》

4.5 《中共高州市委组织部 关于印发干部人事档案管理工作制度的通知》

四、退休管理制度

1 目的

规范职工退休管理。

2 通用范围

全体职工。

3 内容

3.1 按照中央和国务院规定，已达到退休年龄的职工，应按时办理退休手续，不需要本人申请。由人力资源部核准退休年龄，通知本人办理退休手续。职工退休后，享受国家所规定的有关退休人员的一切福利待遇。

3.2 为了使退休工作制度化，人力资源部提前1个月通知应退休人员及其所在科室，并由科室妥善安排好退休人员的休假和交接班工作。

3.3 高级专业技术人员退休，按国家有关规定办理。符合返聘条件者，按医院返聘有关规定执行，并办理返聘手续，但退休时间不变。返聘期间医院不再安排其任何行政职务，亦不负责其专业技术职务的推荐晋升。

3.4 少数需要办理延长退休年龄的高级专家，确因工作需要，身体健康，本人申请，技术职务限额允许，由科室书面报告人力资源部审核，呈交院领导审定、报上级主管部门批准后，方可办理延退手续。

3.5 职工退休工作政策性强，在不折不扣地执行国家文件的基础上认真做好退休人员的思想工作，主动关心、尽力为职工排忧解难。

4 参考资料

4.1《国务院关于工人退休、退职的暂行办法》

4.2《国务院关于高级专家离休退休若干问题的暂行规定》

4.3《国务院关于延长部分骨干教师、医生、科技人员退休年龄的通知》

4.4《中共中央组织部、人力资源社会保障部关于机关事业单位县处级女干部和具有高级职称的女性专业技术人员退休年龄问题的通知》

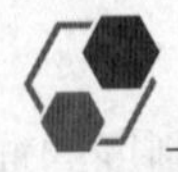

五、人力资源紧急替代管理办法

1 目的

规范紧急状态下医院的人力资源替代，有效保障医院各项工作正常运转。

2 通用范围

各科室及全体员工。

3 定义

人力资源紧急替代：在岗或应在岗人员因特殊原因不能正常履行工作，为保证医院正常运转，由其他合适人员紧急替代其工作的行为。

4 内容

4.1 启动情形

医院在正常运行过程中，在岗人员上班时间离开工作岗位（如在岗意外受伤或生病等）或在岗人员应到岗而未到岗（如临时紧急请假或不明缘由缺位等），以及其他需启动的情况。

4.2 替代程序与办法

4.2.1　领导班子紧急替代

实行AB岗工作制度，如AB岗同时不在岗，由主职领导统筹协调安排其他院领导替代履职。

4.2.2　科室负责人

应指定科室临时负责人，且临时负责人相对固定。临时负责人的指定对象一般为科室副职（科室2名副职以上的，应固定其中1人作为临时负责人，其他副职可作为后备替代对象）；副职空缺的科室，可以指定后备干部、组长、高年资业务骨干、高级责任护士或高级职称人员替代。业务科室指定的替代人选或变更替代人选，需要经业务主管部门同意；职能科室指定的替代人选或变更替代人选，需要经分管院领导同意。

4.2.3　业务科室

4.2.3.1　业务科室合理安排二线（或备班）、三线值班人员（三值根据科室实际工作需要设置），并保持联络畅通。当值班人员因突发情况不能继续履行工作职责时，其本人或同班次其他值班人员可直接通知二线（或备班）、三线人员到岗替代；若科室遇突发情况人力不能满足工作需求时，科室负责人有权直接调配科内其他不在岗人员到岗，必要时可上报主管职能部门协调解决。

4.2.3.2　门诊医师因会议、手术或其他突发情况请假不能按时出诊时，由专科主任安排科室其他同等及以上职称医师替代，并及时报告门诊办；门诊办巡岗时发现不明原因停诊或未按时到岗出诊的，由门诊办督促专科主任安排同等及以上职称医师替代，并报告医务部。

4.2.3.3　术中若发生手术人员，尤其是主刀医生因突发情况不能坚持完成手术时，手术人员立即报告科主任，请求派相应资质的医师上台完成手术；科室无相应资质人员替代的，上报医务部协调解决。

4.2.4 职能科室

4.2.4.1 行政办公室人员实行AB岗工作制度。AB岗责任人一般情况下不同时外出，如遇特殊情况AB岗责任人同时不在岗，由科室负责人安排其他人员临时替代履职。

4.2.4.2 夜间及节假日服务临床一线的信息系统维护、设备维修、挂号收费、一站式服务中心、住院准备中心、水、电、中心供氧、救护车司机等后勤保障部门要安排值班人员及后备替代人员。

4.2.4.3 医院行政总值班、医疗总值班和护理总值班人员突发情况不能坚持值班的，经请示带班领导同意后，及时报告医院办公室，由医院办公室协调安排替代人员。

4.3 工作要求

4.3.1 人力资源紧急替代实行院科两级管理模式，医药技术人员由医务部统筹，护理人员由护理部统筹，其他人员由人力资源部统筹。

4.3.2 各科室结合部门特点制定本科室的人员紧急替代程序与方案或AB岗责任分工表（院内医务人员的替代应遵循医务部或护理部的具体要求），完善有效联络方式，同时做好培训、演练，确保科室全员知晓。

4.3.3 员工应知晓并掌握本科室人员紧急替代程序，替代人员要服从工作安排、调度，在15分钟内到岗。发现人员缺位时必须及时通知相关负责人，由负责人及时安排处理。

4.3.4 科室必须详细做好人员紧急替代工作记录。

4.3.5 科室负责人是科室人员紧急替代工作的第一责任人，人力资源部作为人力资源紧急替代管理工作的主管部门，会同医务部、护理部、纪委办公室等部门不定期随机进行督导检查。

4.3.6 对于无正当理由不服从替代安排者，视情节轻重给予处罚；对贻误工作、造成后果的，追究当事人责任。

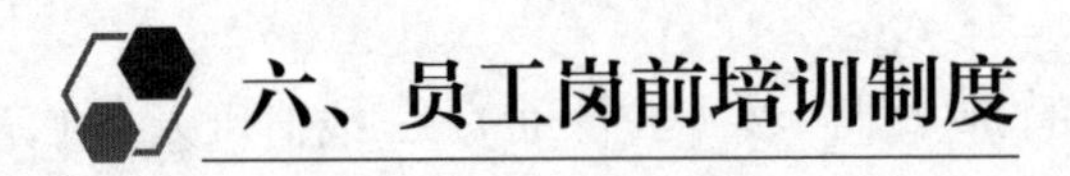

六、员工岗前培训制度

1 目的

加强新员工的职业道德素质教育，了解医院文化与管理，熟悉国家相关法律法规及医院各项规章制度和流程，尽快适应新工作要求。

2 通用范围

新入职员工或在全院离职超过6个月再次入职的员工。

3 定义

岗前培训为面向新员工的培训，分为医院集中组织的岗前培训和各科室进行的上岗培训。本制度中的岗前培训特指医院集中组织的岗前培训。日工由科室或主管组织上岗培训，不参加医院集中岗前培训。

4 内容

4.1 组织实施

岗前培训由人力资源部统筹组织，各相关部门协助。每次培训前，人力资源部制定当期培训计划，组织各相关科室授课，然后进行考试。

4.2 时间

岗前培训集中授课，一般于每年的7月进行，可根据实际情况进行适当调整。

4.3 培训内容

4.3.1 院领导负责介绍医院基本概况、医院文化等；

4.3.2 党委办负责党建工作、医德医风等；

4.3.3 纪委办公室负责廉政教育、言行规范、星级服务满意度提升等；

4.3.4 人力资源部负责劳动纪律、劳动法、人事管理相关规章制度等；

4.3.5 工会办负责工会法、工会章程、员工福利、计划生育及工会相关规定；

4.3.6 保卫办公室负责消防安全知识；

4.3.7 急诊科负责心肺复苏知识技能；

4.3.8 医保物价部负责医疗保险、物价相关法规和规定；

4.3.9 院感科负责医院感染管理制度及相关技能等；

4.3.10 科教部负责带教、医学继续教育、科研、论文等相关流程和规定；

4.3.11 药学部负责药事相关法规等；

4.3.12 医务部负责法律法规（《中华人民共和国执业医师法》、病历书写规范）、医疗核心制度、知情谈话制度、医疗纠纷防范制度等；

4.3.13 护理部负责护理相关制度法规、护理核心制度、优质护理、病区环境管理、护理团队文化、护士职业生涯规划等；

4.3.14 预防保健科负责传染病防治法及相关规定、职业防护等；

4.3.15 医疗质量科负责病历书写规范等；

4.3.16 输血科负责输血用血制度等；

4.3.17 专科技能和科室规章制度，由各科室负责，并进行考核；有特殊准入资质的培训由相应的临床科室或职能部门负责，培训合格才能上岗；

4.3.18 其他需新员工普遍接受培训的知识，由各职能部门与人力资源部协商，人力资源部根据实际情况安排。

4.4 培训经费

4.4.1 按有关规定设立岗前培训专项经费，用于支付授课费、培训资料费、场地费等，每年由人力资源部做培训专项经费预算。

4.5 培训纪律

每位新入职员工均必须参加岗前培训。院级层面的岗前培训集中进行，不得迟到、早退、旷课；因特殊原因不能参加需要提前提交书面申请，科室主任/护士长签字审批后交人力资源部，参加下1次培训。

4.6 培训要求

4.6.1 岗前培训学习考核情况存入个人档案；

4.6.2 学习考核情况作为个人试用期考核的一项重要内容；

4.6.3 考核不合格的或请假或经批准缺课的（缺课不能超过培训总课程的1/5），可1周内自行学习岗前培训PPT课件并参加人力资源部组织的补考，补考仍不合格者，停岗学习，合格后方可返岗；

4.6.4 培训结束后由人力资源部进行培训效果评估和总结，以便改进。

4.7 附则

4.7.1 其他本制度未尽事宜由人力资源部解释。

七、卫生技术人员执业资格审核与执业准入管理制度

1 目的

进一步加强和规范全院卫生技术人员资格准入和执业管理，保障全院医疗质量和医疗安全。

2 通用范围

适用于全院卫生技术人员。

3 内容

3.1 医师执业资格准入管理

3.1.1 严格按照《中华人民共和国执业医师法》和国家中医药管理局制定的《中医师、士管理办法（试行）》执业医师注册执业管理。

3.1.2 医务部严格审查医师资质，未取得医师执业资格者及未经医师执业注册者不得独立从事医疗工作。

3.1.3 严格遵守医师执业范围，严禁超范围执业；严格执行医疗技术准入与手术分级管理制度，严禁越级开展手术。

3.1.4 对新取得医师资格证的人员，必须将医师资格证和相关资料及时提交人力资源

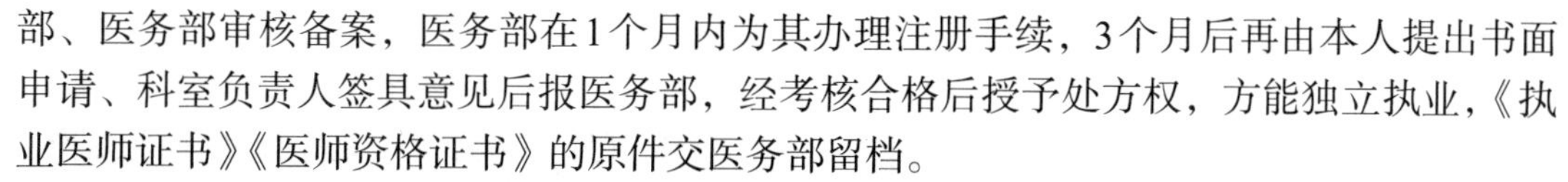

部、医务部审核备案，医务部在1个月内为其办理注册手续，3个月后再由本人提出书面申请、科室负责人签具意见后报医务部，经考核合格后授予处方权，方能独立执业，《执业医师证书》《医师资格证书》的原件交医务部留档。

3.1.5 对新调入全院有执业资格的人员，医务部必须在其到岗工作后的1个月内为其办理执业变更手续，3个月后再由本人提出书面申请、科室负责人签具意见后报医务部，经考核合格后授予处方权，方能独立执业，《执业医师证书》《医师资格证书》的原件交医务部留档。

3.1.6 由全院导师带教研究生或在全院的实习生、进修人员均无执业和处方授权。

3.1.7 执业助理医师必须在执业医师指导下从事各项诊疗活动，不能独立执业。

3.1.8 执业医师授予麻醉药品和第一类精神药品处方资格，必须经医务部审核并考核合格后授予相应资格。

3.1.9 妇产科执业医师必须参加市母婴保健技术培训班，获得《母婴保健技术考核项目》合格证书，预防保健科审核后方可进行相应的母婴保健专项技术准入。

3.1.10 外院来全院多点执业的专家需要向医务部申请办理多点执业备案，医务部审核后交医院主要负责人审核签字，医院办公室登记盖章，然后向上级行政部门申请备案。多点执业时间段填写：按协议签发之日直至结束。

3.1.11 在未完成多点执业备案前，外来工作人员按原“会诊邀请”规定办理。

3.2 医技类准入管理

医技人员必须取得相应专业技术资格及大型仪器上岗证，并在人力资源部、医务部备案后，由本人提出书面申请、科室负责人签具意见后报送医务部，在审核同意授权后方可独立执业和出具相关检查报告。

3.3 药学人员资格准入管理

3.3.1 严格按照《药品管理法》《医疗机构药事管理规定》《处方管理办法》《抗菌药物临床应用管理办法》《抗肿瘤药物临床应用管理办法（试行）》和《麻醉药品和精神药品管理条例》等法律法规规范管理药学专业技术人员（以下称药师）。

3.3.2 药学部严格审查药学专业技术人员资质，未取得（中、西药学）药学专业技术资格者，不得独立从事药学专业技术工作。

3.3.3 对新调入有药学专业技术任职资格人员，先试用3个月，试用期满后，经药学部统一培训与考核，合格者，授予处方/医嘱调剂资格，方可独立从事药学专业技术工作。

3.3.4 新毕业生见习期为1年，不能独立执业，在上级药师指导下从事普通处方调配工作，并在药房、药库间轮转强训。见习期满后，如取得药学专业技术任职资格，由本人将资格证书报药学部、人力资源部备案，按专业技术任职资格管理，并经药学部统一培训与考核，合格者授予处方/医嘱调剂资格，可独立从事药学专业技术工作，如未取得专业技术任职资格，按见习期管理。

3.4 护理类人员资格准入

3.4.1 严格按照《护士条例》执行护士注册执业管理。护理部负责全院护士注册管理工作，严格审查护士资质。

3.4.2 未取得护士执业资格者及未经护士执业注册者均不得独立从事护理工作。

3.4.3 严格遵守护士执业范围，严禁超范围执业。

3.4.4 从事护理工作的注册护理人员，必须自觉遵守《护士条例》有关规定。遵照执行卫生行政主管部门规定的其他条件。

3.4.5 对新进全院有执业资格的人员，在办理首次注册或变更执业注册后，方能独立执业。调入科室根据其实际业务能力试用3个月，经科室考试、考核确定能胜任本科室业务工作的，由科室出具意见后报护理部审批授权后方可独立值班。

3.4.6 注册护士在特殊护理岗位工作必须经过相应岗位技能培训方可上岗。

3.5 附则

本制度由医院医务部、护理部负责解释。

4 参考资料

4.1《中华人民共和国执业医师法》

4.2《护士条例》

4.3《药品管理法》

4.4《医疗机构药事管理规定》

4.5《处方管理办法》

4.6《麻醉药品和精神药品管理条例》

4.7《三级医院评审标准（2022年版）广东省综合医院实施细则》

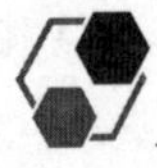

八、高层次专业技术人才低职高聘暂行办法

1 目的

进一步吸引和稳定高层次人才，强化人才竞争机制，完善专业技术职务聘任制度，更加科学合理使用人才，促进专业技术人才资源的优化配置和有效利用，充分调动专业技术人才的积极性和创造性，着力提升全院医疗、教学、科研水平和人才队伍的整体素质，助推高水平医院建设。

2 通用范围

具有教育部承认的全日制普通高校毕业博士研究生学历及其他同等层次学历的专业技术人员。

3 内容

3.1 低职高聘范围及任职条件

3.1.1 低职高聘仅限申聘副高级、正高级专业技术职务

3.1.2 思想政治条件

3.1.2.1 遵守国家法律法规，有良好的职业道德和敬业精神；热爱医疗卫生事业，品行端正，关心集体，团结协作；一切以患者为中心，全心全意为人民服务；具有与时俱进，开拓创新的团队精神。

3.1.3 学历、资历、业绩条件

3.1.3.1 低职高聘副高级专业技术职务

A. 学历、资历条件：具有教育部承认的全日制普通高校毕业博士研究生学历及其他同等层次学历，从事本专业工作满1年及以上。

B. 业绩成果条件：任现职以来取得本专业较高学术价值的科技成果，具备下列条件之一：

a. 获得科学技术奖1项及以上（①国家级奖项主要完成人，以奖励证书为准；②省、部级一等奖排名前10名；二等奖排名前8名；三等奖排名前5名；③市/厅级一等奖排名前3名，二等奖排名前2名，三等奖排名第1名）。

b. 参与或主持省、部级以上科研课题1项及以上（①国家级科研课题项目排名前8名；②省、部级科研课题项目负责人）。

C. 论文条件：任现职以来公开发表、出版本专业有较高学术价值的论文，必须具备下列条件之一：

a. 以第一作者或共同第一作者身份发表北大中文核心期刊论文或者SCI论文4篇及以上，其中SCI论文不少于2篇（2篇合计IF≥4.0）；

b. 以第一作者或共同第一作者身份发表SCI论文1篇及以上，合计IF≥15.0。

3.1.3.2 低职高聘正高级专业技术职务

A. 学历、资历条件：具有教育部承认的全日制普通高校毕业博士研究生学历及其他同等层次学历，且取得副高级专业技术资格或受聘副高级专业技术职务满2年及以上。

B. 业绩成果条件：任现职以来取得本专业有较高学术价值的科技成果，具备下列条件之一：

a. 获得科学技术奖1项及以上（①国家级奖项主要完成人，以奖励证书为准；②省、部级一等奖排名前8名；二等奖排名前6名；三等奖排名前3名；③市（厅）级一等奖排名前2名，二、三等奖排名第1名）。

b. 参与或主持国家级科研课题1项及以上（①国家重点科研课题项目排名前6名；②国家级科研课题项目负责人）。

C. 论文条件：任现职以来公开发表、出版本专业有较高学术价值的论文，必须具备下列条件之一：

a. 以第一作者或共同第一作者身份发表北大中文核心期刊论文或者SCI论文5篇及以

上，其中SCI论文不少于3篇（3篇合计IF≥6.0）；

b. 以第一作者或共同第一作者身份发表SCI论文1篇及以上，合计IF≥20.0。

3.2 申请时间与程序

3.2.1 常规专业技术职务低职高聘工作。于每年的5月或11月与院内初、中、高级专业技术职务聘任工作同步进行。具体程序参照全院《专业技术职务评聘管理办法》执行。特殊情况提交医院党政领导班子讨论决定。

3.2.2 特殊人才引进专业技术职务低职高聘工作。新引进的特殊人才，符合上述低职高聘条件的，入职时由本人申请，经人力资源部、科教部及相关职能部门审核后，提交医院党政领导班子会议审定，可以直接聘用到相应岗位。

3.3 低职高聘待遇

3.3.1 低职高聘人员需要与医院签订《××医院高层次专业技术人才低职高聘履约协议书》，履行受聘岗位职责，完成受聘岗位规定的工作任务，并承诺从聘任之日起在医院连续工作服务3年。若未满服务期要求调离医院（含调动、辞职等）的，需要一次性返还已享受的高聘待遇。

3.3.2 低职高聘人员在院内享受高聘岗位待遇；若国家、省和地方工资标准调整，按高聘岗位同步调整，但低职高聘相关工资资料不计入个人档案工资材料。

3.3.3 低职高聘人员达到法定退休年龄时，按高聘前原专业技术职务标准计发退休待遇。

3.3.4 低职高聘人员无专业技术资格证书，但可以按高聘的专业技术职务参加相关学术活动。

3.3.5 因涉及申报评审专业技术资格的诚信要求，低职高聘人员不得以高聘专业技术职务的名义发表论文或申请课题等。

3.4 聘期考核与管理

3.4.1 医院对低职高聘人员实行聘期管理，聘期为3年，自聘任之日起计算，期满或达到法定退休年龄后自然终止。

3.4.2 低职高聘人员需要接受医院专业技术职务评聘委员会的管理和考核。考核分为年度考核和聘期考核，主要考核低职高聘人员对工作的完成情况：每年至少发表北大中文核心期刊论文或者SCI论文1篇；每个聘期至少发表北大中文核心期刊论文或者SCI论文3篇，至少主持（项目负责人）并通过省、部级以上科研课题立项1项。聘期内年度考核不合格者解除聘任，取消高聘资格和高聘待遇；聘期期满考核不合格者不予续聘。

3.4.3 聘期内尚未通过高级专业技术资格评审取得相应高级专业技术资格证书的，考核合格者，聘任期满可以申请续聘，最多可以续聘1个聘期。续聘条件按本办法确定的相关资格条件执行，但申请续聘的科研和论文等业绩成果材料必须是高聘期间取得的业绩成果材料。

3.4.4　低职高聘人员高聘期间，如经单位申报评审广东省卫生系列高级专业技术资格，需要签订《××医院人才履约协议书》。评审通过取得高级专业技术资格，并聘任落实待遇后，原签订的《××医院高层次专业技术人才低职高聘履约协议书》自动终止。

3.4.5　低职高聘期间，出现以下其中一项一票否决项，即时取消高聘资格，停发一切高聘待遇：

3.4.5.1　违反国家法律法规；

3.4.5.2　医疗事故；

3.4.5.3　出现丙级病历；

3.4.5.4　出现院感暴发事件。

3.5　其他要求

3.5.1　认真贯彻民主、公开的原则，低职高聘实行“四公开”制度，即公开任职条件、公开聘任办法、公开成果材料、公开聘任结果，要加强民主监督，增强低职高聘工作透明度。

3.5.2　在低职高聘工作中强化人才意识，不搞论资排辈，严格条件，坚持标准，严肃纪律，坚持原则，引进竞争激励机制，建立科学的人才梯队，为医院培养高端医学人才和学科带头人打好基础。

3.6　附则

3.6.1　本暂行办法自发文之日起执行，由医院专业技术职务评聘委员会办公室解释，评聘委员会有权进行修订。

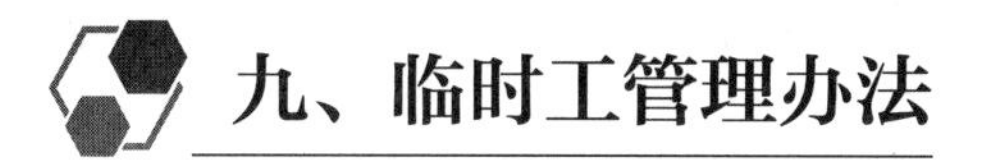

九、临时工管理办法

1　目的

加强和规范临时工队伍的管理，保障临时工的合法权益，充分调动临时工的工作积极性，更好地为医院服务。

2　通用范围

本办法适用对象为全院在职在岗临时工（不含聘用职工）。

3　内容

3.1　临时工

用工必须遵循“确需要、精简、择优、实用、高效、合法”的原则，不得超出医院设置的岗位种类和数量。

3.2 行政管理

3.2.1 人力资源部负责临时工招用与管理工作，主要包括：收集临时工用工计划；建立和健全临时工管理制度；招聘临时工；调整临时工工作岗位；制定、调整临时工工资标准；办理临时工入职、离职手续；缴纳临时工社会保险和住房公积金；临时工合同管理；临时工劳动纠纷调解；管理临时工档案资料、审核上岗资格等。

3.2.2 各用工科室是临时工岗位管理部门，主要职责是：临时工试工考核、试用期考核；安排具体工作及排班；及时向人力资源部报告临时工增减变动情况；对临时工进行思想教育、上岗培训、工作考核、工作表现报告等日常管理工作。

3.2.3 临时工补岗与增岗

3.2.3.1 补岗是在科室临时工总量不变的情况下，人员调出或离职出现岗位空缺可申请补岗。岗位空缺科室及时向人力资源部提交书面补岗申请，由主管职能部门、人力资源部和分管院领导、院长依次审批通过后按计划进行补岗。

3.2.3.2 增岗是由科室根据业务用人需要，申请增岗。申请增岗科室及时向人力资源部提交书面增岗申请，由主管职能部门、人力资源部、分管院领导、院长依次审批通过后按计划进行增岗。

3.2.4 临时工岗位调整。原则上本人不能申请调整工作岗位。确因科室工作需要，专业、岗位、能力匹配，经科室、主管职能部门、人力资源部、分管院领导依次审批通过后，由人力资源部执行岗位调整。

3.3 招聘条件

3.3.1 招录临时工，必须符合以下基本条件：

3.3.1.1 具有中华人民共和国国籍，拥护中华人民共和国宪法。

3.3.1.2 思想品德好，工作责任心强，作风正派，遵守国家法律法规和医院各项规章制度，服从管理。

3.3.1.3 具备正常履行职责的身体条件，能胜任所承担的工作。

3.3.1.4 年满18周岁，男性年龄应不超过45周岁，女性年龄应不超过40周岁；保安岗位年龄应不超过35周岁；特殊岗位和特殊情况可适当放宽。各类招聘岗位的具体年龄要求以发布的招聘公告为准。

3.3.1.5 具备岗位所需的专业或者技能条件，从事技术性工作者，应具备相应职业资格证书、技术等级证书或上岗证，要求技术娴熟、精良；从事饭堂餐饮相关工作者必须持有健康证。

3.4 不得录用情况

3.4.1 尚未解除纪律处分或者正在接受纪律审查的人员；

3.4.2 刑事处罚期限未满或者涉嫌违法犯罪正在接受调查的人员；

3.4.3 弄虚作假、提供不实材料的；

3.4.4 法律法规规定的其他不得应聘的情形。

3.5　岗位分类及任职资格

3.5.1　临时工岗位分为两类，必须符合以下任职资格：

3.5.1.1　一类岗位

卫生技术岗位。包括从事医、药、技、护卫生技术岗位的人员。卫生技术岗位要求具有普通高等学校毕业全日制大专及以上学历，所学专业对口。

3.5.1.2　二类岗位

工勤技能岗位。工勤技能岗位分为行政后勤助理岗位、技术工人岗位、普通工人岗位。

A. 行政后勤助理岗位包括在行政后勤科室从事办公室助理工作（含管理物资、耗材、固定资产、饭堂仓库等岗位人员）、会计及计算机技术工作的人员。要求具有普通高等学校毕业全日制本科及以上学历，所学专业一致或相近。

B. 技术工人岗位包括财会收款员、水电工、锅炉工、供应室消毒灭菌员、厨师、糕点师、120接线员、视力保健验光配镜员等岗位。要求具有中专及以上学历，所学专业一致或相近，必须持有从事岗位需要的从业资格证、职业资格证书、上岗证等证件。

C. 普通工人岗位包括卫生勤杂，一般勤杂，护工（含送药、送血），生活护理员，导医，保安（含消防监控），电梯司机，电梯清洁工，饭堂配餐、刀工、饭堂勤杂，视力保健质检、销售员，药房煎药，供氧中心勤杂，总务搬运、除虫灭害、下水道疏通等勤杂岗位，药品、器械、耗材、物资、气体配送岗位，医疗垃圾清运工等岗位。所要求的学历、专业根据岗位工作需要确定。

3.6　招聘程序

3.6.1　临时工招聘应遵循“公平、公正、公开、竞争、择优”的原则。

3.6.2　临时工招聘流程

3.6.2.1　用人申请

用工部门根据岗位空缺情况和工作需要，向人力资源部提出增岗或补岗用人需求。

3.6.2.2　用人审批

人力资源部每季度收集临时工用人计划，综合分析、审核后拟订招聘计划，报院长办公会讨论确定。

3.6.2.3　发布招聘公告

人力资源部通过医院官网或本部门微信公众号对外发布招聘公告。

3.6.2.4　报名、资格审查

采取网络或现场报名方式，人力资源部进行资格审查。

3.6.2.5　面试

符合报名条件人员参加医院组织的面试。根据岗位面试成绩从高到低按1∶3比例确定试工人选，面试成绩不合格人员不得确定为试工人选。

3.6.2.6　试工

通过面试人员进行3天试工考核。试考核期间，科室及主管职能部门对应聘人员的思想品德、工作能力、责任心、服务水平等进行综合考核评分。试工考核成绩不合格人员不得确定为拟录用人选。

3.6.2.7 体检

根据综合成绩的高低顺序，按岗位招聘人数1∶1比例确定体检人选。进行体检人员需要在指定时间统一体检，体检费用自理。体检过程中仅有1次复检机会，复检应在接到通知之日起3个工作日内完成，体检结果以复检结果为准，放弃复检者视为体检不合格。

3.6.2.8 录用

体检合格者正式录用，办理入职相关手续。体检不合格者，不予录用。

3.6.2.9 递补

应聘人员放弃体检资格、体检不合格或放弃录用资格的，按综合成绩从高到低依次递补。

3.7 聘期管理

3.7.1 为保障医院和临时工的合法权益，所聘用临时工必须在入职1个月内与医院签订劳动合同。

3.7.2 劳动合同签订应该遵循平等自愿、协商一致的原则，按照《中华人民共和国合同法》及相关的法规政策办理。

3.7.3 新入职临时工试用期为3个月，试用期满进行考核，填写《高州市人民医院临时工试用期考核鉴定审批表》，经用人科室、主管职能部门、人力资源部、分管院领导依次审批。试用不合格的，按规定解除劳动合同。

3.7.4 临时工首次订立劳动合同期限一般不少于3年，合同期满进行考核，考核合格者可续签劳动合同。

3.7.5 任何一方需要解除劳动合同，应提前30天以书面形式通知另一方，经双方同意方可解除劳动合同。

3.7.6 临时工因违反劳动合同约定条款的，按劳动合同规定解除或终止合同。

3.8 薪酬福利

3.8.1 临时工的工资由岗位工资、工龄工资、岗位津贴构成。按工作岗位确定岗位工资和津贴标准。工龄工资每年增加10元。具体工资标准见《临时工工资待遇标准明细表》。

3.8.2 临时工工资按月发放，每月月底发放当月工资。

3.8.3 临时工按医院规定享受科室绩效、全勤奖、星级基础绩效、餐补、夜班费等工资福利待遇。

3.8.4 临时工按医院不同岗位要求实行不同的工作时间。

3.8.5 临时工有权享受国家法定节假日，如因工作需要加班的，按医院规定计发加班费。

3.8.6 临时工可按医院规定享受婚假、丧假、产假、计划生育假，休假期间经济待遇按医院相关规定执行。

3.8.7 临时工入职当月按有关规定参加社会保险。保险金由医院及临时工个人按规定比例共同承担。

3.8.8　临时工入职后按医院规定缴存住房公积金。住房公积金由医院及临时工个人按规定比例共同承担。

3.9　离职管理

3.9.1　临时工辞职流程

3.9.1.1　本人应提前1个月提交员工辞职申请审批表；

3.9.1.2　用工科室审批同意；

3.9.1.3　主管职能部门审批同意；

3.9.1.4　人力资源部审批同意；

3.9.1.5　本人提交书面申请满1个月后到人力资源部办理离职相关手续。

3.9.2　临时工未按医院规定办理离职相关手续或未经科室及主管职能部门同意，擅自离岗超过5个工作日的，视为自动离职，医院按规定做解除劳动合同处理。

3.9.3　临时工离职待遇

按医院规定办妥手续离职的，计发工资、科室绩效、加班费、夜班费，其他待遇不予计发。

3.10　退休管理

3.10.1　临时工达到法定退休年龄（按身份证年龄，下同）应及时办理退休手续，并终止劳动合同。达到法定退休年龄的前1个月，人力资源部下发书面退休通知给其本人及所在科室，本人在达到法定退休年龄当月按规定办完退休相关手续。

3.10.2　临时工达到法定退休年龄时，满足企业养老保险缴费规定年限的，可在全院办理退休，但单位不再缴交退休医疗保险。

3.10.3　临时工达到法定退休年龄时，同时符合下列条件的，享受一次性退休医疗补助金5000元。

3.10.3.1　在全院连续工作满15年；

3.10.3.2　在全院办理退休手续；

3.10.3.3　职工医疗保险累计缴费年限满足退休时政策规定年限的。

不同时满足上述条件的，不发放一次性退休医疗补助金。

3.10.4　如临时工入职时提供虚假身份或虚假档案材料，导致身份证年龄与档案年龄不相符，无法正常按身份证年龄办理退休手续的，统一按身份证年龄终止劳动合同。单位保留追究相关法律责任的权利。

3.10.5　临时工达到法定退休年龄时，劳动合同自动终止，退休次月起不再留用。

3.10.6　已享受全院退休人员高额补充医疗保险待遇的退休临时工每年应按规定办理养老待遇资格验证，验证周期最长不超过12个月。逾期不验证的，医院停缴退休人员高额补充医疗保险，因此造成退休医疗保险待遇利益受损的由本人承担。

3.11　附则

本办法自修订发文之日起执行，由人力资源部负责解释。

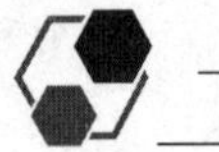

十、特聘专家管理暂行办法

1 目的

加快推进高水平医院建设，建设高端医学人才团队，促进医院医疗、科研、教学、学科建设、学术交流与合作，提升医院综合服务水平。

2 通用范围

全院。

3 定义

特聘专家包括医院发展特聘专家、临床特聘专家、项目特聘专家。

4 内容

4.1 岗位设置及聘期

4.1.1 岗位设置

医院发展特聘专家、临床特聘专家、项目特聘专家。

4.1.2 医院发展特聘专家、临床特聘专家聘期为1年，项目特聘专家聘期根据项目计划设聘期，医院与特聘专家签订协议，明确双方的权利和责任，明确受聘人员在聘期内的职责、任务和目标。

4.2 特聘专家聘请原则和条件

4.2.1 聘请原则

4.2.1.1 根据医院发展规划及业务发展需要原则；

4.2.1.2 坚持工作需要、发挥作用原则；

4.2.1.3 坚持医院聘用和科室（项目）聘用相结合原则；

4.2.2 特聘专家条件

4.2.2.1 坚持党的路线、方针、政策，政治素质好；

4.2.2.2 身体健康，能坚持正常工作，年龄一般不超过64周岁；

4.2.2.3 聘请专家至少符合以下条件中的1条：

A. 中国科学院、中国工程院院士；

B. 国家最高科学技术奖获得者；

C. 中国社科院学部委员和荣誉学部委员；

D. 享受国务院政府特殊津贴专家；

E. 长江学者、珠江学者；

F. 省部级及以上有突出贡献的中青年专家；

G．国家自然科学基金委杰出基金获得者；

H．国家“千人计划”人选、国家“万人计划”人选、“珠江人才计划”人选、“广东特支计划”人选、“扬帆计划”人选；

I．省“千百十人才培养工程”国家级和省级培养对象；

J．国家自然科学基金委优秀青年基金获得者；

K．获得省级及以上名中医称号者；

L．现任国家级重点临床专科、学科带头人；

M．现任省级及以上重点实验室学科带头人；

N．与全院结为友好医院的专科、学科带头人；

O．国内大学校长、党委书记；

P．省级及以上科研院所所长；

Q．省一级学会及以上会长、副会长；

R．省级及以上学术团体专业委员会主任委员、副主任委员；

S．博士生导师；

T．在管理方面有突出贡献或在全国有影响力的专家。

4.3　特聘专家岗位职责任务及待遇

4.3.1　聘期职责任务是期满考核的重要指标，特聘专家按照不同的类型必须完成不同的岗位职责。

4.3.1.1　医院发展特聘专家岗位职责和任务

A．围绕医院改革发展等重大问题出谋划策；

B．指导申报省级及以上科技奖励1项；

C．参与医院重大项目的技术论证及研发；

D．参与制定医院发展战略规划（医院3～5年规划）；

E．参与医院安排的其他工作。

4.3.1.2　临床特聘专家岗位职责

A．每年定期来院参与学科建设、科研教学、重点项目策划、专家门诊、查房、技术指导工作，工作时间每月不少于2天，原则上定于每月第2个星期（星期三、星期四）或（星期五、星期六），其中出诊特聘专家门诊不少于半天，科研教学活动不少于半天。

B．业务指导：聘期内主要培养训练学科带头人，指导本学科科研或临床技术的顺利开展，并在医院作前沿学术报告1次以上；

C．至少半年参加1次医院举办的学术活动。

D．参与医院安排的其他工作。

4.3.1.3　项目特聘专家岗位职责

A．作前沿学术报告1次以上；

B．指导相关学科获得省级及以上科研项目1项；

C．指导发表SCI收录论文1篇及以上，单篇影响因子（IF）大于4.0；

D. 指导相关学科达到省级及以上临床重点学科/专科水平；

E. 指导或协助医院科研项目申报、开展、结题等工作。

F. 参与医院安排的其他工作。

4.3.2 特聘专家待遇标准

4.3.2.1 部分全职和双聘型特聘专家

每年咨询劳务费若干元人民币，具体金额支付由医院评定或双方协议决定。

4.3.2.2 项目型特聘专家

根据科研类项目的级别、到账经费和临床技术类项目的效益，由医院评定或双方协议确定咨询劳务费和科研启动经费。

4.3.2.3 在医院工作期间食宿、交通问题由医院办公室负责安排。

4.3.2.4 与医院合作的项目可享受医院相关科技奖励政策。

4.4 特聘专家的聘请和遴选程序

4.4.1 聘请和遴选程序

4.4.1.1 提出人选

医院或各科室根据医院发展规划、医疗、科研工作、学科建设、教学工作等实际需要和受聘专家类型及范围提出拟聘人选。

4.4.1.2 确定聘用名单

人力资源部将拟聘人选提交院长办公会讨论通过后，由院长签署聘书。

4.4.1.3 聘任仪式

医院主持举行相应的授予仪式，并颁发医院统一印制的聘书。

4.5 管理与考核

4.5.1 特聘专家由人力资源部负责日常管理，医院办公室负责相关服务工作，财务与资产管理部负责落实特聘专家聘任所涉及的待遇等。

4.5.2 医院与特聘专家签订工作合同，对双方的责任、权利、义务等有关问题作出明确规定。

4.5.3 特聘专家来院指导和协助的项目和内容由相关科室对接。

4.5.4 经费财务管理

4.5.4.1 全院特聘专家项目设立专项经费，纳入所在科室的成本支出。

4.5.4.2 全院特聘专家项目专项经费由医院财务与资产管理部设单独账户管理，专款专用。

4.5.4.3 特聘专家咨询劳务费的发放：双方签订合同后，按月平均直接打入特聘专家个人指定账户。

4.6 附则

4.6.1 本办法自发文之日开始执行，由人力资源部负责解释。

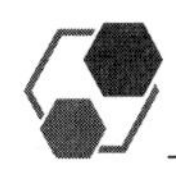

十一、专业技术职务聘任管理暂行办法

1 目的

进一步推进并深化医院专业技术职务聘任制改革，健全全院专业技术职务（以下简称职称）聘任制度，建设一支高素质专业技术人才队伍。

2 通用范围

全院在岗在职的在编职工和聘用职工，不包括退休返聘人员。

3 内容

3.1 总则

3.1.1　指导思想

以科学发展观和人才观为指导，以进一步健全人才评价使用机制，优化人才队伍结构，提高人才队伍整体素质为目标，以重医德、重能力、重实绩、重创新为向导，充分发挥职称政策的激励导向作用，提高全院专业技术人才的工作积极性和创造性，满足医院临床、教学、科研、管理发展的需要，为实现医院建设目标提供强有力的人才保障和智力支持。

3.1.2　基本原则

3.1.2.1　坚持党管干部、党管人才原则。

3.1.2.2　坚持公开平等、竞争择优原则。

3.1.2.3　坚持评聘结合、岗职相符原则。

3.1.2.4　坚持科学设岗、动态管理原则。

3.1.3　建立科学的评价体系，坚持领导考核和群众评议相结合，平时考核与定期考核相结合，定性考核与定量考核相结合原则，对专业技术人员的职业道德、业务水平和工作实绩进行考评，考评结果作为岗位聘任的重要依据。

3.2 组织管理

3.2.1　成立医院专业技术职务聘任委员会（简称聘委会），负责全院各类专业技术职务聘任工作的组织管理。聘委会一般由15～20人组成。设主任1名，常务副主任1名，副主任6名，委员12名。聘委会由院领导，人力资源部、科教部、医务部、护理部及相关职能部门的负责人和群众代表组成，主任由党委书记担任。聘委会下设办公室，设在人力资源部，办公室主任由人力资源部主任兼任。

3.2.2　聘委会主要职责

3.2.2.1　依照国家法规及上级有关文件要求，结合全院的实际，制定全院专业技术人员聘任管理制度和聘任实施办法；

3.2.2.2 根据上级有关文件核定的各类专业技术职务结构比例，自主设置全院各类各级专业技术职务岗位，组织实施职务聘任、考核和合同管理等工作；

3.2.2.3 负责全院的专业技术岗位的设置；

3.2.2.4 确定各类各级专业技术职务聘任人选；

3.2.2.5 向医院班子、党委推荐拟聘任专业技术职务人选。

3.2.3 医院人力资源部是专业技术人员聘用、实施各类专业技术职务聘任和岗位设置的具体办事机构，负责组织专业技术职务聘任和学术、技术能力评议有关的具体事宜。

3.2.4 聘委会分设若干专业技术职务系列并由专家组成专业评议组，负责对本专业各级职务聘任人员的学术、技术能力等进行评议。

3.3 聘任条件

3.3.1 聘任范围

3.3.1.1 聘任对象

全院在岗在职的在编职工和聘用职工，不包括退休返聘人员。

3.3.1.2 聘任级别

正高级专业技术职务、副高级专业技术职务、中级专业技术职务、初级专业技术职务。

3.3.1.3 聘任专业

聘任专业包括医疗、护理、影像、检验、病理、心电图、药剂、病案信息技术、卫生信息、卫生管理研究、消毒技术等卫生系列专业，以及会计、统计、审计、工程、经济、计算机技术与软件、社会工作、图书资料、档案管理等医院适用的非卫生系列专业。

3.3.2 聘任条件

3.3.2.1 基本条件

A. 遵守国家法律法规和医院各项规章制度，爱岗敬业，具有良好的职业道德和行为规范。

B. 在医院岗位设置限额范围内。

C. 取得相应的专业技术资格证（电子证书具有同等效力），并在相应的工作岗位从事相应的专业技术工作，即岗职相符。

D. 具备履行岗位职责所需的专业知识、能力或技能，身体健康，能坚持正常工作。

E. 近3年年度考核为合格等次及以上，卫生专业技术人员医德医风考评结果为良好等次及以上。

3.3.2.2 继续教育条件

完成当年继续教育任务，取得当年有效的《广东省专业技术人员继续教育合格证书》。

3.3.2.3 专业技术工作条件（卫生专业技术人员工作条件要求）

A. 初级（士）专业技术职务：①医药技术人员：取得士级资格证；“三基三严”理论考核合格；近两年的医师定期考核合格；在晋升周期内必须有完成政府指令性任务经历；②护理人员：具有国家承认的高等或中等医学院校护理专业学历，通过原卫生部组织的护士执业考试并经当地卫生行政部门注册；通过医院组织的岗前教育和夜班护士准入审核；

本层级综合能力评价达标；每年临床一线值夜班≥60次；近1年病事假累计假期≤90天。

B. 初级（师）专业技术职务：①医药技术人员：取得师级资格证；“三基三严”理论考核合格；近两年的医师定期考核合格；在晋升周期内必须有完成政府指令性任务经历；有手术操作的医师晋升前有与现有职称匹配的手术操作资质授权；②护理人员：本层级综合能力评价达标；必须完成现阶段内的在职培训课程并考核达标；每年临床一线值夜班≥50次。

C. 中级专业技术职务：①医药技术人员：取得中级资格证；“三基三严”理论考核合格；近两年的医师定期考核合格；在晋升周期内必须有完成政府指令性任务经历；有手术操作的医师晋升前有与现有职称匹配的手术操作资质授权；医师人员必须具有担任住院总医师1年经历和医务部安排轮转急诊科、心电图工作经历，且考核结果为合格以上；②护理人员：本层级综合能力评价达标；必须完成现阶段内的在职培训课程并考核达标，完成大内科、大外科、重症、急诊科的轮科培训；每年临床一线值夜班≥40次；具有临床带教老师任职资格。

D. 副高级专业技术职务：①医药技术人员：取得副高级资格证；“三基三严”理论考核合格；近两年的医师定期考核合格；在晋升周期内必须有完成政府指令性任务经历；有手术操作的医师晋升前有与现有职称匹配的手术操作资质授权；医师人员必须具有担任住院总医师1年经历和医务部安排轮转急诊科、心电图工作经历，且考核结果为合格以上；有累计1年以上的下乡支援经历；具有任满一届（含）以上教学秘书工作经历；②护理人员：本层级综合能力评价达标；必须完成现阶段内的在职培训课程并考核达标；主持或参与院级护理项目管理1项以上；参加临床一线值夜班或护理部组织的护士长三线值夜班每年30次以上；担任教学秘书1年。

E. 正高级专业技术职务：①医药技术人员：取得正高级资格证；“三基三严”理论考核合格；近两年的医师定期考核合格；在晋升周期内必须有完成政府指令性任务经历；有手术操作的医师晋升前有与现有职称匹配的手术操作资质授权；②护理人员：本层级综合能力评价达标；必须主持完成院级护理项目管理1项及以上。

3.3.3　任现职期间，出现下列情况之一者，不予聘任或视情节轻重给予缓聘或解聘处理。

3.3.3.1　年度考核结果为基本合格或受警告处分者，缓聘1年；年度考核不合格或受记过以上处分者，缓聘2年；受行政处分或党员纪律处分期限内，不予聘任。

3.3.3.2　医德医风考评等次确定为一般的人员，当年不予聘任；医德医风考评等次确定为较差的人员，缓聘2年；连续2年医德医风考评结果为“较差”等次的人员，视情节轻重缓聘。

3.3.3.3　医疗纠纷经各级医学会鉴定构成四级医疗事故的，当事人缓聘1年；构成三级医疗事故的，当事人缓聘2年；构成二级医疗事故的，当事人缓聘3年；构成一级医疗事故的，当事人缓聘4年。

3.3.3.4　年度内累计出现丙级病历2份的责任医师，缓聘1年；因护士责任造成丙级病历2份及以上的责任护士，缓聘1年。

3.3.3.5　医药技术人员“三基三严”理论考核第3次不达标的，本年度不予聘任。

3.3.3.6 出现弄虚作假，剽窃他人科研成果等学术不端行为者，视情节给予缓聘或解聘处理。

3.3.3.7 出现行风问题，行风考评结果为不合格等次的1年内不得聘任高一级职称，并取消当年评优评先资格。

3.3.3.8 医院规定的其他缓聘情形。

3.4 聘任程序

3.4.1 职称聘任工作采取集中受理的形式，每年开展两次，原则上为每年的3月和11月，具体开展时间以人力资源部通知为准。聘任流程如下：

3.4.1.1 发布聘任通知

公布岗位情况和聘任条件、程序等。

3.4.1.2 个人提出申请

符合聘任条件人员填写《专业技术职务聘任申请表》，内容包括：职业道德、专业知识、业务能力、业绩贡献、医疗质量、服务质量等方面，并提交聘任所需材料。

3.4.1.3 科室评议

科主任或护士长根据申请人在职业道德、专业知识、业务能力、业绩贡献、医疗质量、服务质量等方面的综合表现进行评议，作出“同意申请”或“不同意申请”的推荐意见。

3.4.1.4 资格审核

人力资源部、医务部、护理部、科教部等部门负责对申请人的任职资格、条件和提交聘任佐证材料的真实性进行审核。

3.4.1.5 理论考核

人力资源部组织申请人进行聘前理论考核，主要考核内容包括：医院管理相关法律法规、医院各项规章制度、医疗质量管理的相关制度、工作岗位职责、医德医风、星级服务规范等，成绩合格线为80分，成绩不合格者重新参加下1次的聘任考核。

3.4.1.6 纪律审查

由纪委办公室对申请人的纪律和行为规范等进行审查。

3.4.1.7 委员会评议推荐

召开专业技术职务聘任委员会评价推荐会议，会议对申请人的思想品德、履行岗位职责能力、工作业绩、专业技术水平、科研成果等进行审议，采取无记名投票方式进行推荐表决。表决结果以赞成票数达到或超过实到参会人员的二分之一者，方为通过。

3.4.1.8 讨论审批

医院召开院长办公会议，对聘任委员会推荐拟聘任人选进行讨论研究，产生聘任结果，并将结果提交医院党委会讨论，确定最终聘任名单。

3.4.1.9 聘前公示

聘任人选名单确定后进行院内公示，公示时间不少于5个工作日，公示无异议者，由医院正式发文聘任。

3.4.1.10 办理聘任手续；人力资源部办理相关聘任手续，落实聘任工资待遇。

3.4.2　新引进或调入的专业技术人员，在调入全院前已取得现资格证并在原单位已聘任该职务的，提供原单位相关聘任资料后可直接聘任调入前职务。

3.5　聘期与考核

3.5.1　实行专业技术人员聘用制，单位与专业技术人员签订专业技术职务聘用合同，明确双责权利和义务。

3.5.2　实行专业技术人员聘期考核。考核分为日常考核、年度考核和聘任期满考核。日常考核和年度考核按医院现行考核办法执行，期满考核根据所聘岗位职责以及聘任合同约定的任务要求进行。考核结果作为专业技术人员续聘、低聘、解聘和岗位调整的重要依据。

3.5.3　专业技术职务聘期一般为5年，期满自动终止，可重新申请续聘。续聘除符合首次聘任的基本条件外，聘期内需要满足以下条件：

3.5.3.1　完成本科室本职工作，没有重大医疗差错或医疗事故。

3.5.3.2　每年年度考核结果为合格等次及以上，医德医风考评结果为“良好”等次及以上。

3.5.3.3　各项医疗质量指标考核合格。

3.5.3.4　近两年的医师定期考核合格。

3.5.3.5　每年按要求完成在职培训和继续教育学习任务，初级医师需要完成住院医师规范化培训并取得培训证书。

3.5.3.6　每年按要求完成带教任务，中级职称以上人员能胜任科室医疗或护理质量管理工作。

3.5.3.7　近两年的医师定期考核合格。

3.5.3.8　业绩成果、论文著作要求：

A．正高级卫生技术人员

a．主持市/厅级及以上科研课题1项及以上，或取得科技进步奖1项（排名前3）及以上，或取得国家发明专利1项（要求第一完成人）及以上。

b．以第一作者身份发表省级以上专业学术论文1篇及以上，或以主编、副主编身份出版著作1部及以上。

B．副高级卫生技术人员

a．主持市/厅级及以上科研课题1项及以上；或获得科技进步奖1项（排名前3）及以上。

b．以第一作者身份发表省级以上专业学术论文4篇及以上（其中国家级论文不少于2篇）；或以主编、副主编身份出版著作1部和以第一作者或者通讯作者发表省级以上专业学术论文2篇及以上（其中国家级论文不少于1篇）。

C．中级卫生技术人员

a．主持或参与市/厅级及以上科研课题1项及以上（排名前3）；或获得科技进步奖1项（主要完成人）及以上。

b．以第一作者身份发表省级以上专业学术论文3篇及以上；或以主要编辑者及以上身份出版著作1部和以第一作者或者通讯作者发表省级以上专业学术论文2篇及以上。

3.5.3.9 聘期内，出现以下情况之一，视情节轻重给予低聘或解聘处理。

A. 年度考核结果为基本合格或受警告处分者，低聘1年；年度考核不合格或受记过以上处分者，低聘2年；连续2年年度考核不合格者，解聘处理；受行政处分或党员纪律处分期限内，低聘处理。

B. 医德医风考评等次确定为一般的人员，低聘1年；医德医风考评等次确定为较差的人员，低聘2年；连续2年医德医风考评结果为“较差”等次的人员，视情节轻重低聘或解聘处理。

C. 医疗纠纷经各级医学会鉴定构成四级医疗事故的，当事人低聘1年；构成三级医疗事故的，当事人低聘2年；构成二级医疗事故的，当事人低聘3年；构成一级医疗事故的，当事人低聘4年。

D. 年度内累计出现丙级病历2份的责任医师，缓聘1年；因护士责任造成丙级病历2份及以上的责任护士，缓聘1年；年度累计丙级病历超过2份的责任医师，给予解聘处理。

E. 医药技术人员“三基三严”理论考核第3次不达标的，低聘1年。

F. 出现弄虚作假，剽窃他人科研成果等学术不端行为者，视情节给予低聘或解聘处理。

G. 医院规定的其他低聘、解聘情形。

3.5.4 缓聘、低聘处罚期满后，需由个人重新提出恢复专业技术职务申请，经相关主管职能部门考核合格，提交院长办公会、党委会研究讨论等流程以恢复专业技术职务及待遇。

3.5.5 为充分调动高层次专业技术人才的积极性和创造性，进一步吸引和稳定优秀人才，医院实行高层次专业技术人才低职高聘，具体聘任办法按全院《高层次专业技术人才低职高聘暂行办法》执行。

3.6 附则

3.6.1 本办法自发文之日起执行。本办法与以往相关规定不一致的，以本办法为准。在本办法实施过程中如遇上级政策调整时，按上级政策执行。

3.6.2 本办法由医院专业技术职务聘任委员会办公室负责解释，聘委会有权进行修订。

十二、重点专（学）科带头人选拔与管理办法（试行）

1 目的

加快重点专（学）科建设，培养、造就一支具有领先水平和竞争能力的重点专（学）科带头人队伍，使各个重点专（学）科达到领先水平，以进一步提升医院的学术水平和竞争实力。

2　通用范围

全院。

3　定义

学科带头人是在某一学科领域内有较高学术造诣，有广泛影响力，能够把握学科发展方向、引领学科发展前沿、指导学科建设工作的专家。

4　内容

4.1　根据医院重点专（学）科建设工作需要，设置学科带头人的岗位职数，在全院范围内公开选拔，必要时可面向社会公开招聘。

4.2　学科带头人选拔坚持“公开平等、竞争择优、宁缺毋滥、目标管理”的原则，推行职责和权力相统一。

4.3　学科带头人实行动态管理与目标考核，由人力资源部牵头组织开展学科带头人的选拔与考核工作，各相关职能部门配合。

4.4　选拔条件

4.4.1　学科带头人的选拔条件

4.4.1.1　具有正高级专业技术职称，任科主任职务2年以上，身体健康，坚持临床、教学、科研工作，年龄一般不超过55周岁，特别优秀的学科带头人可不受年龄限制。

4.4.1.2　具有良好的思想政治素质和科学素养，勇于创新、乐于奉献；有较强的管理、协调能力，能团结和带领本学科梯队创造性地开展工作。

4.4.1.3　在本学科领域有稳定的、特色突出的研究方向，有较高的学术造诣，能把握学科发展趋势，被同行所公认并享有较高威望。

4.4.1.4　近3年科室业务及新技术开展向好，各项质控指标考核良好，未出现违反医疗质量安全核心制度导致的医疗事故、无违反医疗技术操作指南导致的不良事件等。

4.4.1.5　科研能力强，成果丰硕，对本学科做出积极贡献。近5年来，至少应满足以下条件中的2项者：

A．主持省级科研立项1项以上。

B．以第一作者（共同第一作者）发表SCI检索论文或北大中文核心期刊论文2篇以上。

C．获省级及以上科研奖励1项以上（排名前3），或获地市级科研奖励二等奖1项以上（第一名）。

D．获得国家发明专利授权，或获得实用型新型专利授权并已实施。

E．现任博士研究生导师、博士后导师或硕士研究生导师。

F．现（前）任中华医学会、中国医师协会或中国医院协会国家级相应专业委员会委员，或现（前）任省医学会、医师协会、医院协会相应专业委员会常务委员、二级分会副主任委员，或现任地市级相应专业委员会主任委员。

4.5 选拔程序

4.5.1 学科带头人选拔程序

4.5.1.1 申请或推荐

由本人提出申请，或由主管职能部门直接推荐，填写《××医院学科带头人推荐表》，并同时提交反映本人学术技术水平和工作业绩的论文、科研获奖材料等佐证材料。

4.5.1.2 资格审核

人力资源部、科教部、医务部、护理部等相关职能部门对申请人或推荐人的资格条件和提交佐证材料的真实性进行审核，提出审核意见。

4.5.1.3 专家评审

召开医院学术委员会，组织专家进行评审，评审结果供医院院长办公会、党委会讨论参考。

4.5.1.4 确定人选

根据医院学术委员会的评审意见，结合推荐人的业绩、能力和现实表现等，经院长办公会、党委会讨论审定，确定学科带头人拟任职人选。

4.5.1.5 公示聘任

对医院党委会审定的拟任人选名单，在全院进行公示5个工作日，公示结束如无异议，医院发文聘任。

4.6 职责与权利

4.6.1 学科带头人应充分发挥自身优势和作用，在完成医院规定的医疗、教学、科研工作任务外，还应履行好以下职责：

4.6.1.1 按照医院学科建设的要求，具体负责本学科4年的建设规划和工作计划的制定并组织实施，每年向医院学术委员会汇报学科建设情况。较为全面掌握本学科的各个专业发展方向，积极进取，刻苦钻研，不断开拓富有生命力的研究领域，形成意义重大、特色鲜明的学科发展方向，并保持本学科在本地区乃至全省同类学科中处于领先水平。

4.6.1.2 提出本学科人才队伍建设的规划和培养计划。组建结构合理、富有凝聚力和创新能力的学科人才梯队，形成具有较高水平的医教研队伍。提出本学科的人才引进需求并制定规划，创造条件，有计划、有重点地引进和培养年轻的学术骨干和后备人才，使其尽快脱颖而出，成为本学科的中坚力量。

4.6.1.3 组织本学科方向科研人员在研究方向下开展持续稳定的科研工作，负责检查本学科承担的各类科研项目的研究进展情况和完成情况；学科带头人每3年必须完成一项省级以上科研课题，或获得一项地市级以上科研奖励。

4.6.1.4 营造学术氛围，经常性开展省内外学术交流活动，定期举办大型学术讲座，积极参加或推荐学术团队成员参加国内外学术交流活动。为了掌握省内外学科发展动态，提高本学科领域的学术水平，每年至少组织开展本学科的学术报告会1次，并提交1份反映本学科最新发展动态的综合分析报告。

4.6.1.5 积极申请和筹措学科建设经费，管好用好学科建设经费，并接受医院的监督与审核。

4.6.2　学科带头人的权利

4.6.2.1　根据医院和学科整体发展规划，学科带头人可以参与决策学科建设中的重大问题，负责学科建设经费的使用，合理配置学科资源。

4.6.2.2　学科带头人有权组织、调整本学科梯队成员并协调分工；参与本学科人才培养和引进决策；对学科研究方向调整有建议权和决策权；对本学科成员的职称评聘、评先评优等有投票权或建议权。

4.6.2.3　对学科建设取得重要成绩或突破所获得的各类奖励，学科带头人对奖励经费有分配权，分配方案报医院有关职能部门和院领导审批执行。

4.6.2.4　医院重点支持学科带头人申报高级别科研项目，并在科研经费、出版著作等方面，给予重点保障；优先选送学科带头人参加国内外进修、学术交流活动等。

4.6.2.5　有权统筹管理本学科建设过程中的其他相关事项。

4.6.2.6　享受学科带头人津贴。

4.7　考核与奖惩

4.7.1　学科带头人实行聘任制，每届任期为4年，期满自动终止学科带头人资格，不再享受学科带头人的待遇，但可以重新参加新一届学科带头人的选拔。

4.7.2　学科带头人实行考核评估制度，考核工作以学科建设工作计划为依据，与学科建设发展目标、学科建设成效相结合，重点考核学科梯队建设情况和科研业绩情况，以及带头人对本学科发展的贡献，考核结果作为学科带头人聘任、晋升、评先评优的重要依据。由人力资源部会同医务部、科教部等相关部门组织实施，医院学术委员会进行评估，考核结果报院长办公会、党委会审定。

4.7.3　考核分为年度考核和任期考核，年度考核不合格者，需要制定具体改进措施；连续两年年度考核不合格者，停发第3年度学科带头人津贴待遇；连续3年年度考核不合格者，取消学科带头人资格；任期考核不合格者，2年内不得参加学科带头人选拔。

4.7.4　在任期内发生下列情况之一者，取消学科带头人资格，且3年内不得参加学科带头人选拔。

4.7.4.1　严重违反国家法律和医院有关规章制度。

4.7.4.2　在医疗、教学、科研工作中给医院造成严重影响和重大经济损失。

4.7.4.3　出现重大医疗质量安全事故或安全生产事故。

4.7.4.4　医学态度不严谨，学术上弄虚作假。

4.7.4.5　经院长办公会、党委会审定，有不宜再做学科带头人的其他情况。

4.7.5　医院根据各学科年度学科建设情况，对考核成绩优秀的学科带头人给予表彰；对成绩显著的学科团队进行奖励；对获评为国家级重点专（学）科的学科带头人和学科团队给予重奖。

4.8　附则

本办法自发布之日起施行，由医院人力资源部负责解释。

十三、人力资源配置管理制度

1 目的

进一步规范医院人力资源配置管理工作，优化人力资源配置，保障医院各项工作可持续发展。

2 通用范围

本制度适用于全院各科室和全体员工。

3 内容

3.1 配置原则

3.1.1 人力资源配置应符合上级有关规定和要求，符合医院学科发展规划、人才梯队建设和岗位设置管理要求，满足医院功能任务和管理需要。

3.1.2 人力资源配置坚持按需要设岗原则，明确岗位职责和任职条件，根据上级人力资源主管部门核定的岗位总数和医院当年的人员需求计划，本着精简高效的原则对全院各类人员进行合理配置。严格把关岗位空缺等情况，制订科学的人员需求计划，将岗位的具体需求在招聘中规范化、具体化，力求做到人岗相适。

3.1.3 人力资源配置遵循人员结构合理原则，各类人员的比例、学历、职称、层次、年龄、知识结构合理，使医院各类人员达到最优化群体组合，发挥整体最大效能。

3.1.4 人力资源配置工作应以加强医院的医疗、科研、护理队伍建设为中心，以引进和培养学科建设急需要人才为重点，对重点学科所需的人才在人力资源配置中要优先考虑。

3.1.5 人力资源配置遵循能级对应原则，即人员的能力与岗位要求相对应，对能力不符合或达不到现有岗位要求的，可通过加强技能培训提高业务水平或通过转岗、调配等手段谋求人岗相适、能级对应。

3.1.6 人力资源配置坚持动态调整原则，根据岗位目标任务的变化，适时进行工作分析与人才评测，对岗位职责、要求及现有人员的知识、技能、能力进行重新定位，合理稳妥地实行人力资源动态调整。

3.2 配置程序

3.2.1 制订人员需求计划

科室人员需求计划原则上一年制订1次，每年10月底前，医院制订年度人员需求计划。人力资源部向各科室收集下一年度的人员需求计划。各科室根据实际工作需要和岗位空缺情况等，上报《××医院年度人员需求计划表》（表15-15-1），经主管职能部门审核，人力资源部审核核准岗位，业务分管院领导、人事分管院领导依次审批后，提交院长办公会、党委会审议，确定下一年度医院招聘岗位和人数。

3.2.2　实施招聘

人力资源部根据医院年度人员需求计划，制订人员招聘计划和具体的招聘工作实施方案，分批分次实施招聘，持续至当年的8月或招聘额满为止。

3.2.3　临时用人申请

科室因人员离职、支援帮扶、员工长期病休或科室业务量连续增加较大等突发情况导致科室运转极度困难，无法通过医院内部调配及时补充的，可向人力资源部提交《××医院临时用人需求申请表》（表15-15-2），经主管职能部门审批同意，人力资源部审核核准岗位，业务分管院领导、人事分管院领导依次审批后，提交院长办公会、党委会审议通过，由人力资源部组织实施招聘，及时增加或补充人员。

3.3　本制度自发文之日起执行，由医院人力资源部负责解释。

4　附件

4.1　《××医院年度人员需求计划表》（表15-13-1）

4.2　《××医院临时用人需求申请表》（表15-13-2）

表15-13-1　××医院年度人员需求计划表

<table>
<tr><td rowspan="2">科室名称</td><td rowspan="2">申请形式</td><td colspan="2">医生</td><td colspan="2">医（药）技</td><td colspan="2">护理</td><td colspan="2">行政后勤</td><td rowspan="2">拟从事岗位</td><td colspan="4">岗位资格</td></tr>
<tr><td>现有人数</td><td>拟增/补人数</td><td>现有人数</td><td>拟增/补人数</td><td>现有人数</td><td>拟增/补人数</td><td>现有人数</td><td>拟增/补人数</td><td>性别</td><td>学历</td><td>专业</td><td>其他要求</td></tr>
<tr><td></td><td></td><td></td><td></td><td></td><td></td><td></td><td></td><td></td><td></td><td></td><td></td><td></td><td></td><td></td></tr>
<tr><td></td><td></td><td></td><td></td><td></td><td></td><td></td><td></td><td></td><td></td><td></td><td></td><td></td><td></td><td></td></tr>
<tr><td></td><td></td><td></td><td></td><td></td><td></td><td></td><td></td><td></td><td></td><td></td><td></td><td></td><td></td><td></td></tr>
<tr><td></td><td></td><td></td><td></td><td></td><td></td><td></td><td></td><td></td><td></td><td></td><td></td><td></td><td></td><td></td></tr>
<tr><td>科室意见</td><td colspan="9">科主任签名：　　　　年　月　日</td><td colspan="5">护士长签名：　　　　年　月　日</td></tr>
<tr><td colspan="5">医务部意见：
签名：　　　　年　月　日</td><td colspan="6">护理部意见：
签名：　　　　年　月　日</td><td colspan="4">人力资源部意见：
签名：　　　　年　月　日</td></tr>
<tr><td>分管领导意见</td><td colspan="9">业务分管领导意见：
签名：　　　　年　月　日</td><td colspan="5">人事分管领导意见：
签名：　　　　年　月　日</td></tr>
<tr><td>备注</td><td colspan="14">1.请各科于20××年×月×日前将计划表的电子版及纸质版签名后交人力资源部，行政后勤科室增岗需另附书面申请。
2.不需要增/补人员的科室也要填写现有人员情况并在拟增/补人数处填“0”签名后交人力资源部。</td></tr>
</table>

表15-13-2 ××医院临时用人需求申请表

<table>
<tr><td>申请科室</td><td colspan="2"></td><td>岗位名称</td><td></td><td>岗位现有人数</td><td></td></tr>
<tr><td>岗位需求</td><td colspan="4">□增岗（□岗位增员 □新增岗位）
□补岗（□离职补充 □调动补充）</td><td>需招聘人数</td><td></td></tr>
<tr><td>申请理由</td><td colspan="6"></td></tr>
<tr><td rowspan="3">岗位资格</td><td>性别</td><td></td><td>年龄</td><td></td><td>执业资格</td><td></td></tr>
<tr><td>学历</td><td></td><td>专业</td><td></td><td>职称</td><td></td></tr>
<tr><td>其他要求</td><td colspan="5"></td></tr>
<tr><td>申请科室意见</td><td colspan="6">签名： 年 月 日</td></tr>
<tr><td>业务主管部门意见</td><td colspan="6">签名： 年 月 日</td></tr>
<tr><td>人力资源部意见</td><td colspan="6">签名： 年 月 日</td></tr>
<tr><td>业务分管领导意见</td><td colspan="6">签名： 年 月 日</td></tr>
<tr><td>人事分管领导意见</td><td colspan="6">签名： 年 月 日</td></tr>
<tr><td>院长意见</td><td colspan="6">签名： 年 月 日</td></tr>
<tr><td>备注</td><td colspan="6">此表仅用于职工岗位需求申请，日工岗位需求申请仍按原办法执行。</td></tr>
</table>

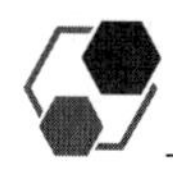

十四、人力资源调配管理制度

1 目的

加强医院人力资源管理，规范医院人力资源调整程序和办理流程，实现人力资源的优化配置，保障医院各项工作有序进行，提高工作质量和效率。

2 通用范围

本制度适用于全院各科室和全体员工。

3 内容

3.1 调配原则

人力资源配置调整（简称人员调配）需要在医院核定岗位总量和岗位设置的基础上，根据实际工作需要，遵循科学合理、计划调配、统筹安排、按需设岗、精简高效、动态调整的原则，对全院人力资源进行合理的补充和调整，确保医院各项工作有序进行。

3.2 调配类型及程序

3.2.1　增设或补充人员

科室因人员离职、支援帮扶、员工长期病休或科室业务量连续增加较大等突发情况导致科室运转极度困难，无法通过医院内部调配补充人员的，可提出增设或补充人员申请，具体程序按《人力资源配置管理制度》的有关规定执行。

3.2.2　临时借调或外派

因阶段性工作需要，调配至其他科室协助工作，或外派至其他医院、地方完成政府指令性任务或帮扶工作，其人事关系仍属于原科室。其中，医疗、护理系统人员的临时借调或外派工作由业务主管部门（医务部、护理部）负责协调，经业务分管院领导审批同意后执行，并报人力资源部备案；行政、后勤系统人员的临时借调或外派工作由人力资源部负责协调，经人事分管院领导审批同意后执行并备案。临时借调或外派人员完成工作任务后返岗，业务主管部门需要及时报人力资源部备案。

3.2.3　岗位调动

医院可根据工作需要调整员工的工作岗位，员工因身体原因或其他重大原因无法适应原岗位工作的，也可以申请岗位调整。

3.2.3.1　科内岗位调动

是指同一个科室内不同组别之间的人员岗位调整。由科室根据工作需要提出调整申请，经主管职能部门审批同意后执行，并报人力资源部备案。

3.2.3.2　系统内部岗位调动

是指员工在本系统（医疗、护理、行政、后勤）内的岗位变动。科室根据工作需要提出调入、调出人员需求申请，经业务主管部门（医务部、护理部）协调，人力资源部审核，业务分管院领导、人事分管院领导依次审批后执行，并报人力资源部备案。夜班岗位护理人员调整至非夜班岗位，需要提请院长办公会议研究决定。

3.2.3.3 系统之间岗位调动

是指员工在医院内部各系统之间的岗位调整，主要包括行政、后勤系统人员回到医疗、护理系统岗位或者医疗、护理系统人员调至行政、后勤系统岗位。需要经拟调入、调出科室双方协调，填写《××医院人员岗位调动审批表》（表15-16-1）报业务主管部门（医务部、护理部）审批，人力资源部审核，业务分管院领导、人事分管院领导依次审批后，提请院长办公会议研究决定，并报人力资源部备案。

3.2.4 轮岗培训

员工因专业技术工作需求、规范化培训需求、晋升职称需求、提升自我需求等原因于一定时期内轮转不同科室学习、培训，或员工因违反医院规定或考核不合格到特定部门学习、培训。根据轮岗目的，由业务主管部门（医务部、护理部）负责拟定轮岗时间及内容，报业务分管院领导审批后执行，并报人力资源部备案。

3.3 调整纪律

3.3.1 个人服从集体，局部服从大局

调配人员必须按规定的时限办理工作交接手续，到新的科室、岗位报到，并进行必要的岗前培训。延期不报到者按旷工论处，延期1周以上者将其列为待岗人员。对工作造成影响的，视情节给予降星、扣发绩效、党纪政纪处分等处理。确有无法适应新岗位客观原因者，可通过书面申请说明原因，由医院酌情考量。在没有新的调整决定前，必须无条件服从原调整、决定。

3.3.2 公平公正，公开透明

各科室不得私自活动，违规操作，违反调配原则和程序随意进行人员调整，不得通过非正当手段谋求个人利益，如有违纪违规调岗行为，给予相关人员相应的处理。

4 附件

4.1 ××医院人员岗位调动审批表（表15-14-1）

表15-14-1 ××医院人员岗位调动审批表

姓名		性别		出生日期	
入职时间		现职务/职称		任职时间	
目前所在科室				目前岗位	
申请调入科室				申请岗位	
申请理由	申请人签字： 年 月 日				

续表

调出	科室意见： 签字： 年　月　日	业务主管部门意见： 签字： 年　月　日	业务分管领导意见： 签字： 年　月　日
调入	科室意见： 签字： 年　月　日	业务主管部门意见： 签字： 年　月　日	业务分管领导意见： 签字： 年　月　日
人力资源部意见： 签字：　年　月　日		人事分管领导意见： 签字：　年　月　日	
院长意见	签字：　年　月　日		

备注：此表仅个人申请岗位调动填写，申请理由可另作说明。

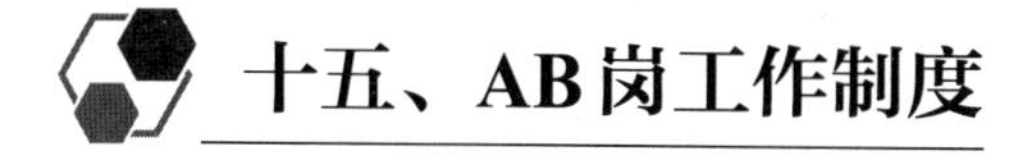

十五、AB岗工作制度

1 目的

进一步健全工作制度，强化职责分工，推进相互协作，更好地服务职工群众，确保医院各项工作高效运转。

2 通用范围

本制度适用于医院党政领导班子成员及职能科室管理人员，涉密等特殊岗位不适宜设AB岗制度的除外。

3 定义

AB岗工作制度是指各科室在合理设置工作岗位、完善工作职位职责的基础上，在相近岗位之间，实行顶岗或互为备岗的工作制度。当A岗因故不在岗时，B岗应主动接替顶岗，及时办理一般性事务或紧急事务，避免工作空岗、缺位和延误现象的发生，确保工作的连续性，提高行政效率和公共服务质量。

4 内容

4.1 医院党政领导班子成员AB岗设置

4.1.1 党委领导

党委书记与副书记或专职副书记互为AB岗，党委委员之间互为AB岗。

4.1.2 行政领导

院长与副院长互为AB岗，副院长及其他领导之间互为AB岗。

4.2 党政领导班子成员AB岗代为履职内容

4.2.1 代为履行主管及分管工作，代为履职期间，B岗遇重大事项或者紧急事务，应及时与A岗电话沟通，加强交流与协调，及时通报信息，并严格履行向党政负责人的请示汇报制度；

4.2.2 出席有关会议和参加公务接待活动；

4.2.3 处理有关突发事件和紧急事项；签署紧急公文，签批上级重要来文和下级紧急请示等。

4.2.4 互为AB岗的党政领导同志在代行履职期间，应当积极、依法依规、审慎代行职权，并尊重被代行履职一方明确提出的处理意见。代行履职一方根据被代行履职一方意见实施的履职行为，由被代行履职一方承担责任；其他履职行为或代行履职行为，由其本人承担责任。在被代行履职一方恢复履职后，代行履职一方要详细通报有关情况。

4.3 职能科室管理人员AB岗设置

各科室根据实际工作需要，确定A岗、B岗责任人，明确相应职责。一般职能部门正职与副职互为AB岗；副职空缺的科室，科室负责人与后备干部、高年资业务骨干或高级职称人员互为AB岗；行政办公室干事之间互为AB岗。

4.4 A岗因会议、外出、学习、公差、休假等原因离岗时，必须提前向科室负责人报告、请假，并向B岗责任人做好工作移交。因特殊原因来不及移交的，B岗责任人应主动顶岗。A岗责任人离岗期间，B岗责任人对A岗的工作应认真负责，同时做好本职工作，并兼有A岗的职责权利，对执行A岗工作结果负有相应责任。对确实解决不了的事项，应向服务对象进行解释说明，认真做好记录并及时与A岗沟通联系。

4.5 AB岗责任人一般情况下不同时外出，如遇特殊情况AB岗责任人同时不在岗，由科室负责人指定其他人员临时替代履职。A岗责任人外出返回后，B岗责任人应告知A岗不在岗期间处理工作的有关情况，并将有关文件资料移交A岗责任人。

4.6 各科室要有计划、有步骤地对AB岗责任人进行岗位业务知识培训，互相传授岗位业务知识、操作规程和相关技能等，不仅要精通主办工作的业务，也要熟悉协办工作的业务，提高自己的工作能力。

4.7　党政领导班子成员AB岗设置经医院党委、行政领导班子研究确定后，由党委办公室或医院办公室报人力资源部留存备案；职能科室管理人员AB岗设置经分管领导同意后，报人力资源部留存备案。AB岗应根据人事变动或工作内容变动及时调整，确保AB岗工作制度的有效实施。

4.8　对A岗责任人因故离岗没有做好交代的，B岗责任人在有交代的情况下而没有履行顶岗职责的，或AB岗责任人因推诿扯皮等造成工作失误或不良影响的，经查实，视情节轻重给予公开批评、降星、扣发绩效奖、取消评先评优资格、推迟晋升、降级、调岗、缓聘或解聘等处理。违反党纪政纪行为的，按相关规定给予相应的党纪政纪处分。

4.9　人力资源部作为AB岗工作制度的主管部门，会协同医院办公室、党委办公室、纪委办公室等相关职能部门不定期随机进行督导检查。

4.10　本制度自发文之日起执行，由人力资源部负责解释。

5 附件

5.1　党政领导班子成员AB岗一览表（表15-15-1）

5.2　×××科AB岗责任分工表（表15-15-2）

表15-15-1　党政领导班子成员AB岗一览表

序号	职务	分工	主要责任人（A岗）	联系方式	协助代理人（B岗）	联系方式	备注
1							
2							
3							
4							
5							
6							

表15-15-2　×××科AB岗责任分工表

序号	职务或岗位	主要工作职责	主要责任人（A岗）	联系方式	协助代理人（B岗）	联系方式	备注
1							
2							
3							
4							
5							
6							

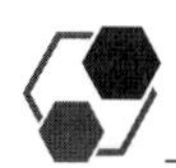

十六、博士后合作导师遴选标准

1 目的

规范医院博士后合作导师遴选。

2 通用范围

全院。

3 定义

博士后合作导师：具有合作培养博士后资格的人员

4 内容

4.1 基本条件，博士后合作导师必须同时满足以下基本条件：

4.1.1 拥护党的路线方针政策，热爱研究生教育事业，思想品德好，治学态度严谨、身体健康、能胜任临床教学工作的现任在职人员。

4.1.2 正高级职称五年以上，具备硕士研究生导师资格，已独立培养2届硕士研究生。

4.1.3 应有较高的学术造诣和丰富的科研或临床工作经验，其主要研究方向稳定、能及时掌握本学科前沿的发展趋势。

4.2 业务条件，博士后合作导师必须同时满足以下基本条件：

4.2.1 近五年至少以第一作者（含共同第一作者）或通讯作者（含共同通讯作者）发表SCI或（和）EI累积影响因子15分或SSCI或CSSCI论文累积影响因子10分；或有1篇SCI或EI影响因子6分；或有1篇SSCI或CSSCI学术论文影响因子3分；或发表北大中文核心期刊论文2篇。

4.2.2 至少主持指导中标1项省部级带资项目。

4.2.3 以第一发明人至少获得3项国家专利或以第一完成人成功转让1项科技成果。

4.2.4 在国家级学术团体任委员以上职务，或在省级学术团体任常务委员及以上职务。

5 参考资料

5.1 《国务院办公厅关于改革完善博士后制度的意见》（国办发〔2015〕87号）

6 附件

6.1 博士后合作导师资格申请表（表15-16-1）

表15-16-1 博士后合作导师资格申请表

姓名		性别		专业技术职务		
		出生年月		定职时间		
身份证号						
最后学历				毕业时间		毕业院校
学科专业与研究方向					已培养硕士研究生届数	

续表

主要经历	起止年月	工作部门	任职	

近五年符合遴选条件的科研情况汇总					
学术论文	总数	中文核心	国外重要学术刊物	其中SCI（EI、SSCI、CSSCI）收录	总影响因子
	______篇	______篇	______篇	______篇	______
发明专利（不限年份）	国内	国际	科技成果转让	______项	
	______项	______项		______万元（转让经费）	
近五年主持的科研项目	总项目	国家级	省部级	市厅（局）级	其他
	______项	______项	______项	______项	______项
当前可支配科研经费	总经费	其中国家级	省部级	市厅（局）级	其他
	______万元	______万元	______万元	______万元	______万元

符合遴选条件的学术论文、获奖情况	学术成果（论文、获奖项目、发明专利、教材、专著、科技成果转让等）名称	发表刊物、成果鉴定、颁奖部门、等级、时间	期刊级别	本人署名排序

近五年主持科研项目	项目、课题名称（下达编号）	项目来源	起止时间	获批经费（万元）	配套经费（万元）	当前结余（万元）

续表

	年度	招生人数	在校生数	毕业生数	获学位人数
培养硕士生情况					

注：不属于遴选条件以及有违填表说明的论文和成果奖项一律不得填入，成果与专利不限年限。

十七、博士后管理工作办法（试行）

1 目的

进一步加强和规范医院博士后研究人员（以下简称“博士后”）的管理工作，充分发挥博士后制度在吸引、培养高层次创新型青年人才、产出高水平科研成果中的优势和作用，更好地促进医院人才队伍建设和学科发展。

2 通用范围

全院。

3 定义

3.1 博士后科研工作站（以下简称“工作站”）

是指在企业、科研生产型事业单位和特殊的区域性机构内，经中华人民共和国人力资源和社会保障部、全国博士后管理委员会批准可以招收和培养博士后的组织。工作站可与博士后科研流动站合作招收和培养博士后。

3.2 博士后创新实践基地（以下简称“基地”）

是指经医院批准，广东省人力资源和社会保障厅备案，在企业、科研生产型事业单位设立的省级博士后工作平台。基地可依托高校各流动站招收和培养博士后。

4 内容

4.1 医院博士后管理工作

以学科建设、人才培养及社会服务为宗旨，以提高博士后培养质量为核心，坚持创新驱动发展战略，坚持培养与使用并重、产学研相结合，坚持发挥工作站、合作导师作用与博士后业绩考核相结合原则。

4.2 管理机构及职责

4.2.1 医院博士后管理工作实行医院、合作导师二级管理。医院成立博士后管理工作领导小组（以下简称“领导小组”），由党委书记担任组长，院长担任执行组长，党委专职副书记、副院长及其他院领导担任副组长，成员由人力资源部、科教部、医务部、内部审计部、财务与资产管理部、后勤安全保障部等相关职能部门负责人组成，负责对博士后管理工作中的重大问题进行研究和协调，审议有关政策、规划和规章制度。

4.2.2 领导小组下设博士后管理办公室（以下简称“博管办”），挂靠人力资源部，是博士后管理工作的职能部门，具体负责落实博士后相关政策；制定医院博士后科研工作站发展规划和博士后管理工作制度；统筹博士后人员的招收及进出站管理；组织博士后合作导师的遴选和管理；与国内外高校博士后科研流动站的联系以及联合培养相关事务；协调各部门做好博士后日常管理工作等。

4.2.3 在医院博士后管理工作领导小组的领导下，各有关职能部门协助做好博士后的管理工作，具体职责分工如下：

4.2.3.1 人力资源部负责博士后工资待遇、社会保险、任职资格评审（含聘任）、档案保管和转送、外籍博士后的外国人工作许可证及居留许可证等相关证件的办理等工作。

4.2.3.2 科教部负责在站博士后科研项目申报立项、科研工作阶段性检查和科研成果的鉴定、申报、管理以及知识产权管理，办理博士后参加国际学术交流事项等工作。

4.2.3.3 财务与资产管理部负责博士后经费划拨工作。

4.2.3.4 总务办公室负责博士后住房安排及管理等工作。

4.2.3.5 保卫办公室负责博士后人员的户口迁移工作，并协助办理博士后配偶和未成年子女的户口迁移手续。

4.3 博士后合作导师

4.3.1 合作导师是博士后从事科学研究工作的合作者和指导者，承担博士后的具体培养和使用工作。其主要职责如下：

4.3.1.1 对申请人进站前的学术水平、科研能力和综合素质进行全面考核。

4.3.1.2 与进站博士后人员协商确定科研项目，拟订科研计划书，并与博士后人员签署协议书。

4.3.1.3 指导和协助博士后人员开展创新性研究工作，并按规定在进站2个月内完成开题报告。

4.3.1.4 了解博士后人员科研计划进展情况，在博士后中期考核、期满出站和评聘任职资格时，对博士后人员的思想品德、科研工作态度、学术水平、业务能力、科研成果等方面向专家组作出较详细的书面介绍和评价意见。

4.3.1.5 对博士后人员的学术道德规范和具体学术行为进行监管。

4.3.1.6 对博士后在站工作过程中遇到的困难和存在的问题进行指导、提出处理意见和建议。

4.3.2 符合医院《博士后合作导师遴选标准》的硕士研究生导师经医院批准，可聘为博士后合作导师，合作导师每届聘期四年。

4.3.3 合作导师聘期期满，由博士后工作领导小组按以下条件进行考核，满足3条者为优秀，满足1条者为合格，未满足任一条件者为不合格。考核优秀者授予“优秀博士后合作导师”称号，考核合格以上者予以续聘，考核不合格者暂停其博士后招收资格。未获得续聘的合作导师，再次聘任需要间隔1年。

4.3.3.1 聘期内招收博士后进站不少于2人（退站不计）且博士后出站不少于1人（未达到出站要求不计），同时指导的在站博士后不超过3人；

4.3.3.2 聘期内指导博士后获得“香江学者计划”“博新计划”“珠江人才计划博士后项目”等省级以上人才项目不少于1项；

4.3.3.3 聘期内指导博士后获得国家自然科学基金或博士后科学基金特别资助或广东省自然科学基金；

4.3.3.4 聘期内指导博士后获得博士后科学基金面上资助不少于2项；

4.3.3.5 聘期内指导博士后发表SCI二区（中科院小类分区，下同）论文不少于2篇，或者SCI一区（或影响因子10分以上）论文不少于1篇。

4.3.3.6 聘期内指导博士后申请获得国家发明专利不少于1项（博士后为第一发明人，或合作导师第一，博士后第二）。

4.3.4 博士后合作导师每月基础课时酬金若干元，每招收一名博士后，从博士后进站之日起每个专业导师课时酬金每月增加若干元，所指导的博士后取得博士后证书后停止发放。被评为“优秀博士后合作导师”的，奖励若干元。

4.4 博士后人员的招收

4.4.1 博士后招收类型

4.4.1.1 工作站自主招收；

4.4.1.2 工作站联合招收

由工作站与流动站联合招收的博士后；

4.4.1.3 创新实践基地招收

创新实践基地依托流动站招收的博士后。

4.4.2 博士后岗位根据博士后入站前业绩分为A、B岗

4.4.2.1 A岗博士后入站条件及出站要求

A. 入站条件：35岁以下且非在职人员，需要发表SCI二区论文1篇以上（含，下同）；35岁以上或在职人员，需要满足近3年发表SCI一区论文1篇以上或SCI二区论文2篇以上。

B. 出站要求：在站不超过3年，并达到下列条件之一：

发表SCI一区论文1篇以上或SCI二区论文2篇以上；申请获得国家自然科学基金或博士后基金特别资助，同时发表SCI三区论文1篇以上；申请获得省部级以上项目或博士后科学基金面上资助，同时发表SCI二区论文1篇以上。

4.4.2.2 B岗博士后入站条件及出站要求

A. 入站条件：原则上35岁以下。

B. 出站要求：在站不超过3年，并达到下列条件之一：

发表SCI小类二区论文1篇以上或SCI小类三区论文2篇以上；申请获得国家自然科学基金或博士后基金特别资助，同时发表SCI或SSCI论文1篇以上；申请获得省部级以上项目或博士后科学基金面上资助，同时发表SCI或SSCI论文2篇以上。

4.4.3　博士后进站流程

4.4.3.1　了解沟通

申请者查看招聘简章，与医院或合作导师联系，协商确定合作导师和研究方向。

4.4.3.2　医院审批

申请者向医院提交的相关材料。医院博管办对申请者进行资格审核，拟定岗位等级后报院长办公会、党委会审批。

4.4.3.3　办理入站手续

申请者登录“中国博士后网”进行网上申请，同时按要求提交相应材料。医院博管办完成网上进站备案审核后，通知申请者办理院内手续。

4.5　博士后人员在站管理

4.5.1　博士后作为国家有计划、有目的培养的高层次创新型青年人才，在站期间是具有流动性质的科研人员，需要遵守国家的法律法规和医院的各项规章制度，积极配合合作导师开展科学研究，按协议完成规定的科研任务及其他工作。

4.5.2　为保证博士后研究工作的顺利进行，由联合培养单位、医院、合作导师在博士后进站前与申请人签订《××医院博士后岗位聘任协议书》，明确各方权利、义务以及工作目标、在站工作期限、知识产权归属、违约处罚等。

4.5.3　博士后进站后2个月内，必须作开题报告，提交《××医院博士后开题报告论证书》。合作导师要根据学科建设需要，认真审定博士后选题，定期检查、指导和督促博士后完成各阶段的科研工作。博士后要定期向合作导师汇报科研工作情况。

4.5.4　博管办应按照《××医院博士后中期考核细则》，组织进站1年的博士后进行中期考核。

4.5.5　博士后在站时间一般为2年，最长不超3年；博士后出站后可再次申请进站，总在站时间不超过6年。

4.5.6　博士后在站期间取得的科研成果归医院所有，发表论文、出版论著、申请专利、申报项目和奖项等第一署名单位应为“××医院”；出站后发表在站期间科研成果，需要经合作导师和医院同意，且知识产权归医院所有。联合培养博士后按联合培养协议规定执行。

4.5.7　博士后在站期间每年需要作1次学术报告，博士后在站期间应承担一定的教学工作任务。

4.5.8　鼓励博士后到国内外高水平科研机构开展合作研究，原则上时间不超过1年。博士后出国交流必须按医院相关流程审批，出国后定期向合作导师、博管办汇报研究进展，出国逾期不归者做退站处理。

4.5.9　博士后所在的科室（或中心）、合作导师应加强对博士后的考勤管理，博士后的考勤参照全院职工考勤的有关规定和要求执行。博士后请假必须经合作导师、科室（或中心）及医院同意，并报博管办备案；未按规定请假、请假未获批准擅自离岗或假满逾期不归等行为视为旷工，按照国家规定及医院职工考勤管理制度处理。

4.5.10　博士后因全院或联合培养单位不具备实验条件申请外出实验的，单次外出实验时间一般不得超过3个月；确因科研需要，经合作导师、所在科室（中心）及医院同意，可适当延长外出实验时间，但在站期间总外出实验时间最长不得超过1年。申请外出实验，按照全院职工请假管理相关规定履行请假手续，外出的一切费用由本人承担。

4.5.11 博士后具有下列情形之一，设站单位在告知本人或公告后必须予以退站：

4.5.11.1 进站半年仍未取得国家承认的博士学位证书的；

4.5.11.2 提供虚假材料获得进站资格的；

4.5.11.3 中期或出站考核不合格的；

4.5.11.4 违反学术道德，弄虚作假，影响恶劣的；

4.5.11.5 被处以刑事处罚的；

4.5.11.6 无故旷工连续15天或1年内累计旷工30天以上的；

4.5.11.7 因患病等原因难以完成研究工作的；

4.5.11.8 出国逾期不归超过30天的；

4.5.11.9 在站时间超过36个月的；

4.5.11.10 协议期满，无正当理由不办理出站手续者；

4.5.11.11 其他情况应予退站的。

4.5.12 医院及合作导师要为博士后创造良好的科研工作条件，营造宽松和谐的学术环境，培育其自主创新精神。博士后要树立良好的职业道德，自觉抵制学术腐败和学术不端行为，违反者按有关规定处理。

4.6 博士后人员待遇

4.6.1 薪酬待遇

4.6.1.1 博士后实行年薪制。A岗博士后年薪若干万元（人民币，税前，下同），B岗博士后年薪若干万元，共安排2年。博士后获得国家、广东省或茂名市博士后人才项目，薪酬待遇按相关规定执行。B岗博士后在站期间，如获得国家自然科学基金或博士后基金特别资助，可自主选择自入站之日起或自项目申请之日起享受A岗待遇标准，所需经费由原薪酬经费渠道负责，如从入站之日起享受，则按A岗标准进行出站考核；如从项目申请之日起享受，则按B岗标准考核。

4.6.1.2 延期待遇。博士后入站2年内，获得国家自然科学基金或中国博士后基金特别资助或广东省自然科学基金者，延期期间享受原岗位薪酬待遇不变。博士后入站2年内未达到上述要求，申请延期时，由博士后及合作导师必须协商确定标准并明确经费渠道，并由医院按若干万元/年的标准予以补助。

4.6.1.3 博士后薪酬由国家和广东省博士后专项经费、茂名市博士后专项经费、医院共同承担，鼓励合作导师为博士后提供生活补贴。

4.6.2 科研绩效

博士后在站期间的科研绩效享受与全院在职人员同等待遇。

4.6.3 住房待遇。博士后人员在站工作期间医院免费提供住房，配备基本家具和家电（免收押金和租金，燃气、水电费自理），如因医院住房紧缺无法安排，则按每月若干千元的标准发放租房补贴，最多不超过24个月。

4.6.4　博士后人员的社会保险、住房公积金、改革房补、医疗及其他相关福利待遇享受与医院在职人员同等待遇。

4.6.5　职称评聘。博士后人员的职称申报按国家和广东省相关政策执行；博士后人员的职称聘任按医院相关规定执行。

4.6.6　出站聘用。博士后出站后，医院按相关规定优先聘用，享受医院人才引进政策待遇，且在站工作时间可计入医院工龄。

4.6.7　博士后人员配偶及未成年的子女，可随博士后人员一起流动。配偶工作和工资待遇等相关问题由双方协商解决；博士后人员子女随迁来本工作站期间，由本工作站联系医院相关部门去协调，协助就近上学、入托。

4.6.8　博士后在站期间的其他待遇按有关规定执行。

4.7　博士后科研启动经费资助

科研经费资助：博士后科研启动经费由医院按若干万元/人的标准分两次下拨：进站3个月内提交开题报告及经费预算后拨付若干万元，中期考核合格后拨付若干万元。

博士后人员的科研启动经费专款专用，博士后人员出站后其科研启动经费如有结余，一律转入医院博士后专项基金，博士后本人和博士后合作导师均不可再继续使用。

4.8　博士后专项经费管理

4.8.1　国家、省、市下拨的博士后日常经费及医院提供的博士后培养经费，由医院统一纳入博士后专项经费管理。

4.8.2　博士后在站期间申请获得的各类基金项目，由医院的项目主管部门归口管理，单独立账，专款专用。

4.9　博士后出站及退站

4.9.1　博士后工作期满应按照《××医院博士后出站管理办法》要求提交相关材料，由医院博管办组织有关专家进行出站考核。

4.9.2　出站考核合格的博士后，向医院博管办提交出站材料，经省人力资源和社会保障厅审批通过后办理相关手续。出站考核不合格者按退站办理，医院不接收既往有退站经历人员的进站申请。

4.9.3　博士后应按规定及时办理出站手续，自获得博士后证书之日起停发在站博士后待遇。对超期1个月不办理出站手续者，按自动退站处理。

4.9.4　退站博士后不享受正常出站的相关待遇，其人事档案退回原单位或移送人才交流中心。

4.10　附则

4.10.1　本文所指论文均为署名第一作者或通讯作者发表（含共同一作排第一，或共同通讯排最后）。

4.10.2　本办法与国家、省或地方相关规定不一致时，以国家、省或地方规定为准。

4.10.3 本办法自发文之日起执行，由医院博管办负责解释。此前医院有关文件与本办法不一致的，按本办法执行。

5 参考资料

5.1 《博士后管理工作规定》(国人部发〔2006〕149号)

5.2 《人力资源社会保障部全国博士后管理委员会关于贯彻落实〈国务院办公厅关于改革完善博士后制度的意见〉有关问题的通知》(人社部发〔2017〕20号)

5.3 《关于加快新时代博士和博士后人才创新发展的若干意见》(粤组通〔2017〕46号)

5.4 《广东省人民政府办公厅转发国务院办公厅关于改革完善博士后制度意见的通知》(粤府办〔2016〕73号)

6 附件

6.1 ××医院博士后研究人员岗位聘任协议书

××医院博士后研究人员岗位聘任协议书

甲方：××医院

乙方： 教授(合作导师)

丙方： (入站博士后)

甲乙丙三方已认真阅读《××医院博士后管理工作办法(试行)》(以下简称《办法》)，接受全部条款并同意 申请进站工作，由 教授担任博士后合作导师。甲乙丙三方本着自愿、平等、协商的原则签订本协议。

第一条 聘任期限

本协议期限为 年(两或三)，起始时间以协议签署时间为准。协议期限的变更应根据《办法》征得各方同意。

第二条 岗位职责

甲方根据工作需要聘任丙方担任 岗(A或B)博士后岗位工作，丙方受聘期间应完成合作导师安排的科研项目，达到《办法》要求的出站任务。

第三条 权利和义务

(一)甲方权利和义务

1. 负责办理丙方的招收及进出站管理，协调各部门做好丙方的管理工作。

2. 根据国家和医院的相关规章制度为丙方提供工作和生活条件，为博士后提供工资待遇，保障博士后享受《办法》相应待遇。

3. 督促乙方做好丙方的业务指导与管理工作。

4. 根据岗位聘任协议书对丙方进行监督考核。

(二)乙方权利和义务

1. 指导丙方在站期间完成相应科研计划，为其开展科研工作提供相应的指导与条件保障，为丙方开展博士后期间规定的科研工作提供科研经费支持；

2. 指导并安排丙方在入站2个月内完成开题论证，如开题未通过，需要在1个月内再次进行开题论证，2个月内未通过开题论证做退站处理；

3. 在丙方入站的第13个月内协调举行博士后中期考核。

4. 丙方在站2年期间，□能够/□不能够为丙方提供生活补贴，如能提供，数额为　　　元/月。

5. 丙方在站期满2年，如需要延期且未达到医院支付薪酬的条件，□能够/□不能够继续为丙方提供工资薪酬（由乙方和丙方协商确定标准）。

（三）丙方权利和义务

1. 依照国家和医院相关规定，在聘期内享有相应岗位的各种权利和待遇；

2. 遵守国家法律法规，遵守医院规章制度；

3. 履行受聘博士后岗位的岗位职责，完成岗位工作任务，接受医院的聘任考核和管理；

4. 丙方在聘期内所取得的科研成果均属职务成果，在聘期内所发表的论文、著作、所获得的奖励、专利和科研项目及经费等，均必须以×××为第一完成单位。联合培养博士后按联合培养协议规定执行。

5. 因丙方原因主动提出退站的，已达到出站任务要求者免除违约金，未达到出站要求者需要支付违约金（在站未满1年者违约金＝在站领取的工资待遇全额－已取得科研业绩的绩效数额；在站满1年者违约金＝在站第1年工资待遇全额－已取得科研业绩的绩效数额。若违约金为负数则不予支付，绩效数额以医院核算数额为准）。

第四条　协议管理

1. 聘任期满，协议即行终止。

2. 凡属《办法》第五章第　　条所规定的情形之一，甲方有权解聘丙方，提前终止合同，按《办法》相关条款办理。

3. 丙方在聘期内，因个人特殊原因提出辞聘的，按退站办理。

第五条　附则

1. 本协议的未尽事宜，遵照国家、广东省和医院有关文件执行。甲乙丙三方亦可据上述条款协商提出补充规定，三方同意后与本协议具有同等效力。

2. 本协议一式三份，甲方、乙方、丙方各存一份。本协议于三方当事人签字盖章之日起生效。

第六条 补充协议

甲　方（签字）：

（公章）

年　　月　　日

乙　方（签字）：

年　　月　　日

丙 方（签字）：

年 月 日

6.2 ××医院博士后开题论证报告书

××医院

博士后开题论证报告书

学 科 专 业：______

研 究 方 向：______

课 题 名 称：______

课 题 来 源：______

博 士 后 姓 名：______

合作导师姓名：______

研 究 时 间： 年 月 日起

年 月 日止

论证日期： 年 月 日

说 明

一、博士后作开题论证报告，是审核课题是否符合科学性、可行性的要求及博士后研究进度计划，保证博士后研究报告质量的有力措施，也是对博士后在站前两个月的阶段考核。博士后在正式开题前都必须认真做好开题论证报告。

二、博士后作开题论证报告，一般要邀请与本课题研究内容关系密切的相关学科3～5名高级职称专家参加。报告会由本科室主任或合作导师主持。

三、经严格论证，对于选题合适，方法得当的可批准开题，对于尚有不足，必须按要求修改补充，必要时重新作论证报告。

四、开题论证报告书中各项内容，都要实事求是，逐条认真填写。表达要准确。措辞要简练，字迹要清楚易辨。

五、封面上“课题来源”指：国家自然科学基金、广东省自然科学基金、博士后科学基金和自选等。

六、本报告填写一式三份。交医院博士后管理办公室、博士后合作导师及博士后本人各一份。

一、课题名称（包括分题）
二、项目的立项依据（研究意义、国内外研究现状及分析，附主要参考文献目录）（基础研究需要结合科学研究发展趋势来论述科学意义；应用研究需要结合国民经济和社会发展中迫切需要解决的关键科技问题来论述其应用前景）
三、研究目标、研究内容指标、技术路线及以及拟解决的关键问题（此部分为重点阐述内容）
四、拟采取的研究方案及可行性分析（包括有关方法、技术路线、实验手段、关键技术等说明）
五、本项目的特色与创新之处
六、研究进度及预期达到的指标
七、课题研究的支撑条件（具备的研究条件、估算该题的工作量及所需经费）
八、参加论证人员（姓名、职务、工作单位）
九、专家论证意见（对该课题的科学性、先进性及可行性进行评价，提出“同意开题或不同意开题”的结论性意见） （全体论证专家签名） 年 月 日
十、医院博士后主管部门意见 （盖 章） 年 月 日

6.3 ××医院博士后中期考核细则

××医院博士后中期考核细则

博士后入站1年需要进行中期考核，考核内容包括课题进展情况、论文发表情况、参加学术活动情况、阶段性成果及下一步工作安排等，相关要求如下：

一、考核程序

（一）博士后填写《××医院博士后中期考核表》。

（二）合作导师审核，填写意见。

（三）医院领导、专家代表、博士后管理人员、合作导师组成博士后工作考核小组，对照博士后岗位聘任协议书规定的在站任务，结合博士后的科研进展与科研成果情况进行评议，给定考核等级。

（四）医院博管办复审，结合考核情况确定最终考核等级。

二、考核结果

（一）考核结果分为特优、优秀、良好、合格、不合格五个等级。

（二）表现极其突出，已取得了重大的阶段性成果者（发表一作SCI小类一区论文或同时获得国家自然科学基金与博士后科学基金且发表SCI论文）为特优。

（三）表现突出，已取得了较好的阶段性成果者（达到出站要求）为优秀。

（四）表现良好，已取得一定的阶段性成果者（发表一作论文、主持获得基金、取得发明专利等）为良好。

（五）工作勤奋，科研进展正常，按要求申报国家自然科学基金与博士后科学基金者为合格。

（六）课题进展迟滞，未按要求申报国家自然科学基金和博士后基金，其表现不适宜继续做博士后研究工作者为不合格，做退站处理。

××医院博士后中期考核表
（科研课题：20号字，加粗）

博士后姓名：________________

进 站 时 间：________________

学 科 专 业：________________

合 作 导 师：________________

填 表 时 间：________________

×××博管办　制表

2023年2月

填表说明

1．本表将存入博士后的人事档案，请用A4纸双面打印，必须认真、如实填写相关内容，所有签名必须用蓝或黑色签字笔书写。

2．接受考核的博士后必须在进站后的第12个月月底前填好本表并签名、交合作导师签署意见并签名。

3．医院博士后考核工作小组签署意见，盖章后连同科研成果证明材料（论文索引证明，论文期刊封面、目录及论文复印件，科研项目立项证明、专利及奖项复印件等）提交医院博管办、人力资源部组织复审。

4．研究课题涉密的，请按国家和单位有关规定做好本报告所涉及信息的保密和脱密工作。

5．人力资源部复审后公布考核结果，并将考核结果在医院公示。

<table>
<tr><td>一</td><td colspan="4">进站1年来完成的科研、学术工作、取得的成果情况（包括聘期工作计划执行情况，工作任务完成情况，发表论文、申请到的科研项目与专利、获奖等科研成果获得情况，着重说明突破和创新之处；分段、分层次表述，可加页）</td></tr>
<tr><td colspan="5"></td></tr>
<tr><td>二</td><td colspan="4">进站1年来完成的工作任务与聘用合同约定任务的完成情况对比分析及未来1年的工作计划及措施（根据聘用合同的工作任务和目标，对在站工作情况进行自我评估，说明是超前、按计划还是滞后，滞后的请说明原因）</td></tr>
<tr><td colspan="5"></td></tr>
<tr><td>三</td><td colspan="4">本人承诺及自评</td></tr>
<tr><td colspan="5">本人保证以上所填写的各项内容均真实、可靠！如有不实之处，本人愿承担责任。
本人签名：</td></tr>
<tr><td>四</td><td colspan="4">合作导师评价（对博士后进站1年来的工作情况、科研进展、科研成果情况作出评价）</td></tr>
<tr><td colspan="5">合作导师（签名）：
年　　月　　日</td></tr>
<tr><td>五</td><td colspan="4">博士后专家考核工作小组意见</td></tr>
<tr><td colspan="5">考核小组组长签名：
年　　月　　日</td></tr>
<tr><td colspan="5">专家给出的考核等级（打“√”）</td></tr>
<tr><td>特优</td><td>优秀</td><td>良好</td><td>合格</td><td>不合格</td></tr>
<tr><td>六</td><td colspan="4">博士后管理部门复审意见</td></tr>
<tr><td colspan="5">负责人（签名）：
（公章）　　年　　月　　日</td></tr>
<tr><td colspan="5">最终考核等级（打“√”）</td></tr>
<tr><td>特优</td><td>优秀</td><td>良好</td><td>合格</td><td>不合格</td></tr>
</table>

6.4 ××医院博士后研究人员延期管理办法

××医院博士后研究人员延期管理办法

为进一步加强和规范全院博士后管理工作，落实博士后研究人员延期期间的有关福利待遇，促进全院博士后的正常有序流动，根据国家、广东省相关规章和医院实际情况，特制定本办法。

第一条　博士后研究人员每站在站时间一般为2年，最长不超过3年。

第二条　博士后因承担科研课题等原因不能按期出站的，应在期满前1个月提出延期申请。

第三条　延期待遇。博士后入站2年内，获得国家自然科学基金或中国博士后基金特别资助者，延期期间享受原岗位薪酬待遇不变，由医院财政负责。博士后入站2年内未达到上述要求，申请延期时，由博士后及合作导师必须协商确定标准并明确经费渠道，并由医院财政按5万元/年的标准予以补助。

第四条　延期申请及审批程序

（一）博士后本人填写《×××博士后研究人员延期申请表》，符合享受医院延期待遇者还需要提供相关佐证材料。

（二）博士后合作导师签字，博管办审批，人力资源部、财务与资产管理部备案。

第五条　各部门应加强对延期博士后的在站管理，博士后延期期间不能申请出国进修，参加国外学术会议、访学或挂职锻炼。

第六条　博士后进站时签订的各类协议书或科研工作计划书的有效期自动延至经批准的延期截止日。

第七条　到期未申请延期或延期申请未获批准者，必须及时办理出站或退站手续，逾期1个月不办理者按退站处理。

第八条　本办法由医院博士后管理办公室负责解释。

××医院博士后延期出站申请表

<table>
<tr><td>姓　　名</td><td colspan="3"></td></tr>
<tr><td>合作导师</td><td></td><td>进站年月</td><td></td></tr>
<tr><td>延期时间</td><td colspan="3">年　　月　　日 至　　年　　月　　日</td></tr>
<tr><td>延期待遇</td><td colspan="3">医院发放□　　合作导师发放□　　个人自筹□</td></tr>
<tr><td colspan="4">延期理由：（享受医院延期待遇者需要提供相关证明材料）

签名：
年　　月　　日</td></tr>
<tr><td colspan="4">合作导师意见（请合作导师明确延期期间博士后待遇及项目号、来源）：
延期待遇标准：______元/月，共提供______个月
延期待遇经费支出项目号：______________　项目名称：______________________________
如项目负责人非合作导师，还需项目负责人签字确认。

项目负责人签字：　　　　合作导师签字：
年　月　日　　　　年　月　日</td></tr>
<tr><td colspan="4">博士后管理部门审批：

年　　月　日</td></tr>
<tr><td colspan="4">分管领导审批：

年　　月　日</td></tr>
<tr><td colspan="4">院长审批：

年　　月　日</td></tr>
</table>

备注：审批完成，将此表复印件交人力资源部（博管办）、财务与资产管理部备案，相关部门按规定执行延期待遇。

6.5 ××医院博士后出站管理办法

××医院博士后出站管理办法

第一条 博士后工作期满，应完成进站时与医院签订的岗位聘任协议书所商定的科研课题，并提交研究报告。由博管办组织专家对其研究工作进行评议，对博士后的科研成果、学术水平、业务能力及思想品德进行全面考核。

第二条 博士后研究人员申请出站答辩必备条件：

（一）博士后完成博士后岗位聘任协议规定的科研任务，按国家《博士后研究工作报告》的格式要求撰写报告，《博士后研究工作报告》需要经医院图书馆进行重复率检测，检测结果报医院博管办。

（二）填写《博士后研究人员出站申请表》等出站材料。

第三条 博士后出站由医院博管办协助组织，博士后需要在答辩3天前将答辩预报报告博管办。出站答辩由答辩评审专家要求具有正高级专业技术资格，人数不少于5人，其中至少包括1名院外的相关学科正高级职称专家。

第四条 博士后出站工作报告会会序：

（一）主持人宣布答辩评审组专家名单，推选产生评审组组长；

（二）评审组组长主持答辩会并宣布答辩会开始；

（三）博士后作出站工作报告；

（四）博士后回答评审组专家的提问；

（五）博士后合作导师补充介绍博士后相关情况；

（六）博士后回避，由评审组专家对是否同意博士后出站进行投票表决，同时审定在站研究工作评价；

（七）复会，由评审组组长宣读博士后在站研究工作评价和答辩结果。

（八）合影留念。

第五条 博士后研究人员办理出站手续时，除按要求报送相应书面材料外，还需登录“全国博士后管理信息网络系统”填报“博士后出站申请”等信息。

第六条 博士后研究人员按照博管办出站流程办理其他出站手续。博士后研究人员最终出站时间以博士后证书落款日期为准。

十八、员工离职管理办法

1 目的

进一步完善医院人事管理制度，加强对医院在职员工离职的规范化管理，保障医院和员工的合法权益。

2 通用范围

本办法适用于医院在职员工离职（含商调）、与医院解除或终止人事（劳动）关系的人员。

3 内容

3.1 合同解除

指根据国家相关法律法规和医院规章制度规定，或者双方约定解除合同的条件发生时，其中一方向另一方提出解除合同的情形，包括员工向医院提出解除合同、医院向员工提出解除合同，或者双方协商一致解除合同。

3.2 合同终止

指根据国家相关法律法规和医院规章制度规定，或者合同期满、合同履行完毕、员工开始依法享受基本养老保险待遇等双方约定合同终止情况发生时，合同的权利义务终止的情形。

4 内容

4.1 相关部门管理职责

4.1.1　人力资源部负责离职受理、审批、协调等工作；

4.1.2　所在科室负责离职员工工作交接、公物移交、考勤上报、离职手续办理情况追踪等工作；

4.1.3　党委办公室负责离职员工党组织关系、团组织关系转移等工作；

4.1.4　科教部负责离职员工医学继续教育IC学分卡调出，科研项目、基地、平台负责人变更等工作；

4.1.5　医务部负责离职医师执业备案、医保信息系统人员调出等工作；

4.1.6　护理部负责离职护士在护士电子化注册系统、护理岗位管理系统、医保信息系统的调出等工作；

4.1.7　计算机中心负责离职员工在医院各信息系统登录账号注销、电子印章授权取消等工作；

4.1.8　工会办公室负责离职工会会员转会或退会等工作；

4.1.9 财务与资产管理部负责离职员工的工资、财务借支、水电费、违约金、赔偿金等的清算和国有资产核查、移交等工作；

4.1.10 纪委办公室负责离职员工的工作牌、饭卡收回等工作；

4.1.11 图书馆、综合档案室、病案室负责离职员工所借阅的图书、文件资料、病历归还手续办理等工作；

4.1.12 总务办公室负责离职员工所居住医院产权住房、车库及住房押金退还有关手续办理等工作。

4.2 离职流程

4.2.1 个人申请。员工离职应提前30天向医院提出书面申请，填写《××医院员工离职申请表》(附件6.1)，说明基本情况及离职原因。员工在试用期内提出离职申请的，按双方签订的合同（协议）约定执行。

4.2.2 离职面谈。人力资源部组织相关部门做好与离职员工的离职面谈，填写《××医院员工离职面谈记录表》(附件6.2)，对面谈进行记录、存档，并做必要了解与调查，作为人事离职分析的重要依据。

4.2.3 医院审批。员工申请离职须经所在科室、所在党支部、主管职能部门、人力资源部、分管院领导逐级审批签署意见后，由人力资源部提交院长办公会讨论、党委会研究通过后，方可办理离职手续。日工离职由所在科室、主管职能部门、人力资源部逐级审批签署意见后，可办理离职手续。

4.2.4 上级主管部门审批。在编人员申请离职或商调，经院长办公会、党委会研究通过后，报上级主管部门审批同意方可办理离职手续。

4.2.5 离职手续办理。经医院和上级主管部门批准离职的员工，须在接到人力资源部通知之日起10个工作日内办完离职手续，包括：完成工作交接；归还医院产权住房、车库和因工作需要而使用、占用医院的财产公物、文件资料、工作牌、饭卡等；结清工资、财务借支款、违约金、赔偿金、水电费等。手续完结后，人力资源部收回《××医院员工离职交接表》(附件6.3）并存档，开具解除或终止合同证明书，办理社保关系终止、住房公积金封存和个人档案转移等事项。

4.2.6 对未满约定服务期而申请离职人员，经医院和上级主管部门审批同意并履行合同（协议）违约赔偿责任后，可按规定程序办理离职手续。

4.2.7 尚未征得医院和上级主管部门批准离职的申请人，应按其岗位责任继续履职，所在科室应对其进行正常的排班、考勤、考核和管理。未经批准而擅自离开工作岗位的，视同旷工，医院按人事管理相关规定进行处理。

4.2.8 离职涉密人员须严格履行涉密人员离职离岗审批等相关手续，严格遵守脱密期管理相关规定。

4.3 离职经济待遇

4.3.1 离职员工的经济待遇计发至离职之日（即解除或终止合同之日），按照个人实际出勤天数计发工资（包括基本工资、绩效、加班费、夜班费），其他待遇不予计发。未按医院规定办理离职手续或离职手续未办结的，医院暂停发放一切经济待遇，待办结离职手续后再计发。

4.3.2 离职员工的社会保险和住房公积金转移、个人档案转递和失业保险手续办理等按照国家相关规定执行。

4.3.3 离职人员涉及违约金、经济赔偿金的，必须先按有关规定或合同（协议）约定履行违约或赔偿责任；如涉及多项违约金、经济赔偿金的，合并计算。

4.3.4 依托医院承担科研项目的主要负责人或享受医院提供科研经费资助者，在研究期间申请离职的，其项目管理和科研经费由科教部按相关规定执行。科研经费中已物化部分，应交还医院，由医学装备科、总务办公室查验。

4.3.5 离职人员取得一切与医院有关的职务成果（知识产权、技术秘密、社会服务咨询等），未经医院同意不得出借、转让等，违者将追究法律责任。因执行医院的任务或者主要利用医院的物质技术条件，未完成或已完成的但尚未申请、登记、发表的发明创造（发明、实用新型、外观设计）、著作权（论文、论著）等知识产权，均归医院所有。

4.3.6 被医院单方解除或终止合同人员，涉及经济补偿的，按国家有关规定执行。

4.3.7 员工不办理离职手续或未在规定期限内办结离职手续，造成本人经济损失及其他后果的，均由员工本人承担；同时给医院造成经济损失的，应承担赔偿责任；拒不执行或拒绝赔偿的，医院有权通过仲裁、诉讼等途径维护医院的合法权益。

4.4 附则

4.4.1 正常退休离院的按退休有关规定办理；科级及以上领导干部因组织调离或申请离职的，按干部管理权限办理。

4.4.2 医院以往有关规定与本办法不符的，以本办法为准。本办法与国家、广东省和地方相关法律法规和政策不一致的，从其规定。

4.4.3 本办法自发文之日起执行，由人力资源部负责解释。

5 参考资料

5.1 《事业单位人事管理条例》（中华人民共和国国务院令第652号）

5.2 《中华人民共和国劳动法》（1994年7月5日第八届全国人民代表大会常务委员会第八次会议通过，根据2009年8月27日第十一届全国人民代表大会常务委员会第十次会议《关于修改部分法律的决定》第一次修正，根据2018年12月29日第十三届全国人民代表大会常务委员会第七次会议《关于修改〈中华人民共和国劳动法〉等七部法律的决定》第二次修正）

5.3 《中华人民共和国劳动合同法》（2007年6月29日第十届全国人民代表大会常务委员会第二十八次会议通过，根据2012年12月28日《全国人民代表大会常务委员会关于修改〈中华人民共和国劳动合同法〉的决定》修订）

6 附件

6.1 ××医院员工离职申请表（表15-18-1）

表 15-18-1 ××医院员工离职申请表

姓名		性别		出生年月	年 月（ 岁）
身份证号码				联系电话	
所在科室		毕业院校及专业		最高学历（学位）	
参加工作时间	年 月	来院工作时间	年 月	政治面貌	
现职称及取得时间			行政职务及任职时间		
岗位类别	□医 □药 □护 □技 □其他专技 □管理 □工人				
人员身份	□干部 □固定工 □合同制工人 □编外聘用职工 □日工				
是否与医院签订其他合同或协议	□是，约定服务期限（多项合并计算）为： 年 须连续服务至 年 月止（由人力资源部核准后填写） □否				
离职类型	□辞职 □调出（调往单位： ）□其他：				
离职原因（不少于500字，可另附页）					
申请人签名（钢笔或签字笔填写，签名打印无效）： 年 月 日					
所在科室意见	科室负责人签字： 年 月 日				
所在党支部意见	党支部书记签字： 年 月 日				

续表

主管部门 意见	部门负责人签字：　　　　　年　　月　　日
人力资源部 意见	部门负责人签字：　　　　　年　　月　　日
业务分管领导 意见	业务分管领导签字：　　　　　年　　月　　日
人事分管领导 意见	人事分管领导签字：　　　　　年　　月　　日
院长办公会 讨论意见	经　　　年　　月　　日院长办公会讨论 □同意辞职　□不同意辞职
党委会会议 决定	经　　　年　　月　　日党委会研究决定 □同意辞职　□不同意辞职

备注：1.此表A4双面打印，不能改变表格样式、格式；2.职工离职须经院长办公会讨论、党委会研究同意；3.日工离职由所在科室和相关职能部门审批即可；4.由医院提出解除或终止合同的，不用填此表格。

6.2 ××医院员工离职谈话记录表（表15-18-2）

表15-18-2　××医院员工离职谈话记录表

<table>
<tr><td>姓名</td><td></td><td>性别</td><td></td><td>所在科室</td><td></td><td>岗位</td><td></td></tr>
<tr><td>学历</td><td></td><td>专业</td><td></td><td>职称</td><td></td><td>行政职务</td><td></td></tr>
<tr><td>籍贯</td><td></td><td>入职时间</td><td></td><td>申请离职时间</td><td></td><td>联系电话</td><td></td></tr>
<tr><td rowspan="2">离职原因</td><td colspan="7">1. 内部原因：
A. 薪酬低；　B. 福利不够；　C. 工作环境；　D. 不满意医院的政策和措施；
E. 没有事业发展机会；　F. 缺少培训机会；　G. 工作量太大；
H. 与主任/负责人/同事关系不融洽；　I. 感觉到内部太多的不公平；
J. 其他，请说明：</td></tr>
<tr><td colspan="7">2. 外部原因：
A. 找到更好的工作；　B. 家庭原因；　C. 继续深造；　D. 身体原因；
E. 移民定居；　F. 其他，请说明：</td></tr>
<tr><td colspan="8">一、首先应感谢该员工在医院工作一段时间以来的成绩及对医院所做的贡献。
二、提请该员工注意以下规定：
1. 与医院签订的《进修合同》《履约协议》等；
2. 其他：</td></tr>
<tr><td colspan="8">三、访问内容：</td></tr>
<tr><td colspan="2">谈话地点</td><td colspan="2"></td><td colspan="2">谈话时间</td><td colspan="2"></td></tr>
<tr><td colspan="2">谈话人</td><td colspan="2"></td><td colspan="2">记录人</td><td colspan="2"></td></tr>
</table>

经与本人确认，以上填写内容与谈话属实。员工签字确认：

6.3　××医院员工离院交接表（表15-18-3）

表15-18-3　××医院员工离院交接表

填表日期：　　年　　月　　日

姓名		性别		出生日期	
工号		身份证号码			
所在科室		岗位		离院时间	
离院形式	□辞职　□调出　□退休　□终止合同　□不再返聘　□其他				

交接部门	交接内容	负责人或经办人意见	办理时间
所在科室	该同志于　　年　　月　　日离院（办理工作交接，交回工衣等公物）。		
医务部	办理执业医师电子化注册备案，医保信息系统调出等事宜。		
护理部	办理护士电子化注册系统、护理岗位管理系统、医保信息系统调出等事宜。		
科教部	办理IC学分卡转出、核查进修（出国研修）合同、在研课题情况等事宜。		
工会办公室	办理工会会员转会或退会等事宜。		
党委办公室	办理党组织、团组织关系转移等事宜。		
计算机中心	办理各信息系统登录账号或工号注销等事宜。 本人同意取消电子印章授权。 签名：　　年　　月　　日		
纪委办公室	退还工作牌、饭卡等。		
信息统计室（图书馆）	归还借阅图书资料等。		
总务办公室	退还医院产权住房、住房押金，归还医院物资等。		
病案室	归还借阅病历等。		
人力资源部	1．当年应享受年休假　　天，已休年休假　　天，休超年休假　　天；当月病假已请休　　天，事假已请休　　天。 2．住房公积金缴存至　　年　　月。 社保（含年金）缴存至　　年　　月。 （超期缴存的全部由个人承担）。 3．办理继续教育管理系统转出，OA办公系统、综合运营系统账号注销等。		
财务与资产管理部	1．工资待遇结算至　年　月　日。 2．结清借支款、进修费、安家费、违约金、赔偿金、住房押金、水电费等费用。		
当事人确认	本人同意移交以上事项内所有内容，有关离职手续已按规定办结，已将医院重要资料交还。确认从即日起与医院结束劳动关系，今后所从事一切活动与医院无关。 本人签字：　　年　　月　　日		

备注：

1．批准离职人员须在接到人力资源部办理离职通知之日起10个工作日内办结离职手续，并将此表交回人力资源部存档；如未按规定时间办结离职手续，医院暂停发放一切经济待遇，待办结离职手续后再统一计发。

2．人力资源部为办结离院手续人员开具解除或终止合同证明，一个月内将离职人员的人事档案调至人才服务市场。

3．此表A4纸双面打印。

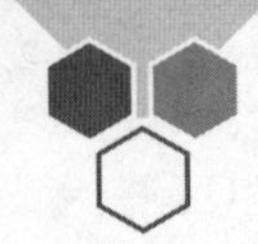

第十六章　科教部管理制度

一、开设“高端学术讲座”系列报告会暂行办法

1 目的

贯彻实践党的群众路线，不断创新医疗技术，深入开展学术科研等方面工作，把医院发展成为群众满意、大病不出县的平价医院，为群众提供更完善的医疗服务。

2 通用范围

全院。

3 内容

3.1　活动宗旨

提升医院软实力，扩大医院影响力，不断满足广大人民群众的健康需求。

3.2　活动要求

3.2.1　邀请国内外医学、教育、科研、管理等领域著名专家、学者到医院作学术报告。
3.2.2　保证高规格，高质量，宁缺毋滥。专家条件应满足：
3.2.2.1　中国科学院、中国工程院院士；
3.2.2.2　长江学者、珠江学者；
3.2.2.3　国外著名大学知名教授、学者；
3.2.2.4　国内大学校长、党委书记；
3.2.2.5　在管理方面有突出贡献或在全国有影响力的厅局级以上政府官员；
3.2.2.6　享受国务院政府特殊津贴专家；
3.2.2.7　省级以上学术团体专业主任委员；
3.2.2.8　三级甲等医院院长、党委书记；
3.2.2.9　博士生导师；
3.2.2.10　博士学位；
3.2.2.11　荣获国家级荣誉称号的专家、学者。

达到被邀请专家条件前1至5条其中任何1条的直接属邀请专家，同时符合被邀请专家条件6至11条其中3条的属邀请专家范畴。

3.2.3　各教研室、科室联系好专家后，将相关资料（专家简介、主讲内容、举办时间等）提前1个月报科教部汇总，报“高端学术讲座”学术活动组委会讨论确定是否举办。

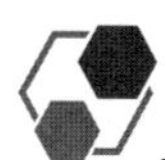

二、邀请院外专家来院讲学管理暂行办法

1　目的

进一步加强和规范邀请院外专家进行学术活动的管理，增强专家讲学的效果，营造良好的学术氛围，促进医院教学及科研工作高质量发展。

2　通用范围

全院。

3　内容

3.1　基本原则

3.1.1　从医院医疗、教学、科研等实际工作出发，邀请来院讲学的专家必须在本专业领域学术造诣较高，在国内外或省内有一定的知名度，能对医院医疗技术的提高、学科专科的建设、教学质量的提升、科研合作的开展起较大促进作用，有利于医院学术研究及人才培养水平的提高。

3.1.2　受邀专家的讲学内容必须符合国家法律法规及有关政策的规定和要求，学术思想先进。

3.2　审批程序

3.2.1　各科室应将邀请专家来院讲学活动列入本科室年度工作计划和经费预算，并按计划组织实施。

3.2.2　各科室邀请专家讲学必须提前两周经医院OA提交《邀请专家讲学申请表》，经审批同意方能实施。申请内容：专家的基本情况、演讲主题及内容概要、讲学时间、日程安排、接待规格、经费预算等。

3.2.3　申请流程

申请科室提交《邀请专家讲学申请表》→科主任审核→科室分管副院长审批→审计科审核经费预算→科教部审核学术材料→分管科教副院长审批→院长批准。

3.3　管理职责

3.3.1　科教部负责邀请专家讲学的管理工作。

3.3.2　专家来院讲学前1周，邀请科室应制订详细的接待方案报科教部和医院办公室审核、备案。

3.3.3 专家讲学期间，邀请科室负责专家讲学活动、食宿交通、院内参观等日常接待工作，医院有关职能部门予以协助。

3.3.4 讲学结束后1周内，邀请科室应提交讲学总结报告（主要内容：讲学活动基本情况、主要体会与收获、意见或建议、经费决算、讲学的有关资料等），报送科教部存档备案。

3.4 经费使用

3.4.1 列入年度计划的讲学活动，原则上支付专家的国内来往城际间交通费和在院期间的食宿、市内用车和讲学酬金。

3.4.2 医院层面邀请专家来院讲学的酬金和来往城际间交通费，由医院支付；科室邀请专家讲学的上述费用从本科室业务收入中直接列支；通过科研经费开支的，经费报销按照《科研经费的使用办法》管理。食宿及市内用车费用由医院支付。

3.4.3 专家讲学酬金支付标准：副高级技术职称专业及其他人员每学时最高不超过若干元，正高级技术职称专业人员每学时最高不超过若干元，院士、全国知名专家每学时一般不超过若干元。

3.5 接待标准

3.5.1 专家讲学期间的住宿、用餐和交通等具体标准，由医院办公室负责统一核定。

三、关于外出学习、进修人员学习工作汇报的相关规定

1 目的

促使外出学习人员认真履行职责，让更多的人能及时了解有关专业的工作动态和最新知识，达到预期目的，真正做到信息、资源共享。

2 通用范围

全院。

3 定义

3.1 外出学习

指临时外出参加学术会议、新技术新项目培训班。

3.2 外出进修

指暂时性离开工作岗位，参加一定的学习组织。

4 内容

4.1　需作学习汇报的对象

凡外出参加专业学术年会、新技术新项目培训班、进修、外出专业培训的人员，回院后需要在15天内做好工作汇报材料交科教部。

4.2　学习汇报材料要求

学习总结一份及学习汇报PPT（包括纸质版和电子版）。学习总结包括：会议简介（地点、时间、组织单位、授课讲师等）、会议的核心内容、学习感想、根据学习总结并结合本科室现状提出可行性建议、计划和设想，字数控制在800～2500字。学习汇报PPT要求汇报时间控制在10～15分钟以内，对于专业性较强的专题学习、新技术学习推广的学习汇报时间可适当延长，但原则上不超过25分钟。

4.3　学习汇报会的安排

4.3.1　院领导作学习工作汇报必须参会人员：院领导班子成员、职能部门主任、相关科室主任护士长及高级职称人员；中层干部、高级职称人员作学习工作汇报必须参会人员：分管副院长、相关职能科主任、本科室医护人员、相关科室主任护士长及高级职称以上人员；中级职称及以下人员作学习工作汇报必须参会人员：本科室医护人员及所在教研室相关成员。

4.3.2　院领导、中层干部、高级职称人员学习汇报会由科教部组织，时间由科教部定期或不定期统筹安排，原则上每月安排1次。

4.3.3　中级职称及以下人员由所在教研室协调安排，教研室秘书需要在召开汇报前3天将汇报会时间、地点及参加人员报科教部备案。

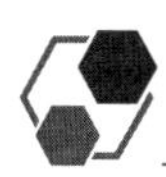

四、教学活动比赛的管理办法

1 目的

进一步规范各类教学比赛的管理，加强临床队伍建设，提高教学质量，调动临床人员对教学工作的积极性。

2 范围

全院。

3 定义

教学活动通常指的是以教学班为单位的课堂教学活动。它是学校教学工作的基本形式。教学活动是一个完整的教学系统，它是由一个个相互联系、前后衔接的环节构成的。

4 内容

4.1 比赛组织

为了做好教学比赛，比赛由医院教学比赛评审委员会组织实施，根据比赛的项目组织比赛时间、比赛地点，做好评审工作。

4.2 参赛资格

4.2.1 参与带教工作的所有临床人员；

4.2.2 态度认真负责、教学效果良好，近1年来没有教学事故；

4.2.3 以往参加比赛曾获奖的人员可再次申报参赛，但所参赛的内容不得重复，如有特殊情况，以发文为准。

4.3 比赛程序

4.3.1 比赛分为初赛、决赛两个阶段。

4.3.2 初赛由各教研室组织实施，各教研室所有有带教任务的临床教师必须参加初赛，各教研室应将初赛作为一项重要的教学活动，推选出优秀者参加医院决赛。

4.4 决赛成绩评定

由教学比赛评审委员会组织专家评审，排出名次。

4.5 奖励办法

教学比赛分别设一等奖、二等奖、三等奖3个等级，颁发获奖证书和奖金。

4.6 专家评审费

参加评审教学比赛活动或各类继教项目评审的专家，根据工作量酌情给予评审专家评审费。专家评审费参照教学督导标准计算，评审一个下午按教学督导1次计算，原则上一天不得超过2次，连续评审时间不超过8次。

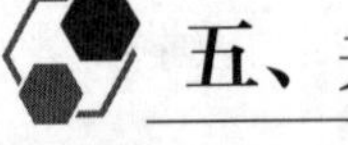

五、关于开展学术沙龙活动管理办法

1 目的

进一步营造医院学术氛围，积极探索高层次科研团队培养途径，充分发挥整体学科优势，促进各学科间的学术交流和科研合作，提高科技人员科研能力。

2 通用范围

全院。

3 内容

3.1 学术沙龙的宗旨

学术沙龙的举办旨在营造学术氛围，搭建学术交流平台，催生高水平学术论文、科研项目及成果。

3.2 学术沙龙承办者的选定

学术沙龙的承办者、主讲人应具有副高职称或具有硕士学位，具有较高的学术水平和较强的组织能力。

3.3 学术沙龙举办形式

3.3.1　沙龙举办注重实效性，由两个或者两个以上科室推荐的承办者或主持人简要介绍本期沙龙设立背景及讨论内容，直接进行发言和讨论。

3.3.2　围绕每一主题组织10人以上的参与者开展学术讨论。

3.3.3　鼓励跨专业、跨学科的科技人员参与，并特别鼓励吸引院外专家、学者。

3.3.4　每场学术沙龙应有两名以上点评嘉宾，点评嘉宾原则上应具有副高级以上职称，鼓励跨院跨科邀请。

3.3.5　采取多种灵活形式举办学术沙龙，如学术论坛、会议讨论、茶话会、室外研讨、外出交流等，形式不拘一格。

3.4 学术沙龙举办程序

3.4.1　两个或者两个以上科室推荐的沙龙承办者策划学术沙龙主题，确定沙龙主持人、主讲人，设计会议程序和实施方案等。

3.4.2　学术沙龙的承办者提前两周通过OA提出申请。

3.4.3　承办者在活动前将主持人、发言人的学术报告电子版发送至科教部邮箱。

3.4.4　承办者在每次沙龙结束后，做好活动记录，对活动开展情况（包括主要人员、活动内容及取得的效果）做出总结，沙龙结束后1周内请将沙龙纪要及照片发送至科教部邮箱备案，以助于对学术沙龙活动进行阶段性总结和改进。

3.4.5　科教部学术沙龙活动的联系人负责协调、检查和督促，并认真填写学术沙龙活动检查表。

3.5 学术沙龙举办要求

各科室及教研室要充分认识开展学术沙龙活动对全院学科建设的重要意义，认真做好计划，精心组织落实，切实取得实效。科教部将严格检查、督促活动的开展，并将活动开展情况作为学术带头人、科室、教研室考核的重要依据。

六、出国（境）研修管理规定

1 目的

做好医院职工出国（境）研修工作，进一步加强医院与国际的交流合作，促进高水平医院建设。

2 通用范围

全院。

3 定义

研修人员：指单位公派国家公派或单位公派出国（境）的研修人员，包括短期学习交流、3个月以内进修、3（含）～12个月进修等。

4 内容

4.1 总则

4.1.1 为做好医院职工出国（境）研修工作，进一步加强医院与国际的交流合作，促进高水平医院建设，根据国家有关政策和全院实际，制定本规定。

4.1.2 本规定所指研修人员为国家公派或单位公派出国（境）的研修人员，包括短期学习交流、3个月以内进修、3（含）～12个月进修等。赴我国港、澳、台地区研修人员以及通过其他途径研修人员参照执行。

4.1.3 出国（境）研修工作按照“按需要派遣、专业对口、择优选派、合约管理”的原则进行，由科教部归口管理。

4.2 选派条件及程序

4.2.1 研修人员应符合以下条件

4.2.1.1 思想品德良好，业务素质优秀。选派人员应爱国爱院，敬业爱岗，具有学成回国为医院服务的事业心和责任感，一般应是学科学术带头人或工作成绩良好的学术骨干。

4.2.1.2 选派人员应为学科带头人、科副主任及以上职务；或年龄一般不超过45周岁，在医院工作满2年，具有中级及其以上专业技术职称，具有硕士学位或学历。

4.2.1.3 选派人员需要获得过省级及以上科研项目，获得直接科研经费不少于5万元，对于有突出创新能力和培养潜力的优秀青年专业技术人员，可适当放宽条件。

4.2.1.4 每人每年可申请1次出国（境）学习，每次学习时间不超过1年。

4.2.2 研修计划按照医院推荐、个人申报、科室审核和医院审批的程序进行。

4.2.3 个人确定研修单位并取得邀请函后，在规定时间内准备材料，向科教部提出申请。

4.2.4　科教部对申请情况进行审核，重点审查研修必要性、研修单位水平、研修期限、经费来源以及研修人员自身条件等内容，报院长办公会审批。

4.2.5　出国（境）研修实行合约管理，经单位批准的研修人员，出国（境）前1个月内，到医院科教部签订《外出进修学习培养合同书》。

4.3　出国（境）研修期间管理

4.3.1　出国（境）研修的时间最长不超过12个月。确因工作等需延长研修期限的，必须提前3个月向医院提出申请，并附国外研修单位或导师的信函及经费资助证明，经医院研究批准后方可延长。

4.3.2　出国（境）研修人员在研修期限内仍占原单位编制。在批准的研修期间待遇按照《奖金分配方案》执行。

4.3.3　出国（境）研修人员在规定研修期限内达到专业技术职务申报条件的，可申请评审相应的专业技术资格，但应在本人回院工作后申请竞聘任相应职务。

4.4　留学研修人员回国后管理

4.4.1　留学研修人员回国后，应在半个月内到人力资源部报到并办理有关手续。

4.4.2　研修人员回院报到3个月内，必须在单位进行1次学术报告，通报出国研修期间的主要工作。

4.4.3　研修人员每出国短期学习交流1次，回国后必须在全院连续工作2年以上；在国外进修3个月以内，回国后必须在全院连续工作5年以上；在国外研修3（含）～12个月，回国后必须在医院连续工作15年以上。

4.5　违反规定情况处理

留学研修人员逾期未归，从逾期的第2个月起，停止发放一切福利待遇。擅自变更留学研修国家和留学研修身份、逾期不归、留学研修回院后服务期未满提前离开医院等违反有关规定和协议约定的行为构成违约，进行服务期违约补偿。

4.6　附则

本规定从下发之日起执行，科教部负责解释。

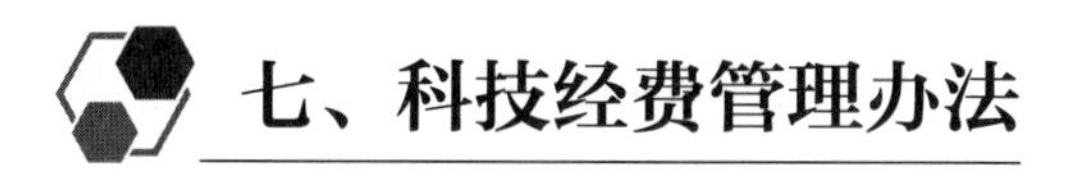

七、科技经费管理办法

1　目的

进一步优化科研经费管理、激发科研人员创新活力，鼓励科研人员多出高质量科技成果、促进医院科研事业的发展。

2 通用范围

医院颁布前的在研项目和颁布后立项的项目。

3 定义

根据科技经费来源不同，分为以下三大类：

3.1 纵向科技经费：是指通过承担国家、地方政府设立的计划项目或专项项目，由政府主管部门及行业主管部门下拨的科技经费。包括本院作为合作（协作）单位承担上述来源的项目，由项目主持单位转拨到本院的经费。

3.2 横向科技经费：是指以签订技术开发、技术转让、技术咨询、技术服务等科技合同方式取得的非竞争性科技经费等。包括各类企、事业单位或个人委托、合作研究的项目经费；国内外（含港、澳、台地区）民间基金或机构资助的研究项目经费。

3.3 医院科技专项经费：是指医院自主立项资助科研项目经费和医院对纵向科技项目配套的经费。

4 内容

4.1 总则

4.1.1 通过国家、省、市级等纵向科研立项，并获得纵向科研项目基金资助者，医院按相应比例予以配套资金支持：国家级：1∶3；省级：1∶2；市厅级及以下：1∶1。

4.1.2 凡以××医院为依托单位所承担的科技项目，其立项资助经费（包含医院科技专项经费）必须统一纳入医院财务管理，专款专用，任何部门和个人无权截留、挪用。

4.1.3 依托大学或学会申请立项的纵向科研项目，如上级资助的科技经费由大学或者学会管理的，该经费的使用则需遵循大学或学会科技经费管理办法执行。医院配套的科技专项经费则按我院科技经费管理办法执行。

4.1.4 国家、地方科技项目管理部门对基金项目有明确规定的依照其规定执行，无明确规定的按照本办法执行。

4.2 管理职责与权限

4.2.1 科技经费实行医院、项目组二级管理，院领导及相关职能科室行使审批、监督职权，项目组对科技经费的预算开支根据项目实际进展情况拥有调剂权。

4.2.2 项目负责人是经费使用的直接责任人，对经费使用的真实性、合法性、合规性和相关性承担经济和法律责任。项目负责人在承诺遵守科研伦理道德和作风学风诚信要求、经费全部用于与本项目研究工作相关支出的基础上，自主决定项目经费用途，据实编制科技项目预算和决算明细，并自觉接受相关部门的监督检查。

4.2.3 医院各相关职能部门明确各自在科技经费使用、管理与监督方面的职责，相互协作、密切配合，建立健全科技经费协同管理机制。

4.2.3.1 科教部：安排专人负责科技项目合同管理；协同财务与资产管理部指导项目

负责人编制和调整经费预算；协助项目组做好预算支出请款手续；核定科技经费的类型；跟踪合同经费到位、拨付情况；审核科技经费的外拨和变更流程；收集结题信息，并配合财务、审计部门做好科技经费结题验收工作。

4.2.3.2　财务与资产管理部：设置专人负责科技经费管理工作；负责协调、指导科技经费预算编制和调整审核；负责科技经费的入账、提扣，开设科技经费专用账户；负责监督、指导项目负责人按照项目预算或合同约定以及有关财经法规在其权限范围内使用经费；实时发布科技经费请款、到账等信息；定期在院内平台上公布项目经费使用情况；负责对科技经费形成的实物资产、无形资产等国有资产的验收、维护维修、调拨、处置等管理。

4.2.3.3　内部审计部：负责按计划开展科研经费管理和使用情况的专项审计，监督项目负责人按照科研经费管理有关规定在其权责范围内正确、合理使用和管理经费。

4.2.3.4　人力资源部：负责向科教部、财务与资产管理部及时通知项目负责人调离医院、出国逾期不归、退休等不宜或不能继续承担项目主持工作等人事变动情况。负责建立高层次科研人才培养的科研业绩考核、激励评价体系。

4.2.3.5　医学装备科、高值医用耗材管理办公室、总务办公室：负责科研设备、科研试剂、各种原材料、辅助材料、低值易耗品等的采购办理。

4.3　经费开支范围

4.3.1　纵向科技经费开支范围主要分为直接费用和间接费用；横向科技经费和其他科技经费的开支范围根据项目合同书的内容开支，各项开支不得违反政策规定。

4.3.2　直接费用是指在项目研究过程中发生的与之直接相关的费用，统一分为设备费、业务费、直接人力资源成本费三大类。

4.3.2.1　设备费

项目实施过程中购置或试制的专用仪器设备，对现有仪器设备进行升级改造，以及租赁外单位仪器设备而发生的费用。

4.3.2.2　业务费

A. 材料费：项目实施过程中消耗的各种原材料、辅助材料、低值易耗品等的采购及运输、装卸、整理、回收处理等费用。

B. 测试化验加工外协费：在项目实施过程中支付给外单位（包括医院内部独立经济核算单位）的检验、测试、设计、化验及加工等费用。

C. 差旅费/会议费/国际合作交流费：项目实施过程中发生的会议费、业务培训费、差旅费和国际合作交流费。

D. 出版/文献/信息传播/知识产权事务费：在项目实施过程中需要支付的出版费、图书（包括外文图书）购置费、文件资料费、文献检索费、专利申请及其他知识产权事务等费用。

E. 燃油动力费：项目实施过程中，与项目相关并能单独计量的相关仪器设备、科学装置等运行发生的水、电、气、燃料消耗费用等。

F. 直接业务费其他支出：专业通信费、专用软件、数据库购买或租赁费、赛事场租费、金融服务体系其他费用等。

4.3.2.3 直接人力资源成本费

A. 劳务费、人员费：在项目实施过程中支付给参与项目研究的科研人员、科研辅助人员的工资性支出或劳务支出，如参与项目的研究生、访问学者以及项目组聘用的科研辅助人员等。

项目组聘用研究人员、科研辅助人员、接收访问学者等情形，需经医院审批同意，并与医院依法签订劳务工作合同（协议）。其劳务费开支标准，参照本地科学研究和技术服务业从业人员平均工资水平，并根据其在项目研究中承担的工作任务确定；由单位缴纳的社会保险补助、住房公积金等一并纳入劳务费科目列支。

B. 专家咨询费：在项目实施过程中支付给临时聘请的咨询专家的费用。专家咨询费不得支付给参与本项目及所属课题研究和管理的相关工作人员。专家咨询费的列支标准参照《邀请院外专家来院讲学管理暂行办法》有关规定执行。

4.3.3 间接费用是指医院在组织实施科研项目过程中发生的无法在直接费用列支的相关费用。间接费用实行总额控制，按照不超过直接费用扣除设备费后的30%核定，主要包括科研公共成本支出、科研管理费和科研绩效支出三部分，其开支内容及分配比例及流程如下：

4.3.3.1 科研公共成本支出：包括依托单位为项目研究提供的现有仪器设备及房屋，日常水、电、气、暖消耗、科研辅助资料、图书资料、信息服务等，合计占间接费用的10%，由单位从入账经费中一次性直接提扣。

4.3.3.2 科研管理费：是指科研项目组织实施过程中发生的科研管理、组织、协调的管理工作经费。科研管理费占间接费用的30%，其中科研管理部门占间接费用的15%，财务管理部门占间接费用的10%，项目负责人所在业务专科占间接费用的5%。项目结题验收时由科教部提请审批支出。

4.3.3.3 科研绩效支出：科研绩效支出占间接费用的60%，用于参与项目研究人员的奖励性费用，原则上以项目申报时的成员为准，若变更，需提前半年提出变更申请。科研绩效支出分配要与科研人员在项目工作中的实际贡献挂钩，项目结题验收时由项目负责人提请审批支出。

4.3.3.4 项目执行期间存在以下情况之一的，不得发放绩效支出：

A. 项目负责人未按要求及时报送项目相关材料，包括计划任务书(合同书)、预算书、年度进展报告、中期总结报告、验收材料及其他相关材料等。

B. 在项目执行过程中，对项目负责人、参加人员、经费预算、研究目标与内容等重要事项的调整未按要求提前报批备案。

C. 无正当理由，项目未按合同进度执行，逾期一年以上不结题或未按期落实上级主管部门提出的整改要求等。

D. 存在违反国家法律法规、医院规章制度等以及其他影响医院声誉的行为。

4.4 科研财务助理的设立

4.4.1 科研财务助理岗位根据学科（专科）或项目组的实际需要及课题经费情况设

立，项目主管部门有明确要求的项目组必须设立科研财务助理岗位，可由财务部门设置专职专岗，为科研人员提供专业化服务。可通过购买第三方财会服务等专业服务方式充实科研财务助理队伍。临时聘用的科研财务助理所需人力成本费用（含社会保险补助、住房公积金），可通过科研项目经费等渠道统筹解决。

4.5　科技经费预算管理

4.5.1　科技经费预算是经费收支的基本依据。项目负责人应当根据项目研究开发任务的特点和实际需要，按照目标相关、政策相符性和经济合理性原则，科学、合理、真实地编制科技经费预算，报医院科教、财务、审计部门审核。

4.5.2　科技经费预算编制包括来源预算和支出预算，应体现预算的目标相关性、政策相符性、经济合理性。

4.5.2.1　来源预算主要包括立项项目的院外资助经费和医院科技专项经费。

4.5.2.2　支出预算按照各类科技经费开支范围确定，分为直接费用支出预算和间接费用支出预算两类。直接费用中除设备费外，其他费用只需提供基本测算说明，不需要提供明细。参与项目研究的科研人员、科研辅助人员的工资性支出或劳务支出可在直接人力资源成本费科目列支。

4.5.2.3　项目负责人根据项目资助经费总额（院外到账经费+院内匹配经费）合理安排支出预算，并经医院OA办公系统在线填报《科研项目经费配套、预算审批表》，提交医院审核。

4.5.3　由多个单位共同合作一个项目的，各单位应分别根据承担研究任务的实际需要编制经费预算，并由项目承担单位进行审核汇总。如我院作为项目承担单位，项目负责人应加强统筹协调，避免项目承担单位与合作单位之间的重复预算。

4.5.4　医院科教、人事、财务部门按照经费管理要求，从经费使用和项目管理的角度为科技经费预算编制提供建议和指导，严格审核经费预算。

涉及劳务费的，考虑相关人员参与课题的全时工作时间及完成任务的可行性，合理核定劳务费开支范围、标准；涉及重大仪器设备、重要文本文献等资产购置的，综合考虑医院现有相关资料存量及使用情况、区域内资源配置及共享情况，避免重复购置和闲置浪费；涉及外协、外包的，充分论证并严格审核协作单位和参与人员于科研项目的相关性以及关联交易的公允性，对于可以在院内完成的测试化验加工等项目研究内容，应在院内完成。

4.5.5　项目预算调整审批

4.5.5.1　医院作为项目承担单位的，本院项目负责人是项目经费预算调整的直接责任人，对预算调整方案的真实性、合理性负责。

项目预算下达后，项目实施过程中需要调剂直接经费的，除设备费外的其他费用调剂权下放给项目负责人，但应及时在项目所属的相应科技业务管理政务平台、科技基金网络信息系统的“过程管理”中申请变更审核，并在医院OA办公系统在线填报《科研项目经费预算调整审批表》，经医院备案审核后，由项目负责人根据科研活动实际需要自主安排。

间接费用预算一经审批，一般不作调整。

4.5.5.2 医院作为项目合作单位的，预算调整权限由项目承担单位授权。

4.6 科技经费收入管理

4.6.1 科技经费立项入账程序

4.6.1.1 各级、各类科技经费到达医院财务专项帐户后，由财务与资产管理部发布经费到帐通知，根据《科研经费配套、预算审批表》中核定的项目所属级别、类型，由财务与资产管理部予以匹配相应的医院科技专项经费。

4.6.1.2 与外单位合作项目和横向课题的项目负责人，待项目经费到帐后，需持项目合同书至相关科室登记、备案（一份本人留存，一份科教部留存，一份财务与资产管理部留存）。

4.6.1.3 财务和资产管理部按照专户核算、专款专用原则办理新增科技项目经费财务立项，在财务系统中，设置科研项目经费核算号，并按预算明细设立下级核算项目。

4.7 科技经费支出管理

4.7.1 科技经费项目负责人应严格按照批复的预算和合同约定以及有关财经法规的要求使用和管理。严禁购买与科研项目无关的设备、材料；严禁虚构经济业务、使用虚假发票套取科技经费；严禁在科技经费中报销个人家庭消费支出；严禁虚列、伪造名单，虚报冒领劳务费；严禁借科研协作之名，将科技经费挪作他用和侵占；严禁使用科技经费支付各种捐款、赞助、投资、罚款、赔偿费、违约金、滞纳金等。

4.7.2 科技经费支出必须有经办人和项目负责人共同签字，经相关职能部门审核，再由分管院领导、院长审批。

4.7.2.1 差旅费/会议费/国际合作与交流费支出。因涉及考勤，需提前一周按OA流程提交外出参会审批，并注明科研项目名称，事后凭发票按财务报销流程支出。

4.7.2.2 科研设备、试剂、耗材等的购置。由项目负责人在OA系统提交需求，经审批同意后，按医院现有采购流程分别归口医学装备科、医用高值耗材管理办公室或总务办公室办理。

4.7.2.3 测试化验加工费支出。测试化验加工经费支出应严格依照项目合同书预算，应注明开展测试化验的单位、测试化验内容及费用明细，在经费报销时需要提交测试化验加工检测报告；单次在3万元（含）以上的测试化验加工经费，需要提交由至少3名具有高级职称的同行专家签署的《在外开展测试化验加工论证表》，及开展测试单位相关资质证明等材料。测试化验加工费按流程签订合同，凭发票支出。

4.7.2.4 人力资源成本费需提供《科研项目人力资源成本费审批表》，项目负责人根据研究人员参与项目的全时工作时间等因素合理确定劳务开支标准，逐级审批后由财务和资产管理部统一发放。

4.7.3 转拨课题合作经费时，项目负责人应向科教部提交科技计划项目合同书、预算批复文件，以及与合作单位签订的合同书或合作协议书，按程序审批后交财务和资产管理部办理转拨手续。科研合作协议/合同书中应明确科研任务、验收指标、外拨经费额度及明细预算、拨付方式、资产归属等。

4.7.4　使用科技经费购置或形成的固定资产和无形资产均属于国有资产，由财务与资产管理部统一纳入医院资产库进行管理，任何科室或个人不得以任何方式隐匿、私自转让、非法占有或以此谋取私利。拨出经费形成的固定资产和无形资产，由项目合作单位进行管理。

4.8　结题验收

4.8.1　科研项目结题时，项目负责人应依照项目主管部门及医院的相关规定和要求，全面梳理项目预算、预算调整、资金使用、外拨资金、委托服务、间接费用中的绩效支出、结余资金、研究成果等项目信息，根据财务相关制度办理决算手续，积极配合审计验收。财务部门按规定对项目负责人编制的经费决算表进行核对，确保账实相符、账表一致。

4.9　结余经费管理

4.9.1　项目结余经费是指项目验收通过后，项目经费总收入减去实际总支出后所得余额。

4.9.2　结余资金使用

4.9.2.1　资金来源为院外的项目资金，如项目主管部门（或委托方）对结余资金有明确规定者，按有关规定执行；若无相关具体管理规定，在项目按期完成任务目标并通过验收后，结余资金在2年内由项目负责人继续用于科研活动相关的直接支出，2年后未使用完的，由医院统筹安排用于其他科教活动支出。

4.9.2.2　资金来源为院内项目资金的（包含医院为纵向项目提供的配套资金），在项目按期完成任务目标并通过验收后，结余资金在2年内由项目负责人继续用于科研活动相关的直接支出，2年后未使用完的，由医院统筹安排用于其他科教活动支出。

4.10　监督

4.10.1　项目负责人应建立科研管理日志和经费使用台账，据实记录科研活动和过程管理。医院各部门、项目负责人应主动配合有关部门的检查与监督，对于在项目实施期内已开展同类检查和审计活动的，及时提供检查结果和结论。对审计机关开展的各项审计项目，应及时提供相关数据资料（含电子数据资料）。医院对审计中发现的违反国家规定的财政收支、财务收支行为，在法定职权范围内作出处理、处罚决定或移送有关主管部门处理；涉嫌违纪违法的，移送有关机关、单位依纪依法追究责任。

4.11　附则

4.11.1　项目负责人因调动等原因离开医院的，其依托医院申请的在研项目经费，需尽快根据相关经费管理规定，办理项目依托单位变更手续，及时将剩余财政经费转拨到新依托单位。若确有困难不便或不宜变更依托单位的，需在离职前向医院科教部、财务和资产管理部备案院内在职的项目组其他联系人，项目及经费管理继续由医院负责。未经医院批准，任何个人不得擅自将科技经费转出。

4.11.2 本办法由医院科教部、财务与资产管理部在各自权责范围内负责解释。

5 参考资料

5.1 《国务院办公厅关于改革完善中央财政科研经费管理的若干意见》（国办发〔2021〕32号）

5.2 《广东省人民政府办公厅关于改革完善省级财政科研经费使用管理的实施意见》（粤府办〔2022〕14号）

6 附件

6.1 科研项目经费配套、预算审批表

6.2 科研项目经费预算调整审批表

6.3 在外开展测试化验加工论证表

6.4 科研项目人力资源成本费审批表

6.1 科研项目经费配套、预算审批表

科研项目经费配套、预算审批表

单位：元

项目名称				
项目负责人		医院经费编号		
项目来源		项目级别	□院级 □市厅级 □省部级 □国家级	
纵向经费总额		配套经费总额		
项目起止时间		预算总额		
经费项目	用途说明		经费预算	
			财政经费	配套经费
1. 设备费	项目实施过程中购置或试制的专用仪器设备，对现有仪器设备设备进行升级改造，与科研项目直接相关的计算类仪器设备、软件工具			
2. 业务费	在项目研究过程中，所产生的的材料费，测试化验加工外协费，差旅、会议、国际合作交流费，出版、文献、信息传播、知识产权事务费，燃油动力费等			
3. 直接人力资源成本费	在项目研究过程中，支付的劳务费、人员费，专家咨询费			
合计				
项目负责人签名： 年 月 日		科教部审批： 年 月 日		
财务与资产管理部审批： 年 月 日		内部审计部审批： 年 月 日		

续表

分管领导审批： 年　月　日	院长审批： 年　月　日

注：项目负责人根据项目合同书编制预算按流程审核后，另附项目下达文件、合同交至内部审计部、财务与资产管理部、科教部备案。

6.2　科研项目经费预算调整审批表

科研项目经费预算调整审批表

项目名称			
项目负责人			
项目来源		单位经费代码	
项目经费（万元）		项目起止时间	
预算科目	原预算（万元）	增减金额（万元）	调整后预算（万元）
例：设备费（财政）	10	+5	15
例：业务费（财政）	15	−5	10
例：劳务费（配套）	15	−5	10
例：业务费（配套）	10	+5	15
预算调整说明： 项目负责人签字： 年　月　日			
科教部意见： 年　月　日			
财务与资产管理部意见： 年　月　日			
内部审计部意见： 年　月　日			
分管副院长意见： 年　月　日			
院长意见： 年　月　日			

注：此表审核完毕后，复印件送科教部、财务与资产管理部各一份备案。

6.3 在外开展测试化验加工论证表

在外开展测试化验加工论证表

<table>
<tr><td>项目名称</td><td colspan="5"></td></tr>
<tr><td>项目负责人</td><td colspan="5"></td></tr>
<tr><td>项目来源</td><td colspan="2">例：省科技厅大专项</td><td colspan="2">医院经费编号</td><td></td></tr>
<tr><td colspan="6">测试化验加工内容</td></tr>
<tr><td>测试化验加工内容</td><td>测试化验加工单位</td><td>计量单位</td><td>单价（万元/单位）</td><td>数量</td><td>金额（万元）</td></tr>
<tr><td></td><td></td><td></td><td></td><td></td><td></td></tr>
<tr><td></td><td></td><td></td><td></td><td></td><td></td></tr>
<tr><td></td><td></td><td></td><td></td><td></td><td></td></tr>
<tr><td colspan="6">在外开展测试化验加工必要性说明：

项目负责人签名：
年 月 日</td></tr>
</table>

<table>
<tr><td colspan="5">论证专家信息</td></tr>
<tr><td>姓名</td><td>单位</td><td>专业</td><td>职称</td><td>签名</td></tr>
<tr><td></td><td></td><td></td><td></td><td></td></tr>
<tr><td></td><td></td><td></td><td></td><td></td></tr>
<tr><td></td><td></td><td></td><td></td><td></td></tr>
<tr><td></td><td></td><td></td><td></td><td></td></tr>
<tr><td></td><td></td><td></td><td></td><td></td></tr>
<tr><td colspan="5">论证意见：

论证专家组组长（签名）：
年 月 日</td></tr>
<tr><td colspan="5">科教部意见：

签字：
年 月 日</td></tr>
</table>

续表

分管副院长意见： 签字： 年　月　日
院长意见： 签字： 年　月　日

6.4　科研项目人力资源成本费审批表

科研项目人力资源成本费审批表

项目名称：　　　　　　填报时间：　　　　　　年　月　日

医院经费编号：

序号	姓名	身份证号码	银行卡号	开户行名称	职务	发放类别	工作地点	发放标准	工作量（课时、天、次等）	应发金额（税前）	增值税	外劳税	实发金额（税后）	签收人
1														
2														
3														
4														
5														
6														
备注：														
注：	1. 发放类别请填写：授课酬金、专家评审（咨询）费、课题劳务费													
	2. 需附身份证复印件、填写银行卡信息													
	3. 增值税、外劳税的填写请咨询财务与资产管理部													
	4. 需附工作内容清单或工作总结													
项目负责人：　　　　证明人：														
审批：　　　　复核：　　　　经手人：														

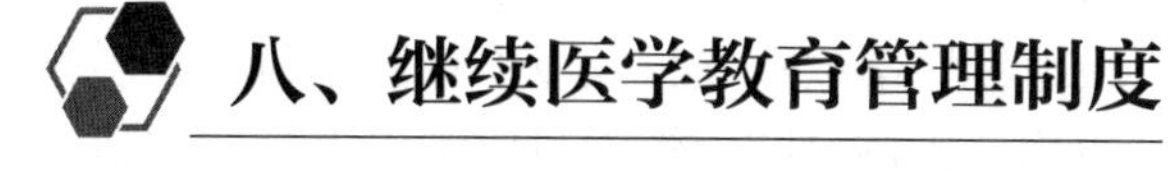

八、继续医学教育管理制度

1 目的

进一步规范医院职工继续医学教育工作，提高继续医学教育质量。

2 通用范围

全院。

3 定义

3.1 继续医学教育

是指完成基础医学教育和毕业后医学教育之后进行的在职进修教育。

3.2 国家级继续医学教育项目

经全国继续教育委员会评审、批准并公布的项目；国家级继续医学教育基地申报，全国继续医学教育委员会公布的项目。

3.3 省级继续医学教育项目

经广东省继续医学教育委员会学科组评审，由广东省继续医学教育委员会批准并公布的项目。

3.4 茂名市市级继续医学教育项目

经茂名市继续医学教育委员会学科组评审，由茂名市继续教育委员会批准并公布的项目。

3.5 公需要科目（公需要课）

指国家、省市统一要求全体专业技术人员应该掌握的通用知识和技能（英语、计算机按原规定执行，不列入登记范围）。

3.6 个人选修科目（选修课）

是指专业技术人员完成所在岗位工作任务必须具备的理论、技术，以及个人职业发展所需的各项知识。

4 内容

4.1 各级继续医学教育项目的申报要求

4.1.1 申报要求

国家级继续医学教育项目申报人需要正高级专业技术职称（护理专业可为副高级），主持过省级医学教育项目及以上授课项目；省级继续医学教育项目申报人需要副高级及以上职称，主持过茂名市级继续医学教育项目及以上授课项目；茂名市级继续医学教育项目申报人需要副高及以上职称，主持过院内学术讲座及以上授课项目；院内学术讲座申报人需要中级以上职称或硕士研究生以上学历，主持过教研室理论大课及以上授课项目。

国家级、省级及茂名市级继续医学教育项目申报要求以上级最终下发文件为准，医院授课老师原则上不少于4位，院内学术讲座原则上1个月安排不超过4次，每次安排不超过2位老师授课。

4.1.2　申报周期

原则上每个申报人在一个职称周期内，每两年只能主持申报同一级别的一个新项目。

4.2　继续医学教育学分的授予和管理

4.2.1　公需要科目

华医网被允许授予公需要课学时，学时要求按每年人力资源和社会保障局下发的文件要求执行。

4.2.2　选修科目

4.2.2.1　华医网被允许授予选修科目学18学时，授予学分为刷IC卡（学分卡）授分。

4.2.2.2　选修课分类：院内学术讲座、高层次医学人才学术会议等。

4.2.3　专业科目

4.2.3.1　学分要求

严格按照《广东省继续医学教育学分授予管理实施办法》（粤继医教〔2007〕10号）和《茂名市继续医学教育Ⅱ类学分授予与管理实施细则》（茂卫〔2013〕157号）执行。中级及中级以上人员每年参加继续医学教育活动所获得的总学分≥25学分（Ⅰ类≥5分，Ⅱ类≥7.5分）；初级人员每年所获得的总学分≥25学分（不分Ⅰ、Ⅱ类）。

Ⅰ类学分、Ⅱ类学分、公需要科目及选修科目学分均需要达标，年度学分方可达标。

4.2.3.2　学分分类

A．Ⅰ类学分管理细则按《广东省继续医学教育学分授予管理实施办法》执行。

B．Ⅱ类学分茂名市级继续医学教育项目。

茂名市各级医疗卫生单位、市级相关学会申报，经茂名市继续医学教育委员会评审，批准并公布的项目。

C．发表论文、科研立项、单位组织的学术活动等其他形式的继续医学教育活动。

4.2.3.3　学分授予标准

A．继续医学教育项目每个项目所授学分最多不超过10学分；远程继续医学教育项目（华医网学习）：每个项目所授学分最多不超过5分，此类学分每年授予最多不超过10分。具体授分如下：

项目类别	计分方法		学分类别
	主讲人	学员	
国家级继续医学教育项目	2学分/1学时	1学分/3学时	Ⅰ类
省级继续医学教育项目	1学分/1学时	1学分/6学时	Ⅰ类
市级继续医学教育项目	1学分/1学时	1学分/3学时	Ⅱ类
远程继续医学教育项目	1学分/3学时	每个项目授分不超过5学分	按公布的学分类别

B．学术论文

类别	作者排序					学分类别
	1	2	3	4	5	
国外刊物	10	9	8	7	6	Ⅱ类
国家级刊物	8	7	6	5	4	Ⅱ类
省级刊物	6	5	4	3	2	Ⅱ类
市级刊物		3	2	1		Ⅱ类

C．科研项目：科研项目在立项当年，按以下标准授予学分。

课题类别	作者排序					学分类别
	1	2	3	4	5	
国家级课题	10	9	8	7	6	Ⅰ类
省、部级课题	8	7	6	5	4	Ⅰ类
市/厅级课题（省卫健委、市科技局等）	6	5	4	3	2	Ⅱ类

D．科技成果奖：同一项目获几项科技成果奖时，按最高奖项计分，学分不重复计算。

奖励类别	获奖者排序						学分类别
	等级	1	2	3	4	5	
国家级奖	一等	20	19	18	17	16	Ⅰ类
	二等	15	14	13	12	11	
省、部级奖	一等	12	11	10	9	6	Ⅰ类
	二等	10	9	8	7	4	
	三等	8	7	6	5		
发明专利		8	7	6	5		Ⅰ类
实用新型或外观设计专利		5	4	3个月	2		Ⅰ类
市级奖	一等	6	5	4	3个月	2	Ⅱ类
	二等	5	4	3个月	2	1	

E．外出进修：凡经单位批准，到上一级医疗卫生单位进修（含出国培训）6个月及以上人员，经考核合格者，视为完成当年的继续医学教育学分。跨年度连续进修6个月以上人员以进修时间长的年度或进修期满结束的年度计算登记学分，不能重复登记。进修时间在6个月以下，经考核合格者，每月授予市级Ⅱ类5学分，但每次进修最高限授25学分。进修者必须提供相关证明材料，如单位派出进修证明、进修记录、考核证明、结业证书等原件。

F．论著、教材（Ⅱ类学分）：医学著作每1000字授予1学分；出国考察报告、国内专题调研报告，每3000字授予1学分；医学译文每1500汉字授予1学分；正式出版的音像教材每小时5学分。学分授予值按作者排序依次递减20%。

4.3 学分登记和审核

4.3.1 学分登记

医院卫生专业技术人员在省内外参加国家级、省级继续医学教育项目学习和其他各类培训班、研修班、学术讲座、学术会议等专业科目学习采用IC卡现场刷卡登记，所获学分数据由项目举办单位或单位相关职能部门在5个工作日内上传到“卫生科教管理平台”，市级继续医学教育项目（Ⅱ类学分）跨市无效；参加远程继续教育学习的学分数据由施教机构报省继续医学教育委员会办公室核准后直接录入“卫生科教管理平台”；论文发表在正式发表日期7天内刊物原件通知到科教部录入学分；其他的科研项目及科研成果在文件下达5天内凭文件到科教部录入学分。

4.3.2　学分审核

每年12月由各科室教学秘书对本科室人员学分达标情况进行初审，并将相关佐证材料提交科教部汇总，统一提交到市卫生健康局（市继续医学教育委员会）验证。经验证合格后，作为年度考核、岗位聘任、续聘以及晋升专业技术职务资格和执业资格再注册的重要条件。

4.4　继续医学教育学分的管理

凡弄虚作假、乱授学分的单位，一经查实将视情节轻重分别给予批评、通报，取消国家级、省级继续医学教育项目申报资格及停办市级继续医学教育项目1～3年等处罚。

继续医学教育对象必须确保学分证明等原始材料的真实性，涂改的学分证明材料一律无效。各科室教学秘书要认真审核，严格把关，严禁弄虚作假，确保真实性。

4.5　中医药类继续医学教育学分授予按国家、省中医药继续医学教育有关规定执行。

4.6　本细则自颁布之日起实施，由科教部负责解释。

5　参考资料

5.1　《继续医学教育暂行规定》

5.2　国家中医药管理局《中医药继续教育暂行规定》

5.3　《国家卫生健康委办公厅关于为基层减负措施改进继续医学教育有关工作的通知》（国卫办科教函〔2019〕702号）

5.4　《继续医学教育学分授予与管理办法》（全继委〔2006〕11号）

5.5　《广东省继续医学教育学分授予管理实施办法》（粤继医教〔2007〕10号）

5.6　《茂名市继续医学教育Ⅱ类学分授予与管理实施细则》（茂卫〔2013〕157号）

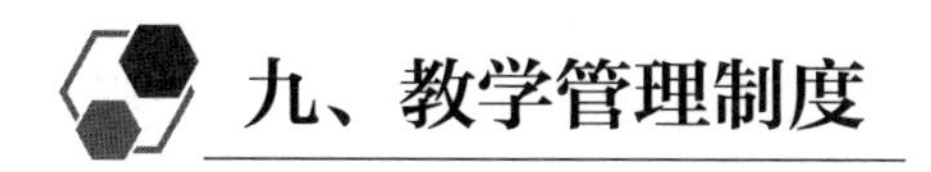

九、教学管理制度

1　目的

为进一步健全教学管理体系，更新医院教育教学理念，树立全面教学质量意识，结合医院实际，修订本制度。按照各级各类医学人才培养目标，明确培养方案，加强师资队伍建设，狠抓教学实施，不断提高教学水平，切实保障医学人才培养质量。

2　范围

全院。

3 内容

3.1 教学机构设置

3.1.1 医院设立教学管理委员会，指导全院教学工作实施。

3.1.1.1 教学管理委员会由党委书记担任主任委员，院长担任执行主任委员，分管教学工程院领导担任常务副主任委员。

3.1.1.2 教学管理委员会其他成员由院领导、部分职能科主任及教研室主任组成。对医院教学工作进行评估、督促和指导，不定期召开会议审议教学工作相关议题，为医院教学管理提供咨询和决策参考。

3.1.1.3 教学管理委员会办公室设在科教部，负责医院教学目标的组织实施和管理工作，包括组织、协调、监控和评估医院日常教学工作，形成督导评价机制并提出相关奖惩建议。

3.1.1.4 各教研室主任负责本学科的教学工作开展，教研室教学秘书协助；各专科教学主任（或行政主任）负责本专科的教学工作开展，科室教学秘书协助。

3.1.1.5 成立院级教学督导组，由分管教学工程院领导担任组长，科教部主任担任副组长，其他成员由院内熟悉教育教学规律、临床教学经验丰富、享有较高威信的专家组成，可根据实际工作需要另行抽调院内其他人员或聘请院外专家共同组成督导组，定期或不定期对医院教学管理、教学运行、教学成效进行督查、评价、指导，提出意见和建议，促进教学质量建设。

3.1.2 教研室主任、副主任实行岗位聘任制，每届任期为3年，可以连聘连任；教研室教学秘书由教研室主任提名推荐，科室教学秘书由各专科教学主任（或行政主任）提名推荐，可以连聘连任。是否续聘与教学工作完成情况和完成质量挂钩。行政职务晋升的，有教学管理岗位或教学秘书的任职经历者优先。

3.2 师资管理

3.2.1 教师资格认定

各教研室根据教学任务要求，推选合适人员参加科教部牵头组织的带教师资格培训，考核合格、教学管理委员会评议通过后予以认定相应带教资格。医院选派人员参加其他卫生行政部门、医学院校、各医学专业协会、学会组织的专项师资培训，获得师资培训合格证书后直接认可相应带教资格。

3.2.2 不同教学类别、层级的教师任职条件

3.2.2.1 基本条件

坚持四项基本原则，有良好的医德医风及品德修养，遵纪守法，尊重同行，治学严谨，作风正派，为人师表，教书育人。身体健康，学术水平较高，能积极承担教学任务，全面地、熟练地履行带教职责。具备师资培训合格证书。

3.2.2.2 理论大课授课教师资格

本科及以上学历；中级3年以上或高级职称；因课程需要，通过教学能力测评，报主

管分管领导审批同意后，可适当放宽职称要求。

3.2.2.3　见习带教资格

本科及以上学历；中级及以上职称；对本专业具有较系统而扎实的理论基础，有比较丰富的临床实践经验。

3.2.2.4　实习带教资格

本科及以上学历（护理类可放宽到大专及以上学历）；本科实习带教要求中级及以上职称，大专/中专实习带教要求初级以上职称并取到住院医师规范化培训合格证书或专业技术资格证；护理类，需要在专科护理岗位工作满3年。

3.2.2.5　住院医师规范化培训生、进修生带教资格

本科及以上学历；高年资主治医师（3年以上）或高级职称医师。

3.2.2.6　硕士、博士研究生带教资格

依据联合培养院校相关资质认定条件。

3.2.3　教师退出机制，如教师有以下情形的应取消其带教资格：

3.2.3.1　发生医疗事故，被卫生行政部门吊销或暂停执业资格；

3.2.3.2　发生严重教学事故，给医院带来不良影响；

3.2.3.3　不配合教学安排，态度恶劣；

3.2.3.4　弄虚作假，有骗取教学津贴行为；

3.2.3.5　存在道德败坏、行为不端者；

3.2.3.6　因学术不端被通报批评；

3.2.3.7　其他不适宜担任教师职务的情形。

3.3　教学组织和质量控制

3.3.1　教学任务下达

教学任务由科教部根据实际工作情况向教研室下达。各教研室要及时研究讨论，规范建立教学管理计划，根据不同类别、不同层级教学对象设置不同教学内容，切实做到有计划、有要求、有过程、有改进、有专人负责。教研室在学生开课、下点前1周，汇总、整理好相应教学进度表（包括各项教学活动的内容、排期、地点、教学对象、授课老师等信息），经教研室主任审定签名后，一份送科教部备案，一份教研室存档。

3.3.2　常规教学任务

包括高校理论大课、见习、入科教育、小讲课（1周1次）、教学查房（2周1次）、病例讨论（2周1次）、指导医疗文件书写与批改（2周1次）、指导临床技能操作、辅导和答疑、出科考核等教学环节。各项教学工作必须有完整的工作记录，教案等必须按指定模板书写，各科室教学秘书必须在每月5日前将上月份的教学资料整理归档。

3.3.3　高校理论大课的备课管理

3.3.3.1　备课要求

A. 根据教学大纲和实习大纲的要求，确定教学目的及要求。

B. 认真分析专科病种的教学知识结构，抓住基本知识，基本理论、基本技能，确定讲授中心，突出重点，分散难点。

C. 结合学生实际情况规范书写教案，要求系统，明确，实用。熟悉现代化教学媒体/教学手段，备好课件和教具。

3.3.3.2 集体备课

A. 教研室新教师试讲或具有创新性的课程应教研室内组织进行集体备课。

B. 教研室根据实际情况自行组织本专业教师或邀请其他单位教学指导专家听课，以统一教学思路，规范教学内容，提高教师教学水平。

3.3.4 教材选定

日常教学所用教材应以高校统一配发的教材和专科诊治指南为主；其他辅助教材和书籍应选择编撰水平高、广泛使用、实用性强的，经教研室推荐、教学管理委员会论证同意后由医院统一申购。

3.3.5 日常教学除让学员掌握应用基础理论、基本知识、基本技能，锻炼灵活地解决临床实际问题的能力以及对危、急、重病症做出应急处理的能力之外，还应对学员加强思政教育，加强与人共事、关心爱护患者、与患者沟通等能力的培养。

3.3.6 学生评价

定期或不定期组织学生对带教老师的教学质量进行评价，对所开设课程的管理水平、教学效果等进行评价。由科教部汇总分析，反馈给有关教研室及个人。

3.3.7 教研室应经常深入医院各专科教学第一线，了解备课、讲课、见习、实习、考核等各教学环节的实施情况，发现薄弱环节及时改进，或汇报科教部共同协商解决。

3.3.8 科教部每季度组织开展院级教学督导活动不少于1次；并根据教研室教学进度表，定期或不定期对各专科教学工作进行教学检查，及时反馈评价结果。针对教学督导、检查过程中发现的共性问题，进行专项培训和整改。

3.3.9 每学期（每半年）各教研室要对本学期教学工作情况进行总结。总结应抓住重点，实事求是，并对在教学过程中体会较深、经验较多的方面进行专题总结。内容包括教学任务完成情况，教学质量评估和学生学习情况分析，以及教学中的经验、问题、建议和体会等。科教部汇总各教研室的教学总结和院级督导组的评估意见，结合日常教学检查结果形成教学报告，将部分结果经医院OA公示。

3.4 教学奖惩规定

3.4.1 建立教学激励措施，对承担教学任务的教师按岗位职责和工作量计发教学津贴，保证教学人员工作的积极性。

3.4.2 医院建立教师教学档案，对教师教学水平与教学业绩的考察评价结果作为院内各类评先评优、员工职称评聘、绩效考核的依据之一，对教学工作的先进集体和先进个人予以奖励。优先增选教学质量高，教学业绩突出的教师进入院级教学督导组。

3.4.3 教学奖励规定

教学奖励与日常教学工作量、教学质量及评学评教结果等挂钩。每年评选优秀带教老师20名，每人奖励若干元；评选优秀教学管理奖（专职教学管理人员2名、教学秘书8名），每人奖励若干元；每年组织院级理论授课比赛（各教研室推荐参赛名额不超3名），设一等奖1名、二等奖2名、三等奖3名、优秀奖若干，并按照奖励等级设立奖励金额；

具体评奖评分细则由科教部拟订并组织实施。

3.4.4　教学处罚规定

3.4.4.1　发生教学差错即扣发责任人当月教学岗位津贴及带教课酬的50%；发生教学事故则扣发责任人当月全部教学岗位津贴及带教课酬；并取消本年度评先评优资格。教研室年内连续发生2次教学事故或5次教学差错，扣发相关教研室主任、副主任和教研室秘书当年的全部教学岗位津贴。

3.4.4.2　教学人员应积极参加医院组织的各类教学学习班，无故缺席3次，将取消其带教资格。医院召开的教学工作会议，无故缺勤者扣发当月教学岗位津贴。

3.4.4.3　拒不配合医院组织的各类教学评估、检查工作，不服从科教部、教研室或科主任教学工作安排，对工作造成严重影响的，扣发直接责任人全年教学岗位津贴，取消其带教资格。视情节严重程度，扣罚1～2个月业务绩效奖金。

3.4.4.4　医院安排的教学督查、检查反馈、中期汇报、工作总结等工作任务，应按时按质完成，不能按时上交者，扣发责任人当月教学岗位津贴。

3.4.4.5　能力不足，不能配合科教部和教研室完成教学工作的科室教学秘书，停发岗位津贴，情节严重者解聘处理。

3.4.4.6　不能够正常履行职责，不配合医院教学工作，不积极组织教研室的教学活动和教学质量检查的教研室主任、副主任及教学秘书，予以解聘。

3.4　教学津贴标准

3.4.1　导师岗位津贴标准

3.4.1.1　博士后合作导师

有招生任务的博士后合作导师，每月基础课时酬金若干元，每招收一名博士后，从博士后进站之日起每个专业导师课时酬金每月增加1500元；无招生任务的博士后合作导师，每月基础课时酬金若干元。

3.4.1.2　博士研究生导师

有招生任务的博士研究生导师，每月基础课时酬金若干元，每招收一名博士研究生，从学生入学之日起每个专业导师课时酬金每月增加1500元；无招生任务的博士研究生导师，每月基础课时酬金若干元。

3.4.1.3　硕士研究生导师

有招生任务的硕士研究生导师，月基础课时酬金若干元，每招收一名硕士研究生，从学生入学之日起每个专业导师课时酬金每月增加1000元；无招生任务的硕士研究生导师，每月基础课时酬金若干元。

3.4.1.4　由高等院校聘任的教学辅导员，每月课时酬金若干元。

3.4.1.5　同时具备2个或以上专业导师资格的研究生导师，按实际专业导师资格数计发导师基础课时酬金。

3.4.2　教研室主任、教研室教学秘书的教学岗位津贴为若干元/月，教研室副主任、科室教学秘书的教学岗位津贴为若干元/月。

3.4.3 带教课酬标准

3.4.3.1 带教课酬计算方法

日常带教课酬（元）=30元×学时数（N）×学生类别（K1）×带教老师类别（K2）×带教质量系数（K3）

其他带教课酬（元）=30元×学时数（N）×带教老师类别（K2）×带教质量系数（K3）

3.4.3.2 带教课酬计算系数表（表16-19-1～表16-19-3）

表16-19-1 学生、带教老师类别系数表

学生类别	系数（K1）	带教老师类别	系数（K2）
硕士研究生	1.8	研究生导师	1.8
住院医师规范化培训	1.4	正高或科主任	1.6
进修生	1.2	副高或科副主任	1.2
本科实习生	1.0	主治医师	1.0
专科实习生	0.8	高年资住院医师	0.8
中专实习生	0.6	住院医师	0.6
其他见习生	0.4	护士	0.4

表16-19-2 带教工作学时量表

教学内容	学时数（N）
日常带教	3学时/周/人
科内小讲课	2学时/次
主持科内教学查房	3学时/次
参与科内教学查房	1学时/次
教研室集体备课	2学时/次/人
主持病例讨论	2学时/次
教研室预讲课	2学时/次
专家教学督导	5学时/次

表16-19-3 带教质量系数表

考评等级	系数（K3）
优秀	1.2
良好	1.0
合格	0.8
不合格	0.3

注：连续2次考评不合格者终止带教资格半年，科教部组织考核合格后恢复带教资格。

3.4.4 各类学术项目/活动课酬津贴标准

3.4.4.1 国家级继续医学教育项目课酬津贴：若干元/项；

3.4.4.2 省级继续医学教育项目课酬津贴：若干元/项；

3.4.4.3　地市级继续医学教育项目课酬津贴：若干元/项；

3.4.4.4　院内学术讲座课酬津贴：若干元/项；

3.4.4.5　教研室理论大课课酬津贴：若干元/项；

3.4.4.6　高校本市临床/护理教学班理论和见习课课酬津贴：若干元/学时；

3.4.5　其他

3.4.5.1　岗位津贴根据岗位责任及工作量完成情况，按相应的津贴标准按月发放。

3.4.5.2　带教课酬按具体带教工作完成情况计发，由科教部核准，报院长审批后，按季度发放。

3.4.5.3　承担院内学术讲座及以上级别继续教育项目的，按要求完成执行情况反馈后，由科教部核准、统计项目课酬分配，报院长审批后，按季度发放。

3.4.5.4　年度先进教研室、优秀带教老师等相关奖励，由医院按年度发放。

3.4.5.5　对参与教学管理与教学相关的工作人员给予奖励，奖励标准为各类教学津贴经费的5%。

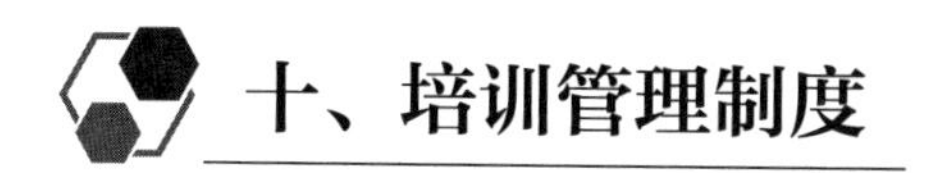

十、培训管理制度

1 目的

建设一支高素质、高效率、高水平的医疗队伍，实现科技兴院、人才强院战略，全面提高医院职工整体素质和专业技术水平，促进各层次医护培训工作的规范化、制度化、科学化。

2 通用范围

全院。

3 定义

3.1　职工培训

目的在于有效开发医院人力资源，提高职工素质，激发职工潜能，提高工作绩效，使职工能够获得医院发展所需的知识和技能，从而与医院共同发展。

3.2　基层医护人员培训

指基层医护人员在特定场合就某一主题进行的学习、讨论、演练等各种提高职工工作技能、素质和处置意外事件能力的活动。

4 内容

4.1　管理职责

4.1.1　科教部是医院的培训主管部门，负责医院职工培训工作的统筹管理，其他各职能部门和科室应协调配合共同实施。

4.1.2 科教部应根据医院的人力资源状况，以及各部门培训需求计划和医院全年工作安排，制订出医院总体年度培训计划，经批准后组织实施、监督落实情况并组织考核。

4.1.3 各职能部门为医院培训业务分管部门，各职能部门应及时向科教部提交培训需求计划，并积极配合科教部开展培训工作。

4.1.4 科教部在培训中的主要职责

4.1.4.1 医院培训体系的建立，培训制度的制定与修订。

4.1.4.2 医院培训计划的制订与组织实施。

4.1.4.3 对各部门的培训工作进行监督、检查和考核。

4.1.4.4 对培训讲师的选择、确定及协助培训。

4.1.4.5 外派培训相关事项的管理及外派参训职工的管理。

4.1.4.6 培训资料、报表的收集、汇总、整理及归档。

4.1.4.7 参训职工的考勤监管。

4.1.5 各部门（科室）在培训中的主要职责：

4.1.5.1 业务技能相关培训计划的制订。

4.1.5.2 业务技能培训的组织实施。

4.1.5.3 科教部开展相关培训工作，特别是为新职工指定带教老师，做好新职工入职培训工作。

4.1.5.4 本部门（科室）参训职工的组织与管理。

4.1.5.5 培训工作总结报告的撰写和呈报。

4.2 培训实施

4.2.1 制订医院的年度培训计划前，科教部应对医院培训需求进行调查分析。培训需求主要包括以下方面：

4.2.1.1 医院发展规划、文化建设需求。

4.2.1.2 各职能部门（科室）日常工作业务培训需求。

4.2.1.3 医院重点岗位人才培养需求。

4.2.2 职工培训的培训师分为外聘培训师和内部培训师两种，培训师由培训组织实施部门和科教科根据培训计划协商确定。

4.2.2.1 内部培训师采取各部门推荐，科教部选取。

4.2.2.2 外部培训师的聘用。外部培训师的聘请由科教部根据医院培训计划，采用与专业培训高校合作或自行联系的方式推选。

4.3 培训方式

4.3.1 医疗专业培训

由科教部负责组织实施（受训人是新进院的医师、医技应届/历届毕业生、基层医务人员）。

常规内容	课时	授课形式
等级医师考试和住院医师规范化培训介绍	3天	多媒体授课（PPT）
医疗核心制度		
病历书写规范		
医保相关规定与制度		
科教管理制度		
理论考核	半天	笔试
医疗急救技术操作培训	1天	实操模拟
技术操作考核	半天	实操模拟

4.3.2 科教部组织实施

常规内容	受训人	频率
教师教学技能培训	院内青年教师	1次/年
住院医师规范化培训	院内主治以下医师	每年组织对3年内住院医生考试
外出进修	晋升高级职称前（进修时间不少于6个月）	1次
在职研究生班（主要是临床医学方向）	在院工作满2年、获得学士学位的在职职工	学时5年
继续教育积分（具体内容和积分办法详见《医院继续医学教育管理制度》）	全院在编专业技术人员	以学分计算
出国研修培养	技术骨干 具体条件详见《出国（镜）研修管理规定》	每年按医院需求，研修3～6个月

4.3.3 医务部组织实施

常规内容	受训人	频率
医疗基础法律法规	基层医院医务人员	按需要，持续性（周、月、季、年）
医疗质量管理和改进		
医疗政策法规知识更新		
医疗安全及纠纷管理法律法规		
医疗安全管理和改进		
医疗纠纷防范和处理		

4.3.4 护理部组织实施

常规内容	受训人	频率
护理基础法律法规	基层医院护理人员	按需要，分层次培训，持续性（周、月、季、年）
护理安全		
护理技术操作		
护理理论		
护理能力		
护理技术操作		

4.4 内部培训前期准备

4.4.1 培训组织实施部门必须根据培训计划，明确培训主题和主要内容，确定培训师、培训对象、培训时间、培训地点，做好培训资料准备。

4.4.2 为确保培训整体效果，培训组织实施部门应事先与参训部门沟通，确保参训率达到80%以上。

4.4.3 培训组织实施部门拟定培训通知并下发，做好培训场地环境布置、教具借调、培训设备安装调试、通知讲师及受训人员等准备；培训师做好授课备课准备。

4.5 内部培训组织实施

4.5.1 培训组织实施部门应组织参训人员在《培训签到表》上签到，同时发放培训相关资料。

4.5.2 培训组织实施部门负责人负责主持培训，向参训人员介绍培训师、培训主题及培训意义等，同时宣布培训纪律。

4.5.3 培训师进行现场授课，培训组织实施部门人员做好培训工作的相关记录。

4.6 培训期间的考勤管理

4.6.1 所有参训职工自收到培训通知之日起，应合理安排本职工作及私人事务，确保准时参加。

4.6.2 培训期间的所有职工上课时均应维护全院的职工形象，并自觉遵守全院的各项规章制度。

4.6.3 职工参加内部培训时，应在培训记录表上签到，避免迟到早退的现象发生。培训记录表由科教部存档备查。

4.6.4 职工外出进修培训时，必须持经院领导签批后的《外出进修学习申请单》至科教部并签订培训协议，培训协议签订后方可外出。

4.6.5 职工参训期间，未向科教部请假或请假未获批准而未参加培训的，其培训缺勤课时将按旷工处理。

4.6.6 职工如因公或其他紧急事宜确实不能参训的，需要至少提前办理请假手续，经科室负责人签字同意后交科教部备查。因特殊原因未能提前请假的，应到科教部说明原因，并补办请假手续，否则按旷工处理。

4.7 外派培训进修

4.7.1 外派培训进修可以采取全脱产、半脱产或业余形式，培训费支付方式是个人垫资待培训结束后，根据规定报销。

4.7.2 职工参加外派培训必须由科教部代表医院与其签订外派培训协议，对培训费用、培训期间薪酬待遇及培训后服务年限等有关事项进行书面合同。

4.7.3 职工参加全脱产或半脱产外派培训前，必须与本科室指定的其他职工做好工作交接。

4.7.4　职工参加外派培训结束后，应结合岗位工作实际，认真撰写培训心得体会，与培训相关资料一并上交科教部及主管领导审阅、存档，作为培训评估的主要依据之一。

4.7.5　职工参加外派培训结束后，主管部门认为有必要的，应该由参训职工将培训内容进行整理，为同类岗位的职工进行传达和培训，实现资源共享。

4.8　职工培训组织实施部门应对培训效果进行评估、总结。

4.8.1　培训前应了解参训职工的实际知识水平。

4.8.2　培训中应了解参训职工的掌握情况，以利于培训内容的调整。

4.8.3　每期培训结束时，组织实施部门应视实际需要分发《培训效果评估表》，供学员填写后收回，并汇总学员意见，作为以后再举办类似培训的参考。

4.8.4　科教部应对各部门评估培训的成效，定期分发“培训效果评估表”，供各部门主管填写后汇总意见，并结合实际分析评估培训的成效，形成书面报告，呈院领导审核后，分送各部门及有关人员作为再举办培训的参考。

4.8.5　培训的组织实施部门可以开展培训考核，具体由培训师设置考题，组织实施部门组织参训人员积极参与。

4.9　培训成果的反馈

及时反馈有利于对培训进行修正、完善和提高。培训反馈具体包括以下内容：

反馈内容	实施部门
培训教师考评	由培训项目实施责任部门组织受训人员进行问卷考评
培训管理考评 （培训内容、培训时间、培训形式、培训的后勤支持等）	由培训项目实施责任部门组织受训人员进行问卷考评
培训结果应用反馈	由培训项目实施责任部门对受训人员及受训人员的主管领导调查了解改进效果
培训总结、资料归档和备案	由培训项目实施责任部门对该培训项目进行整体评估和总结，整理培训资料归档，并且培训记录必须在培训结束后1周内录入医院职工个人业绩档案备案。

4.10　培训师资管理

4.10.1　根据医院实际情况，建立一支以全院兼职师资队伍为主体、辅以上级医院和有教学关系的院校为辅的教师队伍。

4.10.2　院内兼职教师、必须具有中级职称以上，职业道德责任优良，有教学经验并愿意兼职、专业知识扎实的各专业人员。

4.10.3　科教部定期对兼职教师进行评估，及时更新。对优秀教师予以表彰。

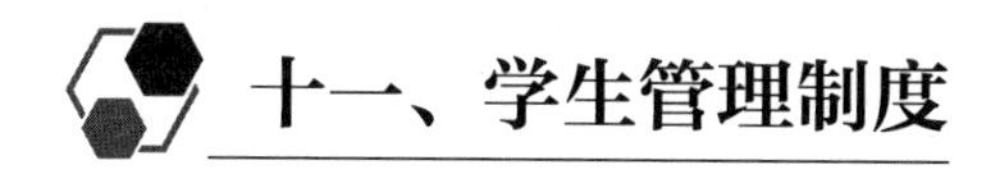

十一、学生管理制度

1　目的

加强医院实习生的管理，强化医德医风教育，保证临床教学质量。

2 范围

全院。

3 定义

3.1 临床实习

学医的学生在毕业前，要到医院等医疗单位进行的一种实践活动。其目的在于理论联系实际，使学生在进一步获取临床各专业学科（二级学科）的理论知识的同时，进行临床基本技能训练。在临床实践过程中，培养学生获取、分析和处理疾病信息的能力，病历书写和诊疗操作能力以及接触社会与患者、护理交流的表达能力。

3.2 临床进修

一般指已工作的临床医生为提高自己的临床知识、技能、业务水平而进一步学习。

4 内容

4.1 实习生管理制度

4.1.1 实习生来院实习，科教部根据学校的教学大纲统一规划安排。任何科室未经批准，不得擅自接收实习人员。

4.1.2 科教部应有专人管理负责实习生工作。根据实习生的实习计划，做好专科轮换等工作，随时了解实习生的思想和学习情况，定期检查督促实习生按计划完成学习任务。

4.1.3 科教部要做好实习生岗前培训，培训内容有消防安全、实习生管理规定、院感培训、法律法规、医德医风等。

4.1.4 临床科室应指派责任心强、有经验的医护老师进行带教，由科室教学秘书负责实习生的带教管理工作，并及时解决实习生在实习期间所遇到的困难。

4.1.5 实习生出科时由带教老师、科室教学秘书、科室主任做好实习生出科审核工作，写好出科鉴定以及做好出科考核工作。

4.1.6 实习人员应遵守医院的各项规章制度，服从科教部的管理和安排，听从科主任、护士长、带教老师的指导，按拟订的实习计划进行实习，其间不得自行随意调换科室，不得自行开展各种诊疗工作。

4.1.7 实习人员原则上不得请假，如确有特殊原因需要请假，1天以内的，应先征得带教老师的同意，并经由所在实习科室主任批准；2～3天的，必须经科教部审批；3天以上的需要学校同意并加盖公章，再到医院科教部办理手续；事假请假累计14天以内的，需要补实习；超过14天者，将取消实习资格。

4.1.8 实习人员在实习期间如表现好，应给予表扬，如学习态度恶劣或犯有严重错误者，将退回学校处理。

4.1.9 实习人员实习期满，由带教老师、有关科室和科教部做好考核及书面鉴定，办妥离院手续。

4.2　进修生管理制度

4.2.1　医院由科教部负责进修管理工作。认真执行进修的有关规定，严格掌握进修人员条件，凡申请到全院进修学习，必须经科教部同意方可接收。任何科室和个人不得以任何借口自行安排进修人员。

4.2.2　凡申请来院进修人员应填写“进修申请表”，加盖单位公章后报科教部审核。进修6个月（含）以上，发放进修结业证书。

4.2.3　全院不接收未取得医师（护士）执业证、助理执业医师、医师执业专业不对口者进修；不接收孕妇进修。

4.2.4　进修生来院报到，一次性付完进修费，中途退学不退回进修费。进修人员在进修期间，选送单位或进修生本人不得随意更改进修专业和科室，不得随意增加科目，不能安排与进修无关的内容。确实需要调整者，应附选送单位公函，经科教部与科室协商同意后方可调整。

4.2.5　进修人员在进修期间接受科教部和科室的双重领导。接收进修生科室应根据进修要求制订详细的进修教学计划进行带教。

4.2.6　进修人员要严格遵守医院的各项规章制度，上班时间不脱岗，严防事故差错发生。对擅离职守、违反操作规程、造成设备损坏、医疗差错或事故者，按有关规定处理。

4.2.7　进修人员要树立良好的医德医风，服从医院、科主任、护士长的领导，有关病床分配、值班、手术、特殊检查等必须无条件服从科室统一安排，参加医院和科室的各项活动，接受带教老师带教，在带教老师的指导下工作。刻苦学习、努力钻研，按规定参加病房、门诊和急诊值班。

4.2.8　进修人员应严格履行职责，遇到急、危、重患者必须积极参加抢救，不得推诿。进修人员不能单独值班，遇到处理有困难的患者要及时请示上级医生，严防事故、差错的发生。

4.2.9　进修人员应严格遵守医院各项诊疗常规和操作规程，对一些新开展的技术和未做过的医疗工作，必须在上级医师指导下进行，以免发生意外。

4.2.10　进修人员在进修期间不享受探亲假及原单位工龄假。特殊情况需要请假者，必须由原单位来函说明理由，本人填写请假条，经科主任酌情批假，假条交科教部审批备案，假满返回后到科教部销假。进修期间凡病、事假累计超过1个月者，按自动终止进修处理，违反医院规章制度，取消进修资格，送原单位处理。

4.2.11　进修人员在进修期间不得给患者出具外地转诊、疗养及调换工作的诊断证明。遇到此类患者应交上级医师处理。

4.2.12　进修生结业后，由本人首先在教学系统上提交出科申请，由带教老师及科室教学秘书审核通过，再在进修申请表上做出书面自我鉴定后交科主任，由科主任对其工作表现及业务素质进行综合评定，填写科室鉴定意见后，将进修鉴定表交科教部，经科教部审核填写医院意见，合格者发给结业证书，并将鉴定表寄回原单位。

4.2.13　进修人员离院前必须办妥离院手续，科教部方可予以办理结业手续。逾期将不给予办理。

4.3 见习生管理制度

4.3.1 遵守医院各项规章制度。爱护公物，洁身自好，不取医院一财一物，积极参加医院的政治学习、党团活动、清洁卫生和集体活动。尊重老师，团结同事，服从医院领导和带教老师的安排。

4.3.2 认识医院的基本架构，了解本地区的常见病、多发病的病种，学习与患者沟通的技巧，了解问诊患者的方法。了解医护人员交接班的程序，医生查房的程序。了解患者入院、出院的处理程序。

4.3.3 学生必须完成医院见习任务，依时完成各项工作任务。不得擅自进行各项医疗操作，任何的操作必须在带教老师的指导下进行。

4.3.4 严格执行保护性医疗制度，有责任对患者个人隐私保密，不向患者透露有碍于身体健康的病情，努力帮助伤患者解除思想顾虑，增强战胜疾病的信心。

4.3.5 上班时间以医院排班为准，服从带教老师安排。必须严格执行请假制度：

4.3.5.1 事假

先经本人申请。请假半天由科室负责人审批；请假一天以上先由科室负责人审核通过后再经医院科教部或护理部审批，没有特殊事情，请假不能超过3天。

4.3.5.2 病假

要有医生证明，患病的学生，原则上原地静息治疗。

4.4 宿舍管理

4.4.1 严格遵守医院有关规章制度，服从医院住宿安排并签订《实习生宿舍安全协议书》，未经科教部同意不得擅自调换房间。

4.4.2 爱护公共财产，室内床位及用具不得随意拆卸、更换、移动和搬出，妥善保管自用的床铺、桌椅，人为损坏或丢失的则酌情赔偿。行李按指定位置存放，违者丢失自负。

4.4.3 保持室内外整齐清洁，各宿舍严禁乱画、乱张贴、乱钉钉等。日常注意关好门窗，以防大风时造成门窗玻璃损坏，不得往窗外、走廊泼水，丢果皮、纸屑，特别是饭、菜、蛋壳等生活垃圾，要统一放入垃圾桶。

4.4.4 遵守作息时间，不能在宿舍吸烟、酗酒、赌博、参与变相传销活动，夜间不得高声谈话，晚上亲友探访请自觉离开房间，以免影响他人学习、静息。

4.4.5 应当保管好自己的贵重物品，离开宿舍时要锁好门窗，不准私自配房门匙或将房门匙交给外来人员，违者通报批评，并承担由此引发的一切不良后果。

4.4.6 严禁进入营业性娱乐场所，除值班外不得夜不归宿。

4.4.7 室内照明用电灯、光管、插座等不得私自拆换，人人要做到安全节约用水、电，做到人走灯灭。

4.4.8 切实落实防火、防盗、防毒、防事故工作，禁止私自乱拉乱接电线、安装插座、接电线，禁止用开放式电炉、电热棒等大功率电器，若造成事故的一切后果由当事人负责承担。

4.4.9 不准在宿舍使用台式计算机。

4.4.10　阳台的台基上不准放置花盆和堆放物品，以防花盆坠落伤人毁物。

4.4.11　提高警惕，做好安全防火防盗工作，不得留宿外来人员，不得赌博，违者给予批评教育外，并通知所在院校给予相应处理。

4.4.12　宿舍人员要互相关心，搞好团结，协助医院做好宿舍管理工作。

4.4.13　不准私自把医院的公物、员工餐厅提供的食用器具如盘子和碗筷等带回宿舍使用。

4.4.14　学习结束离院前要将宿舍卫生打扫清洁并到科教部办妥一切借物退还手续后方可离院。

4.4.15　学习结束后不得无故滞留在宿舍，违反者按医院规定缴纳房租水电费。

4.4.16　如发现设施损坏，及时向科教部报修。

4.4.17　对于在医院外住宿的实习生，由医院、实习生、实习生所在院校签署实习生外宿安全责任书。

十二、重点学科（专科）建设管理办法

1　目的

进一步加强医院国家级、省、市重点学科（专科）的申报、建设和管理，充分发挥学科建设在医疗卫生科技发展中的重要作用，全面提升医院医疗卫生科学技术水平。

2　通用范围

全院。

3　定义

3.1　临床医学重点学科

指满足医疗卫生事业发展和居民健康需求，具有领先的学术和临床技术水平、满意的医疗服务质量、良好的基础支撑条件、较大的发展潜力和辐射带动作用，在医疗、科研与教学等方面全方位发展、综合实力强的临床医学学科。

3.2　临床重点专科

卫生主管部门在全国公立医院中，评估产生具有医疗能力强、医疗质量高、管理规范等特点的医疗专科。

4　内容

4.1　申报及评审

4.1.1　申报科室为医院独立设置1年以上、运行良好的科室（引进国家级医学学科团队和学科带头人新组建专科除外）。

4.1.2 申报学科（专科）必须具备较强的综合实力，包括有较好的专业基础，管理先进，技术服务及辐射能力强，具有较强的解决疑难危重症能力、公共卫生防控或技术应用转化能力；具备数量充足、结构合理的人才梯队。

4.1.3 学科带头人及骨干必须为本单位全职在岗专业技术人员，在区域内有一定知名度，已形成一支年龄、职称、学历和知识结构较为合理的学科队伍，学科群体有一定的自主创新能力。

4.1.4 学科带头人应具有正高级职称，或具有博士学位且取得副高职称，医德高尚，作风严谨，具有较高的业务水平、学术威望和组织协调能力，原则上年龄在55周岁（含）以下。

4.1.5 申报临床重点学科（专科）的科室，其近3个月年临床服务能力（包括人均工作量、主要疾病和疑难病种或技术开展例数及在全市占比情况等）和科技量值必须位于本市前列。

4.1.6 各科室根据各级重点学科（专科）的申报通知要求，结合自身学科发展情况，组织填写申报书并附相关证明材料，并对申报材料真实性、有效性和完整性负责。

4.1.7 学科带头人就学科（专科）基本情况、医疗工作、教学工作、科研工作、人才队伍和管理工作等方面进行现场答辩，医院学术委员会组织专家现场打分，并提出评审意见。

4.1.8 医院根据学术委员会的评审意见确定申报名单。

4.2 经费管理

4.2.1 各级重点学科（专科）的建设周期根据相应主管部门的规定执行，建设经费由主管部门拨付，纳入年度医院经费安排，实行专项管理。

4.2.2 为鼓励创建高水平的重点学科（专科），被评为国家级、省级、市级重点学科的科室，医院按1∶3（国家级）、1∶2（省级）和1∶1（市级）的比例予以建设经费配套。

4.2.3 建设经费由项目负责人统筹，科教部、财务与资产管理部、医学装备科等协助并监管资金的使用，根据年度建设计划及实际项目支出。

4.2.4 重点学科（专科）应必须如实编制建设计划和经费预算，按照主管部门规定的各类别占比或合同约定的经费额度，合理合规使用经费，保证重点学科建设经费专款专用，并妥善保管经费核拨和使用的台账资料，不得瞒报、虚报。

4.3 管理与考核

4.3.1 各级重点学科（专科）的管理与考核按主管部门重点学科（专科）建设管理办法执行。

4.3.2 重点学科（专科）应在每年1月底前向医院报送本年度建设计划和经费预算情况，报送上一年度总结和经费使用情况，积极配合主管部门及医院组织的年度考核、中期、周期评估。建设内容必须包括但不限于：

4.3.2.1 周期规划及年度建设计划完成情况；

4.3.2.2 经费使用情况；

4.3.2.3 技术水平、服务能力、科技优势、人才队伍建设、辐射带动等具体指标的完成情况、提升水平等。

4.3.3　重点学科（专科）在建设周期中发表的论文、论著、获奖等应当标注相应级别“×××重点学科建设经费资助”字样，形成的数据、论文、专利等成果，其所有权和使用权按照国家有关规定执行。

4.3.4　重点学科（专科）根据人才队伍建设需求，可适当放宽开展学术交流、国外研修、进修及培训的比例，人才培养活动应符合学科建设需要，明确培养目标，确保学习效果。

4.3.5　重点学科（专科）在建设期满验收时，顺利通过主管部门验收合格的，医院按国家级20万元、省级10万元、市级5万元的幅度予以奖励；未按合同规定履行相关职责、未完成相关建设任务的，根据各级重点学科管理与考核办法执行，医院将视情形对学科带头人予以通报批评、扣罚绩效等处罚。

4.4　附则

本办法由科教部负责解释。

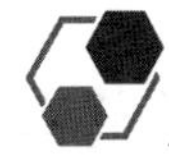

十三、外出参加学术会议管理办法

1　目的

确保医院医疗、科研、教学、管理等各项工作的正常进行及科教经费的合理开支使用。

2　通用范围

全院。

3　内容

3.1　申请条件

3.1.1　拟申请外出考察、调研和参加学术会议（以下统称学术会议）的工作人员，应为在职在岗（不包括退休返聘人员）的中层管理干部或副高职称以上（含副高）的工作人员。

3.1.2　拟外出参加学术会议的项目，应与本人所从事的医疗、科研、教学、管理等工作任务相对应。

3.1.3　外出参加学术会议，以不影响正常地医疗、科研、教学、管理等工作为原则。

3.2　会议范围及要求

3.2.1　外出参加学术会议地点以省内及华南地区为主，兼顾××市、××市，旅游风景点的学术会议原则上不得参加。

3.2.2 外出参加的学术会议范围包括国家级和省级本专业的学术年会，省内举办的国家级和省级继续医学教育项目，省级及以上新技术、新项目推广会等。其他杂志和外省医学团体举办的学术会议一律不予安排。

3.2.3 不准参加器械、医药公司等机构赞助的学术会议。

3.2.4 注重实效，避免参加不切实际的学术会议和重复度高的学术会议。同一专题学术会议，原则上只允许派1人参加。

3.2.5 每年每人允许外出参加学术会议不超过2次，经医院决定委派参加的学术活动或批准参加的省级以上学会的委员会议，另行计算。

3.2.6 会议期间必须严格按照会议通知要求的时间参会，不得参与会议以外的其他活动，会议结束后按时返回单位上班，不按时上班的，当旷工处理。

3.2.7 参加学术会议期间的节假日不另作补休。

3.3 省级以上学会委员参加学会委员会议的特别规定

3.3.1 身份限定

指经医院批准参加省级及以上学会的委员。

3.3.2 会议限定

3.3.2.1 该学会委员会议是学会要求必须参加，否则会受到学会终止委员资格等处理的会议；

3.3.2.2 必须有参加会议的通知确认，或由科教部根据各级学会惯例认定；

3.3.2.3 不包括一般性学会会议。

3.4 会议费用报销限额规定

3.4.1 外出参加学术会议及继续教育费用报销执行个人年度限额；科正主任、正高职称每年若干元，科副主任、副高职称每年若干元。限额费用包括会议费、交通费、住宿费、餐费、差旅补贴等所有费用，不能累积跨年使用。

3.4.2 由医院决定委派参加的学术活动，参加人员的差旅费及有关经费由医院承担。

3.4.3 经院领导审批，有科研经费的科室或课题组，涉及科研课题、学科建设急需要参加相关培训或学术会议的，可通过科研经费开支。

3.4.4 应学术会组委会正式邀请的特邀代表，学术会议的报销额度另行批准。

3.4.5 费用报销由财务与资产管理部按上述规定执行，超支费用由参加学术会议本人自理。

3.5 申请程序

3.5.1 由其本人在学术会议举办时间7个工作日前，经所在科室主任同意后，由科主任将会议通知通过医院OA系统提交科教部。

3.5.2 科教部对参会人员进行资格条件审查，合格后报医务部或护理部。

3.5.3 经医务部或护理部同意后报分管副院长。

3.5.4　院长或分管副院长审核批准。

3.6　会议费用报销管理制度

3.6.1　参会人员以乘坐安全、经济、便捷的交通工具为原则。乘坐飞机、高铁要从严控制，出差路途较远（超过1500公里）或出差任务紧急的，经院长批准方可乘坐，否则费用自理。

3.6.2　参会期间，只允许报销在市内车站或机场至会议地点的来回交通费；

3.6.3　会议住宿费限额标准：以会议组委会安排的住宿收费为标准，不能住单间。会议无安排住宿的，则以当地四星级宾馆收费标准计算，科正主任、正高职称住宿标准：≤400元/日，科副主任、副高职称住宿标准：≤300元/日。

3.6.4　出差参会人员应当严格按规定开支差旅费，费用不得向企业或其他单位转嫁。

3.6.5　会议费、交通费、住宿费等所有费用必须凭参加学术会议的正式发票按规定标准申请报销。

3.6.6　财务与资产管理部应当严格按规定审核差旅费开支，对未经医院领导批准以及超范围、超标准开支的费用不予报销。

3.7　会议费用报销程序

3.7.1　对经医院领导批准参加学术会议的人员回院后，必须向所在科室的全体人员书面汇报会议的概况，着重汇报会议内容与本专科业务有关的国内外新信息、新动态，并结合全院实际找出差距，提出改进意见；

3.7.2　科主任必须在参会人员书面汇报材料上加署意见并签名（科主任外出参会的书面汇报材料由主管副院长签名）；

3.7.3　财务与资产管理部审核；

3.7.4　主管职能部门审核；

3.7.5　科教部备案（包括参会审批表、会议通知、会议照片、书面汇报材料），并以月份为周期进行汇总；

3.7.6　分管副院长审核；

3.7.7　院长审核批准；

3.7.8　财务与资产管理部报销。

3.8　经费来源

3.8.1　参加学术会议及继续教育的费用在科室业务收入中直接列支。

3.8.2　通过科研经费开支参加学术会议的，经费报销按照科研经费的使用办法管理。

3.9　本规定由科教部负责解释

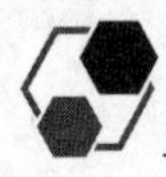

十四、住院医师规范化培训管理办法（试行）

1 目的

落实住院医师规范化培训实施工作，培养一支高素质的临床医师队伍。把医院建设成国家级住院医师规范化培训基地，为各级医疗机构培养具有良好的职业道德、扎实的医学理论知识和临床技能，能独立、规范地承担本专业常见多发疾病诊疗工作的优秀临床医师。

2 通用范围

全院。

3 定义

3.1 住院医师规范化培训对象

3.1.1 拟从事临床医疗工作的高等院校医学类相应专业（指临床医学类、口腔医学类、中医学类和中西医结合类，下同）本科及以上学历毕业生；

3.1.2 已从事临床医疗工作并获得执业医师资格，需要接受培训的人员；

3.1.3 其他需接受培训的人员。

4 内容

4.1 组织管理

4.1.1 医院住院医师规范化培训领导小组对住院医师规范化培训实行领导及监督，科教部、人力资源部、医务部、财务与资产管理部负责相关事项管理，各培训基地负责对参培人员进行日常培训，配合管理部门检查。

4.1.2 住院医师规范化培训各级管理部门职责如下：

4.1.2.1 住院医师规范化培训领导小组的组成及职责

领导小组由医院教学管理委员会组成，下设办公室，由科教部主任兼任办公室主任。主要职责：

A. 商议决定专业培训基地的设置及申请。

B. 商议制定各类相关培训管理制度。

C. 落实培训对象必要的学习、生活条件和有关人事薪酬待遇。

D. 对专科基地的培训工作进行指导，督促检查专科基地规范化培训住院医师的培训计划、培训考核执行情况。

E. 定期组织和协调全院的临床住院医师规范化培训轮转和考核工作。

F. 组织和培训住院医师师资人员和管理人员。

G. 依照《执业医师法》相关规定，组织符合条件的培训对象参加医师资格考试，协助其办理执业注册和变更手续。

4.1.2.2 住院医师规范化培训基地专科职责

基地专科管理实行基地主任负责制，各专科基地成立领导小组，基地主任（科主任）为第一责任人。专业基地应当具备满足本专业和相关专业培训要求的师资队伍、诊疗规模、病种病例、病床规模、模拟教学设施等培训条件，同时应当成立师资小组和质量管理小组，根据各专科培训细则的要求并结合医院实际具体实施住院医师规范化培训。要求各专科基地抽选一名高年资住院医师或主治医师负责住院医师培训的日常管理。

A. 专科基地负责人职责

在医院领导下，规划本专科基地的招生、培训、考核等组织管理，承担本专业各项培训任务的全过程管理。

a. 有效协调下属亚专科的住院医师规范化培训工作。

b. 组织制定所辖亚专业的培训、考核实施细则。

c. 选拔落实各亚专科的师资人员名单及落实本专科医师的临床轮训安排。

d. 负责组织本专科受训人员的入科教育。

e. 负责组织、实施本专科培训医师的轮转考核，按医院要求组织、实施本专科的年度考核。

f. 负责对本专科师资培训工作的督查，促进培训质量的改进。

g. 每季度至少召开1次本专科的规范化培训住院医师和带教师工资工作例会，解决实际问题；例会要求有记录、有评价，并接受院级管理部门的随机抽查和年终检查。

B. 亚专业科室负责人职责

a. 做好科内协调及人员搭配，确保轮训的住院医师完成规范化培训计划。

b. 确定本科室管理人员、师资人员名单并上报上级学科。

c. 负责审签规范化培训住院医师的轮转出科考核手册。

d. 每季度召开至少1次本科室规范化培训住院医师和师资人员的例会，解决实际问题，例会有记录，并接受院级管理部门的随机抽查和年终检查，检查结果纳入科室质控体系及科主任本人的考核。

C. 专业基地管理秘书职责

a. 负责监督并指导住院医师完成培训计划。

b. 负责对轮训医师进行考勤及日常考核，及时审签住院医师的轮训手册，并对其做出适当评价。

c. 指导并督促住院医师认真管理患者，收集、汇报病史，书写病历等。

D. 带教导师的职责

a. 带教导师应在职业道德及精神文明等方面成为住院医师的表率，言传身教，不仅要指导住院医师做好临床工作，更要引导他们树立正确的世界观和人生观，提高住院医师的职业道德和业务素质。

b. 熟悉临床住院医师规范化培训方案的内容，根据方案中对住院医师在政治思想、临床实践、技能操作、专业理论和外语、临床教学、科研能力等方面的要求，对每位住院医师制定出具体培训办法，指导他们进行规范化培训，监督住院医师完成培训方案所规定的各项指标和要求。对参加规范化培训的住院医师，应指导他们熟练掌握二级学科的基本理论、基本知识和基本技能；指导他们正确掌握询问病史的技巧和规范体格检查方法；指导他们正确书写各种病案记录，如入院病历、病程记录、手术记录、转科记录、出院记录、门急诊病历以及各项检查的申请单、处方等；指导他们熟练掌握诊疗技术的规范操作。

c. 承担临床住院医师专业理论课的教学，组织有关讲座，指导他们了解本学科的最新进展。

d. 指导住院医师的实践工作，帮助他们提高思维、分析和处理问题的能力，提高与患者沟通、取得患者合作的技巧，提高临床诊疗技能的准确性和熟练程度。

e. 负责安排和指导住院医师的教学实践。

f. 指导和评价住院医师撰写论文和综述。

g. 对住院医师在接受培训过程中登记手册的填写情况，应给予指导和检查，并将其在培训中的表现记录在册。

h. 根据需要，指导相关学科住院医师的培训工作。

i. 做好住院医师的轮科考核、年度考核和阶段考核工作。副高以上指导教师应积极配合医院组织的临床住院医师阶段考核的命题、评卷和临床技能考核工作。带教导师由各科室培训领导小组提名，医院科教科审定、备案。

4.1.3 受上级卫生计生行政部门的监督指导。

4.1.4 根据培训需要，指导协同医院及协同单位联合开展培训工作，发挥优势互补作用，形成培训基地网络。

4.2 培训招收

4.2.1 依据国家相关政策及本基地培训容量，制订年度培训计划。

4.2.2 及时将招收计划、报名条件、招收程序、招收结果等信息通过网络或其他适宜形式予以公布，向申请培训人员提供信息，接受社会监督。有关情况同时报告主管地卫生计生行政部门。

4.2.3 单位委派的培训对象由全院、委派单位和培训对象三方签订委托培训协议；面向社会招收的培训对象与全院、主基地签订三方培训协议。全院人事部门要做好培训档案资料的管理工作。申请培训人员应按需求选择培训专科基地，填报培训志愿，并按要求提交申请材料。单位委派培训对象填报培训志愿，应当取得委派单位同意。

4.2.4 招录由主基地统一考核招收。

4.3 培训实施

4.3.1 培训对象是住院医师队伍的一部分，各专科基地应接受以提高职业素养及临床规范诊疗能力为主的系统性、规范化培训。

4.3.2 培训年限一般为3年，全科助理培训2年。已具有医学类相应专业学位研究生

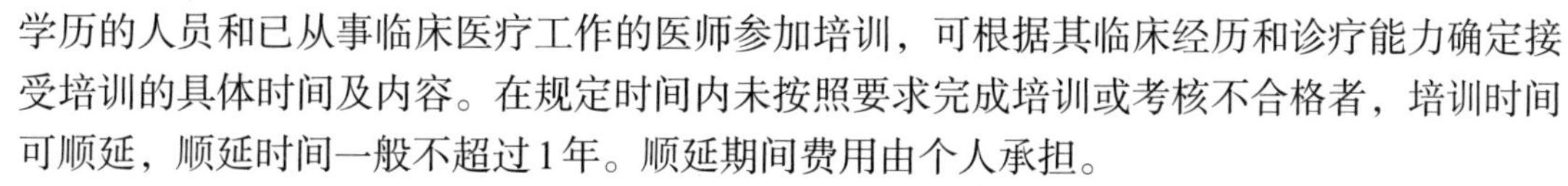

学历的人员和已从事临床医疗工作的医师参加培训，可根据其临床经历和诊疗能力确定接受培训的具体时间及内容。在规定时间内未按照要求完成培训或考核不合格者，培训时间可顺延，顺延时间一般不超过1年。顺延期间费用由个人承担。

4.3.3　住院医师规范化培训以培育岗位胜任能力为核心，依据住院医师规范化培训内容与标准分专业实施。培训内容包括医德医风、政策法规、临床实践能力、专业理论知识、人际沟通交流等，重点提高临床规范诊疗能力，适当兼顾临床教学和科研素养。

4.3.4　实行培训信息登记管理制度。培训对象应当及时、准确、翔实地将培训过程和培训内容记录在住院医师规范化培训登记考核手册并妥善保存，作为培训考核的重要依据。

4.4　培训待遇

4.4.1　身份

以培训学员身份参加医院住院医师规范化培训，实行人事代理制，其行政关系、档案、户籍由市人力资源和社会保障局人才交流服务中心负责管理，费用自理。

4.4.2　生活待遇

4.4.2.1　参考全院同等住院医师薪酬标准，“五险一金”按广东省有关政策执行。

4.4.2.2　住院医师入住医院的公寓，按医院标准缴纳房租、物业管理、水电气等费用。

4.4.3　职称

符合条件者可参加原卫生部组织的职称资格考试。医院实行评聘分开，在规范化培训期间仍只享受培训住院医师待遇。

4.4.4　其他待遇

文章奖励、婚育、假期、补贴等参照全院相关管理规定或合同内容执行。

4.5　培训考核

4.5.1　住院医师规范化培训考核包括过程考核和结业考核，以过程考核为重点。过程考核是对住院医师轮转培训过程的动态综合评价。过程考核一般安排在完成某专业科室轮转培训后进行，内容包括医德医风、出勤情况、临床实践能力、培训指标完成情况和参加业务学习情况等方面。过程考核合格和通过医师资格考试是参加结业考核的必备条件。过程考核及记录：

4.5.1.1　住院医师工作日的安排：工作日每年不得少于240天。

4.5.1.2　请假半天以下由科室批准。请假1天以上（含1天）由本人书面申请，指导医师和科室主任签字后报科教部备案方生效。请病假事假超过两周者，应延长该科室培训1个月；请假超过1个月者（含1个月），需要重新培训该专业。

4.5.1.3　当住院医师轮转完一个科室时，由该科住院医师培训管理小组（高年资主治医师、正副主任医师、科主任三人以上）按照培训实施细则要求，对住院医师进行考核，并做记录、资料备案。

4.5.1.4　年度考核：每年由各培养科室及相关教研室按照培训实施细则要求组织进行，教研室备案。

4.5.2　结业考核包括理论考核和临床实践能力考核。结业考核按国务院卫生计生行政部门或其指定的有关行业组织、单位制定结业考核标准进行。培训对象申请参加结业考核，必须经全院初审合格并报省级卫生计生行政部门或其指定的行业组织、单位核准。

4.5.3 考核结果的认定

4.5.3.1 当月考核合格者，发放该月全额工资、补贴，当月考核不合格者，将根据实际情况给予适当扣减。

4.5.3.2 完成第1年培训结束后，学员应参加国家执业医师资格考试，并作为第1年度考核成绩，两次考核未取得医师执照者终止培训。

4.5.3.3 完成培训并考试（考核）全部合格者，获得《住院医师规范化培训合格证书》(样式附后)，不合格者延长培训时间1年，顺延期间费用自理。

4.6 附则

4.6.1 中医类别住院医师规范化培训按国家中医药管理局另行制定的方法实施。

4.6.2 本办法由医院科教部负责解释。

十五、承担政府培养基层医务人员指令性工作制度

1 目的

体现医院公益性，有效承担各级政府、卫健行政主管部门下达的个性指令性培训任务。

2 通用范围

全院。

3 定义

指令性工作：指由上级按隶属关系下达的，要求执行的单位和个人必须完成的任务的性质。

4 内容

4.1 加强领导，注重宣传

4.1.1 成立以院长为组长的“医院培训领导小组”，以分管业务院长为副组长，负责医院培训的组织、管理、服务、教学、科研资料积累等工作。

4.1.2 医院科教部要把基层培训作为中心工作，负责培训、科研组织管理工作；做好培训计划，及时收集、总结、报道、推广医院各临床工作中的亮点，积极地把医院诊疗水平介绍、宣传到各基层单位中去。

4.1.3 积极与卫健行政主管部门沟通，承担卫健行政主管部门年初制定的培训项目，制订医院内部相关培训计划。

4.1.4 建立充分调动医院高级职称人员积极参与培训工作的激励机制，对工作中涌现的有突出贡献的先进科室和个人进行表彰奖励，对培训过程中的优秀经验进行及时总结推广。

4.2　转变观念，落实措施

4.2.1　要树立课程意识，倡导学员自主、合作、探究学习。课程不仅是文本课程，更是临床课程；课程不再只是知识的载体，而是教师和学员共同探究新知识的过程。教师要创造性地变被动地使用教材为主动地挖掘教材，成为课程的开发设计者。

4.2.2　要树立开放意识，让学员在学习过程中走进社会，走进医院，拉近与患者、医护的距离，让教学内容，教学时间、空间，教学策略等呈现开放性，注重教学和临床的有机结合。

4.2.3　要树立综合意识，把创新意识和实践能力的培养渗透到教学的全过程中。要对学员进行综合素质的培养，让科学精神与人文精神成为医务人员发展的双翼，在广泛的学科渗透、熏陶、临床体验和积累中增长知识。

4.2.4　要结合卫健行政主管部门的要求，抓住重点，全面完成主管部门的教学计划，要有培训实施方案，培训落实计划，培训工作总结。

4.3　培训工作要求

4.3.1　科教部要贯彻理论联系实际的原则，针对学员不同层次及卫健行政主管部门的要求和工作计划制订不同的培训方案。

4.3.2　培训实施方案经分管副院长审批后上报卫健行政主管部门批准。

4.3.3　制订授课计划，各授课老师做好授课课件，并经业务院长审批。

4.4　制定培训考勤管理制度

4.4.1　参训人员按时参加培训，迟到或旷课者按有关规定处理。

4.4.2　外出学习培训的老师应提前通知科教部及时调整课程安排，确保按时完成培训计划。

4.4.3　带教老师负责学员考勤，学员严格遵守培训请假制度，培训结束后归入档案。

4.4.4　学员按要求完成培训任务，完善培训系统上的学习内容，把出勤、出科理论考试成绩，记录归档，并上报卫健行政主管部门。

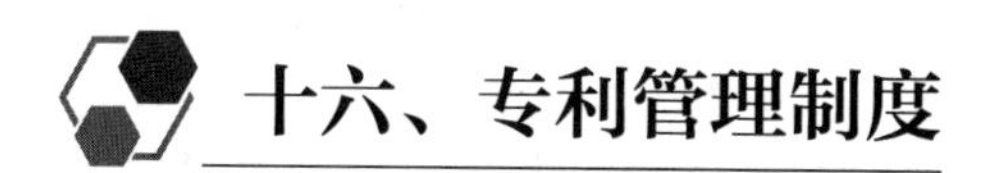

十六、专利管理制度

1　目的

进一步加强并依法做好医院的专利管理工作，保护医院专利权和发明人的合法权益及知识产权保护，促进专利成果的推广应用。

2 通用范围

适用于医院发明专利、实用新型专利和外观设计专利的管理。

3 定义

3.1 本制度所称专利管理办法是指依法对全院职工的发明进行专利申请，从而鼓励发明创造。

3.2 发明创造是指发明专利、实用新型专利和外观设计专利。

4 内容

4.1 专利归属权

4.1.1 职务发明创造。医院职工完成的职务发明创造，申请专利的权利属于医院；被授予专利权后，专利权归医院持有，未经医院许可，任何单位和个人都无权使用或转让该专利。属于以下情况的一种即可，具体为：

4.1.1.1 本职工作中作出的发明创造。本职工作包括本学科专业范围内的临床、教学、科研和社会服务等工作。

4.1.1.2 履行本单位交付的本职工作之外的任务所形成的发明创造。

4.1.1.3 主要利用本单位的物质条件所形成的发明创造。本单位的物质条件包括：资金、设备、零部件、原材料或不向外公开的技术资料等。

4.1.1.4 离职、退休或调动工作后1年内形成的与原单位承担的本职工作或分配的任务有关的发明创造。

4.1.2 不属于职工规定范围的发明创造为非职务发明创造，其专利的申请权等属于发明人或设计人。

4.1.3 医院与外单位协作完成的或接受外单位委托所完成的职务发明创造，其专利申请权和专利权的归属，按双方协议规定办理；若协议中无约定，申请专利的权利属于完成或共同完成的单位，被授予专利权后，申请单位为专利权人。

4.2 专利申请要求

4.2.1 拟申请专利的发明创造应符合专利法的规定，发明人或设计入必须进行详细的文献检索，判断其是否具备新颖性、创造性和实用性，并对市场需求和经济效益作预测分析。

4.2.2 职务发明创造申请专利，发明人或设计人必须填写《职务专利项目审批申请表》，报科教部提交学术委员会讨论并提出综合分析意见，确定是否同意申请，对同意申请的项目由科教部负责办理专利申请。

4.2.3 在专利申请公布或者公告前，专利工作者及有关人员对其内容负有保密的责任。

4.2.4 被授予专利权后，发明人或设计人必须将专利证书交科教部归档。各类文件编写时力求“表达清楚、准确、全面、简单、扼要”，实现唯一理解，不能有歧义，不能针对某一事项有相互矛盾的不同制度同时出现或使用。

4.3　专利实施、专利权保护和终止

4.3.1　职务专利技术的实施由科教部归口管理，所有专利权、专利申请权的转让或许可实施都必须经过医院批准。发明人或设计人及所在科室应积极联系用户、落实实施单位。

4.3.2　向外单位转让医院的专利申请权或专利权，应与被转让单位订立专利申请权转让合同或专利权转让合同，并向相关行政部门登记。许可外单位实施医院的专利技术，必须与被许可单位订立专利实施许可合同，并向相关行政部门备案。

4.3.3　在专利有效期内，发现他人有侵权行为或被他人对专利权请求无效、起诉侵权时，发明人或设计人应及时向医院汇报，科教部应及时采取措施，妥善处理。

4.4　费用

4.4.1　医院设立专利管理基金。主要用于资助全院职工申请、维持职务专利及专利管理费用等。基金来源为医院年度预算安排专项经费、专利转让费、专利许可费收入的提留等。

4.4.2　医院为独立申请人的职务发明创造，专利申请所需费用由医院给予相应资助，资助的范围包括代理费、申请费、实质审查费、印花费、复审费、著录项目变更费、附加费等。两个或者两个以上的单位为共同专利申请人的职务发明创造，由专利申请人各方签订协议，分摊各项费用。

4.4.3　职务发明创造获得专利授权后，医院资助授权后前3年的年费。第4年及以后的年费，产生经济效益的专利由医院从其效益中扣除，未产生经济效益，或产生的效益不足以缴纳年费但有重大意义或有应用前景的专利由发明人或设计人向科教部提出申请，经学术委员会审核，报分管副院长批准后，医院予以资助。

4.4.4　资助经费从专利管理基金中支付。资助标准为按国家知识产权局公布的收费标准减缓、减免后应缴纳的部分。

4.5　成果与成果转换

4.5.1　职务发明创造获得专利授权后，按照《科研和学术论文奖励办法》奖励发明人或设计人。

4.5.2　在申请专利至被授予专利权后，以转让或许可方式将医院的职务发明提供给院外单位和个人实施的，从转让费或许可费中提取50%作为一次性报酬给予发明人（或设计人）和为专利实施做出主要贡献的人员，提取30%进入发明人或设计人科研账户，单独列账，专款专用；医院提取5%作为成果转化的管理费（管理费最高不得超过2万元），剩余部分进入医院专利管理基金。税费由获得转让费或许可费的个人或单位各自依法缴纳。

4.5.3　由医院自行组织实施转化或与他人合作转化全院的专利技术，在项目成功投产后，每年从实施该专利技术的净收入中提取5%作为专利发明人（或设计人）和为专

利实施做出主要贡献人员的报酬，提取3%进入专利管理基金，提取2%作为成果转化的管理费。

4.5.4 擅自转让、擅自许可、变相转让、变相许可医院职务发明的，当事人全部所得归医院所有，医院将根据情况对相关人员给予通报批评、停止申报各类科技项目、不得晋升职称、解除聘任等处罚，直至追究相关法律责任。

十七、专利及科研技术成果转化管理办法

1 目的

加强对专利及科技成果的内部控制，防止并及时发现和纠正专利及科技成果业务中的各种差错和舞弊，保护专利及科技成果的安全并维护其价值，提高专利及科技成果的使用效率。

2 通用范围

全院。

3 定义

3.1 专利

医院拥有知识产权的有效专利，包括商标、专利、原产地地理标志等。专利权的发明和实用新型，应当具备新颖性、创造性和实用性。

3.2 科研成果

医院科研人员在他所从事的某一科学技术研究项目或课题研究范围内，通过实验观察、调查研究、综合分析等一系列脑力、体力劳动所取得的、并经过评审或鉴定，确认具有学术意义和实用价值的创造性结果。

3.3 技术成果

技术成果分为职务技术成果和非职务技术成果。本管理办法技术成果泛指职务技术成果是指有关科技人员在执行省及省以下政府科技计划项目中，履行岗位职责和利用本单位的物质技术条件所形成的科技成果。

4 内容

4.1 专利及科技成果业务涉及的风险

4.1.1 专利及科技成果业务违反国家法律法规，可能遭受外部处罚、经济损失及信誉损失。

4.1.2 专利及科技成果业务未经适当审批或超越授权审批，可能因重大差错、舞弊、欺诈而导致损失。

4.1.3　专利及科技成果购买决策失误，可能导致不必要的成本支出。

4.1.4　专利及科技成果使用和管理不善，可能导致损失和浪费。

4.1.5　专利及科技成果处置决策和执行不当，可能导致医院权益受损。

4.1.6　专利及科技成果的会计处理和相关信息不合法、不真实、不完整，可能导致医院资产账实不符或资产损失。

4.2　建立专利及科技成果内部控制管理制度

4.2.1　职责分工、权限范围及审批程序应当明确规范，机构设置和人员配备应当科学合理。

4.2.2　专利及科技成果取得依据应当充分适当，决策过程应当科学规范。

4.2.3　专利及科技成果取得、自行开发并取得、使用及保护、处置报废等环节的控制流程应当清晰严密。

4.2.4　专利及科技成果确认、计量和报告应当符合医院会计制度的规定。

4.3　职责分工与授权批准

4.3.1　建立专利及科技成果业务的岗位责任制，明确相关部门和岗位的职责、权限，确保办理专利及科技成果业务的不相容岗位相互分离、制约和监督。同一部门或个人不得办理专利及科技成果业务的全过程。专利及科技成果业务不相容岗位至少包括：

4.3.1.1　专利及科技成果投资预算的编制与审批。

4.3.1.2　专利及科技成果投资预算的审批与执行。

4.3.1.3　专利及科技成果取得、验收与款项支付。

4.3.1.4　专利及科技成果处置的审批与执行。

4.3.1.5　专利及科技成果取得与处置业务的执行与相关会计记录。

4.3.1.6　专利及科技成果的使用、保管与会计处理。

4.3.2　建立严格的专利及科技成果业务授权批准制度，明确授权批准的方式、权限、程序、责任和相关控制措施，规定经办人的职责范围和工作要求。

4.3.3　经办人在职责范围内，按照审批人的批准意见办理专利及科技成果业务。对于审批人超越授权范围审批的专利及科技成果业务，经办人员有权拒绝办理，并及时向上级部门报告。

4.3.4　制定专利及科技成果业务管理制度，明确专利及科技成果投资预算的编制、取得与验收、使用与保全、处置和转移等环节的控制要求，并设置相应的记录或凭证，如实记载各环节业务开展情况，及时传递相关信息，确保专利及科技成果业务全过程得到有效控制。

4.4　取得与验收控制

4.4.1　根据专利及科技成果的使用效果、经营发展目标等因素拟定专利及科技成果投资项目，对项目可行性进行研究、分析，编制专利及科技成果投资预算，并按规定程序审批，确保专利及科技成果投资决策科学合理。对于重大的专利及科技成果投资项目，进行集体决策和审批，防止出现决策失误而造成严重损失。

4.4.2　严格执行专利及科技成果投资预算，对于预算内专利及科技成果投资项目，应严格按照预算执行制度办理相关手续；对于超预算或预算外专利及科技成果投资项目，按规定审批后再办理相关手续。

4.4.3　外购专利及科技成果应当制定请购与审批制度，明确请购部门（或人员）和审批部门（或人员）的职责权限及相应的请购与审批程序。

4.4.4　专利及科技成果采购合同协议的签订应遵循合同协议管理内部控制的相关规定。

4.4.5　建立严格的专利及科技成果交付使用验收制度，确保专利及科技成果符合使用要求。专利及科技成果交付使用的验收工作由使用部门及相关部门共同实施。外购的专利及科技成果，必须取得专利及科技成果所有权的有效证明文件，仔细审核有关合同协议等法律文件，必要时应听取专业人员或法律顾问的意见。

4.4.6　对需要办理产权登记手续的专利及科技成果，及时到相关部门办理。

4.5　使用与保全控制

4.5.1　根据国家及行业有关要求和自身经营管理的需要，确定专利及科技成果分类标准和管理要求，并制定和实施专利及科技成果目录制度。

4.5.2　依据国家有关规定，结合全院实际情况，确定专利及科技成果摊销范围、摊销年限、摊销方法、残值等。摊销方法一经确定，不得随意变更。确需要变更的，按照规定程序审批。

4.5.3　每年年末由专利及科技成果使用部门和财务部门对专利及科技成果进行检查和效益分析。

4.6　处置与转移控制

4.6.1　建立专利及科技成果处置的相关制度，确定专利及科技成果处置的范围、标准、程序和审批权限等。对使用期满、正常报废的专利及科技成果，应由专利及科技成果使用部门填制专利及科技成果报废单，经授权部门或人员批准后对该专利及科技成果进行报废清理。

4.6.2　对使用期限未满、非正常报废的专利及科技成果，应由专利及科技成果使用部门提出报废申请，注明报废理由、估计清理费用和可回收残值、预计出售价值等，按规定程序审批后进行报废清理。

4.6.3　对于重大专利及科技成果的处置，应当采取集体合议审批制度，并建立集体审批记录机制。

4.6.4　专利及科技成果处置涉及产权变更的，应及时办理产权变更手续。

5　附件

专利及科研技术成果转化流程图（图16-17-1）

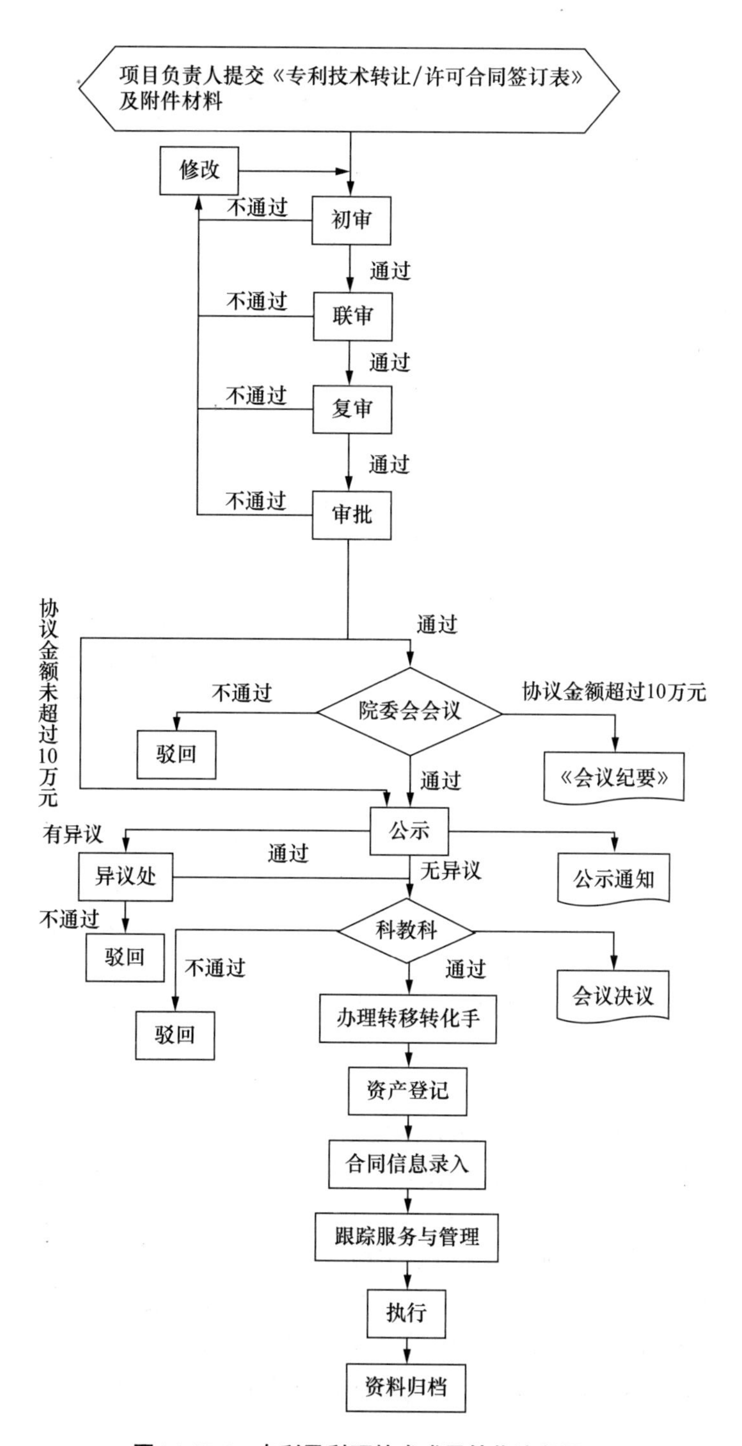

图16-17-1 专利及科研技术成果转化流程图

十八、科研诚信管理规定

1 目的

完善科技创新治理体系，加强科研诚信建设，营造良好科研创新生态。

2 通用范围

全院。

3 定义

3.1 依据相关责任主体的科研诚信表现进行评价，分良好信用、一般失信、严重失信三个类别建立信用不良名单，进行记录和管理。

3.1.1 良好信用

相关责任主体在参与科研活动中，遵守相关管理制度与政策法规、履行科研责任和义务，奉行科研行为准则、遵守科研道德规范，连续两年以上无任何科研失信记录；

3.1.2 一般失信

相关责任主体在参与科研活动中，发生失信行为但未造成严重后果或恶劣影响；

3.1.3 严重失信

相关责任主体在参与科研活动中，发生失信行为且造成严重后果或恶劣影响。

3.2 科研失信行为

3.2.1 包括但不限于采取造假、串通、重复申报等不正当手段获得科研活动承担、管理、咨询、服务等资格以及技术检测、验收结题等认证的；

3.2.2 包括但不限于抄袭、剽窃、侵占他人科研成果，侵犯他人知识产权的；

3.2.3 包括但不限于通过第三方买卖、代写、代投论文或项目申请书，虚构同行评议专家及评议意见的；

3.2.4 故意夸大科研成果，隐瞒技术风险，造成不良社会影响和经济损失的；

3.2.5 不遵守科研合同约定，超权限调整科研任务或预算安排，违规将科研任务转包、分包，导致严重偏离合同目标的；

3.2.6 科研活动重大事项变动未按要求报告相关部门的；

3.2.7 承担科技计划（专项、基金等）、人才工程等，不遵守合同书约定，被强制终止的，发表论文被国内外公开发行的学术出版刊物撤稿的；

3.2.8 对科技行政主管部门组织的监督检查、评估评价工作拒不配合，或对相关整改意见落实不力的；

3.2.9 违反科研活动保密相关规定的

3.2.10 违反科研资金管理规定，虚报、冒领、贪污、截留、挤占、挪用、套取财政科研资金的；

3.2.11　在咨询、评估、评审等科研活动中，未按规定履行职责，违反回避制度，滥用职权、徇私舞弊，出具虚假或失实结论的；

3.2.12　在科研活动的申报、评审、实施、验收、监督检查和评估评价等活动中，有“打招呼”“走关系”等请托行为的；

3.2.13　科研管理失职，隐瞒、包庇、纵容违规违法行为的；

3.2.14　出现危害国家安全、损害社会公共利益、危害人体健康、违反科研伦理等科研行为的；

3.2.15　发生其他科研失信行为的，将根据情节轻重被记录为一般失信或严重失信。

3.3　严重失信行为

3.3.1　受到刑事处罚或行政处罚并正式公告的；

3.3.2　受审计、纪委等部门查处并正式通报的；

3.3.3　受国家、省相关部门查处并以正式文件通报的；

3.3.4　因伪造、篡改、抄袭等严重科研不端行为造成被国内外公开发行的学术出版刊物撤稿并予以通报的重大不良社会影响的。

4　内容

科研诚信失信案件是指根据举报或其他相关线索，由科教部组织人事部，财务部，纪检部，内部审计部等相关部门联合对涉嫌违背科研诚信要求的行为开展调查并作出处理的案件。对本级职权范围内的案件可自行调查处理，对于超越本级职权范围的案件，应请示上级部门进行调查处理。

4.1　科教部负责受理科研活动失信行为的举报，保护举报人的合法权益。

4.2　对同时符合下列情形的举报应及时受理：

4.2.1　有正确联系方式的；

4.2.2　有明确举报对象和清晰违规事实的；

4.2.3　有客观证据材料或者调查线索的。

4.3　下列科研诚信案件线索，科教部应主动受理，并加强督查：

4.3.1　上级机关或有关部门移送的线索；

4.3.2　在日常科研管理活动中或科技计划、科技奖励、科技人才管理等工作中发现的问题和线索；

4.3.3　媒体披露的科研失信行为线索。

4.3.4　实名举报，无恶意举报、诬陷举报行为的。

4.4　科教部对举报或其他相关线索进行核实，符合受理条件的，应及时组织调查。案件调查主要针对案件的事实情况开展，包括对相关原始数据、协议、发票等证明材料和研究过程、获利情况等进行核对验证。对于专业性较强的案件，根据需要由案件涉及领域的同行科技专家、管理专家、科研伦理专家等组成专家组，对案件涉及的学术问题进行评议。调查过程中发现涉嫌违法犯罪的，移交司法机关查处。

4.5　科研诚信案件被调查人和证人等应积极配合调查，如实说明情况，提供相关证据，不得隐匿、销毁证据材料。任何单位和个人不得阻挠、干扰科研诚信案件的调查处理，不得推诿包庇。调查处理应严格执行回避制度。

4.6 需要与被调查人、证人等谈话的，参与谈话的调查人员不得少于2人，谈话内容应书面记录，并经谈话人和谈话对象签字确认，在履行告知程序后可录音、录像。

4.7 调查人员可按规定和程序调阅、摘抄、复印、封存相关资料、设备。调阅、封存的相关资料、设备应书面记录，并由调查人员和资料、设备管理人签字确认。

4.8 调查中应当听取被调查人的陈述和申辩，对有关事实、理由和证据进行核实。可根据需要要求举报人补充提供材料，必要时经举报人同意可组织举报人与被调查人当面质证。严禁以威胁、引诱、欺骗以及其他非法手段收集证据。

4.9 科教部按上级部门有关规定和本办法要求查处科研诚信案件，根据调查认定的事实、性质、情节等，作出处理决定，并将案件调查处理意见告知举报人和相关责任主体。

4.10 相关责任主体对案件调查处理意见如有异议，可在收到处理意见之日起15天内提出复核申请。

4.11 科教部应当自收到复核申请之日起15个工作日内组织复核，复核意见为最终处理结果。

4.12 科教部对发生失信行为的相关责任主体，可单独或联合人事部，纪检部，内部审计等采取以下惩戒措施：

4.12.1 警告提醒、科研诚信诫勉谈话、通报批评；

4.12.2 暂停财政资金拨付，商财政部门追回部分或全部已拨付财政资金；

4.12.3 撤销获得的奖励、荣誉称号，收回奖金；

4.12.4 将相关责任主体作为重点监督对象，增加监督频次；

4.12.5 视情节轻重，取消其一定期限直至永久参与科研活动事务的资格；

4.12.6 向有关部门通报相关失信行为。

4.13 有以下情形之一的，可以给予从轻处理：

4.13.1 主动反映问题线索，并经查属实，并主动撤回发表论文，会议报告等，未造成重大社会影响的；

4.13.2 主动承认错误并积极配合调查和整改；

4.13.3 主动退回因失信行为所获各种利益；

4.13.4 主动挽回损失浪费或有效阻止危害结果发生；

4.13.5 通过全国性媒体公开作出严格遵守科研活动相关国家法律及管理规定、不再实施失信行为的承诺；

4.13.6 其他可以给予从轻处理情形。

4.14 有以下情形之一的，应当给予从重处理：

4.14.1 伪造、销毁、藏匿证据；

4.14.2 阻止他人提供证据，或干扰、妨碍调查核实；

4.14.3 打击、报复举报人；

4.14.4 有组织地进行失信行为；

4.14.5 多次失信或同时存在多种失信行为；

4.14.6 其他应当给予从重处理情形。

4.14.7　阻挠调查人员，有收买贿赂及言语威胁等调查人员行为的。

4.15　失信行为的相关责任主体在惩戒期内通过履行义务、主动整改、弥补损失等消除不良影响，并获得省级以上相关部门表彰或嘉奖的，可以申请信用修复，经科教部审定，可减少惩戒期限或将其移出失信名单。

4.16　学术期刊预警

4.16.1　科教部不定期传阅学习中科院文献情报中心发布的《国际期刊预警名单（试行）》，提醒科研人员审慎选择成果发表平台，规避预警出版机构。

4.16.2　科研论文发表前，相关责任主体查找期刊预警名单，杜绝在失信期刊上发表。

4.16.3　国际期刊预警名单保持动态更新。

4.17　预警的处理

4.17.1　在预警名单中的期刊上发表的学术论文，论文发表相关费用不予报销（包括医院行政经费、科研项目经费和学科建设经费等）。

4.17.2　在预警名单中的期刊上发表的学术论文，不予发放相应的科研业绩奖励。

4.17.3　在预警等级为“高”的期刊上发表的学术论文，在各类评审评价、绩效考核和晋升中不予认定。

5　参考资料

5.1　《关于进一步弘扬科学家精神加强作风和学风建设的意见》

5.2　《医学科研诚信和相关行为规范》（国卫科教发〔2021〕7号）

5.3　《科学技术活动违规行为处理暂行规定》（科学技术部令第19号）

5.4　《关于对科研领域相关失信责任主体实施联合惩戒的合作备忘录》（发改财金〔2018〕1600号）

5.5　《国家科技计划（专项、基金等）严重失信行为记录暂行规定》（国科发政〔2016〕97号）

5.6　《广东省科技计划项目监督规定》

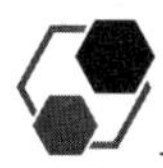

十九、学术论文（专著）投稿登记工作规范

1　目的

引导全院广大医学科研人员强化学术诚信意识，遵守诚信原则，规范学术行为，严明学术纪律，养成良好科研学术行为习惯，营造优良学术风气。

2　通用范围

全院。

3 定义

3.1 学术论文

指以医院作为署名单位的学术论文。

4 内容

4.1 所有以医院作为署名单位的学术论文（专著）在投稿前，必须填写《向外发稿审批表》（表16-21-1，以下简称《审批表》）及《学术论文投稿登记表》（表16-21-2，以下简称《登记表》），全部署名作者必须在《登记表》签名。未填写《登记表》的作者，以后在研究生毕业、博士后出站、职务晋升、岗位聘任、学术评价、考核评估、人才选拔、科研项目申请等过程中将该学术论文（专著）作为个人业绩使用的，不予认可。《登记表》原件由投稿人本人存档，另交原件复印件一份由科教部留存备案。

4.2 如发表的学术论文（专著）出现违反学术规范的行为，所有在《登记表》中签名确认的作者均应承担责任，其中第一作者和通讯作者均承担主要责任，按照医院预防与处理学术不端行为相关规定给予相应处理。

5 参考资料

5.1 《关于进一步加强科研诚信建设的若干意见》（厅字〔2018〕23号）

5.2 《关于印发医学科研诚信和相关行为规范的通知》（国卫科教发〔2014〕52号）

6 附件

6.1 向外发稿审批表（表16-19-1）

6.2 学术论文（专著）登记表（表16-19-2）

表16-19-1 向外发稿审批表

编号

作者姓名		职务职称		专业	
论文题目					论著、经验、综述、小结
主要论点					
投向刊物/会议				论文设向地点	

续表

科主任/护士长意见	科主任/护士长签名：　　年　月　日
论文检索与资料核查	核查人签名：　　年　月　日
科教部/护理部审核意见	科校部/护理部主任签名：　　年　月　日
院领导审批意见	院领导签名：　　年　月　日

说明：未经科教部或护理部审稿的论文不发放奖励金，职称评审时不予上报。

表 16-19-2　学术论文（专著）投稿登记表

投稿期刊（JOURNAL）	
出版社（PRESS）	
论文（专著）题目（TITLE）	
全部作者（AUTHORS）	
投稿日期（DATE）	

该论文投稿，作为论文作者保证：

By submitting this manuscript, the corresponding author certifies:

1. 该论文是所列作者的原始工作。

The paper represents original work of the listed authors.

2. 该论文稿件准确反映科学的结果。

The manuscript as presented accurately reflects the scientific results.

3. 所有作者对该项研究工作的概念、设计、执行，或解释等方面作出了有意义的贡献。

All of the authors made significant contributions to the concept, design, execution, or interpretation of the research study.

4. 所有对该项研究工作作出有意义贡献的人都被赋予署名的机会。

All those who made significant contributions were offered the opportunity to be listed as authors.

5. 所有作者都知悉并同意该论文投稿。

All of the listed authors are aware of and agree to the submission of this manuscript.

6. 该稿件以前没有发表，此次投稿后，现在和将来该论文都不会一稿多投。

The manuscript has not been published, and is not now and will not be under consideration by another journal while it is considered here.

7. 作者接受该期刊制定的审稿程序。

The authors accept the established procedures for selecting manuscripts for publication.

8. 该论文的全部实验数据真实可靠。

All of the research data in this manuscript is true and reliable.

全部作者签名及签名日期：（SIGNATURE、DATE）：	课题组（项目）负责人审批意见及签名：（PRINCIPAL INVESTIGATOR SIGNATURE、DATE）：	导师审批意见及签名：（SUPERVISOR SIGNATURE、DATE）：

第十七章 药物临床试验机构办公室管理制度

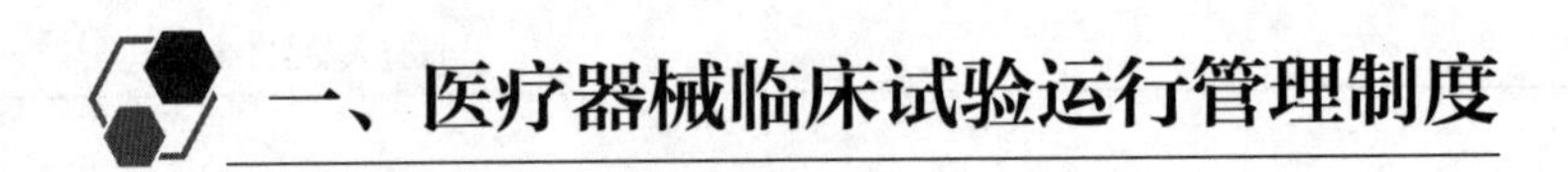

一、医疗器械临床试验运行管理制度

1 目的

规范医疗器械临床试验的管理和流程，以便试验顺利进行，使临床试验具有质量保证。

2 通用范围

适用于医院所有医疗器械临床试验各个环节的管理。

3 定义

医疗器械临床试验，是指在符合条件的医疗器械临床试验机构中，对拟申请注册的医疗器械（含体外诊断试剂）在正常使用条件下的安全性和有效性进行确认的过程。医疗器械临床试验分医疗器械临床试用和医疗器械临床验证。

4 内容

4.1 申请者递交临床试验申请材料

申请者按照立项清单准备申请临床试验的相关材料，递交本药物临床试验机构办秘书登记备案。

4.2 项目立项审核

4.2.1 申办方与临床科室和机构共同商定主要研究者（PI），药物临床试验机构办审核后发出“医疗器械临床试验审批表”。

4.2.2 主要研究者提出研究小组成员，成员资质应符合国家有关规定。

4.3 主持或召开研究者会议

4.3.1 主要研究者遵照《药物临床试验主要研究者（PI）工作指引》开展临床试验工作。

4.3.2 若本单位为该项目的组长单位，主要研究者主持召开研究者会议；若本单位为该项目的参加单位，主要研究者、药物临床试验机构办代表应参加研究者会议。

4.4　伦理委员会审核

申请者按照要求准备申报材料，将申报材料交药物临床试验机构办秘书，秘书审核资料齐全后交伦理委员会进行伦理审评，最终将“审批意见”交药物临床试验机构办秘书存档。

4.5　临床试验合同及经费审核

取得伦理委员会审批件后，申办方和主要研究者拟定经费预算，签字确定后递交药物临床试验机构办秘书呈主任审核试验合同及经费预算，同意后由秘书交至分管副院长签字生效。

4.6　试验用医疗器械及相关材料的交接

申办方应尽快将试验用医疗器械及相关材料提交项目研究小组，由研究者派专人负责接收、保管、使用、回收和退还。

4.7　启动会的召开

研究者或申办方负责召开项目启动会。

4.8　项目实施

4.8.1　申请人对本试验涉及的伦理以及数据的真实性、可靠性负责。

4.8.2　研究者遵照《医疗器械临床试验质量管理规范》、试验方案及相关SOP实施医疗器械的临床试验。

4.8.3　药物临床试验机构办质控员对试验项目质量、项目进度进行监督管理；对存在的问题提出书面整改意见，研究者予以整改并给予书面答复。

4.8.4　在试验过程中，若发生严重不良事件（SAE），研究者按照相关的标准操作规程（Standard Operating Procedure，SOP）积极处理，并及时通报药物临床试验机构办公室。

4.9　资料归档

4.9.1　项目结束后，参照药物临床试验机构办《文件档案管理制度》，由研究者或申办方将试验资料及时整理，交药物临床试验机构办秘书；其他试验材料由研究者或申办方自行保存，保存期限5年以上。

4.9.2　研究者撰写“总结报告”。

4.10“总结报告”的审核

申请者将“总结报告”交至药物临床试验机构办秘书呈主任审议、签字、盖章。

5　参考资料

5.1《药物临床试验质量管理规范》（2020第57号）

5.2 《医疗器械注册与备案管理办法》（局令第47号）

5.3 《医疗器械临床试验质量管理规范》（局令第28号）

6 附件

6.1 医疗器械临床试验报送资料表（表17-1-1）

6.2 医疗器械临床试验申请表（表17-1-2）

6.3 医疗器械临床试验审批表（表17-1-3）

6.4 医疗器械临床试验项目课题组成员表（表17-1-4）

6.5 医疗器械临床试验启动会会议记录表（表17-1-5）

表17-1-1 医疗器械临床试验报送资料表

报送资料		报送单位		研究者存档
		报药物临床试验机构办	报伦理委员会	
1	医疗器械临床试验申请表（附表2）	√	√	√
2	医疗器械临床试验项目委托书（附件3）	√	√	√
3	医疗器械临床试验方案及其修正案	√（讨论稿）	√（讨论稿）	√（已签署）
4	知情同意书（包括译文）及其他书面资料	√（讨论稿）	√（讨论稿）	√（样本）
5	病例报告表	√（讨论稿）	√	√（样本）
6	研究者手册（包括产品说明书等相关研究参考资料）	√	√	√
7	研究协议/合同			√（原件）
8	受试者招募广告（如有）		√	√
9	医疗器械临床试验必须知		√	√
10	申办企业三证			
11	产品自测报告	√	√	√
12	产品检测报告	√	√	√
13	研究人员履历及课题组成人员说明、签名样表（附件5）等相关文件	√	√	√
14	伦理委员会申请书（附件6）		√	√
15	伦理委员会批文		√	√（原本）
16	质控报告			√
17	参加临床试验各单位名称及联系方式	√	√	√
18	医疗器械产品临床试用报告表（附件7）			√
19	卫生管理部门的回执或批件		√	√

表 17-1-2　医疗器械临床试验申请表

机构受理号：　　　　　　　　填表日期：　　年　　月　　日

<table>
<tr><td colspan="5">试验名称：</td></tr>
<tr><td>NMPA 临床试验批件号
（如为第三类）</td><td colspan="2"></td><td>器械类别</td><td></td></tr>
<tr><td>受试病种</td><td colspan="4"></td></tr>
<tr><td>研究发起单位</td><td colspan="4"></td></tr>
<tr><td>试验材料</td><td colspan="4">□免费赠送　　□正常购买　　□优惠价</td></tr>
<tr><td>临床试验
目　　的</td><td colspan="4"></td></tr>
<tr><td>牵头单位</td><td colspan="2"></td><td>负责人</td><td></td></tr>
<tr><td rowspan="5">参加单位</td><td colspan="2"></td><td>负责人</td><td></td></tr>
<tr><td colspan="2"></td><td>负责人</td><td></td></tr>
<tr><td colspan="2"></td><td>负责人</td><td></td></tr>
<tr><td colspan="2"></td><td>负责人</td><td></td></tr>
<tr><td colspan="2"></td><td>负责人</td><td></td></tr>
<tr><td>项目联系人</td><td></td><td>联系方式</td><td colspan="2"></td></tr>
<tr><td colspan="5">本机构专业组负责人意见：

专业组负责人签名：
年　　月　　日</td></tr>
</table>

表 17-1-3　医疗器械临床试验审批表

试验编号：

<table>
<tr><td colspan="2">试验项目</td><td colspan="5"></td></tr>
<tr><td colspan="2">申办者</td><td colspan="5"></td></tr>
<tr><td colspan="2">合同研究组织</td><td colspan="5"></td></tr>
<tr><td colspan="2">组长单位</td><td></td><td colspan="2">主要研究者</td><td colspan="2"></td></tr>
<tr><td colspan="2">全院承担专业组</td><td>主要研究者</td><td colspan="2"></td><td colspan="2">临床注册：是□　否□</td></tr>
<tr><td>序号</td><td>文件名称</td><td>有</td><td>无</td><td>不适用</td><td>备注</td></tr>
<tr><td>1</td><td>国家药品监督管理局《医疗器械临床试验批件》</td><td>□</td><td>□</td><td>□</td><td></td></tr>
<tr><td>2</td><td>申办者的资质证明（营业执照、GMP 证书）</td><td>□</td><td>□</td><td>□</td><td></td></tr>
<tr><td>3</td><td>CRO 的资质证明和委托书</td><td>□</td><td>□</td><td>□</td><td></td></tr>
<tr><td>4</td><td>CRA 授权书、身份证复印件、GCP 证书复印件</td><td>□</td><td>□</td><td>□</td><td></td></tr>
<tr><td>5</td><td>临床试验方案及其修正案（注明版本号和日期，申办者和研究者双方签字）</td><td>□</td><td>□</td><td>□</td><td></td></tr>
</table>

续表

序号	文件名称	有	无	不适用	备注
6	研究者手册（IB）	☐	☐	☐	
7	试验用医疗器械的检验报告或自检报告	☐	☐	☐	
8	知情同意书（注明版本号和日期）	☐	☐	☐	
9	招募受试者相关资料（注明版本号和日期）	☐	☐	☐	
10	病例报告表（CRF）（注明版本号和日期）	☐	☐	☐	
11	原始病历或研究病历（注明版本号和日期）	☐	☐	☐	
12	受试者鉴认代码表（需要设计受试者签字栏）	☐	☐	☐	
13	研究者名单及简历（含GCP证书复印件）	☐	☐	☐	
14	其他中心伦理委员会批件	☐	☐	☐	
15	保险证明	☐	☐	☐	
16	设盲试验的破盲规程	☐	☐	☐	
17	注册产品标准或相应的国家、行业标准	☐	☐	☐	
18		☐	☐	☐	
19		☐	☐	☐	
20		☐	☐	☐	

形式审查中存在问题	机构秘书签字： 年 月 日
机构办公室主任意见	签字： 年 月 日
机构负责人意见	签字： 年 月 日

表 17-1-4　医疗器械临床试验项目课题组成员表

试验名称：	
试验类别：□药品　□医疗器械　□诊断试剂　□其他：（请说明）	
主要研究者：	项目拟启动时间：

研究组主要成员

姓　名	研究中分工	所在科室	签　名
主要研究者确认签名：			

一式两份，一份机构办公室存档，一份归入研究者文件夹

表 17-1-5　医疗器械临床试验启动会会议记录表

试验名称	
时　　间	
地　　点	
参会人员	
记 录 人	
会议提要	
会议记录	

二、诊断试剂临床试验运行管理制度

1 目的

规范体外诊断试剂临床试验的管理和流程，以便试验顺利进行，使临床试验具有质量保证。

2 通用范围

适用于全院所有体外诊断试剂临床试验各个环节的管理。

3 定义

体外诊断试剂的临床研究，是指对申办方申请注册的诊断试剂的临床性能进行的系统性研究。

4 内容

4.1 申请者递交临床试验申请材料

申请者按照立项要求准备申请临床试验的相关材料，递交本药物临床试验机构办秘书登记备案。

4.2 项目立项审核

4.2.1 申办方与临床科室和机构共同商定主要研究者（PI），机构审核后发出“体外诊断试剂医疗器械临床试验审批表”。

4.2.2 主要研究者提出研究小组成员，成员资质应符合国家有关规定。

4.2.3 机构对送审材料内容及研究小组成员资质进行审核、立项。

4.3 主持或召开研究者会议

4.3.1 主要研究者遵照《药物临床试验主要研究者（PI）工作指引》开展临床试验工作。

4.3.2 若本单位为该项目的组长单位，PI主持召开研究者会议；若本单位为该项目的参加单位，主要研究者、机构代表应参加研究者会议。

4.4 伦理委员会审核

申请者按照要求准备申报材料，将申报材料交药物临床试验机构办秘书，秘书审核资料齐全后交伦理委员会进行伦理审评，最终将“审批意见”交药物临床试验机构办秘书存档。

4.5　临床协议及经费审核

4.5.1　取得伦理委员会批件后，申办方与主要研究者拟定经费预算，签字确定后递交本药物临床试验机构办秘书呈药物临床试验机构办主任。

4.5.2　药物临床试验机构办主任审核试验合同及经费预算，同意后由本药物临床试验机构办秘书交至主管院长签字生效。

4.6　试验用诊断试剂及相关材料的交接

申办方应尽快将试验用诊断试剂及相关材料提交项目研究小组，由研究者派专人负责接收、保管、使用、回收和退还。

4.7　启动会的召开

研究者或申办方负责召开项目启动会。

4.8　项目实施

4.8.1　申请人对本试验涉及的伦理以及数据的真实性、可靠性负责。

4.8.2　研究者遵照《医疗器械临床试验质量管理规范》、试验方案及相关SOP实施临床试验。

4.8.3　机构质控员视具体情况对试验项目质量、项目进度进行监督管理，对存在的问题提出书面整改意见，研究者予以整改并给予书面答复。

4.8.4　在试验过程中，若发生严重不良事件（SAE），研究者按照相关的SOP积极处理，并及时通报药物临床试验机构办公室。

4.9　资料归档

4.9.1　项目结束后，参照本机构《文件档案管理制度》，由研究者或申办方将试验资料及时整理，交本机构档案管理员；其他试验材料由研究者或申办方自行保存，保存期限5年以上。

4.9.2　研究者撰写“总结报告”。

4.10　“总结报告”的审核

申办方将“总结报告”交至本药物临床试验机构办秘书，由机构主任审议、签字、盖章。

5　参考资料

5.1　《药物临床试验质量管理规范》〔2020〕57号

5.2　《体外诊断试剂注册管理办法修正案》〔2017〕30号

5.3　《体外诊断试剂临床试验技术指导原则》〔2021〕72号

6 附件

6.1 体外诊断试剂临床试验报送资料表（表17-2-1）
6.2 体外诊断试剂临床试验申请表（表17-2-2）
6.3 体外诊断试剂临床试验审批表（表17-2-3）
6.4 体外诊断试剂临床试验课题组成员表（表17-2-4）
6.5 体外诊断试剂临床试验启动会会议记录表（表17-2-5）

表17-2-1 体外诊断试剂临床试验报送资料表

报送资料		报送单位		研究者
		报药物临床试验机构办	报伦理委员会	
1	诊断试剂临床试验申请表（附表2）	√	√	√
2	诊断试剂临床试验项目委托书（附件3）	√	√	√
3	诊断试剂临床试验方案及其修正案	√（讨论稿）	√（讨论稿）	√（已签署）
4	知情同意书及其他书面资料（如需要）	√（讨论稿）	√（讨论稿）	√（样本）
5	病例报告表	√（讨论稿）	√	√（样本）
6	研究者手册（包括产品说明书等相关研究参考资料）	√	√	√
7	研究协议/合同		√	√（原件）
8	受试者招募广告（如有）	√	√	√
9	申办企业三证	√	√	√
10	产品自测报告	√	√	√
11	产品检测报告	√	√	√
12	研究人员履历及课题组成人员说明、签名样表（附件5）等相关文件	√	√	√
13	伦理委员会申请书（附件6）		√	√
14	伦理委员会批文或备案回执	√（讨论稿）	√	√（原本）
15	质控报告		√	√
16	参加临床试验各单位名称及联系方式	√	√	√

表17-2-2 体外诊断试剂临床试验申请表

机构受理号：　　　　填表日期：　　年　　月　　日

试验名称：			
试验种类	□第二类 □第三类	试验类别	□新研制体外诊断试剂 □已有同品种批准上市产品 □变更申请 □进口注册产品
受试病种			
研究发起单位			

续表

试验材料	□免费赠送　□正常购买　□优惠价		
临床试验 目　　的			
牵头单位		负责人	
参加单位		负责人	
		负责人	
		负责人	
		负责人	
项目联系人		联系方式	
本机构专业组负责人意见： 专业组负责人签名： 年　　月　　日			

表 17-2-3　体外诊断试剂临床试验审批表

试验编号：

试验项目					
申办者					
合同研究组织					
组长单位		主要研究者			
全院承担专业组	主要研究者			临床注册：是□　否□	
序号	文件名称	有	无	不适用	备注
1	国家药品监督管理局《诊断试剂临床试验批件》	□	□	□	
2	申办者的资质证明（营业执照、GMP 证书）	□	□	□	
3	CRO 的资质证明和委托书	□	□	□	
4	CRA 授权书、身份证复印件、GCP 证书复印件	□	□	□	
5	临床试验方案及其修正案（注明版本号和日期，申办者和研究者双方签字）	□	□	□	
6	研究者手册（IB）	□	□	□	
7	试验用产品检测报告或自检报告	□	□	□	
8	知情同意书（注明版本号和日期）	□	□	□	
9	招募受试者相关资料（注明版本号和日期）	□	□	□	
10	病例报告表（CRF）（注明版本号和日期）	□	□	□	
11	原始病历或研究病历（注明版本号和日期）	□	□	□	
12	受试者鉴认代码表（需要设计受试者签字栏）	□	□	□	
13	研究者名单及简历（含 GCP 证书复印件）	□	□	□	

续表

序号	文件名称	有	无	不适用	备注
14	其他中心伦理委员会批件	□	□	□	
15	保险证明	□	□	□	
16	设盲试验的破盲规程	□	□	□	
17	注册产品标准或相应的国家、行业标准	□	□	□	
18		□	□	□	
19		□	□	□	
20		□	□	□	
形式审查中存在问题		机构秘书签字： 年 月 日			
机构办公室主任意见		签字： 年 月 日			
机构负责人意见		签字： 年 月 日			

表 17-2-4 体外诊断试剂临床试验课题组成员表

试验名称：	
试验类别：□药品 □医疗器械 □诊断试剂 □其他：（请说明）	
主要研究者：	项目拟启动时间：

研究组主要成员

姓 名	研究中分工	所在科室	签 名
主要研究者确认签名：			

一式两份，一份机构办公室存档，一份归入研究者文件夹。

表 17-2-5　体外诊断试剂临床试验启动会会议记录表

试验名称	
时　间	
地　点	
参会人员	
记录人	
会议提要	
会 议 记 录	

三、研究者发起的临床研究管理制度

1 目的

规范和指导由医院开展的，研究者个人发起以非注册为目的临床研究的开展和实施。主要研究者（Principal Investigator, PI）可参照本管理制度及流程申请和开展 IIT 相关工作。

2 通用范围

适用于本院研究者发起的临床研究。

3 定义

研究者发起的临床研究（Investigator Initialed Trial，IIT）是指医疗机构发起，以人个体或群体（包括医疗健康信息）为研究对象，非以药品医疗器械注册为目的的，研究疾病的诊断、治疗、康复、预后、病因、预防及健康维护等活动。通常由本院医务人员发起，也可与企业、基金会、学会或院外单位联合发起。

4 内容

4.1 规程

4.1.1　立项准备

4.1.1.1　研究方案的设计

本院医务人员发起的 IIT 项目，PI 负责研究方案和研究主要文件的设计，应邀请药学、统计/流行病等领域的专家参与或咨询，研究方案和知情同意书设计可参照以及国内外相关设计规范或指导原则；

非本院医务人员发起，参与其他单位发起的临床研究，PI应参与对研究方案和研究主要文件的制定和讨论，并初步确认其设计的科学性和可行性。

4.1.1.2 研究团队的组建

PI根据项目具体情况建立合适的研究团队，研究团队人员不限于包括医护人员、和/或外聘临床研究协调员（CRC）等，研究人员应接受过GCP相关知识的培训及获得证书。

4.1.1.3 组织和参加研究者方案讨论

由医院作为负责单位发起的多中心临床研究建议召开研究者会议，收集各参加中心对方案和实施可行性的建议和意见，由PI组织进行适当修订；

非本院医务人员发起，参与其他单位发起的临床研究，我院PI应参加研究者会议，参与对研究方案的讨论并提出相关建议和意见。

4.1.2 立项审查

4.1.2.1 立项申请及资料提交

PI根据《研究者发起的临床研究资料列表》（表17-3-1）准备及报送资料，并填写《临床研究信息简表》（表17-3-2）、《临床研究项目审议表》（表17-3-3）、《临床研究项目组成员表》（表17-3-4），递交纸质版材料一套至药物临床试验机构办公室（下简称“机构办”），供机构办进行形式审查。

4.1.2.2 立项申请注意事项

A. 无任何经费资助的提交《临床研究无资助声明》（附件6.5）；有资助方（企业/协会/学会）的项目提交《研究者无利益冲突声明》（附件6.6）；资助方/合作方不涉及外资背景的提交《不涉及人类遗传资源活动承诺书》（附件6.7）。

B. 如参加其他单位的多中心临床研究，研究者应在伦理审查前提交组长单位的伦理批件和经伦理批准的研究方案和知情同意书等相应版本文件。

C. 原则上所有IIT研究需在机构统一立项，PI不可私自承接开展IIT研究，如因此而被相关部门检查发现不合规问题，由PI自行承担。此外机构原则上不承接没有CRC（科室承诺能完成的例外，需要提交《关于主要研究者开展IIT临床研究的承诺函》（附件6.8））、没有组长单位在国家医学研究登记备案信息系统的证明材料、没有科研经费、需要购药的IIT临床研究项目在机构立项。如承接需要购药/器械的项目，立项前PI需先同医院沟通落实药品/器械采购事宜。

D. 有以下情形之一的，不得予以立项审核：

不符合法律、法规、规章及规范性文件要求的；

未通过科学性审查和伦理审查的；违背科研诚信规范的；

研究前期准备不足，临床研究时机尚不成熟的；

临床研究经费不足以完成临床研究的；

药品、器械等产品不符合使用规范的；

临床研究的安全风险超出实施机构和研究者可控范围的；

可能存在商业贿赂或其他不当利益关系的；

依据法律法规和国家有关规定应当禁止研究的其他情形。

4.1.2.3　资料形式审查

机构办对提交的立项资料进行形式审查，机构办主任和机构负责人在《临床研究项目审议表》上出具审核意见后签字，机构办人员分配临床研究项目受理号［XXXX（年份）-IIT-XX（序号）］。

4.1.2.4　“医学研究登记备案信息系统”备案

本院牵头的多中心项目及单中心项目由本院PI负责备案；本院参与的多中心项目由组长单位负责登记备案，添加本院为分中心；组长单位备案时须填写所有分中心的信息。

4.2　科学性审查

由本院研究者发起的所有涉及人体研究的临床研究，包括但不限于干预性研究、观察性研究等，均需接受本院临床研究管理委员会（下简称“临管会”，该委员会下设办公室，简称“临管办”）的科学性审查。PI在“医学研究登记备案信息系统”提交备案申请后，根据系统提示（查询审核进度）需要进行科学性审查的项目，PI应根据临床研究管理委员会的要求准备科学性审查材料并递交至临管办秘书处。科学性审查通过后，研究者将临床研究管理委员会科学性审查意见文件保存于项目研究者文件夹中，复印件一份交至机构办。

4.3　伦理审查

4.3.1　PI将有签署审核意见的《临床研究项目审议表》和临管办出具的科学性审查意见递交至伦理委员会办公室，并按照伦理委员会的要求准备伦理审查申请材料 。

4.3.2　伦理审查通过后，研究者将“伦理委员会审查批件”文件保存于项目研究者文件夹中，复印件一份交至机构办。

4.4　人类遗传资源和信息管理

取得伦理审查批件后，如需申请“人类遗传资源和信息管理”审批或备案的项目，PI和申办方/资助方（如有）应严格按照《中华人民共和国人类遗传资源管理条例》执行；如项目资助方未涉及“人类遗传资源和信息管理”的，立项时需提供资助方签署的《不涉及人类遗传资源活动承诺书》。

4.5　合同审批

4.5.1　获得伦理委员会审查批准后，有资助方的项目，PI与资助方拟订合同条款及协商相应的费用预算，初步定稿的合同/协议交机构办审核。

4.5.2　合同审核通过后，定稿版合同由PI、资助方和医院法定代表人/授权代表共同签署，合同正式签署后且医学研究登记备案信息系统审核流程完成后方能开展临床研究。

4.6 项目实施

4.6.1 项目启动前的准备

启动会召开前，PI应确保临床研究资料、研究药物及其保存设备、器械等相关物资准备到位。

研究药物采用中心药房管理和科室药房结合的管理模式，例如科室管理需有相关保存条件及设备。如有特殊管理要求的药物或未上市药物，需统一管理的研究药物或器械，PI可向机构办提交申请，由中心药房参照《试验用药物接收、保管、发放、回收/退回的SOP》进行统一管理。

项目启动会的召开由PI决定，原则上干预性研究要求召开项目启动会，项目组召开启动会前应通知机构办，机构办确认符合启动必要时委派相关人员参加启动会。

4.6.2 启动会的召开

PI 组织召开项目启动会，介绍研究方案及研究相关标准操作规程及风险处置预案，做好会议记录，并对相关人员进行分工和授权，研究团队人员均应按最新版的《研究者简历模板》(表17-3-5)提供个人简历。

4.6.3 研究者职责、分工与授权

项目实施PI负责制，PI对受试者权益、医疗安全负全责，对研究数据的真实性负全责及直接责任，项目研究内容可以授权其研究团队的人员，授权前应完成对研究人员的培训，且有相关培训记录。参与的研究人员，其行使职责应符合各自执业范围及授权内容。涉及知情同意、医疗判断、医嘱等环节，须由本院注册、经PI授权的临床医生负责执行；临床研究相关医疗病历、文书书写，需由PI授权的临床医生签名确认。根据情况应考虑聘请临床研究协调员（CRC）协助研究者完成非医学相关类事务。研究人员应遵从GCP及临床研究相关法规、研究方案及相关SOP实施临床研究。

4.6.4 安全性事件的记录与报告

研究过程中，若发生不良事件，研究者按照研究方案及医疗要求进行积极处理，如为严重不良事件应及时报告医学伦理委员会；已上市药品按《药品不良反应报告和监测管理办法》的要求报告；已上市医疗器械按《药品不良反应报告和监测管理办法》、《医疗器械监督管理条例》的要求报告。

4.7 质量管理

4.7.1 PI负责研究项目的规范实施，研究团队人员严格按研究方案要求执相关操作和数据采集，并进行质控，确保数据的真实性、完整性，保护受试者的权益与安全；

4.7.2 研究相关方应按照合同的约定履行质量管理相关职责，必要时聘请 CRC 协助项目的实施，确保项目质量，根据项目进展情况向机构办进行汇报。

4.7.3 机构办基于对风险的质量管理，参照《对各临床试验专业的质量控制SOP》开展质量管理，对存在问题填写相关的药物/医疗器械临床试验质控检查结果反馈，研究者及时予以整改并书面回复；存在严重问题的，必要时发出警告；对违背GCP和方案并造成严重后果者，进行通报并终止试验处理。

4.7.4　项目实施过程中，研究者应积极配合各类监查、稽查或检查，对存在的问题及时整改。

4.8　资料管理/总结/发表

4.8.1　PI对临床研究资料真实性负责，项目结束后参照机构办制定的《文件档案管理制度》要求进行研究资料和档案的管理，原则上IIT项目资料由机构办统一实施归档管理，自IIT研究结束之日起，数据档案的保存时间为10年（个别临床试验有特殊要求的需另行签署保管协议）。保管期满经资助方（如有）、PI确认后，可自行处理。如有其他特殊情况，PI提交说明自行负责对研究资料进行整理和保存。

4.8.2　临床研究结题参照《项目结题SOP》执行，临床研究总结报告如需机构办签章，PI应对总结报告的真实性和科学性负责，确认签名后交至机构办，由机构办主任审阅后盖章。原则上研究总结报告应在完成后上传“医学研究登记备案信息系统”。

4.8.3　PI应严格遵守科研诚信，成果及论文发表参照医院相关管理规定的要求执行。

4.8.4　需要经费结算的，严格依据医院《临床试验经费财务管理制度》办理。

4.9　项目暂停或终止

临床研究过程中出现如下情形之一的，在充分考虑受试者安全的前提下，应当暂停或者终止研究。

4.9.1　存在违反法律法规、规章的行为；

4.9.2　存在违背伦理原则或科研诚信原则的行为；

4.9.3　研究过程中发现相关药品、医疗器械可能存在严重质量缺陷；

4.9.4　发现临床研究存在严重安全风险；

4.9.5　存在商业贿赂或其他不当利益关系；

4.9.6　违规使用研究经费的行为；

4.9.7　因其他层面申请暂停或终止临床研究的情形。

研究者/申办者暂停或提前终止临床研究，应及时告知伦理委员会和机构办，并妥善保障已经入组受试者权益。

5　参考资料

5.1《医疗卫生机构开展研究者发起的临床研究管理办法（试行）》，2021，国家卫生健康委

6　附件

6.1　研究者发起的临床研究资料列表（表17-3-1）

6.2　临床研究信息简表（表17-3-2）

6.3　临床研究项目审议表（表17-3-3）

6.4　临床研究项目组成员表（表17-3-4）

6.5　临床研究无资助声明

6.6 无利益冲突声明

6.7 不涉及人类遗传资源活动承诺书

6.8 关于主要研究者开展IIT临床研究的承诺函

6.9 研究者简历模板（表17-3-5）

6.10 IIT管理流程图（图17-3-1）

表17-3-1 研究者发起的临床研究资料列表

	报送资料
1	临床研究信息简表（附件6.2）
2	临床研究合同书/协议书/资助证明（如有资助方）
3	临床研究方案及其修正案
4	临床研究项目审议表（附件6.3）
5	知情同意书及其他书面资料
6	病历报告表
7	研究者手册
8	研究相关的上市药品/医疗器械说明书
9	受试者招募广告（如有）
10	临床研究项目组成员表（附件6.4）
11	研究团队成员的最新GCP证书、简历（附件6.9）、资质材料
12	参加临床研究各单位名称及联系方式
13	无资助申明（如无获资助、无协议/合同者）（附件6.5）
14	无利益冲突声明（附件6.6）
15	不涉及人类遗传资源活动承诺书（附件6.7）
16	临床研究管理委员会科学性审查意见（待通过之后递交）
17	伦理批件复印件（待通过之后递交）
18	关于主要研究者开展IIT临床研究的承诺函（附件6.8）
19	其他相关资料（如有）

表17-3-2 临床研究信息简表

机构受理号：　　　　填表时间：　年　月　日

试验方案名称：			
本院PI		科室	
研究类型	□干预性研究　□诊断性研究　□观察性研究		
	□适应证范围内研究　□增加适应证研究		
	□高风险研究　□中风险研究　□低风险研究		
研究发起人		单位	
研究目的			

续表

研究资助类型	研究经费：□获全额资助　□获部分资助 资助方： 研究药品/物资：□免费赠送　□正常购买　□优惠价 □无资助，请提供“无资助申明”		
申请人声明	本项目是以不损害受试者权益为前提，探索病因、预防、诊断、治疗、预后及康复等优良、科学临床研究，并且不接受有可能影响受试者安全和公平竞争原则的资助。本项目严格按照本院《研究者发起的临床研究管理制度和流程》的规定来管理。 申请人： 年　月　日		
牵头单位		负责人	
		负责人	
		负责人	
		负责人	
项目联系人		联系方式	

表 17-3-3　临床研究项目审议表

机构受理号：　　　　填表时间：　年　月　日

试验方案名称：			
本院PI		科室	
研究类型	□干预性研究　□诊断性研究　□观察性研究		
	□适应证范围内研究　□增加适应证研究		
	□高风险研究　□中风险研究　□低风险研究		
研究发起人		单位	
以下由机构办公室填写			
机构办公室 审核意见	签名： 年　月　日		
机构主任 审核意见	签名： 年　月　日		

表 17-3-4　临床研究项目组成员表

试验方案名称：				
本院PI			科室	
研究类型		□干预性研究　□诊断性研究　□观察性研究		
	□适应证范围内研究　□增加适应证研究			
	□高风险研究　□中风险研究　□低风险研究			

续表

研究发起人			单位	
研究组成员				
姓名	研究中分工	科室	是否有GCP培训证书	签名
主要研究者确认签名：				

6.5 临床研究无资助声明

临床研究无资助声明

本人发起的临床研究项目：________________________________无任何机构、组织或个人的经费资助，特此声明。

声明人：

日期： 年 月 日

6.6 无利益冲突声明

无利益冲突声明

×××临床试验项目在××医院开展，主要研究者为×××，申办方为×××公司，CRO为×××公司，SMO为×××公司，研究中心为××医院。为了保证临床试验的数据真实性和安全性，现本人承诺如下：

本人在该项目的相关问题上与申办方（×××公司）、CRO（×××公司）、SMO（×××公司）等合作单位不存在利益冲突：包括（但不限于）财务关系、股权关系、职务兼任、经济利益、产权利益等方面。本人愿意接受医院相关管理部门的监督和检查，确保临床试验的数据质量和安全，保证临床试验的公正性和独立性。

本人承诺上述材料属实，若提供任何虚假不实信息，所导致的一切结果由×××承担。

承诺方：

年 月 日

6.7　不涉及人类遗传资源活动承诺书

不涉及人类遗传资源活动承诺书

本单位承诺：

在××医院开展的研究者发起的临床研究项目“__________”中，我单位作为该项目的（资助方/申办方），本单位郑重承诺本项目未涉及人类遗传资源的采集、保藏、利用对外提供及管理等活动。

如上述情形不实，我单位将承担相应责任。

特此承诺。

法定代表人（签字）：

单位盖章：

年　月　日

6.8　关于主要研究者开展IIT临床研究的承诺函

关于主要研究者开展IIT临床研究的承诺函

本人______发起/参与________________（项目名称），本人承诺在试验过程中能够投入有足够的时间和精力来开展相关工作，严格按照GCP法律法规、临床试验方案、方案中有关SOP要求开展试验。保证研究团队会真实、准确、及时、完整、规范地记录试验数据，为临床试验数据真实性、完整性、规范性负责，严格执行我院药物临床试验机构办公室的结题流程，切实履行科研诚信的主体责任，保证完成临床试验。

承诺人：

日期：　　年　月　日

6.9　研究者简历模板

表17-3-5　人员简历

姓名		性别		出生年月		
毕业学校				毕业时间		
学历学位				职称		
所学专业				从事本专业年限		
电子邮件						
联系电话						

续表

主要工作经历：
GCP培训：（填写最新的培训经历）
科研论文情况：（填写近5年的论文）
专业协会或组织任职情况：

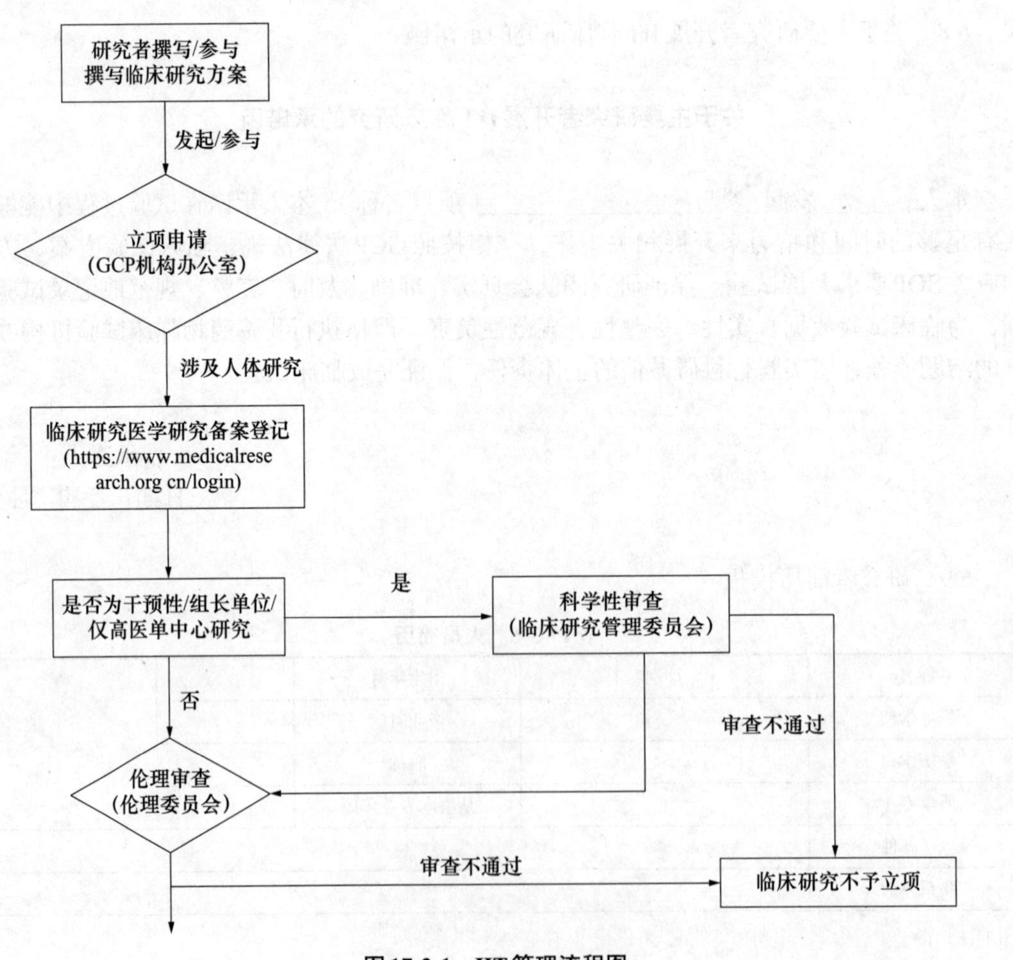

图17-3-1 IIT管理流程图

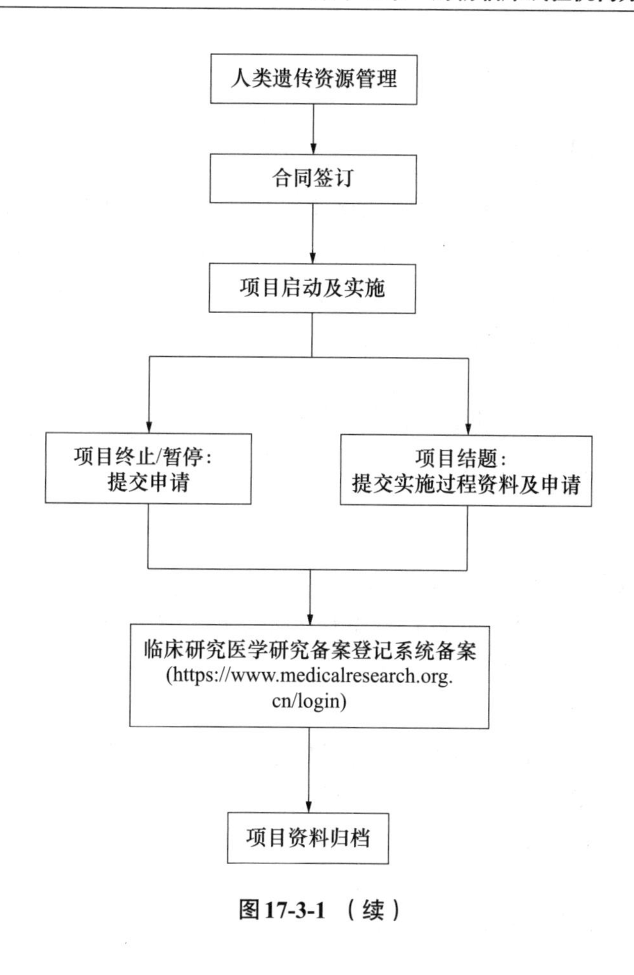

图17-3-1（续）

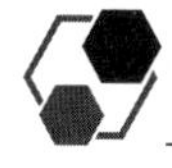

四、药物临床试验运行管理制度

1 目的

保证全院药物临床试验工作的科学、规范和有序进行，充分保障受试者的权益使所有在全院开展的药物临床试验遵循法规合法开展。

2 通用范围

适用于全院所有药物临床试验各个环节的管理。

3 定义

临床试验，指以人体（患者或健康受试者）为对象的试验，意在发现或验证某种试验药物的临床医学、药理学以及其他药效学作用、不良反应，或试验药物的吸收、分布、代谢和排泄，以确定药物的疗效与安全性的系统性试验。

4 内容

4.1 组织管理机构

4.1.1 成立"××医院国家药物临床试验机构"，开展药物临床试验工作，遵守《世界医学大会赫尔辛基宣言》及ICH-GCP要求，严格执行中国《药物临床试验质量管理规范》（GCP）及《药品注册管理办法》等临床试验相关法规及试验技术指导原则。

4.1.2 机构内设药物临床试验机构办，负责药物临床试验的组织实施与协调及日常的管理工作。

4.1.3 各专业科室具体承担经学术委员会和伦理委员会审批的临床试验。

4.2 药物临床试验工作程序

4.2.1 资料备案

申办方/CRO/研究者与药物临床试验机构或专业组联系，达成初步合作意向后，按照"药物临床试验申请表"提供下列资料到全院临床试验药物临床试验机构办备案，由药物临床试验机构办对试验资料进行形式审查。

4.2.2 受理立项

4.2.2.1 药物临床试验机构办将同意受理的项目予以登记立项。

4.2.2.2 申办方/CRO与临床科室共同商定主要研究者（PI），PI按照"临床试验课题组成员表"填写好研究小组成员（必须有相关培训证书），申办方/CRO负责派出合格的、研究者所接受的监察员。

4.2.2.3 机构对送审材料及研究小组成员资质进行审核、立项，确定审批意见后发出"药物临床试验审批表"。

4.2.3 伦理审批

4.2.3.1 若本单位为项目组长单位，由申办方/CRO按照上述"2.1资料备案"的要求，将伦理申报材料递交药物临床试验机构办秘书，秘书审核资料齐全后转交伦理委员会进行伦理评审，最终将"审批意见"交药物临床试验机构办秘书存档。

4.2.3.2 若本单位为项目参加单位，申办方/CRO将组长单位的伦理委员会批件交至药物临床试验机构办秘书备案；同时按照上述"4.2.1资料备案"的要求将伦理申报材料递交给药物临床试验机构办秘书转交伦理委员会评审，"审批意见"交药物临床试验机构办秘书存档。

4.2.4 签订合同

4.2.4.1 经临床试验伦理委员会批准后（必须将"伦理委员会接受临床试验回执"和伦理委员会批件原件交回药物临床试验机构办），申办方/CRO与主要研究者初步拟定临床试验合同和经费预算，签字确定后递交药物临床试验机构办秘书呈主管院长签字生效。

4.2.4.2 合同正式签署后，方能开始临床试验。

4.2.5 试验启动

4.2.5.1 合同签订后，申办方将试验方案、病例报告表、知情同意书等试验所需文件交给专业科室，并与研究者做好交接手续。

4.2.5.2　在试验正式开始前，监察员与主要研究者组织研究参与人员召开临床试验启动会，对《药物临床试验质量管理规范》、ICH-GCP法规、试验方案及相关SOP进行培训。所有该项目的成员及有关工作人员均应参加，由科室研究秘书或申办方委派的CRC填写好“临床试验启动会会议记录”，保存在科室研究者文件夹中。

4.2.6　试验药物交接

项目启动后，申办方/CRO应尽快将临床试验材料提交项目研究小组，按照《药物的接收、保存、分发、回收、退还的SOP》将药物交予药剂科“临床试验药物管理员”。

4.2.7　试验进行阶段

4.2.7.1　专业科室严格按照GCP相关法规和标准操作规程进行临床试验，主要研究者对试验的整个过程进行质控。

4.2.7.2　监察员在试验全过程必须认真履行其职责，督促临床试验按照方案进行。监察员的每次访视需要与研究者双方确认登记。

4.2.7.3　药物临床试验机构办监督试验的质量控制，协调试验过程中各相关辅助科室的工作，并进行试验中期稽查。

4.2.7.4　试验期间所有试验资料的更新或改动必须及时向药物临床试验机构办和伦理委员会备案。

4.2.7.5　所有不良事件必须及时按规定报告和追踪。

4.2.8　试验结束

4.2.8.1　试验结束后，按照《药物的接收、保存、分发、回收、退还的SOP》清点剩余药物，退回申办方/CRO。

4.2.8.2　试验结束后，申办方交清全部试验费用，专业科室撰写试验总结报告（多中心研究需要先递交分中心小结表），并将所有试验资料（包括所有已签署的知情同意书、病例报告表、研究者文件夹、药物使用记录等）交到药物临床试验机构办。

4.2.8.3　专业科室与药物临床试验机构办做好所有试验资料的交接，药物临床试验机构办秘书按《项目结题SOP》完成每项工作并签字确认后，由机构主任审议、签字、盖章。总结报告（或分中心小结表）由药物临床试验机构办归档保管原件一份，专业科室将已签章的总结报告复印件报送医学伦理委员会。

4.2.8.4　科室按照《临床试验经费财务管理制度》提取临床试验劳务补贴。

4.3　附则

4.3.1　任何科室和个人不得自行接受有关药物临床试验工作，否则承担由此造成的一切不良后果，医院将追缴责任科室违规所得，通报批评并视情节轻重按违规所得处以3倍以上的罚款。

4.3.2　伪造病历、辅助检查报告等，发现1次，给予警告和取消发放劳务补贴，发现两次，暂停科室研究资格1年。

4.3.3　上市前试验药品不得以任何形式销售。临床研究期间，研究药品由药剂科“临床试验药品”的药物管理员或专业科室指定专人发放。必须保证所有药品依照研究方案用于研究受试者。剩余药品由药剂科“临床试验药品”的药物管理员按照《药物的接收、保存、分发、回收、退还的SOP》清点剩余药物，退回申办方，并做好交接登记手续。

4.3.4 已获准上市新药再评价等的临床研究，参照本规定执行。受试药物必须是已正式进入医院药房的常规用药（由申办方无偿提供的除外），申办方需要承担研究相关的检查费用。

4.3.5 同期承担超过2项临床研究的主要研究者应与超出的项目指定协调研究者共同完成研究工作。

4.3.6 机构不受理保健品、化妆品的临床评价。

5 参考资料

5.1 《药物临床试验质量管理规范》〔2020〕57号

6 附件

6.1 临床试验运行管理图（图17-4-1）

6.2 药物临床试验申请表（表17-4-1）

6.3 临床试验课题组成员表（表17-4-2）

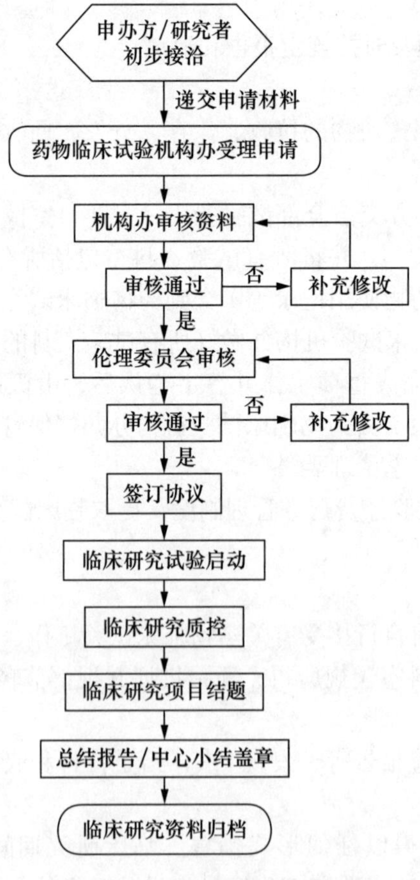

图17-4-1 临床试验运行管理图

6.4　药物临床试验审批表（表17-4-3）

6.5　临床试验启动会会议记录表（表17-4-4）

备注：递交申请材料包括但不限于国家药品监督管理局药物临床试验批件、试验初步方案、研究者手册及临床前研究资料、知情同意书样本、试验用药物的药检报告、病例报告表样本等。

表17-4-1　药物临床试验申请表

受理日期（机构填）：　　　　　　　　受理编号（机构填）：

项目名称：	
NMPA批准文号：	方案编号：
试验设计：□对照　□非对照／　□单盲　□双盲 □开放　／　□随机　　□非随机 □平行　□交叉　／　□优效性　　□非劣性　□等效性　／　□其他	
中/英文药名：	对照药名称：
药物类别：□化药类 □中药、天然药物类 □治疗用生物制品类 □预防用生物制品类　□进口药类 □其他	
试验分期：□Ⅰ期　□Ⅱ期　□Ⅲ期　□Ⅳ期　□生物等效性　　□其他	
是否进口注册：　□否 □是，进口许可证批号：	是否国际多中心： □是　　□否
申办者：	CRO：
申办者监察员姓名/电话/邮件：	
临床试验组长单位：	组长单位主要研究者：
整个试验计划完成例数：	本机构计划完成例数：
预期试验期限：	
申请科室：	主要研究者：
科室意见： 签名： 日期：	主要研究者申明： 签名： 日期：
机构受理人签名：	机构办主任签名

注：请准确填写此申请表，在□内打“√”，双面打印。一式两份，一份机构办存档，一份归入研究者文件夹。

机构办电话：××××-×××××××　　　　地址：×××××××

申请药物临床试验需要准备的资料（备注：相关材料如有请在空格里打“√”）		
1	药物临床试验申请表	
2	报送资料目录	
3	国家药品监督管理局批件	
4	申办单位委托书	
5	申办者的资质证明，如申办方委托CRO公司请提供CRO公司营业执照和委托书（需要加盖公章和签名）	

续表

6	CRO的资质证明	
7	申办者/CRO对监察员及项目经理的授权委托书	
8	监察员相关资质文件（个人简历及GCP培训证书等）	
9	如为多中心试验的参加单位，需要组长单位伦理委员会批件	
10	试验方案及其修正案	
11	研究者手册	
12	知情同意书（包括译文）及其他书面资料	
13	病例报告表	
14	试验用药物的药检证明、说明书，符合GMP条件下生产的相关证明文件	
15	受试者招募相关材料	
16	药物临床试验研究组成员签名样张	
17	研究者履历表及GCP培训证书	
18	其他相关资料（如有必要请自行增加）	

表17-4-2 临床试验课题组成员表

试验名称：			
试验类别：□药品 □医疗器械 □诊断试剂 □其他：（请说明）			
主要研究者：		项目拟启动时间：	
研究组主要成员			
姓 名	研究中分工	所在科室	签 名
主要研究者确认签名：			

一式两份，一份机构办公室存档，一份归入研究者文件夹。

备注：

1. 人员组成必须有：（1）临床医师；（2）病区护士；（3）研究护士；（4）药物管理人员；（5）相关科室人员（如必要）；
2. 研究团队成员必须经GCP培训并获取证书；
3. 临床医务人员必须为医院在职在岗人员。

表 17-4-3　药物临床试验审批表

<table>
<tr><td colspan="3">项目名称</td><td colspan="3"></td></tr>
<tr><td colspan="3">药品分类</td><td>药物临床试验分期</td><td colspan="2"></td></tr>
<tr><td colspan="3">申办单位</td><td colspan="3"></td></tr>
<tr><td colspan="3" rowspan="2">申请科室</td><td>专业组负责人</td><td colspan="2"></td></tr>
<tr><td>项目负责人</td><td colspan="2"></td></tr>
<tr><td colspan="6">药物临床试验递交资料审核清单</td></tr>
<tr><td>1</td><td>药物临床试验申请表</td><td></td><td>10</td><td>试验方案及其修正案</td><td></td></tr>
<tr><td>2</td><td>报送资料目录</td><td></td><td>11</td><td>研究者手册</td><td></td></tr>
<tr><td>3</td><td>NMPA 批件</td><td></td><td>12</td><td>知情同意书</td><td></td></tr>
<tr><td>4</td><td>申办单位委托书</td><td></td><td>13</td><td>病例报告表</td><td></td></tr>
<tr><td>5</td><td>申办者资质证明</td><td></td><td>14</td><td>药品检验报告书、说明书、GMP 证明文件</td><td></td></tr>
<tr><td>6</td><td>CRO 资质证明</td><td></td><td>15</td><td>受试者招募相关材料</td><td></td></tr>
<tr><td>7</td><td>申办者/CRO 授权委托书</td><td></td><td>16</td><td>研究组成员签名样张</td><td></td></tr>
<tr><td>8</td><td>监察员资质文件</td><td></td><td>17</td><td>研究者履历表及 GCP 培训证书</td><td></td></tr>
<tr><td>9</td><td>伦理委员会批件</td><td></td><td>18</td><td>其他相关材料</td><td></td></tr>
<tr><td colspan="2">形式审查中存在问题</td><td colspan="4">机构秘书签名：
日期：</td></tr>
<tr><td colspan="2">药物临床试验机构办公室主任意见</td><td colspan="4">签名：
日期：</td></tr>
<tr><td colspan="2">药物临床试验机构受理人意见</td><td colspan="4">签名：
日期：</td></tr>
</table>

表 17-4-4　临床试验启动会会议记录表

<table>
<tr><td>试验名称</td><td></td></tr>
<tr><td>时　　间</td><td></td></tr>
<tr><td>地　　点</td><td></td></tr>
<tr><td>参会人员</td><td></td></tr>
<tr><td>记 录 人</td><td></td></tr>
<tr><td>会议提要</td><td></td></tr>
<tr><td colspan="2">会　议　记　录</td></tr>
<tr><td colspan="2"></td></tr>
</table>

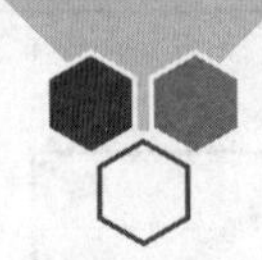

第十八章　保卫办公室管理制度

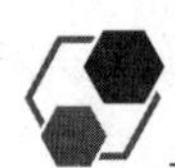

一、治安管理委员会工作制度

1　目的

加强全院治安管理工作，保障各类工作的正常秩序，预防违法犯罪和治安灾害事故发生，依照“预防为主，打击犯罪，保障安全”的原则，保护患者（及其亲属）和员工的人身及财产安全。

2　通用范围

全院。

3　内容

3.1　组织机构

3.1.1　治安管理委员会

主任委员：院长

副主任委员：副院长

委员：相关职能部门主任和相关临床科主任

3.1.2　下设办公室

治安管理委员会下设办公室，设在保卫办公室，负责委员会日常工作。

由保卫办公室主任担任办公室主任，保卫办公室副主任担任副主任；设秘书一名，由保卫办公室干事担任；成员由保卫办公室全体员工组成。

3.1.3　治安管理委员会主要职责

3.1.3.1　执行国家、地方和上级主管机关颁布的治安法规和政策，将治安工作纳入医院重要议程。开展法制教育和防盗、防破坏、防突发性灾害事故等教育，动员和依靠员工积极同违法犯罪行为做斗争。

3.1.3.2　建立健全医院保卫组织，组织制订和实施医院治安工作计划。督促检查各项治安制度的落实情况，做好防盗、防破坏、防突发性灾害事故工作，落实各项安全措施。

3.1.3.3　协助公检法等机关部门，依法组织查破刑事案件和治安案件。

3.1.3.4　维护医院公共场所的治安秩序，加大院内巡视检查力度，确保院内秩序良好。

3.1.3.5　及时研究处理突出的治安问题和重大的治安灾害隐患。负责医院内的各种治安纠纷调解，预防重大案件的发生。

3.1.3.6　协助办理政府及公安机关交办的其他治安事项。

3.1.4　治安管理委员会办公室主要职责

3.1.4.1　根据政府关于治安工作的法规及公安机关的规定，结合全院实际情况提出具体贯彻意见，并在院领导统一部署下组织实施。

3.1.4.2　在院长和上级公安机关指导下开展治安、门卫、秩序等保卫工作，制定职责范围内的各项治安制度，落实具体防范措施。

3.1.4.3　配合有关部门在全院员工中开展遵纪守法“四防”教育，增强员工的法制观念和防范意识。

3.1.4.4　加强院内治安管理，加强重点部门的保卫工作监督，维护医院的正常工作秩序。

3.1.4.5　做好医院内的防盗、防破坏、防治安灾害事故、防医闹事件等安全防范工作。

3.1.4.6　对非法携带枪支、弹药和管制刀具等危险品的可疑人员进行盘查、监视，尽可能将相关人员和危险品控制在医院外，并立即报告医院或公安机关处理。

3.1.4.7　熟悉各类应急预案，遇有突发事件时，按各类预案实施扑救。

3.1.4.8　出入医院的医疗物资，有权进行验证、检查，得到相关部门确认后方可放行。

3.1.4.9　保护医院内发生的各类案件或者灾害事故现场，维护现场秩序，协助公安机关侦查和处理。

3.1.4.10　负责进修生、实习生、临时工等临时来院人员的治安管理。

3.1.4.11　积极执行治安管理委员会议定的工作方案，办公室每季度组织1次干部开会讨论总结，完善处置医闹纠纷、防暴演练、医警联动防治和盗抢类突发事件等各类治安管理方面文字、照片和影像的工作台账，做到工作有计划、有总结、有行动。

3.1.4.12　完成医院其他日常治安工作任务。

4　参考资料

4.1 《企业事业单位内部治安保卫条例》（中华人民共和国国务院令 第421号）

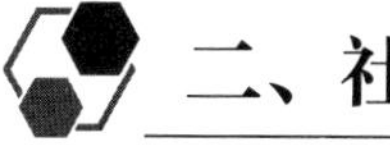

二、社会治安综合治理工作制度

1　目的

通过加强对医院范围内消防、治安和安全管理，加大防范、检查、监督的力度，消除各类安全隐患，防止各类安全事故的发生，维护医院安全稳定。

2　通用范围

全院。

3　内容

3.1　医院必须把安全生产、治安达标列入单位领导目标管理责任制，医院领导班子与各科室主管领导每年签订责任书。

3.2 医院主要领导是治安综合治理工作第一责任人，责任人要重视治安综合治理工作，切实加强对全院工作人员消防、治安和安全培训教育，增强治安防范意识和消防安全防范技能。

3.3 组织与职责

3.3.1 单位必须成立社会治安综合治理领导小组，并下设办公室，明确相关责任。

3.3.2 社会治安综合治理领导小组职责

3.3.2.1 积极做好综治日常管理工作；

3.3.2.2 制订综治工作年度实施计划、综治工作总结；

3.3.2.3 负责召集领导小组成员会议，并做好会议记录；

3.3.2.4 负责完善日常综治工作台账；负责档案的整理和归集；

3.3.2.5 其他需办理的事项。

3.3.2.6 医院各生活小区设置一名区长，担任本小区社会治安综合治理第一责任人，负责本小区内的治安和消防的管理工作，定期组织和参加社会治安综合治理相关会议，积极做好安全宣传和培训。

3.4 综治工作制度

3.4.1 工作例会制度

综治工作中心每季度召开1次工作例会，传达学习上级精神，通报当季工作情况，研究平安创建，社会稳定和综治工作中出现的新情况、新问题、制定对策措施部署工作任务。

3.4.2 矛盾纠纷排查调处工作制度

特殊敏感时期组织专题排查，认真分析研判、及时上报上级组织。对重大矛盾纠纷，由综治工作中心牵头、落实责任单位、责任人限期调处。

3.4.3 首办责任人制度

综治工作人员接到调处申请后，第一接待人负有调处职责，必须耐心询问情况，做好记录和调解工作。遇到重大情况和问题时，应及时报告院领导，由院领导指派有关人员进行调处。

3.4.4 案件移送制度

矛盾纠纷发生后，所在科室要首先组织开展调解处理。对难以调处的矛盾纠纷，在做好稳定工作的同时，填写矛盾纠纷的情况报医院相关主管部门处理。

3.4.5 信息情况报告制度

综治工作情况上报上级部门。对辖区内产生的不稳定因素、重大民间矛盾纠纷、集体上访和越级上访苗头、重大治安案件和邪教类等信息要及时向上级组织报告。

3.5 日常工作项目

3.5.1 社会治安综合治理日常工作项目：

3.5.1.1 严格落实制度，大力宣传和规范医院员工及家属行为，做到提前预见、正确处理、圆满化解，杜绝发生各类治安、刑事案件。

3.5.1.2　严格落实安全措施，做好安全培训、预案演练、日常检查，杜绝发生各类灾害事故。

3.5.1.3　加强医院员工及家属思想教育，特别要掌握敏感岗位的工作人员的思想动态，打击防范职务犯罪和引发经济案件。

3.5.1.4　落实综治信访维稳责任制，及时有效化解本单位不稳定因素，打击和防范发生越级上访、投诉案件。

3.5.1.5　抓好各项设施建设和各个环节的管理。

3.5.2　重点部位的管理

药库、药房、财务室、贵重医疗器械室等重要设施、设备，按规定安装铁门、铁窗、防盗门。

3.5.3　监督管理现金、印鉴、支票按规定分开存放。

3.5.4　对上级检查发现的隐患积极整改。

3.5.5　按规定安装消防栓，配置灭火器材、安装应急灯等设备，保证消防安全通道畅通等消防安全管理工作。

3.5.6　妥善管理毒麻药品、放射源、消毒隔离等管理工作。

3.5.7　个别特殊的重点部门安装红外报警装置。

3.6　奖惩

3.6.1　根据年度个人综治工作绩效，严格奖惩，对不履行岗位职责、不服从综治领导小组管理而影响单位形象的，追究个人或科室相关责任，与科室年终综合考评挂钩。

3.6.2　符合下列条件的科室和个人，给予表彰奖励：

3.6.2.1　落实社会治安综合治理目标管理责任制成绩突出。

3.6.2.2　见义勇为，同违法犯罪行为作斗争表现突出或者举报、揭发违法犯罪有重大立功表现的。

3.6.2.3　在社会治安综合治理工作中有其他突出成绩的。

3.6.3　有下列情形之一的，由社会治安综合治理机构对科室，主要负责人和直接责任人予以批评教育或行政处分，构成犯罪的依法追究法律责任

3.6.3.1　忽视综治工作，导致本科室治安秩序混乱，严重影响正常工作、生活秩序的。

3.6.3.2　对科室内部不安定因素或者矛盾化解、调处不力，造成严重后果的。

3.6.3.3　因教育管理不力，违法犯罪情况严重的。

3.6.3.4　发生刑事案件或重大治安案件事件隐瞒不报的。

3.6.3.5　因管理混乱导致排除治安隐患不力，导致重大治安安全事故的。

3.6.3.6　在社会治安综合治理工作中玩忽职守，徇私舞弊的。

4　参考资料

4.1 《中华人民共和国刑法》

4.2 《中华人民共和国治安管理处罚条例》

三、联合安全巡查制度

1 目的

积极贯彻落实建设“平安医院”，营造和谐稳定的“工作环境和就医环境”，确保医务人员和广大患者的人身财产安全，维护正常医疗秩序。

2 通用范围

全院。

3 内容

3.1 完善组织机构，成立工作领导小组，按照管理职责，分级落实责任，制定各项规章制度和完善相关台账。

3.2 制定安全巡查内容，建立安全巡查管理、检查制度，并将安全巡查发现问题整改情况与各科室年终考核挂钩。

3.3 联合安全巡查小组人员由保卫办公室、总务科、基建科、设备科、消防维保公司等部门的人员组成。

3.4 开展多样化的宣传方式，积极开展安全宣传和安全教育活动，增强广大员工和患者的安全意识。

3.5 每个科室每季度必须进行至少1次以安全为主题的安全教育，临床科室每天交接班时必须进行安全工作交接，把安全工作落实到实际工作中，保证医护人员和患者的人身安全。

3.6 存放易燃、易爆等危险物品的安全重点科室，上班时检查科室有无异常，下班前关闭好门窗，发现安全隐患及时报告医院监控中心或保卫办公室。

3.7 医院监控中心值班人员必须全天24小时通过高清视频监控进行巡查，对发现的和其他人员反馈的安全隐患及时处理，对处理不了的立即上报保卫办公室主管领导。

3.8 医院监控中心负责全院各科室的安全指导工作。

3.9 相关职能科室必须对新入职、进修、实习人员开展岗前安全教育培训。

3.10 定期组织有关科室人员排查医院安全工作，对发现的安全隐患，指定人员限时整改，确保医院安全稳定。

3.11 医院值班的保卫人员、消防维保单位和后勤水电人员对重要部位每天进行安全巡查，发现问题及时上报，保证医院正常的医疗秩序。

3.12 落实消防安全巡查和检查制度，对发现的消防安全隐患，及时进行整改，不能立即整改的要上报医院领导，对损坏和过期的消防设备及时更换，确保消防设备和器材处于良好的技术状态。

3.13 将放置有重要设备、物资、危险品的科室设立为安全防范重点科室，加大巡查力度和次数，监督检查落实制度和遵守操作规程的情况，保证不出现意外伤害事故。

3.14　完善财务安全管理，配备安全报警装置，在临时押运相关财物时必须配备至少一名的保安人员。

3.15　安全巡查检查内容包括：

3.15.1　各种安全防范措施、制度的落实情况，安全隐患的整改情况和指定责任人落实情况。

3.15.2　安全设施和器材的使用、管理、保管情况，是否处于良好的技术状态。

3.15.3　安全疏散通道、出口是否畅通。

3.15.4　医疗设施、建筑场地、食品卫生、重大危险源等安全情况。

3.15.5　安全责任人、主管人、安全员的工作落实情况。

3.15.6　电气安全检查：

3.15.6.1　高、低压配电房、空调机房、发电机房的安全情况。

3.15.6.2　电缆头、接线端子、各种接口是否发热、变色。

3.15.6.3　设备仪表指示是否正常。

3.15.6.4　空气开关是否有过载短路等问题。

3.15.6.5　各类照明设施是否处于良好的技术状态。

3.15.6.6　空调机等各类电器设备使用情况是否符合安全规范。

3.15.6.7　实习生宿舍和生活小区电器设备的使用是否符合安全规范，电路是否存在有私拉线路的现象。

3.15.7　水暖、空调安全检查：

3.15.7.1　阀门、水龙头动作灵活，无渗漏。

3.15.7.2　消防栓、喷淋头是否渗漏。

5.15.7.3　消防设施齐全完好。

3.15.7.4　空调管道及附件、阀门是否正常，仪表指示是否正常。

3.15.7.5　卫生间设施是否完好，无渗漏。

3.15.7.6　开水间设施是否完好。

3.15.7.7　玻璃、石材、门、墙体瓷砖等有无损坏。

3.15.7.8　道路、广场等是否平整，有无损坏。

3.15.8　防火巡查

3.15.8.1　落实逐级消防安全责任制和岗位消防安全责任制，落实巡查检查制度。

3.15.8.2　保卫办公室每日对医院进行防火巡查，每月对全院进行1次防火检查并复查追踪改善。

3.15.8.3　检查中发现火灾隐患，检查人员应填写防火检查记录，并按照规定，要求有关人员在记录上签名。

3.15.8.4　检查小组应将检查情况及时通知受检科室，各科室负责人应每日对安全情况进行检查，若发现本科室存在火灾隐患，应及时上报保卫办公室并配合整改。

3.15.8.5　对检查中发现的火灾隐患，科室未按规定时间及时整改的，根据奖惩制度给予处罚。

3.15.8.6　检查各科室是否按制度开展相关安全演练，完善演练记录。

4 参考资料

4.1 《中华人民共和国刑法》
4.2 《中华人民共和国治安管理处罚条例》
4.3 《中华人民共和国消防法》
4.4 《企事业单位消防安全管理办法》

四、停车场管理制度

1 目的

规范医院停车场车辆的管理，提高停车场的使用率，维护停车者及车辆的安全，确保交通畅通。

2 通用范围

全院。

3 内容

3.1 本制度适用于医院各级各类工作人员和来院车辆。
3.2 车辆管理负责人（保卫办公室主任）职责
3.2.1 负责全院停车场的规划、设置及设施的完善。
3.2.2 依法循章对医院院区内交通、车辆进行管理。
3.2.3 负责监督和落实保安员的岗位职责，对所属员工进行检查监督。
3.2.4 熟悉院区内车辆流通情况、车位情况，合理部署安排，优先保障就诊患者使用车位。
3.2.5 负责每日管辖工作检查。
3.2.6 主动、适时向上级主管领导汇报工作。
3.2.7 负责对保安员进行岗位培训，并做好培训记录。
3.2.8 负责对保安员进行法制教育和职业道德教育，不断提高服务质量。
3.2.9 处理车辆管理方面的问题和投诉，负责对外协调与联系。
3.3 停车场保安员职责及制度
3.3.1 停车场保安员岗位职责
3.3.1.1 实行24小时轮流值班制度，服从科室、班组的统一安排调度。
3.3.1.2 负责对停车场（库）的汽车、摩托车、电动车、自行车进行管理。
3.3.1.3 遵守规章制度，按时上下班，认真做好交接班手续，不擅离职守。
3.3.1.4 按规定着装，佩戴工作牌，对出入车辆按规定指挥放行。
3.3.1.5 负责指挥医院院区内车辆行驶和停放，维持院区内交通、停车秩序。

3.3.1.6　负责对停车场的车位情况进行巡视查看，掌握车位使用情况，保证车位的有效使用。

3.3.2　停车场保安员交接班制度

3.3.2.1　按时交接班，接班人员应提前10分钟到达岗位，在接班人员未到达前，当班人员不能离岗。

3.3.2.2　交班时应向下一班移交值班各项情况。

3.3.2.3　接班时，要详细了解上一班车辆出入和停放情况以及本班应注意事项。

3.3.2.4　交接班时应将上一班移交的值班物品如对讲机等及其他设备清点清楚。

3.3.3　停车场保安员管理制度

3.3.3.1　依法遵章办事，廉洁奉公，坚持原则，是非分明。

3.3.3.2　严格执行交接班。

3.3.3.3　执行文明礼貌用语，服务规范，讲究文明服务，礼貌待人。

3.3.3.4　团结互助，禁止闹纠纷；不说脏话，不做不利团结的事。

3.3.3.5　爱护各种车管器具，不得丢失、损坏、转借或随意携带外出。

3.3.3.6　仪容整洁，按规定着装，佩戴胸牌。

3.3.3.7　值班时禁止喝酒、吸烟、吃东西；不准嬉笑、打闹，不准在值班时做与工作无关的事情。

3.4　车辆保管和通行规定

3.4.1　按医院规划设置停放区域分别为摩托车位和汽车位

3.4.2　车辆停放区域划分

3.4.2.1　××位置设为摩托车、电动车停车场，××位置设为“120”急救车辆停放点。

3.4.2.2　××位置设为医院公务用车停车场。

3.4.2.3　××位置设为外来单位公务车临时停车点，其他任何车辆禁止停放。

3.4.2.4　××位置设为汽车临时停车位。

3.4.2.5　××位置设为职工临时停车点。

3.4.2.6　××位置设为充电桩车位。

3.4.2.7　非公务外来车辆及非急救等特殊情况禁止驶入院内。

3.4.2.8　对于离院较远归属医院的临时停车点，保卫办公室设置24小时值班的电瓶车服务，往返于该停车点至医院的接送服务。

3.4.2.9　存放在地下车库的车辆，长期存放无人使用，长达半年以上的车辆，由保卫办公室清出地下车库，不负保管责任。

3.4.2.10　禁止车主在地下车库内洗车、修理电动车，防止火灾事故的发生。

3.4.2.11　车主随身携带的物品自行保管。

3.5　停车场管理规定

3.5.1　医院停车场实行无偿使用，车主必须自觉排队进出停车场。

3.5.2　医院停车场实行日夜24时值班制度，车辆随时可以进出、停放。

3.5.3　医院员工无特殊情况不准开汽车回院，如有需要必须向院办申请报告。

3.5.4 摩托车按指示标志以油、电分区统一停放。

3.5.5 车辆的车头朝向按指示标志统一停放。

3.5.6 车辆必须停放在车位线内，严禁停放在通道内。

3.5.7 严禁车辆在停车场内违规充电。

3.5.8 严禁车辆在停车场出入口逆行。

3.5.9 严禁车辆在院内的人行道穿行。

3.5.10 严禁车辆长期停放在停车场，自觉清理“僵尸车”。

3.5.11 车辆停放：车辆停放时必须服从保安员指挥，注意前后左右车辆的安全，在规定位置上停放，并与周围车辆保持适当距离，不得对其他车辆的进出和其他车位的使用造成阻碍，车主必须锁好车门，做好防盗措施。

3.5.12 保安员应指挥车辆停放，查看车辆有无上锁、有无破损，如有破损，应知会车主并登记，不服从指挥、乱停放车辆的按照有关规定劝离。

3.5.13 车辆进入：车辆进入停车场应一停二慢，必须服从保安员的指挥和安排，征得保安员同意后方可进入。

3.5.14 驶离：车辆驶离停车场时应注意周围车辆的安全，缓慢驶离。

3.5.15 医院监控巡查、结合纪委办公室、保卫办公室不定时的检查和抽查，对于违反规定的行为，经查实按医院《星级服务考评方案》进行处罚。

3.6 违规情况处理

3.6.1 医院职工车辆违规停放，纳入综合目标考核。

3.6.2 车辆管理部门未尽到职责，按医院《星级服务考评方案》给予处罚。

4 参考资料

4.1 《中华人民共和国治安管理处罚条例》

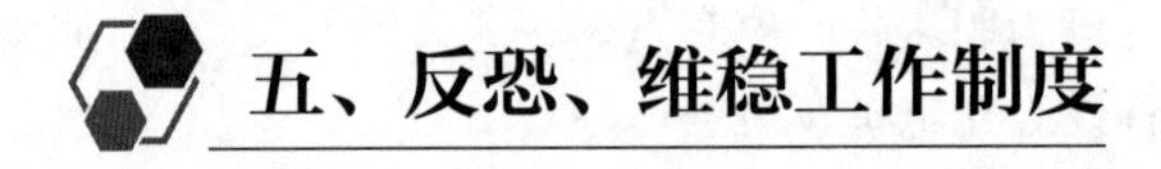

五、反恐、维稳工作制度

1 目的

预防和妥善处理突发恐怖事件和信访事件，全面做好医院安全稳定工作，坚决消除各类矛盾和隐患，防范和打击恐怖、破坏等群体事件，强化信访工作责任，落实信访工作任务，确保信访渠道畅通，建立快速反应、处置有力的应急处置体系，最大限度降低恐怖事件和信访事件造成的危害，保护医院和广大人民群众的利益，维护正常医疗秩序和社会稳定。

2 通用范围

全院。

3 内容

3.1 工作目标、原则及要求

3.1.1 工作目标

进一步加强组织领导，落实工作责任，加强调查调解，做好风险评估，排查安全隐患，消除矛盾隐患，坚决打击各类突发恐怖、破坏等群体性突发事件，完善管理流程体系，保障年度零信访零事故，无非法上访案件，维持医院的良好秩序及就医环境。

3.1.2 工作原则

预防警惕、及时报告、严密细致、果断处置、区分性质、安全第一、加强防护。

3.1.3 工作要求

建立三级排查报告机制。各科室由科主任、护士长负责，排查科室不稳定因素，对科室的不稳定因素及时解决，消除隐患，科室未能解决应及时上报反恐工作领导小组和信访维稳办公室跟进，在了解情况后全力解决问题并根据具体情况，重大事件及时报告上级领导。

3.2 医院反恐维稳组织机构

3.2.1 反恐维稳工作领导小组

组长：院长

副组长：副院长

成员：医院办公室主任、医务部主任、护理部主任、纪委办公室主任、财务与资产管理部主任、保卫办公室主任、总务科主任、医院感染管理科主任、党委宣传部主任、医学装备科主任、医患关系协调办公室主任、应急管理办公室主任、保卫办公室副主任、急诊科主任、急诊科护士长

3.2.2 下设办公室

反恐维稳工作领导小组办公室设在保卫办公室，办公室主任由保卫办公室主任兼任，负责日常具体工作。

3.2.3 功能小组

保卫组：保卫办公室所有人员组成

后勤组：总务后勤所有人员组成

信息组：党委宣传部、保卫办公室监控中心组成

医疗组：医务部、护理部所有人员组成

设备药品组：药剂科、医学装备科所有人员组成

保卫值班电话：×××××××、监控中心电话：×××××××

3.2.4 工作职责

3.2.4.1 领导小组

贯彻执行党和国家关于社会稳定的有关法律法规、方针政策和上级部门反恐怖、防破坏等突发事件工作和信访维稳工作的部署；

A. 制定和修订防范和应对预案、措施，定期进行培训和演练；

B. 建立专项经费保障制度，配备、更新防范和处置设备、设施；

C. 组建相关机构或者落实责任人员，明确岗位职责；

D. 实行风险评估，实时监测安全威胁，完善安全管理；

E. 对重要岗位人员进行安全背景审查。对有不适合情形的人员，应当调整工作岗位，并将有关情况通报公安机关。

F. 定期向公安机关和有关部门报告防范措施落实情况。

G. 监控中心：公共安全视频图像信息系统值班监看、信息保存使用、运行维护等管理制度，保障相关系统正常运行，视频图像信息保存期限不得少于30日。

3.2.4.2 保卫组

及时了解各类事件的发生时间、地点、事情起因、现场情况、伤亡报告；向医院有关领导汇报情况，遵从上级指示，开展相关工作；组织初期的救援工作，稳定情绪，采取积极有效的措施严防死守；通知派出所支援处理事件。

3.2.4.3 后勤组

负责后勤保障，调动车辆，救援物资的供应。

3.2.4.4 医疗组

负责组织对伤员的抢救工作。

3.2.4.5 设备药品组

负责保障医疗设备及药品正常投入使用。

3.2.4.6 信息组

负责协调各组开展工作，对现场情况进行拍照、录像等取证工作，保障各项指令的上传、下达，做好简报汇编及防护宣传报道工作，及时报告现场情况。

3.2.4.7 办公室负责受理来信来访，做好有关记录，及时调查办理。

3.2.4.8 办公室积极查找不稳定因素，加大调解力度，消除隐患，真正做到控制住、疏导好、处理好。

3.2.4.9 保卫办公室负责对突发事件的现场指挥，采取有效措施，把损失和影响控制在最低限度；

3.2.4.10 指挥中心

监控中心（全程视频监控指挥和取证）

3.3 前期预兆的方法

3.3.1 凡出现涉及本单位、本部门工作的恐怖袭击事件、群体性突发事件和信访事件的苗头或群体性事件尚处在酝酿过程中的，由科室直接负责人和分管领导出面做好化解疏导工作。

3.3.2 听取群众意见和要求，应当解决的要明确答复群众。

3.3.3 不能当场解决的，要说明原因，讲清道理，并做好思想教育和法治宣传工作，化解矛盾，避免事态扩大。

3.3.4 将工作情况及时报应急领导小组，并准备好处置预案。

3.3.5 在无法控制的情况下，必须与公安机关共同采取强制措施，控制事态恶化。

3.4 处置流程

3.4.1 各值班人员或其他人员发现或接到事故报告后，必须在最短时间内到达现场，并立即向医院办公室、监控中心、保卫办公室值班人员报告；本着“先控制，后处置，救人第一，减少损失”的原则果断处理，积极抢救。

3.4.2 值班人员在了解清楚各方面情况后，报告相关领导小组，并向公安机关发出支援求助。

3.4.3 领导小组接报后迅速通知各小组立即行动。

3.4.4 保卫办公室人员迅速携带装备第一时间赶往现场，引导员工及患者安全离开现场，保护好医院贵重物品和重要文件资料，维护现场秩序，保证人员人身安全。

3.4.5 信息组人员携带摄录设备对现场情况取证备案。

3.4.6 后勤组和设备组做好增援准备，整装待命。

3.4.7 医疗组迅速携带医疗器械对伤员进行救治。

3.4.8 公安机关到达现场后，保卫人员要积极协助处理事件。

3.4.9 信息组根据事件的具体情况上报领导小组。

3.4.10 事件平息后，保卫组和信息组认真做好善后工作，切实保障伤员的利益，并与公安机关配合做好现场取证工作。

3.4.11 未经审核，各类人员不得以各种形式向外扩散消息，以免引起不必要的混乱，对擅自传播导致的不良影响，医院将严肃处理，造成犯罪后果的追究其法律责任。

3.5 处置群体性突发事件、防恐怖、防破坏的应对措施

3.5.1 敌对势力、敌对分子冲击医院应对措施

3.5.1.1 组织保卫力量将犯罪嫌疑人控制在外围，保证医院内部安全；

3.5.1.2 及时将情况上报医院有关领导；

3.5.1.3 向当地公安机关汇报清楚事情经过、参与人数、所携带的器械、事件发生的地点等重要信息；

3.5.1.4 将员工和患者及其家属撤离到安全的地方，保证安全；

3.5.1.5 要求各类人员不得向外扩散消息，以免引起不必要的混乱；

3.5.1.6 通过监控系统将整个事件过程全部记录在案，以备有关部门取证。

3.5.2 伤害员工和患者及家属的应对措施

3.5.2.1 立即疏散现场人员；利用网络、广播、电话、短信告知其他人员远离案发现场；实行自我保护；

3.5.2.2 及时将情况上报医院有关领导；

3.5.2.3 向当地公安机关汇报，讲清楚事情经过、参与人数、所携带的器械、具体发生的地点等重要信息；

3.5.2.4 对受伤的人员及时进行救治；

3.5.2.5 要求各类人员不得向外扩散消息，以免引起不必要的混乱；

3.5.2.6 寻找作案人。对于仍在院内的，要派人跟踪和控制，限制其活动范围，防止

其继续伤害无辜或畏罪自杀、潜逃；对于已经离院的要及时报告公安部门讲清楚该人员的具体特征，配合公安机关追捕；

3.5.2.7 做好善后工作。

3.5.3 饮水、食品中毒应对措施

3.5.3.1 立即封锁水源、食品源，对中毒人员及时进行救治；

3.5.3.2 报告医院有关领导；

3.5.3.3 向当地公安机关汇报，讲清楚中毒人数、症状、发生时间、水源或食品源的地点等重要信息；

3.5.3.4 对未中毒人员进行观察，并稳定情绪；

3.5.3.5 要求各类人员不得向外扩散消息，以免引起不必要的混乱；

3.5.3.6 对水源、食品源及时检查，查找原因；

3.5.3.7 做好善后工作。

3.5.4 持械劫持人员应对措施

3.5.4.1 立即疏散其他未被劫持的人员；

3.5.4.2 及时将情况上报医院有关领导；

3.5.4.3 向当地公安机关求助，讲清事情经过、参与人数、所携带的器械、具体事件发生的地点等重要信息；

3.5.4.4 在能力允许范围内将劫持犯控制在一个相对固定的区域内，并封锁该区域；

3.5.4.5 在公安部门未到之前，稳定劫持犯情绪；

3.5.4.6 要求各类人员不得向外扩散消息，以免引起不必要的混乱；

3.5.4.7 对于有伤员的应尽可能地救出，采取有效的急救措施，危重伤员要及时进行救治；

3.5.4.8 做好善后工作。

3.5.5 被生物、化学武器袭击应对措施

3.5.5.1 立即疏散未被感染的人员，封锁受感染区域，将受感染人员控制在一定区域；

3.5.5.2 报告医院有关领导；

3.5.5.3 向当地公安机关汇报清楚事情经过、发生的时间、地点、受感染人员的数量等重要信息；

3.5.5.4 稳定受感染人员的情绪；

3.5.5.5 要求各类人员不以个人名义向外扩散消息，以免引起不必要的混乱；

3.5.5.6 及时采取正确的处理方法清理身上所穿衣物，并进行消毒；

3.5.5.7 做好善后工作。

3.5.6 受到爆炸物袭击的应对措施

3.5.6.1 疏散其他人员，抢救伤员，划定封锁区域；

3.5.6.2 报告医院有关领导；

3.5.6.3 向当地公安机关汇报清楚事情经过、发生的时间、地点、受伤人员的数量等重要信息；

3.5.6.4 寻找发现作案者；

3.5.6.5 要求各类人员不得向外扩散消息，以免引起不必要的混乱；

3.5.6.6 做好善后工作。

3.5.7 群体性信访事件应对措施

群众有非法上访苗头，或已经形成群体性（3人或3人以上）非法上访事实，则应立即进入应急处置状态，分为两种应急处置方法：

3.5.7.1 尚未出行的。医患关系办公室需要及时了解情况，进行必要的说服劝解，约谈调解，或引导到第三方调解机构进行调解，缓和上访人群情绪，稳定局势，取得解决问题的主动权。

3.5.7.2 一经出行，当事科室及信访维稳工作领导小组应急分队立刻进行劝返，尽量使非法上访群众返回医院医患办公室进行调解或引导到第三方调解机构进行调解，并及时上报上级。

3.6 善后工作

3.6.1 群体性事件现场事态平息后，对已经承诺解决的问题，必须尽快解决完善，不得搞虚假承诺或久拖不决；

3.6.2 对法律法规和政策有明确规定而没有落实到位的，办公室要加强监督检查，督促单位或部门加以落实；

3.6.3 对群众因不了解有关规定而存在误解的，要说明真相，做好深入细致的思想工作和法制教育工作；

3.6.4 对有关规定不够完善的，及时修改完善。坚决避免违背承诺、失信于民，重新引发群体性事件。

3.6.5 对伤员进行积极救治和安抚工作。

3.6.6 收集整理事件的各种证据材料，追究违法犯罪人员相关法律责任。

3.7 责任与奖惩

3.7.1 依据医院《星级服务考评方案》等有关规定，对工作突出的个人和部门进行适当的奖励，对处置工作中表现消极或因失误造成不必要损失的追究相关责任。

3.7.2 加大督促检查力度，对责任不落实、能够解决的问题不解决或解决不及时、工作推诿扯皮、向上级汇报假情况、工作弄虚作假等，导致矛盾激化或延解决问题的时机，影响医院声誉，造成医院损失的，将严格按照有关规定处理，情节严重的移交司法机关依法处理。

4 参考资料

4.1 《中华人民共和国刑法》

4.2 《治安处罚管理例》

4.3 《信访条例》

六、重点保卫工作制度

1 目的

根据医院实际情况及结构特点，对重点部位、危险场所、重要设施和人员实行针对性的保卫工作。

2 通用范围

全院。

3 内容

3.1 重点保卫对象

重点保卫对象是指存在有重要资料、危险物品和极易发生不安全因素的对象。根据医院工作特点主要有以下的重点保卫工作对象：

3.1.1 计算机中心；

3.1.2 档案室；

3.1.3 病案室；

3.1.4 产科；

3.1.5 新生儿科；

3.1.6 急诊科；

3.1.7 财务与资产管理部；

3.1.8 中心供氧；

3.1.9 配电房；

3.1.10 应急物资物资仓库；

3.1.11 总务办公室危化品暂存处；

3.1.12 高值耗材危化品暂存处；

3.1.13 病理科危险化学品暂存处；

3.1.14 药剂科麻、精类药品库房；

3.1.15 麻醉科一区麻、精类药品库房；

3.1.16 麻醉科二区麻、精类药品库房；

3.1.17 高压氧治疗室；

3.1.18 放疗中心。

3.2 巡查检查的管理

3.2.1 重点保卫对象实行保卫办公室进行不定期巡查；

3.2.2 安装监控设备，对重点保卫对象实施全时监控。

3.3　对相关事件的处理方法

3.3.1　巡逻人员要与重点保卫对象的科室及人员相互尊重，相互沟通，做好密切协作。

3.3.2　巡逻人员在遇到重点保卫对象的科室人员反映的情况，必须根据实际情况及时向保卫办公室主任汇报，或边处理边汇报。

3.3.3　巡逻人员发现重点保卫对象的科室及人员存在安全的隐患，必须及时指出，要求其立即纠正，并将情况向保卫办公室主任汇报。被责令纠正的重点保卫对象的科室及人员要按有关要求，诚恳接受，积极主动改正，以达到安全为止。

3.3.4　巡逻人员发现重点保卫对象的科室及人员存在安全的隐患，但来不及汇报的情况下，可以随机立即做出处理，处理完毕后向保卫办公室主任及有关部门汇报。

3.3.5　明确分工协作

3.3.5.1　保卫办公室对重点保卫对象的科室及人员有义务进行消防安全培训。

3.3.5.2　保卫办公室对重点保卫对象有义务进行消防安全检查和考核。

3.3.5.3　对发现问题不及时处理和不向主管领导汇报的人员，根据事实由医院相关部门调查处理。

3.4　防范措施

医院各安全重点区域存在不同程度的安全隐患，特别是在夜间无人值班的重点区域，为了提高安全系数，保证安全无事故，现针对实地的条件制定和完善安防措施如下：

3.4.1　新生儿科、产科的安防措施

3.4.1.1　新生儿科室主要出入口的门必须安装门禁系统，利于人员进出自行关闭。

3.4.1.2　产科走道进入西侧电梯间（污物处理间）安装防火门，同时在防火门上加装防盗锁。

3.4.1.3　在电梯间（污物处理间）通往阳台的门改为不锈钢防盗门，禁止夜间人员出入。

3.4.1.4　产科夜间所有通道在科室下班前必须上锁，只保留中间大厅出入口，科室安排人员值守。

3.4.1.5　在新生儿科和产科的阳台设置监控摄像头，防止人员利用阳台作案。

3.4.2　安装有电视机、叫号机等设备的安防措施。

3.4.2.1　对每层安装设备的位置区域加装相对应数量的监控摄像头。

3.4.2.2　在夜间重点监护区上设置移动侦测报警功能。

3.4.3　财务与资产管理部等行政办公室的安防措施

3.4.3.1　在主要出入口加装监控摄像头，设置移动侦测报警功能。

3.4.3.2　必须在下班前对门、窗进行检查是否关闭。

3.4.4　医院重要出入口和药房、药库及临床科室的安防措施

3.4.4.1　在各重要出入口和主要通道设置人脸识别功能，只要非设定人脸的人员出入，监控中心立即报警。

3.4.4.2　对药库设置人影报警系统，药库安装红外报警器。

3.4.4.3 在各临床科室选择适用位置安装一键报警按钮，遇有突发事件时，能及时向监控中心发出报警信号。

3.4.5 监控中心的安防措施

3.4.5.1 监控中心夜间必须将各重点区域和出入口的监控设置在大屏幕，实时监控。

3.4.5.2 值班电话和对讲机必须保持全时畅通。

3.4.5.3 对报警位置迅速定位，并安排人员实地检查。

3.5 本制度执行结合应急预案实施。

3.5.1 结合各类应急预案，对可能发生的各种情况进行处理。

3.5.2 严格按处理程序执行。

4 参考资料

4.1 《中华人民共和国治安管理处罚条例》

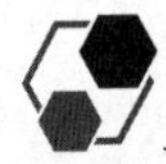

七、监控中心管理制度

1 目的

加强监控中心的管理，提高视频监控队伍的整体素质，积极发挥指挥中心的重要作用，严格执行安全保密工作。

2 通用范围

全院。

3 内容

3.1 视频监控与消防安全监控相结合，集成一体化，做到统一管理。视频监控中心工作人员必须执行消防监控中心相关管理制度，承担职责，必须持有相关消防安全岗位资格证书才能上岗。

3.1.1 监控中心领导小组

组长：院长

副组长：副院长

成员：纪委办公室主任、保卫办公室主任、保卫办公室副主任

视频监控员：视频监控员、消防监控员

3.2 制度与职责

3.2.1 分管保卫办公室工作的副院长负责监控中心的全面管理工作，成立监控中心管理领导小组，保卫办公室主任实施具体的日常管理。

3.2.2　监控室管理工作制度

3.2.2.1　监控室必须保持24小时双人值班。

3.2.2.2　根据工作需要除视频监控员外，监控中心领导小组的人员有权进入监控室。

3.2.2.3　除授权的人员可以进入监控室外，其他任何单位或个人未经分管领导许可，不得进入监控室。

3.2.2.4　监控室密码门必须24小时关闭，密码只能监控室管理人员和视频监控员掌握，不得泄露。

3.2.2.5　任何单位或个人因工作需要，确实有必要进入监控室的必须得到授权后，方可进入监控室。

3.2.2.6　得到授权进入视频监控室的人员必须服从视频监控员的管理，严禁使用任何影像设备和电子器材，确实需要拷贝、拍照和录像等行为的必须得到分管院领导的批准。视频监控员必须在《监控中心数据安全管理申请表》登记备案。

3.2.2.7　高清视频监控系统维保公司必须与医院签订《保密承诺》，明确相关法律责任。

3.2.2.8　高清视频监控室管理领导小组的人员和视频监控员与医院签订《保密承诺》，明确相关法律责任。

3.2.2.9　每名监控员必须妥善保管各自的系统账号和密码，值班时必须使用自己的账号和密码。

3.2.3　独立或联网监控中心科室工作的管理制度

3.2.3.1　为了方便相关科室日常管理工作，医院在相关科室设立单独视频监控点，只限定于本科室人员查阅，监控范围只能是本科室的摄像机，使用功能只授权调阅录像功能。

3.2.3.2　严禁翻拍、录像等行为或将相关信息带离医院。

3.2.3.3　相关科室视频监控必须由科主任或科指定人员保管和使用，主机必须密码保护，其他任何人不得使用。

3.2.3.4　相关科室视频监控管理参照本制度执行。

3.2.4　视频监控员职责

3.2.4.1　严格遵守《保密承诺》和《监控员职责》，严格控制监控室人员的出入。

3.2.4.2　熟记和掌握视频监控系统各类器材的数量、位置和状态情况，发现问题及时汇报。

3.2.4.3　按正规程序操作设备，不得玩弄和私自改装设备。

3.2.4.4　维护监控室卫生环境干净整洁。

3.2.4.5　组长合理编排班次，实行24小时值班，依据规章制度加强视频监控员管控。

3.2.4.6　视频监控员必须坚守岗位，认真履行职责，严禁在值班期间发生与视频监控工作职责无关的行为。

3.2.4.7　未经批准禁止携带任何视频监控载体离开视频监控室。

3.2.4.8　严禁未经分管院领导批准的人员，携带、发布监控视频。

3.3　“一键报警”应急处置

3.3.1　监控人员负责每月对“一键报警”系统进行检测1次，特殊时期随时检测。

3.3.2 当监控中心接到“一键报警”时，迅速锁定报警位置，以最短的时间判断报警原因和事件性质，根据现场实际情况立即派遣快速反应大队携带相应的防暴、防护装备，针对高楼层的应电话通知电梯值班员，将电梯降指定楼层待命，如实将情况向保卫办公室负责人报告。

3.3.3 当现场确认为误报时或警情得到控制时，快速反应大队值班员及时恢复报警按钮至正常状态。

3.3.4 因监控中心值班员误报、漏报、谎报和延时报告等情况造成不良后果的，将依据医院的规章制度进行相应处罚，情节严重有违法行为的，将移交司法机关依法追究法律责任。

3.4 交、接班管理工作

3.4.1 交班前准备工作

3.4.1.1 交班人员应在交班前，熟悉掌握消防监控中心内的设备、设施运行情况。

3.4.1.2 监控值班员在交接班前必须完成各类工作记录和查验表。

3.4.2 交接班工作

3.4.2.1 检查核对监控室内的钥匙、对讲机、控制台和摄像机等设备、设施是否齐全完好：

A．监控摄像头是否正常，包括摄像头的总数、在线数，下线摄像头的原因，摄像画面是否清晰（通过观察视频显示墙画面）；

B．视频显示墙是否正常显示、有无卡顿，跳转是否正常；

C．视频显示时间校对。

a．校对方法：交班员和接班员同时用手机或其他电子设备打开北京实时时间对比监控系统，如有偏差大于5秒，必须立即开启服务器端设置同步北京时间。

b．调试方法：按服务器实际情况进行调试。

D．检查录像存储、回放功能是否正常，要求交接班时至少抽查20个摄像头，每幢楼抽查一个摄像的视频保存时间≥30天；

E．消防联动报警系统开启自检，保证系统和末端设备处于正常状态。

F．消防控制台显示器时间校对。校对方法：交班员和接班员同时用手机或其他电子设备打开北京实时时间对比监控系统，如有偏差大于5秒必须立即同步北京时间。

G．防火门监控器系统开启自检，检查系统与楼层闭门器开启情况处于正常状态。

H．可燃气体报警控制器开启自检，处于正常状态。

3.4.2.2 认真核实交班人员提供的各类值班工作记录和上级领导交办事项。

3.4.3 交接班工作要求

3.4.3.1 未经请假不得擅自调班、迟到、早退。

3.4.3.2 交接班人员应按时交接班，若接班人员未按时到场接班，交班人员应及时向保卫办公室主任报告，不得私自离岗。禁止交班给精神状态异常、醉酒和饮酒的接班人员，交班员应立即向科主任报告，经科主任妥善安排后方可交班。

3.4.3.3　交接工作必须严肃认真，做到交接两清，记录完整。

3.4.3.4　交接班工作落实不到，造成不良影响后果的，经核实后追究当事人责任。

3.4.3.5　在交接班过程中遇有突发事件时，由交班人员继续负责，接班人员可在交班人员的同意下协助处理。当事件处理工作告一段落或达到清楚交接该事件后，经科主任同意，方可继续交接。

3.4.3.6　交班人员应在交班前确保环境卫生清理干净。

3.4.3.7　接班人员确认无误后，交接人员在交接班记录表上签名，如接班人员对交接内容有异议的，有权拒绝签名，并及时向科主任汇报。

3.5　奖惩

3.5.1　监控人员具有下列行为的，依据情况给予恰当奖励

3.5.1.1　见义勇为，敢于同坏人坏事做斗争，视情况给予褒奖。

3.5.1.2　监控人员每次发现并抓获犯罪嫌疑人的，当季度星级服务报医院领导审批进行嘉奖。

3.5.1.3　监控员受到上级部门、领导突出表扬的。

3.5.1.4　监控员受到单位或群众的突出表扬的。

3.5.1.5　监控员监控到位，发现问题及时，处理正确，对个人或单位挽回不必要的损失的。经纪委办公室核实，并根据经济价值给予恰当的奖励。

3.5.1.6　在消防安全管理工作中有突出表现的，正确处理火灾隐患，正确做好火灾扑救和人员疏散的。经纪委办公室核实，并根据经济价值给予恰当的奖励。

3.5.2　监控人员具有下列行为的，结合《保卫办公室奖惩制度》依据情况给予处罚

3.5.2.1　值班迟到、早退、串岗、无故离岗、无故旷工每次当季星级服务降一星。情节严重者予上报医院院长办公会讨论处理。

3.5.2.2　值班期间不穿制服，衣着不整、制服脏乱、姿态不正和环境秩序差等影响形象行为1次警告，二次当季星级服务降一星。

3.5.2.3　值班期间做无关工作的事项，对工作造成影响，1次警告，二次当季星级服务降一星，逐次降星。

3.5.2.4　值班期间在监控室内打瞌睡、睡觉、抽烟、喝酒等，当季星级服务降至三星，情节严重者取消当月绩效奖。

3.5.2.5　擅自带无关人员或亲友进入监控室，当季星级服务降至二星。情节严重者移交医院领导决定。

3.5.2.6　不服从监控室主管合理工作安排的，上报分管院领导，累计超过3次的，调离监控室管理工作。

3.5.2.7　监控范围内出现异常和突发情况，监控员在做与监控无关事项时，未发现或未及时正确处理的，视情节1次警告，当季星级服务降一星。情节严重者追究相应责任，并上报院长办公会讨论处理。

3.5.2.8　违反监控室保密制度，未经过审批程序将监控密码或监控资料泄露给监控值班室以外人员，视情节当季星级服务降至零星，情节严重者追究相应责任，并上报院长办

公会讨论处理。

3.5.2.9 有偷盗、私自变卖和出租、出借医院财产行为者上报院长办公会讨论处理，情节严重者并追究其相应法律责任。

3.5.2.10 工作中受到投诉的，服务态度差的，经查实当季星级服务降二星。

3.5.3 监控中心工作人员具有其他先进事迹或违反规章制度的行为，依据医院管理制度，视情节给予恰当的奖励或处罚。

3.6 教育培训

3.6.1 考核时间、地点

3.6.1.1 时间

每月至少实施1次考核，定于每月最后1周实施考核，参考人员提前15分钟进场，如有特殊情况需要调整时间的，由考核组另行通知。

3.6.1.2 地点

理论考核在监控室内，实操考核根据考核内容的考核对象现场指定。

3.6.2 参加考核人员

参与医院消防安全管理工作的消防监控人员和高清视频监控员

3.6.3 理论考核内容

3.6.3.1 相关法律法规和规章制度，先进的相关专业知识。

3.6.3.2 医院内网习题。

3.6.3.3 监控室考试题集。

3.6.4 实操内容

3.6.4.1 高清视频监控

随机抽调定点摄像头，以所用时间长短进行排名。对高清视频监控基本故障排除能力和正确的操作流程。

3.6.4.2 消防监控

①正确使用监控系统的操作流程；②按消防预案流程处置的正确操作。

3.6.5 考核成绩统计方法

3.6.5.1 个人考核成绩是理论考核成绩和实操考核成绩总和，由最高分到最低分进行排名，考核成绩只为评定奖金档次提供重要参考依据，不是最终奖金档次；

3.6.5.2 满分是100分，分别是理论成绩为50分和实操成绩50分，考核成绩80分（含80分）以上为及格，低于80分为不及格，不及格的人员按分数进行降低奖金评定档次，以5分为一级别，以此类推计算。考核成绩及格的人员按分数提高奖金评定档次（一档90分以上、二档85～89分、三档80～84分）。

3.6.5.3 正式职工每5分为若干元标准，临时工每5分为若干元标准。

3.6.5.4 正式职工奖金可作为临时工的奖励奖金。

3.6.5.5 对于连续3个月考核成绩不及格的人员，调离监控员岗位。

3.6.6 考核要求

3.6.6.1 坚持公平、公正、公开的原则；

3.6.6.2　考核禁止泄露考题内容，一经查实，依法依规追究相关人员的责任；

3.6.6.3　通过违规获取考题有关信息的，一经查实，取消考核成绩；

3.6.6.4　参考人员无正当理由不得请假，必须参加考核，无故不参加考核的，成绩评定为基础奖金，无正当理由2次不参加考试的，调离监控员岗位；

3.6.6.5　考核组和参考人员不得携带通信设备及有关考核内容的载体进入考场，严禁相互作弊和抄袭，严禁以任何方式扰乱他人考核，一经查实，取消考核成绩，成绩评定为基础奖金；

3.6.6.6　参考人员若对考核有异议，可向保卫办公室领导汇报。

4　参考资料

4.1　《中华人民共和国保密条例》

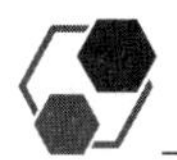

八、视频监控资源管理制度

1　目的

规范管理医院高清视频监控系统，严格执行安全保密制度，建立安全保密的高清视频监控系统操作使用流程，达到高清视频监控系统正规有序地管理。

2　通用范围

全院。

3　内容

3.1　申请调阅和保存数据的，全院员工或患者及家属必须由申请人所在的科室负责人进行电话申请，患者及家属必须有科室人员陪同→详细填写《监控中心数据安全管理申请表》→通知保卫办公室负责人→分管副院长同意→监控室查询和保存数据。

3.2　申请外带数据的，申请人必须持有效证件，办理公务的由申请单位开具介绍信或单位有关证明，在监控室填写《监控中心数据安全管理申请表》→保卫办公室负责人签名同意→分管副院长签名同意→监控室拍照、录音、录像、拷贝等。

3.3　遇有保卫办公室主任或分管副院长因公外出无法进行签名审批时，申请人详细填写《监控中心数据安全管理申请表》，由保卫办公室副主任通过电话向保卫办公室主任和分管院长进行申请，经得到审批同意后方可执行，后期完善审批流程。

3.4　当申请人（全院工作人员）申请的数据属于医院内部无争议或无敏感影响，不会造成负面问题的日常工作，需要调阅监控录像的（如查找医疗设备器材和失踪患者等情况时），可以由保卫办公室负责人审批同意。

3.5　当申请人申请的数据存在有纠纷矛盾和案件的，涉及医院外部单位和个人的，可能造成负面影响的，必须经得分管副院长审批同意。

3.6 不按规定执行发生泄密事件，造成负面影响，依据医院的规章制度实行处罚，情节严重涉及违法行为的，将依法移交司法机关处理。

4 参考资料

4.1 《中华人民共和国保密条例》

5 附件

5.1 审批流程图（图 18-8-1）

5.2 监控中心数据安全管理申请表（表 18-8-1）

5.3 保密承诺书

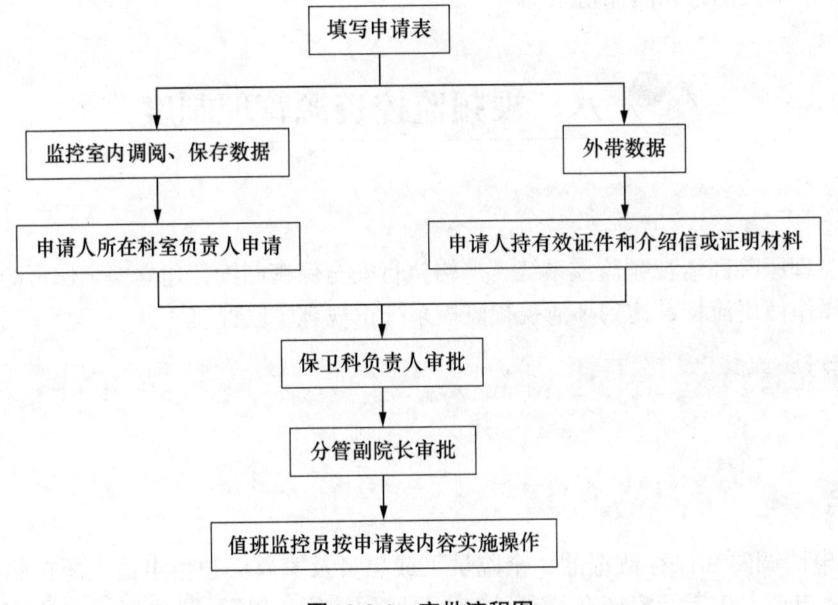

图 18-8-1 审批流程图

表 18-8-1 监控中心数据安全管理申请表

申请时间：

申请人		工作单位	
职务		有效证件名称、号码	
申请事由			

续表

申请内容	1. 调阅（　）2. 拍照（　）3. 录像（　）4. 录音（　）5. 拷贝（　）6. 保存（　）		
	录像位置	录像时间	监控员签名
主管科室意见			
分管领导意见			
备注			

5.3　保密承诺书

保密承诺书

遵循《中华人民共和国保密条例》法律规定，认真执行高州市人民医院保密制度，积极预防泄密事件，维护正常的医疗秩序。

本人作如下保密承诺：

一、本人所提供身份证明信息（包括但不限于姓名、身份证信息，申请单位信息）真实有效如发现有违反以上任一承诺情况，医院保留法律追究权利。

二、维护医院、医院员工和患者及家属的利益，严格遵守保密承诺。

三、秘密是指不为公众所知悉、具有实用性并经采取保密措施的技术信息和数据资源，包括但不限于：视频监控系统和消防监控系统的硬件及软件数据、医院各类组织机构和人员的信息、安全保卫布防、重点保卫对象的信息、监控系统所涉及的音频和视频资源、患者及家属隐私、相关协议文书（合同）等。

四、未经同意不得以任何方式向任何人、任何单位泄露任何秘密资料。

五、禁止出租、出借、出售、赠送、传播、散布任何信息和泄露患者及其家属的隐私。

六、严禁私自拷贝、修改、剪辑或删节医院音视频资料。

七、严禁发布未经确实或错误引导群众的信息。

八、未经高州市人民医院允许，不得公开或发布所调取资料信息。

九、严格保管好所调取资料，以防丢失。

十、未经高州市人民医院允许，不得在任何场所谈论关于所调取资料的信息。

十一、未经同意禁止向任何人、单位透露监控室、监控室人员及监控系统信息。

十二、严格执行医院《视频监控资源管理制度》，按审批流程执行保密管理。

十三、调职、离职时，必须将自己掌握的秘密文件和资料，移交单位主要负责人，不随意移交给其他人员。

十四、发现失密、泄密问题，必须立即报告高州市人民医院，并采取补救措施，不瞒报、虚报和谎报。

如发现有违反以上任一承诺情况，高州市人民医院保留法律追究权利。

承诺人：

年 月 日

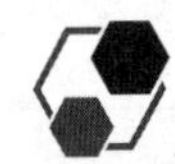

九、消防安全管理委员会工作制度

1 目的

有效消除火灾隐患，预防和减少火灾事故的发生，强化安全管理责任，健全“一岗双责”机制，营造安全优质的就医环境。

2 通用范围

全院。

3 内容

3.1 成立组织机构

3.1.1 成立委员会

主任委员：院长

副主任委员：副院长

委 员：医院办公室主任、医务部主任、护理部主任、纪委办公室主任、财务与资产管理部主任、保卫办公室主任、总务办公室主任、医院感染管理科主任、党委宣传部主任、医学装备科主任、医患关系协调办公室主任、应急管理办公室主任、保卫办公室副主任、急诊科主任、药剂科主任、高值医用耗材管理办公室主任

3.1.2 下设办公室：消防安全管理委员会下设办公室，设在保卫办公室，负责委员会日常工作。

办公室主任：保卫办公室主任

副主任：保卫办公室副主任

秘书：保卫办公室干事

成员：消防应急大队及相关医护人员

3.2 消防安全管理委员会主要职责

3.2.1 贯彻执行消防法规，保障单位消防安全符合规定，掌握医院的消防安全情况，组织实施日常消防安全管理工作。

3.2.2 将消防工作与本单位的医疗、科研、教学、管理等活动统筹安排，批准实施年度消防工作计划。

3.2.3 为本单位的消防安全提供必要的经费和组织保障。

3.2.4 确定逐级消防安全责任，批准实施消防安全制度和保障消防安全的操作规程。

3.2.5 组织防火检查，督促落实火灾隐患整改，及时处理涉及消防安全的重大问题。

3.2.6 组织制定符合本单位实际的火灾应急处理与疏散预案，并实施演练。

3.3 消防安全管理委员会办公室主要职责

3.3.1 认真组织学习和贯彻消防法律法规、医院消防安全管理制度，全面落实“安全第一、预防为主、综合治理”的方针。

3.3.2 把消防安全工作纳入议事日程，落实消防安全责任制，严格执行消防安全各项规章制度。

3.3.3 开展消防安全宣传教育活动，积极组织参加消防安全宣传教育和培训，组织火灾应急处理与疏散预案的实施和演练，增强消防安全意识。

3.3.4 定期开展消防安全自查，发现火灾隐患及时组织整改，积极开展执行上级领导布置的临时任务。

3.3.5 加强重点部位消防管理，提醒妥善保管各自科室（部门）的易燃、易爆危险品，禁止特殊工种岗位人员无证上岗操作。

3.3.6 发生火灾时，组织工作人员按预案疏散人员，及时扑救初起火灾，掌控整个火灾事故局面。

3.3.7 监督各科室负责人管理好科室的消防安全工作，每年与各科室签订消防安全综合目标管理责任书。

3.3.8 积极执行消防安全管理委员会议定的工作方案，办公室每季度组织1次开会，完善消防检查（整改）、消防培训、消防演练、消防突发事件处置等各类消防安全方面文字、照片和影像的工作台账，做到事前有计划、事后有总结。

4 参考资料

4.1 《中华人民共和国消防法》

4.2 《国务院关于加强和改进消防工作的意见》（国发〔2011〕46 号）

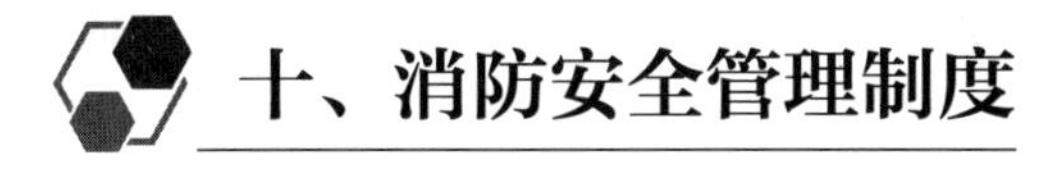

十、消防安全管理制度

1 目的

加强消防安全管理，预防火灾，减少火灾危害。强化安全管理责任，营造安全优质的就医环境。

2 通用范围

全院。

3 内容

3.1 实行逐级防火责任制，做到层层有专人负责。

3.2 实行各部门岗位防火责任制，科室主任为消防安全第一责任人，并设立1名消防安全员。做到所有部门的消防工作明确有人负责管理。

3.3 保卫部门设立防火档案、紧急灭火计划、消防培训、消防演习报告、各种消防宣传教育的资料备案，全面负责医院的消防管理、培训和演练工作。各营运部门则必须具备完整的防火检查报告和电器设备使用报告等资料。

3.4 医院内要张贴各种消防标志，组建义务消防队，配备完备的消防器材与设施，做到有能力迅速扑灭初起火灾和有效地进行人员财产的疏散转移。

3.5 设立和健全各项消防安全制度，包括巡逻、逐级防火检查，用火、用电安全管理，消防器材维护保养，以及火灾事故报告、调查、处理等制度。

3.6 进行消防知识的普及，进行专门的消防训练和考核，做到经常化、制度化。所有员工要做到“四会”：会使用灭火器材灭火；会电话报火警；会组织人员疏散；会检查隐患。

3.7 医院内所有区域全部禁止吸烟、动用明火，消防安全重点部位必须设置明显的禁止烟火标志。

3.8 医院内消防器材、消防栓必须按消防管理部门指定的明显位置放置。

3.9 禁止私接电源插座、乱拉临时电线、私自拆修开关和更换灯管、灯泡、保险丝等，如需要，必须由工程人员、电工进行操作，所有临时电线都必须在现场有明确记录，并在限期内改装。

3.10 医院内所有开关必须统一管理，其他电力系统的控制由总务办公室负责。

3.11 各部门，要进行电源关闭检查，保证各种电器不带电过夜，各种该关闭的开关处于关闭状态。

3.12 各种电器设备、专用设备的运行和操作，必须按规定进行操作，实行上岗证作业。

3.13 库房内药品存放要与照明灯、火警报警器、消防喷淋头、监视头保持一定间隔（消防规定垂直距离不少于50cm）。

3.14 使用易燃易爆物品、药品时，只能适量存放，便于通风，发现泄漏、挥发或溢出的现象要立即采取措施。

3.15 医院内所有仓库的消防必须符合要求，包括照明、喷淋系统、消防器材的设施、通风、通道等设置。

4 参考资料

4.1 《中华人民共和国消防法》

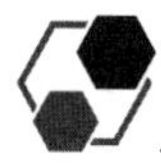

十一、消防监控火灾事故报告、处置制度

1 目的

为消防管理部门提供了宝贵的依据，帮助消防部门评估防火，灭火方法的效果，提出必须改进之处和需要增补的要求。

2 通用范围

全院。

3 定义

医院或科室消防安全的管理性文件。

4 内容

4.1　确认火灾发生后，应立即启动灭火和应急疏散预案，通知建筑内所有人员立即疏散，实施初期火灾扑救，并报火警。

4.2　火灾发生后，应保护火灾现场。公安消防机构划定的警戒范围是火灾现场保护范围；尚未划定时，应将火灾过火范围以及与发生火灾有关的部位划定为火灾现场保护范围。

4.3　未经公安消防机构允许，任何人不得擅自进入火灾现场保护范围内，不得擅自移动火场中的任何物品。

4.4　未经公安消防机构同意，任何人不得擅自清理火灾现场。

4.5　应接受事故调查，如实提供火灾事故情况，查找有关人员，协助火灾调查。

4.6　应做好火灾伤亡人员及其亲属的安排、善后事宜。

4.7　火灾调查结束后，应总结火灾事故教训，改进消防安全管理。

5 参考资料

5.1 《中华人民共和国消防法》

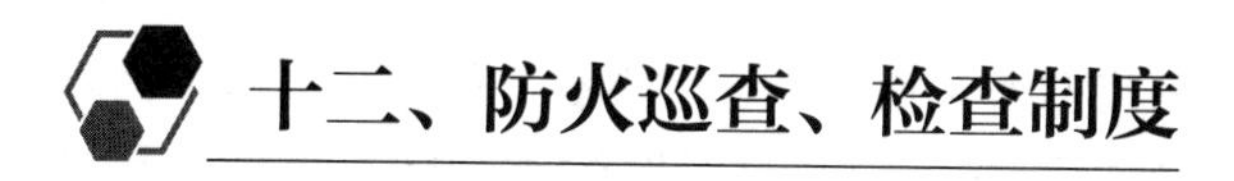

十二、防火巡查、检查制度

1 目的

保护员工生命、国家财产和职工财产安全，确保各项消防安全制度和措施真正落实。

2 通用范围

全院。

3 定义

医院或科室消防安全的管理性文件。

4 内容

4.1 主管院领导

4.1.1 对保卫办公室消防检查、隐患整改工作负有领导责任。

4.1.2 负责消防检查整改管理所需资源的配置。

4.2 保卫办公室负责每月对全院的安全防火工作进行监督、检查及隐患整改。

4.2.1 消防器材的更换、维修和配置，由保卫办公室统一负责，任何科室和个人不得擅自调换、挪用。

4.2.2 各科室要负责保管好配发给本部门的各种消防器材，并保持良好性能。负责本部门的日常安全防火检查，如发现隐患要及时整改，不能整改的及时向主管领导和保卫办公室，采取相应措施妥善处理。

4.2.3 保卫办公室防火巡查员每日至少巡查1次，巡查时要认真负责，积极排查各类火灾隐患。每月对全院进行消防安全检查，存放、使用易燃、易爆物品的部门，药品、医疗设备仓库，严禁使用明火，电器设备的安装和使用必须符合防火规定。现场不能整改的消防隐患及时汇总准确上报上级部门。

4.2.3.1 被检科室存在违规存放纸皮等易燃、易爆物品的，第1次对科室及当事人员实施黄牌警告，并要求限期整改。

4.2.3.2 在第1次黄牌警告后，仍然重犯的，对科室实行一票否决：科室不能参加当年度综合目标考核，科室负责人不能参加当年度的评优评先，对当事人员上报院长办公会讨论处理决定。

4.2.4 各部门要使用明火作业时，必须先向保卫办公室报备，安排监管人员。

4.2.5 医院消防器材的购置、更换、维修及灭火器的定期检查，由保卫办公室负责统一安排，各科室给予密切配合。

4.2.6 各部门检查消防重点区域和重点用电设备，执行定点、定人、定措施的规定。

4.3 防火巡查

4.3.1 每月开展防火巡查和检查，确定巡查、检查的人员、内容、部位。

4.3.2 消防工作管理职能部门每日对医院进行防火巡查，每月对全院进行1次防火检查。

4.3.3 检查中发现火灾隐患，检查人员应填写防火检查记录，要求被检科室负责人在记录上签名。

4.3.4 防火巡查人员应当及时纠正违规行为，妥善处置火灾隐患，对巡查、检查中发现问题的责令其当场改正，不能当场改正的下达限期整改通知书。

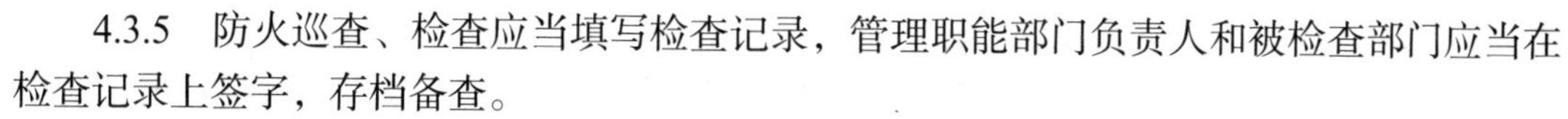

4.3.5 防火巡查、检查应当填写检查记录，管理职能部门负责人和被检查部门应当在检查记录上签字，存档备查。

4.4 火灾隐患整改

4.4.1 医院对存在的火灾隐患，应当确定专门部门和人员及时予以消除。

4.4.2 医院其他科室发现火灾隐患，对不能当场整改的，及时将火灾隐患向消防安全管理人或消防安全责任人书面报告，或并提出整改方案。

4.4.3 消防安全管理人或消防安全责任人对随时可能引发火灾的隐患或重大火灾隐患，应对危险部位停止生产、经营或工作，立即进行整改，并落实整改期间的安全防范措施。

4.4.4 对公安消防机构检查或上级部门抽查发现的火灾隐患，要限期落实整改。

4.4.5 保卫办公室每月进行防火巡查，对巡查中发现的隐患进行整改，认真填写检查记录。不能当场整改的上报分管院长进行协调解决或在安全生产会议中讨论解决。

4.4.6 对因客观原因不能及时整改的消防隐患，应采取应急措施确保安全，直至整改完成。

4.5 检查防火台账、灭火预案、消防演练报告等，科室消防安全员应对相关的程序清楚了解，熟知在紧急情况下采取的措施。

4.6 检查消防工作定期总结、评比、奖惩情况，特别是对事故信息的分享，宣传教育培训工作是否定期、不间断在进行。

5 参考资料

5.1 《中华人民共和国消防法》

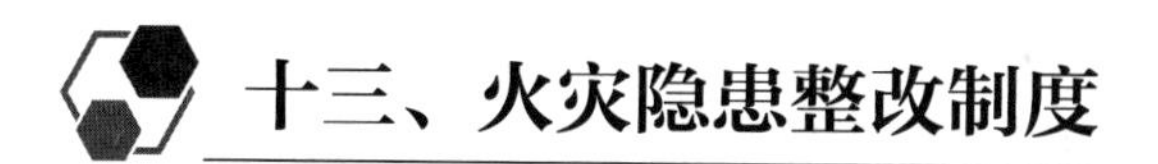

十三、火灾隐患整改制度

1 目的

做好医院防火工作，及时消除火灾隐患，确保医院消防安全。

2 通用范围

全院。

3 定义

医院或科室消防安全的管理性文件。

4 内容

4.1 各部门对存在的火灾隐患应当及时予以消除

4.2 在防火安全检查中，应对所发现的火灾隐患进行逐项登记，并将隐患情况书面下发各部门限期整改，同时要做好隐患整改情况记录。

4.3 在火灾隐患未消除前，各部门应当落实防范措施，确保隐患整改期间的消防安全，对确实无能力解决的重大火灾隐患应当提出解决方案，及时向单位消防安全责任人报告，并由单位上级主管部门向当地政府工作报告。

4.4 对公安消防机构责令限期改正的火灾隐患，应当在规定的期限内改正并写出隐患整改的复函，报送公安消防机构。

5 参考资料

5.1 《中华人民共和国消防法》

十四、消防教育、培训制度

1 目的

通过消防知识培训，使现场员工充分认识到消防工作的重要性。使全院员工关心、重视参与消防工作，保证医院安全良好的工作环境，最大限度地制止和减少火灾危害。

2 通用范围

全院。

3 定义

医院或科室消防安全的管理性文件。

4 内容

4.1 消防安全教育与培训由保卫办公室负责人负责组织，根据不同季节气候的特点和重大节假日期间的薄弱时期，利用视频、板报、宣传画、标语、授课等各种方式，结合各类火灾事故案例，常态化开展宣传教育工作，提高全院员工的防火警惕性，增强灭火和自救能力。

4.2 把消防培训纳入职工培训计划中，新入职员工、重点岗位人员、特殊工种人员必须经过消防安全教育和消防操作培训后，方能上岗操作。未经消防安全教育、培训或消防安全责任心不强的职工不得上岗。

4.3 教育培训

对职工进行消防安全教育培训，各部门职工可根据工作情况分期分批轮流参加，确保消防教育、培训普及到每个人。教育培训的内容：

4.3.1 宣传《消防法》和有关消防工作的方针、政策、法规、制度。

4.3.2 交流和推广消防工作经验。

4.3.3 普及消防知识，使广大职工掌握报警的方法和内容，明确各自岗位的消防工作职责、本岗位安全操作规程和防火安全要求、应急情况的处理方法。

4.3.4 宣传本单位灭火预案的基本内容，使广大职工掌握灭火器材、设备的使用方法和自救、互救、人员疏散的技能。

5 参考资料

5.1 《中华人民共和国消防法》

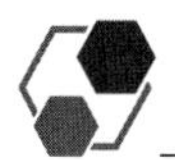

十五、消防安全考评奖惩制度

1 目的

推进医院消防安全管理工作，增强全院员工的消防安全责任意识，提高人人参与的积极性，本着公平、公开和公正的原则，特制定本制度。

2 通用范围

全院。

3 定义

医院或科室消防安全的管理性文件。

4 内容

4.1 对消防安全工作具有特殊贡献、积极挽救生命和财产的，由医院院长办公会依据相关的规章制度研究讨论给予相应的表彰。

4.2 对造成消防安全事故的，根据事故的严重程度结合医院相关规章制度给予处罚，情节严重造成违法行为的，将移交司法机关，并追究法律责任，根据本单位的规定，对下列行为予以处罚：

4.2.1 有下列情形之一的，对造成损失照价赔偿，并予以口头告诫：

4.2.1.1 使用易燃危险品未严格按照操作程序进行或保管不当而造成火警、火灾，损失不大的；

4.2.1.2 在禁烟场所吸烟或处置烟头不当而引起火警、火灾，损失不大的；

4.2.1.3 未及时清理区域内易燃物品，而造成火灾隐患的；

4.2.1.4 未经批准，违规使用加长电线、用电未使用安全保险装置的或擅自增加小负荷电器的；

4.2.1.5 谎报火警；

4.2.1.6 未经批准，动用消防设施、器材，未造成不良后果的；

4.2.1.7 对消防隐患未予以及时整改而无法说明原因的部门管理人员；

4.2.1.8 阻塞消防通道、遮挡安全指示标志等未造成严重后果的。

4.2.2　有下列情形之一的，视情节轻重，对造成损失照价赔偿，并予以通报批评：

4.2.2.1　擅自挪用消防设施、器材的位置或改为他用的；

4.2.2.2　违反安全管理和操作规程、擅离职守从而导致火警、火灾损失轻微的；

4.2.2.3　强迫其他职工违规操作的管理人员；

4.2.2.4　发现火警，未及时依照紧急情况处理程序处理的；

4.2.2.5　对安全检查未予以配合、拒绝整改的管理人员。

4.2.3　有下列情形之一的，对当事科室及员工第1次黄牌警告，第二次提交院长办公会讨论决定。

4.2.3.1　违规存放纸皮等易燃、易爆物品的；擅自使用易燃、易爆物品的；

4.2.3.2　对任何事故瞒报、漏报、虚报和谎报的。

5 参考资料

5.1 《中华人民共和国消防法》

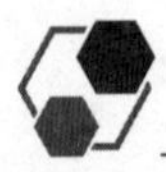

十六、消防设施、器材管理制度

1 目的

规范消防设施和器材管理的工作，提高全院对消防设施和器材的使用、保养和保管的能力，确保消防设施和器材处于良好的技术状态。

2 通用范围

全院。

3 定义

医院或科室消防安全的管理性文件。

4 内容

4.1　消防设施日常使用管理应明确责任部门和责任人，每日检查消防设施的使用状况，保持设施整洁完好。

4.2　消防设施和器材的维修保养及检测统一由维保公司负责，保卫办公室负责监督管理工作，及时掌握消防设备和器材的运行情况。

4.3　消防设施和消防设备定期测试

4.3.1　烟、温感报警系统的测试至少每年检测1次。

4.3.2　消防水泵、喷淋水泵、水幕水泵每月检测1次。

4.3.3　正压送风、防排烟系统每半年检测1次。

4.3.4　室内消火栓、喷淋泄水每季度检测1次。
4.3.5　其他消防设备的检测，根据不同情况决定检测时间。

4.4　消防器材管理

4.4.1　派专人管理，定期巡查消防器材，保证处于完好状态。
4.4.2　对消防器材应经常检查，发现丢失、损坏应立即补充并上报上一级领导。
4.4.3　每年定期对灭火器等消防器材进行维修或更换。

5　参考资料

5.1 《中华人民共和国消防法》

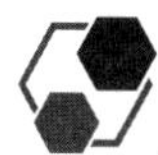

十七、用火用电安全管理制度

1　目的

规范用火、用电行为，减少火灾隐患，预防火灾事故的发生。

2　通用范围

全院。

3　定义

医院或科室消防安全的管理性文件。

4　内容

4.1　各科室应指定用火、用电管理的责任部门和责任人，明确用火、用电的审批范围、程序和职责要求，严格审查动火、动电的岗位资格。

4.2　用火、用电安全管理应符合下列要求：

4.2.1　电气焊等用电作业前，实施用电的部门和人员应按照制度规定办理用电审批手续，清除易燃可燃物，配置灭火器材，落实现场监护人和安全措施，在确认无火灾、爆炸危险后方可用电施工；

4.2.2　节日庆典时需要使用明火效果时，应落实相关的防火措施；

4.2.3　不应使用明火照明或取暖，如特殊情况需要时应有专人看护；

4.2.4　取暖设施与可燃物之间应采取防火隔热措施；厨房的烟道应至少每季度清洗1次，燃油、燃气管道应经常检查、检测和保养。

5　参考资料

5.1 《中华人民共和国消防法》

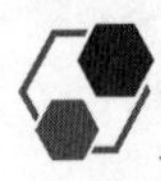

十八、专职和义务消防队组织管理制度

1 目的

规范专职和义务消防队的队伍建设，提高灭火救援、火灾预防和自救能力，有效地维护医院消防安全。

2 通用范围

全院。

3 定义

医院或科室消防安全的管理性文件。

4 内容

4.1 专职和义务消防员应在消防工作归口管理部门领导下开展业务学习和灭火技能训练，各项技术考核应达到规定的指标。

4.2 要结合对消防设施、设备、器材维护检查，有计划地对每个专职和义务消防员进行轮训，使每个人都具有实际操作技能。

4.3 按照灭火和应急疏散预案每半年进行1次演练，并结合实际不断完善预案。

4.4 每年举行1次防火、灭火知识考核，考核优秀给予表彰。

4.5 不断总结经验，提高防火灭火自救能力。

5 参考资料

5.1 《中华人民共和国消防法》

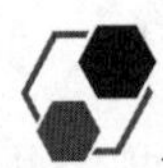

十九、灭火和应急疏散预案演练制度

1 目的

加强医院员工在发生火灾时，能够有序地组织扑救和人员疏散，将伤亡和损失降到最低限度，营造安全优质的就医环境和工作环境。

2 通用范围

全院。

3 定义

医院或科室消防安全的管理性文件。

4 内容

4.1　单位应根据人员集中、火灾危险性较大和重点部位的实际情况，制定有针对性的灭火和应急疏散预案。

4.2　预案应包括下列内容：

4.2.1　明确火灾现场通信联络、灭火、疏散、救护、保卫等任务的负责人。规模较大的人员密集场所应由专门机构负责，组建各职能小组。并明确负责人、组成人员及其职责；

4.2.2　火警处置程序；

4.2.3　应急疏散的组织程序和措施；

4.2.4　扑救初起火灾的程序和措施；

4.2.5　通信联络、安全防护和人员救护的组织与调度程序和保障措施。

4.3　组织机构

4.3.1　消防安全责任人或消防安全管理人担负公安消防队到达火灾现场之前的指挥职责，组织开展灭火和应急疏散等工作。规模较大的单位可以成立火灾事故应急指挥机构。

4.3.2　灭火和应急疏散各项职责应由当班的消防安全管理人、部门主管人员、消防控制室值班人员、保安人员、义务消防队承担。规模较大的单位可以成立各职能小组，由消防安全管理人、部门主管人员、消防控制室值班人员、保安人员、义务消防队及其他在岗的从业人员组成。主要职责如下：

4.3.2.1　通信联络

负责与消防安全责任人和当地公安消防机构之间的通信和联络；

4.3.2.2　灭火

发生火灾立即利用消防器材、设施就地进行火灾扑救；

4.3.2.3　疏散

负责引导人员正确疏散、逃生；

4.3.2.4　救护

协助抢救、护送受伤人员；

4.3.2.5　保卫

阻止与场所无关人员进入现场，保护火灾现场，并协助公安消防机构开展火灾调查；

4.3.2.6　后勤

负责抢险物资、器材器具的供应及后勤保障。

4.4　预案实施程序

当确认发生火灾后，应立即启动灭火和应急疏散预案，并同时开展下列工作：

4.4.1　向公安消防机构报火警；

4.4.2　当班人员执行预案中的相应职责；

4.4.3　组织和引导人员疏散，营救被困人员；

4.4.4　使用消火栓等消防器材、设施扑救初起火灾；

4.4.5 派专人接应消防车辆到达火灾现场；

4.4.6 保护火灾现场，维护现场秩序。

4.5 预案的宣贯和完善

4.5.1 应定期组织员工熟悉灭火和应急疏散预案，并通过预案演练，逐步修改完善。

4.6 消防演练

4.6.1 检验各级消防安全责任人、各职能组和有关人员对灭火和应急疏散预案内容、职责的熟悉程度。

4.6.2 检验人员安全疏散、初期火灾扑救、消防设施使用等情况。

4.6.3 检验本单位在紧急情况下的组织、指挥、通信、救护等方面的能力。

4.6.4 检验灭火应急疏散预案的实用性和可操作性。

4.6.5 至少每半年组织1次消防演练。

4.6.6 宜选择人员集中、火灾危险性较大和重点部位作为消防演练的目标，根据实际情况，确定火灾模拟形式。

4.6.7 消防演练方案可以报告当地公安消防机构，争取其业务指导。

4.6.8 消防演练前，应通知场所内的从业人员和顾客或使用人员积极参与；消防演练时，应在建筑入口等显著位置设置“正在消防演练”的标志牌，进行公告。

4.6.9 消防演练应按照灭火和应急疏散预案实施。

4.6.10 模拟火灾演练中应落实火源及烟气的控制措施，防止造成人员伤害。

4.6.11 演练结束后，应将消防设施恢复到正常运行状态，做好记录，并及时进行总结。

5 参考资料

5.1 《中华人民共和国消防法》

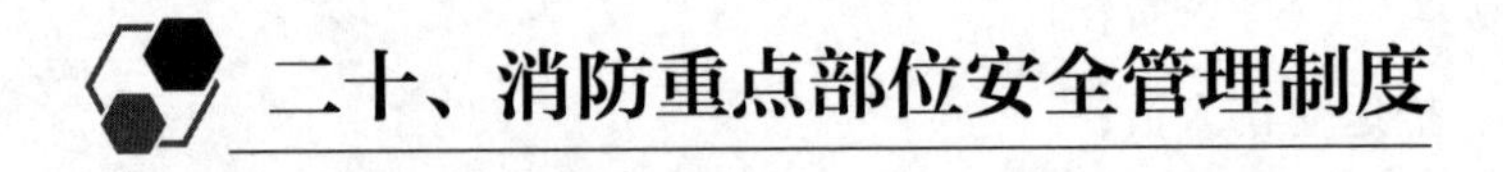

二十、消防重点部位安全管理制度

1 目的

保证重点部位的安全运行，杜绝安全事故发生，确保安全无事故。

2 通用范围

全院。

3 定义

医院或科室消防安全的管理性文件。

4 内容

4.1　人员集中的厅（室）以及储油间、变配电室、厨房、空调机房、资料库、可燃物品仓库、消防控制室等应确定为消防安全重点部位，并明确消防安全管理的责任部门和责任人。

4.2　应根据实际需要配备相应的灭火器材、装备和个人防护器材。

4.3　应制定和完善事故应急处置操作程序。

4.4　应列入防火巡查范围，作为定期检查的重点。

5 参考资料

5.1《中华人民共和国消防法》

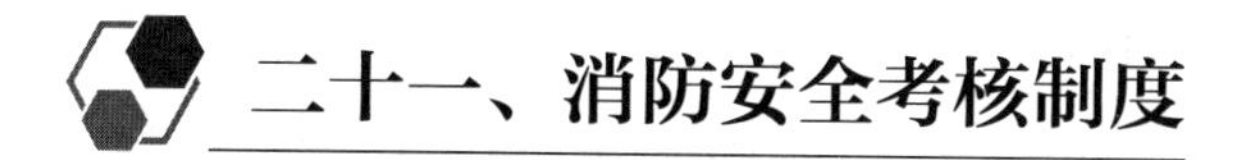

二十一、消防安全考核制度

1 目的

严格落实消防工作责任，进一步提高医院消防安全水平，有效预防火灾和减少火灾危害。

2 通用范围

全院。

3 定义

医院或科室消防安全的管理性文件。

4 内容

4.1　消防工作考核是指对全院各科室年度消防工作完成情况进行考核。科室主要负责人为消防安全工作第一责任人。

4.2　考核工作由保卫办公室和纪委办公室组成考核工作组，负责组织实施。

4.3　考核工作组每年年底前对各科室年度消防工作完成情况进行考核。

4.4　考核工作坚持客观公正、科学合理、公开透明、求真务实的原则。

4.5　考核内容包括消防安全责任、消防安全基础、火灾预防3个部分。

4.6　考核工作组结合每年科室日常消防工作，通过查阅资料、现场调查并考核等方式，按照《消防安全考核评分细则表》实施细则逐项细化并进行量化评分。

4.6.1　考核采用评分法，满分为100分。

4.6.2　考核结果分为优秀、合格、不合格3个等级。

4.6.2.1　考核得分95分（含）以上为优秀。

4.6.2.2　考核得分90分（含）至95分为合格。

4.6.2.3　考核得分90分（不含）以下为不合格。

4.7 考核结果经院长办公会进行审核，对全院实行考核结果通报。对考核结果为优秀的予以该年度发放“消防安全先进科室”牌匾，不合格的科室或部门实行一票否决。

4.8 经院长办公会审定后的考核结果，记录存档，作为对各科室综合考核评价的重要依据。

4.9 对在考核工作中弄虚作假、瞒报虚报情况的，予以通报批评；存在严重失职渎职等行为的，按医院相关制度严厉处罚；构成犯罪的，对有关责任人员依法追究法律责任。

5 参考资料

5.1 《中华人民共和国消防法》

5.2 《国务院关于加强和改进消防工作的意见》（国发〔2011〕46号）

6 附件

6.1 消防安全考核评分细则表（表18-21-1）

表18-21-1 消防安全考核评分细则表

考核项目		考核内容	得分
消防安全责任	科室责任人	科室是否成立健全的消防安全领导小组，科室第一责任人是否担任组长	2
	科室专职消防员	科室是否设立一名消防安全员，消防安全员是否负责全科室日常消防安全检查工作	3
	科室台账	《每日安全报表》台账是否每日如实报送	5
消防安全基础	实地检测灭火设备、器材	科室干粉灭火器压力表指针是否处于绿色区域、6.1kg二氧化碳灭火器的重量上下偏差不超过10%	5
		科室消防栓设备齐全（一水带、一软管、一枪头），栓口或软管口是否漏水，栓箱门是否完整无损	5
	实地检测疏散消防设备、器材	科室应急照明灯切断主电后能否正常发亮（或主电时按下测试按钮灯亮）	5
		科室疏散指示标志切断电后能否正常发亮	5
		科室各出入口防火门是否损坏及敞开状态	5
		科室防火卷帘能否正常升降工作	5
		通道是否畅通	5
	考核消防安全理论知识	医院订制的消防安全知识小册子内容（随机抽考问答）	5
		检查灭火器有效性、灭火器的使用方法、消防栓的使用方法	5
		科室消防安全演练方式（懂步骤：报警方式、灭火、人员疏散和物资疏散）。	5
	考核消防安全实际操作	根据火灾性质，选择哪种灭火器（干粉、二氧化碳）进行灭火	5
		检查灭火器有效性（干粉型检查压力表、二氧化碳检查重量）	5
		灭火器的使用方法（随机抽考人员操作）	5
		消防栓的使用方法（随机抽查2人操作）	5
		科室消防安全演练（报警方式、灭火、人员疏散和物资疏散）	5
火灾预防	科室员工	严格遵守消防安全管理和操作规程、值班人员坚守岗位	5
		及时清理纸皮、塑料袋等易燃、易爆物品，按规定合理使用易燃、易爆物品的	5
	科室管理人	严格落实保卫办公室要求整改的消防安全问题	5
备注	1. 科室年度考核分数不合格，一票否决。 2. 科室发生火灾事故情况的，一票否决。		

二十二、危险化学品管理制度

1 目的

降低科室危险化学品管理工作中的潜在危险，为所有患者、员工和来访者提供安全、无忧的医疗环境。

2 通用范围

全院。

3 定义

本制度所指危险化学品是指具有毒害、腐蚀、爆炸、燃烧、助燃等性质，对人体、设施具有危害的剧毒化学品和其他化学品。

4 内容

4.1　成立科室危险化学品管理领导小组

4.1.1　科室主任为危险化学品第一责任人。

4.1.2　组长由科室主任/负责人担任，副组长由科室护士长担任，保管员由科内指定一名人员。

4.1.3　职责

4.1.3.1　负责危险化学品的申领、使用、存贮和报废的管理；

4.1.3.2　对科室危险化学品的安全检查、排查和风险评估，及隐患整改；

4.1.3.3　监督管理人员安全操作危险化学品；

4.1.3.4　制定科室所有的危险化学品的应急预案和措施；

4.1.3.5　组织科室人员对危险化学品的安全培训及演练；

4.1.3.6　按规定完善危险化学品的管理台账。

4.2　危险化学品的存贮和使用管理

4.2.1　危险化学品采购数量在满足生产的前提下，原则上不得超过1个月的使用量，不得超过最大储存量。

4.2.2　储存危险化学品的库、房（室），均应达到铁门、铁窗、通风、配足灭火器，即达到防偷盗、防破坏、防火灾要求。剧毒物品在库房内再放于重量型保险柜内双人保管。

4.2.3　危险化学品的存放应严格遵循分类、分项、专库、专储的原则。化学性质相抵触或灭火方法不同的危险化学品不得同存一库。对不同化学性质，混合后将发生化学变化，形成燃烧、爆炸，产生有毒有害气体，且灭火方法不同的化学危险化学品，必须分别贮存，严禁混合贮存，防止交叉污染，并在醒目处放置相应的安全使用说明书。

4.2.4 储存危险化学品的容器、柜、库房均应按要求张贴相应的危险化学标识。

4.2.5 建立科室危险化学品清单、每种危险化学品安全使用说明书和危险化学品安全告知牌，注明危险化学品的物理特性、危险性概述、泄漏应急处理、急救措施、消防措施、不相容性、操作防护及储存要求等信息。

4.2.6 建立严格的“收支库存账目”，做到账物相符。钥匙由危险化学品的组长和保管员各持一把，保管人员每周应将危险品的购、用、存的数量清点1次，实行双人收发、双人保管、双人领用、双账记录、用多少领多少、当次没用完的必须交回库房保管，确保安全使用。

4.2.7 落实科室人员的危险化学品的安全教育培训，以确保人员熟悉安全操作规程，遵守操作规范，做好各类防护避免造成伤害，禁止各类违规操作。

4.2.8 根据每种危险化学品的安全使用说明书、危险化学品的化学性质制定不同的应急预案，并组织演练。

4.2.9 危险化学品及容器、变质废料、废溶液、废渣、废物等应予以妥善处理，严禁随意抛洒、转借、赠送或私自带离办公区，必须由相关部门统一处置并记录存档。压力容器使用部门要定期进行检验，并记录建档。

4.3 危险化学品的巡查、检查

4.3.1 每天对危险化学品进行检查，认真填写《安全巡查登记簿》，并做好交接。

4.3.2 每月对危险化学品的储存、使用情况进行巡查、检查，监控危险化学品的储存及使用符合有关安全规定，认真填写《科室危险化学品清点本》。

4.3.3 全院安全环境检查时，积极协助保卫办公室每月对危险化学品的检查工作。

4.3.4 做好隐患排查，严格落实隐患整改。

4.4 危险化学品发生事故的处理

4.4.1 危险化学品发生事故时，必须第一时间按照“危险化学品的安全使用说明书”自救处理，及时向医院总值班、保卫办公室、医院感染管理科报告。

4.4.2 处理危险化学品时的工作要求

易燃、易爆物品泄漏，在泄漏物附近应禁止使用烟火，有毒、腐蚀性危险化学品泄漏处理前必须戴好防毒面具及防酸性手套，同时应防止泄漏物流向贵重设备。

4.4.3 凡是发生危险化学品事故，当事人均应做详细的记录，并由部门主管以书面方式上报医院。内容应包括：

4.4.3.1 事故发生的时间、地点和所属部门。

4.4.3.2 危险化学品名称、数量（以mL或g为单位）和包装方式。

4.4.3.3 危险化学品漏出的原因（如包装破裂、打翻等）。

4.4.3.4 处理过程。

4.4.3.5 损失数额和防范措施。

4.5 对不按规定放置和使用化学危险品的人员，按医院制度规定追究相应的责任，造成事故责任时追究法律责任。对危险化学品失窃或外流造成严重社会后果的科室负责人和相关人员将由公安机关追究相应法律责任。

5 参考资料

5.1 《中华人民共和国安全生产法》
5.2 《危险化学品安全管理条例》
5.3 《危险化学品安全管理方案》

6 附件

6.1 科（实验室）危险化学品管理领导小组、科（实验室）危险化学品管理应急领导小组
6.2 危险化学品管理流程图（图18-22-1）
6.3 危险化学品安全隐患整改通知书
6.4 危险化学品采购管理制度（适合上墙）
6.5 危险化学品仓库安全管理制度（适合上墙）
6.6 ×××科（实验室）危险化学品清单（表18-22-1）
6.7 ×××科（实验室）危险化学品清点本（表18-22-2）
6.8 危险化学品出入库登记台账（表18-22-3）

6.1 科（实验室）危险化学品管理领导小组、科（实验室）危险化学品管理应急领导小组

×××科（实验室）危险化学品管理领导小组

科室主任是危险化学品第一责任人。
组长：×××（科主任）
副组长：×××（科护士长）
保管员：×××（指定一人）
科室（实验室）危险化学品管理领导小组职责：
1.负责危险化学品的申领、使用、存贮和销毁的管理；
2.对科室危险化学品的安全检查、排查和风险评估，及隐患整改；
3.监督管理人员安全操作危险化学品；
4.制定科室所有的危险化学品的应急预案和措施；
5.组织科室人员对危险化学品的安全培训及演练；
6.按规定完善危险化学品的管理台账。

×××科（实验室）危险化学品管理应急领导小组

组长：×××（科主任）
副组长：×××（科护士长）

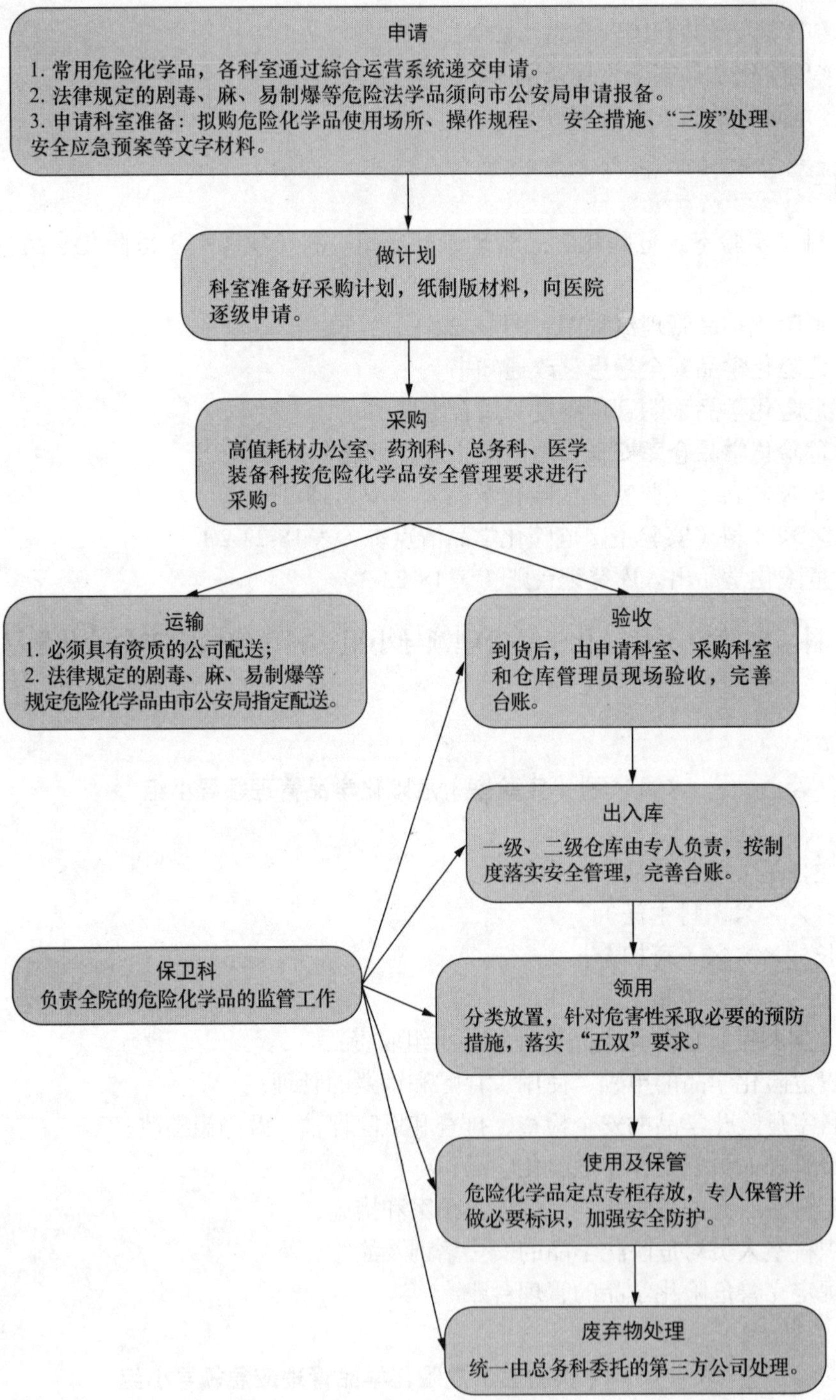

申请

1. 常用危险化学品，各科室通过综合运营系统递交申请。
2. 法律规定的剧毒、麻、易制爆等危险法学品须向市公安局申请报备。
3. 申请科室准备：拟购危险化学品使用场所、操作规程、 安全措施、"三废"处理、安全应急预案等文字材料。

做计划

科室准备好采购计划，纸制版材料，向医院逐级申请。

采购

高值耗材办公室、药剂科、总务科、医学装备科按危险化学品安全管理要求进行采购。

运输

1. 必须具有资质的公司配送；
2. 法律规定的剧毒、麻、易制爆等规定危险化学品由市公安局指定配送。

验收

到货后，由申请科室、采购科室和仓库管理员现场验收，完善台账。

出入库

一级、二级仓库由专人负责，按制度落实安全管理，完善台账。

保卫科

负责全院的危险化学品的监管工作

领用

分类放置，针对危害性采取必要的预防措施，落实"五双"要求。

使用及保管

危险化学品定点专柜存放，专人保管并做必要标识，加强安全防护。

废弃物处理

统一由总务科委托的第三方公司处理。

图 18-22-1　危险化学品管理流程图

成员：

负责事故现场指挥、协调和应急处置，其主要职责为：

1. 本科室事故应急预案的制定和落实；

2. 加强安全教育和应急演练，保障各项应急预案有效实施；

3. 安全事故发生后，负责保护现场，并做好现场救援的协调、指挥工作，确保安全事故第一时间得到有效处理；

4. 及时、准确地上报安全事故。

6.3　危险化学品安全隐患整改通知书

危险化学品安全隐患整改通知书

医院危险化学品安全检查组于　年　月　日在对其位于　　的危险化学品进行安全检查过程中，发现存在以下安全隐患：

1.

2.

3.

4.

5.

请你们督促在　年　月　日前整改到位，否则，医院将按照《星级服务考评方案》的有关规定进行处理，如因为未按要求整改，造成灾害事故，追究相关人员法律责任。

检查人签字：　　　　　　签收人签字：

联系电话：　　　　　　　联系电话：

签发日期：　　　　　　　接收日期：

保卫办公室

年　月　日

备注：本通知书一式二联，经签字后生效，一联送达整改科室，一联保卫办公室存档。

6.4 危险化学品采购管理制度（适合上墙）

危险化学品采购管理制度

一、严格执行国家有关法律法规管理规定，遵守危险化学品安全管理条例各项要求。

二、采购人员必须熟悉危险化学品安全管理适用法律、法规和相关知识。

三、认真学习本单位制定危化品管理相关制度，熟知本岗位的安全职责、业务流程和安全操作规程。

四、危险化学品购销必须有详细的危险化学品购买销售台账，详实记录化学品供方和购买方的名称，购买品种、质量、数量、日期。每月对危险化学品采购和销售台账进行复核，做到账、物、证（凭证）相符。

五、不得向未取得生产、经营许可或完成备案手续的生产、经营单位购置危险化学品，采购和销售的危险化学品的质量、包装、标识和防护必须符合国家标准。

六、危险化学品的装卸必须严格执行单位《危险化学品装卸、搬运管理制度》，装卸、搬运人员应知晓所装卸危险化学品的理化特性、防护要求，并按规定佩戴和使用适宜的防护用品。

七、仓库管理人员必须了解拟采购危险化学品的理化特性、危险类别和等级，安全运输方式、安全防护要求和应急救援措施等。

八、经营过程中如发生危险化学品丢失、被盗等情况应立即报告

单位领导向当地安全监督管理部门、公安机关、卫生和环境主管部门报告。

6.5　危险化学品仓库安全管理制度（适合上墙）

危险化学品仓库安全管理制度

一、化学危险品出入库时，仓库管理部门负责登记、检查物品质量、数量、包装情况、有无泄漏、有无安全缺陷等，在确认符合要求的情况下，危险化学品方可出入库，仓库管理员要做好化学品出入库台账。

二、化学危险品必须储存在专用仓库、专用场地或专用储存室（柜）内，明确专人管理。

三、仓库要严格执行岗位安全操作规程、相关安全告知、化学品安全技术说明书规定。

四、仓库应定期检查危险品储存区，确保灭火器器材、安全设施正常运行；仓库管理员、组长每日下班前，必须检查、确认管辖的危险品仓库、储存区，非特殊要求，必须关闭水、电、气、管路开关、阀门等，不得存在化学品泄漏、火灾隐患。

五、存放化学危险品区域应符合有关安全、防火规定，并根据物品的分类、性质，设置相应的通风、防爆、防火、防雨、报警、灭火、防晒、调温、消除静电等安全设施。

六、化学危险物品应当分类分项存放，堆垛之间的主要通道应当有安全距离，不得超量储存。

七、遇火、遇潮容易燃烧、爆炸或产生有毒气体的化学危险物品，不得在露天、潮湿、漏雨和低洼容易积水的地方存放。

八、化学性质或防护、灭火方法相互抵触的化学危险物品，不得在同一仓库或同一储存室内存放。

九、储存化学危险物品的附近严禁吸烟和使用明火。对进入仓库区内的机动车辆应采取防火措施。

十、储存化学危险物品的地方，必须配备足够灭火器材，电气设施必须符合相应的防爆等级要求。

表 18-22-1　<u>×××</u>科（实验室）危险化学品清单

序号	危险源名称	设施分类	规格	使用科室	总活度（防护等级、危害等级）	存储状态	储存位置	备注
1		医疗用品		××科	二级	液态	××房	
2		清洁卫生		××科	二级	固态	××室	
3		清洁卫生		××科	二级	气态	××室	
4								
5								
6								
7								

表 18-22-2　×××科（实验室）危险化学品清点本

序号	危险源名称	设施分类	规格	存储状态	总活度	基数	年/月/日			年/月/日			年/月/日			年/月/日			年/月/日			年/月/日			年/月/日			年/月/日			年/月/日			年/月/日		
							消耗数量	科室入量	科室存量	消耗数量	科室入量	科室存量	消耗数量	科室入量	科室存量	消耗数量	科室入量	科室存量	消耗数量	科室入量	科室存量	消耗数量	科室入量	科室存量	消耗数量	科室入量	科室存量	消耗数量	科室入量	科室存量	消耗数量	科室入量	科室存量	消耗数量	科室入量	科室存量
1	乙醇	医疗用品	75%×500mL	液态	二级	30	0	0	30																											
2	松节油	医疗用品	500ml	液态	二级	2	0	0	2																											
签名（至少两人）																																				

表 18-22-3　危险化学品出入库登记台账

危险化学品出入库登记台账

科　室：
管理人：
品　名：

×××　科室危险化学品出入库登记台账

日期	入库					出库				归还				库存		去向
	物品名称	规格	数量	收货人	验收人	规格	数量	发放人	领取人	规格	数量	归还人	核收人	规格	数量	

二十三、危险化学品安全标识管理制度

1 目的

按“6S”的标准执行，确保各类危险品标识清晰、完整，达到危险化学品的规范化管理，增强人员的安全意识和防护意识。

2 通用范围

全院。

3 内容

3.1 危险化学品五类标识

3.1.1 安全标志

3.1.2 禁止标志

无文字：

有文字：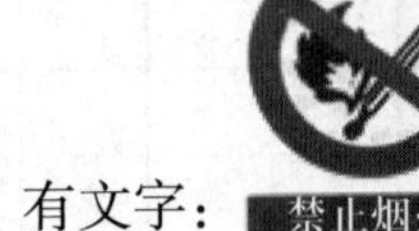

3.1.3 警告标志

无文字：

有文字：
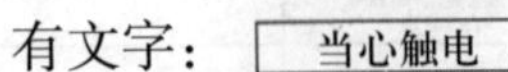

3.1.4 指令标志

无文字：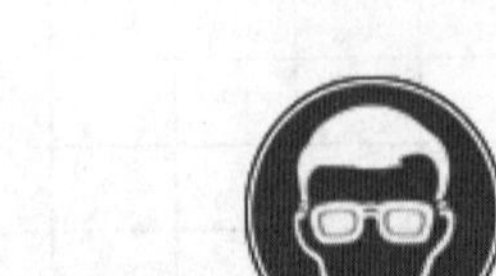

有文字：

3.1.5 提示标志

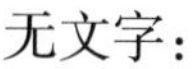
无文字：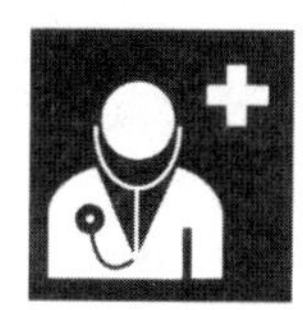　　有文字：

可动火区

3.2 标识尺寸标准

3.2.1 安全标识牌的尺寸

型号	观察距离 L（m）	圆形标志的外径（m）	三角形标志的外边长（m）	正方形标志的边长（m）
1	0＜L≤2.5	0.070	0.088	0.063
2	2.5＜L≤4.0	0.110	0.142	0.100
3	4.0＜L≤6.3	0.175	0.220	0.160
4	6.3＜L≤10.0	0.280	0.350	0.250
5	10.0＜L≤16.0	0.450	0.560	0.400
6	16.0＜L≤25.0	0.700	0.880	0.630
7	25.0＜L≤40.0	1.110	1.400	1.000

注：允许有3%的误差。

3.2.2 安全标志根据“危险化学品安全告知牌”里面内容制定，平行四边形的对角距离和提示标志的正方形边长标准一样。

3.3 标识必须配备文字辅助标志

3.3.1 安全标志根据“危险化学品安全告知牌”对危险性质进行制定。
3.3.2 文字辅助标志有横写和竖写两种形式（可根据科室危险化学品柜实际规格制作）。

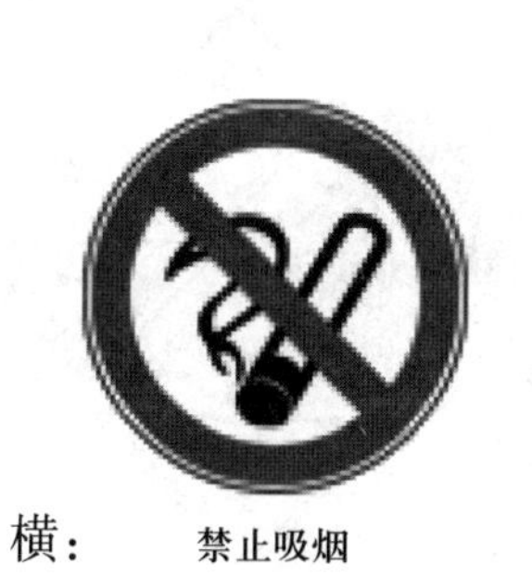
横：禁止吸烟

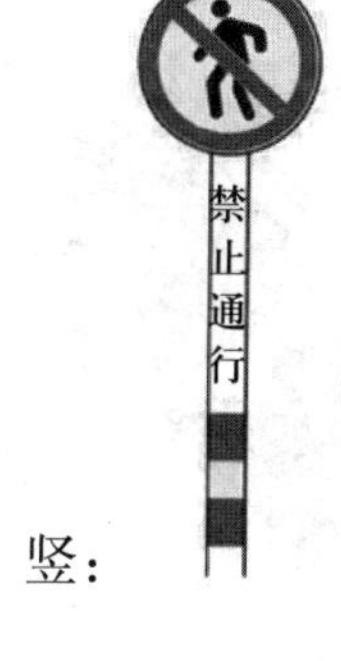

竖：

3.3.3　禁止标志、指令标志为白色字，底色为标志的颜色。

3.3.4　警告标志为黑色字，底色为白色。

3.3.5　竖写时，文字辅助标志写在标志杆的上部。禁止标志、警告标志、指令标志均为白色衬底，黑色字。标志杆下部色带的颜色应和标志的颜色相一致。

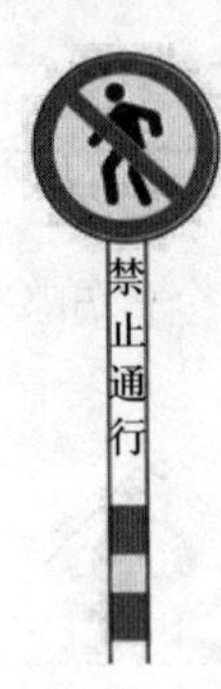

3.4　部分安全标识

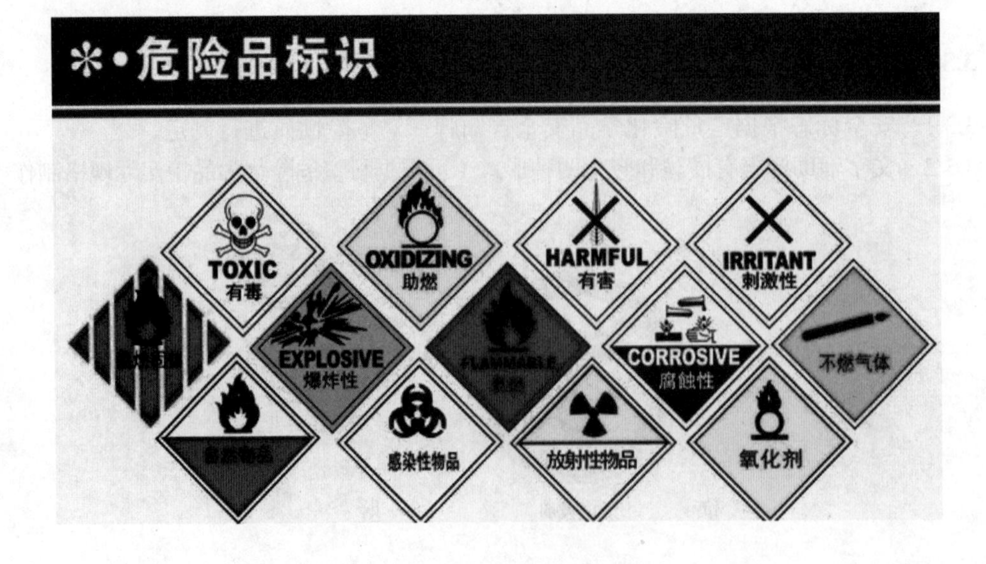

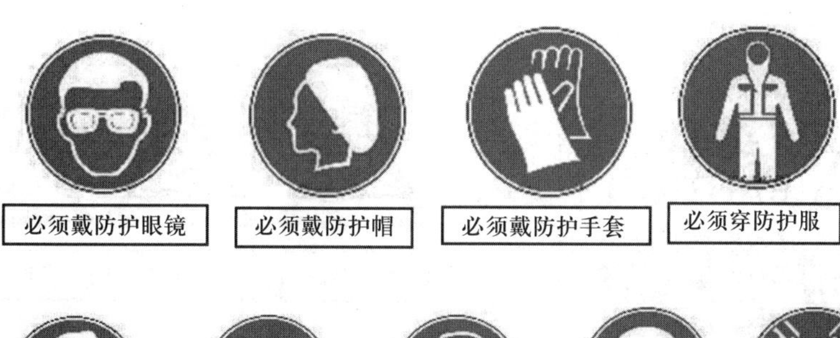

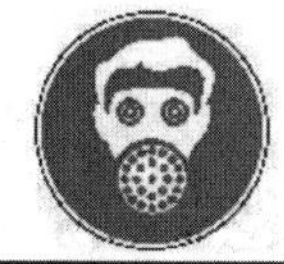

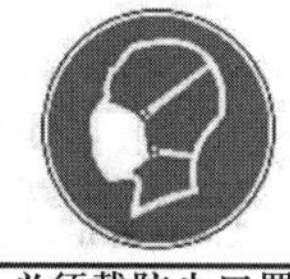

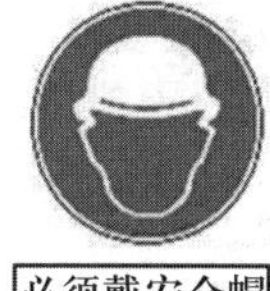

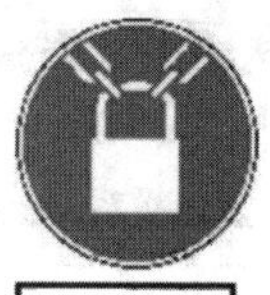

3.5　根据储存柜大、小及形状自行制作。

3.5.1　禁止标识、警告标志、指令标志根据科室危险化学品的类别，进行图标整合，尽量设置排列美观；

3.5.2　整体表格可根据储存柜大、小及单、双门扇的规格进行拆分制作。

样式：1

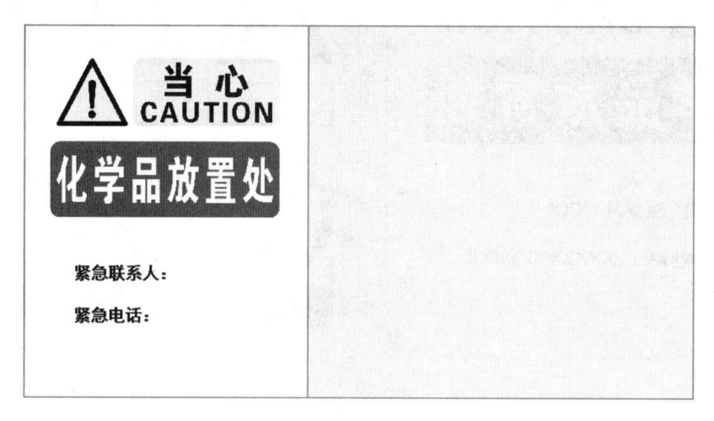

样式：2

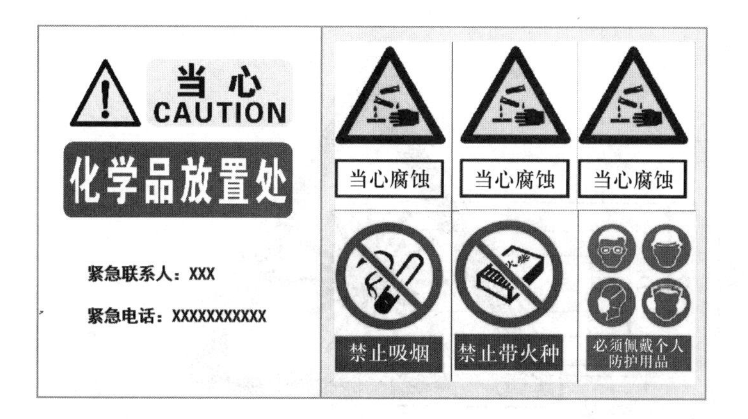

样式：3

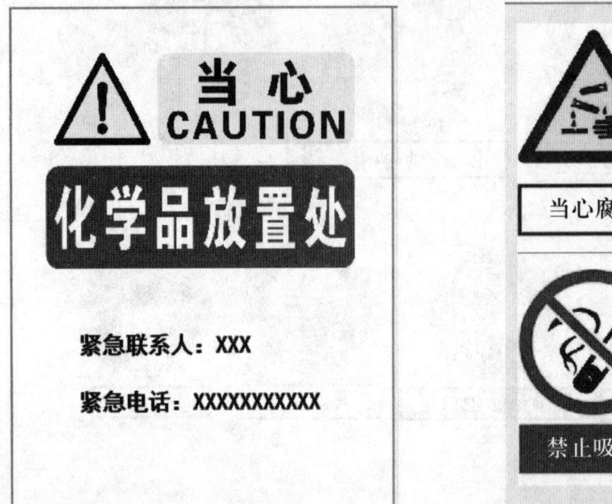

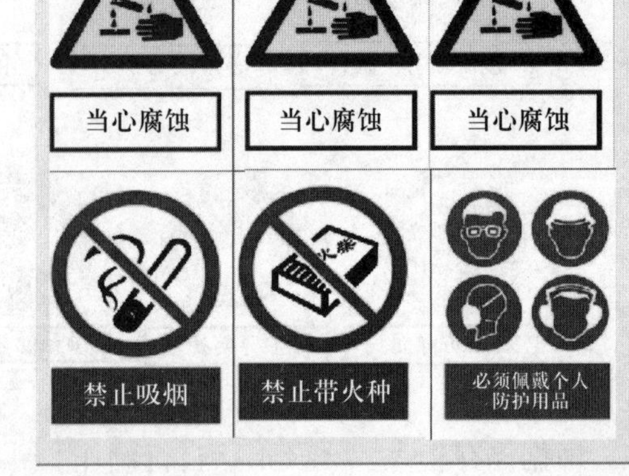

样式：4

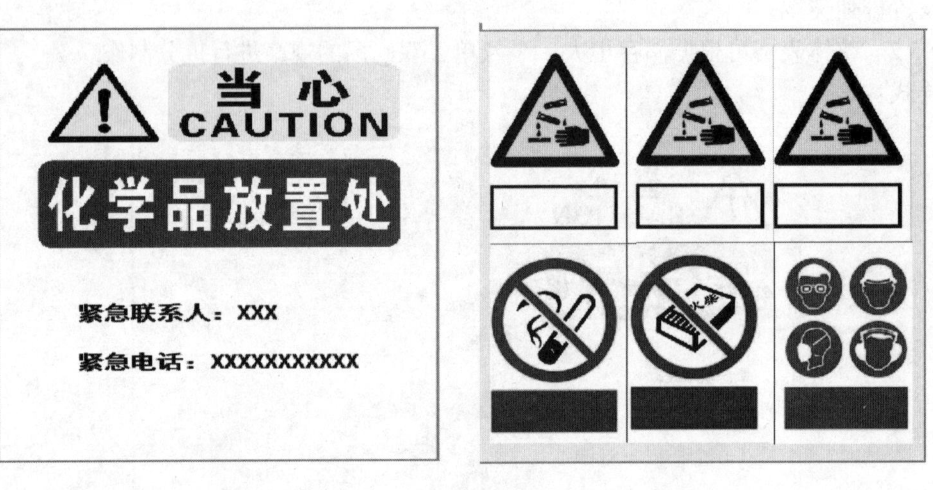

3.6 激光辐射警告标志的尺寸

激光辐射警告标志的图形与尺寸

常用尺寸规格（mm）

a	g_1	g_2	r	D_1	D_2	D_3	d
25	0.5	1.5	1.25	10.5	7	3.5	0.5
50	1	3	2.5	21	14	7	1
100	2	6	5	42	28	14	2
150	3	9	7.5	63	42	21	3
200	4	12	10	84	56	28	4
400	8	24	20	168	112	56	8
600	12	36	30	252	168	84	12

注：1.尺寸D_1、D_2、D_3、g_2和d都是推荐值。

2.能够理解标记的最大距离L与标记最小面积A之间的关系由公式给出：$A=L^2/2000$，式中A和L分别用平方米和米表示。这个公式适用于L小于50m的情况。

3.这些尺寸都是推荐值。只要和这些推荐值成比例，符号和边界清晰易读，并与激光产品要求的尺寸相符合。

3.7　激光辐射窗口标志、说明标志及其使用

3.7.1　激光辐射窗口标志

3.7.2　激光辐射窗口标志为带说明文字的长方形，其位置应在紧贴“当心激光”警告标志下边界的正下方。

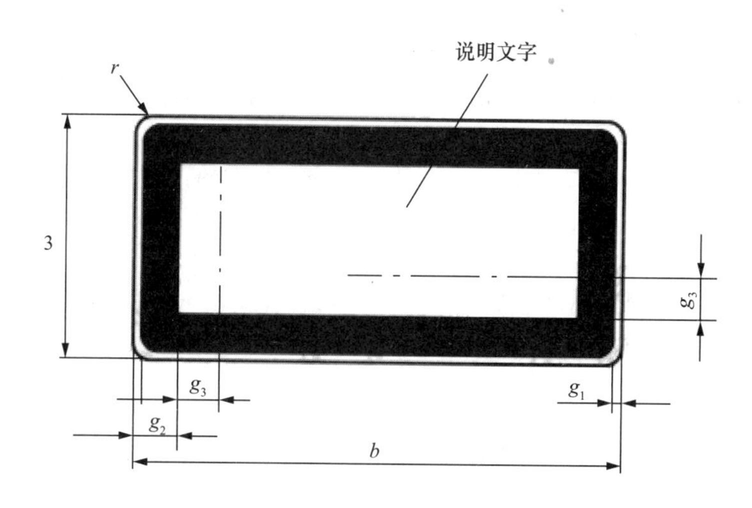

3.7.3　激光辐射窗口标志说明文字为激光窗口或避免受到从该窗口出射的激光辐射。

3.7.4　激光辐射窗口标志说明文字应写在激光辐射窗口标志规定的长方形边框中，文字的位置在激光辐射窗口标志g_3尺寸规定的虚线框内。

3.7.5　激光辐射窗口的常用尺寸规格。

常用尺寸规格（mm）

$a \times b$	g_1	g_2	g_3	r	文字的最小字号
26×52	1	4	4	2	文字的最小字号的大小必须能复制清楚
52×105	1.6	5	5	3.2	
74×148	2	6	7.5	4	
100×250	2.5	8	12.5	5	
140×200	2.5	10	10	5	
140×250	2.5	10	12.5	5	
140×400	3	10	20	6	
200×250	3	12	12.5	6	
200×400	3	12	20	6	
250×400	4	15	25	8	

3.8　激光产品辐射分类说明标志

说明文字的内容必须严格按照不同的辐射分类给予说明。

3.8.1　对可能达到2类激光产品辐射分类标志的说明文字为激光辐射、勿直视激光束、2类激光产品。

3.8.2　对可能达到3A类激光产品辐射标志的说明文字为激光辐射、勿直视或通过光学仪器观察激光束、3A类激光产品。

3.8.3　对可能达到3B类激光产品辐射标志的说明文字为激光辐射、避免激光束照射、3B类激光产品。

3.8.4　对可能达到4类激光辐射标志的说明文字为激光辐射、避免眼或皮肤受到直射和散射照射、4类激光产品。

3.8.5　2类以上（包括2类）激光产品辐射分类标志的说明文字还应标明激光辐射的发射波长、脉冲宽度（如脉冲激光输出）等信息。这些信息可以写在激光分类的下方或独立写在说明标志规定的长方形边框内。

3.8.6　说明文字中“激光辐射”一词对于波长在400～700nm（可见）范围内的激光辐射注明“可见激光辐射”；对于波长在400～700nm范围之外的激光辐射应注明“不可见激光辐射”。

3.9　激光辐射场所安全说明标志

3.9.1　激光辐射场所安全说明标志为带说明文字的长方形（图1），图形、尺寸、文字位置同C.1.1、C.1.3、C.1.4的规定。说明文字的内容按照不同的辐射分类给予相应的说明。

3.9.2　对可能达到3B类激光辐射场所说明标志的说明文字为激光辐射、避免激光束照射或者（也可同时）采用：激光工作进入时请戴好防护镜。

3.9.3　对可能达到4类激光辐射标志的说明文字为激光辐射、避免眼或皮肤受到直射和散射激光的照射或者（也可同时）采用：激光工作未经允许不得入内

3.9.4　激光产品和激光作业场所安全标志的使用

3.9.5　激光产品安全标志的使用

3.9.6　对所有可能达到2类的激光产品都必须有激光安全标志。每台设备必须同时具有激光警告标志、激光安全分类说明标志和激光窗口标志，激光产品安全标志使用实例如下：

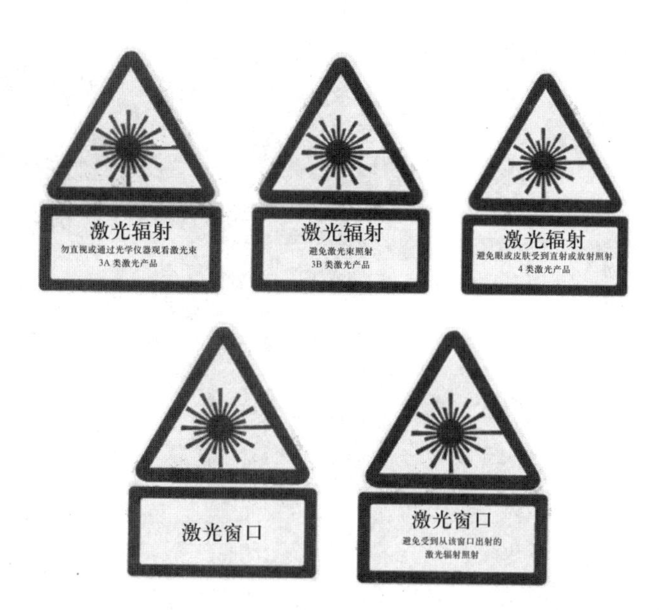

3.10　危险化学品储存柜的分类

3.10.1　危险化学品不按量计，是危险化学品都必须入柜、入库（房）存贮；

3.10.2　按量计，是达到一定存量后要分堆、分柜、分库等。易燃类（黄色）、可燃类（红色）、腐蚀类（天蓝色、白色）、毒害类（灰色）、压缩气体类（灰色）。

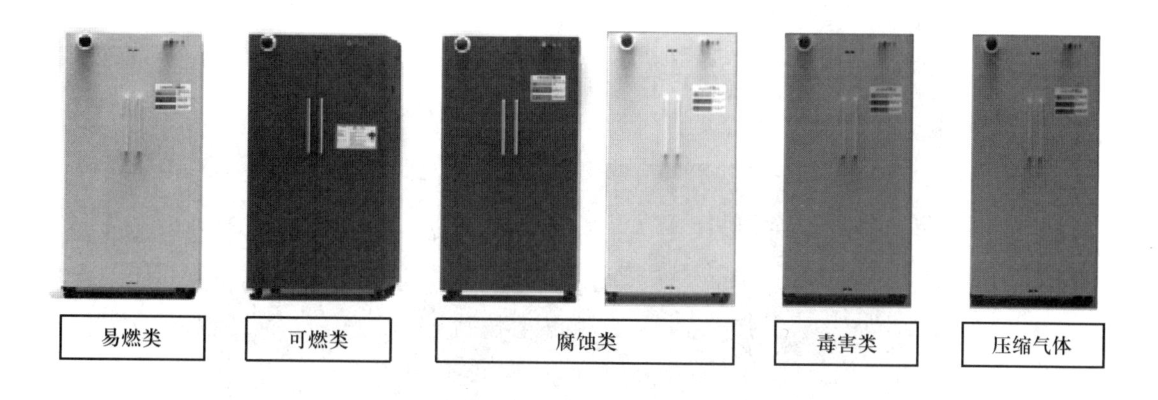

3.11 危险化学品储存柜安全标识的张贴方法（根据储存柜的规格设置合适的标识）

3.11.1 双开门

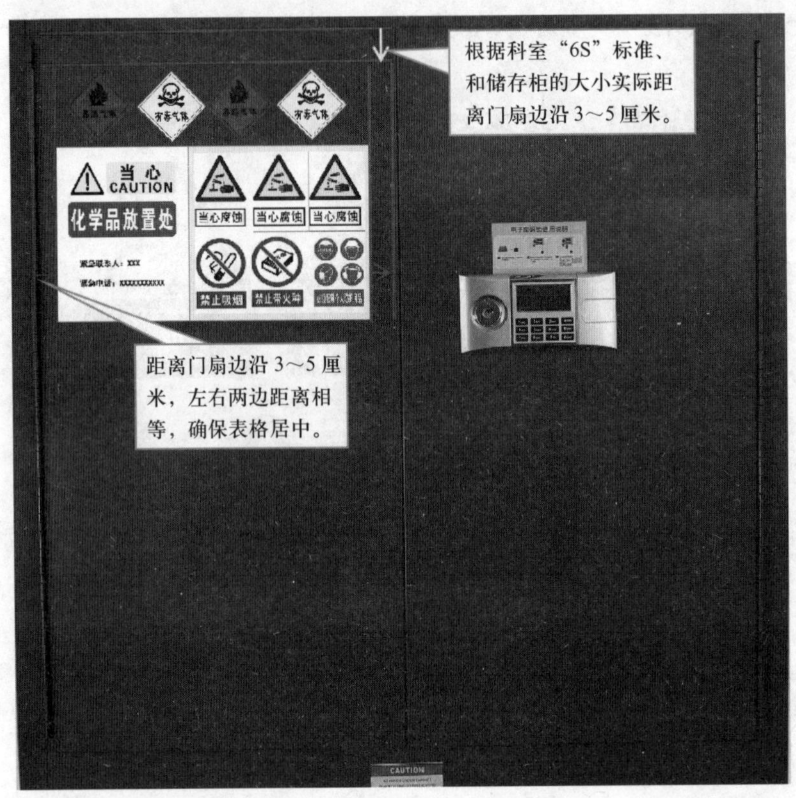

3.11.2 小型储存柜

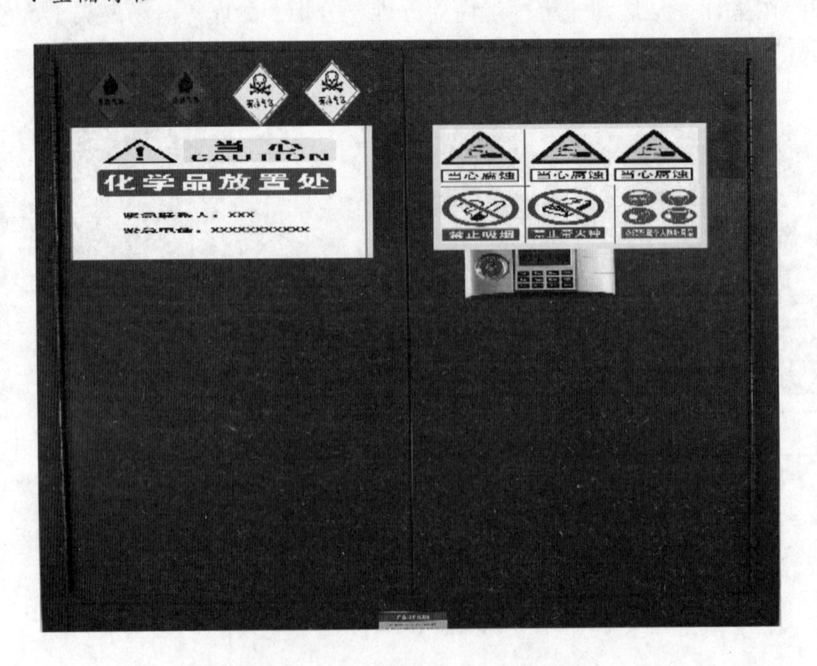

3.11.3　单开门储存柜

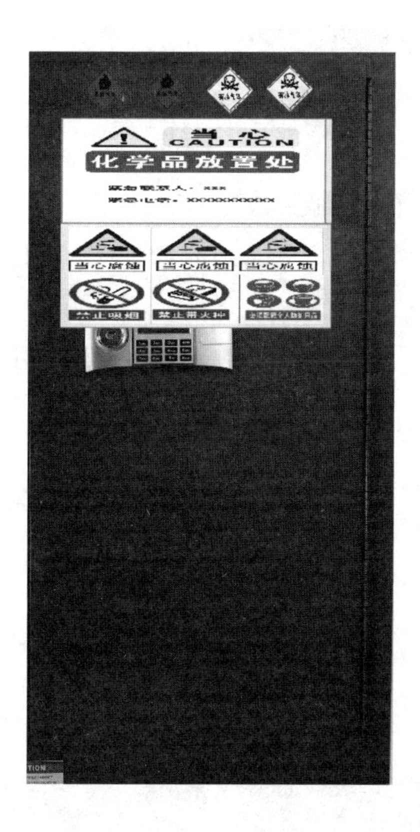

3.12　危险化学品储存柜安全告知牌和技术数据表的放置

3.12.1　安全告知牌根据储存的危险化学品种类，有几类就做几张，门扇正面和背面都可以张贴（大小根据柜子实际自行设定，确保美观）；如果种类较多，无法全部张贴的，统一用A4纸大小的防潮材料，各科室自行通知广告公司打印，打印好后统一放置柜中。

3.12.2　安全技术数据统一用A4纸大小的防潮材料打印，统一放置柜中。

3.12.3　危险化学品储存柜内部化学品的名字标签（“按6S”标准制作）

3.13　气瓶安全标签（必须要求供应商按国家标准提供）

3.13.1　瓶体标识

3.13.1.1　氧气的钢瓶颜色是天蓝色，字体是黑字。

3.13.1.2　氮气的钢瓶颜色是黑色，字体是黄字。

3.13.1.3　压缩空气的钢瓶颜色是黑色，字体是白字。

3.13.1.4　氯气的钢瓶颜色是草绿色，字体是白字。

3.13.1.5　氢气的钢瓶颜色是深绿色，字体是红字。

3.13.1.6　氨气的钢瓶颜色是黄色，字体是黑字。

3.13.1.7　石油液化气的钢瓶颜色是灰色，字体是红字。

3.13.1.8　乙炔气瓶和硫化氢气瓶为白色，字样为红色。

危险化学品安全告知牌

危险性类别	品名、英文名、分子式及CAS码	危险性标志
易燃 有毒	丙酮 C3H6O CN号：31025 UN号：1090 CAS码：/	

危险性理化数据	危险特性
熔点（℃）：-94.6 沸点（℃）：56.5 相对密度（水=1）：0.80 爆炸极限[%(V/V)]：2.5～13	其蒸气能与空气形成爆炸性混合物，遇明火、高热、极易燃烧爆炸。与氧化剂能发生强烈反应。其蒸汽比空气重，能在较低处扩散到相当远的地方，遇火源会着火回燃，若遇高热，容器内压增大，有开裂和爆炸的危险。

接触后表现	现场急救措施
急性中毒主要表现为对中枢神经系统的麻醉作用，出现乏力、恶心、头痛、头晕、易激动。重者发生呕吐、气急、痉挛，甚至昏迷。对眼、鼻、喉有刺激性。口服后，口唇、咽喉有烧灼感，然后出现口干、呕吐、昏迷、酸中毒和酮症。 慢性影响：长期接触该品出现眩晕、灼烧感、咽炎、支气管炎、乏力、易激动等。皮肤长期反复接触可致皮炎。	皮肤接触：立即脱去污染的衣着，用肥皂水和清水彻底冲洗皮肤。 眼睛接触：提起眼睑，用流动清水或生理盐水彻底冲洗。就医。 吸入 ：脱离现场至空气新鲜处，保持呼吸道通畅。如呼吸困难，给输氧。如呼吸停止，立即进行人工呼吸。就医。 食入：饮足量温水，催吐。就医。

个体防护措施

泄漏处理及消防措施

小量泄漏：用砂土或其他不燃材料吸附或吸收。也可以用大量水冲洗，洗水稀释后放入废水系统。

大量泄漏：构筑围堤或挖坑收容；用泡沫覆盖，降低蒸气灾害。用防爆泵转移至槽车或专用收集器内，回收或运至废物处理场所处置。

消防措施：遇火可用抗溶性泡沫、二氧化碳、干粉、砂土灭火。用水灭火无效。

丙酮安全技术数据表

标识	中文名：丙酮、阿西通	英文名：acetone	
	分子式：C_3H_6O	分子量：58.08	CAS号：67－64－1
	危规号：31025		
理化性质	性状：无色透明易流动液体，有芳香气味，极易挥发。		
	溶解性：与水混溶，可混溶于乙醇、乙醚、氯仿、油类、烃类等多数有机溶剂。		
	熔点（℃）：－94.6	沸点（℃）：56.5	相对密度（水＝1）：0.80
	临界温度（℃）：235.5	临界压力（MPa）：4.72	相对密度（空气＝1）：2.00
	燃烧热（KJ/mol）：1788.7	最小点火能（mJ）：1.157	饱和蒸汽压（KPa）：53.32（39.5℃）
燃烧爆炸危险性	燃烧性：易燃	燃烧分解产物：一氧化碳、二氧化碳。	
	闪点（℃）：－20	聚合危害：不聚合	
	爆炸下限（%）：2.5	稳定性：稳定	
	爆炸上限（%）：13.0	最大爆炸压力（MPa）：0.870	
	引燃温度（℃）：465	禁忌物：强氧化剂、强还原剂、碱。	
	危险特性：其蒸气与空气可形成爆炸性混合物。遇明火、高热极易燃烧爆炸。与氧化剂能发生强烈反应。其蒸气比空气重，能在较低处扩散到相当远的地方，遇明火会引着回燃。若遇高热，容器内压增大，有开裂和爆炸的危险。		
	灭火方法：尽可能将容器从火场移至空旷处。喷水保持火场容器冷却，直至灭火结束。处在火场中的容器若已变色或从安全泄压装置中产生声音，必须马上撤离。灭火剂：抗溶性泡沫、二氧化碳、干粉、砂土。用水灭火无效。		
对人体危害	侵入途径：吸入、食入、经皮吸收。 健康危害：急性中毒主要表现为对中枢神经系统的麻醉作用，出现乏力、恶心、头痛、头晕、易激动。重者发生呕吐、气急、痉挛，甚至昏迷。对眼、鼻、喉有刺激性。口服后，口唇、咽喉有烧灼感，然后出现口干、呕吐、昏迷、酸中毒和酮症。慢性影响：长期接触该品出现眩晕、灼烧感、咽炎、支气管炎、乏力、易激动等。皮肤长期反复接触可致皮炎。		
急救	皮肤接触：脱去被污染的衣着，用肥皂水和清水彻底冲洗皮肤。 眼睛接触：提起眼睑，用流动清水或生理盐水冲洗。就医。 吸入：迅速脱离现场至空气新鲜处。保持呼吸道畅通。如呼吸困难，给输氧。如呼吸停止，立即进行人工呼吸。就医。 食入：饮足量温水，催吐。就医。		
防护	工程控制：生产过程密闭。全面通风。 呼吸系统防护：空气中浓度超标时，佩戴过滤式防毒面具（半面罩）。 眼睛防护：一般不需要特殊防护，高浓度接触时可戴安全防护眼镜。 身体防护：穿防静电工作服。 手防护：戴橡胶手套。 其他防护：工作现场严禁吸烟。注意个人清洁卫生。避免长期反复接触。		
泄漏处理	迅速撤离泄漏污染区人员至安全区，并进行隔离，严格限制出入。切断火源。建议应急处理人员戴自给正压式呼吸器，穿消防防护服。尽可能切断泄漏源，防止进入下水道、排洪沟等限制性空间。小量泄漏：用砂土或其它不燃材料吸附或吸收。也可以用大量水冲洗，洗水稀释后放入废水系统。大量泄漏：构筑围堤或挖坑收容；用泡沫覆盖，降低蒸气灾害。用防爆泵转移至槽车或专用收集器内，回收或运至废物处理场所处置。		
贮运	包装标志：7　UN编号：1090　包装分类：Ⅰ 包装方法：小开口钢桶；螺纹口玻璃瓶、铁盖压口玻璃瓶、塑料瓶或金属桶（罐）外木板箱。 储运条件：储存在阴凉、通风仓间内。远离火种、热源。仓内温度不宜超过30℃。防止阳光直射。保持容器密封。应与氧化剂分开存放。储存间内的照明、通风等设施应采用防爆型，开关设在仓外。配备相应品种和数量的消防器材。罐储时要有防火防爆技术措施。露天贮罐夏季要有降温措施。禁止使用易产生火花的机械设备工具。灌装时应注意流速（不超过3m/s），且有接地装置，防止静电积聚。搬运时要轻装轻卸，防止包装及容器损坏。		

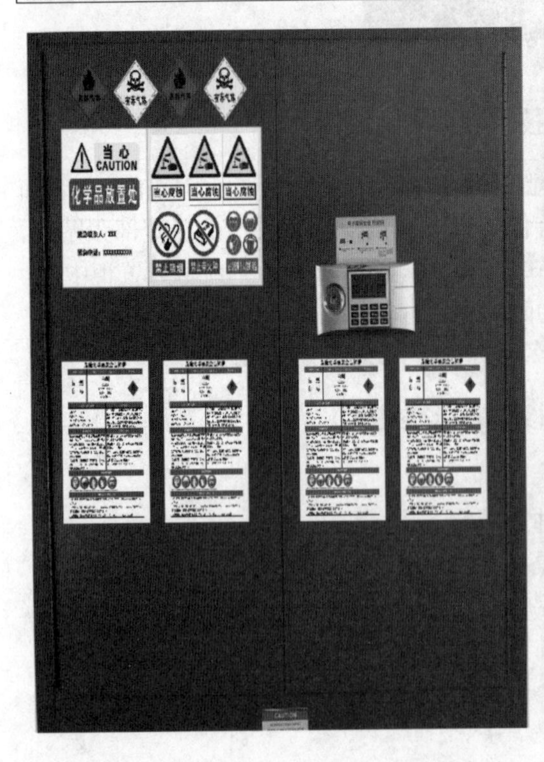

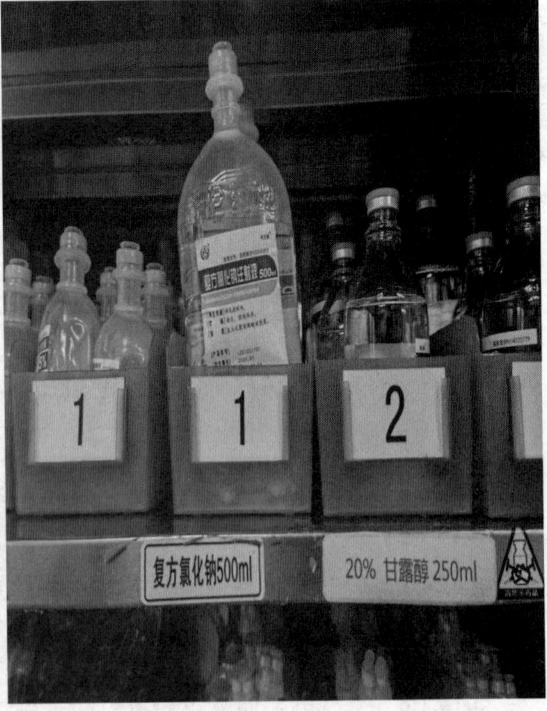

3.13.1.9　卤化氢、二氧化碳、二氧化氮气瓶是灰色，字样为黑色。

3.13.1.10　烷烯烃类气瓶都是褐色的，但烷烃类字为白色，烯烃类字为黄色。

3.13.2　安全标识采用挂于瓶体的方式，防止瓶体颜色一样的情况下由于移动后发生的差错问题，如果是只储存单一品种的可以贴于墙上。

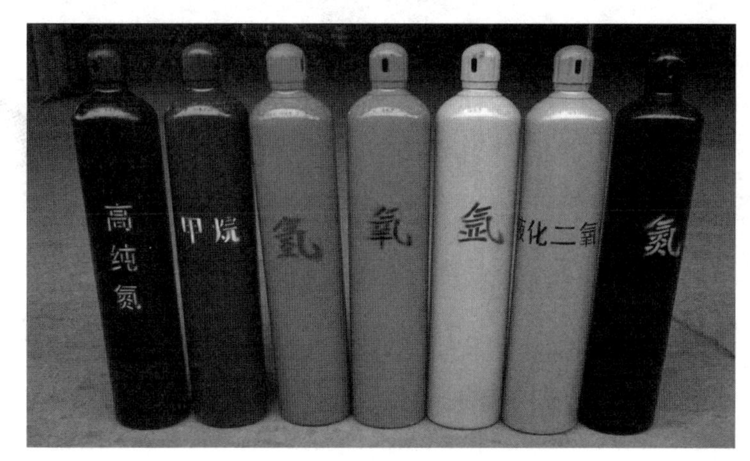

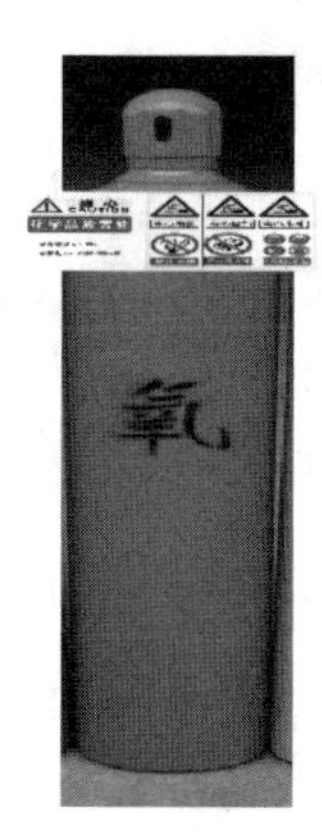

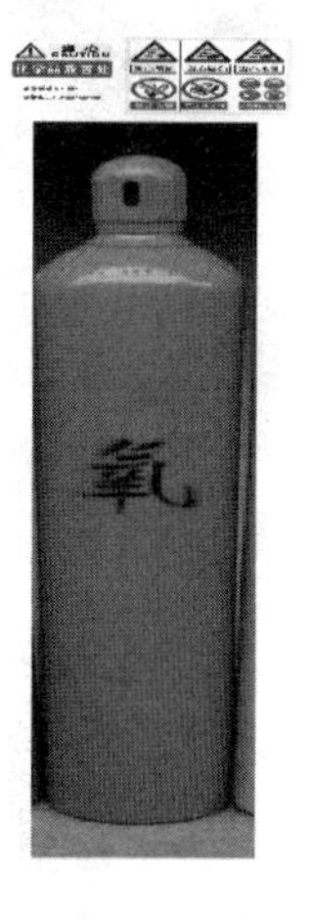

3.13.3　气瓶存放库、房（室），必须根据气体危险特性张贴相应安全标志。

4 参考资料

4.1 《安全标志及其使用导则》

4.2 《危险化学品安全管理条例》

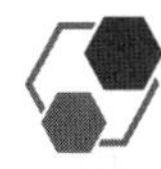

二十四、危险化学品教育培训制度

1 目的

加强医院危险化学品的安全管理工作，不断增强员工的安全生产意识及知识、技能。

2 通用范围

全院。

3 定义

全院或科室对危险化学品的管理性文件。

4 内容

4.1 教育培训对象

由医院保卫办公室负责医院的危险化学品教育培训工作，各科室同步开展危险化学品的安全教育培训。员工采取安全教育轮训，保证员工每人每年进行二次安全教育培训。

4.1.1 对岗位调动的人员必须进行换岗前的安全教育培训。

4.1.2 对新调入的人员或者是新配置危险化学品都必须进行安全教育培训。

4.2 安全教育培训的主要内容为

4.2.1 《中华人民共和国安全生产法》《危险化学品管理条例》《作业场所安全使用化学品公约》《工作场所安全使用化学品规定》、危险化学品的《安全技术说明书》等国家有关的法律法规、行业标准；

4.2.2 医院的危险化学品安全责任制及安全管理制度、安全操作规程：

4.2.2.1 正确辨识化学品安全标签的信息及其意义；

4.2.2.2 化学品安全技术说明书所提供的内容及其意义；

4.2.2.3 化学品进入人体的途径及其对人体的危害；

4.2.2.4 化学品安全使用程序和注意事项；

4.2.2.5 对化学品本身固有特性的了解；

4.2.2.6 应急处理措施和预案。

4.2.3 各项规章制度及安全操作规程，一些相关的事故案如

4.2.4 上级有关部门下发的各种有关安全的文件（掌握安全管理的新知识）。

4.3 根据实际工作情况的需要，采取以下几种培训方式：

4.3.1 职工在职或脱产培训；

4.3.2 直接传授培训，安排有工作经验的人员进行现场指导培训、开办讲座等；

4.3.3 其他方法：开展读书活动、提安全方面合理化建议等活动；

4.4 要求参加培训的职工必须认真学习，不得无故缺席，参加上岗、换岗前培训的职工必须通过培训考试。

4.5 组织培训人员必须做好登记、考核、备案工作，必须让参加培训的人员进行签字备案。

4.6 通过培训使每个参加安全教育培训职工深刻认识到安全的重要性。

5 参考资料

5.1 《中华人民共和国安全生产法》

5.2 《危险化学品安全管理条例》

5.3 《高州市人民医院医院危险化学品安全管理方案》

6 附件

6.1　危险化学品教育培训记录表（表18-24-1）

表18-24-1　危险化学品教育培训记录表

科室：

时间		地点		组织人	
培训内容					
参加人签名					
图片	附一张				
备注					
好的方面					
下步改进					

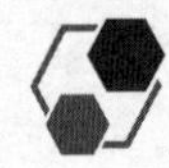

二十五、危险化学品废弃物处理制度

1 目的

防止废弃危险化学品污染环境或造成安全隐患，解决在危险化学品废弃物处理中，现有技术的应用性不足，处理过程长，产生二次污染风险的时间长，环节多等问题，采取正确方式方法处理和处置危险化学品废弃物。

2 通用范围

全院。

3 定义

3.1 危险化学品废弃物

是指未经使用而被所有人抛弃或者放弃的，淘汰、伪劣、过期、失效的危险化学品，危险化学品经过实验或使用后所产生的废弃物。

3.2 本制度结合总务办公室的废弃有害液体回收处理相关制度、医院感染管理科的医疗废物、废液处理管理相关制度共同执行。

4 内容

4.1 危险化学品废物的处理和处置的管理要求

4.1.1 统一由医院总务办公室委托有资质的第三方机构进行处理，必须符合环保要求。

4.1.2 产生危险化学品废弃物的产生量、贮存、流向、处置等有关资料必须做好台账登记。

4.1.3 必须指定专人负责，危险化学品废弃物处理部门统一处置，不得随意抛弃。

4.1.4 禁止在危险化学品贮存区域内堆积可燃危险废弃物。

4.1.5 贮存、运输、处置危险化学品废弃物，必须按照危险化学品废弃物特性分类进行。禁止混合贮存、运输、处置性质不兼容而未经安全性处置的危险化学品废弃物。

4.1.6 运输危险化学品废弃物，必须采取防止污染环境的措施。

4.1.7 对危险化学品废弃物容器、包装物，贮存、运输、处置危险化学品废弃物的场所、设施，必须设置危险废弃物识别标志。

4.1.8 危险化学品废弃物的包装应采用易回收利用、易处置或者在环境中易消纳的包装物。

4.1.9 剧毒品用完之后，留下的包装物必须严加管理，使用部门应登记造册，指定专人交物资回收部门，由专人负责管理。

4.1.10 贮存、运输、处置危险化学品废弃物的场所、设施、设备、容器、包装物及其他物品转作他用时，必须经过消除污染及消毒处理，方可使用。

4.1.11 转移危险化学品废弃物，按国家有关规定填写、办理废弃物转移联单，并向危险物移出地和接受地的县级以上环保局报告。

4.1.12 产生危险化学品废弃物的部门负责制定在贮存、运输、处置危险化学品废弃物时发生的意外事故的应急措施。

4.1.13 因发生事故，造成危险化学品废弃物严重污染环境时，必须立即采取措施消除或减轻对环境的污染危害，及时通报可能受到污染危害的单位和居民，并向医院主管部门和当地县级以上环保局以及其他有关部门报告。

4.2 危险化学品废弃物的处理（医院与有资质的公司签订合同，委托处理）

4.2.1 处理处置

在发生重大事故的情况下，大量的紧急废弃物在短时间内发生，超过了处置单元的处理处置能力。必须及时联系第三方单位第一时间进场处理。

4.2.2 暂存方式

4.2.2.1 暂存场所应该拥有比较完善的储藏设施，应急废弃物到达后，根据其性质、形态及到达批次分区域、分类别保管，禁止随意堆放通道等易取位置。

4.2.2.2 使用和产生危险化学品废弃物的部门，必须熟悉掌握废弃物的性质、危害特性、包装容器的使用特性和发生意外时的应急措施。

4.2.3 危险化学品废弃物的运输

4.2.3.1 用于危险化学品运输工具的槽罐以及其他容器，必须由专业生产企业定点生产，并经检测、检验合格，方可使用。

4.2.3.2 应当对前款规定的专业生产企业定点生产的槽罐以及其他容器的产品质量进行定期的或者不定期的检查。

4.2.3.3 运输危险化学品的驾驶员、船员、装卸人员和押运人员必须了解所运载的危险化学品的性质、危害特性、包装容器的使用特性和发生意外时的应急措施。运输危险化学品，必须配备必要的应急处理器材和防护用品。

4.2.3.4 通过公路运输危险化学品的，托运人只能委托有危险化学品运输资质的运输企业承运。

4.3 危险废物产生单位建立台账的要求

4.3.1 前期准备

4.3.1.1 分析危险废物的产生情况。从生产工艺、事故应急、设备检修、场地清理等方面分析危险废物的产生情况。

4.3.1.2 确定危险废物的代码和特性。根据《国家危险废物名录》或专业机构鉴别结果记录危险废物代码和特性。分别由危险废物产生部门、贮存部门和台账汇总部门填写。

4.3.1.3 规范危险废物的贮存。按照《危险废物贮存污染控制标准》GB 18597—2001的要求规范危险废物贮存容器、贮存设施、标识等。

4.3.2 危险废物管理一般流程

4.3.2.1 废物产生部门直接自行利用或处置内部废物利用或处置部门。

4.3.2.2 废物产生部门直接委托给外单位利用或处置外部废物利用或处置单位 。

4.3.3 台账建立

4.3.3.1 如实记录

根据危险废物的产生工序记录、危险废物特性和危险废物产生情况如实填写。

在实际生产过程中根据危险废物产生、贮存、利用处置等环节的动态流向如实填写。对需要重点监管的危险废物（如剧毒危险废物）可建立内部转移联单制度进行全过程追踪管理。对危险废物产生频繁的情形若从废物产生部门到贮存场所过程可控能够有效防止危险废物的散落和遗失则在产生环节可简化或不记录可不填写。

4.3.3.2 定期汇总

定期如按月、季或年汇总危险废物台账记录表和转移联单总结危险废物产生量、自行利用处置情况、委托外单位利用处置情况、临时贮存量等内容形成内部报表。

相应的产生工序调查表及工序图、危险废物特性表、危险废物产生情况一览表、委托利用处置合同、台账记录表和转移联单包括内部转移联单等相关材料要随报表封装。

4.3.3.3 专人保管

危险废物台账应分类装订成册由专人管理防止遗失。有条件的单位应采用信息软件辅助记录和管理危险废物台账。危险废物台账保存期限至少为5年。

5 参考资料

5.1 《固体废物污染环境防治法》

5.2 《危险化学品安全管理条例》

5.3 《国家危险废物名录》

5.4 《危险废物贮存污染控制标准》GB 18597—2001

6 附件

6.1 危险化学品废弃物产生工序记录表（表18-25-1）

6.2 危险化学品废弃物特性表（表18-25-2）

6.3 危险化学品废弃物处理登记表（表18-25-3）

表18-25-1 危险化学品废弃物产生工序记录表

科室（实验室）			
工序名称			
所用的原料			
序 号	名 称	用 量	用 量（年度的）
1			
2			
3			
4			
5			

续表

产品和副产品			
序　号	名　称	用　量	用　量（年度的）
1			
2			
3			
4			
5			

产生的危险废物					
序　号	废物代码	名　称	产　量	产量（年度的）	形　态
1					
2					
3					
4					
5					

负责人：　　　　　　　　填报人：

表 18-25-2　危险化学品废弃物特性表

<table>
<tr><td>废弃物代码</td><td></td><td>名称及描述</td><td></td><td>量：单位</td><td></td></tr>
<tr><td colspan="6">主要危险特性：（请勾选）
腐蚀性（　）急性毒性（　）　浸出毒性（　）　易燃性（　）
反应性（　）含毒性物质（　）感染性物质（　）
其他描述：</td></tr>
<tr><td colspan="6">废弃物的主要化学成分及含量：</td></tr>
<tr><td colspan="6">废弃物表现形态：（请勾选）
固态（　）半固态（　）液态（　）气态（　）______（　）</td></tr>
<tr><td colspan="6">贮存情况：
贮存方式（请勾选）：圆桶（　）储罐（　）编织袋（　）其他（　）
容器规格：　　　　　　　　　容器数量：</td></tr>
<tr><td colspan="6">废弃物流向信息：是否委托外单位利用/处置：是（　）　否（　）
单位内部利用/处置方法描述：</td></tr>
<tr><td colspan="2">委托单位名称</td><td colspan="2">联系人</td><td colspan="2">联系电话</td></tr>
<tr><td colspan="2"></td><td colspan="2"></td><td colspan="2"></td></tr>
<tr><td colspan="2"></td><td colspan="2"></td><td colspan="2"></td></tr>
</table>

负责人：　　　　　　　　填报人：

表 18-25-3　危险化学品废弃物处理登记表

出/入库时间		废弃物名	容器数（规格、材质）	容器量	经办人	接办人

负责人：　　　　　　　　　　填报人：

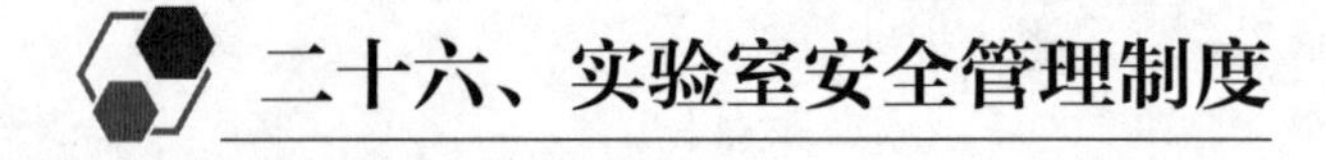

二十六、实验室安全管理制度

1 目的

切实加强实验室安全管理，确保医院教学、科研和医疗工作正常进行。

2 通用范围

全院。

3 定义

医院或科室对危险化学品的管理性文件。

4 内容

4.1　每个实验室应指定一名兼职安全员，具体负责本室的安全工作。安全员有权制止有碍安全的操作，纠正违章行为。

4.2　各实验室应根据各自工作特点，提出确保安全的具体要求，制定相应的安全管理制度，落实安全防范措施。

4.3　技术安全

4.3.1　对压力容器、电工、焊接、振动、噪声、高温、高压、辐射、强光闪烁、细菌疫苗及放射性物质等场所及其有关设备，要制定严格的操作规程，落实相应的劳动保护措施。

4.3.2　对易燃、易爆、剧毒及细菌疫苗等危险品，要指定专人负责，建立健全领取、发放、储存、登记等规章制度，绝不允许乱扔乱放、随意倾倒或销毁处理。领用时必须经实验室主任认可，对实验剩余的上述物品要立即做好妥善保管、存储处理，并做好详细记录。

4.3.3　各种压力气瓶不可靠近热源，离明火距离不得小于10m。夏季要防止烈日暴晒，禁止敲击和碰撞，外表漆色标志要保持完好，专瓶专用，严禁私自改装他种气体使用。

4.3.4　电气设备或电源线路必须按规定装设，禁止超负荷用电。不准乱拉乱接电线。对必须接的临时线，用毕立即拆除。

4.3.5　有接地要求的仪器必须按规定接地，定期检查线路，测量接地电阻。保证仪器设备正常工作，避免损失和事故。

4.3.6　对实验动物，要有专人负责，落实实验动物管理措施。

4.4　消防、环境安全

4.4.1　未经医院水电管理部门批准，实验室内严禁使用电加热器具（包括电炉、电取暖器、电水壶、电饭煲、电热杯、热得快、电熨斗、电吹风、电梳子等）。凡擅自使用电加热器具者，除没收设备、对使用人进行批评教育外，按规定处以处罚。

4.4.2　实验室内不得使用明火取暖，严禁吸烟。必须使用明火实验的场所，需要经保卫部门批准。有违反者，实验室安全员有权制止。

4.4.3　实验室必须配备足量的消防器材，置于易取之处，指定专人负责，妥善保管。各种安全设施不准借用或挪用。要定期检查，发现问题，及时采取补救措施。

4.4.4　实验室必须按医院相关要求，做好安全用电、用水及防盗安全的管理工作。

4.4.5　实验室内外采光与照明，应达到实验操作照明度和安全标准。

4.4.6　实验室具有良好的通风、除尘及空气调节设施，使室内温度、湿度及空气清新度满足实验要求。

4.4.7　各实验室应对有废气、废物、废液，排放的实验室，在新建和改、扩建时应按照有关规定提出要求，列入工程计划一起施工，搞好实验室的环保建设。

4.5　保密安全

4.5.1　各实验室应定期清查本室承担的科研项目，会同有关部门，合理划定密级。按照密级采取相应保密措施。

4.5.2　实验室承担的涉及保密科研项目的测试数据、分析结论、阶段成果和各种技术文件，均要按科技档案管理制度进行保管和使用，任何人不得擅自对外提供资料，如发现泄密事故，应立即采取补救措施，并对泄密人员进行严肃处理。

4.5.3 对精密、贵重仪器和大型设备的图纸、说明书等资料，要按规定存放，设专人妥善保管，未经领导批准，不得随便携出或外借。

4.5.4 保密项目的实验场地，不准对外开放。外宾参观实验室要经领导批准，并划定参观范围。在国内同行中交流科研成果，要按有关规定，逐级报批。

4.5.5 实验涉及经济保密、公文保密和国防保密的，要按有关部门的规定执行。

4.5.6 各实验室应经常对实验室工作人员进行涉外保密教育，定期对保密工作的执行情况进行认真检查，杜绝泄密事故。

4.6 安全处理

4.6.1 对违章操作，玩忽职守，忽视安全而造成水灾、被盗、污染、中毒、人身重大损伤、精密、贵重仪器和大型设备等重大事故，实验室工作人员要保护好现场，立即向院总值班、保卫办公室、医院感染管理科等相关部门报告。有关部门要及时对事故做出相应处理。对隐瞒不报或缩小、扩大事故真相者，应予从严处理。

4.6.2 对违反本规定的单位和个人，医院保卫部门、实验室与资产管理部门有权停止其工作，限期整改。凡被责令整改的实验室，要采取相应的整改措施，经各有关部门检查合格后，方可恢复工作。对造成严重安全事故的单位或个人，将追究行政责任直至刑事责任。

5 参考资料

5.1 《中华人民共和国安全生产法》

5.2 《危险化学品安全管理条例》

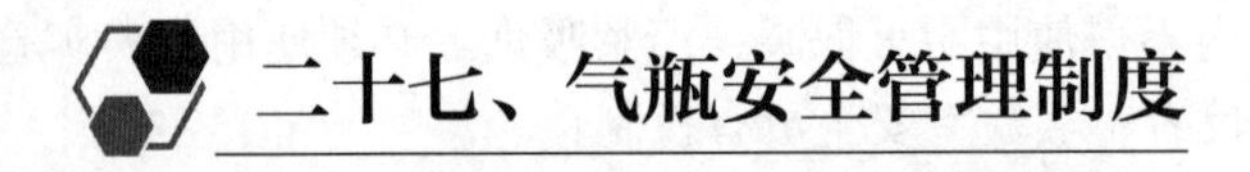

二十七、气瓶安全管理制度

1 目的

规范各类气瓶的安全管理，保证气瓶安全使用，保护人身和财产安全。

2 通用范围

全院。

3 定义

气体种类主要有氢气、氮气、氩气、氯气、氧气、二氧化碳、压缩空气、氨气及乙炔等，它们通常储存于气钢瓶内。这些气体有些属于可燃气体、助燃气体、有毒气体等，在使用过程中存在大量的不安全因素，需要对气体钢瓶进行安全使用与管理，在确保安全的前提下方能使用。

4　内容

4.1　“谁使用，谁负责；谁管理，谁负责”的原则

4.1.1　采购部门负责对气瓶供应商的安全管理，签订气瓶供应安全合同。

4.1.2　使用部门负责储存、使用的安全管理，建立气瓶安全管理台账。

4.1.3　保卫办公室负责组织检查和指导各部门对各类气瓶的安全管理工作。

4.2　气瓶的采购、租赁、充装气体由采购部门负责，必须遵守下列规程：

4.2.1　气瓶的购置、租赁、充装气体必须到具有资质的经销单位或生产制造厂家。

4.2.2　气瓶的管理及发放部门应建立气瓶档案，档案包括生产制造单位、日期、合格证、产品质量说明、检验记录等。

4.2.3　各类充填气体的气瓶外表颜色必须符合国家标准GB 7144《气瓶颜色标记》的规定，色泽字迹清晰。检验标纪要明显易识别。并在检验周期内，气瓶附件、充气排气阀处的防护帽、瓶体防震胶圈必须齐全。否则，不准使用。

4.3　气瓶的运输与搬运应遵守下列规定

4.3.1　运输工具上应有明显“危险品”等安全标志；

4.3.2　必须佩戴好瓶帽、防震圈，轻装轻卸，严禁抛、滑、滚、碰。

4.3.3　瓶内气体相互接触可引起燃烧、爆炸、产生毒物的气瓶，不得同车运输和同室存放。

4.3.4　采用车辆运输时气瓶应直立向上装在车上，气瓶应妥善固定。立放时，车厢高度应在瓶高的2/3以上，卧放时，瓶阀端应朝向一方，垛高不得超过五层且不得超过车厢高度。

4.3.5　运输可燃气体气瓶时，严禁烟火。运输工具上应有灭火器材。

4.3.6　充气气瓶的运输应严格遵守《危险化学品安全管理条例》的规定。

4.3.7　搬运气瓶时，要旋紧瓶帽，以直立向上的位置来移动，注意轻装轻卸，禁止从钢瓶的安全帽处提升气瓶。近距离（5m内）移动气瓶，应用手扶瓶肩转动瓶底，并且要使用手套。移动距离较远时，应使用专用小车搬运，特殊情况下可采用适当的安全方式搬运。

4.4　气瓶的储存应遵守下列规定

4.4.1　气瓶应储存在专用储存场所内，气瓶储存场所应符合《建筑设计防火规范》的有关规定，储存场所与其他建筑物的距离应不少于20m，在10m以内不得存放易燃易爆物品，不得进行明火作业，并有明显禁火标志。

4.4.2　储存场所内不得有地沟、暗道，存储场所应通风、干燥、防止雨（雪）淋、水浸，避免阳光直射，严禁明火和其他热源，不得有地沟、暗道和底部通风孔，并且严禁任何管线穿过。

4.4.3　气瓶应分类存储，并设置标签。空瓶和满瓶分开存放。氧气或其他氧化性气体的气瓶应与燃料气瓶和其他易燃材料分开存放，间隔至少6m。氧气瓶周围不得有可燃物品、油渍及其他杂物。严禁乙炔气瓶与氧气瓶、氯气瓶及易燃物品同室储存。

4.4.4　气瓶放置应整齐，佩戴好瓶帽，立放时要妥善固定，横放时，头部朝一方，垛高不宜超过五层。

4.4.5　气瓶应直立存储，用栏杆或支架加以固定或扎牢，禁止利用气瓶的瓶阀或头部

来固定气瓶。支架或扎牢应采用阻燃的材料，同时应保护气瓶的底部免受腐蚀。禁止将气瓶放置到可能导电的地方。

4.4.6 气瓶（包括空瓶）存储时应将瓶阀关闭，卸下减压器，戴上并旋紧气瓶帽，整齐摆放。实验室对高压气体钢瓶必须分类保管，直立固定并经常检查是否漏气，严格遵守使用钢瓶的操作规程。

4.4.7 储存场所保管人员有权拒绝气瓶附件不全和充填不合格的气瓶入库。

4.4.8 存储可燃、爆炸性气体气瓶的库房内照明设备必须防爆，电器开关和熔断器都应设置在库房外，同时应设避雷装置。

4.4.9 为防止压缩气体钢瓶安全事故发生，凡是需要使用气体钢瓶，必须填写申请领用的相关手续，内容包括：气体名称、序号、气瓶编号，入库日期、发放日期、气瓶检验日期，领用单位、领用者姓名，发放者姓名，备注等。

4.4.10 气瓶管理人员气体钢瓶进行定期技术检查、更换，严禁气体钢瓶超期服役，并记录相关检查项目和时间。气瓶入库储存前，应认真做好气瓶入库前的检查验收工作，对检查验收合格的气瓶，应逐只进行登记。

4.5 气瓶的使用应遵守下列规定：

4.5.1 不使用超期未检的气瓶，不得擅自更改气瓶的钢印和颜色、字样的标记。

4.5.2 气瓶使用前应进行安全状况检查，对盛装气体进行确认。

4.5.3 气瓶的放置点，不得靠近热源，距明火10m以外，严禁用温度超过40℃的热源对气瓶加热。

4.5.4 夏季露天使用时应防止暴晒。

4.5.5 气瓶需要移动时，最好用轻便的专用小车或由两人用棕绳捆好抬运，禁止随便在地上滚动，禁止用起重设备直接吊运气瓶。气瓶立放时应采取防止倾倒措施。

4.5.6 严禁敲击、碰撞瓶阀，严禁猛拧减压器的调节螺丝。

4.5.7 在移动性工作中使用气瓶时，可燃气体瓶与助燃气体瓶必须分开放置，放置距离要求在5米以上，要将气瓶放置在无人触动的较为安全地方，禁止放在办公室、走廊及电源，火源附近。

4.5.8 使用气瓶时应选装好压力调节器，再慢慢开启气门，操作者应站在侧面，以免受到高压气体的冲击，使用乙炔气瓶时，必须在压力调节器后端安装回火防止器。

4.5.9 压力气瓶上选用的减压器要分类专用，安装时螺母要旋紧，防止泄漏；开、关减压器和开关阀时，动作必须缓慢；使用时应先旋动开关阀，后开减压器；用完后，先关闭开关阀，放尽余气后，再关减压器。切不可只关减压器，不关开关阀。

4.5.10 氧气瓶或氢气瓶等，应配备专用工具，并严禁与油类接触。操作人员不能穿戴沾有各种油脂或易感应产生静电的服装、手套操作，以免引起燃烧或爆炸。

4.5.11 可燃气体与助燃气体的输送软管必须按颜色的色泽规定使用。

4.5.12 瓶内气体不得用尽，必须留有剩余压力，永久气体气瓶的剩余压力应不小于0.05MPa，液化气体气瓶应留有不少于0.5%～1.0%规定充装的剩余气体。

4.5.13 乙炔瓶使用时不能倒立，不能横躺卧放。

4.5.14 气瓶与电焊在同一地点使用时，如果气瓶有带电可能性时，瓶底应垫以绝缘物，以防气瓶带电。

4.5.15　如果发生瓶口气门漏气或其他异常现象，不得擅自修理，应该及时向领导提出，以便送往专业工厂去修理。

4.5.16　严禁在气瓶上进行电焊引弧。

4.6　气瓶日常检查，并完善相关台账。

4.6.1　检查气瓶的外表涂色和警示标签是否清晰可见；

4.6.2　气瓶的外表是否存在腐蚀、变形、磨损、裂纹等严重缺陷；

4.6.3　气瓶的附件（防震圈、瓶帽、瓶阀）是否齐全、完好；

4.6.4　气瓶的使用状态（满瓶、使用中、空瓶）。检查气瓶是否超过定期检验周期，盛装腐蚀性气体的气瓶（如二氧化硫、硫化氢等），每两年检验1次；盛装一般气体的气瓶（如空气、氧气、氮气、氢气、乙炔等），每3年检验1次；盛装惰性气体的气瓶（氩、氖、氦等），每五年检验1次。

4.6.5　气瓶在使用过程中，发现有严重腐蚀、损伤或对其安全可靠性有怀疑时，应提前进行检验。

4.6.6　超过检验期限的气瓶，启用前应进行检验。

4.7　建立安全教育制度，营造气体和气瓶储存、使用等安全氛围。每年度至少组织储存、使用等科室人员开展两次的相互参观、学习业务培训和应急演练。

4.8　气瓶使用部门每月要对本部门使用的各类气瓶进行1次安全检查和清点，将检查结果汇总后存档备查。

4.9　对违反本制度，导致气瓶发生事故的，要追究责任单位及其当事人的责任，并按有关规定处罚。

5　参考资料

5.1 《危险化学品安全管理条例》

5.2 《建筑设计防火规范》

5.3 《气瓶颜色标记》GB 7144

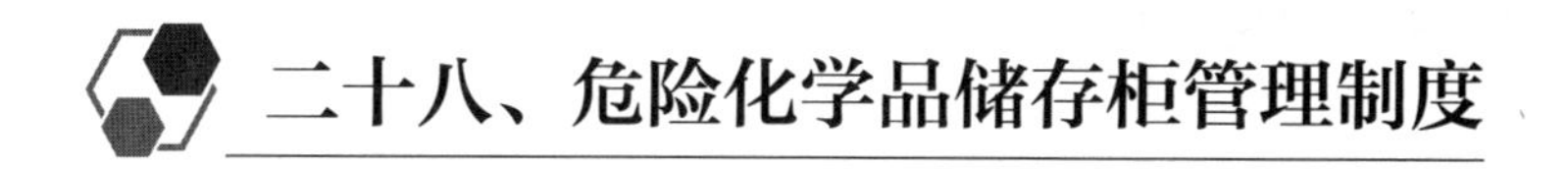

二十八、危险化学品储存柜管理制度

1　目的

规范危险化学品的储存、使用和保管，以“6S”标准加强危险化学品的管理，保障安全稳定。

2　通用范围

全院。

3 定义

3.1 危险化学品储存柜是指用于储存易燃液体、可燃液体、腐蚀性液体、毒害品、压缩气体气瓶等危险化学品的柜体。

3.2 分类

危险化学品储存柜按用途分为易燃液体储存柜、可燃液体储存柜、腐蚀性液体储存柜、毒害品储存柜、压缩气体气瓶储存柜。

4 内容

4.1 危险化学品储存柜的分类

4.1.1 危险化学品不按量计，是危险化学品都必须入柜、入库（房）存贮。

4.1.2 按量计，达到一定量后要分柜、分库、分堆等。

4.1.3 储存柜以色别分类

易燃类（黄色）、可燃类（红色）、腐蚀类（天蓝色、白色）、毒害类（灰色）、压缩气体类（灰色）。

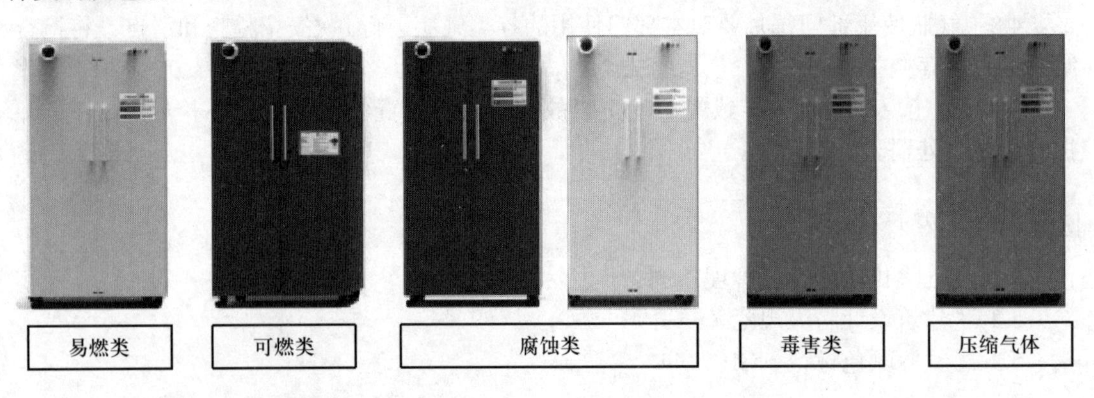

4.2 危险化学品储存柜的技术要求

4.2.1 外观

柜体及各部件涂层色泽统一、厚薄均匀，表面应平整、光滑；金属件无锈蚀，柜体焊缝均匀无毛刺。

4.2.2 工艺装配

柜体零部件的结合处应平整牢固，各种配件、连接件安装不应有少件、漏钉、透钉（预留孔、选择孔除外），启闭部件安装后应使用灵活。

4.2.3 材料

柜体材料可采用钢制金属材料制造，其厚度不应低于1.2mm，其抗拉强度不应小于345MPa。抗拉强度试验宜按GB 10409—2001的规定进行。腐蚀性液体储存柜柜体材料应选择相应的耐腐蚀材料，防止柜体被泄漏的危化品腐蚀而变形，如采用聚丙烯（PP）材质，厚度不应低于8mm。

4.2.4　结构

柜体宜采用双层结构，内外层间至少应确保38mm空间；双层柜体间可用不燃材料填充，不燃材料应符合标准要求；易燃液体和可燃液体储存柜柜体应设有防静电接地装置；柜体上设置通风孔。除压缩气体气瓶储存柜外，其他储存柜柜底应预留防泄漏的盛漏槽。

4.2.5　容量承重

柜体及搁板应能承受其最大盛装重量。

4.2.6　防火、防静电

柜体应装有静电接地装置并张贴静电接地标识。

4.2.7　通风

储存柜应设通风孔并张贴通风标识。易燃液体和可燃液体储存柜应在柜体两侧分别设置固定式带阻火功能的上下通风孔，其中阻火功能检测宜符合FM 6050测试要求。

4.2.8　防泄漏

渗漏槽深度至少51mm。

4.2.9　锁

储存柜上安装的机械防盗锁或电子密码锁应符合的相关要求、必须达到双锁要求。

4.2.10　门（单/双开门）

柜门应配备自锁装置，柜门宜安装闭门器及高温熔断装置，温度高于100℃，门自动关闭，闭门器性能应符合规定。

4.3　压缩气体气瓶柜设置要求

4.3.1　毒性气体和易燃气体应设置有毒/可燃气体浓度报警监测装置，气体浓度检测探头应在检定有效期内。

4.3.2　气体浓度检测探头安装高度应符合如下要求：

4.3.2.1　探测到比空气重的气体，探头安装在柜体下部。

4.3.2.2　探测到比空气轻的气体，探头安装在柜体上部。

4.3.3　报警装置应具有声、光显示功能，应安装在工作人员易看到和听到的地方。

4.3.4　毒性气体不应直接排到室外，如设置自动联锁强排风扇，排风管应与吸收处理装置连接。

4.3.5　易燃气体气瓶储存柜应设置自动联锁强排风扇，排风管应接到室外，排风管应采用金属管道并接地。

4.3.6　易燃/毒性气体气瓶储存柜采用的防爆型有毒气体检（探）测器应取得防爆合格证。

4.3.7　柜内应安装防止气瓶倾倒的固定装置，如固定导轨、固定链条等。

4.3.8　柜体颜色应符合4.1的要求，并宜在柜体摆放位置标示黄色警示线。

4.4　危险化学品储存柜的使用安全管理要求

4.4.1　危险化学品储存柜存放及使用场所应满足以下安全管理要求：

4.4.1.1　使用单位应根据储存危险化学品的性质、数量选择符合要求的储存柜，危险化学品储存柜可储存的常见危险化学品。

4.4.1.2　危险化学品储存柜或柜组应独立设置，远离火源、热源、电源及产生火花的环境，周边1m范围内不应放置杂物；当多个存放性质相近危险化学品的储存柜组成柜组时，相邻储存柜的间距不应小于150mm。

4.4.1.3　危险化学品包装容器泄漏、渗漏时，应迅速处理，不应继续存放在危险化学品储存柜内。

4.4.1.4　易燃液体和可燃液体储存柜柜体防静电接地装置应有效运行，静电接地体的接地电阻值应小于100Ω。

4.4.1.5　危险化学品不应与相应的相禁忌化学品混合储存。

4.4.1.6　危险化学品生产企业应当根据《危险化学品安全管理条例》的要求提供与其生产的危险化学品相符的化学品安全技术说明书，并在危险化学品包装（包括外包装件）上粘贴或者拴挂与包装内危险化学品相符的化学品安全标签。化学品安全技术说明书和化学品安全标签所载明的内容应当符合国家标准的要求。

4.4.1.7　使用人员应佩戴相应个体劳动防护用品，领用危险化学品时，应做好相关记录。

4.4.1.8　危险化学品储存柜存放场所应配备相应灭火器材。

4.4.1.9　储存剧毒危险化学品时，应符合《危险化学品安全管理条例》（国务院令第591号）和《剧毒化学品购买和公路运输许可证件管理办法》（公安部令第77号）等法律法规的相关规定。

4.4.2　危险化学品储存柜管理制度要求

4.4.2.1　使用单位应制定危险化学品储存柜安全管理制度。

4.4.2.2　使用单位应编制危险化学品储存柜安全操作规程。

4.5　应急处置

4.5.1　使用单位应编制危险化学品储存柜现场处置方案及应急处置卡。

4.5.2　使用单位应每半年至少组织相关人员进行1次应急演练，并做好演练记录。

4.5.3　管理人员要求：危险化学品储存柜管理人员应进行安全培训，具备危险化学品安全使用知识和危险化学品事故应急处置能力，经使用单位考核合格后才能上岗。

4.6　危险化学品储存柜安全检查及维修

4.6.1　使用单位应定期对危险化学品储存柜进行安全检查、维护，检查项目应包括但不限于：

4.6.1.1　柜体外观完好整洁，无锈蚀。

4.6.1.2　防静电接地装置牢固、无锈蚀，标识清晰完整。

4.6.1.3　通风口完好畅通，标识清晰完整。

4.6.1.4　物品摆放整齐，包装无破损、渗漏。

4.6.1.5　气体浓度检测探头准确度标定。

4.6.1.6　盛漏槽无破损、渗漏。

4.6.2　维修危险化学品储存柜时，应清理出柜内危险化学品后再进行作业，并做好相应的维修记录。

4.7　危险化学品储存柜储存常见的危险化学品

危险化学品必须分类专柜存放于阴凉干燥通风处，实行双人双锁管理（易燃品柜跟前要有灭火器）

4.7.1　有毒药品专柜存放

氰化物、砷化物、汞和汞化物、钡化物、铅化物、草酸、四氯化碳、三氯甲烷、甲醛等。

4.7.2　易燃易爆药品专柜存放

4.7.2.1　易引燃引爆的氧化剂

氯酸钾、氯酸钠、硝酸钠、过氧化钠、硝酸钾、硝酸铵等；

4.7.2.2　易燃液体

乙醚、汽油、煤油、二硫化碳、丙酮、苯、甲苯、乙醇、丙醇等；

4.7.2.3　易燃固体

红（赤）磷、硫粉、镁条、铝粉等；易自燃固体：黄（白）磷（注意要及时往瓶中添加冷水）；

4.7.2.4　遇水燃烧的固体

钾、钠、电石（学名叫碳化钙）等。

4.7.3　强腐蚀性药品专柜存放

4.7.3.1　氧化性的

溴、碘、过氧化氢、高锰酸钾等；

4.7.3.2　强酸

硫酸、硝酸、浓盐酸；

4.7.3.3　强碱

氢氧化钠、氢氧化钾等。

注意：如甲醛、苯、萘、乙醇、汽油、煤油、乙醚、二硫化碳等危险化学品也要存放到相应的危险品柜中，进行统一管理。

5　参考资料

5.1《危险化学品安全管理条例》

5.2《建筑设计防火规范》

6 附件

6.1 危险化学品储存柜储存常见的危险化学品（表18-28-1）

表18-28-1 危险化学品储存柜储存常见的危险化学品

序号	化学品名称	易燃液体储存柜	可燃液体储存柜	腐蚀液体储存柜	毒害品储存柜	气体存储柜
1	甲苯	√				
2	汽油	√				
3	甲醇	√				
4	正乙烷	√				
5	天那水	√				
6	油漆、油墨	√				
7	2－丁酮	√				
8	乙酸乙酯	√				
9	酒精（乙醇）	√				
10	煤油	√				
11	异丙醇	√				
12	正丁酸	√	√			
13	乙二醇	√	√			
14	硝酸			√		
15	盐酸			√		
16	硫酸			√		
17	二氯甲烷				√	
18	苯胺				√	
19	氢气					√
20	氧气					√
21	一氧化碳					√
22	氮气					√

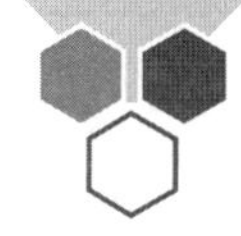

第十九章　总务办公室管理制度

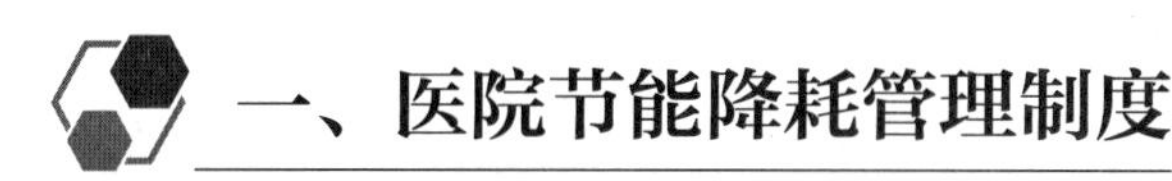

一、医院节能降耗管理制度

1　目的

发挥公共机构在全社会节能减排中的表率作用，创建节能型医院，加强医院节能工作，降低运行成本，建立节能降耗长效工作机制。

2　通用范围

全院。

3　内容

3.1　节约用电管理

3.1.1　加强节约用电宣传

各科室要加强对节约用电知识宣传和教育，普及节约用电科学知识，提高节约资源重要性的认识，增强节约用电责任心。

3.1.2　在医院区域显著位置张贴节电标识、温馨提示，公布维修电话。

3.1.3　全院员工都应履行节约用电义务

各科室要加强节约用电巡视检查，对发现浪费电力资源的行为，应及时制止。

3.1.4　加强照明用电管理

院区内道路用灯每晚定时开关，严格控制建筑物外部泛光照明以及装饰照明。除重大节假日外，不得开启装饰灯、景观照明灯。杜绝白昼灯、长明灯。自然采光条件较好的区域，白天要充分利用自然光，不开灯或少开灯；在保证行人安全、监控设备正常运转的情况下，夜间尽量减少照明灯数量。

3.1.5　加强空调用电管理

严格执行国家有关空调室内温度控制设置标准，夏季不低于26℃，冬季不高于20℃，空调运行期间应关闭门窗，办公室无人超过半小时要关闭空调。倡导每天少开1小时空调，下班前半小时提前关闭空调。

3.1.6　加强办公设备用电管理

办公设施、设备下班后要断电，长时间不使用的设备、设施要及时关闭，减少待机能耗。加快淘汰高能耗办公设备，总务办公室新购买办公设备必须达到规定的能效标准。节假日和非工作时间关闭电脑等用电设备。

3.1.7 大力倡导低碳生活方式

进一步促进节能减排，提倡工作半径在六层内的医务人员（年龄50岁以下，身体健康者）走步梯，让出电梯方便患者。

3.1.8 加强监督管理

总务办公室每月对各科室的用电情况进行统计，对用电前20名的科室在医院OA系统上予以公示，促使各科室加强节约用电的自觉性和主动性。

3.2 节约用水管理

3.2.1 加强节水宣传

各科室要加强对节约用水知识的宣传和教育，普及节约用水科学知识，提高节约水资源重要性的认识，增强节水责任心。

3.2.2 在医院区域显著位置张贴节水标识、温馨提示，公布维修电话。

3.2.3 全院员工都应履行节约用水义务

各科室要加强节约用水巡视检查，对发现浪费水资源的行为，应及时制止。

3.2.4 注重用水节约

加强用水设备的日常维护管理，严禁跑冒滴漏，避免“长流水”。大力推广使用感应式、延时式节水龙头和器具。

3.2.5 注重绿化用水节约

单位内部绿化的用水尽量使用雨水或再生水，采用喷灌、微灌、滴灌等节水灌溉方式。

3.2.6 加强二次供水用水管理

二次供水蓄水池应加盖、加锁，定期清洗、消毒，防止污染，减少浪费。

3.2.7 加强用水设施检修

总务办公室电工组要加强供水设施的日常巡查和检修，重点检查管网和预埋管道，发现问题及时检修；各科室要定期对用水设施进行检查，发现漏水及时向电工组报告。

3.2.8 加强节水宣传

充分利用每年公共机构“能源紧缺体验日”和“世界无水日”等活动，开展形式多样的节约用水宣传教育，提高节约水资源重要性的认识，增强节水责任心。

3.2.9 加强监督管理

总务办公室每月对各科室的用水情况进行统计，对用水前20名的科室在医院OA系统上予以公示，促使各科室加强节约用水的自觉性和主动性。

3.3 办公用品节支管理

3.3.1 加强办公用品管理

所有办公用品的购买，均由总务办公室物资仓库负责。统一限量，每年编制办公用品采购预算，控制办公用品规格以及经费开支。办公用品的保管与采购人员应由2人以上分别担任，各负其责，不得一人双兼。

3.3.2 增强办公用品采购透明度

采购前做好市场调查，充分掌握所购买物品的性能、价格及附加优惠条件，货比三家，做到货真价实，物美价廉。

3.3.3 总务办公室物资仓库根据办公用品库存量情况以及消耗水平，制订每月办公用品采购计划及预算，经审批后购进。

3.3.4 定期进行办公用品库房盘点，确保账物相符。办公用品每季度盘点1次，盘点工作由仓库管理人员与财务与资产管理部财产会计进行。盘点要求做到账物一致，如果不一致必须查找原因，然后调整台账，使两者一致，并对余量监控，计算耗用平均数，以便定额定量。

3.3.5 办公用品库房的管理

库房内严禁吸烟，禁止无关工作人员入内。库内必须配备消防设施，并要做好库存办公用品的防火、防盗、防爆、防潮、防锈、防蛀等工作。阶段性使用和暂时闲置的物品要妥善保管，随时待用。

3.3.6 办公用品管理部门及人员应恪尽职守，坚持原则，照章办事，严格控制办公用品的领取数量和次数。对于消耗品，可根据历史记录和经验法则设定领取基准。明显超出常规的申领，领取人应做出解释，否则仓管员有权拒付。

3.3.7 各科室必须指定有专门的物资管理员，由物资管理员根据科室（部门）办公用品消耗的情况进行补充，物资管理员做好领用计划后提交给科室负责人进行审核，经同意后通过内网“综合运营系统”发送物资仓库执行。

3.3.8 除正常配给的办公用品外，若还需要用其他特殊用品的，必须另行通过办公OA进行申请，并写明原因，经院领导批准后方可领用。

3.3.9 对不能够再使用需要报废的办公用品，在医院OA系统的《医院物资报废申请表》写清品名、规格、数量、价格及报废的理由，申请报废。禁止将办公用品随意丢弃废置。

3.3.10 努力推行无纸化办公，推广再生纸使用，提倡办公耗材再利用。

3.3.11 医院所有人员要牢固树立节约光荣、浪费可耻的思想，在日常工作中，处处精打细算，提倡节省每一张纸、每一颗钉、每一滴墨、每一分钱，努力降低办公成本。

3.3.12 办公用品应为办公所用，不得据为己有，挪作私用；不得用办公设备干私活，谋私利。使用办公设备，要认真遵守操作规程，及时关闭电源，定期维护保养，最大限度地延长办公设备、用品使用寿命。

3.3.13 办公用品使用要物有所值，物尽其用。大头针、曲别针等反复使用，纸张应双面利用，充分发挥各种办公用品的最大使用效率。

3.3.14 印制文件材料要有科学性和计划性。要根据文件材料印制要求及数量选择合适的印制方式，既要方便快捷，又要使成本最低，并力求使印制数与需要用数基本相符，略有余富，避免浪费。

3.3.15 对于高档耐用办公用品，科室间应尽量协调相互借用，一般不得重复购置。保修期内的办公设备出现故障，由采购人员负责协调和联系退换、保修、维修、配件等事宜。故意造成设备损坏的，直接责任人应当赔偿。

3.4 车辆节油管理

3.4.1 加强公务车辆油耗登记统计管理，建立统一台账。统计台账登记要全面、准确、及时，数据要与实际发生的原始凭证相符，不得造假虚填。设置车辆行驶登记表，使用前应核对车辆里程表与登记表是否相符，使用后应记录行驶里程、时间、地点等。建立公务车辆单车月行驶公里、百公里油耗、维修费用及用油情况台账。

3.4.2 加强油耗统计分析

落实人员负责季度及年度车辆油耗统计汇总、分析报告工作。

3.4.3 公务车辆严格实行定点加油制度，认真落实“一车一卡”定点定车加油规定。

3.4.4 严格执行国家有关汽车报废标准规定

对油耗高、车况差、尾气排放不达标的车辆予以淘汰，对达到报废标准的车辆及时报废。

3.4.5 加快节能与新能源车辆的推广使用

公务用车优先选购排气量小、节能、环保、清洁能源的车辆。

3.4.6 实行统一管理、统一调度

严格执行车辆统一派遣规定，提高使用效率，能与车同行的，不分乘多辆车，能用小轿车的，不用旅行车；严格控制长途用车，能乘坐公共交通工具的，不派公务车辆。节假日除特殊公务活动使用的车辆外，其余公务车辆应集中封存。严禁公车私用、公油私加。对违反规定的要认真进行查处，情节严重的要依法依纪查处。

3.4.7 教育、督促驾驶人员严格遵守操作规程，正确判断和处理汽车行驶过程中发生的各种情况，倡导经济车速，严禁超速行驶，在确保行车安全的情况下，最大程度降低油耗。公务车辆要避免长时间搭载不必要的重物，不超载行驶。尽量减少公务车辆空调使用量，正确使用节能模式，降低油耗。公务人员在离车参加公务活动时，司机应将车辆熄火待命，避免停车开启空调等待。

3.4.8 定期维修保养车辆

及时更换空气滤芯、汽油滤芯、润滑油，定期清除燃烧室积炭，保持轮胎气压正常，车辆良好技术状况。

3.4.9 运用各种形式对司机开展节约用油宣传教育，提高节约资源重要性的认识，增强节油自觉性。

3.4.10 认真落实国务院办公厅每周少开一天车的规定。每年公共机构“能源紧缺体验日”和“世界无车日”，除特殊公务车及重要公务活动外，全院工作人员应停用公务车，倡导停用私家车，选择公交车、自行车、步行等绿色出行方式。

4 参考资料

4.1 《中华人民共和国节约能源法》

4.2 《公共机构节能条例》

4.3 《国务院办公厅关于深入开展全民节能行动的通知》(国办发〔2008〕106号)

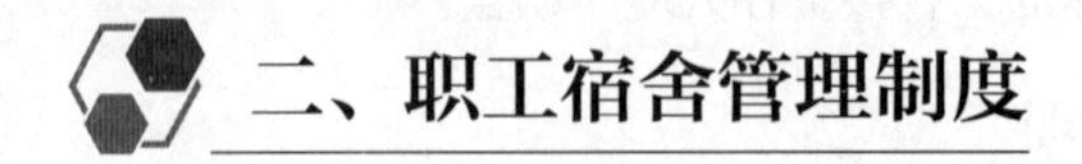

二、职工宿舍管理制度

1 目的

规范医院职工宿舍管理流程。

2 通用范围

全院。

3 内容

3.1　医院职工宿舍是医院公用财产，职工只有居住权，没有转让权、买卖权、改建权。

3.2　医院职工宿舍由医院领导班子根据《住房分配方案》等规定分配。

3.3　医院职工宿舍建筑设施由总务办公室负责管理和修缮。

3.4　总务办公室定期对医院职工宿舍进行巡查，巡查内容包括建筑和水、电、园林绿化等公共设施。

3.5　医院职工宿舍不能出租和转让，如有违反规定的，报医院班子会讨论同意后，作收回住房处理。

3.6　住户必须对房屋及附属设施负责保护，不得随意拆除和改建，如有违反规定的，总务办公室有权要求其限时恢复原样；如限期不改的，报院长办公会讨论处理。

3.7　职工住房维修，由入住职工提出书面申请，总务办公室现场勘查后编制预算，如维修预算小于3万元的，必须经过OA流程审批；如维修预算大于或等于3万元的，提交院长办公会讨论审批。经医院班子批准后，方可施工，维修完工验收合格后按结算付款，如房屋设施损坏是人为造成的，由入住职工承担维修费用。

3.8　医院所有住宅区房屋和车库均不能饲养家禽和宠物，如有违反规定的，总务办公室有权要求其限时整改；如限期不改的，报院长办公会讨论处理。

3.9　职工调出医院，应办好退房手续后，才能办理相关辞职手续。

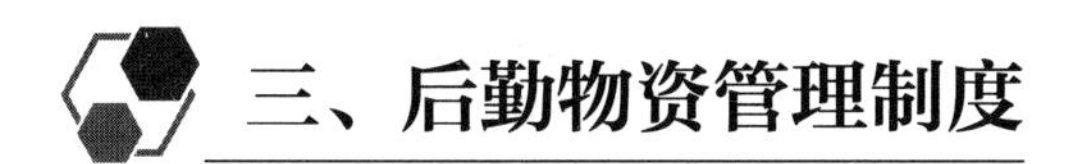

三、后勤物资管理制度

1 目的

加强医院后勤物资管理，控制医院的成本费用。

2 通用范围

全院。

3 定义

本制度所指后勤物资是指医院为满足自身开展医疗活动和科研教学等其他活动所需的物资，主要包括日常用品、办公用品、计算机和打印机及其配件耗材、水电材料、印刷表格、针织品等物资。

4 内容

4.1　物资采购管理

4.1.1　总务办公室物资仓库负责物资采购计划的制订。

4.1.2 总务办公室物资仓库负责各类后勤物资的采购工作，各类后勤物资的采购原则上由物资仓库采购人员在定点供应商处进行采购，专业性强的物资经主管领导同意后可由使用部门进行采购。

4.1.3 物资仓库采购员应随时了解和掌握常用物资的市场价格信息和市场物资供应量情况，预测市场供应变化，为医院采购提供合理化建议。

4.1.4 物资仓库采购员应根据物资库存量和按照科室申请计划制订采购计划，及时通知中标供应商送货上门，并定期与中标供应商结算货款。对于不在招标目录里的物资，应充分了解市场价格，按质优价廉的原则进行采购。

4.1.5 对于个别在市场上难以购买和购买程序需要占用较长时间的物品，采购人员应将情况知会使用部门，以便使用部门能及时采取相应措施。

4.1.6 对各科室经常使用的常用物资，物资仓库应根据使用情况计算出每月的耗用量，并根据物资消耗时间的长短定出最低库存量，在接近最低库存量时提出申购计划。

4.2 物资领用管理

4.2.1 各科室必须严格按照科室的消耗定额指标和预算制定每月的申领计划，杜绝一切浪费与不当消耗。

4.2.2 各科室必须严格执行每月物资申领计划，没有或不符合审批手续的概不发放。

4.2.3 对电话、计算器、订书机等低值易耗品，原则上不允许增补，若破损、残旧需要更换的，必须按照定额申领，不得超定额领用。

4.2.4 对传真纸、打印纸、墨盒、硒鼓、碳粉、签字笔、铅笔、笔记本、订书钉、圆形针等物资，必须按定额申领，但定额标准可根据每月平均用量进行合理调整。

4.2.5 普通物资及低值易耗品的领用申请在医院“综合运营系统”提交；单价超过500元的低值易耗品和固定资产在医院OA系统填写《物资申请审批表》进行申请。

4.2.6 为了避免物资库存过多，建议科室在每月初1～5日或月中15～20日进行物资计划申请，但紧急情况下可随时申请。

4.2.7 已领用的物资，凡质量、规格不符合使用要求，3天内可以退货，需要办理退货手续。

4.3 物资使用管理

4.3.1 各科室必须设立资产管理员，专门对物资、低值易耗品和固定资产进行管理。

4.3.2 科室资产管理员负责管理科室的财产实物明细账，办理申领、报废等有关审批手续。

4.3.3 总务办公室固定资产管理员负责建立分科室的财产实物明细账，办理调拨、报废等有关审批手续。财务与资产管理部财产会计和总务办公室固定资产管理员每年对各科室的低值易耗品和固定资产进行清查盘点。

4.3.4 对科室低值易耗品和固定资产的盘盈和盘亏，应由资产管理部门和使用部门分析差异原因，及时形成处理意见，落实责任人，并上报财务与资产管理部审核。

4.3.5 对盘盈、盘亏的低值易耗品和固定资产应及时查明原因，分清责任，并按医院的相关的规定处理。

4.3.6　院内科室与科室之间不得自行进行低值易耗品和固定资产调配使用，确需要调配使用的，需要报总务办公室批准，并办理调配手续后，才能进行资产调配。

4.4　物资报废管理

4.4.1　固定资产、低值易耗品报废必须办理报废手续。

4.4.2　已满使用期限或丧失使用价值的固定资产，使用科室应在医院OA系统填写“医院物资报废申请单”报总务办公室固定资产管理员，由总务办公室固定资产管理员或相关技术部门人员提出鉴定意见，由管理部门负责人、监督小组和分管副院长审批同意后，财产会计才能办理相关报废手续。

4.4.3　使用科室将废旧固定资产报废后，必须交回总务办公室废旧仓库，总务办公室资产管理员收到所报废的废旧固定资产后在医院物资报废申请单上签字，由财务与资产管理部财产会计办理销账手续，核减折旧费。

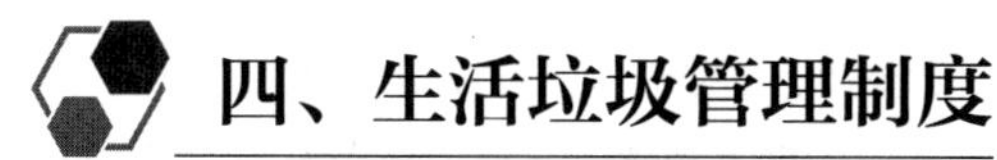

四、生活垃圾管理制度

1　目的

加强医院生活垃圾的处置管理，防止污染环境，实现生活垃圾处置管理的制度化、规范化。

2　通用范围

全院。

3　内容

3.1　医院各科产生的生活垃圾必须放入黑色塑料袋内，用转运车按规定路线、时间下送至生活垃圾暂存处，按要求摆放，不得乱扔。

3.2　生活垃圾内禁止混入医疗废物及水分，袋装至3/4满，打包封口，避免运送途中污染车辆及地面。

3.3　每日下送生活垃圾时间：上午9：00—11：00；下午2：30—4：00。

3.4　清洁勤杂人员收集生活垃圾时必须穿工作服，必要时戴口罩。

3.5　生活垃圾暂存处实行专人负责管理，每日按时关门上锁；

3.6　生活垃圾暂存处每日专人按时处置转运生活垃圾，保持房间内、外清洁、干净，定期消毒，门外禁止放置垃圾等杂物。

3.7　生活垃圾管理人员必须做好职业卫生防护。

3.8　医院感染管理科不定期抽查暂存处管理工作，对不规范行为按照《综合目标管理方案》进行考核处罚。

五、医疗废物废液管理制度

1 目的

加强医院医疗废物废液的处置管理，防止污染环境，实现医疗废物、废液处置管理的制度化，规范化。

2 通用范围

全院。

3 内容

3.1 依据中华人民共和国国务院颁发的《医疗废物管理条例》、原卫生部《医疗卫生机构医疗废物管理办法》制定本制度。

3.2 医疗废物管理实行管理责任制，医院法定代表人或者主要负责人为第一责任人。

3.3 医务部、护理部、门诊部、总务办公室负责督促、指导、培训各有关科室医疗废物分类收集、包装、记录工作；医院感染管理科负责对全院医疗废物处置进行监督管理。

3.4 总务办公室为落实制度的主要责任人，各科主任、护士长为科室主要责任人，负责落实并执行医疗废物管理的规章制度、工作流程和要求，履行工作职责，预防、控制和杜绝医疗废物流失、泄漏、扩散和意外事故的发生，并对意外事故发生作出应急处理。

3.5 医、护、药、技等员工均为医疗废物管理的执行者、维护者。应自觉依法执行和维护医疗废物管理条例和各项相关管理制度。

3.6 从事医疗废物收集、运送、暂存及污水处理等相关工作人员应接受岗前培训，配备必需的防护用品。

3.7 保卫办公室负责阻止医疗废物医疗废液的院外流失等工作。

3.8 各科室产生的医疗废物应按医疗废物分类标准进行分类收集，由专人按规定的时间、指定的路线进行收集、运送。医疗废物严禁与生活垃圾混放。

3.9 盛装医疗废物的包装袋及容器应有警示标识和警示说明。当盛装的医疗废物达到包装袋或容器的3/4时，即必须封口并贴附标签。封口必须严实，严禁洒漏。

3.10 锐器应直接放入防渗漏、耐穿刺的利器盒中，密封后处置。利器盒严禁重复使用。

3.11 感染性疾病科医疗废物和具有传染性疾病患者的医疗废物必须用双层黄色塑料袋盛装。该类患者产生的生活垃圾均按医疗废物处置。

3.12 医疗废物中病原体的培养基、标本和菌种、毒种保存液等高危废物，在集中处置前必须就地消毒处理。

3.13 医疗废物实行交接制度，即病房与医废收运人员交接，医废收运人员与医疗废物暂存处交接、医疗废物暂存处与医疗废物集中处置单位交接。交接登记内容包括医疗废物的来源、种类、重量或数量、交接时间、交接人签名等。登记资料至少保存3年。

3.14 医疗废物暂存地必须符合原卫生部《医疗卫生机构医疗废物管理办法》的有

关规定。医疗废物暂时贮存的时间不得超过2天。医疗废物移交后必须及时对暂时贮存地点、设施进行清洁、消毒处理。

3.15　医院内各医疗废物产生的部门及负责收集转运的总务办公室应确保医疗废物交接转运过程中不流失、洒漏。严禁转让、买卖医疗废物。若因上述情况造成相应后果的，依据原卫生部《医疗机构医疗废物管理办法》对当事人进行处罚。

3.16　污水处理符合国家《医疗机构水污染物排放标准》，按规定定期送第三方检测并有记录。

3.17　化学类医疗废液应根据其化学特性选择合适的容器和存放地点，通过密闭容器存放，不可混合贮存，容器标签必须标明废物种类、贮存时间，定期处理。

3.18　生物类医疗废液应根据其病原特性、物理特性选择合适的容器和地点，专人分类收集进行消毒、烧毁处理，液体废物一般可加漂白粉进行氯化消毒处理。

3.19　对违反本制度人员，将按医院规定从严处理。若有违法行为，将移交司法机关处理。

4　参考资料

4.1　《医疗废物管理条例》

4.2　《医疗卫生机构医疗废物管理办法》

5　附件

5.1　医疗废物处置流程图（图19-5-1）

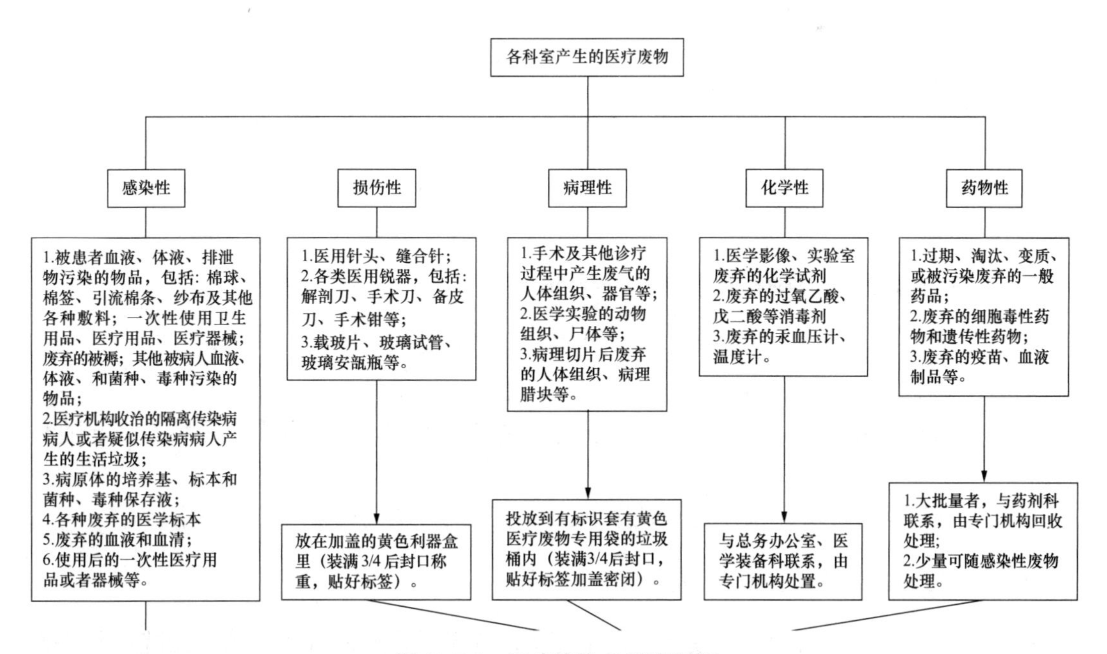

图19-5-1　医疗废物处置流程图

说明：1.《医疗废物交接登记簿》《医疗废物收集登记簿》《危险废物转移联单》至少保存3年。

2.放入利器盒的利器不能取出，利器盒不得重复使用。

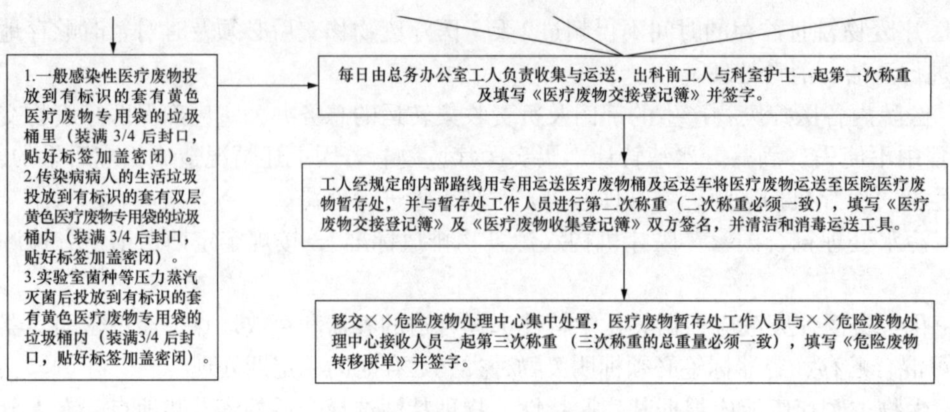

图19-5-1 （续）

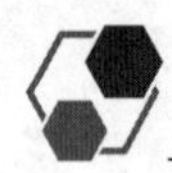

六、医疗业务用房管理制度

1 目的

加强医院医疗业务用房屋管理，保证医疗、教学、科研工作顺利进行，实现医疗业务用房屋管理的科学化、制度化、规范化。

2 通用范围

全院。

3 定义

本规定所称“医疗业务用房”是指医院临床、医技、科研教学及办公等业务用房。

4 内容

4.1 总务办公室是医疗业务用房的管理部门

4.1.1 必须不定期对房屋进行巡查，发现损坏及时报修和修缮。

4.1.2 遇有暴风雨等恶劣天气时，做好对房屋的巡查工作。

4.1.3 根据房屋内外墙的实际使用情况进行清洗或粉刷，对房屋漏水等特殊情况随时维修。

4.1.4 所有医疗业务用房的建设档案和修缮档案均必须送医院综合档案室保存。

4.2 医疗业务用房的使用管理

4.2.1 医疗业务用房的调配使用，需由相关职能部门向医院提出申请，经院长办公会讨论同意后，由总务办公室安排实施。其中临床、医技用房由医务部或护理部提出申请，科研教学用房由科教部提出申请，办公用房由院办提出申请。

4.2.2　未经医院批准，任何科室及个人不得乱搬、乱占、转让房屋，不得将房屋改作他用。

4.2.3　各使用科室对房屋应尽管理维护之责任，如因使用不当或管理失职造成损坏的，修缮费用由使用科室承担。

4.3　医疗业务用房的修缮管理

4.3.1　本规定所称医疗业务用房修缮是指对房屋进行改扩建和维修。

4.3.2　房屋修缮前论证及修缮过程中，必须执行国家和地方相关法律和规定。

4.3.3　如是普通维修，由总务办公室负责安排落实；如是大面积或全层改、扩建，由总务办公室和基建办公室共同负责。

4.3.4　总务办公室和基建办公室负责房屋修缮工程的安全、工期、质量监督管理。

4.3.5　所有修缮项目需要经医院班子批准后，方可施工，验收合格后按结算付款。

4.4　医疗业务用房修缮报批流程

医疗业务用房需要修缮时，使用科室必须向总务办公室提交申请报告，总务办公室和基建办公室现场勘查后编制预算或概算，按以下流程报批：

4.4.1　预算小于3万元的，由总务办公室通过OA流程审批。

4.4.2　预算大于或等于3万元、小于10万元的，由总务办公室提交院长办公会讨论审批后实施。

4.4.3　预算大于或等于10万元、小于200万元的，由基建办公室或总务办公室提交院长办公会讨论审批，再提交第三方造价咨询公司审核后，公开招标施工单位。

4.4.4　概算大于或等于200万元的修缮项目，按以下流程报批：

向院长办公会提交项目建设提案→招标设计单位→初步设计编制概算→院长办公会审核概算→市财审中心审核概算→市发改局批复概算或立项→编制预算→市财审中心审核预算→公开招标施工单位。

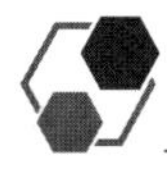

七、病媒生物防制工作制度

1　目的

进一步落实病媒生物防制（除“四害”）工作计划。

2　通用范围

全院。

3　内容

3.1　建立病媒生物防制领导小组，实行一把手负责制，并由分管领导具体负责，做到一级抓一级，一级向一级负责，使病生物防制工作真正落到实处。

3.2 制订病媒生物防制工作计划，做到年初有计划，年末有总结。

3.3 建立病媒生物防制责任制，并落实责任人，明确任务和要求。做到责任区域有人管，除害工作有人做，灭害工作有人负责。

3.4 做好病媒生物防制知识的宣传教育，做到“四害”危害人人知，除害工作人人管，增强干部职工的除害意识。

3.5 做好办公环境及住院环境的保持工作，坚持每天一小扫，每周一大扫。清除卫生死角和暴露垃圾，铲除病媒生物滋生场所。

3.6 病媒生物防制领导小组要定期召开会议，研究除害对策，组织检查、评比，奖勤罚懒。

4 附件

4.1 病媒生物防制工作措施

为进一步落实病媒生物防制（除“四害”）工作，按照国家病媒生物考核标准中相关要求做好病媒生物防制工作，有效控制四害孳生地，完善各项治理措施，特制定本工作措施。

4.2 灭鼠综合治理措施

4.2.1 灭鼠工作坚持经常与突击相结合，防、灭相结合，药物与工具相结合，每季度开展1次药物突击灭鼠活动，常年开展灭鼠工作。

4.2.2 及时清理室内外杂草，经常检查仓库、墙角、墙缝、鼠洞，及时堵塞，对鼠药、鼠胶应及时投放和清理。

4.2.3 常清理仓库、办公室、病房等建筑物内的杂物和堵塞鼠洞。

4.2.4 安装防鼠门或防鼠门槛，修补被鼠咬坏的门窗，下水道出入口加设防鼠网。

4.3 灭蚊、灭蝇综合治理措施

4.3.1 翻盆倒罐、清除积水、不乱倒乱丢垃圾，彻底清除蚊、蝇滋生场所。

4.3.2 切实搞好阴阳沟、杂草垃圾、积水池等综合治理，防止蝇蛆滋生。

4.3.3 完善防蝇设施，垃圾箱用袋密封存放垃圾，每天清运好垃圾，厕所定人清洁打扫，定时喷洒药水。

4.3.4 定点、定人、定时对滋生场所进行药物喷洒，每天专人到医院各科室各区域喷洒药剂灭蚊、灭蝇。

4.3.5 下水道安装防蚊闸，并每季度检查1次完好性。

4.4 灭蟑螂综合治理措施

4.4.1 灭蟑螂工作坚持经常与突击相结合，防、灭相结合，使用药物消灭蟑螂。

4.4.2 饭堂和科室配餐室等从事饮食和食品存放处必须开展经常性的灭蟑螂活动。

4.4.3 厨房要经常彻底清理蟑螂栖息场所，并搞好室内外卫生，清洗厨房每个角落，不留杂物和餐厨垃圾。

4.4.4 清理室内杂物，堵抹墙壁缝隙。

4.4.5 加强卫生清洁管理，及时倾倒垃圾，并清洁垃圾桶。

4.4.6 定时投放药物，发现有蟑螂及时派人到场进行喷洒药剂灭除。